科学出版社"十四五"普通高等教育本科规划教材

诊 断 学

第 2 版

主 编　蒋　茹

副主编　（按姓氏笔画排序）

　　　　王　虹　闫平慧　杨继兵　高燕鲁　梁文杰

编　委　（按姓氏笔画排序）

王　虹（承德医学院）	叶　艳（天津医科大学）
刘维琴（贵州中医药大学）	闫平慧（陕西中医药大学）
许忠波（江西中医药大学）	孙士玲（河南中医药大学）
李　潇（云南中医药大学）	李孟魁（天津中医药大学）
杨　硕（北京大学医学部）	杨继兵（南京中医药大学）
张　瑜（天津中医药大学）	张晋岳（山西中医药大学）
武学润（天津中医药大学）	金　涛（上海中医药大学）
洪燕英（首都医科大学）	高燕鲁（山东中医药大学）
黄　涛（长春中医药大学）	黄毓娟（陕西中医药大学）
梁文杰（河北中医药大学）	隋博文（黑龙江中医药大学）
蒋　茹（天津中医药大学）	

科学出版社

北　京

内 容 简 介

本书为科学出版社"十四五"普通高等教育本科规划教材之一，是第2版。全书内容分为问诊、常见症状、体格检查、实验室检查、器械检查和病历与诊断思维方法六篇，共47章。本教材在秉承第1版《诊断学》基本内容的基础之上更新了新理论、新技术的相关知识，更突出临床技能和诊断思维的培养；在重难点、知识点、编排形式、学习和使用教材方法等方面进行了全方位优化升级。更新了新的医学检验知识和基因检测内容；体格检查强调动手操作的基本技能训练，插入大量的体格检查操作图片，同时以二维码形式链接体格检查操作视频，在学习理论知识的同时也学会了实际的操作技能。大部分章有思考题，全书以二维码形式配有思维导图、PPT、知识拓展、音频或视频、思考题中病例分析的参考答案等内容，请用手机扫描二维码阅读。

本书可供中医学、中西医临床医学、针灸推拿学、康复治疗学、临床药学、预防医学、检验学、卫生学、心理学、护理学等相关专业本科生使用，也可作为成人教育或医务工作者使用的教材或参考书。

图书在版编目（CIP）数据

诊断学 / 蒋茹主编. —2 版. —北京：科学出版社，2023.6
科学出版社"十四五"普通高等教育本科规划教材
ISBN 978-7-03-075575-9

Ⅰ.①诊… Ⅱ.①蒋… Ⅲ.①诊断学–高等学校–教材 Ⅳ.①R44

中国国家版本馆 CIP 数据核字（2023）第 089244 号

责任编辑：郭海燕 / 责任校对：刘 芳
责任印制：赵 博 / 封面设计：蓝正设计

科学出版社 出版
北京东黄城根北街 16 号
邮政编码：100717
http://www.sciencep.com

三河市宏图印务有限公司 印刷
科学出版社发行 各地新华书店经销
*

2017 年 5 月第 一 版 开本：787×1092 1/16
2023 年 6 月第 二 版 印张：35
2023 年 6 月第七次印刷 字数：941 000

定价：118.00 元
（如有印装质量问题，我社负责调换）

第 2 版前言

《诊断学》是高等医学院校本科生的必修课，是基础医学向临床医学过渡的重要桥梁，是临床医学的基础。为了适应 21 世纪我国中医学类医学创新型、临床实用型人才发展战略目标，在党的二十大精神指导下，坚持传承精华、守正创新，坚持立德树人的根本任务，科学出版社组织了全国约 20 所高等医学院校的 21 位从事一线教学和临床工作的专家、学者在"十三五"期间《诊断学》第 1 版教材的基础上，共同编写了科学出版社"十四五"普通高等教育本科规划教材《诊断学》第 2 版。本版教材以临床医学人才培养为核心，在以学生学习为中心的教学理念下，体现科学性、先进性、启发性、简明性和实用性；在秉承了诊断学基本理论、基本知识和临床基本技能的基础上新编入国内、国际诊断学新理论、新技术，进一步突出临床诊断思维的培养；在知识内容、编写章节、学习手段和教材使用方法等方面进行了全方位升级，以打造出具有时代特色的诊断学教材。

本版《诊断学》教材包括问诊、常见症状、体格检查、实验室检查、器械检查和病历与诊断思维方法等六篇，分为 47 章论述；涵盖了问诊采集病史的方法与特殊技巧、疾病常见的临床症状、规范化体格检查的操作技能和方法、常用实验室检查的项目及检测结果的意义、器械检查中正常和异常心电图分析及肺功能和内镜检查的概念和适应证、标准化病历的撰写原则和疾病诊断过程等内容，使学生全面系统地掌握疾病的征象，运用疾病诊断的基本步骤、临床思维提出诊断。

本版教材在编写内容上进行了修订，精简不必要的重复和已经陈旧的知识内容。在问诊中，突出体现医患沟通和人文关怀，着重强调对不同性格特点的患者及特殊疾病患者的问诊技巧和注意事项；常见症状的编写按系统排列顺序，一般检查、呼吸系统、心血管系统、消化系统、内分泌、骨骼及神经系统等出现的症状逐一介绍，便于系统的学习掌握；体格检查中，强调动手操作的基本技能训练，插入大量的体格检查操作图片，具体检查方法一目了然，同时以二维码形式配有体现体格检查的操作视频，使学生在学习理论知识的同时也学会了实际的操作技能；实验室检查中，临床常用生化检查的项目是按照器官疾病的分类来撰写的，如心脏疾病、肝脏疾病、肾脏疾病等，临床常用免疫学检查按照免疫系统的组成免疫分子检查和免疫细胞检查等分别撰写；同时更新了医学检验知识和基因检测的内容，体现了本版教材与时俱进的先进性。

本版教材紧密围绕这门课程的桥梁特点，在传统《诊断学》教材的基础上，结合诊断学理论和技术的新发展，强调动手、动脑的医学基本功训练；对编写结构进行了改进，更新了知识拓展的内容，旨在使学生拓宽知识和思路；增加了思维导图，旨在对所学内容的梳理和总结，帮助学生对重点知识的回顾和学习效果的检验；修订了章节后思考题和病例分析，以培养学生学习的自主性和探究性。通过病例分析培养学生的临床思维的能力、分析问题及解决问题的能力。随着"互联网"时代的到来，本套教材也进行了数字化内容的编写，思维导图、PPT、知识拓展、心肺听诊音频、体格检查操作视频、思考题中病例分析的参考答案等内容，都以二维码形式呈现，学生可以通过手机扫描二维码直接浏览，便于课堂和课后的学习。

本版《诊断学》教材的全体编者都以认真、严谨和负责的态度参与了编写工作，但由于编写时间仓促和水平有限，难免存在不足和疏漏，望广大教师、学生和医师在使用本教材过程中，提出宝贵的意见和建议，以待后续版本日臻完善。

蒋　茹

2023 年 1 月

目　录

绪论 ··· 1

第一篇　问　诊

第一章　问诊的重要性 ············· 8
第二章　问诊的内容 ··············· 10
第三章　问诊的方法与技巧 ············· 14

第二篇　常　见　症　状

第一章　发热 ·················· 23
第二章　水肿 ·················· 29
第三章　皮肤黏膜出血 ············· 32
第四章　咳嗽与咳痰 ·············· 35
第五章　咯血 ·················· 39
第六章　呼吸困难 ··············· 42
第七章　胸痛 ·················· 46
第八章　发绀 ·················· 49
第九章　心悸 ·················· 52
第十章　腹痛 ·················· 55
第十一章　恶心与呕吐 ············· 59

第十二章　呕血与黑粪 ············· 62
第十三章　腹泻 ················· 65
第十四章　黄疸 ················· 68
第十五章　尿频、尿急、尿痛 ········· 73
第十六章　关节痛 ··············· 76
第十七章　头痛 ················· 79
第十八章　眩晕 ················· 82
第十九章　晕厥 ················· 85
第二十章　抽搐与惊厥 ············· 89
第二十一章　意识障碍 ············· 92

第三篇　体　格　检　查

第一章　基本检查法 ·············· 100
　第一节　视诊 ················· 101
　第二节　触诊 ················· 101
　第三节　叩诊 ················· 103

　第四节　听诊 ················· 104
　第五节　嗅诊 ················· 106
第二章　一般检查 ··············· 107
　第一节　全身状态检查 ··········· 107

第二节 皮肤检查 …………………… 116
第三节 淋巴结检查 ………………… 120

第三章 头部检查 ……………………… 124
第一节 头颅及颜面检查 …………… 124
第二节 头部器官检查 ……………… 125

第四章 颈部检查 ……………………… 137
第一节 颈部外形及运动 …………… 137
第二节 甲状腺检查 ………………… 138
第三节 气管检查 …………………… 140

第五章 胸部检查 ……………………… 141
第一节 胸部的体表标志和分区 …… 141
第二节 胸廓、胸壁与乳房检查 …… 143
第三节 肺与胸膜检查 ……………… 146
第四节 心脏与血管检查 …………… 159

第六章 腹部检查 ……………………… 185
第一节 腹部的体表标志与分区 …… 185
第二节 腹部检查方法 ……………… 187

第七章 生殖器、肛门和直肠检查 …… 207

第一节 生殖器检查 ………………… 207
第二节 肛门与直肠检查 …………… 210

第八章 脊柱与四肢检查 ……………… 213
第一节 脊柱检查 …………………… 213
第二节 四肢与关节检查 …………… 216

第九章 神经系统检查 ………………… 222
第一节 脑神经检查 ………………… 222
第二节 感觉功能检查 ……………… 230
第三节 运动功能检查 ……………… 233
第四节 神经反射检查 ……………… 237
第五节 自主神经功能检查 ………… 243

第十章 全身体格检查 ………………… 246
第一节 全身体格检查的基本要求
和顺序 ……………………… 246
第二节 全身体格检查的基本项目
………………………………… 247
第三节 特殊患者的体格检查 ……… 253

第四篇 实验室检查

第一章 概论 …………………………… 256
第二章 临床血液学检查 ……………… 259
第一节 血液一般检查 ……………… 259
第二节 溶血性贫血的实验室检查
………………………………… 277
第三节 骨髓细胞学检查 …………… 283
第四节 血型鉴定和交叉配血试验
………………………………… 293

第三章 血栓与止血检查 ……………… 300
第一节 血管壁检查 ………………… 300
第二节 血小板检查 ………………… 302
第三节 凝血因子检查 ……………… 305
第四节 抗凝系统检查 ……………… 308
第五节 纤溶活性检查 ……………… 311

第六节 血液流变学检查 …………… 313
第七节 血栓与止血检查项目的
选择和应用 ………………… 314

第四章 排泄物、分泌物及体液检查 … 317
第一节 尿液检查 …………………… 317
第二节 粪便检查 …………………… 329
第三节 痰液检查 …………………… 333
第四节 浆膜腔积液检查 …………… 335
第五节 脑脊液检查 ………………… 337
第六节 生殖系统及其他体液检查
………………………………… 342

第五章 临床常用生化检查 …………… 348
第一节 心脏疾病的常用生化检查
………………………………… 348

第二节　肝脏疾病的常用生化检查
　　　　…………………………350
第三节　肾脏疾病的常用生化检查
　　　　…………………………356
第四节　胰腺疾病的常用生化检查
　　　　…………………………360
第五节　脂类代谢的常用生化检查
　　　　…………………………361
第六节　血清电解质检查 …………364
第七节　血气分析与酸碱平衡检查
　　　　…………………………367
第八节　血清铁及其代谢产物的
　　　　检查 ……………………372
第九节　血糖及其代谢产物的检查
　　　　…………………………375
第十节　内分泌激素的检查 ………379
第六章　临床常用免疫学检查 ………389
第一节　免疫分子检查 ……………389
第二节　免疫细胞检查 ……………393
第三节　自身抗体检查 ……………394

第四节　肿瘤标志物检查…………397
第五节　感染免疫检查……………402
第六节　其他免疫检查……………408
第七章　临床常见病原体检查………410
第一节　概述……………………410
第二节　临床感染常见病原体检查
　　　　…………………………413
第三节　病毒性肝炎检查…………415
第四节　性传播疾病病原体检查…420
第五节　医院感染常见病原体检查
　　　　…………………………422
第六节　病原体耐药性检查………423
第八章　基因检测………………………426
第一节　基因检测的概念及研究
　　　　进展……………………426
第二节　基因检测的实验室常用
　　　　技术……………………427
第三节　基因检测在临床中的应用
　　　　价值……………………430

第五篇　器　械　检　查

第一章　心电图检查 ………………………436
第一节　心电图的基本知识 ………436
第二节　心电图的测量和正常数据
　　　　…………………………441
第三节　心房、心室肥大 …………448
第四节　心肌梗死与心肌缺血 ……451
第五节　心律失常 …………………457
第六节　电解质紊乱与药物影响 …475
第七节　动态心电图与心电图运动
　　　　负荷试验 ………………477
第八节　心电图的分析方法和临床

应用 ……………………479
第二章　肺功能检查 ………………………482
第一节　通气功能检查……………482
第二节　换气功能检查……………488
第三节　小气道功能检查…………489
第三章　内镜检查 …………………………491
第一节　上消化道内镜……………491
第二节　下消化道内镜……………494
第三节　支气管镜…………………496
第四节　腹腔镜……………………499

第六篇 病历与诊断思维方法

第一章 病历书写 …………………… 504

　　第一节 病历书写的基本要求 …… 504

　　第二节 病历书写的格式与内容 … 506

　　第三节 电子病历 ………………… 525

第二章 诊断疾病的步骤与临床思维
　　方法 …………………………… 528

第一节 诊断疾病的步骤 ………… 528

第二节 临床思维方法 …………… 531

第三节 循证医学与临床诊断 …… 533

第四节 常见漏诊与误诊的原因 … 535

第五节 临床诊断的内容 ………… 536

参考文献 ………………………………………………………………… 538

附录 临床常用诊断技术 ………………………………………………… 540

绪　　论

诊断学（diagnostics）是运用医学基础理论知识、基本操作技能和科学的临床思维对疾病进行诊断的一门学科；是医学生在学习了基础医学，如解剖学、生理学、生物化学、微生物学、组织胚胎学、免疫学、病理生理学及病理学等课程后，过渡到学习内科、外科、妇科和儿科等临床医学各学科而设立的一门临床基础医学必修课。其主要内容包括通过问诊采集病史、常见症状、体格检查、实验室检查和器械检查，以及病历书写、临床疾病的诊断思维方法等。其目的是为今后临床医学各学科学习、临床见习、实习及成为合格的临床医师奠定基础。"临床医学首重诊断"，疾病的治疗源于正确的临床诊断。通过问诊，可以了解患者的症状；通过视诊、触诊、叩诊和听诊，发现患者存在的体征；结合实验室检查，如血液学检查、生物化学检查和病原学检查，以及心电图、X线和超声等器械检查来全面系统地掌握患者的临床表现；通过临床思维揭示疾病发生、发展的内在机制，提出正确的临床诊断。因此，诊断学是一门连接基础医学与临床医学的桥梁，也是打开临床医学大门的一把钥匙，并贯穿整个医师生涯的一门重要学科。

一、诊断学的学习内容

1. 病史采集（history taking） 即问诊（inquiry），是临床诊断的第一步。通过医生与患者之间的询问、提问与回答来了解患者疾病发生与发展的过程。只要就诊者神志清晰，语言无障碍，无论在门诊或住院等各种场合下均可进行。许多疾病通过详细的病史采集，配合系统的体格检查，即可做出初步诊断（primary diagnosis）。

2. 症状和体征 症状（symptom）是患者由于机体生理功能异常而出现的自身感觉异常或不适，如瘙痒、疼痛、咳嗽、心悸、胸闷、恶心和眩晕等。除肿瘤等疾病症状出现时已是中晚期外，这些异常感觉往往出现在疾病早期，临床上其他检查尚未能检查出异常之前。但在问诊时可获得，在早期诊治疾病中具有重要意义。无论症状出现在疾病的早期、中期或晚期都是病史的重要组成部分，研究症状的发生、发展及演变，对做出临床初步诊断或印象（impression）可发挥重要的作用。

体征（sign）是患者的体表或内部组织结构发生非生理性改变，可通过体格检查发现的异常征象，如皮肤黄染、肝脾肿大、心脏杂音、肺部啰音和腹部肿块等。体征对临床诊断的建立可发挥主导的作用，是诊断疾病的重要依据。

症状和体征是疾病主观和客观的机体反应，不同的个体和疾病类型，其症状和体征出现的先后次序可不同，两者可单独出现或同时存在。

3. 体格检查（physical examination） 是医师用自己的感官或简单的辅助器具（体温计、听诊器、血压计、叩诊锤等）对患者进行全面而系统的观察和检查，通过视诊、触诊、叩诊和听诊的基本检查方法来揭示机体正常和异常征象的临床诊断方法。体格检查是最基本的疾病诊断方法，其操作是医师必备的基本技能，只有严格训练才能正确、娴熟地掌握，才能得到疾病的真正征象，是正确诊断疾病的关键性依据。进行体格检查时应做到既不使患者感到不适，又能获得准确结果，需要医师在检查时要全面、系统、准确，不遗漏任何征象，以期达到明确诊断的目的。

4. 实验室检查（laboratory examination） 是通过物理、化学和分子生物学等实验室方法对患者的血液、体液、分泌物、排泄物、细胞取样和组织标本等进行检查，从而获得病原生物学、病理形态学、组织细胞学、器官功能状态或分子基因组学等资料，结合病史、症状和体征进行全面分析的诊断方法。当实验室检查结果与临床表现不符合，或偶尔阳性或数次阴性时，应结合临床慎重考虑或进行必要的复查。

5. 器械检查（equipment examination） 是应用医疗器械对患者进行的相关检查，如心电图、脑电图、肺功能、内镜、超声波和放射线等检查。这些器械检查在临床疾病诊断时，亦发挥重要的作用，并随着科学技术的不断发展，越来越多的器械检查将应用于临床，为疾病的诊断提供早期而准确的依据。

6. 病历书写 是医务人员在诊治患者的医疗活动中对问诊、体格检查、实验室检查、器械检查，以及在此基础上获得的诊断，治疗和护理等资料的文本记录形式，其书写有相关的学术、格式和内容要求，是临床医师必须掌握和熟练应用的一项基本功。病历（medical record，clinical record）既是医疗活动的完整记录文本，同时也是具有法律效力的医疗文件。

7. 临床诊断思维（clinical reasoning） 是通过病史采集、体格检查、实验室及器械检查等获取临床资料，并运用医学专业知识、诊断学知识对其进行综合分析，进一步提出符合疾病发生发展、思维逻辑的诊断过程。临床诊断思维将学习诊断疾病的步骤、基本原则和方法，为疾病诊断打下基础。临床诊断思维的学习与操作技能的掌握同等重要，是一种临床逻辑思维技能，不仅需要终身学习，还要在临床实践中不断积累、总结、逐渐提高。

二、诊断学的学习纲要和方法

（一）诊断学的主要学习任务

医学生在学习诊断学时，临床医学课程，如内科、外科等尚未授课，仅学习了基础医学课程，如病理生理学、病理学和病原生物学等，初步了解了某些疾病发生时的生理功能、病理形态改变和临床表现，仅能用一些学过的病理生理基础知识对临床上出现的一些症状和体征进行一定的解释。因此，在学习诊断学时不要求初学的医学生对临床各种疾病能做出准确而全面的诊断。

诊断学学习的任务主要侧重于：①指导学生如何接触患者，如何通过问诊确切而客观地了解病情，收集患者的症状；②学习诊断学基本操作技能，如何正确运用视诊、触诊、叩诊、听诊和嗅诊等物理检查（physical examination）方法和技能来发现患者的体征；③如何正确分析实验室检查和器械检查的结果，并判断哪些检查结果是正常生理表现，还是异常病态结果；④根据这些异常征象及其病理生理学基础，反复推敲和分析思考，发现疾病诊断的某些线索，通过临床诊断思维提出可能的疾病诊断；⑤在掌握上述医疗活动的基础上，学习规范的病历书写。

（二）综合分析能力和临床诊断思维的培养

临床资料是疾病诊断的基础，患者的病史、症状、体征、化验室和器械检查结果的收集与判断是至关重要的。但应注意某些局限于器官系统的疾病可以出现全身性的临床表现，而某些全身性的疾病也可只反映在某个局部组织或器官的临床征象。因此，学习诊断学就需要掌握全面系统的体格检查，并结合病史分析、实验室和器械检查才可能发现诊断疾病的重要线索。例如，问诊时患者诉说头痛，那么要考虑到该症状是否可能由于工作紧张、压力、睡眠不足而导致大脑的生理功能紊乱，或是由于颅内炎症或肿瘤等病变导致的颅内压力升高，或脑组织水肿引起的颅内病理性损伤等。又如视诊检查时发现患者皮肤发黄，那么需要考虑到患者近期是否食入大量胡萝卜素含量较高的食物而引起的生理性皮肤黄染，或是由于溶血性疾病发生的溶血性黄疸，或是胆道疾病引起的胆汁淤积性黄疸，或为肝脏疾病造成的肝性黄疸。又如触诊时于剑突下上腹触及包块，那么包块可能来自胃部或肝脏左叶。总之，在对患者进行问诊和体格检查过程中所遇到每个症状和体征，大多存在着正常生理性、功能性表现或异常病理生理性改变的可能性，在综合分析和思考判断这些临床表现时必然会涉及正常与异常的鉴别，也会涉及这些异常征象间的鉴别诊断（differential diagnosis），最后提出可能的临床诊断。

（三）诊断学与临床各专业学科的关系

诊断学与后续的临床医学专业课程有非常密切的联系，但在疾病学习的角度、侧重点和要求上与临床专业课有一定的区别。诊断学是从所有疾病的整体出发、做横向研究，探讨疾病共有的症状、体征等征象，学习共同的症状、体征产生的原因、临床表现、伴随症状及常见的疾病等；而临床专业课是以各专业为出发点，如内科和儿科等，并且从各种疾病的纵向角度来学习其特有的症状和体征等。也就是说，诊断学侧重于疾病的共性症状、体征和实验室及器械检查等指标，从普遍中分析个性，探讨疾病，然而单一疾病的具体知识并未深入学习，故属于临床基础医学的学科范畴；后续临床专业课的学习则侧重于每种疾病所表现的特定征象的学习，是对单一疾病进行纵向深入学习的过程。

临床医学专业的学生，其实验室检查的教学内容也应有别于医学检验专业的学习内容，主要是侧重于实验室检查的临床应用，而不是检验技术方法的操作、研究和改进。实验室检查的教学原则应是让临床医学学生掌握其概念性、普遍性和实用性的内容，教学重点应使学生掌握实验项目选择的原则，实验结果的分析，以指导疾病的诊断。部分特殊性、复杂性和高精尖的实验室检查内容可为临床各科的教学和继续教育的学习提供参考。

放射诊断学、核医学、超声检查等内容实际也属于诊断学学科的范畴，在临床疾病诊断中经常使用，非常重要。但由于其发展较快，内容繁多且包含了许多治疗相关的知识，所以从诊断学中分出而成为一门独立科目。

（四）重视诊断学的基本理论、基本知识和基本技能

当前医学科学的飞速发展，突出表现在诊断领域高新技术的应用，如影像诊断方面有计算机体层扫描（CT）、核磁共振（MRI）、仿真内镜、数字放射摄影系统（digital radiography）、计算机放射摄影系统（computer radiography）、三维彩色多普勒超声检查及正电子发射断层摄影术（positron emission tomography）等。分子生物学方面有 DNA 合成和测序技术、荧光实时定量 PCR 技术、基因芯片技术等。这些新技术无疑会给临床医师们在诊断疾病上带来巨大的帮助，使诊断更及时、更准确，治疗方案也更有效，极大地提高了临床诊治水平。然而，这些检查手段虽能提供更微观，更细致的病理组织改变或图像，甚至可以从组织、细胞、分子基因层次做出病因学的精确诊断，但基本的物理检查方法，如视诊时所能感受到的直观视觉改变，触诊时所获得的触觉特殊信息，叩诊时所发现的叩诊音的变化，以及听诊时所闻及的啰音、杂音等，都还没有从上述的高新技术的检查中如实地反映出来。虽然应用高、精、尖检查技术诊断疾病，解决很多疑难问题，但还不能取代问诊、一般的物理检查和常规的实验室检查和器械检查，更不能取代临床医生的诊断思维。所以，对于医

学生来说，学习诊断学既然是为了学习临床各医学专业课程奠定基础，那么，强调正确熟练地掌握物理诊断和常用实验室检查和器械检查的基本功就是不容忽视和十分必要的学习任务。

（五）反复实践，终身学习，不断提高

学习诊断学的基本理论、基本知识和基本技能是进入临床医学课程的重要开端，也是步入临床学科学习的起点或前奏。从一名医学生转变成为一名能做出正确疾病诊断的临床医生，是需要经历许多基础和临床实践训练，不断分析思考才能逐步实现的。必须明确，和其他基础医学课程不同，诊断学为实践性极强的一门学科，只有在理论学习的基础上、进行大量的技能操作训练，并经过见习、实习和大量"床旁"实践才能逐渐掌握各项诊断操作技能，辨别各种症状和体征，掌握各种实验室检查和器械检查的选择应用及其结果的解读能力，综合分析各项临床资料，从而提出正确的临床诊断。诊断学是临床各学科的基础，其知识和技能不可能通过一次学习即可立即掌握和应用，而是需要贯穿在整个医师生涯中的终身学习。

三、建立科学的临床诊断思维

临床诊断思维是医师运用诊断学理论、知识和技能通过综合分析临床资料，结合医学专业知识提出符合疾病的发生发展、思维逻辑的临床诊断过程。一个疾病诊断的正确与否，关键还在于是否拥有正确的临床思维。从疾病症状上讲，就包括发热、水肿、咳嗽、胸痛等 21 个常见的症状；仅一个腹疼的症状就包括常见的 60 多种疾病。尤其在医学知识和技术迅猛发展的今天，临床医生面临的问题是如何运用诊断学知识、技能和实验室方法，从众多的临床资料中有效地挑选出符合客观实际的证据，以做出合理的临床诊断。因此，如何掌握正确的诊断思维，并将其运用于临床诊断中，是每位医学生在学习诊断学的过程中必须注意和开始训练的问题。正确的临床诊断思维体现在：

（1）学会如何去粗取精、去伪存真地分析和思考大量的临床资料。当患者一个组织器官出现损伤病变时可引起相应的症状、体征、化验室和器械检查的异常变化，这些异常改变是一个不可分割的整体。不可仅依据某种局部征象或某一检验或器械检查的异常结果贸然做出诊断，那样就会造成抓不住主要矛盾，找不到疾病根源的局面。目前，一些国家已采用系统评价（systematic review）体系作为临床疾病的诊治指南，即按照特定病种的诊断、治疗规范项目，全面进行随机对照试验（randomized controlled trials），并进行程序化的定量合成、荟萃分析（meta-analysis），从而得出综合可靠的诊断和治疗结果。

（2）对于疑难病例需要相关科室临床会诊、讨论，从中取长补短，相互启发，从新的角度诱导出准确的临床诊断。各级医师在临床实践中所掌握知识的深度、广度，分析问题的角度及临床实践的经历均有所差异，某些情况下他人对问题的见解可能正是自己欠缺或疏忽的地方。医学领域广泛、学科多样化，个人的精力毕竟有限，不可能面面俱到都掌握。特别是医学知识发展突飞猛进、信息数量成倍增长和专业分科越来越细的今天，专科医师的知识更新，更有赖于其他各科和各级医师间的相互协作，共同诊治复杂疾病。

（3）随着医学的发展，一个完整的疾病诊断除了要做出解剖学、功能学和影像学的诊断外，在条件许可的情况下要尽可能做出病理学、细胞学、病原生物学甚至分子基因学的诊断。否则将很有可能会造成治疗上的盲目性或延误病情。当前临床医师正确的临床诊断思维模式不能满足于或仅停留于临床诊断，也不能把功能诊断和影像诊断取代病理和病原学诊断。只有进行了病理学、病原学诊断，甚至分子基因诊断才能使临床诊断更完善、更可靠、更准确，才能使患者得到及时而有效的个体化治疗。

总之，临床医师在日常医疗实践工作中需要不断总结经验和吸取教训，学习新的医学知识，不断纠正错误的临床诊断思维，并促进正确临床诊断思维的发展和完善，才能把诊断的失误减少至最小的程度，不断提高疾病的诊治效果。

四、诊断学的学习目标和要求

（1）关心体贴患者的疾苦，一切从患者的利益出发，全心全意为患者服务。能够和患者进行良好的沟通交流，取得患者的信任和配合。能独立进行系统而有针对性的问诊，较熟练掌握主诉、症状、体征间的内在联系和临床含义。

（2）能够掌握常见症状和体征的临床意义。

（3）能够用视、触、叩、听和嗅诊等规范化操作手法进行全面、系统、重点、有序的体格检查。

（4）熟悉血、尿、粪等实验室检查常规项目的选择，检验的目的和结果的临床意义。了解现代化自动生化分析仪器的操作程序、原理及其结果的诊断意义。

（5）熟练操作心电图机，熟悉正常心电图及异常心电图的分析。初步辨认临床上常见典型的异常心电图，如心房、心室肥大、心肌缺血、心肌梗死，心律失常（期前收缩、心房及心室扑动及颤动、房室传导阻滞）等。了解肺功能、内窥镜等器械检查的适应证和临床意义。

（6）能将问诊和系统体格检查资料进行独立整理，并写出格式规范，文字通顺，表达清晰，符合要求的完整病历。

（7）能独立根据患者病史、体格检查、实验室检查和器械检查所收集的临床资料，进行综合分析而提出初步诊断。

（蒋 茹）

绪论PPT　　　绪论思维导图

第一篇 问 诊

问诊 PPT   问诊思维导图

第一章　问诊的重要性

问诊（inquiry）是指医师通过和患者或相关知情人进行交谈，详细询问、了解病史及相关临床资料，通过综合分析、全面思考而做出初步临床判断的一种诊断方法。病史采集（medical history taking）主要是通过问诊来实现的。病史的准确性和完整性对疾病的诊断和治疗有很大的影响，因此问诊是每个临床医生必须掌握的基本技能。

一、采集病史、搜集临床资料

问诊是采集病史的重要手段，是正确诊断的第一步。通过问诊所获取的患者的临床资料，对了解疾病的发生、发展，诊治经过，既往健康状况等情况，对疾病的诊断具有极其重要的意义，同时也为随后对患者进行的体格检查、实验室及其他辅助检查的安排提供了最重要的依据。一个具有丰富的医学知识和临床经验的医生，常通过问诊就能对很多疾病做出较为准确的诊断。特别是某些疾病的早期，当机体还只是处于功能或病理生理改变的阶段，尚缺乏器质性或组织、器官形态学方面的改变，此时患者可以陈述疾病早期带来的某些特殊感受，如头晕、食欲不振、乏力、胸闷、焦虑、失眠等不适，而体格检查、实验室检查及辅助检查均无异常发现，因此，问诊也就成为唯一有效的诊断方法。在实际的临床工作中，对某些单一疾病的诊断仅通过问诊即可基本确定，如感冒、癫痫、心绞痛、疟疾、胆道蛔虫病等。如果忽略了问诊，必然对病情了解不够准确详细，因而造成临床工作中的漏诊或误诊。对复杂而又缺乏典型症状和体征的患者，即便是通过问诊不能做出初步诊断，也可为其他的诊断方法提供重要的线索和依据。

二、加强医患沟通、人文关怀

病史采集不仅是医生诊治患者的第一步，其过程也是医生和患者进行沟通和交流的过程，是建立良好医患关系的重要时机。正确的问诊方法和良好的问诊技巧，有助于患者对医生产生信赖感和亲切感，有利于患者更好地与医生进行合作，这对疾病的诊断和治疗十分重要。问诊的过程除了采集患者的病史和临床资料用于临床诊治外，还要对患者进行人文关怀，同情理解患者，关心患者的疾苦，对患者进行耐心细致的相关医学知识指导和教育，有时交流本身也具有一定的治疗作用。所以，医学生不仅要学习医学知识和临床技能，还要从接触患者开始，认真学习和领会医生与患者交流与沟通的技能，从而建立良好的医患关系，这也是现代医生应具备的重要素质的体现。

生理-心理-
社会模式

美国知名的医学教授 George Engel 在 1977 年的科学杂志上提出生物-心理-社会模式*，指出

---

*为有二维码内容，详细内容请扫二维码。全书下同。

了人类的健康和疾病是生物、心理和社会因素相互作用的结果，因此对医生提出更高的要求。它要求医生不仅掌握医学科学方面的知识，还要有较高的人文科学和社会科学方面的知识和修养，能够从生物、心理和社会等多种角度去了解和理解患者，帮助、教育和指导患者，以利于患者身心健康的恢复。

　　医生在问诊时，根据问诊目的和临床情景的不同，可分为全面系统的问诊和重点问诊。前者是对住院病人进行全面系统的问诊；重点问诊则主要用于急诊和门诊病人。只有学习和掌握了全面系统的问诊后，才能熟练应用所学知识进行重点问诊，所以初学者应该首先从全面系统的问诊开始学习。

第二章 问诊的内容

一、一 般 项 目

一般项目（general data）包括姓名、性别、年龄（记录具体年龄）、籍贯、出生地、民族、婚姻、通信地址、工作单位、职业、入院日期、记录日期、病史陈述者及可靠程度。如果病史陈述者不是患者本人，则应注明与患者的关系。

二、主 诉

主诉（chief complaint）是促使患者来就诊的最主要、最明显的症状或体征及其持续时间。若主诉包括多个症状，应按照时间的先后顺序进行陈述。主诉应简明、扼要，用一两句话进行概括，字数一般不超过 20 字，如"腹疼、腹泻 5 小时"，"发冷、发热、咳嗽伴黄痰 3 天"，"活动后心慌气短 2 年，加重伴不能平卧 1 周"。确切的主诉可提供对某系统疾病的诊断线索。主诉要简练，应尽可能用患者自己描述的症状，如"多饮、多食、多尿、消瘦 3 年"或"胸闷、心悸、气短 1 年"等，而不能用医生对患者的诊断术语或疾病名称，如"患糖尿病 1 年"或"风湿性心脏瓣膜病 2 年"。然而，对于病程长、病情复杂的病例，症状、体征较多的患者，不能简单地将其所陈述的主要不适作为主诉，应该结合整个病史，综合分析、归纳出更能反映其疾病特点的主诉。如"发现心脏杂音 10 年，心慌、气短 1 个月"。对无症状患者，但诊断资料和入院目的又十分明确，主诉也可以如下记录。如"超声检查发现胆囊结石 2 周"，"体检发现乙肝表面抗原 1 周"。

三、现 病 史

现病史（history of present illness）是疾病诊断的主要依据，是病史中的主体部分，它主要记述了患者病情的全过程，即疾病的发生、发展、演变和诊治经过。现病史的采集通常按以下的程序进行。

1. 起病情况与时间 疾病的起病或发作都有各自的诱因和特点，询问起病的详细情况对疾病诊断和鉴别具有重要的作用。有些疾病起病突然，如心肌梗死、脑出血、肺梗死和急性胃肠穿孔等；有些疾病则起病缓慢，病期较长，如风湿性心脏瓣膜病、肺结核、高血压病、糖尿病等。有些疾病的起病常有某些诱因引起，如脑出血、心绞痛常于情绪激动、生气或紧张状态时发生。起病时间是指从患病到就诊或入院所经历的时间。如有几个症状先后出现，则需要追溯到最开始出现症状的时间，并按时间先后顺序询问整个病史并分别记录，如咳嗽、咳痰、喘憋 10 年，活动后气短 3 年，下肢水肿、不能平卧 1 周。从上述症状及 10 年的发病时间顺序，可以看出是慢性支气管炎患者逐渐出现肺气肿、肺心病及心力衰竭的发展过程。病程时间的长短可按数年、月及日来计算，急骤发病者也可按小时和分钟为单位来记录。

2. 主要症状的特点 包括出现的部位、程度、性质和持续时间，能否自行缓解或持续加剧的因素，这些特点对初步判断疾病所在的器官或系统以及病变的部位、范围和性质有很大的帮助。①症状出现的部位：如上腹部痛多为胃、十二指肠、胰腺疾病；右下腹痛多为阑尾炎症，若为妇女还应考虑到输卵管或卵巢疾病；全腹痛则提示病变广泛波及腹膜。②症状的性质：如腹痛有灼痛、胀痛、隐痛、绞痛等；咳痰有白痰、黄痰、铁锈色痰、痰中带血、粉红色泡沫样痰等。同一症状的性质不同，临床意义也不相同。如咳白痰可能是急性支气管炎，咳粉红色泡沫样痰可能为急性左心衰竭，痰中带血可能为肺结核或肺癌。③症状的持续时间：如腹痛为阵发性，多是由于空腔脏器平滑肌痉挛所致；消化性溃疡时上腹部疼痛呈周期性、季节性，发病时可持续数日或数周，时而发作时而缓解。

3. 病因与诱因 尽可能询问与本次发病有关的病因（如外伤、感染、中毒等）和诱因（如气候变化、情绪、起居饮食失调、环境改变等），有助于明确诊断，制订治疗方案。患者容易说出直接或近期的病因，但当病程较长或病因比较复杂时，患者往往记不清，也说不明白，也可能说出一些不准确的、自以为是的因素，这时医生应该对患者的陈述进行科学的归纳和分析，不能不假思索地记入病历。

4. 病情的发展与演变 主要包括患病过程中主要症状的变化或新症状的出现。如慢性支气管炎合并肺气肿的患者，在咳嗽、咳痰、喘憋的基础上，突然出现剧烈的胸痛和严重的呼吸困难，应考虑自发性气胸的可能。如有心绞痛病史的患者，本次发作疼痛加重而且持续时间较长时，应考虑急性心肌梗死的可能。如肝硬化患者出现了表情、情绪和行为异常等新症状，应考虑是肝性脑病的早期表现。

5. 伴随症状 是在主要症状的基础上又同时出现了一系列的其他症状。这些伴随症状常常是鉴别诊断的依据，或提示出现了并发症。如腹泻可能是多种疾病的共同症状，单凭这一症状还不能诊断某种疾病，如再对伴随症状加以询问则诊断的方向会比较明朗。如腹泻伴呕吐，则可能为饮食不洁引起的急性胃肠炎；腹泻伴里急后重，结合季节（夏季）和进餐情况更容易考虑到细菌性痢疾。又如急性上腹痛，原因有很多，若患者同时伴有恶心、呕吐、发热，特别是又出现了黄疸和休克，则应考虑到急性胰腺炎或急性胆道感染的可能。反之，如果某一疾病应该出现的伴随症状而实际上没有出现时，也应将其记录于现病史中以进一步观察，或作为诊断和鉴别诊断的重要参考，这种阴性表现也常称为阴性症状。一份好的病史记录不应放过任何一个主要症状之外的细小伴随迹象，因为它们有可能在明确诊断方面会起到很重要的作用。

6. 诊断和治疗经过 患者在本次就诊前曾经接受过其他医疗单位诊治时，应询问接受过什么检查措施、诊断结果如何；若进行过治疗，应询问曾使用过的药物名称、剂量、时间和疗效，这些资料为本次诊治疾病提供参考。既往的诊断只能作为参考，不能代替自己的诊断。

7. 患病后的一般情况 现病史的最后应记录患者患病后的饮食起居、体力和精神状态、有无体重下降、睡眠及大小便的情况等。这对全面评估患者病情的轻重和预后以及采取的辅助治疗措施非常有用，也可以为鉴别诊断提供重要的参考依据。

四、既 往 史

既往史（past medical history）是指患者既往的健康状况和过去曾经患过的疾病（包括传染性疾病）、手术外伤、预防接种及过敏等，特别是与目前所患疾病有密切联系的病史。

例如：风湿性心脏瓣膜病患者应询问过去是否发生过咽痛、游走性关节痛等；对冠状动脉粥样硬化性心脏病和脑血管病变的患者应询问过去是否有过高血压病。应注意既往史不要和现病史发生混淆，如本次患者就诊所患的急性咽炎，不应把数年前也患过的咽炎情况写入现病史。对慢性支气管炎患者，由于病史长，且反复发作，则可把历年发作情况记述于现病史中。此外，对居住地或生活地区的主要传染病和地方病史，手术、外伤史，预防接种史，以及对食物、药物和其他接触物的过敏史等，也都记录在既往史中。记录一般按时间的先后顺序排列。

五、系 统 回 顾

系统回顾（review of systems）是临床规范化病历不可缺少的组成部分。是由一系列的直接提问组成，用来作为最后一遍搜集病史资料，避免一些在问诊过程中医生或患者忽略或遗漏的内容。帮助医生在短时间内了解患者除现在所患疾病以外，其他各系统是否有目前尚存在或已痊愈的疾病，这些疾病与本次疾病之间是否存在着因果关系。主要情况应分别记录在现病史或既往史中。

系统回顾涉及的临床疾病很多，所以医学生在采集病史之前，对各系统可能出现的症状和体征的病理生理意义应该有比较清晰的理解。在实际应用时，每个系统可以询问 2 至 4 个症状，如有阳性结果，再进行全面、深入地询问该系统的其他症状；如为阴性，一般说来可以继续下一个系统的询问。在针对具体患者时，可以根据情况适当调整一些内容。系统回顾是对全身主要的系统进行的问诊。

1. 呼吸系统 有无咳嗽及其发生的性质、程度、频率、与气候变化和体位改变的关系；有无咳痰及其出现的颜色、黏稠度、痰量和气味等；有无咯血及其出现的时间、颜色和咯血量，咯血后有无头晕、心慌、休克等；有无呼吸困难及其出现的时间、性质和程度等；有无胸痛及其发生的部位，与呼吸、咳嗽和体位的关系；有无发冷、发热、夜间盗汗、食欲不振、体重减轻等。

2. 循环系统 有无心悸及其发生的时间及诱因；有无心前区疼痛及其发生的性质、程度、出现和持续的时间，有无放射痛及放射的部位，发作的诱因和缓解方法；有无呼吸困难及其出现的诱因和程度，与体力活动和体位的关系；有无咳嗽、咯血等；有无水肿及其出现的部位和时间，尿量的改变；有无腹水、肝区疼痛、头痛、头晕、晕厥等；有无风湿热、高血压病及动脉硬化等病史。女性患者在妊娠和分娩时有无高血压、水肿和心力衰竭等。

3. 消化系统 有无腹痛、腹泻、嗳气、反酸、腹胀、食欲改变、口腔疾病等，及其出现的缓急、轻重程度、持续的时间及进展等情况，是否与食物种类、性质有关，有无精神因素的影响。腹痛有无规律性，是否向其他部位放射，按压时疼痛减轻或加重，有无反跳痛。腹泻次数，粪便性状、颜色、量和气味，有无伴腹痛和里急后重等；有无呕吐及其诱因、次数，呕吐物的内容、量、颜色及气味。有无呕血及其出血量及颜色，有无黑便，呕血后有无心慌、头晕、口渴、休克等。有无发热及皮肤巩膜黄染；有无体力、体重的改变等。

4. 泌尿生殖系统 有无尿痛、尿急、尿频和排尿困难；排尿时有无腹痛，疼痛的部位，有无放射痛；有无尿潴留及尿失禁等；有无尿量和夜尿量的增多或减少；尿颜色有无洗肉水样、酱油色、乳糜样等改变；尿液有无混浊；有无咽炎、高血压、出血等病史。尿道口、阴道口有无烧灼感及异常分泌物；外生殖器有无溃疡。

5. 造血系统 有无乏力、头晕、眼花、心悸、发热等；有无皮肤黏膜苍白、黄染、出血、瘀斑、血肿、淋巴结及肝脾肿大，骨痛等；有无营养、消化和吸收障碍；有无放射性物质、毒物及药物的接触史。

6. 内分泌系统及代谢 有无畏寒、怕热、多汗、心悸、乏力、头痛、视物不清、食欲异常、烦渴、多尿、水肿等；有无肌肉震颤及痉挛；有无性格、智力、体格、骨骼、体重、甲状腺、性器官发育、皮肤、毛发等的异常改变。有无产后及手术、外伤等大出血病史。

7. 肌肉骨骼系统 有无肌肉疼痛、痉挛、麻木、萎缩和瘫痪等；有无关节肿痛、运动障碍、外伤、骨折、关节脱位及先天畸形等。

8. 神经精神系统　有无头痛及其部位、程度、性质和持续时间；有无失眠、记忆力减退、嗜睡、意识障碍；有无晕厥、视力障碍、痉挛、瘫痪、感觉及运动异常、性格改变等。如疑有精神状态改变，还应了解有无情绪异常、焦虑、抑郁、幻觉、错觉、感觉与定向障碍；有无思维过程、智力、自知力等改变。

六、个　人　史

个人史（personal history）主要包括以下几个方面：

1. 社会经历　包括出生地、居住地区和居留时间（特别是疫源地和地方病流行区）、接受教育程度、经济生活状况和业余爱好等。

2. 职业及工作条件　包括工种、劳动环境、对工业毒物、放射性物质等的接触情况及时间。

3. 习惯与嗜好　包括起居与卫生习惯、饮食规律与质量；有无烟酒嗜好，时间与摄入量；有无其他异嗜物、麻醉药品、毒品等接触情况。

4. 冶游史　包括有无不洁性交史，是否患过淋病性尿道炎、尖锐湿疣、下疳等性病史。

七、婚　姻　史

婚姻史（marital history）主要包括未婚或已婚，结婚年龄，是否近亲结婚，配偶健康状况、性生活情况、夫妻关系等。

八、月　经　史

月经史（menstrual history）与生育史（childbearing history）包括月经初潮年龄、月经周期和经期长短，月经量和颜色，有无痛经与白带变化（量、颜色、异味），末次月经日期，闭经日期，绝经年龄等。记录格式如下：

初潮年龄　经期（天）/月经周期（天）　末次月经时间（或绝经年龄）

如：14　3-5 天/28-30 天　2016 年 9 月 12 日（或 53 岁）

生育史主要包括妊娠与生育次数和年龄，人工或自然流产的次数，有无早产、死产、手术产，有无产褥感染、计划生育、避孕措施等。对男性患者应询问是否患过生殖系统疾病。

九、家　族　史

家族史（family history）主要询问父母、兄弟、姐妹及子女的健康与疾病情况，特别要询问是否有与患者同样的疾病，有无与遗传相关的疾病，如白化病、血友病、遗传性出血性毛细血管扩张症、遗传性球形红细胞增多症、高血压、糖尿病、精神病等。对已故的直系亲属要询问死因与年龄。某些遗传性疾病还会涉及非直系亲属，如父母双方的亲属，也应询问。若几个成员或几代人中皆有同样的疾病发生，应绘出家系图显示详细情况。

第三章　问诊的方法与技巧

正确的问诊方法与技巧是获取病史资料的数量和质量的前提和重要保证。问诊涉及交流技能、收集资料、医患关系、医学知识、仪表礼节、人文关怀，以及提供咨询和教育指导患者等多个方面。在不同的临床情景，对不同类型的患者，要根据实际情况采用相应的问诊方法和某些特殊技巧。

一、问诊的基本方法

开始问诊时，由于患者对医疗环境和医生的生疏和对疾病的恐惧，导致其就诊时常有紧张情绪。医生应主动创造一种宽松和谐的气氛和环境来解除患者不安的心情。问诊时最好避开陌生人，同意患者家属在场，并注意保护患者隐私，取得患者和家属的信任，这样可以使问诊过程顺利进行，医生也可以得到患者较多和准确的病史资料。

1. 从礼节性的谈话开始　医生先作自我介绍，讲明自己的职责。用恰当的言语表示愿意为解除患者的病痛而竭尽全力，这样有助于建立良好的医患关系，缩短医患之间的距离，改善医患的生疏局面，使病史采集能顺利地进行下去。尽可能让患者充分地陈述认为重要的感受，不要打断患者的叙述，只有当患者的陈述离病情太远时，才需要根据陈述的主要线索把话题转回，医生不能凭自己主观的推测去取代患者的亲身感受。患者的亲身感受才能反映病情变化的实际过程，才能为诊断提供客观的依据。

2. 明确患者本次就诊的主要症状　追溯首发症状开始的确切时间，直至目前的演变过程。如有几个症状同时出现，应确定其先后顺序。在收集资料时，不需要严格地按症状出现的先后提问，但获得的资料可以按时间顺序写出主诉和现病史。

例如：一名女性患者，60 岁，因间断出现胸骨后疼痛 1 年，加重 3 小时入院。1 年前，患者活动后出现胸痛，持续几分钟后自行消失。半年前，胸痛发作频繁，诊断为心绞痛，口服硝酸异山梨醇酯 5mg 每日 3 次，疼痛消失。3 小时前患者因生气，胸骨后疼痛再次发作，胸痛放射至左肩部，伴出汗、恶心、头晕和心悸。如此收集的资料能准确反映疾病的发生时间及发展过程。

3. 根据不同患者的具体情况，采用不同类型的提问方式

1）一般性提问：也称开放式提问，经常用于问诊开始，以获得某一方面的大量资料，让患者像讲故事一样叙述其病情变化。这种提问在现病史、既往史、个人史等每一部分开始时使用。如："你今天来看病，有哪里不舒服？"获得患者的一些答复信息后，再继续追问一些重点问题。

2）直接提问：用于收集一些细节相关的信息。如"什么时候做的阑尾切除手术？""您什么候开始胸痛、喘憋的呢？""您出现咯血多长时间了？"等，获得的信息更具有针对性。另一种直接提问是要求患者回答"有"或"没有"，或者对提供的多项选择做出回答，如"你曾有过关节痛吗""你的疼痛是持续的还是间断的痛"等，为了全面而有效地获得准确的资料，医生应遵循先一般性提问，再直接提问的问诊原则。

3）应予避免的提问：①诱导性提问或暗示性提问：在提问时已暗示了期望的答案，使患者容易附和医生的诱导性提问，如："你的心前区痛放射至左肩吗""服用这种药物感觉好多了吧"等，这种不正确的提问可能得到错误的信息或遗漏有关的资料。②责难性提问：容易使患者产生防御心理，如"天气那么冷，你为什么不多穿些衣服呢"等，这在患者看来很可能是一种责难。如医生确实需要患者的回答原因，则应该先说明情况。③连续性提问：即连续提出一系列问题，可能造成患者对要回答的这些问题混淆不清，不知所措，如"咳嗽、咳痰什么时间出现？和季节有关吗？痰是白痰还是黄痰？胸疼吗？"等。④杂乱无章地重复提问：会降低患者对医生的信心和期望，如在收集病史时，反复提出相同的问题或前后矛盾的问题，患者会觉得医生未注意倾听或心不在焉。但有时为了核实资料，同样的问题从不同方面需要多问几次，应加以说明，如："你已经告诉我，你有尿痛，这是很重要的资料，请再给我详细说一下你小便的情况。"有时还可以用反问及解释等技巧，以避免不必要的重复提问。

4. 每一部分病史询问结束时要进行归纳总结　可有助于：①帮助医生理顺思路，加强记忆，避免遗漏的问题；②让患者知道医生如何理解其病史；③提供核实患者所述病情的机会。对现病史进行小结常显得非常重要。总结家族史时，只需要简短地概括，特别是阴性或不复杂的阳性家族史。总结系统回顾时，最好只概括阳性发现。

5. 避免使用医学术语　在问诊的用语选择和判断患者的叙述时应注意，不同文化背景的患者对各种医学词汇的理解有较大的差异。所以与患者交谈时，必须用平常人易懂的词语代替难懂的医学术语。不要因为患者有时用了一两个医学术语，就以为他有较高的医学知识水平。如：有的患者曾因头痛、流脓涕而使用"副鼻窦炎"这个词，但实际上患者很可能并不清楚这种疾病的含义，甚至连鼻旁窦在哪里可能都不知道，所以和患者交流此病时就可能引起误解。需要时，医生应对难懂的医学术语作适当的解释后再使用，如："你是否有过白陶土样大便，换句话说有没有大便的颜色像土一样很浅的情况？"

6. 要核实患者提供的信息　如患者提供了诊断术语，医生应进一步询问当时的症状和各项检查等情况以核实资料的可靠性。例如：

患者：6 年前我患了糖尿病。

医师：当时做过化验检查吗？

患者：做过空腹血糖、餐后 2 小时血糖、尿糖，还定期复查。

医师：怎么降低血糖呢？是口服药，还是注射胰岛素？

患者：是 2 型糖尿病，口服降糖药治疗。

医师：知道药名吗？

需要核实的资料包括呕血量、体重改变、大便和小便量，重要药物如糖皮质激素、抗结核药物、抗癌药物和精神类药物的使用，对饮酒史、吸烟史、过敏史及家族史等也需要核对。

7. 明白患者的期望及就诊的目的和要求　当患者被询问病情一直处于被动局面时，医生应意识到患者可能还有其他目的，如咨询某些医学问题、因长期用药需要和医生建立长期联系等。在某些情况下，咨询和指导患者是治疗成功的关键，甚至本身就是治疗的目标。

8. 巧妙地检查患者的理解程度　如患者没有理解医生的意思而答非所问时，可要求患者重复所讲的内容，或给患者提出一个问题，观察其能否作出准确的回答。如没有完全理解或回答有误，应予及时纠正。

9. 问诊过程中应该注意的事项　①仪表、礼节和友善的举止：使患者感到温暖亲切，获得信任，有时能使患者讲出想隐瞒的和病史相关的隐私或敏感事情。②应对患者适当微笑或赞许地点头示意，恰当地运用一些评价、赞扬与鼓励语言，可促使患者与医生的合作，使患者受到鼓舞而积极提供信息。如用一些通俗的赞扬语"你已经戒烟、戒酒了？很有毅力。""你每月能坚持做乳房的自我检查，非常好"。但对有精神障碍的病人，不可随便用赞扬或鼓励的语言。③问诊时记录要尽量简单、快速，不要只顾记录，不与患者作必要的眼神交流。④交谈时采取的姿势很重要，如坐位前倾姿势，表示正注意倾听；两臂交叉等姿势，是显示能理解患者敏感问题的身体语言，如患者谈及其性生活等时。⑤其他友好的举止还包括面部表情、语音、语调和不偏不倚的言语，及鼓励患者继续陈述的短语，如"接着说""明白了""再详细说一下"等。⑥医生如果不清楚或不懂患者的问题时，不能乱解释，不懂装懂，也不要简单回答"不知道"。可以提供自己所知道的情况供患者参考。对确实不懂的问题，可以请教他人、查阅资料后再回答，也可以向患者提供咨询人或地方来解决其问题。

10. 感谢患者的配合 问诊结束时，应该谢谢患者的合作，告诉或体语暗示患者医患合作的重要性，对患者说明下一步的要求、接下来怎么做、下次就诊（或复查）时间或随访计划等。

需要强调的是，理论学习结合实际地反复训练，才能掌握好问诊的方法和原则。问诊的模式和方法不是机械的、一成不变的，而是应该机敏地观察、灵活把握。初学时可能会出现思维紊乱、语塞词穷，难以提出恰当的问题，问诊进展可能不顺利，所以要不断总结经验，吸取教训。初学者在问诊时还应时刻想到如下问题：患者此时是否特别难受？患者是否不能表达？患者有语言障碍吗？患者是否被疾病吓怕了？自己是否太紧张？自己的言行是否影响了医患关系？患者对自己的信任度不够吗？等等，这样才会去发现影响问诊的因素，努力解决，才能不断提高问诊水平。

二、问诊的技巧

医生在问诊过程中常常遇到性格特点、思维方式及文化程度等不尽相同的患者，所以在问诊时应掌握以下技巧，才能使病史采集过程顺利进行。

1. 对缄默与忧伤患者的问诊 医生应该理解患者缄默不语，或不主动叙述其病史，并不意味着患者没有求医动机，可能是由于疾病使患者对治疗丧失信心或感到绝望所致；医生提到的问题触及患者的敏感区域而使其伤心；也可能是由于批评性的提问使患者沉默或不悦；或由于医生用过多、过快地直接提问，使患者惶惑而被动等，对这些因素都应及时察觉，问诊时予以避免。此外，医生还应采取的技巧：①注意观察患者的表情、目光和躯体姿势，为可能的诊断提供线索；②以尊重的态度，耐心地向患者表明医生理解其痛苦，并通过言语和恰当的躯体语言给患者以信任感，鼓励其客观地叙述病史；③当如患者因生病而伤心或哭泣，情绪低落，医生应予安抚、理解并适当等待、减慢问诊速度，使患者稍镇静后再继续叙述病史。

2. 对多话与唠叨患者的问诊 患者滔滔不绝地陈述病史，一个问题引出一长串答案，医生不易插话及提问，由于时间的限制及患者的回答不得要领，常使采集病史不顺利。因此，应采取以下技巧：①医生的提问应限定在主要问题上；②根据初步判断，在患者陈述不相关的内容时，应巧妙地打断；③让患者稍休息，同时仔细观察患者有无精神症状，如思维奔逸或混乱等情况，必要时按精神科要求采集病史；④分次进行问诊，有礼貌、诚恳地告诉患者问诊的内容及时间限制等，切勿表现得不耐心而失去患者的信任。

3. 对焦虑与抑郁患者的问诊 抑郁是最常见的临床问题之一，容易被忽略，所以医生在问诊时应采取一定的技巧：①首先了解患者的主要问题，确定表达方式，不使患者产生抵触情绪，增加交流困难；②给予宽慰和保证，注意说话分寸，可以说"不用担心，一切都会好起来的"这一类话；③鼓励焦虑患者说出其感受，询问患者通常的情绪状态如何，对未来、对生活的看法，同时注意其语言的和非语言的各种异常表现，如疑似焦虑症或抑郁症，应按精神科要求采集病史。

4. 对说谎和不信任医生患者的问诊 患者有意说谎是少见的，但患者对所患疾病的看法和他对医学知识的理解会影响对病史的叙述，如患者的父亲死于结肠癌，他可能会将各种肠道疾病都视为致命性疾病，所以把病情叙述得很重。有的患者可能夸大某些症状，或淡化甚至隐瞒某些病史。医生应理解和判断这些情况，给予恰当的解释，避免记录下不可靠、不准确的病史资料。某些患者患病后会出现各种恐惧，包括对疾病本身的恐惧、对疾病的后果及将来难以预料情况的恐惧、有创性检查的恐惧。而恐惧会改变人的行为，一些患者对过去信任的医生和环境也变得不信任。此时，医生不必强行纠正，待患者情绪稳定后再询问病史资料。

5. 对文化程度较低和有语言障碍患者的问诊 患者的文化程度较低一般不妨碍其提供准确的病史，但患者理解能力及医学知识的贫乏可能会影响回答问题。应采取的技巧：①问诊时，语言要通俗易懂，减慢提问的速度，注意必要的重复及核实；②这类患者通常对症状的耐受力较强，不会主动陈述，应注意耐心、主动地对其进行全面询问；③对环境生疏，对医生尊重，使患者通常表现得过分顺从，即便对问题不理解也回答"是"，只是一种礼貌的表示，不是同意或肯定的回答，对此应特别注意；④语言不通患者，最好找翻译，如实进行翻译，勿带倾向性，更不应只做解释或总结。通过手势、体语，加上不熟练的语言交流也可抓住主要问题；⑤问诊内容的反复核实非常重要。

6. 对愤怒与敌意患者的问诊 患病和缺乏安全感的人可表现出愤怒和不满，可能指向医生，尤其是向年轻医生比向更年老的医生表示愤怒更感到安全。如果患者认为医务人员态度生硬、举止粗鲁或语言冲撞，可能更使患者愤怒甚至怀有敌意。对以上情况，采取的技巧：①医生一定不能发怒，也不要认为自己受到侮辱而耿耿于怀，应采取坦然和不卑不亢的态度；②发现患者发怒的原因并加以说明，注意切勿使其迁怒他人或医院其他部门；③提问应该缓慢而清晰，内容主要限于现病史为好，对可能比较敏感的问题，如个人史及家族史等，询问要十分谨慎，以免触怒患者。

三、重点问诊的方法

重点的病史采集（focused history taking）就是针对就诊的最主要或"单一"问题（如现病史）来问诊，同时收集除现病史外的其他部分病史中与该问题密切相关的资料。重点的病史采集不同于全面的病史采集过程，主要是在急诊和门诊进行，医生基于患者表现的症状及其紧急程度，来选择对解决该问题所必需的内容进行问诊，所以病史采集是以一种较为简洁的形式和调整过的顺序进行的。要采集重点病史，要求医生已经深入学习和掌握了前面所描述的全面问诊的内容和方法，并具有丰富的病理、生理学和疾病的基础和临床医学知识，具有病史资料分类、归纳、思维和提出诊断假设的能力。

1. 重点问诊的内容 通常患者的主要症状或主诉提示了需要做重点问诊的内容。医生在问诊时仍需要获得主要症状的资料，包括：主要症状发生的时间演变经过和发生、发展、性质、强度、频率、加重和缓解因素及伴随症状等情况。医生随着问诊将逐渐形成诊断假设，判断该患者可能是哪些器官系统的疾病，从而考虑下一步在既往史、个人史、家族史和系统回顾中选择相关内容进行问诊，可以省略那些和本次就诊无关的病史内容。

2. 围绕主要问题全面问诊 如果明确了现病史的重点问诊内容，是指向了某个（或某些）器官系统，医生会经过临床诊断思维而形成诊断假设，之后重点对该系统的内容进行全面问诊，常用提问方式收集疑似有异常的进一步资料，对阳性的回答应分类并按准确的发生时间顺序记录，阴性的回答也应加以分类并记录。这对明确诊断或做进一步的鉴别诊断很有意义。例如：一个患者主要问题是呼吸困难，呼吸系统和心血管系统疾病是其发生的主要原因，因此，与这些系统和器官相关的其他症状就应包括在问诊之中，如询问有无咳嗽、喘息、咯血、咳痰和发热或有无活动后呼吸困难加重、端坐呼吸、胸痛、踝部水肿等。还应询问有无哮喘或其他心、肺疾病病史等。

3. 围绕重点问诊内容采集相关的既往史、个人史、家族史等资料　为了能进一步证实诊断假设，针对目前考虑的受累器官系统询问以前是否患过疾病或做过手术，患者过去是否有过和本次就诊类似的症状，如果是，再进一步询问：当时的病情如何、是什么诊断等，不需要全面系统地展开询问全部内容。既往史的资料对解决当前问题是很有帮助的。对家族史或家族史中内容的问诊，决定于医生对患者的诊断假设，如诊断假设是高血压或糖尿病，应该询问其家族中有无高血压病或糖尿病患者。个人史的情况也相同，如气短的患者，应询问有无吸烟史或毒物接触史，不管阴性、阳性回答都能提供有用的资料。

4. 建立诊断假设　从实际过程来看，问诊本身就是收集客观资料与医生的主观分析相互作用的过程。建立诊断假设、检验这种假设和修正假设都需要医生高度的综合思维分析的脑力劳动，绝不只是问话、交谈和收集资料的简单行为。这一思维过程是对临床医生的挑战，也会带给医生满足感。医生的认知能力和整合资料的能力将决定其病史采集的实践过程。完成重点的病史采集以后，医生就有目的性地选择重点的体格检查内容，检查结果将会支持、修正或否定病史中建立的诊断假设。

四、特殊患者的问诊方法和技巧

（一）残疾患者

残疾患者需要更多的同情、关心和耐心，还需要花更多的时间收集病史。医生在采集病史时针对不同的残疾患者，可采用下述技巧：①听力损害或聋哑患者：因为医生和患者的相互理解有困难，可用简单明了的手势或其他体语；谈话大声、清楚，态度和蔼、友善；请患者亲属、朋友解释或代述，同时注意患者表情变化；必要时作书面交流。②盲人患者：应给予更多安慰，先向患者自我介绍及介绍现场情况，搀扶患者就座，保证患者舒适，这有利于减轻患者的紧张和恐惧，获得患者的信任。仔细聆听患者叙述病史并及时做出语言的应答，更能使患者放心与配合。

（二）老年患者

年长者一般不妨碍提供病史的数量和质量，但有些老年患者因体力、视力及听力的减退，反应缓慢或思维障碍，可能对问诊做出的应答有一定的影响。医生应注意以下技巧：①先用简单清楚、通俗易懂的一般性提问；②减慢问诊进度，使之有足够时间思索、回忆，必要时作适当的重复；③注意患者的反应，判断其是否听懂，有无思维障碍、精神失常，必要时向家属和朋友收集补充病史；④耐心、细致地进行系统回顾，以便发现重要线索；⑤仔细询问既往史及用药史，个人史中重点询问个人嗜好、生活习惯等；⑥注意精神状态、外貌言行、与家庭及子女的关系等。

（三）病情危重和晚期患者

1. 病情危重患者　需要高度概括的病史及体格检查，并可同时进行，以缩短时间，抓紧患者的救治。危重患者反应变慢，甚至迟钝，应予理解，不能催促患者。经初步处理，病情稳定后，再详细询问病史。

2. 重症晚期患者　可能因治疗无望而有拒绝、抑郁、孤独、懊丧等情绪，应特别关心；对诊断、预后等回答应恰当和力求中肯，避免造成进一步伤害；对不清楚、不理解的问题，应妥善说明或作出适当许诺，待以后详细说明，不要与其他医生的回答相矛盾；亲切的语言，真诚的关心，表示愿意在床旁多待些时间，都是对患者极大的安慰和鼓励，有利于获取准确而全面的病史资料。

（四）儿童患者

多数小儿不能自述病史，必须由家长或保育人员代诉。问诊中提供的病史材料的可靠程度，与他们观察小儿的能力、接触小儿的密切程度有关，对此应予注意并在病历记录中说明。医生问病史时应注意：①对5岁以下的婴幼儿，态度和蔼，体谅家长由于子女患病而引起的焦虑心情，认真对待家长所提供的每个症状，因家长最了解情况，最能早期发现小儿病情的变化；②对5～6岁以上的小儿，可让其补充说明一些有关病情的细节，但应注意其记忆及表述的准确性，如有的患儿由于惧怕打针、住院等而不说真实病情，所以在与他们交谈时应仔细观察并全面分析，有助于判断病史资料的可靠性。

（五）精神疾病患者

医生对精神疾病患者问诊获得病史资料是困难的。患者的自知力在医学上表现为患者对自身疾病的认识能力。根据精神疾病患者自知力的存在或缺乏状态可以分为两种：对有自知力的精神疾病患者，病史的采集可以来自患者本人；对缺乏自知力的患者，其病史是从患者的家属或相关人员中获得。由于精神疾病患者不能思维清晰地说明患病的经历和感受，而且家属对病情的了解程度不同，有时家属会提供大量杂乱无章的资料，所以医生必须结合医学知识、综合分析、归纳整理后记录。对缺乏自知力患者的交谈、询问与观察属于精神检查的内容，但有时获得的一些资料可以作为其病史的重要补充。

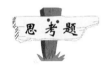

〔参考答案见二维码〕

1. 首次对患者进行问诊采集病史资料时，应该注意什么？

2. 病例分析：患者男性，67岁。主因间断上腹部疼痛5年，加重伴呕吐咖啡样物1周入院。入院诊断为"消化性溃疡 上消化出血"。

问题和思考：

对该患者进行病史采集，应该询问哪些内容？为什么？

3. 病例分析：患者女性，45岁。因"体检时发现乳房肿块1周"，门诊以"乳房肿物待查"收入院。患者心情比较忧伤和抑郁，时而出现焦虑不安的情绪，时而叹息落泪。

问题和思考：

在对该患者进行问诊时应注意哪些问题？

（蒋 茹）

参考答案

第二篇
常见症状

症状（symptom）是指患者主观感受到的异常或不适的感觉，如头痛、眩晕、胸闷、气短、吞咽困难、腹胀等；医师或其他医务工作者客观检查到的改变称为体征（sign）。临床上症状有多种形式表现，有些只有主观才能感觉到，有些既有主观感觉，客观检查也能发现，如发热、黄疸、皮疹、下肢水肿等。体征多是通过客观检查发现的，而主观感觉常无异常，如黏膜出血、肝脾肿大等。症状学（symptomatology）是研究症状的病因、发病机制、临床表现及其在疾病诊断中的作用。症状主要是通过问诊得到的，是医师向患者进行疾病调查的第一步，也是疾病诊断和鉴别诊断的主要线索和依据，同时也反映病情严重程度的重要指标。疾病的症状很多，同一种疾病可能有不同的症状，而不同的疾病又可能有某些相同的症状，因此，在疾病诊断时必须结合临床所收集的全部资料，进行综合的临床思维分析，全面考虑，切忌单凭某一个或几个症状而做出错误的诊断。临床症状很多，本篇只对临床上最为常见的症状加以阐述。

第一章 发　　热

一、概　　述

当机体在致热原的作用下，体温调节中枢的调定点上移而产热增多和（或）散热减少，引起体温调节性升高（超出正常范围 0.5℃）时，称为发热（fever）。另一类体温病理性升高，并非致热因子导致体温调定点上移所致，而是体温调节机构失调或调节障碍引起的一种被动性体温升高，如甲状腺功能亢进症时的产热异常增多，先天性汗腺缺乏、环境高温时的散热障碍，以及下丘脑损伤时的体温调节能力丧失等，称为过热（hyperthermia）。

健康人在剧烈运动、月经前期、妊娠期等生理条件下，体温升高可超过正常体温 0.5℃，称为生理性体温升高。

在体温调节中枢的调控下，正常人体可通过神经、体液因素使产热和散热过程处于动态平衡，维持人体的体温在相对恒定的范围内。正常口腔温度范围为 36.3～37.2℃，直肠内温度一般比口腔高 0.3～0.5℃，腋窝温度比口腔低 0.2～0.4℃。正常人昼夜间体温也有周期性波动，通常以清晨 6 时为最低，下午 4～6 时为最高，波动幅度一般不超过 1℃。

二、发　生　机　制

发热是由能刺激机体产生致热性细胞因子的物质——发热激活物（fever activators）作用于机体后产生的。发热激活物包括外来的病原体及其产物（如内毒素、细菌、病毒等）以及体内产物（如抗原抗体复合物、某些类固醇产物、尿酸盐结晶等致炎物）。

各种产热激活物作用于机体，激活产生内生致热原的炎症细胞（包括单核细胞、中性粒细胞等），使之产生并释放白细胞介素-1（IL-1）、肿瘤坏死因子（TNF）、干扰素（IFN）及白细胞介素-6（IL-6）等致热原细胞因子（pyrogenic cytokines）。致热原细胞因子作用于下丘脑内皮细胞，使之产生前列腺素 E_2（PGE_2），PGE_2 可增加脑组织中环磷腺苷（cAMP），cAMP 作为一种神经传递介质导致体温中枢调定点升高，引起体温调节中枢对体温重新调节。一方面通过垂体内分泌机制使代谢率增加，或通过运动神经使骨骼肌紧张度增高或寒战，引起产热增加，另一方面经交感神经使皮肤血管收缩，引起散热减少，于是产热量大于散热量，体温上升到与体温调定点相适应的新水平，而引起发热。

三、常见病因和临床表现

（一）常见病因

临床上通常把体温超过正常范围 0.5℃者，定义为发热。引起发热的病因诸多，一般按有无病原微生物侵入人体大体分为感染性发热和非感染性发热两大类。其中感染性发热为临床最常见。

1. 感染性发热(infective fever)　是各种病原微生物侵入人体所致,常见的病原微生物有细菌、病毒、立克次体、支原体、螺旋体、真菌、寄生虫等。不论急性还是慢性、局部性还是全身性感染,均可引起发热。

2. 非感染性发热　由病原微生物以外的其他病因引起的发热,称为非感染性发热(noninfective fever)。常见原因包括:

(1)无菌性坏死物质吸收:是由组织蛋白分解、组织坏死和坏死组织吸收引起的发热,也称为吸收热(absorption fever)。常见于:①物理和机械性、化学性损伤:如大面积烧伤、创伤、大手术后、内脏出血等;②血管栓塞或血栓形成引起的内脏梗死或肢体坏死:如急性心肌梗死、肺梗死等;③组织坏死与细胞破坏:如恶性肿瘤、溶血反应、白血病、淋巴瘤等。

(2)抗原-抗体反应:发热是由变态反应产生的抗原抗体复合物激活而引起发热,如风湿热、药物热、血清病、结缔组织病等。

(3)内分泌与代谢障碍:如嗜铬细胞瘤、痛风急性发作、严重脱水等。

(4)体温调节中枢功能失调:体温调节中枢被致热因素直接损害,如物理性因素(中暑等)、化学性因素(重度安眠药中毒等)、机械性因素(颅内占位性病变等),使体温调节中枢功能失常而引起发热,称为中枢性发热。高热而无汗是这类发热的特点。

(5)引起产热过多的疾病:如癫痫持续状态、甲状腺功能亢进等。

(6)引起散热减少的疾病:如先天性汗腺缺乏、广泛性皮炎、慢性心力衰竭等。

(7)自主神经功能性紊乱:如神经性低热、夏季低热等。

(二)临床表现

1. 发热的临床分度　一般口腔温度在37.3℃以上,可认为有发热。以口测法为准,按发热的高低可分为:①低热:37.3~38.0℃;②中等度热:38.1~39.0℃;③高热:39.1~41.0℃;④超高热:41.0℃以上。

2. 发热的临床过程　可分为三个阶段:

(1)体温上升期:此期体温调定点上移,产热增加,散热减少,体温上升。临床表现为皮肤苍白,干燥无汗,畏寒或寒战,肌肉酸痛,疲乏无力等。

体温上升形式有两种:①骤升型:体温在数小时内达到39℃或以上,常伴有寒战。见于肺炎链球菌肺炎、败血症、急性肾盂肾炎、疟疾、输液反应或某些药物反应等;②缓升型:体温逐渐上升,数天内才达高峰,多不伴寒战。见于伤寒、结核病等。

(2)高热持续期:当体温升高达到新的调定点水平的高度后,产热和散热在新的高度上达到平衡,称高热持续期。临床表现为病人自觉酷热,皮肤发红、干燥。高热使水分经皮肤蒸发较多,皮肤、口唇干燥。因疾病不同,此期持续长短不等,如疟疾可持续数小时,肺炎链球菌肺炎、流行性感冒可持续数天,伤寒可长达数周。

(3)体温下降期:当发热激活物、内生致热原及发热介质得到控制和清除,或依靠药物使体温中枢调定点恢复到正常水平,产热减少,散热增加,体温下降。临床表现为皮肤潮湿,大量出汗,体温下降,严重者可出现脱水甚至休克。

体温下降形式有两种:①骤降型:体温于数小时内迅速下降至正常,常伴有大汗。见于肺炎链球菌肺炎、急性肾盂肾炎、疟疾及输液反应等;②缓降型:体温于数天内逐渐降至正常。见于伤寒、风湿热等。

3. 热型及临床意义　发热患者在不同时间测得的体温数值分别记录在体温单上,将各次体温数值点连接成曲线，该体温曲线的不同形态，称为热型（fever type）。不同的发热性疾病可具有相对应的热型，热型的不同有助于发热病因的诊断和鉴别诊断。临床常见的热型有：

（1）稽留热（continued fever）：体温持续在 39~40℃以上，达数天或数周，24 小时内体温波动不超过 1℃。常见于肺炎链球菌肺炎、伤寒及斑疹伤寒高热期（图 2-1-1）。

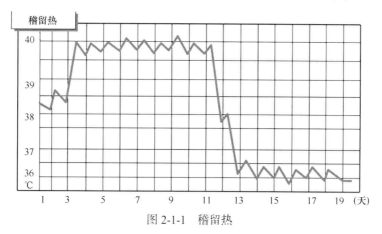

图 2-1-1 稽留热

（2）弛张热（remittent fever）：体温持续在 39℃以上，24 小时内体温波动在 2℃以上，但都高于正常体温。常见于败血症、风湿热、重症肺结核及化脓性炎症等（图 2-1-2）。

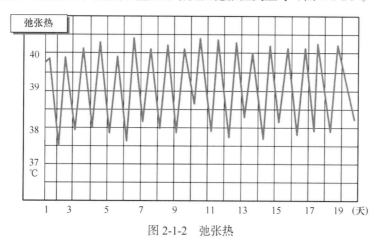

图 2-1-2 弛张热

（3）间歇热（intermittent fever）：高热期与无热期（间歇期）交替出现。即体温骤升达高峰后持续数小时，又迅速降至正常水平，无热期可持续 1 天至数天，如此反复发作。见于疟疾、急性肾盂肾炎等（图 2-1-3）。

（4）回归热（relapsing fever）：高热期与无热期各持续若干天后规律性交替一次。即体温骤然上升至 39℃或以上，持续数天后又骤然下降至正常水平。见于回归热、霍奇金病*等。

（5）波状热（undulant fever）：体温逐渐升高达 39℃或以上，数天后逐渐下降至正常水平，持续数天后又逐渐升高，如此反复多次。见于布氏菌病*等（图 2-1-4）。

（6）不规则热（irregular fever）：发热的体温曲线无一定规律。见于结核病、风湿热、支气管肺炎等（图 2-1-5）。

霍奇金病

布氏菌病

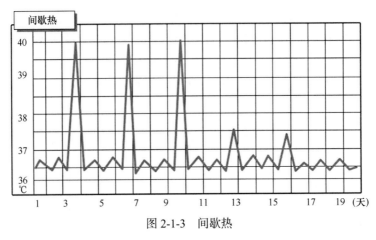

图 2-1-3 间歇热

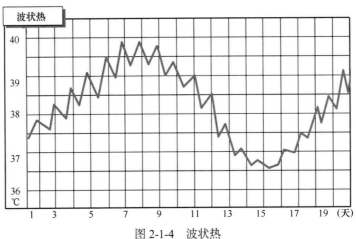

图 2-1-4 波状热

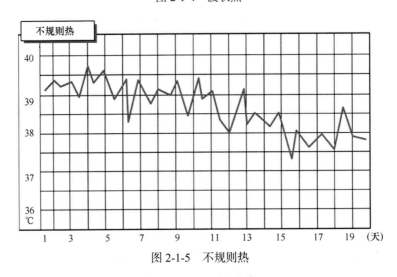

图 2-1-5 不规则热

值得注意的是，抗生素、退热药或糖皮质激素的应用，可使热型变得不典型。此外，热型也与个体反应性有关，如老年人休克型肺炎可仅有低热或无发热。

4. 热程

（1）急性发热：一般热程在 2 周以内的发热，称为急性发热（acute fever）。急性发热常见，且常为高热，其中急性感染占首位，包括各种病原体引起的传染病、全身或局灶性感染。而各种病原微生物感染中又以细菌感染最为常见，其次为病毒感染。

（2）长期不明原因发热（fever of unknown origin，FUO）：指发热持续 3 周以上，体温≥38.5℃，经完整的病史询问、体格检查及常规实验室检查后，仍不能明确诊断者。FUO 的热型多样，以弛张热和不规则热多见。热程长短对 FUO 诊断具有较大的参考价值。一般来说，热程短，有乏力、寒战等中毒症状者，有利于感染性疾病的诊断；热程中等，但呈进行性消耗、衰竭者，以肿瘤多见；热程长，无毒血症症状，但发作与缓解交替出现者，则有利于结缔组织病的诊断。

（3）慢性低热：凡口腔温度在 37.3～38.0℃、除外生理性原因（如孕妇或女性排卵期）并持续 1 个月以上者，称为慢性低热（chronic lower fever）。慢性低热一般可分为器质性和功能性两大类。器质性者常见，病因又以慢性感染为多，也可见于结缔组织病、内分泌疾病、恶性肿瘤等；功能性者可见于自主神经功能紊乱。

四、诊 断 要 点

（一）问诊

1. 发热特点 如起病的缓急、患病的时间与季节、发热的病程、程度（热度高低）、频度（间歇性或持续性）、病因与诱因、体温变化的规律等。

2. 诊治经过 曾经患过的疾病，患病以来所做过的检查及结果，使用过的药物名称、剂量、疗效等。

3. 患病以来的一般情况 如精神状态、食欲、体重改变、睡眠及大小便情况。

4. 流行病学资料 对传染病的诊断十分重要。如蚊虫叮咬可引起流行性乙型脑炎、疟疾等；有牲畜接触史者，可患布氏菌病；中毒性菌痢、食物中毒患者，发病前多有进食不洁饮食史；疟疾、乙型或丙型病毒性肝炎、艾滋病等可通过应用血制品、分娩及性交等传播；钩端螺旋体病、血吸虫病都有疫水接触史。

5. 其他 服药史、预防接种史、过敏史、外伤手术史、流产或分娩史、居住地及职业特点等，都可对相关疾病的诊断提供重要线索。

6. 伴随症状及体征 发热的伴随症状及体征对发热病因的诊断具有重要意义。
如：①伴寒战：常见于肺炎链球菌肺炎、败血症、急性肾盂肾炎、急性胆囊炎、流行性脑脊髓膜炎、疟疾、药物热、急性溶血或输血反应等；②伴皮疹：见于猩红热、麻疹、风疹、水痘、斑疹伤寒、风湿热等；③皮肤黏膜出血：见于重症感染、某些急性传染病、血液病等；④伴结膜充血：见于肾综合征出血热、麻疹、斑疹伤寒、钩端螺旋体病等；⑤伴口唇单纯疱疹：见于肺炎链球菌肺炎、流行性脑脊髓膜炎、流行性感

传染性单核
细胞增多症

冒等；⑥淋巴结肿大：见于局灶性化脓性感染、风疹、传染性单核细胞增多症*、淋巴结结核、淋巴瘤、白血病等；⑦伴肝脾肿大：见于病毒性肝炎、传染性单核细胞增多症、布氏菌病、疟疾、白血病、淋巴瘤、结缔组织病等；⑧伴昏迷：先发热后昏迷，常见于流行性乙型脑炎、流行性脑脊髓膜炎、中毒性菌痢等；先昏迷后发热，常见于脑出血、巴比妥类药物中毒等；⑨伴各系统症状：如伴咳嗽、咳痰见于呼吸系统炎症等；伴腹泻见于肠炎、痢疾等；伴尿频、尿急、尿痛见于尿路感染等。

（二）体格检查

对发热患者要进行全面而细致的体格检查，重点检查生命体征、意识状态、面容、皮肤黏膜、淋巴结、肺、心、肝、脾和神经系统等。注意有无意识障碍、皮疹、出血点、局部或全身浅表淋巴结肿大及肝脾肿大等。

（三）实验室及其他检查

1. 实验室检查　白细胞计数与分类对发热的鉴别诊断有重要意义。如严重化脓性感染白细胞与中性粒细胞显著增多；传染性单核细胞增多症淋巴细胞明显增多，并有异型淋巴细胞增多，达 10%～20% 甚至更多；寄生虫病嗜酸性粒细胞增多等。当外周血白细胞减少，多考虑病毒感染、伤寒、系统性红斑狼疮、再生障碍性贫血、恶性肿瘤及各种慢性炎症等。

尿蛋白伴有血尿或脓尿，考虑尿路感染、肾结核、肾肿瘤等。怀疑消化道感染时，粪便常规及培养有重要意义。

发现引起发热的病原微生物是诊断感染性疾病的最重要的手段。要尽量采集血、尿、粪、痰液、脓液、穿刺液等标本进行培养，阳性结果还需要做药敏试验以利于治疗。长期高热患者，应常规进行血液细菌培养，对伤寒、败血症、感染性心内膜炎的诊断有重要意义。

感染性免疫检查有助于很多细菌、病毒、寄生虫感染的诊断。自身抗体检查有助于系统性红斑狼疮、类风湿关节炎等风湿性疾病的诊断。甲胎蛋白等肿瘤标志物检测，有助于肝癌等肿瘤所致发热的诊断。

2. 其他检查　胸部 X 线检查有助于肺炎、肺结核、肺肿瘤等的诊断，高分辨率 CT 有助于支气管扩张症的诊断，而 CT 有助于占位性病变的诊断。泌尿系统疾病可进行静脉肾盂造影检查。超声心动图检查可发现感染性心内膜炎的细菌赘生物而有助于确诊。超声检查也利于肝、胆、胰、肾等脏器病变所致发热的诊断。

〔参考答案见二维码〕

1. 发热的分期及相应的临床表现是什么？

2. 病例分析：患者，男性，24 岁。因发热 2 天就诊。患者 2 天前淋雨后出现发热，体温最高达 40℃，伴头痛、四肢肌肉酸痛、鼻塞、流涕，口服退热药（对乙酰氨基酚）后体温可降到正常，然后又升高，伴咽痛、干咳。平素身体健康。体格检查：T38.6℃，急性病容，口唇无发绀，咽部充血，扁桃体 I 度肿大，颈软，两肺呼吸音清，未闻及啰音。

问题和思考：

（1）该患者发热的可能病因是什么？为什么？

（2）还需要做哪些检查才能明确诊断？

（杨继兵）

参考答案

第二章　水　　肿

一、概　　述

人体组织间隙有过多的液体积聚，导致组织肿胀称为水肿（edema）。根据水肿分布可分为全身性与局部性。当过多的液体弥漫分布在体内组织间隙时，称全身性水肿；当液体积聚在局部组织间隙时，称局部性水肿；当体腔内有液体积聚时称为积液，如胸腔积液、心包积液、腹腔积液等，也是水肿的特殊形式。一般情况下，内脏器官局部的水肿，如肺水肿、脑水肿等不属于本章节水肿的范畴。

（一）发生机制

正常情况下，人体血管内的液体不断地从毛细血管小动脉端滤出至组织间隙成为组织液，另外，大部分组织液又不断地自毛细血管小静脉端回吸收入血管内，两者保持着动态平衡，所以组织间隙无过多的液体积聚。保持这种动态平衡的主要因素是：①毛细血管内静水压；②组织液胶体渗透压；③血浆胶体渗透压；④组织间隙的机械压力（组织压）。前两项是促使液体从血管内向组织间隙移动的力量；后两项是使组织液向血管内回流的力量，只有当这两种力量均等时，体内液体的分布才能维持平衡。否则，当体液平衡障碍的影响因素存在时，组织间液生成大于血管内回吸收，则可产生水肿。

水肿产生的主要基本机制为：①水钠潴留，见于各种病因引起的肾小球滤过功能下降或肾小管对钠水的重吸收增加，继而导致继发性醛固酮增多；②毛细血管内静水压增高，如右心衰竭；③血浆胶体渗透压降低，见于各种原因导致的低蛋白血症；④毛细血管通透性增加，如炎症、过敏；⑤静脉、淋巴回流受阻多出现局部性水肿，如丝虫病、肿瘤压迫等。

（二）常见病因和临床表现

1. 全身性水肿　指水肿弥漫分布于全身各部。早期仅表现为体重增加，也称隐性水肿，随着水肿的加重，皮肤肿胀、发亮，指压可出现凹陷，称显性水肿或凹陷性水肿，常出现于皮下较疏松组织及身体低垂的部位，如眼睑、阴囊、下肢等。

（1）心源性水肿（cardiac edema）：主要见于右心衰竭，缩窄性心脏疾病，如缩窄性心包炎，心包积液或积血等。其发生机制主要是，有效循环血量减少，肾血流量减少，继发性醛固酮增多，导致钠盐滤过减少，肾小管回吸收钠水增多，从而引起体内水钠潴留；同时由于心输出量减少，使毛细血管静脉端静水压增高，组织液回吸收减少而引起水肿。

心源性水肿的特点是首先出现在人体下垂的部位，如下肢踝部或长时间站立后，休息后减轻或消失；卧位患者则先出现腰骶部、阴囊、阴唇，然后蔓延至全身；严重水肿患者可出现胸、腹腔积液。水肿为对称性、凹陷性。临床上多见于各种心脏病，如肺心病、先心病、心肌炎和心肌病等导致的右心衰竭，还常出现颈静脉怒张、肝大、肝颈静脉回流征阳性等表现。

（2）肾源性水肿（renal edema）：为肾脏疾病常见的症状，见于各种类型的肾炎和肾病等。主要发生机制是水钠潴留。肾脏发生病变时，肾血流量减少，肾小球滤过率下降，继发醛固酮增多，导致体内水钠潴留。肾病综合征患者的水肿还与尿中排泄大量蛋白造成血浆胶体渗透压降低有关。

肾源性水肿的特点是首先发生于组织最疏松部位，多表现为晨起时眼睑、颜面部浮肿，以后很快发展为全身水肿。肾病综合征所致水肿最为显著，常出现胸、腹水。此外患者常伴有血尿、蛋白尿、管型尿、高血压，低蛋白血症及肾功能损害的表现。

（3）肝源性水肿（hepatic edema）：肝硬化失代偿期是其最常见的原因，以腹水为突出表现。主要的发生机制是由于门静脉高压、低蛋白血症、肝淋巴液回流受阻及继发醛固酮增多等多种因素引起。

肝源性水肿主要表现为腹水，也可出现踝部水肿，并逐渐向上蔓延，严重时可出现全身水肿。同时患者还伴有肝掌、蜘蛛痣、黄疸、脾肿大等肝功能减退与门脉高压的临床表现。

（4）营养不良性水肿（nutritional edema）：是由于体内蛋白质的缺乏导致低蛋白血症，血浆胶体渗透压降低而引起水肿。其特点是水肿常与体位有关，低垂部位明显，严重时可有全身水肿。多见于长期营养摄入不足，消化吸收功能障碍或慢性消耗性疾病等。营养不良性水肿出现前先有皮下脂肪减少、组织松弛和消瘦等表现。

（5）其他原因所致的全身水肿。

1）黏液性水肿（myxedema）：为非凹陷性水肿，即指压水肿部位皮肤后不产生明显的凹陷，是组织液蛋白含量较高的缘故。水肿不受体位影响，于颜面及下肢出现，严重者可累及全身皮下组织，见于甲状腺功能减退，常伴有畏寒、皮肤粗糙、苍白、反应迟缓等表现。

2）特发性水肿（idiopathic edema）：多见于育龄妇女，原因不明，可能与内分泌功能失调有关。水肿与直立体位或劳累有关，卧位或休息后可减轻或消失。

3）经前期紧张综合征：水肿常于月经前 7~14 天出现于眼睑、踝部等部位，月经后消退，其原因可能与月经前后内分泌激素变化有关。

4）药物性水肿：指在服药过程中出现的水肿，停药后消失，其原因可能为药物引起的过敏反应、肾脏损害及内分泌紊乱等，可导致水钠潴留。常见的药物有解热镇痛药、磺胺类、糖皮质激素、睾酮、雌激素、血管扩张药等。

2. 局部性水肿 局部组织由于静脉或淋巴回流障碍、毛细血管壁通透性增加所致的水肿。常见于炎症性水肿，如丹毒、蜂窝织炎等；淋巴回流障碍性水肿，如丝虫病、非特异性淋巴管炎等；静脉回流障碍性水肿，如血栓性静脉炎、静脉曲张、上下腔静脉梗阻等；血管神经性水肿，如食物、药物过敏等。

二、诊 断 要 点

（一）问诊

1. 水肿的特点 询问患者水肿出现的部位、起病时间、缓急、进展情况、水肿与体位及活动的关系。

2. 水肿的伴随症状 以明确水肿的原因和性质。

（1）水肿伴呼吸困难及发绀、颈静脉怒张、肝大、肝颈静脉回流征阳性者，多为心源性水肿，常见于各种心脏病及上腔静脉梗阻综合征等。

（2）水肿伴黄疸、蜘蛛痣、肝掌、腹部膨隆、脾肿大者，多为肝源性水肿，见于失代偿期肝硬化等。

（3）水肿伴蛋白尿、血尿、管型尿、高血压者，为肾源性水肿，多见于急、慢性肾小球肾炎，肾病综合征等，如为年轻女性，同时伴有发热、光过敏、皮疹、关节痛等，应考虑结缔组织病引起的肾脏损害。

（4）水肿伴体重减轻、消瘦者，为营养不良性水肿，常见于肠吸收不良综合征、慢性肠炎、结核病及恶性肿瘤等。

（5）水肿发生于女性，与月经周期有关者，见于经前期紧张综合征、特发性水肿等。若水肿为非凹陷性，并伴有怕冷、乏力、反应迟钝、毛发稀疏脱落、皮肤苍白干燥等，见于甲状腺功能减退症。

3. 病因及诱因　询问患者既往有无心脏病、肾脏病、肝脏病及其他慢性疾病史；有无药物及食物过敏史；有无劳累、受凉、输液量过多等诱因。

4. 诊断和治疗经过　询问水肿出现后是否接受过药物治疗，如是否应用强心剂、利尿剂、扩张血管类药等治疗心源性水肿；是否应用利尿剂、激素类药物等治疗肾源性水肿。询问用过药物的名称、剂量、疗效及不良反应等情况。

（二）体格检查

1. 一般状态　生命体征、营养状况、体位、皮肤黏膜、水肿部位及程度、有无皮疹、蜘蛛痣、肝掌等。

2. 头颈部检查　有无眼睑水肿、结膜苍白、巩膜黄染、颈静脉怒张等。

3. 胸部检查　胸廓外形、呼吸运动、触觉语颤、肺部叩诊音有无改变，有无呼吸音减弱、干湿性啰音；有无心脏扩大、心率增快或减慢、心脏杂音等。

4. 腹部检查　有无腹部隆起、腹壁静脉曲张、肝脾大、肝颈静脉回流征、移动性浊音，肾区叩击痛等。

5. 四肢检查　双下肢有无水肿。

（三）实验室及其他检查

1. 实验室检查　血、尿、便三大常规，尿常规注意蛋白尿、血尿、管型尿；肝、肾功能、甲状腺功能及自身抗体等。

肾脏穿刺
活检

2. 其他检查　胸部 X 线、心电图、心脏及腹部超声检查，必要时行肾脏穿刺活检*。

思考题

（参考答案见二维码）

1. 分析心源性、肾源性、肝源性水肿的发生机制有何异同？

2. 病例分析：患者女性，21 岁，学生。因间断颜面浮肿 2 个月，加重 1 周入院。2个月前患者无明显诱因出现眼睑浮肿，晨起时为著，伴乏力，休息后稍有缓解，未去医院就诊。1 周前患者感冒后，发现浮肿加重，尿量减少，呈泡沫样，并感觉气短，腹胀，无头痛，恶心。既往体健。

问题和思考：

（1）该患者水肿可能的病因是什么？为什么？

（2）为明确诊断，还需要进行哪些问诊？

（许忠波）

参考答案

第三章　皮肤黏膜出血

一、概　　述

皮肤黏膜出血是指由于机体止血或凝血功能障碍所引起的皮肤、黏膜自发性出血或损伤后出血不易止血。它是出血性疾病的主要表现。此概念不包括血管遭受损伤（如外伤、手术、溃疡、静脉曲张、血管瘤等）而破裂所发生的局部出血。皮肤黏膜出血病因众多，正确的诊断常需借助实验室检查。

（一）病因与发生机制

引起皮肤黏膜出血的病因繁多，按发病机制主要分为以下四类：

1. 毛细血管壁缺陷　血管是参与止血的重要因素。正常情况下血管破裂后，局部小血管发生反射性收缩，使血管的破损伤口缩小或闭合。同时，血管受损，胶原暴露，启动内源性凝血及促使血小板在损伤部位黏附与聚集，从而发挥止血作用。当毛细血管壁存在先天性缺陷或受损伤时，不能正常地收缩发挥止血作用，从而导致皮肤黏膜出血。常见于：

过敏性紫癜

（1）先天性：如遗传性出血性毛细血管扩张症、血管性假性血友病、家族性单纯性紫癜等。

（2）获得性：如过敏性紫癜*、药物性紫癜、感染性紫癜、中毒性紫癜、结缔组织疾病、维生素 C 缺乏症、单纯性紫癜等。

2. 血小板异常　血小板在止血过程中起如下重要作用：①在血管损伤处血小板相互黏附、聚集形成白色血栓阻塞伤口；②血小板膜磷脂在磷脂酶作用下释放花生四烯酸，随后转化为血栓素 A_2（TXA_2），进一步促进血小板聚集，并能够收缩血管，促进局部止血；③释放血小板第 3 因子（PF_3），形成凝血酶原激活物，参与凝血反应；④在一定的条件下，激活 XI 及 XII 因子，启动内源性凝血系统。如果血小板的数量及功能出现异常，必然导致止血及凝血功能障碍，引起出血性疾病。

溶血性尿毒综合征

（1）血小板减少：①生成减少，如急性白血病、再生障碍性贫血、感染或放疗及化疗后的骨髓抑制、药物性抑制等；②破坏增多，如特发性血小板减少性紫癜、脾功能亢进等；③消耗过多，如弥散性血管内凝血、血栓性血小板减少性紫癜、溶血性尿毒综合征*等。

（2）血小板增多：①原发性出血性血小板增多症；②继发于慢性粒细胞性白血病、脾切除后等。此类疾病血小板数虽然增多，仍可引起出血现象，是由于活动性凝血活酶生成迟缓或伴有血小板功能异常所致。

（3）血小板功能异常：①遗传性，如血小板无力症、血小板病（主要为血小板第 3 因子异常）；②获得性，如继发于感染、药物、尿毒症、肝病等。

3. 凝血功能障碍　凝血是在内源性或外源性凝血途径启动后所进行的有序的、逐级放大的、系列性的酶促反应，有许多凝血因子参与，任何凝血因子或任何凝血环节出现障碍，均可导致凝血功能障碍，引起皮肤黏膜出血。

（1）先天性：如血友病、遗传性凝血酶原缺乏症、遗传性纤维蛋白原缺乏症等。

（2）获得性：见于严重肝功能不全、尿毒症、维生素K缺乏症等。

4. 抗凝物质增多　血管内皮细胞有抗凝血作用。内皮细胞能产生前列环素、一氧化氮等物质，从而抑制血小板的联结，分泌和聚合。正常情况下，是为了防止血栓的形成。此机制在保护血液正常流动及限制血栓在特定受损部位形成方面发挥作用。当抗凝物质增多，即产生如皮肤黏膜出血等症状。

常见于某些中毒及抗凝药物过量，如毒蛇咬伤、敌鼠钠中毒、肝素使用过量、双香豆素过量、溶栓药过量等。

有些疾病发生的出血倾向是由多种因素引起，如弥散性血管内凝血，涉及血小板、凝血因子及纤维蛋白溶解等多个因素。

（二）临床表现

皮肤黏膜出血表现为血液淤积于皮肤或黏膜下，形成红色或暗红色斑，压之不褪色，视出血面积大小可分为出血点（直径不超过2mm）、紫癜（直径3～5mm）、瘀斑（直径大于5mm）。血小板减少性出血的特点除上述表现外，还可出现牙龈出血、鼻出血、血尿、便血、月经过多等症状，严重者可发生内脏出血。血小板病患者血小板计数正常，出血轻微，以皮下、鼻出血及月经过多为主，但手术时可出现出血不止。

血管壁异常引起的出血，女性多见，家族史少见，皮肤紫癜常见而皮肤大瘀斑、血肿、关节腔出血罕见，内脏出血及手术或外伤后渗血不止少见。血小板疾病的出血特点为女性多见，家族史罕见，皮肤紫癜、瘀斑多见，内脏出血常见，关节腔出血罕见，血肿及手术或外伤后的渗血不止可见。凝血功能障碍引起的出血表现为男性多见，家族史多见，皮肤紫癜罕见，常见血肿、关节腔出血、内脏出血及手术或外伤后出血不止。抗凝物质增多引起的出血常表现为血肿、内脏及颅内出血，手术或外伤后出血不止，皮肤紫癜少见。

二、诊断要点

（一）问诊

1. 年龄与性别　幼年起病提示先天性出血性疾病，成年后发病多见于后天获得性病因；在遗传性出血性疾病中，年轻女性反复出现下肢瘀斑提示单纯性紫癜，血友病多见于男性。

2. 既往病史　有无出血性病史及出血疾病家族史、药物过敏史、外伤史、血栓史、感染及中毒史、肝肾疾病史。

3. 出血情况　注意出血缓急、时间、部位、范围、诱因（尤其要区别自发性和损伤后）。

4. 伴随症状　①四肢对称性紫癜伴关节痛、腹痛、血尿者，多见于过敏性紫癜；②伴广泛性出血，如鼻出血、牙龈出血、血尿、便血者，常见于血小板异常、弥散性血管内凝血；③自幼有轻伤后出血不止，且有关节肿痛或畸形，见于血友病；④伴发热者，见于急性白血病、再生障碍性贫血、急性原发性血小板减少性紫癜、急性传染病、重症感染性疾病；⑤伴贫血者，常见于白血病、再生障碍性贫血；⑥伴黄疸，常见于肝脏疾病。

（二）体格检查

注意有无贫血及贫血程度，有无血压、脉搏异常；注意出血的部位、范围、分布是否对称，有无血肿、鼻出血、关节腔出血及内脏出血；皮肤及黏膜有无异常扩张的小血管；有无肝脏、脾脏及淋巴结肿大；有无黄疸、蜘蛛痣及腹水；有无关节畸形等。

（三）实验室及其他检查

疑为血管壁和血小板异常及凝血功能障碍，选择止血与凝血功能检测；有肝脏、脾脏肿大及血尿患者，应进行肝、肾功能检查；必要时作骨髓细胞学检查。

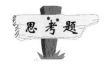

〔参考答案见二维码〕

1. 分析引起皮肤黏膜出血的四种发病机制及其临床表现有何异同？

2. 病例分析：患者刘某某，男性，29 岁。因皮肤间断出血点 11 年，加重 8 天入院。患者 11 年前发现双上肢皮肤散在出血点，无痛痒感，曾在当地医院进行检查，发现"血小板水平低"，给予相应治疗，症状有所好转。8 天前，患者无明显诱因出现皮肤瘀点及小片的瘀斑、牙龈出血、鼻黏膜渗血而就诊。入院后血常规检查结果显示：WBC7.78×10⁹/L，Hb162g/L，PLT13×10⁹/L。尿隐血检查（+++）、大便隐血检查（－），骨髓检查显示巨核细胞产板不良的骨髓象。

问题和思考：

（1）患者的初步诊断是什么疾病？为什么？

（2）该疾病的临床表现有哪些？

（杨继兵）

参考答案

第四章　咳嗽与咳痰

一、概　述

咳嗽（cough）、咳痰（expectoration）是临床最常见的症状之一。咳嗽是机体的防御性神经反射，有利于清除呼吸道分泌物、吸入物和异物。但频繁剧烈的咳嗽会对患者的工作、生活质量造成严重影响，甚至诱发咯血及气胸等。痰是气管、支气管的分泌物或肺泡内的渗出液，借助咳嗽反射将其排出体外称为咳痰。

临床上根据咳嗽病程可分为三大类：急性咳嗽，发病时间小于 3 周；亚急性咳嗽，发病时间为 3～8 周；慢性咳嗽，持续时间大于 8 周。

（一）发生机制

咳嗽是由于延髓咳嗽中枢受刺激引起。当来自呼吸系统以外及呼吸道黏膜的刺激经迷走神经、舌咽神经和三叉神经的感觉纤维传入延髓咳嗽中枢，该中枢再将冲动延喉下神经、膈神经和脊神经传出，分别引起咽肌、膈肌和其他呼吸肌的运动来完成咳嗽动作，表现为深吸气后，膈下降，声门关闭，继以突然剧烈的呼气，冲出狭窄的声门裂隙产生咳嗽动作与声响。

咳痰是一种病态现象。正常支气管黏膜腺体和杯状细胞只分泌少量黏液，以保持呼吸道黏膜的湿润。当微生物、理化及过敏等因素刺激呼吸道时，使黏膜充血、水肿，毛细血管壁通透性增加和黏液分泌增多。此时含红细胞、白细胞、巨噬细胞、纤维蛋白等的渗出物与黏液、吸入的尘埃和某些组织破坏物等混合而形成痰，随咳嗽动作排出。在呼吸道感染和肺寄生虫病时，痰中可查到病毒、细菌、肺炎支原体、阿米巴原虫和某些寄生虫虫卵等病原体。另外，在肺淤血和肺水肿时，因毛细血管通透性增加，肺泡和小支气管内有不同程度的浆液漏出，也会引起咳痰。

（二）病因

1. 呼吸道疾病　当鼻咽部至小支气管整个呼吸道黏膜受到刺激时，均可引起咳嗽。刺激效应以喉部杓状间隙和气管分叉部黏膜最敏感。当肺泡内有分泌物、渗出物、漏出物进入小支气管刺激气管分叉部黏膜即可引起咳嗽，或某些化学刺激物刺激分布于肺的 C 纤维末梢亦可引起咳嗽。呼吸道感染是引起咳嗽、咳痰的常见原因。如咽喉炎、喉结核、急性气管-支气管炎等可引起咳嗽。支气管扩张、支气管哮喘、支气管内膜结核及各种物理（包括异物）、化学、过敏因素对气管、支气管的刺激以及肺部细菌、结核菌、真菌、病毒、支原体或寄生虫感染以及喉癌、肺部肿瘤均可引起咳嗽和（或）咳痰。

2. 胸膜疾病　如胸膜炎、胸膜间皮瘤、自发性气胸或胸腔穿刺等原因致胸膜受刺激时，均可引起咳嗽。

3. 心血管疾病　二尖瓣狭窄或其他原因所致的左心衰竭引起肺淤血或肺水肿时，因肺泡及支气管内有浆液性或血性渗出物,可引起咳嗽、咳痰。另外,右心或体循环静脉栓子脱落造成肺栓塞时也可引起咳嗽。

4. 中枢神经因素 正常人可以自主地从大脑皮质发出冲动传至延髓咳嗽中枢,引起咳嗽动作。当皮肤受冷刺激或鼻黏膜及咽喉部黏膜受刺激时,可反射性引起咳嗽。脑炎、脑膜炎时也可出现咳嗽。大脑皮质也能在一定程度上抑制咳嗽反射。

5. 其他因素 腹部感染性疾病如肝脓肿、膈下脓肿影响胸膜及肺,白血病、尿毒症和结缔组织病等系统性疾病所致肺浸润,鼻后滴流综合征、胃-食管反流病等原因均可引起咳嗽。某些药物如口服血管紧张素转化酶抑制剂后可引起咳嗽。

(三)临床表现

1. 咳嗽的性质

(1)干性咳嗽:咳嗽无痰或痰量极少,称为干性咳嗽。干咳或刺激性咳嗽常见于急性或慢性咽喉炎、喉癌、急性支气管炎初期、支气管异物、气管或支气管分叉部受压迫(如淋巴结结核、肿瘤、升主动脉瘤等)、胸膜疾病、服用某些药物(如血管紧张素转换酶抑制剂)后、原发性肺动脉高压以及二尖瓣狭窄等。

(2)湿性咳嗽:咳嗽伴有咳痰称为湿性咳嗽,常见于支气管扩张、肺脓肿、空洞型肺结核、肺炎、慢性支气管炎等。

2. 咳嗽的时间与规律 ①突发性咳嗽常由于吸入刺激性气体或异物、淋巴结或肿瘤压迫气管或支气管分叉处所引起;②发作性咳嗽可见于百日咳、支气管结核以及以咳嗽为主要症状的咳嗽变异性哮喘等;③长期慢性咳嗽,多见于慢性支气管炎、支气管扩张、肺脓肿及肺结核;④晨起咳嗽多见于上呼吸道慢性炎症、慢性支气管炎及支气管扩张患者,夜间咳嗽常见于肺结核、左心衰竭患者,引起夜间咳嗽的原因可能与夜间肺淤血加重及迷走神经兴奋性增高有关。

3. 咳嗽的音色 咳嗽的音色有助于咳嗽病因的诊断。如:①咳嗽声音嘶哑,多为声带的炎症或肿瘤压迫喉返神经所致;②鸡鸣样咳嗽,表现为连续阵发性剧咳伴有高调吸气回声,多见于百日咳、会厌、喉部疾患或气管受压;③金属音咳嗽,常见于因纵隔肿瘤、主动脉瘤或支气管癌直接压迫气管所致的咳嗽;④犬吠样咳嗽多见于喉头水肿或气管受压;⑤咳嗽声音低微或无力,见于严重肺气肿、声带麻痹及极度衰弱者。

4. 痰的性质和痰量 痰的性质可分为黏液性、浆液性、脓性和血性等。如①黏液性痰多见于急性支气管炎、支气管哮喘及大叶性肺炎的初期,也可见于慢性支气管炎、肺结核等;②浆液性痰见于肺水肿;③脓性痰见于化脓性细菌性下呼吸道感染;④血性痰是由于呼吸道黏膜受侵害、损害毛细血管或血液渗入肺泡所致;⑤恶臭痰提示有厌氧菌感染;⑥铁锈色痰为典型肺炎球菌肺炎的特征,黄绿色或翠绿色痰提示铜绿假单胞菌感染,痰白黏稠且牵拉成丝难以咳出提示有真菌感染,大量稀薄浆液性痰中含粉皮样物提示棘球蚴病,粉红色泡沫痰是肺水肿的特征;⑦日咳数百至上千毫升浆液泡沫痰还需考虑肺泡癌的可能。上述各种痰液均可带血。

健康人很少有痰,急性炎症时痰量较少,多为黏痰,而慢性炎症急性加重时,痰量增多,呈脓性或者黏液脓性。痰量增多常见于支气管扩张、肺脓肿和支气管胸膜瘘,且排痰与体位有关,痰量多时静置后可出现分层现象:上层为泡沫,中层为浆液或浆液脓性,下层为坏死物质。

二、诊 断 要 点*

（一）问诊

1. 咳嗽、咳痰的特点　咳嗽的性质、时间与规律、音色，痰的性质和痰量等。

2. 咳嗽的伴随症状，以明确其病因和性质

（1）咳嗽伴发热：多见于呼吸道感染、肺结核、胸膜炎等。

咳嗽诊断原则与流程

（2）咳嗽伴胸痛：常见于肺炎、胸膜炎、支气管或肺恶性肿瘤、肺栓塞和自发性气胸等。

（3）咳嗽伴呼吸困难：见于喉头水肿、喉肿瘤、支气管哮喘、慢性阻塞性肺疾病、重症肺炎、肺结核、大量胸腔积液、气胸、肺淤血、肺水肿及气管或支气管异物等。

（4）咳嗽伴咯血：常见于支气管扩张、肺结核、支气管或肺恶性肿瘤、肺脓肿、二尖瓣狭窄等。

（5）咳嗽伴有哮鸣音：多见于支气管哮喘、慢性阻塞性肺疾病、弥漫性细支气管炎、气管与支气管异物等，也可见于支气管或肺恶性肿瘤引起气管与支气管不完全阻塞时。

（6）咳嗽伴有杵状指（趾）：常见于支气管扩张、慢性肺脓肿、支气管或肺恶性肿瘤和脓胸等，也可见于部分先天性心脏病患者。

（7）咳嗽伴咽痒、鼻塞、流涕：多为过敏性疾病所引起。

3. 既往史及诱因　询问既往有无特殊职业史、慢性心肺疾病病史，有无五官科、甲状腺及胸腹部手术史，有无吸烟史，有无食物及药物过敏史，有无特殊药物应用史，有无受凉、劳累过度等诱因。

4. 诊断和治疗经过　咳嗽、咳痰发生后是否接受过药物治疗，如咳嗽变异性哮喘的患者，是否应用糖皮质激素及 β_2 受体激动剂或口服氨茶碱治疗等。并询问所用药物的名称、剂量、疗效及不良反应。

（二）体格检查

1. 一般状态　生命体征、营养状态、面容、意识状况、体位。

2. 头颈部检查　有无口唇发绀、咽部红肿、扁桃体肿大、淋巴结肿大及颈静脉充盈、怒张。

3. 胸部检查　视诊有无胸廓外形、呼吸运动改变；触诊有无触觉语颤增强或减弱、气管移位；叩诊有无叩诊音改变及心脏扩大；听诊有无异常呼吸音及干、湿啰音，有无心率增快或减慢及心脏杂音等。

4. 腹部检查　有无腹肌紧张、压痛和反跳痛等。

5. 四肢检查　四肢有无水肿、发绀、杵状指（趾）。

（三）实验室及其他检查

1. 实验室检查　血、尿、便三大常规，血常规注意白细胞、中性粒细胞、淋巴细胞、嗜酸性粒细胞；痰细菌学检查以及痰脱落细胞学检查；血清学检查；生化全项等。

2. 其他检查　心电图、胸部影像学检查、肺功能检查、超声心动图、纤维支气管镜检查等。

病例分析：患者女性，25 岁，学生。因咳嗽、咳痰、发热 3 天入院。患者 3 天前淋雨后出现咳嗽，咳少量痰，同时出现发热，体温在 37.5～38.5℃，伴有寒战，无盗汗。自服感冒药 2 天，症状无缓解遂来就诊。发病以来无咽痛，时有胸痛、气短、自觉乏力，食欲差。既往身体健康。

问题和思考：

（1）该患者发生咳嗽的可能诊断是什么？为什么？

（2）为明确诊断，还需要进行哪些问诊和检查？

（隋博文）

参考答案

第五章 咯 血

一、概 述

喉及喉部以下的呼吸道及肺任何部位的出血,经咳嗽动作从口腔咯出称为咯血(hemoptysis)。咯血可由多种疾病引起,除呼吸系统外,亦可由循环系统、血液系统及全身性疾病等引起。少量咯血有时仅表现为痰中带血,大咯血时血液从口鼻涌出,常可阻塞呼吸道,造成窒息死亡,是内科急症之一。

(一)病因与发生机制

1. 支气管疾病 常见的有支气管扩张、支气恶性肿瘤、支气管结核和慢性支气管炎等;少见的有支气管结石、支气管腺瘤、支气管黏膜非特异性溃疡等。其发生机制主要是由炎症、肿瘤、结石致支气管黏膜或毛细血管通透性增加,或黏膜下血管破裂所致。

2. 肺部疾病 常见的有肺结核、肺炎链球菌肺炎、肺脓肿等;较少见于肺栓塞、肺寄生虫病、肺真菌病、肺泡炎、肺含铁血黄素沉着症和肺出血肾炎综合征等。

肺结核为我国引起咯血的首要原因。其咯血的机制为结核病变使毛细血管通透性增加,血液渗出,导致痰中带血或小血块。如病变累及小血管使管壁破溃,则造成中等量咯血;如空洞壁肺动脉分支形成的小动脉瘤破裂或继发的结核性支气管扩张形成的动静脉瘘破裂,则造成大量咯血,甚至危及生命。

3. 心血管疾病 常见于二尖瓣狭窄,其次为先天性心脏病所致肺动脉高压或原发性肺动脉高压。心血管疾病引起的咯血可表现为小量咯血或痰中带血、大量咯血、粉红色泡沫样痰和黏稠暗红色血痰。其发生机制多因肺淤血造成肺泡壁或支气管内膜毛细血管破裂和支气管黏膜下层支气管静脉曲张破裂所致。

4. 其他 可见于:①血液系统疾病,如白血病、血小板减少性紫癜、血友病、再生障碍性贫血等;②某些急性传染病,如流行性出血热、肺出血型钩端螺旋体病等;③风湿性疾病,如结节性多动脉炎、系统性红斑狼疮、Wegener 肉芽肿、白塞病等;④子宫内膜异位症、抗凝药物治疗过量、吸入有毒气体、外伤等也可引起咯血。

(二)临床表现

1. 年龄 儿童慢性咳嗽伴少量咯血与低色素贫血,须注意特发性含铁血黄素沉着症的可能。青壮年咯血常见于肺结核、支气管扩张、二尖瓣狭窄等。青年女性出现周期性咯血应考虑子宫内膜异位症等。中年以上痰中带血或少量咯血,特别是有长期吸烟史(纸烟 20 支/日×20 年),除考虑慢性支气管炎外,尚需警惕支气管肺癌的可能性。

2. 咯血量 多少取决于原发疾病及病变性质,不一定与疾病的严重程度一致。咯血量大小的标准尚无明确的界定，但一般认为每日咯血量在 100ml 以内为小量，100～500ml 为中等量，500ml 以上或一次咯血 100～500ml 为大量。大量咯血主要见于空洞型肺结核、支气管扩张和慢性肺脓肿。支气管肺癌少有大咯血，主要表现为痰中带血，呈持续或间断性。慢性支气管炎和支原体肺炎也可出现痰中带血或血性痰，但常伴有剧烈咳嗽。

3. 颜色和性状　①肺结核、支气管扩张、肺脓肿和出血性疾病所致咯血，其颜色为鲜红色；②二尖瓣狭窄所致咯血多为暗红色；③左心衰竭所致咯血为浆液性粉红色泡沫痰；④肺栓塞引起的咯血为黏稠暗红色血痰；⑤典型的肺炎球菌肺炎和肺吸虫病及肺泡出血可见铁锈色血痰；⑥典型的肺炎克雷白杆菌肺炎可见砖红色胶冻样痰。

二、诊　断　要　点

（一）问诊

1. 咯血的主要特点　仔细询问咯血的性质、量和颜色，咯血的诱发因素、加重或恶化因素（活动、体位、接触史、饮食史等）发病缓急、进展情况。

2. 咯血的伴随症状，明确咯血的病因和性质。

（1）咯血伴发热：见于肺结核、肺炎、肺脓肿、流行性出血热、肺出血型钩端螺旋体病、支气管肺癌等。

（2）咯血伴胸痛：见于肺炎球菌肺炎、肺结核、肺栓塞、支气管或肺恶性肿瘤等。

（3）咯血伴呛咳：多见于支气管或肺恶性肿瘤、支原体肺炎等。

（4）咯血伴脓痰：多见于支气管扩张、肺脓肿、空洞型肺结核继发细菌感染等。

（5）咯血伴皮肤黏膜出血：可见于血液系统疾病、风湿性疾病及肺出血型钩端螺旋体病和流行性出血热等。

（6）咯血伴杵状指（趾）：多见于支气管扩张、肺脓肿、支气管或肺恶性肿瘤等。

（7）咯血伴黄疸：须注意钩端螺旋体病、肺炎球菌肺炎、肺栓塞、转移性肿瘤等。

（8）咯血伴口腔及外生殖器黏膜溃疡：见于结缔组织疾病等。

（9）咯血伴进行性消瘦：多见于活动性肺结核与支气管或肺的恶性肿瘤。支气管扩张、肺囊肿与肺吸虫患者虽有反复咯血但全身情况尚佳。

3. 既往史及诱因　询问既往有无结核病史、肿瘤病史、心肺疾病、血液系统疾病及其他慢性感染性疾病史，有无食物及药物过敏史，有无吸烟史，注意引起咯血的诱因。

4. 诊断和治疗经过　咯血发生后是否接受过药物治疗，如对支气管扩张患者，是否应用垂体后叶素、云南白药等药物。并询问所用药物的名称、剂量、疗效及不良反应等。

（二）体格检查

1. 一般状态　生命体征、意识状况、营养状态、面容、体位、有无皮肤黏膜出血及黄疸。

2. 头颈部检查　有无淋巴结肿大、巩膜黄染、颈静脉充盈、口唇发绀。

3. 胸部检查　视诊有无胸廓外形、呼吸运动改变；触诊有无触觉语颤改变、气管移位；叩诊有无叩诊音性质改变及心脏扩大；听诊有无呼吸音改变及干、湿啰音，有无心率改变及心脏杂音等。

4. 腹部检查　有无腹部膨隆、腹壁静脉曲张、肝脾肿大、肝颈静脉回流征。

5. 四肢检查　四肢有无出血、发绀、杵状指（趾）。

（三）实验室及其他检查

1. 实验室检查　血、尿、便三大常规检查，血常规检查时注意白细胞和血小板的数量；生化检查；凝血功能试验，必要时做骨髓检查；痰细菌学检查以及痰脱落细胞学检查；血清学检查等。

2. 其他检查　心电图、胸部影像学、心脏超声检查等。必要时进行纤维支气管镜检查或局部组织病理学检查。

（四）咯血的鉴别*

咯血首先需要与来自于口腔、鼻腔、上呼吸道的出血进行仔细鉴别。鉴别时须先检查口腔与鼻咽部，观察局部有无出血灶，鼻出血多自前鼻孔流出，常在鼻中隔前下方发现出血灶；鼻腔后部出血，尤其是出血量较多，易与咯血混淆。此时由于血液经后鼻孔沿软腭与咽后壁下流，使患者在咽部有异物感，用鼻咽镜检查即可确诊；口腔溃疡、牙龈出血、喉部炎症及肿瘤出血等可见病变部位出血灶。

咯血疾病的鉴别

临床上咯血最需要与呕血进行鉴别。呕血（hematemesis）是指上消化道出血经口腔呕出，出血部位多见于食管、胃及十二指肠。咯血与呕血可根据病史、体征及其他检查方法进行鉴别（表 2-5-1）。

表 2-5-1　咯血与呕血的鉴别

	咯血	呕血
病因	肺结核、支气管扩张、肺癌、肺炎、肺脓肿、心脏病等	消化性溃疡、肝硬化、急性胃黏膜病变、胆道出血、胃癌等
出血前症状	喉部痒感、胸闷、咳嗽等	上腹部不适、恶心、呕吐等
出血方式	咯出	呕出，可为喷射状
血的颜色	鲜红	暗红色、棕色、有时为鲜红色
血中混合物	痰、泡沫	食物残渣、胃液
酸碱反应	碱性	酸性
黑便	无，若咽下血液量较多时可有	有，可为柏油样便、呕血停止后仍可持续数日
出血后痰的性状	常有血痰数日	无痰

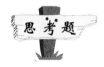

〔参考答案见二维码〕

咯血与呕血的鉴别要点有哪些？

（隋博文）

参考答案

第六章 呼吸困难

一、概述

呼吸困难（dyspnea）是指患者主观感到空气不足、呼吸费力，客观上表现为呼吸频率、节律与深度异常，严重时可出现张口呼吸、鼻翼煽动、端坐呼吸甚至发绀、辅助呼吸肌参与呼吸运动。呼吸困难的性质和强度可不同，受生理、病理、心理、社会和环境等诸多因素影响。

（一）发生机制及临床表现

人体存在精细的呼吸自我调节功能，有来自气道、肺、胸壁的机械感受器，中枢和周围化学感受器及一些迷走神经感受器，来自这些感受器的传入信息传递到脑干呼吸调节中枢从而调节呼吸，使机体产生恰当的通气量，以维持机体氧、二氧化碳分压和酸碱的平衡，同时将呼吸驱动命令传递到大脑感觉皮层产生呼吸感觉。当各种感受器的传入信息和脑干呼吸中枢产生的呼吸驱动命令不一致，或呼吸驱动动力和实际达到的通气量不匹配时即可发生呼吸困难，这时呼吸中枢多被激活。

临床上根据发生机制及临床表现特点，将呼吸困难归纳分为以下五种类型：

1. 肺源性呼吸困难　主要由呼吸系统疾病引起的通气、换气功能障碍导致缺氧和（或）二氧化碳潴留引起。临床上常分为以下三种类型：

（1）吸气性呼吸困难：主要特点表现为吸气显著费力，严重者吸气时可见"三凹征"（three depression sign），表现为胸骨上窝、锁骨上窝和肋间隙明显凹陷，此时亦可伴有干咳及高调吸气性喘鸣音。三凹征的出现主要是由于呼吸肌极度用力，胸腔负压增加所致。常见于各种原因引起的喉部、气管、大支气管的狭窄与阻塞。

（2）呼气性呼吸困难：主要特点表现为呼气费力、呼气缓慢、呼气时间明显延长，常伴有呼气期哮鸣音。主要是由于肺泡弹性减弱和（或）小支气管的痉挛或炎症所致。常见于慢性支气管炎、慢性阻塞性肺疾病、支气管哮喘、弥漫性细支气管炎等。

（3）混合性呼吸困难：主要特点表现为吸气期及呼气期均感呼吸费力、呼吸频率增快、深度变浅，可伴有呼吸音异常（减弱或消失）或病理性呼吸音。主要是由于肺或胸膜腔病变使肺呼吸面积减少导致换气功能障碍所致。见于重症肺炎、重症肺结核、大面积肺栓塞、弥漫性肺间质疾病、大量胸腔积液、气胸、广泛性胸膜增厚等。

2. 心源性呼吸困难　主要是由左心和（或）右心衰竭引起，尤其是左心衰竭时呼吸困难更为严重。

（1）左心衰竭引起的呼吸困难：主要原因是肺淤血和肺泡弹性及顺应性降低。其机制为：①肺淤血，使气体弥散功能降低；②肺泡张力增高，刺激牵张感受器，通过迷走神经反射兴奋呼吸中枢；③肺泡弹性减退，使肺活量减少；④肺循环压力升高对呼吸中枢的反射性刺激。

左心衰竭引起的呼吸困难特点为：①有引起左心衰竭的基础病因，如心脏瓣膜病、高血压性心脏病、冠状动脉粥样硬化性心脏病等；②呈混合性呼吸困难，活动时呼吸困难出现或加重，休息时减轻或消失，卧位明显，坐位或立位时减轻，故而当患者病情较重时，往往被迫采取半坐位或端坐体位呼吸（orthopnea）；③两肺底部或全肺出现湿啰音；④应用强心剂、利尿剂和血管扩张剂改善左心功能后呼吸困难症状随之好转。

急性左心衰竭时，常可出现夜间阵发性呼吸困难，表现为夜间睡眠中突感胸闷气急，被迫坐起，惊恐不安。轻者数分钟至数十分钟后症状逐渐减轻、消失；重者可见端坐呼吸、面色发绀、大汗、有哮鸣音，咳浆液性粉红色泡沫痰，两肺底有较多湿啰音，心率加快，可有奔马律。其发生机制为：①睡眠时迷走神经兴奋性增高，冠状动脉收缩、心肌供血减少，心功能降低；②小支气管收缩，肺泡通气量减少；③仰卧位时肺活量减少，下半身静脉回心血量增多，致肺淤血加重；④呼吸中枢敏感性降低，对肺淤血引起的轻度缺氧反应迟钝，当淤血加重，缺氧明显时，才刺激呼吸中枢做出应答反应。

（2）右心衰竭引起的呼吸困难：程度较左心衰竭轻，其主要原因为体循环淤血所致。其发生机制为：①右心房和上腔静脉压升高，刺激压力感受器反射性兴奋呼吸中枢；②血氧含量减少，乳酸、丙酮酸等酸性代谢产物增加，刺激呼吸中枢；③淤血性肝大、腹腔积液和胸腔积液，使呼吸运动受限，肺交换面积减少。临床上主要见于慢性肺源性心脏病、某些先天性心脏病或由左心衰竭发展而来。

（3）急性或慢性心包积液引起的呼吸困难：发生的主要机制是由于大量心包渗液致心脏压塞或心包纤维性增厚、钙化、缩窄，使心脏舒张受限，引起体循环静脉淤血所致。

3. 中毒性呼吸困难

（1）代谢性酸中毒：尿毒症、糖尿病酮症等可使血中酸性代谢产物增多，刺激颈动脉体、主动脉体化学受体或直接兴奋刺激呼吸中枢引起呼吸困难，出现深长而规则的呼吸，可伴有鼾音，称为酸中毒大呼吸（Kussmaul 呼吸）。

（2）呼吸抑制药物：吗啡类、巴比妥类等中枢抑制药物和有机磷杀虫药中毒时，可抑制呼吸中枢、引起呼吸道痉挛及分泌物增加导致呼吸困难，出现呼吸缓慢、变浅伴有呼吸节律异常的改变如潮式呼吸（Cheyne-Stokes 呼吸）或间停呼吸（Biots 呼吸）。

（3）化学毒物中毒：一氧化碳中毒、亚硝酸盐和苯胺类中毒、氰化物中毒可导致机体缺氧引起呼吸困难。一氧化碳中毒时，吸入的一氧化碳与血红蛋白结合形成碳氧血红蛋白，使血红蛋白失去携带氧的能力导致缺氧而产生呼吸困难；亚硝酸盐和苯胺类中毒时，使血红蛋白变为高铁血红蛋白，失去携带氧的能力导致缺氧；氰化物中毒时，氰离子抑制细胞色素氧化酶的活性，影响细胞呼吸作用，导致组织缺氧引起呼吸困难，严重时引起脑水肿抑制呼吸中枢。

4. 神经精神性呼吸困难

（1）神经性呼吸困难：重症颅脑疾患，如脑出血、脑炎、脑膜炎、脑脓肿、脑外伤及脑肿瘤等疾病导致颅内压增高和供血减少，呼吸中枢受到刺激，使呼吸变为慢而深，并常伴有呼吸节律的改变，如双吸气（抽泣样呼吸）、呼吸遏制（吸气突然停止）等。

（2）精神性呼吸困难：焦虑症、癔症患者多由过度通气而发生呼吸性碱中毒，可突然发生呼吸困难，出现呼吸频率快而浅，伴有叹息样呼吸或出现手足搐搦，严重时也可出现意识障碍。

5. 血源性呼吸困难　重度贫血、高铁血红蛋白血症、硫化血红蛋白血症等疾病导致红细胞携氧量减少，血氧含量降低出现呼吸浅，心率快。除此以外，大出血或休克时，因缺血、缺氧和血压下降，刺激呼吸中枢，也可使呼吸加快。

（二）病因

引起呼吸困难的原因繁多，主要为呼吸系统和心血管系统疾病。

1. 呼吸系统疾病 常见于：

（1）气道阻塞：如喉、气管、支气管的炎症、水肿、肿瘤或异物所致的上呼吸道狭窄或阻塞及支气管哮喘、慢性阻塞性肺疾病引起的下呼吸道痉挛或狭窄；

（2）肺部疾病：如肺炎链球菌肺炎、肺脓肿、肺结核、肺不张、肺淤血、肺水肿、弥漫性肺间质疾病、细支气管肺泡癌等；

（3）胸壁、胸廓、胸膜腔疾病：如胸壁炎症、严重胸廓畸形、胸腔积液、自发性气胸、广泛胸膜粘连、结核、外伤等；

（4）神经肌肉疾病：如急性多发性神经根神经炎和重症肌无力累及呼吸肌，药物导致呼吸肌麻痹等；

（5）膈运动障碍：如膈麻痹、大量腹腔积液、腹腔巨大肿瘤、胃扩张和妊娠末期等。

2. 循环系统疾病 常见于各种原因所致的左心和（或）右心衰竭、心脏压塞、肺栓塞和原发性肺动脉高压等。

3. 中毒 各种中毒所致，如糖尿病酮症酸中毒、吗啡类药物中毒、有机磷杀虫药中毒、氰化物中毒、亚硝酸盐中毒和急性一氧化碳中毒等。

4. 神经精神性疾病 如脑出血、脑外伤、脑肿瘤、脑炎、脑膜炎、脑脓肿等颅脑疾病引起呼吸中枢功能障碍和精神因素所致的呼吸困难，如焦虑症、癔症等。

5. 血液系统疾病 常见于重度贫血、高铁血红蛋白血症、硫化血红蛋白血症等。

6. 其他 肥胖-低通气综合征、肝肺综合征等。

二、诊 断 要 点 *

（一）问诊

呼吸困难的
鉴别诊断

1. 呼吸困难的病史 呼吸困难的特征、起病时间、持续时间、诱发因素、加重或恶化因素（活动、体位、接触史、饮食史等）、缓解因素（吸氧、药物、体位、活动等）。

2. 呼吸困难的伴随症状 明确呼吸困难的病因和性质。

（1）发作性呼吸困难伴哮鸣音：见于支气管哮喘；突发性重度呼吸困难见于急性喉头水肿、气管异物、大面积肺栓塞、自发性气胸等。

（2）呼吸困难伴发热：见于肺炎、肺脓肿、肺结核、胸膜炎、急性心包炎等。

（3）呼吸困难伴一侧胸痛：见于大叶性肺炎、急性渗出性胸膜炎、肺栓塞、自发性气胸、急性心肌梗死、支气管肺癌等。

（4）呼吸困难伴咳嗽、咳痰：见于慢性阻塞性肺疾病、肺部感染、支气管扩张、肺脓肿等；伴粉红色泡沫痰见于急性左心衰竭。

（5）呼吸困难伴意识障碍：见于脑出血、脑膜炎、糖尿病酮症酸中毒、尿毒症、肺性脑病、急性中毒、休克型肺炎等。

3. 既往史及诱因 询问既往有无心脏病、肺病、纵隔疾病及其他慢性消耗性疾病史；有无食物及药物过敏史。有无受凉、劳累过度等诱因。

4. 诊断和治疗经过 呼吸困难发生后是否接受过药物治疗，如对哮喘的患者，是否应用 β_2 受体激动剂或糖皮质激素类药；对心力衰竭患者，是否应用强心剂、利尿剂及扩血管药物等。询问所用药物的名称、剂量、疗效及不良反应等。

（二）体格检查

1. 一般状态　生命体征、意识状况、精神、情感状态、体位；皮肤黏膜有无苍白、黄染，皮下出血。

2. 头颈部检查　有无眼睑水肿、结膜充血水肿、巩膜黄染、颈静脉充盈、口唇苍白、发绀。

3. 胸部检查　视诊有无胸廓外形、呼吸运动改变、三凹征；触诊有无触觉语颤改变、气管移位；叩诊有无叩诊音性质改变及心脏扩大；听诊有无呼吸音改变及干、湿啰音，有无心率改变及心脏杂音等。

4. 腹部检查　有无腹部膨隆、腹壁静脉曲张、肝脾肿大、肝颈静脉回流征、移动性浊音等。

5. 四肢检查　四肢有无水肿、发绀、杵状指（趾）。

（三）实验室及其他检查

1. 实验室检查　血、尿、便三大常规，生化全项检查，血气分析，凝血功能试验，心肌酶学检查等。

2. 其他检查　心电图或动态心电图、胸部影像学、心脏及腹部超声检查、肺功能检查等。必要时进行血管造影检查及纤维支气管镜、胸腔穿刺等检查。

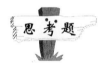

〔参考答案见二维码〕

　　病例分析：患者男性，20 岁，学生。因进行性呼吸困难 2 小时急诊入院。患者入院前剧烈运动后突发右侧胸痛，随后出现呼吸困难，进行性加重，伴剧烈咳嗽，发绀，无咳痰、发热。休息后无缓解，遂来就诊。既往患者身体瘦弱。

问题和思考：

　　（1）该患者发生呼吸困难的可能病因是什么？为什么？

　　（2）为明确诊断，体格检查应重点检查什么？为什么？

（隋博文）

参考答案

第七章 胸 痛

一、概 述

胸痛（chest pain）是指颈部与上腹部之间的不适或疼痛，主要由胸部疾病引起，有时腹腔疾病也可引起胸痛。胸痛是一种主观感觉，是临床上常见的症状之一。除了器质性疾病有胸痛症状外，有时无组织损伤时也可发生胸痛。胸痛的程度因个体痛阈的差异而不同，与疾病病情轻重程度不完全一致。

（一）发生机制

各种化学、物理因素及刺激因子均可刺激胸部的感觉神经纤维产生痛觉冲动，并传至大脑皮质的痛觉中枢引起胸痛。胸部感觉神经纤维有：①肋间神经感觉纤维；②支配主动脉的交感神经纤维；③支配气管与支气管的迷走神经纤维；④膈神经的感觉纤维。

另外，除患病器官的局部疼痛外，还可见远离该器官某部体表或深部组织疼痛，称放射痛（radiating pain）或牵涉痛。其原因是内脏病变与相应区域体表的传入神经进入脊髓同一节段并在后角发生联系，故来自内脏的感觉冲动可直接激发脊髓体表感觉神经元，引起相应体表区域的痛感。如心绞痛时除出现心前区、胸骨后疼痛外，也可放射至左肩、左臂内侧或左颈、左侧面颊部。

（二）病因

引起胸痛的原因主要见于：

1. 胸壁疾病 见于：①皮肤及皮下组织病变，如急性皮炎、皮下蜂窝织炎、带状疱疹等；②神经系统病变，如肋间神经炎等；③肌肉病变，如肌炎、外伤、劳损等；④骨骼及关节病变，如肋软骨炎、骨折、骨肿瘤、多发性骨髓瘤、急性白血病浸润胸骨等；⑤颈椎病压迫颈背神经后根。

2. 心血管系统疾病 见于：①冠状动脉粥样硬化性心脏病，如心绞痛、心肌梗死等；②心包及心肌病变，如肥厚型心肌病、急性心包炎等；③瓣膜病变，如二尖瓣或主动脉瓣病变等；④血管病变，如胸主动脉夹层动脉瘤、肺栓塞、肺动脉高压等；⑤心血管神经症。

3. 呼吸系统疾病 见于：①胸膜病变，如胸膜炎、胸膜肿瘤、气胸等；②气管与支气管病变，如急、慢性支气管炎、支气管或肺恶性肿瘤等；③肺部疾病，如肺炎、肺结核、肺脓肿等。

4. 纵隔疾病 见于：纵隔炎、纵隔气肿、纵隔肿瘤等。

5. 其他疾病 见于：①食管疾病，如食管炎、食管癌等；②腹部疾病，如肝脓肿、胆囊炎等；③过度通气综合征。

（三）临床表现*

1. 发病年龄　青壮年胸痛多考虑结核性胸膜炎、自发性气胸、心肌炎、心肌病、心脏瓣膜病，40 岁以上则须注意心绞痛、心肌梗死和支气管或肺恶性肿瘤。

胸痛的
临床表现

2. 胸痛部位　与病变部位大体一致：①胸壁疾病所致的胸痛常固定于病变部位，且局部有压痛；②胸壁皮肤的炎症性病变，局部可有红、肿、热、痛表现；③带状疱疹所致胸痛，可见成簇的水疱沿一侧肋间神经分布伴剧痛，且疱疹不超过体表中线；④肋软骨炎引起的胸痛，常在第 1～2 肋软骨处见单个或多个隆起，局部有压痛、但无红肿表现；⑤心绞痛及心肌梗死的疼痛多在胸骨后方和心前区或剑突下，可向左肩和左臂内侧放射，甚至达无名指与小指，也可放射于左颈或面颊部；⑥夹层动脉瘤引起的疼痛多位于胸背部，向下放射至下腹、腰部与两侧腹股沟和下肢；⑦胸膜炎引起的疼痛多在胸侧部；⑧食管及纵隔病变引起的胸痛多在胸骨后；⑨肝胆疾病及膈下脓肿引起的胸痛多在右下胸；⑩肺尖部肺癌（肺上沟癌、Pancoast 癌）引起的疼痛多以肩部、腋下为主，向上肢内侧放射。

3. 胸痛性质　胸痛的性质可随疾病不同而表现为多种多样。带状疱疹呈刀割样或灼热样剧痛；食管炎多呈烧灼痛；肋间神经痛为阵发性灼痛或刺痛；心绞痛呈绞榨样痛并有重压窒息感，心肌梗死则疼痛更为剧烈并有恐惧、濒死感；气胸在发病初期有撕裂样疼痛；胸膜炎常呈隐痛、钝痛和刺痛，呼吸时加重；夹层动脉瘤常呈突然发生胸背部撕裂样剧痛或锥痛；肺栓塞可突然发生胸部剧痛或绞痛，常伴有呼吸困难与发绀；支气管或肺恶性肿瘤、纵隔肿瘤可有胸部闷痛。

4. 疼痛持续时间　平滑肌痉挛或血管狭窄缺血所致的疼痛为阵发性，炎症、肿瘤、栓塞或梗死所致疼痛呈持续性。如心绞痛发作时间短暂（持续 1～5 分钟），而心肌梗死疼痛持续时间很长（数小时或更长）且不易缓解。

5. 影响疼痛因素　主要为疼痛发生的诱因、加重与缓解的因素。心绞痛发作可在劳力或精神紧张时诱发，休息后或含服硝酸甘油或硝酸异山梨酯后于 1～2 分钟内缓解，而对心肌梗死所致的疼痛则服药无效。心脏神经症的胸痛在体力活动后反而减轻。食管疾病多在进食时发作或加剧，服用抗酸剂和促动力药物可减轻或消失。胸膜炎及心包炎的胸痛可因咳嗽或用力呼吸而加剧。

二、诊 断 要 点

（一）问诊

1. 发病年龄　青壮年胸痛多考虑感染性疾病、自发性气胸、心肌病，中年及以上者多考虑冠心病、肺癌等。

2. 胸痛的特点　询问患者胸痛出现的部位、性质、起病时间、持续时间、诱发因素、放射情况、加重或恶化因素（活动、体位、接触史、饮食史等）、缓解因素（药物、体位、活动等）。

3. 胸痛的伴随症状　明确胸痛的病因和性质。

（1）胸痛伴有咳嗽、咳痰和（或）发热：常见于气管、支气管和肺部感染性疾病。

（2）胸痛伴呼吸困难：常提示病变累及范围较大，如大叶性肺炎、自发性气胸、渗出性胸膜炎和肺栓塞等。

（3）胸痛伴咯血：主要见于肺栓塞、支气管或肺恶性肿瘤。

（4）胸痛伴苍白、大汗、血压下降或休克：多见于急性心肌梗死、夹层动脉瘤、主动脉窦瘤破裂和大面积肺栓塞。

（5）胸痛伴吞咽困难：多提示食管疾病，如反流性食管炎等。

4. 既往史及诱因 询问既往有无心脏病、高血压病、血栓性疾病病史，有无饮酒及吸烟史，有无肺及胸膜疾病病史和胸部手术史，有无过度劳累及情绪激动等诱因。

5. 诊断和治疗经过 胸痛发生后是否接受过药物治疗，如心绞痛患者，是否应用硝酸甘油或硝酸异山梨酯类药物，并询问所用药物的名称、剂量、疗效等。

（二）体格检查

1. 一般状态 生命体征、意识状况、精神、情感状态；皮肤黏膜有无苍白及发绀；有无皮肤湿冷或汗出。

2. 头颈部检查 有无眼睑水肿、结膜苍白、巩膜黄染、颈静脉充盈、口唇发绀。

3. 胸部检查 视诊有无胸廓外形、呼吸运动改变；触诊有无气管移位、触觉语颤改变；叩诊有无叩诊音性质及心脏浊音界的改变；听诊有无异常呼吸音及干、湿啰音，心率有无增快、减慢及心脏有无杂音等。

4. 腹部检查 有无腹部膨隆、腹壁静脉曲张，有无压痛、反跳痛、肌紧张、肝脾肿大、肝颈静脉回流征，移动性浊音等。

5. 四肢检查 有无水肿、发绀、杵状指（趾）。

（三）实验室及其他检查

1. 实验室检查 血、尿、便三大常规，血常规注意白细胞、红细胞、血红蛋白；血清心肌损伤标志物检查；肿瘤标志物等检查。

2. 其他检查 心电图或动态心电图、胸部影像学检查、心脏及腹部超声检查等。必要时进行血管造影检查、放射性核素检查、胸腔穿刺或心包穿刺。

〔参考答案见二维码〕

病例分析：患者老年男性，53岁，工人。因反复胸部闷痛、不适2月余，加重2小时入院。2个月前活动后出现左胸部闷痛不适，持续约数分钟，休息后可缓解，未予重视和治疗。之后胸部不适反复出现，多发生在劳累后。2小时前患者在干活时再次出现左前胸部闷痛，较前剧烈，并放射至左手臂及左肩部，有压迫感，伴有出汗、头晕。休息后无缓解，遂来就诊。

问题和思考：

（1）该患者胸痛的可能病因是什么？为什么？

（2）为明确诊断，还需要哪些辅助检查？

（隋博文）

参考答案

第八章 发 绀

一、概 述

血液中由于脱氧血红蛋白增多，致使皮肤与黏膜呈青紫色的现象称为发绀（cyanosis），但广义的发绀也包括少数由于异常血红蛋白衍化物（高铁血红蛋白、硫化血红蛋白）所致的皮肤黏膜青紫现象。容易观察到发绀的部位往往是皮肤较薄、色素较少和毛细血管丰富（如口唇、鼻尖、颊部、耳垂）及距心脏较远的部位（手、足末梢）等处。

（一）发生机制

导致发绀的根本原因是血液中脱氧血红蛋白绝对含量增多所致。脱氧血红蛋白浓度可用血氧未饱和度表示。正常动脉血氧未饱和度为 5%，静脉内血氧未饱和度为 30%，毛细血管中血氧未饱和度约为前二者的平均数。每克血红蛋白约与 1.34ml 氧气结合。当毛细血管血液的脱氧血红蛋白量超过 50g/L 时，皮肤黏膜即可出现发绀。近年来，通过观察和分析发绀与动脉血氧饱和度（SaO_2）的关系，发现在轻度发绀者中，血红蛋白浓度正常；如 $SaO_2 < 85\%$ 时，口腔黏膜和舌面的发绀已明确可辨，但在真性红细胞增多症时，SaO_2 虽大于 85%，亦会有发绀出现；相反，重度贫血（血红蛋白 < 60g/L）患者，即使 SaO_2 有明显降低，亦难发现发绀，因为血红蛋白量少，即使大部分被还原，也达不到使皮肤与黏膜呈现青紫色的临界值。可见临床所见发绀，有相当部分不能确切反映动脉血氧饱和度*下降情况。

（二）病因与临床表现

1. 血液中脱氧血红蛋白增多 常见于下列三种情况：

（1）中心性发绀（central cyanosis）：由心、肺疾病导致 SaO_2 降低引起，发绀呈全身性的，除四肢与面颊外，可见于黏膜与躯干的皮肤，但皮肤温暖。可分为：

1）肺性发绀：呼吸功能衰竭时，出现通气或换气（通气/血流比例、弥散）功能障碍，肺氧合作用不足，出现体循环血液中脱氧血红蛋白含量增多而发绀。常见于呼吸道（喉、气管、支气管）阻塞、肺部疾病（肺炎、阻塞性肺气肿、肺间质纤维化、肺淤血、肺水肿）和胸膜疾病（大量胸腔积液、自发性气胸）等。大部分肺性发绀在吸入纯氧 15 分钟后，发绀可明显减轻或消失，部分周围性发绀也可减轻，而异常血红蛋白血症及先天性心脏病所致发绀则无改变。

2）心性混血性发绀：当心与大血管之间存在异常通道时，体循环动脉血与静脉血相混合，部分静脉血未通过肺进行氧合作用，即经异常通道分流混入体循环动脉血中，如分流量超过心输出量的 1/3 时，即可引起发绀。见于发绀型先天性心脏病，如法洛四联症、艾森曼格综合征等。

（2）周围性发绀（peripheral cyanosis）：其发绀由周围循环血流障碍引起。发绀特点为：见于肢体末梢与下垂部位，如肢端、耳垂与鼻尖，这些部位的皮肤冰冷，若加温或按摩使其温暖，发绀可

消退。这一特点有助于与中心性发绀相鉴别。此型发绀又可分为:

1)淤血性周围性发绀:如右心衰竭、缩窄性心包炎、局部静脉病变（血栓性静脉炎、上腔静脉综合征、下肢静脉曲张）等。发生机制是因体循环静脉淤血，周围血流缓慢，氧在组织中消耗过多所致。

2)缺血性周围性发绀:多见于重症休克。因周围血管痉挛，循环血容量不足，血流缓慢，周围组织缺氧，致皮肤黏膜呈青紫色。此外，局部血循环障碍，如血栓闭塞性脉管炎、雷诺病、肢端发绀症、严重受寒等，由于肢体动脉阻塞或末梢小动脉强烈痉挛，引起局部冰冷与发绀。真性红细胞增多症所致发绀亦属周围性，除肢端外口唇亦可发绀，因红细胞过多、血液黏稠而致血流缓慢，周围组织摄氧过多，脱氧血红蛋白含量增高所致。

（3）混合性发绀（mixed cyanosis）:即中心性发绀与周围性发绀同时并存。多见于心力衰竭，因肺淤血或支气管-肺病变，致肺内氧合不足以及周围血流缓慢，血液中的氧气在周围毛细血管内被组织摄取过多所致。急性低张力性缺氧，如快速登上海拔 4000 米以上的高原时，可在数天内发生肺水肿，患者除了呼吸困难、血性泡沫痰外，尚有皮肤黏膜发绀等表现。

三种发绀的病因和临床特点详见表 2-8-1。

表 2-8-1 血液脱氧血红蛋白增多导致的发绀机制与特点

	临床特点	分类	常见病因
中心性发绀	全身性，除四肢与面颊外，亦见于黏膜（包括舌及口腔黏膜）与躯干的皮肤，但皮肤温暖	肺性发绀	由呼吸功能衰竭导致，常见于各种严重呼吸系统疾病，如呼吸道（喉、气管、支气管）阻塞、肺部疾病（肺炎、阻塞性肺气肿、肺间质纤维化、肺淤血、肺水肿）和胸膜疾病（大量胸腔积液、自发性气胸）等
		心性混血性发绀	发绀型先天性心脏病（如法洛四联症、艾森曼格综合征等）
周围性发绀	常见于肢体末梢与下垂部位如肢端、耳垂与鼻尖且皮温低，若加温或按摩使其温暖，发绀可消退	淤血性周围性发绀	右心衰竭、缩窄性心包炎、局部静脉病变（血栓性静脉炎、上腔静脉综合征、下肢静脉曲张）等
		缺血性周围性发绀	常见于重症休克、如血栓闭塞性脉管炎、雷诺病等
混合性发绀	兼有中心性发绀和周围性发绀的特点		肺淤血心力衰竭或支气管-肺病变

2. 血液中存在异常血红蛋白衍化物

（1）高铁血红蛋白血症:在血中高铁血红蛋白（methemoglobin）含量达 30g/L 时，即可出现发绀。此种情况可由于亚硝酸盐、氯酸钾、碱式硝酸铋等氧化剂中毒引起。发绀特点是急骤出现，暂时性，病情严重，经过氧疗青紫不减，静脉注射亚甲蓝溶液、硫代硫酸钠或大剂量维生素 C，均可使青紫消退。较常见于食用含有大量硝酸盐的变质蔬菜或腌菜后，肠道细菌将硝酸盐还原为亚硝酸盐，导致高铁血红蛋白血症，称为肠源性发绀（enterogenous cyanosis），临床上表现为患者皮肤和黏膜呈咖啡色，类似于发绀的颜色。

幼年即有发绀，有家族史，而无心肺疾病及引起异常血红蛋白的其他原因，但分光镜检查发现高铁血红蛋白的患者，属先天性高铁血红蛋白血症。

（2）硫化血红蛋白血症（sulfhemoglobinemia）:能导致高铁血红蛋白血症的药物或化学物质也

能引起硫化血红蛋白血症，但先决条件是患者须同时有便秘或服用含硫的氨基酸药物，这类药物在肠内形成大量硫化氢，作用于血红蛋白，而生成硫化血红蛋白，当血中含量达 5g/L 时，即可出现发绀。发绀的特点是持续时间长，可达几个月或更长。患者血液呈蓝褐色，分光镜检查可确定硫化血红蛋白的存在。

二、诊 断 要 点

（一）问诊

1. 发病年龄与起病时间 新生儿发绀最常见的原因是心肺病变，主要见于肺不张或先天性心血管病（如法洛四联症）。青少年时期发绀提示先天性心血管病、严重风心病。成人和老年人的发绀多因肺部疾病引起。

2. 发绀部位及特点 如为全身性发绀，则当询问有无心悸、气急、胸痛、咳嗽、晕厥、尿少等心肺疾病症状。周围性发绀应注意是上半身抑或肢体或肢端，有无局部肿胀、疼痛、肢凉、受寒情况，如肢端发绀常见于末梢动脉痉挛、血管闭塞性脉管炎、雷诺病等。

3. 询问有无药物或化学物质摄入史 如无心肺疾病表现，发病又较急，则应询问有无摄取相关药物、化学物品、变质蔬菜和在持久便秘情况下过食蛋类与硫化物病史。

4. 伴随症状及体征 ①伴呼吸困难：突然发作的高度呼吸困难，常见于急性呼吸道梗阻、气胸等；活动时呼吸困难，常见于各种原因所致的心功能不全与肺疾患；②伴杵状指（趾）：说明发绀严重，病程较长，主要见于发绀型先天性心脏病及某些慢性阻塞性肺部疾病；③伴衰竭表现和意识障碍：常见于某些药物或化学物质急性中毒、休克、急性肺部感染或急性心力衰竭等。

（二）体格检查

注意体温、脉搏、呼吸、血压生命体征情况，重点检查皮肤、黏膜，注意发绀的程度与出现的部位，有无杵状指（趾）及呼吸困难，有无心、肺、血管疾病的体征及肝脾肿大，有无意识障碍等，以确定发绀的类型。

（三）实验室及其他检查

1. 实验室检查 血气分析可了解动脉血氧饱和度（SaO_2）和动脉血氧分压（PaO_2）。血中高铁血红蛋白、硫化血红蛋白可用分光镜检测。

2. 器械检查 发绀型先天性心脏病患者需做超声心动图、选择性心血管造影等检查。

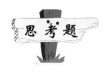

（参考答案见二维码）

1. 血液中脱氧血红蛋白增多导致的发绀机制和特点分别是什么？

2. 发绀的诊断要点是什么？

（杨继兵）

参考答案

第九章 心 悸

一、概 述

心悸（palpitation）是自觉心脏不寻常跳动的不适感或心慌感。可持续或间断、规律或不规律地发作。心悸可由心率过快、过慢、节律不整或心脏搏动增强所致，亦可见于心率或节律正常者。

（一）发生机制

心悸的发生机制尚不完全清楚，但一般认为心脏活动失常或过度是发生心悸的基础，常与心率、节律、心肌收缩力、心输出量改变以及患者的神经、精神因素有关。所以心悸常见于心脏病，但不能与心脏病完全等同。

心动过速时，心室舒张期缩短，充盈不足，当心室收缩时使心室内压上升速率增快，心室肌和瓣膜的紧张度突然增加而产生心悸。心动过缓时，舒张期延长，心室充盈量增加，导致代偿性心肌收缩力增强，引起心悸。心律失常如期前收缩时，提前出现的心脏搏动距前一次心脏搏动时间间隔较短，且往往搏动强而有力，故会引起心悸。器质性心脏病心室肥大时，心肌收缩力增强，心搏出量增加，产生心悸。心力衰竭时，可导致兴奋性增强，去甲肾上腺素分泌增加，心率增快，心肌收缩力增强引起心悸。部分患者也可因精神紧张、焦虑或注意力过度集中出现心悸。

（二）病因

1. 心律失常

（1）心动过缓：见于窦性心动过缓、严重房室传导阻滞、病态窦房结综合征等，由于心率缓慢，心室舒张期延长，充盈度增加，心搏增强而有力，引起心悸。

（2）心动过速：见于窦性心动过速、阵发性室上性或室性心动过速等凡能引起心动过速的原因均可导致心悸。

（3）节律失常：见于期前收缩、心房颤动、心房扑动等，因心脏跳动不规律或有一段间歇，病人自觉心悸或停跳感。

2. 心脏搏动增强

（1）生理性：健康人在剧烈运动、精神过度紧张、饮咖啡、浓茶或饮酒后可引起心悸感。

（2）病理性：①心室肥大：高血压心脏病、主动脉瓣关闭不全、二尖瓣关闭不全、动脉导管未闭等引起的左心室肥大，导致心肌收缩力增强，引起心悸。②发热或甲状腺功能亢进症患者，基础代谢率增加，交感神经兴奋，致心率增快，引起心悸。③贫血：各种原因导致的贫血，血液携氧能量下降，导致组织及器官缺氧，机体通过增加心率，增加心搏出量来代偿，故引起心悸。急性失血时心悸更加明显。④低血糖症、嗜铬细胞瘤导致肾上腺素分泌增多，也可引起心悸。

3. 心力衰竭 各种原因导致的心力衰竭均可引起心悸。

4. 神经精神因素 多见于年轻女性，为自主神经功能紊乱引起，心脏本身并无器质性病变。临床上除心悸外，常伴有心率加快、心前区隐痛、失眠、头晕、头痛、耳鸣、记忆力减退等神经衰弱表现，且多与情绪激动、焦虑等有关。如患者除上述症状外，心电图出现改变，如轻度 ST 段下移及 T 波平坦或倒置，易与器质性心脏病相混淆。可通过普萘洛尔试验鉴别，如应用普萘洛尔后心电图恢复正常，表示其为功能性，见于 β 受体亢进综合征。绝经期前后的女性，也可以出现心悸等内分泌和自主神经功能紊乱的症状。

胆心综合征

5. 其他 大量胸腔积液、胆心综合征*、颈心综合征等也可引起心悸。

二、诊 断 要 点

（一）问诊

1. 既往病史 询问既往是否有心脏病、内分泌疾病、贫血及神经症等病史。

2. 诱发因素 有无劳累、发热、焦虑、情绪激动；有无吸烟、饮酒、饮浓茶及咖啡等嗜好；有无应用阿托品、肾上腺素、氨茶碱、麻黄碱、甲状腺素等药物情况。

3. 发作特点 偶发性心悸多见于期前收缩或阵发性心动过速，经常性发作的心悸多见于器质性心脏病患者。突发突止者则多见于阵发性心动过速。

4. 伴随症状

（1）伴心前区疼痛：多见于冠状动脉硬化性心脏病（心绞痛或心肌梗死）、心肌炎、心包炎，亦可见于心脏神经症等。

（2）伴晕厥或抽搐：见于窦性停搏、心室颤动、阵发性心动过速、病态窦房结综合征、高度房室传导阻滞等。

（3）伴呼吸困难：见于急性心肌梗死、心力衰竭、心肌炎、心包炎、重症贫血等。

（4）伴发热：见于心肌炎、心包炎、感染性心内膜炎、急性传染病、风湿热等。

（5）伴面色苍白、无力：可见于各种原因所致的严重急、慢性贫血等。

（6）伴消瘦及多汗：见于甲状腺功能亢进症等。

（二）体格检查

1. 一般状态 注意检查体温、脉搏、呼吸、血压、面容、皮肤等。

2. 颈部检查 注意甲状腺有无肿大及血管杂音等。

3. 心脏检查 为心悸患者重点检查内容，应注意心脏大小、心率、节律改变、心音强弱变化及杂音等。

（三）实验室及其他检查

1. 实验室检查 心肌损伤标志物（肌酸激酶同工酶、肌钙蛋白 I 等）测定有助于急性心肌梗死、心肌炎的诊断。促甲状腺激素、三碘甲状腺原氨酸（T_3）、甲状腺素（T_4）的测定有助于甲状腺功能亢进症的诊断。血常规、血沉的测定有助于贫血、感染性疾病等的诊断。

2. 其他检查 心电图、心脏超声、胸部 X 线等有助于心脏疾病的诊断。

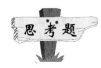

〔**参考答案见二维码**〕

病例分析：患者女性，18岁，学生。因心悸3个月，加重1个月入院。3个月前患者无明显诱因开始出现心悸、乏力，无鼻塞、流涕、咽痛等不适，未到医院系统检查治疗。近1个月上述症状逐渐加重，伴有烦躁易怒、食欲亢进、多汗、睡眠差。既往体健。

问题和思考：

（1）该患者心悸最可能的病因是什么？为什么？

（2）为明确诊断，还需要做哪些问诊和检查？

（黄　涛）

参考答案

第十章 腹　痛

一、概　述

腹痛（abdominal pain）为临床上常见症状，病因较复杂，多数由腹部脏器的疾病所致，少数也可由腹腔外及全身性疾病引起。腹痛按性质可分为器质性和功能性两种；按病情的缓急可分为急性腹痛和慢性腹痛。急性腹痛发病急、病情重、变化快，可涉及内科、外科、妇产科、儿科等，故应全面考虑，如延误诊断或治疗，可能会危及患者生命。慢性腹痛起病缓慢，病程长，或急性起病后迁延所致。

（一）发生机制

腹痛可分为内脏性腹痛、躯体性腹痛和牵涉痛三种。

1. 内脏性腹痛　由腹腔内某一脏器的痛觉信号经交感神经传入脊髓所致。其特点为：①疼痛定位不准确，接近腹中线；②疼痛感模糊，多为痉挛、不适、灼痛、钝痛；③常伴有恶心、呕吐、出汗等自主神经兴奋症状。

2. 躯体性腹痛　腹膜壁层或腹壁的痛觉信号经体神经传至脊神经根，反映到相应的脊髓节段所支配的皮肤所致。其特点为：①定位准确，可在腹部一侧；②疼痛剧烈而持久；③可有局部腹肌强直；④腹痛可因咳嗽、体位改变而加重。

3. 牵涉痛　为内脏痛觉信号传至相应脊髓节段，引起该节段支配的某体表部位疼痛。特点为：①定位明确；②疼痛程度剧烈而持久；③有压痛、肌紧张及感觉过敏等。

在临床上，一些疾病所致腹痛往往涉及多种机制，如急性阑尾炎早期疼痛部位不确切，常伴有恶心、呕吐，此时为内脏性疼痛；随着疾病的进展，炎症刺激相应脊髓节段的躯体传入纤维，引起该脊髓节段支配的脐周或上腹部的疼痛，此为牵涉痛；当炎症进一步发展，波及腹膜壁层时，表现为右下腹麦氏点剧烈而持续疼痛，可伴有压痛、反跳痛和肌紧张，此时为躯体性疼痛。

（二）常见病因和临床表现

1. 腹部疾病　常见于：

（1）腹膜炎症：急性炎症多见于胃肠穿孔所致，少数由自发性腹膜炎引起；疼痛一般位于炎症所在部位，呈持续性锐痛，改变体位时加剧，病变部位有压痛、反跳痛及肌紧张，肠鸣音可减弱或消失。慢性炎症多见于手术后或炎症后腹膜粘连所致。

急性胰腺炎

（2）腹腔脏器炎症：如急性（或慢性）胃炎、肠炎、胰腺炎*、胆囊炎、阑尾炎等。一般腹痛位于病变脏器的体表投影处。

（3）空腔脏器阻塞或扩张：如肠梗阻、胆道结石、胆道蛔虫病、泌尿系结石等。腹痛剧烈，呈阵发性绞痛。

（4）脏器扭转或破裂：如肠扭转、肠系膜或大网膜扭转、卵巢囊肿蒂扭转、肝脾破裂及异位妊娠破裂等。可表现为剧烈的绞痛或持续性疼痛。脏器破裂出血时也可以休克为主要临床表现。

（5）脏器包膜牵张：实质性脏器因病变肿胀，导致张力增加，脏器包膜受到牵拉出现腹痛，如肝炎、肝淤血、肝癌等。

（6）腹腔内血管疾病：如缺血性肠病、腹主动脉瘤等。疼痛多持续而剧烈，疼痛定位不确切。

（7）肿瘤压迫或浸润：多见于腹腔恶性肿瘤在演进中逐渐压迫或浸润感觉神经而引起。

2. 胸腔疾病的牵涉痛 如心绞痛、心肌梗死、急性心包炎、大叶性肺炎、肺梗死、胸膜炎、食管裂孔疝等，疼痛可牵涉至腹部，有时疼痛剧烈，易误诊为急腹症。

3. 全身性疾病所致腹痛 少数糖尿病酮症酸中毒时可引起腹痛，酷似急腹症。尿毒症时毒素刺激腹腔浆膜可引起腹痛。铅中毒时亦可引起肠绞痛。

4. 其他原因 如腹型过敏性紫癜肠管浆膜下出血、荨麻疹时胃肠黏膜水肿所致腹痛。

二、诊 断 要 点

（一）问诊

1. 起病情况 急性起病者应积极寻找线索，和各种急性腹痛相鉴别。慢性起病者应进行功能性与器质性，良、恶性疾病的鉴别。

2. 发病年龄 儿童应考虑肠套叠及肠道蛔虫症。青壮年则多见于消化性溃疡、阑尾炎。中老年人则应警惕恶性肿瘤的可能。

3. 腹痛特点

（1）腹痛部位：一般来说腹痛的部位常与该部位的腹腔脏器病变相一致。如胃、十二指肠疾病、胰腺疾病疼痛多在中上腹部；肝、胆疾病疼痛多在右上腹部；早期疼痛位于脐周或上腹部，数小时后转移至右下腹部，为急性阑尾炎的典型腹痛特点；小肠绞痛位于脐周；结肠疾病所致腹痛多位于下腹或左下腹；盆腔炎、膀胱炎、异位妊娠破裂疼痛在下腹部；下壁心肌梗死可引起剑突下牵涉痛；下叶肺炎可引起同侧上腹部牵涉痛；弥漫性腹膜炎则可引起全腹痛；结核性腹膜炎、腹膜转移癌、腹膜粘连、结缔组织病所致腹痛呈弥漫性，定位不确切。

（2）腹痛的性质与程度：腹痛以隐痛、钝痛、胀痛、绞痛为主，其中隐痛或钝痛多由胃肠张力变化或轻度炎症引起，为内脏性疼痛；胀痛可见于实质性脏器包膜受到牵张所致；绞痛多见于空腔脏器痉挛、扩张或梗阻。消化性溃疡常呈慢性、周期性、节律性中上腹隐痛或灼痛，如疼痛突然加重，呈刀割样、烧灼样疼痛，可能并发急性穿孔；如并发幽门梗阻则以胀痛为主，并于呕吐后减轻或缓解。胆道结石、泌尿道结石及肠梗阻绞痛较剧烈，病人常辗转不安、呻吟不已。急性胰腺炎时出现上腹部持续性钝痛或刀割样疼痛，呈阵发性加重。胆道蛔虫梗阻时出现剑突下钻顶样痛。急性弥漫性腹膜炎时呈持续、广泛性剧烈腹痛，伴有腹肌紧张或板状强直。

（3）诱发、加重或缓解因素：胆囊炎或胆石症发作常与进食油腻食物有关。急性胰腺炎发作常与暴饮暴食或酗酒有关。部分机械性肠梗阻与腹部手术史有关。肝、脾破裂所致剧烈腹痛并有休克者多与腹部受到外部暴力作用有关。急性腹膜炎在对腹部加压或改变体位时加重，静卧时减轻。胃黏膜脱垂者在左侧卧位时疼痛减轻，右侧卧位时加重。胰腺癌的患者在仰卧位时腹痛加剧，前倾位或俯卧位时疼痛减轻。肠梗阻腹痛于呕吐或排气后缓解。肠炎所致腹痛于排便后减轻。

（4）发作时间：餐后疼痛可能由于胆道疾病或胃部疾病所致。空腹时出现中上腹疼痛可能为十二指肠疾病所致。经常于夜间出现的上腹部剧烈疼痛应考虑胆结石的可能。

4. 伴随症状

（1）伴寒战、高热：常提示急性炎症，可见于急性化脓性胆管炎、腹腔脏器脓肿、胆囊炎，也可见于腹腔外感染性疾病。

（2）伴血尿：多见于泌尿系疾病，如泌尿系结石。

（3）伴黄疸：提示肝、胆、胰腺疾病，也可见于急性溶血等。

（4）伴休克：常见于急性腹腔脏器破裂出血、胃肠穿孔、绞窄性肠梗阻、肠扭转、心肌梗死、大叶性肺炎等。

（5）伴呕吐、反酸：提示食管、胃疾病，呕吐量大同时有停止排便、排气提示胃肠道梗阻。

（二）体格检查

1. 一般状态　体温、脉搏、呼吸、血压及一般状况的检查。

2. 心、肺、皮肤检查　以排除急性心肌梗死、下叶肺炎、带状疱疹等病变所致腹痛。

3. 腹部检查　腹痛时，腹部查体是重点内容。以触诊为主。局灶性压痛、反跳痛、肌紧张提示腹膜炎症。触及腹部包块时应鉴别所属脏器或组织，以及包块大小、质地、活动性、是否有搏动感等。腹痛、腹胀伴有肠鸣音亢进及胃肠蠕动波，应考虑机械性肠梗阻；如肠鸣音消失提示麻痹性肠梗阻。腹膜炎体征同时伴有肝浊音界缩小或消失，则提示胃肠穿孔。

4. 直肠检查　对于直肠和盆腔内炎性包块、血肿、肿瘤、脓肿、肠套叠等疾病有重要帮助。考虑异位妊娠破裂时，在直肠子宫凹陷处诊断性穿刺抽出血性液体有助于确诊。

（三）实验室及其他检查

1. 血常规检查　鉴别炎症性和非炎症性腹痛。

2. 尿常规检查　明确腹痛是否与泌尿系疾病有关。肾区疼痛或一侧侧腹部疼痛伴有血尿提示泌尿系结石。腹痛伴有尿糖与尿酮体阳性，应考虑糖尿病酮症酸中毒的可能。尿妊娠试验阳性考虑异位妊娠破裂。

3. 大便常规检查　粪便隐血试验阳性提示活动性消化性溃疡、胃癌、肠癌等疾病。细菌性痢疾粪便培养可检出痢疾杆菌。查到蛔虫虫卵提示蛔虫性肠梗阻、胆道蛔虫。发现溶组织阿米巴有助于阿米巴肠病的诊断。

4. 血、尿淀粉酶　明显增高，有助于急性胰腺炎的诊断。

5. 超声波检查　有助于肝脾肿大、肝内占位性病变、胰腺炎症及肿瘤、胆道结石及炎症、部分泌尿系结石、腹腔包块、异位妊娠的诊断。

6. 腹部 X 线平片　有助于肠梗阻、胃肠穿孔、结石的诊断。胃肠钡餐及钡剂灌肠检查有助于胃肠道疾病的诊断。必要时可进行 CT 或磁共振检查。

7. 消化道内镜检查　对胃肠道疾病所致腹痛有重要诊断价值。

〔参考答案见二维码〕

病例分析：患者男性，35 岁，职员。因反复上腹部疼痛 1 年，加重 1 小时就诊。患者近 1 年来反复出现腹部疼痛，中上部为主，经常于夜间发作，多与进食油腻食物有关，每次发作时肌注"缓解平滑肌痉挛药物"后可以缓解，无反酸。1 小时前患者再次出现上腹部疼痛，持续不缓解，伴恶心。体格检查发现患者巩膜黄染，心肺无异常，中上腹部有压痛，肝脾不大，墨菲氏征阳性。

问题和思考：

（1）该患者腹痛的可能病因是什么？为什么？

（2）还需要做哪些检查才能明确诊断？

（黄 涛）

参考答案

第十一章　恶心与呕吐

一、概　　述

恶心（nausea）是一种上腹部不适、欲吐的感觉，可伴有流涎、出汗、皮肤苍白、心动过缓、血压下降等迷走神经兴奋的症状；呕吐（vomiting）是指胃内容物或部分小肠内容物，通过胃的强烈收缩经食管或口腔排出体外的现象。恶心、呕吐为临床常见症状，均为复杂的反射动作，可由多种原因引起。恶心常为呕吐的前奏，一般恶心后随即呕吐，但两者也可单独存在，即仅有恶心无呕吐，或仅有呕吐而无恶心。

呕吐有时对机体具有一定的保护作用，可将有害的胃内容物吐出。但持续剧烈的呕吐会导致水电解质与酸碱失衡及营养障碍，还可导致食管贲门黏膜撕裂。神志不清者呕吐物易误吸造成吸入性肺炎，甚至阻塞气道导致窒息。

（一）发生机制

呕吐是一个复杂的反射动作，与延髓的两个位置相邻的不同机构有关，分别是位于延髓外侧网状结构背部的呕吐中枢和位于延髓第四脑室底面的化学感受器触发带。位于延髓第四脑室底面的化学感受器触发带，其本身不能产生呕吐动作，而是接受各种外来药物（如吗啡、洋地黄）、化学物（如硫酸铜）及内生代谢产物（如尿素氮、酮体）的刺激，产生神经冲动，再传入延髓外侧网状结构背部的呕吐中枢，引起呕吐动作。另外，呕吐中枢还可以直接接受来自消化道、大脑皮质、前庭器官、冠状动脉的传入冲动，引起呕吐动作。

呕吐过程由内脏和躯体的协调反射运动完成。首先是胃窦及幽门区收缩与关闭，胃逆蠕动，胃体和胃底部放松，继而贲门开放，胃窦及幽门区持续收缩，膈肌、肋间肌和腹肌突然收缩，腹压骤增，迫使胃内容物猛烈向上反流，通过食道和口腔排出体外。

（二）常见病因和临床表现

1. 反射性呕吐

（1）咽部受到刺激：如急、慢性咽炎，吸烟或剧烈咳嗽等。鼻窦炎患者脓液经鼻后孔流出刺激咽部可出现呕吐。

（2）胃、十二指肠疾病：如急、慢性胃炎，消化性溃疡，幽门梗阻，胃肿瘤，功能性消化不良等。进餐过程中或餐后立即出现呕吐，可能为幽门管溃疡或精神性呕吐。餐后1小时以上出现呕吐提示胃排空延迟或胃张力下降。餐后较久出现呕吐，特别是呕吐隔夜宿食见于幽门梗阻。餐后呕吐集体发病者，多见于食物中毒所致。

（3）肝胆胰及腹膜疾病：如肝炎，肝硬化，胆囊炎，胆石症，胰腺炎，急性腹膜炎等。共同特点为有恶心先兆，但呕吐后不觉得轻松。

（4）肠道疾病：如急性肠炎，急性阑尾炎，肠梗阻，腹型过敏性紫癜等。急性肠炎除呕吐外伴有腹痛、腹泻。肠梗阻者则常伴有腹胀痛、停止排气、排便。

（5）泌尿系统疾病：见于急性肾盂肾炎、肾输尿管结石。肾输尿管结石患者伴有明显一侧腰或侧腹部疼痛，伴同侧大腿内侧放射痛，伴有血尿。

（6）其他疾病：急性心肌梗死、心力衰竭、急性盆腔炎、异位妊娠破裂、青光眼、屈光不正等亦可出现恶心呕吐。

2. 中枢性呕吐

（1）中枢神经系统疾病：①脑血管疾病：如高血压脑病、脑出血、脑梗死、脑供血不足等；②颅内感染：如各种脑炎、脑膜炎、脑脓肿、脑寄生虫病等；③颅脑损伤：如脑挫裂伤、颅内血肿、蛛网膜下腔出血*等；④癫痫，特别是持续状态。

（2）全身性疾病：①内分泌与代谢紊乱：如糖尿病酮症酸中毒、尿毒症、甲亢危象、甲状旁腺危象、水电解质及酸碱平衡紊乱、早孕反应等；②其他：缺氧、休克、中暑等。

蛛网膜下腔出血

（3）药物反应及中毒：某些药物（如某些抗生素、洋地黄、吗啡、抗癌药物）可兴奋呕吐中枢引起呕吐。乙醇、一氧化碳、有机磷农药、毒蕈及重金属等中毒可引起呕吐。

3. 前庭障碍性呕吐　凡伴有听力障碍、眩晕的呕吐均需考虑前庭障碍性呕吐。多伴有皮肤苍白、血压下降、心动过缓等症状。常见于迷路炎、梅尼埃病、晕动病等。迷路炎常并发于化脓性中耳炎，梅尼埃病常突然发作，伴有视物旋转、眩晕。晕动症一般在乘车、乘船、乘机时发生。

4. 神经精神性呕吐　胃神经症、神经性厌食、癔症等。

二、诊 断 要 点

（一）问诊

1. 呕吐的发生时间　早晨呕吐如发生在育龄期女性则要考虑早孕反应。服药后出现呕吐应考虑药物反应。乘车、乘船、乘机时发生呕吐提示晕动症。

2. 呕吐与进食的关系　进食后出现的呕吐多见于胃源性呕吐。餐后6小时以上出现呕吐，且呕吐物中有隔夜宿食，多见于幽门梗阻。餐后集体发病的多见于急性食物中毒。

3. 呕吐的特点　先有恶心，呕吐后感轻松者多见于胃源性呕吐。无恶心先兆，呕吐呈喷射状多见于颅内高压。无恶心，呕吐不费力，全身状态较好者多见于神经症性呕吐。

4. 呕吐物的性质　呕吐物带发酵、腐败气味提示胃潴留。呕吐物含胆汁，提示梗阻平面在十二指肠乳头以下。呕吐物有粪臭味提示低位肠梗阻。呕吐物中有蛔虫者见于蛔虫症。呕吐物呈咖啡色或红色血性见于消化道出血。

5. 伴随症状　①伴发热：见于中枢神经系统或全身感染性疾病，急性细菌性食物中毒等；②呕吐呈喷射样，伴有剧烈头痛：见于各种原因导致的颅内压增高症；③伴有眩晕及眼球震颤：见于前庭器官疾病；④伴有腹痛、腹泻：见于急性胃肠炎、胰腺炎、阑尾炎，急性中毒等；⑤伴黄疸：见于肝胆疾病；⑥伴贫血、水肿：见于肾衰竭。

（二）体格检查

1. 一般状态 检查生命体征、皮肤黏膜，注意有无水肿等。

2. 神经系统检查 检查意识状态、瞳孔大小及对光反射、脑膜刺激征及病理反射等。

3. 腹部检查 为呕吐患者重点检查内容。注意有无胃肠型及蠕动波，有无压痛、反跳痛及肌紧张，注意检查肠鸣音等。

（三）实验室及其他检查

1. 实验室检查 血、尿、粪便三大常规检查，呕吐物检查。根据病情可分别进行肝功能、肾功能、血液生化等检查。如疑似脑膜炎，可做腰穿行脑脊液检查。

2. 其他检查 疑似消化道疾病可选择消化道内镜、X 线钡餐、腹部超声检查。疑似前庭器官病变可行前庭功能检查。疑似颅内占位性病变可选择头部 CT 或 MRI 检查。

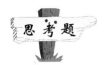

〔**参考答案见二维码**〕

病例分析：患者 30 岁，男性，工人。因间断上腹部疼痛不适 3 年，恶心、呕吐 1 天入院。3 年前患者不明原因出现上腹部疼痛，空腹时加重，进食后很快缓解，腹痛间断发作，有时有反酸，嗳逆，未到医院诊治。1 天前患者出现腹胀、恶心、呕吐，呕吐物为一天前的食物，伴有腐败、发臭气味。

问题和思考：

（1）该患者呕吐的可能病因是什么？为什么？

（2）患者还需要进一步做什么检查以明确诊断？

（黄　涛）

参考答案

第十二章 呕血与黑粪

一、概　述

呕血（hematemesis）是因上消化道及其邻近器官或组织疾病或全身性疾病导致上消化道出血，血液经口腔呕出。其中上消化道指屈氏韧带以上的消化道，包括食管、胃、十二指肠及胃空肠吻合术后的空肠上段。黑粪（melena）是血液经过肠道时，血红蛋白中的铁与肠内硫化物结合，生成硫化铁而使粪便呈黑色。呕血和黑粪是上消化道出血的主要症状，呕血均伴有黑粪，但黑粪不一定伴有呕血。

（一）常见病因

1. 消化道疾病

（1）食管疾病：如食管炎、食管癌、食管损伤、食管贲门黏膜撕裂综合征等。食管异物戳穿主动脉可造成大量呕血，并可危及生命。

（2）胃及十二指肠疾病：消化性溃疡为最常见原因，其次是急性胃黏膜病变（非甾体抗炎药、肾上腺素、应激所致）。其他病因有急性或慢性胃炎、十二指肠炎、胃黏膜脱垂症、胃良性或恶性肿瘤等。

（3）门静脉高压引起的食管胃底静脉曲张破裂或门脉高压性胃病出血：多由肝硬化所致。

（4）下消化道出血如出血位置较高（如空肠出血），血液停留时间较长，也可出现黑粪。

2. 上消化道邻近器官或组织的疾病

（1）肝、胆、胰腺疾病：肝内局限性感染、肝血管瘤、肝癌、肝脏外伤等导致肝实质中央破裂出血，经肝内胆管、胆总管流入十二指肠；胆囊疾病如胆道结石、胆囊癌、胆管癌等出血，大量血液经胆道流入十二指肠；急性胰腺炎、胰腺癌也可引起上消化道出血，但较少见。

（2）纵隔疾病：纵隔肿瘤或主动脉瘤破入食管。

3. 全身性疾病

（1）血液系统疾病：凡能导致机体凝血和止血功能障碍的疾病，都可能引起上消化道出血。如再生障碍性贫血、白血病、血小板减少性紫癜、过敏性紫癜及弥散性血管内凝血等。

（2）感染性疾病：急性重型肝炎、败血症、流行性出血热、钩端螺旋体病等。

（3）其他：尿毒症、慢性肺源性心脏病、系统性红斑狼疮*、结节性多动脉炎等。

如上所述，临床上引起呕血的病因较多，占前四位的病因分别为消化性溃疡、食管胃底静脉曲张破裂、急性胃黏膜病变和胃癌。

系统性
红斑狼疮

（二）临床表现

呕血前患者常先有上腹部不适和恶心症状，随后呕出血性胃内容物。

1. 呕血与黑粪的量及颜色 呕血的量及颜色视出血量的多少、血液在胃内停留时间的长短及出血的部位不同而各异。如出血量少或在胃内停留时间长，血红蛋白经胃酸作用，转化为正铁血红蛋白，使得呕吐物呈棕褐色或咖啡渣样；如出血量多、在胃内停留时间短、出血位于食管则可使呕吐物呈暗红色，甚至呕出鲜红色血液，其中可混有血凝块。幽门以上出血可出现呕血和黑粪；幽门以下的出血常只有黑粪而无呕血，但当出血量大而速度时，血液可返流入胃，也可出现呕血。

上消化道出血时，因黑色粪便上附有黏液而发亮，呈柏油样，故亦称柏油样便。

2. 出血量的估计 一般情况下，出血量在 5ml 以上时可出现大便隐血试验阳性；达 60ml 以上可出现黑粪；出血量达循环血容量 10%～20%时，可出现头晕、乏力等症状；出血量达循环血容量 20%以上时，则出现心慌、脉搏增快、四肢湿冷等急性失血症状；如出血量达循环血容量的 30%以上时，则有面色苍白、脉搏细数、血压下降、呼吸及心率加快甚至神志不清等急性周围循环衰竭的表现。当胃内潴留血量达 300ml 可出现呕血。

出血早期虽有周围循环衰竭的表现，但血常规检查可无明显改变，随着组织液的代偿性渗出或输液治疗，血液被稀释，血红蛋白及红细胞比容逐渐降低。

3. 其他 上消化道出血量大时可出现发热。还可出现肠源性氮质血症，表现为血尿素氮明显升高。

二、诊 断 要 点

诊断上消化道出血前应首先排除口、鼻、咽喉部及呼吸道出血。

（一）问诊

1. 呕吐物颜色 呕吐物为鲜红色、暗红色或混有血凝块，多提示食管病变所致或胃内出血，但出血量大、速度快；呕吐物呈棕褐色或咖啡渣样，多为胃内病变所致，提示出血量小、或出血速度慢。

2. 伴随症状 ①伴慢性、周期性、节律性上腹痛见于消化性溃疡；②伴有寒战高热、黄疸、右上腹疼痛者见于急性梗阻性化脓性胆管炎。

（二）体格检查

1. 检查患者意识状态、体温、血压及心率；是否有皮肤黏膜苍白、四肢湿冷、黄染、出血点、皮疹、蜘蛛痣、肝掌等。

2. 检查患者口腔、咽部、肺、心脏及腹部。

（三）实验室及其他检查

1. 实验室检查 血常规、便常规、止血及凝血功能、肝功能等检查。

2. 其他检查 上消化道内镜检查是目前诊断上消化道出血的首选方法，并可用于出血的治疗。腹部超声、CT、选择性动脉造影亦可用于病因的诊断。X 线钡餐检查目前仅用于不愿进行内镜检查或有内镜检查禁忌证患者，对于疑似十二指肠以下小肠段病变有特殊诊断价值。X 线钡餐检查一般应在出血停止数天后进行。

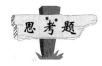

〔参考答案见二维码〕

病例分析：患者男性，38 岁。因上腹部疼痛 1 天，加重伴呕吐咖啡样物 1 小时入院。患者于 1 天前饮酒后出现上腹部疼痛不适，伴有反酸。1 小时前出现呕吐，呕吐物为咖啡样物，伴有头晕、心慌、尿量减少，未排便。查体发现患者四肢湿冷，心率 105 次/分，血压 100/70mmHg，上腹部压痛，肝脾不大。既往有慢性胃炎病史。

问题和思考：

（1）该患者可能的诊断是什么？为什么？

（2）请估计患者失血量占循环血量的大约比例？说明理由。

（黄　涛）

参考答案

第十三章　腹　　泻

一、概　　述

腹泻（diarrhea）指每日排便次数增多（>3 次）或粪便量增加（>200g）伴有粪质稀薄（含水量大于 80%），甚至带有黏液、脓血或未消化的食物。腹泻分为急性腹泻和慢性腹泻两种，病程在 2 个月以内者为急性腹泻，2 个月以上者为慢性腹泻。

（一）发生机制

1. 分泌性腹泻（secretory diarrhea）　由于肠黏膜分泌亢进，超过黏膜吸收能力所致。霍乱所致腹泻为典型的分泌性腹泻，其机制为霍乱弧菌肠毒素激活肠黏膜细胞内的腺苷酸环化酶，促使环磷酸腺苷（cAMP）含量增加，使水、电解质分泌增多所致。某些肠道内分泌肿瘤如胃泌素瘤、血管活性肠肽（VIP）瘤所致的腹泻也属分泌性腹泻。

2. 渗出性腹泻（exudative diarrhea）　由于肠黏膜炎症渗出大量黏液、脓血所致。见于肠道各种炎症，如细菌性痢疾、溃疡性结肠炎、肠结核、Crohn 病*、结肠癌并发感染等。

Crohn 病

3. 渗透性腹泻（osmotic diarrhea）　由于肠内容物渗透压升高，阻碍肠内水分及电解质的吸收所致。如口服盐类泻剂或甘露醇所致腹泻。因体内乳糖酶缺乏，乳糖不能水解，导致肠内渗透压升高所致腹泻也属于渗透性腹泻。

4. 吸收不良性腹泻（malabsorption diarrhea）　因胃肠道黏膜吸收面积减少或吸收功能障碍所致。见于胃大部切除术后、短肠综合征、慢性萎缩性胃炎、吸收不良综合征等。胰、胆管阻塞致胆汁和胰酶排泄受阻，影响消化吸收功能也可引起此类腹泻。

5. 动力性腹泻（dynamic diarrhea）　因肠蠕动亢进使肠内食糜停留时间缩短，未被充分吸收所致。如甲状腺功能亢进症、肠易激综合征、急性肠炎等均可引起。

（二）常见病因和临床表现

1. 急性腹泻　起病急，病程短，常伴有腹痛，多为感染或食物中毒所致。急性感染性腹泻常有不洁饮食史，一般于进食 24 小时内发病，多呈糊状或水样便，少数为脓血便。急性腹泻常见病因如下：

（1）肠道疾病：首先病毒、细菌、真菌及寄生虫引起的急性肠道感染为常见原因，如病毒性肠炎、急性细菌性痢疾、空肠弯曲菌肠炎、急性出血坏死性肠炎、白色念珠菌肠炎、急性血吸虫病、急性阿米巴痢疾等；其次，还见于溃疡性结肠炎急性发作、急性缺血性肠病、Crohn 病等；另外也可见于抗生素相关性小肠、结肠炎。

（2）急性中毒：如毒蕈、海豚、鱼胆、发芽马铃薯、有机磷、砷、铅、汞等中毒。

（3）全身性感染：可见于伤寒、副伤寒、败血症、钩端螺旋体病等。

（4）其他疾病：变态反应性肠炎、过敏性紫癜；某些内分泌疾病如甲状腺危象、肾上腺皮质功能减退危象；服用药物（如氟尿嘧啶、利血平、新斯的明等）。

2. 慢性腹泻　起病缓慢，病程长，每天排便次数增多，带有黏液、脓血可见于慢性细菌性痢疾、炎症性肠病、结肠癌或直肠癌等；粪便呈暗红色或果酱样见于阿米巴痢疾；粪便带有黏液而无其他发现者，见于肠易激综合征。

（1）消化系统疾病：①胃部疾病：慢性萎缩性胃炎、胃大部切除术后胃酸缺乏、胃泌素瘤等；②肠道感染性疾病：慢性细菌性痢疾、慢性阿米巴痢疾、肠结核、血吸虫病、钩虫病、绦虫病等；③肠道非感染性疾病：肠易激综合征、溃疡性结肠炎、Crohn 病、尿毒症肠炎、放射性肠炎等；④肠道肿瘤：各种肠道良、恶性肿瘤；⑤肝胆疾病：肝硬化、慢性胆囊炎、胆石症等；⑥胰腺疾病：慢性胰腺炎、胰腺癌等。

（2）全身性疾病：①内分泌及代谢障碍性疾病：胃泌素瘤、甲状腺功能亢进症、肾上腺皮质功能减退、糖尿病等；②其他系统疾病：系统性红斑狼疮、尿毒症、硬皮病等；③药物副作用：洋地黄类药物、甲状腺素、利血平、考来烯胺、某些抗生素及抗肿瘤药物等。

二、诊 断 要 点

（一）问诊

1. 病史及病程　询问腹泻起病的急缓；有无明显的消瘦；是否为同餐后集体发病；发病的季节。

2. 诱因及缓解因素　询问是否有不洁饮食史；有无进食虾、螃蟹、芒果等；是否长期应用抗生素；禁食后腹泻是否会缓解。

3. 伴随症状　①伴发热：常见于感染性疾病、细菌性食物中毒、肠道恶性肿瘤等；②伴里急后重：见于细菌性痢疾、直肠炎、直肠肿瘤等；③伴腹痛：感染性腹泻腹痛明显。小肠疾病时腹痛在脐周；结肠疾病时腹痛在下腹部；④腹泻与便秘交替出现：可见于肠结核、结肠癌等；⑤伴皮疹或皮下出血：见于伤寒、副伤寒、过敏性紫癜、败血症；⑥伴关节肿胀或疼痛：见于肠结核、结缔组织病、炎症性肠病；⑦伴腹部肿块：见于 Crohn 病、胃肠道肿瘤、肠结核、血吸虫性肉芽肿；⑧伴重度失水征：见于分泌性腹泻，如细菌性食物中毒、霍乱、尿毒症等。

（二）体格检查

1. 一般状态　测量体温是否正常，有无明显脱水。

2. 全身皮肤黏膜检查　检查全身皮肤黏膜有无出血点或皮疹，有无关节肿胀或疼痛。

3. 腹部检查　有无腹部压痛、反跳痛及腹痛的部位；有无腹部肿块及肿块的部位、大小、形状、质地、活动度、触痛。

4. 直肠指诊　慢性腹泻伴有大便带血者应做直肠指诊。

（三）实验室及其他检查

1. 粪便检查　应注意大便的性状，送检便常规或细菌培养。

2. 其他检查　对疑似腹部脏器病变时应进行腹部超声检查；疑似有消化道占位性病变时可选择

肠镜、X线钡餐、钡灌肠及组织活检；疑似小肠吸收不良性腹泻时，应选择小肠吸收功能试验；疑似内分泌及代谢障碍性疾病时，应检测相应的血浆激素水平。

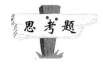

〔参考答案见二维码〕

　　病例分析：患者70岁，男性。因腹泻、消瘦5个月入院。5个月前患者无明显诱因出现腹泻，每日4～5次，伴有里急后重，曾口服药物治疗（药名不详）不缓解，腹泻逐渐加重，间断有便秘，无发热及夜间盗汗。自发病来，体重减轻约10kg。平素身体肥胖，无药物及食物过敏史。查体发现患者有贫血貌，左下腹可触及一包块，约鸡蛋大小，质硬，有触痛，不易推动。

问题和思考：

　　（1）该患者腹泻的可能病因是什么？为什么？

　　（2）为明确诊断，患者还需做哪些检查？

（黄　涛）

参考答案

第十四章 黄　疸

一、概　述

黄疸（jaundice）是指血清总胆红素（total bilirubin，TB）浓度升高导致皮肤、黏膜、巩膜黄染的现象。正常血清总胆红素为 1.7～17.1μmol/L。总胆红素在 17.1～34.2μmol/L 之间，临床无肉眼性黄疸出现，称为隐性黄疸（concealed jaundice）；总胆红素超过 34.2μmol/L，可出现皮肤、黏膜、巩膜黄染，称为显性黄疸（clinical jaundice）。

（一）胆红素的正常代谢

生成胆红素（bilirubin）的主要原料是血红蛋白的血红素，代谢过程包括非结合胆红素（unconjugated bilirubin，UCB）的形成及运输，肝细胞对非结合胆红素的摄取、结合及排泄，胆红素的肠肝循环及排泄。

1. 胆红素的来源与形成　正常血液中红细胞的寿命为 120 天，衰老红细胞经单核吞噬细胞系统吞噬、破坏，释放出来的血红蛋白，分解成珠蛋白与血红素。血红素再转变为胆绿素，胆绿素最后转变为非结合胆红素，这一部分占胆红素来源的 80%～85%。另外的 15%～20% 来源于"旁路胆红素"，如骨髓幼稚红细胞的血红蛋白及来自肝脏中含有亚铁血红素的蛋白质。

2. 胆红素的运输　非结合胆红素与血浆白蛋白结合，经血液循环到达肝脏。非结合胆红素系脂溶性，不溶于水，不能从肾小球滤出，故不出现于尿中。

3. 肝脏对胆红素的摄取、结合、排泄　随血液循环到达肝脏的非结合胆红素可被肝细胞摄取，进入肝细胞后与 Y、Z 两种蛋白结合，并被运送到肝细胞光面内质网的微粒体，在那里经葡萄糖醛酸转移酶的作用，与葡萄糖醛酸结合，形成结合胆红素（conjugated bilirubin，CB）。结合胆红素从肝细胞的毛细胆管排出，随胆汁进入胆道，然后排入肠道。结合胆红素系水溶性，可通过肾小球，增多时可从肾小球滤过，从尿中排出。

4. 胆红素的肠肝循环及排泄　结合胆红素进入肠道后，由肠道细菌脱氢还原为尿胆原。大部分尿胆原从粪便排出，称为粪胆原。在肠道下段，无色的粪胆原氧化为黄褐色的粪胆素，而成为粪便的主要颜色。小部分尿胆原被肠道吸收，经门静脉回到肝脏，其中的大部分再转变为结合胆红素，又随胆汁经胆道排入肠内，即"胆红素的肠肝循环"。另外的小部分尿胆原进入体循环由肾脏排出体外。尿胆原被空气氧化后生成尿胆素，成为尿液的主要色素。

正常情况下，胆红素进入与离开血液循环保持动态平衡，故血中胆红素的浓度保持相对恒定，总胆红素（TB）1.7～17.1μmol/L，其中结合胆红素（CB）0～3.42μmol/L，非结合胆红（UCB）1.7～13.68μmol/L。

（二）病因、发生机制及临床表现

1. 溶血性黄疸

（1）病因：可见于先天性溶血性贫血：如遗传性球形红细胞增多症、珠蛋白生成障碍性贫血、蚕豆病等；也见于后天获得性溶血性贫血：①自身免疫性溶血性贫血；②同种免疫性溶血性贫血，如误输异型血、新生儿溶血；③非免疫性溶血性贫血，如败血症、疟疾、毒蛇咬伤、毒蕈中毒、阵发性睡眠性血红蛋白尿等。

（2）发生机制：红细胞破坏增多，非结合胆红素形成增多，如超出了肝细胞的摄取、结合与排泄能力，最终会出现血中非结合胆红素潴留，超出正常水平。非结合胆红素增多，肝细胞内结合胆红素的形成代偿性增多，排泄到肠道的结合胆红素也相应增多，从而尿胆原的形成增多（图 2-14-1）。

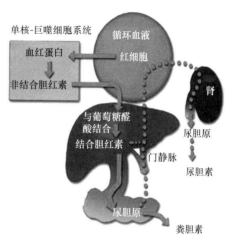

图 2-14-1 溶血性黄疸发生机制模式图

（3）临床表现：一般黄疸较轻，呈浅柠檬色。急性溶血时，起病急骤，出现寒战、高热、头痛、腰痛、呕吐，并有不同程度的贫血及血红蛋白尿（hemoglobinuria），尿呈酱油色或茶色。严重者出现周围循环衰竭及急性肾衰竭。慢性溶血主要表现为常有家族史，有贫血、黄疸、脾肿大三大特征。长期溶血，可并发胆道结石及肝功能损害。

（4）实验室检查：①血清总胆红素增多（通常<85.5μmol/L），以非结合胆红素为主，结合胆红素一般正常。尿胆原增多，尿胆红素阴性。大便颜色变深。②溶血性贫血的改变：如贫血、网织红细胞增多、血红蛋白尿、尿隐血试验阳性、骨髓红细胞系列增生旺盛等。

2. 肝细胞性黄疸

（1）病因：如病毒性肝炎、中毒性肝炎、肝硬化、肝癌、钩端螺旋体病、败血症、伤寒等。

（2）发生机制：肝脏具有很强的代偿能力，轻度损害时可不出现黄疸，当肝细胞广泛损害时，则可发生黄疸。由于肝细胞的损伤致肝细胞对胆红素的摄取、结合及排泄能力下降，因而血中非结合胆红素增加。未受损的肝细胞仍能将非结合胆红素转变为结合胆红素，结合胆红素部分可从损伤的肝细胞反流入血中，部分由于肝内小胆管阻塞而反流入血液循环，故血中结合胆红素也增多。剩下的部分仍经胆道排入肠道。从肠道吸收的尿胆原因为肝脏损害而转变为结合胆红素的部分减少，大部分经损伤的肝脏进入体循环并从尿中排出，故尿中尿胆原常增多；但如肝内胆汁淤积较明显时，进入肠道的胆红素少，形成的尿胆原少，尿中尿胆原也可不增多，甚至减少（图 2-14-2）。

（3）临床表现：黄疸呈浅黄至深黄，甚至橙黄色。有乏力、食欲下降、恶心呕吐甚至出血等肝功能受损的症状及肝脾肿大等体征。

（4）实验室检查：血清结合及非结合胆红素均增多。尿中尿胆原通常增多，尿胆红素阳性。大便颜色通常改变不明显。有转氨酶升高等肝功能受损的表现。

3. 胆汁淤积性黄疸

（1）病因：胆道机械性梗阻及胆汁排泄障碍，均可致胆汁淤积性黄疸。

1）肝外性胆汁淤积：常见于外科疾病，如胆道结石、胆管癌、胰头癌、胆道炎症水肿、胆道蛔虫、胆管狭窄等引起的梗阻。

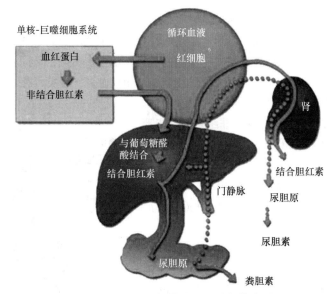

图 2-14-2 肝细胞性黄疸发生机制模式图

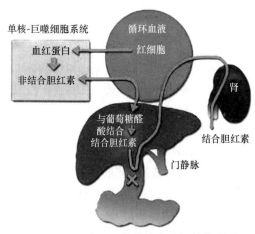

图 2-14-3 胆汁淤积性黄疸发生机制模式图

2）肝内性胆汁淤积：①肝内阻塞性胆汁淤积：如肝内胆管泥沙样结石、华支睾吸虫病、原发性硬化性胆管炎；②肝内胆汁淤积：胆汁排泄障碍所致，而无机械性梗阻，常见于内科疾病，如毛细胆管型病毒性肝炎、药物性胆汁淤积、原发性胆汁性肝硬化、妊娠期特发性黄疸等。

（2）发生机制：胆道梗阻，梗阻以上的胆管压力增高，胆管扩张，最终肝内小胆管及毛细胆管破裂，胆红素随胆汁反流入血液，故血中结合胆红素增多，而非结合胆红素一般不升高。由于胆红素肠肝循环被阻断，故尿胆原减少，甚至消失（图 2-14-3）。

（3）临床表现：黄疸深而色泽暗，甚至呈黄绿色或褐绿色。胆酸盐反流入血，刺激皮肤可引起瘙痒，刺激迷走神经可引起心动过缓，尿色深，粪便颜色变浅或呈白陶土色。

（4）实验室检查：血清结合胆红素明显增多。尿胆原减少或阴性，尿胆红素阳性。反映胆道梗阻的其他实验室指标，如血清碱性磷酸酶、脂蛋白-X 及总胆固醇增高。

三种类型黄疸的实验室检查鉴别要点见表 2-14-1。

表 2-14-1 三种黄疸实验室检查的鉴别

项目	溶血性	肝细胞性	胆汁淤积性
TB	↑	↑	↑
CB	正常	↑	↑↑
UCB	↑↑	↑	正常

续表

项目	溶血性	肝细胞性	胆汁淤积性
CB/TB	<20%	20%～60%	>60%
尿胆红素	-	+	++
尿胆原	↑	轻度↑	↓或消失
ALT、AST	正常	↑↑	↑
ALP	正常	↑	↑↑
GGT	正常	↑	↑↑
PT	正常	延长	延长
对 Vit K 反应	无	差	好
胆固醇	正常	轻度↑或↓	↑↑
血浆蛋白	正常	Alb 下降 Glob 升高	正常

二、诊 断 要 点

（一）问诊

1. 病程 黄疸起病急者，常见于急性病毒性肝炎、急性中毒性肝炎、胆石症、急性溶血。黄疸病程长者，见于慢性溶血、肝硬化、肿瘤等。

2. 诱因 输血后早期出现黄疸，见于误输异型血；晚期出现的，则见于输血引起的病毒性肝炎。还应注意有无食鲜蚕豆及毒蕈史，有无服氯丙嗪、甲睾酮等药物史及接触锑剂、氟烷等毒物。有无溶血家族史、酗酒史、血吸虫病史、肝病史，有无胆道结石史等。注意与过多食用胡萝卜、南瓜、橘子等食物，或服米帕林、呋喃类等药物所致皮肤黄染相区别。

3. 年龄 ①新生儿黄疸*：常见于生理性黄疸、新生儿溶血性黄疸、新生儿败血症及先天性胆道闭锁等；②儿童与青少年时期出现的黄疸，要考虑先天性与遗传性疾病，病毒性肝炎也多见于儿童及青年人；③中年以后，胆道结石、肝硬化、原发性肝癌常见；④老年人应多考虑肿瘤。

新生儿黄疸

4. 黄疸的特点 黄疸进行性加深者，见于胰头癌、胆管癌、肝癌；黄疸波动较大者常见于胆总管结石等。

5. 伴随症状及体征 ①伴寒战、高热：多见于急性胆道梗阻、急性胆道感染、急性溶血、败血症、钩端螺旋体病等；②伴腹痛：右上腹阵发性绞痛，多见于胆道结石及胆道蛔虫病；右上腹持续性疼痛，多见于急性肝炎、肝脓肿、肝癌等；③伴腰痛、血红蛋白尿：见于急性溶血；④伴乏力、恶心呕吐、食欲下降：多见于肝细胞性黄疸；⑤伴皮肤瘙痒、心动过缓：多见于梗阻性黄疸；⑥伴肝大：常见于病毒性肝炎、中毒性肝炎、原发性或继发性肝癌、肝硬化；⑦伴胆囊肿大：提示胆总管梗阻，常见于胰头癌、胆总管癌、胆总管结石；⑧伴贫血貌、脾肿大：常见于慢性溶血性贫血；⑨伴腹水：常见于重型肝炎、肝硬化失代偿、肝癌等。

（二）体格检查

注意巩膜、黏膜和皮肤黄疸的严重程度及分布，以及贫血面容等体征。重点是腹部检查，注意肝脏、脾脏有无肿大、压痛、结节和质地，胆囊有无肿大、压痛及墨菲征；注意有无蜘蛛痣、腹壁静脉曲张、移动性浊音等。

（三）实验室及其他检查

1. 实验室检查　根据胆红素浓度检测，可以确定黄疸的类型。溶血性黄疸应进行溶血性贫血的实验室的检查。肝细胞性黄疸应进一步检查肝功能、肝炎病毒及甲胎蛋白等。胆汁淤积性黄疸应进一步检查碱性磷酸酶、阻塞蛋白 X 等。

2. 器械检查　肝、胆、胰、脾超声检查，有助于确定肝脏大小、形态和占位性病变，内镜逆行胰胆管造影（ERCP）可通过内镜直接观察壶腹区与乳头部有无病变，可区别肝外或肝内胆管阻塞的部位，也可了解胰腺有无病变。经皮肝穿刺胆管造影（PTC）能清楚显示整个胆道系统，区分肝外胆管阻塞与肝内胆汁淤积性黄疸，并对阻塞部位、程度和范围有所了解。

〔参考答案见二维码〕

　　病例分析：患者男性，36 岁，未婚，干部。因食欲减退、乏力 5 天，皮肤发黄 1 天入院。患者 5 天前因受凉而出现食欲减退，全身乏力，伴腹胀，无腹痛、发热等不适。1 天前因发现皮肤发黄，不伴搔痒，小便呈浓茶样，腹泻 3 次，稀水样便而就诊。既往有乙型肝炎病史。入院查体：生命体征平稳，皮肤、巩膜中度黄染，未见蜘蛛痣及肝掌，腹平软，肝脾未触及，移动性浊音阴性，双下肢无水肿。化验室检查：血中总胆红素 93.9μmol/L，直接胆红素 46.5μmol/L 。

问题和思考：

（1）该患者最可能是哪种类型的黄疸？

（2）为明确诊断，你认为还需要作什么化验与检查？可能会有什么结果？

（杨继兵）

参考答案

第十五章 尿频、尿急、尿痛

一、概 述

正常成人白天排尿4～6次，夜间0～2次，尿频（frequent micturition）表现为单位时间内排尿次数明显增多；尿急（urgent micturition）表现为患者有尿意不能控制，迫不及待需要排尿；尿痛（dysuria）则指患者排尿时感觉耻骨上区、会阴部和尿道内有灼热感或疼痛。尿频、尿急和尿痛合称为膀胱刺激征（irritation sign of bladder），常见于下尿路病变或受到刺激，一般为病理性。

（一）常见病因

1. 尿量增多的疾病 常见于尿崩症、糖尿病、急性肾衰竭多尿期、原发性甲状旁腺功能亢进症、原发性醛固酮增多症、精神性多尿。

2. 尿路感染 如尿道炎、膀胱炎、尿路结核等。

3. 尿路梗阻 如尿路狭窄、膀胱及尿路结石、前列腺增生症。

4. 其他 可见于神经源性膀胱（neurogenic bladder）*；附近器官感染：如前列腺炎、精囊炎、附件炎、阑尾炎等；结核或严重炎症后的膀胱挛缩、膀胱占位病变、膀胱受压等，致膀胱容量减少；尿道综合征；尿道口息肉、处女膜伞、尿道旁腺囊肿等，尿道口周围病变等。

神经源性膀胱

（二）临床表现

1. 尿频

（1）生理性尿频：由于饮水过多、气候寒冷或精神紧张时排尿次数增多属于正常现象。其特点是每次尿量不少，没有尿痛、尿急等其他症状。

（2）病理性尿频：有这样几种情况：

1）多尿性尿频：排尿次数多但每次尿量不少，全日总尿量增多。见于尿崩症、糖尿病、精神性多尿和急性肾衰竭多尿期。

2）炎症性尿频：尿频但每次尿量少，多伴有尿急和尿痛，尿液检查可见炎症细胞。见于膀胱炎、尿道炎、前列腺炎和尿道旁腺炎、附件炎等。

3）神经性尿频：尿频且每次尿量少，不伴尿急尿痛，尿液检查无炎症细胞。见于中枢及周围神经病变如癔症、神经源性膀胱。

4）膀胱容量减少性尿频：持续性尿频，每次尿量少，药物治疗难以缓解。见于膀胱占位性病变、妊娠子宫增大或卵巢囊肿等压迫膀胱，膀胱结核引起膀胱纤维性缩窄等。

5）尿道口周围病变：尿频，每次尿量少，见于尿道口息肉、处女膜伞、尿道旁腺囊肿等刺激尿道口引起尿频。

6）药物性尿频：如利培酮、非洛地平等。

2. 尿急

（1）炎症：急性膀胱炎、尿道炎等。

（2）结石和异物：膀胱和尿道结石或异物刺激黏膜产生尿频。

（3）肿瘤：膀胱癌和前列腺癌。

（4）神经源性：精神因素和神经源性膀胱。

（5）高温环境下尿液高度浓缩，酸性高的尿可刺激膀胱或尿道黏膜产生尿急。

3. 尿痛　尿急、尿痛在临床上常同时出现，膀胱三角区和后尿道炎症时尤为明显；慢性前列腺炎多伴有排尿困难，尿流变细和尿流中断；尿道炎多在排尿开始时出现尿痛，后尿道炎、膀胱炎和前列腺炎，常出现终末性尿痛。

二、诊 断 要 点

（一）问诊

1. 排尿情况　排尿次数、排尿量、全日尿量，尿液的性状及颜色，是否伴有尿急、尿痛及排尿困难等。

2. 既往病史　是否有泌尿道感染、尿道结石、盆腔炎、结核、糖尿病、神经系统受损等病史。

3. 伴随症状　①伴发热，见于尿路感染、结核、急性盆腔炎。②尿频伴多尿、多饮，见于糖尿病、尿崩症、精神性多尿、原发性甲状旁腺亢进症、原发性醛固酮增多症。③伴脓尿，见于泌尿道感染及结核。④伴血尿，见于急性膀胱炎、膀胱结石、膀胱肿瘤。⑤尿流变细及进行性排尿困难，如为老年男性，多见于前列腺增生症。⑥排尿困难及尿流突然中断，见于膀胱结石堵住出口或后尿道结石嵌顿。⑦伴尿失禁，见于神经源性膀胱。

（二）体格检查

重点是检查泌尿系统。耻骨上区有压痛，见于急性膀胱炎。肾区明显叩击痛及上尿路的体表处有压痛点，见于急性肾盂肾炎、肾积脓等。尿道口红肿，有分泌物甚至流脓者，见于尿道炎。直肠指检对诊断前列腺炎、前列腺增生，前列腺癌有重要意义。其他如睾丸、附睾、盆腔及附件的检查，对鉴别诊断相关疾病有一定意义。

（三）实验室及其他检查

1. 实验室检查　①血常规检查，提示是否存在细菌感染及了解感染的程度。②尿常规检查，了解是否存在出血及炎症。③尿细菌培养，有助于病原学诊断及指导临床用药。④前列腺液检查、前列腺特异性抗原测定，对前列腺炎、前列腺癌的诊断有重要意义。⑤内分泌功能检查，如尿频伴多尿，应选择血糖、糖化血红蛋白、糖化血清蛋白、胰岛素、醛固酮、抗利尿激素等检查。

2. 其他检查　腹部超声、腹部平片、静脉肾盂造影、膀胱镜检查等，有助于明确是否有占位性病变、结石、尿路梗阻及病变部位等。

（参考答案见二维码）

1. 膀胱刺激征常见于哪些疾病?

2. 病例分析：张某某，女性，26 岁。因反复尿频、尿急、尿痛 1 个月入院。一个月前患者无明显诱因出现尿频、尿急、尿痛，伴下腹中部不适，无发热、腰痛、肉眼血尿，曾就诊于当地医院，诊断为"尿路感染"，服用抗生素"左氧氟沙星"后上述症状好转。之后患者反复出现尿频及排尿不适，无浮肿及少尿。既往身体健康。入院后实验室检查：尿常规：尿蛋白（－），尿隐血（＋＋），尿白细胞 30~40 个/HP，细菌计数 167 个/HP；血常规及大便常规正常。

问题和思考：

（1）为明确诊断还应问哪些病史? 做哪些检查?

（2）患者的初步诊断是什么? 为什么?

（杨继兵）

参考答案

第十六章 关 节 痛

一、概 述

关节痛（arthralgia）是关节病变的主要症状，是患者对关节部位疼痛感觉的描述，根据病因及病程的不同，关节痛可分急性和慢性。急性关节痛起病急，关节疼痛伴局部软组织肿胀、皮肤红、发热和关节运动受限，急性关节痛是急性关节病变的主要症状，也可由关节周围组织急性炎症（如滑囊炎、腱鞘炎、纤维组织炎）所致。慢性关节痛常迁延数月、数年甚至数十年，常引起关节疼痛、肿胀、变形和运动障碍，甚至引起关节强直与功能丧失，是由慢性关节病变引起关节囊增殖肥厚、软骨和骨质破坏、关节间隙变窄及骨质增生所致。

发生机制和病因

引起关节疼痛的病因既可以是关节局部的病变，也可能是全身疾病的局部表现。常见病因有如下几类。

1. 外伤 外在力量碰撞关节或使关节过度伸展扭曲，关节内及其周围组织等结构损伤，造成关节骨折或脱位，血管破裂出血，组织液渗出，关节肿胀而疼痛。另外，慢性机械损伤的持续存在，关节长期负重导致的关节软骨及关节面破坏，急性外伤后关节面破损形成的粗糙瘢痕长期摩擦关节面，或外伤后因治疗处理不当造成的关节畸形愈合导致负重不平衡，均可造成关节慢性损伤并刺激受损部位神经而引起疼痛。

2. 感染 病原微生物直接侵袭关节引起损伤。如外伤后细菌侵入关节，败血症时细菌经血液进入关节，邻近的骨髓炎、软组织炎症时，细菌扩散蔓延至关节内等。常见的包括金黄色葡萄球菌性关节炎、链球菌性关节炎、肺炎链球菌性关节炎等。

关节型过敏性紫癜

3. 变态反应和自身免疫 病原微生物及其产物、某些药物、异种血清等，可与血液中的抗体形成免疫复合物，流经关节沉积在关节腔引起变态反应性关节损伤。外来抗原或理化因素也可使宿主组织成分改变，形成自身抗原刺激机体产生自身抗体，引起自身免疫性关节损伤。如风湿性关节炎、关节型过敏性紫癜*、药物过敏性关节炎、类风湿性关节炎等。

4. 退行性关节疾病 主要指增生性关节炎或肥大性关节炎，又称骨性关节炎或骨关节病，是由于关节软骨退化变薄、软骨下组织硬化、关节边缘骨刺形成、滑膜充血水肿等，导致关节疼痛。分原发和继发两种：原发性骨关节病常无明显局部病因，作为一种老年病，关节的老化可能是其重要因素；继发性骨关节病则多有关节创伤、感染、先天畸形等基础病变作为病因，引起的关节继发性病变。

5. 代谢性骨病 指机体因先天或后天性因素破坏或干扰了正常骨代谢和生化状态，导致骨生化代谢障碍而发生的骨疾患。代谢性骨病的发病机制包括骨吸收、骨生长和矿物质沉积三个方面的异常。而引起的 X 线改变主要是骨质疏松、骨质软化和骨质硬化等。如阳光照射不足、消化不良、维生素 D 缺乏和磷摄入不足等，引起的维生素 D 代谢障碍所致的骨质软化性骨关节病，各种病因所致的骨质疏松性关节病（如老年性骨质疏松、失用性骨质疏松等），脂质代谢障碍所致的高脂血症性关节病，嘌呤代谢障碍所致的痛风性关节炎，以及原发性甲状旁腺机能亢进症引起的骨关节病，均可引起关节疼痛。

6. 骨关节肿瘤 关节疼痛常是骨关节恶性肿瘤首先出现的症状，如骨肉瘤、软骨肉瘤、骨纤维肉瘤、滑膜肉瘤和转移性骨肿瘤、白血病细胞骨浸润等，都可引起关节疼痛。疼痛原因可能与恶性肿瘤的急剧生长、阻塞骨髓腔、动静脉血运障碍等因素有关。部分骨关节良性肿瘤也可引起疼痛，如以进行性加重的疼痛为主要表现的骨样骨瘤。

二、诊 断 要 点

（一）问诊

1. 关节疼痛出现的时间 反复发作的慢性关节疼痛，疼痛不剧烈，而以其他器官受累症状为主，如系统性红斑狼疮、代谢性骨病等，常难以陈述确切的起病时间。外伤性、化脓性关节炎，常可问出起病的具体时间。如风湿性关节炎、结核性关节炎；关节型过敏性紫癜；白血病好发于儿童和青少年；强直性脊柱炎好发于 20~30 岁男性；骨关节炎多发生于 50 岁以上中老年人；痛风性关节炎好发于中老年男性等。

2. 疼痛部位 化脓性关节炎多为大关节和单关节发病，结核性关节炎多见于髋关节；风湿性关节炎常对称性地引起大关节疼痛，且疼痛部位常由一个关节转移至另一关节，具有游走性；类风湿关节炎多见于手足小关节；增生性关节炎常以负重的髋、膝关节痛多见；痛风性关节炎多引起第一跖趾关节红、肿、热、痛。

3. 疼痛出现的缓急程度及性质 急性外伤、化脓性关节炎及痛风起病急剧，疼痛剧烈，呈烧灼切割样疼痛或跳痛；骨折和韧带拉挫伤则呈锐痛；骨关节肿瘤呈钝痛；系统性红斑狼疮、类风湿关节炎、增生性骨关节病等起病缓慢，疼痛程度较轻，呈酸痛胀痛。

4. 关节疼痛的诱因 痛风性关节炎常在饮酒或高嘌呤饮食后诱发；增生性关节炎常在关节过度负重、活动过多以及天气湿冷时疼痛；风湿性关节炎常因气候变冷、潮湿而发病。

5. 疼痛的程度 急性外伤、化脓性关节炎及痛风疼痛剧烈；骨关节恶性肿瘤者，初发病时为间歇性轻痛，继而呈持续性剧痛；良性肿瘤则多表现为间歇性隐痛；系统性红斑狼疮、类风湿关节炎、增生性骨关节病等，疼痛程度较轻。

6. 加重与缓解因素 化脓性关节炎局部冷敷可缓解疼痛；痛风多因饮酒而加重，解热镇痛药效果不佳而秋水仙碱效果显著；关节肌肉劳损休息时疼痛减轻，活动则疼痛加重；增生性关节炎夜间卧床休息时，静脉反流不畅骨内压力增高，疼痛增加，起床活动后静脉反流改善，疼痛缓解，但活动过多疼痛又会加重。

7. 伴随症状及体征 伴高热畏寒、局部红肿灼热，见于化脓性关节炎；伴低热、乏力、盗汗、消瘦、纳差，见于结核性关节炎；全身小关节对称性疼痛，伴有晨僵和关节畸形，见于类风湿关节炎；关节疼痛呈游走性，伴有心肌炎、舞蹈病，见于风湿性多发性关节炎；伴血尿酸升高，局部红肿灼热见于痛风；伴有皮肤红斑、光过敏、低热和多器官损害，见于系统性红斑狼疮；伴有皮肤紫癜、腹痛腹泻，见于关节受累型过敏性紫癜。

8. 职业及居住环境 长期负重、剧烈运动的职业易患关节病，如搬运工、体操、举重运动员等。

工作和居住在潮湿寒冷环境中的人员，关节病的患病率也明显升高。

（二）体格检查

应重点系统地检查各关节：按颈椎、胸椎、腰椎、颌部、肩部、上肢、骨盆及下肢顺序，注意病变是单关节还是多关节，是否对称；关节局部皮肤有无红、热，关节有无肿胀、压痛、波动感，有无关节变形、肌肉萎缩，并测定各关节运动范围；膝关节疼痛者应做浮髌试验，检查膝关节腔是否有积液。

（三）实验室及其他检查

对于关节痛的鉴别甚为重要。

1. 血常规中白细胞升高 多为感染性关节炎或急性风湿性关节炎；白细胞升高、降低或正常，但有幼稚细胞出现，同时伴有血红蛋白下降、血小板减少，考虑急性白血病。

2. 血沉、C 反应蛋白增高 多为炎症性关节炎，如风湿性关节炎、化脓性关节炎、结核性关节炎。另外，血沉还可以反映关节炎症为活动性或非活动性，血沉持续增快说明关节炎症仍有活动性。

3. 类风湿因子测定 对类风湿关节炎的诊断有意义。

4. 血清抗链球菌溶血素"O"（ASO）滴度 增高者应警惕风湿性多关节炎。

5. 抗核抗体谱检测 对结缔组织病的关节炎有鉴别诊断价值。

6. 人类白细胞抗原Ⅰ类分子 B27（HLA-B27） 阳性支持强直性脊柱炎诊断。

7. 血尿酸增高 对痛风性关节炎的诊断有重要意义。

8. 关节腔穿刺液 注意积液的颜色、蛋白含量、红细胞数、白细胞数及分类、涂片有无细菌、细菌培养以及动物接种情况等，对各类型关节炎的诊断有一定意义，特别是对化脓性关节炎的诊断有重要价值。关节穿刺术要严格遵守无菌操作常规，以免引起关节附加感染。

9. X 线检查 能发现关节面、关节腔、关节周围软骨组织和骨质的变化，对慢性关节病的诊断有重要意义，但许多急性关节疾病常无明显 X 线改变。

〔参考答案见二维码〕

1. 关节痛的问诊要点有哪些？

2. 病例分析：患者女性，49 岁。因右膝关节疼痛伴发热 1 周入院。既往 3 月前有慢性腹泻史。体格检查：T 38.5℃，右膝关节肿胀，压痛，右侧浮髌试验阳性。实验室检查：血沉 45 mm/H；血常规：白细胞总数 13.3×10^9/L 、中性粒细胞百分比：85 %。

问题和思考：

（1）该患者关节痛的可能病因是什么？

（2）该如何进一步问诊才能明确诊断？

（杨继兵）

参考答案

第十七章 头 痛

一、概 述

头痛一般是指眉以上至枕区的头颅上半部之疼痛，通常是指颅内、颅外各种性质的疼痛，包括五官、颈椎疾病所产生的牵涉性痛以及头部神经痛。

（一）头痛的病因及分类

1. 颅内性头痛 见于颅内感染者，如脑炎*、脑脓肿、脑膜炎等；脑血管病变，如脑出血、脑梗死、脑栓塞、高血压脑病、蛛网膜下腔出血等；颅内占位性病变，如脑肿瘤、脑囊虫病、颅内转移瘤、脑膜白血病等；颅脑外伤，如脑震荡、脑挫伤、颅内出血等；其他不明原因的偏头痛等。

脑炎

2. 颅外性头痛 见于痛性颅神经病变，如三叉神经痛、舌咽神经痛等；颈、眼、耳、鼻、鼻窦、牙、口等疾病所致的头痛；颅骨肿瘤等。

3. 全身性疾病引起的头痛 见于急性感染性疾病，如流感、伤寒、肺炎等；中毒性疾病，如一氧化碳、有机磷、乙醇等中毒；心血管及其他疾病，如高血压病、贫血、低血糖、尿毒症、月经期及绝经期头痛等。

（二）发病机制

1. 神经刺激 病变刺激支配头部的三叉神经、舌咽神经、迷走神经、颈神经均可引起头痛。

2. 血管病变 各种病因致血管牵拉、移位、挤压，动、静脉扩张都可引起头痛的发生，偏头痛、蛛网膜下腔出血等引起的头痛常与这种血管病变有关，颞浅动脉炎所致的头痛则与血管的炎症和痉挛有关。

3. 脑膜病变 炎性渗出、出血对脑膜神经或血管的刺激，脑水肿对脑膜的牵拉也是引起头痛发生的重要原因。

4. 生化因素 P 物质、肠道活性多肽、前列腺素、组织胺等可刺激神经末梢，引起动脉扩张导致头痛的发生。

5. 精神因素 常有明显的精神症状，但无颅内结构损伤。

二、诊 断 要 点

（一）问诊

详细了解头痛发生的诱因和形式、部位、性质及伴随症状。辨别头痛为功能性或器质性，如为器质性，应立即找出病因。询问病史时应注意以下几个方面：

1. 头痛发作的特点

（1）头痛的起病方式：急性发作的头痛，特别是第一次发生的剧烈头痛，常为器质性，可见于急性感染、急性中毒、中暑、三叉神经痛、急性青光眼、急性脑血管疾病、牙齿疾病所致的头痛等。急性头痛伴有意识障碍与呕吐者，青壮年应注意蛛网膜下腔出血，老年人多注意脑出血。慢性头痛进行性加剧并伴有颅内压增高症状者，常见于颅内占位性病变；不伴颅内高压症的慢性头痛，以肌收缩性头痛与鼻或鼻窦疾病所致的头痛为多见。慢性复发性头痛是偏头痛的特征之一。

（2）头痛的部位：颅内或全身急性感染所致的头痛多为全头痛，呈弥散性，随感染的好转而缓解；伴颈部剧烈疼痛和脑膜刺激征见于流行性脑脊髓膜炎、蛛网膜下腔出血；一侧性头痛见于偏头痛、丛集性头痛与脑神经痛；颅外病变（眼、鼻、耳、牙齿疾病所致的头痛）为浅在性头痛，位于刺激点或受累神经分布的区域内；颅内病变如脑炎、脑膜炎、脑脓肿、脑肿瘤等引起的头痛常较弥散与深在，其部位不一定与病变部位相符合，但疼痛多向病灶侧的外面放射。

（3）头痛的性质：偏头痛多为搏动性痛。痛性颅神经病变所致的头痛多为电击样、烧灼样或刺痛性质。紧张型头痛多为重压感、紧箍感。颅高压所致的头痛多属深在性，呈胀痛、钻痛、转动性痛等。精神障碍所致的头痛性质不一、部位不定或弥漫全头部。

（4）头痛的程度：和病情轻重之间常无平行的关系，与患者对痛觉的敏感性有关。一般以三叉神经痛、偏头痛、脑膜刺激所致的头痛最为剧烈。精神障碍所致的头痛有时也相当剧烈。眼、鼻、牙齿疾病所致的头痛多为中度。脑肿瘤所致的头痛在一个较长时期内可能为轻度或中度。

（5）头痛发生的时间与规律：颅内占位性病变所致头痛常在晨间加剧，与睡眠后颅内压相对增高有关。高血压所致的头痛也常于晨间较剧，其后逐渐减轻。由于睡眠中鼻窦内脓液积蓄，副鼻窦炎可出现有规律的晨间头痛。丛集性头痛往往于夜间发作。眼部疾病所致的头痛在长时间阅读后发生。原发性三叉神经痛持续数秒至 $1\sim2$ 分钟，骤发骤止。偏头痛的特点是头痛呈周期性反复发作，多于上午发生，持续数小时至 $1\sim2$ 日。脑肿瘤所致头痛通常为慢性进行性，早期可有或长或短的缓解期。脑外伤所致的头痛有明显的发病日期。精神障碍所致的头痛以病程长，明显的波动性与易变性为特点。

（6）激发、加重或缓解头痛的因素：如摇头、咳嗽、打喷嚏、用力排便等使颅内压增高的动作，常使脑肿瘤与脑膜炎的头痛加剧。精神障碍所致的因精神紧张、焦虑、失眠等诱发或加重。丛集性头痛因取直立位而减轻。腰椎穿刺后的头痛则因直立位而加重。颈肌急性炎症时的头痛因颈部运动而加重，而与职业有关的颈肌过度紧张所致头痛则在颈部活动后减轻。组胺试验可诱发丛集性头痛，而麦角胺可使偏头痛缓解。

2. 头痛的伴随症状

（1）伴体温升高：与体温升高同时出现者，常为急性感染、中暑等。急性头痛后出现体温升高，可见于脑出血、某些急性中毒、颅脑外伤等。

（2）伴剧烈呕吐：常见于颅内高压症，如脑膜炎、脑炎、脑瘤等，偏头痛在呕吐后头痛明显减轻。

（3）伴剧烈眩晕：可见于小脑肿瘤、小脑脑桥角肿瘤、后循环缺血、脑干先兆偏头痛等。

（4）伴神经精神症状：急性头痛可见于颅内急性感染、蛛网膜下腔出血、一氧化碳中毒等；慢性进行性头痛须注意脑肿瘤。慢性进行性头痛如突然加剧，神志逐渐模糊，提示有发生脑疝的危险。

（5）伴视力障碍：多为眼部疾病（如青光眼）和某些脑肿瘤。短暂的视力减退可见于后循环缺血或偏头痛发作开始之时，偏头痛发作开始时可有闪光、暗点、偏盲等先兆。

（6）伴癫痫发作：可见于脑血管畸形、脑寄生虫囊肿、脑肿瘤等。

（7）伴神经官能症症状：可见于精神障碍所致的头痛。

（二）体格检查

1. 测量体温、脉搏、呼吸、血压及观察面容　如体温升高见于急性感染、中暑、某些急性中毒、脑出血后等，体温降低则见于垂体前叶功能减退症、急性乙醇中毒后等。呼吸急促常为心功能不全或急性高热的表现。血压升高见于高血压病、急性或慢性肾炎、真性红细胞增多症等。面色苍白见于重症贫血、慢性肾炎等；颜面充血见于真性红细胞增多症、脑出血、中暑、急性乙醇中毒、急性颠茄类中毒等。急性一氧化碳中毒者口唇呈樱桃红色。

2. 注意有无偏瘫、脑膜刺激征　伴偏瘫者为脑血管病；脑膜炎、脑膜脑炎与蛛网膜下腔出血均伴有脑膜刺激征。

3. 神经系统检查与五官科检查　对原因未明的头痛患者，必要时作全面的神经系统与口腔、眼（包括眼底）、耳鼻喉等检查。

（三）实验室及其他检查

1. 血液检查　明确贫血、真性红细胞增多症与白血病的诊断。周围血中可检查疟原虫、狼疮细胞。低血糖时血糖可低于正常水平。尿毒症患者血肌酐、尿素氮明显增高。

2. 尿液检查　肾炎、急进型高血压病等可有蛋白尿。

3. 脑脊液检查　有助于脑膜炎、蛛网膜下腔出血的诊断。

4. 血气分析　肺性脑病时有明显的呼吸性酸中毒表现。

5. 免疫学检查　脑寄生虫病时可作抗原皮内试验。

6. 脑电图检查　有助于癫痫、颅内占位性病变的诊断。

7. 影像学检查　包括 X 线摄片、脑血管造影、脑室造影、脑 CT、放射性核素脑扫描、超声检查等。对脑血肿、脓肿、肿瘤、颅骨骨折、颅骨疾病、颈椎病、鼻窦炎等可取得有价值的诊断依据。

8. 病理组织检查　有助于鼻咽癌、颞动脉炎等疾病的诊断。

〔参考答案见二维码〕

　　1. 头痛的问诊要点有哪些？

　　2. 病例分析：患者女性，30 岁，职员。发作性头痛伴恶心、呕吐 7 年，加重 2 天入院。患者于 7 年前因生气后出现双颞侧重度头痛，右侧为主，为搏动性，伴恶心、呕吐，光线刺激引起头痛加剧，无视觉先兆表现，未进行诊治，持续 5 小时自行缓解。之后常出现上述症状，疼痛的部位、性质、持续时间、加重、缓解等都类似，可自行缓解或在服用止痛药物 1~2 小时后缓解，有时也会出现左侧头痛或全头痛，性质与右侧相同，自行或服用止痛药物后可缓解。发作不频繁，每月 1~2 次，当患者失眠、劳累、着凉、生气和情绪激动时可以出现头痛。2 天前患者因情绪激动而再次出现全头痛，双颞侧为主，重度搏动性，剧烈地恶心、呕吐，持续不缓解而到医院就诊。既往体健。无高血压、糖尿病、吸烟史。无药物滥用史。患者的姊妹 3 人均有类似的头痛。体格检查：无神经系统阳性体征。

问题和思考：

　　（1）该患者头痛的可能病因是什么？

　　（2）诊断依据是什么？

（张晋岳）

参考答案

第十八章 眩 晕

一、概 述

眩晕（vertigo）是人体对位向（空间定向感觉）的主观体会错误，是一种并不存在的自身或外界物体的运动性或位置性幻觉或错觉，患者主观感觉自身或外界物体呈旋转、摆动、直线、倾斜或升降等运动。一般无意识障碍。眩晕常伴有眼球震颤、平衡失调及恶心、呕吐、出汗、面色苍白、脉搏徐缓、血压下降等自主神经功能失调的表现。

（一）发生机制

前庭系统包括迷路、前庭神经、前庭神经核及其中枢性传导通路，平衡感受器在椭圆囊、球囊和半规管的壶腹内。正常平衡功能的保持，有赖于完整的视觉感受系统、本体感受系统、前庭感觉系统，以及它们在中枢神经系统内不断被整合的功能。前庭系统传导的各种冲动进入脑干，在脑干网状结构内经过整合，再传递给运动系统，完成平衡反射。任何一处的病变或功能障碍都将引起平衡紊乱或影响前庭疾病的恢复，产生眩晕和平衡障碍。由于来自迷路的冲动反应是旋转或直线运动的改变，因此，前庭病变引起的眩晕为旋转样感觉或线样运动感觉，并伴有眼球震颤。

（二）常见病因和临床表现

由前庭系统病变引起，可伴眼球震颤、平衡障碍及听力障碍。根据病变的部位可分为前庭周围性眩晕和前庭中枢性眩晕。

1. 前庭周围性眩晕（vestibular peripheral vertigo） 是指内耳前庭感受器和内听道内前庭神经颅外段病变所引起的眩晕。周围性眩晕持续时间较短，症状较重，常伴有耳鸣、耳聋等耳部症状，自主神经症状明显，前庭功能试验反应减弱或消失。多数周围性眩晕为良性病程且容易治疗。常见病因有梅尼埃病、良性发作性位置性眩晕、药物源性眩晕、前庭神经元炎、迷路炎。

2. 前庭中枢性眩晕（vestibular central vertigo） 是前庭神经颅内段、前庭神经核、核上纤维、内侧纵束、大脑皮质及小脑的前庭代表区病变所引起的眩晕，大部分中枢性眩晕的病灶位于后颅窝。中枢性眩晕持续时间长，眩晕感较轻，闭目症状减轻，无耳部症状，自主神经症状不明显，前庭功能试验正常，多有神经系统损坏，小脑、脑干是常见的受累部位，预后相对较差。因此中枢性眩晕应高度警惕，尤其是对老年患者、房颤、高血压、既往有脑血管病的患者，有时眩晕可能是中枢病变的唯一症状。常见的病因包括后循环缺血、肿瘤、小脑或脑干感染、外伤性眩晕、多发性硬化。

前庭周围性眩晕和前庭中枢性眩晕的鉴别要点见表 2-18-1。

表 2-18-1　前庭周围性眩晕和前庭中枢性眩晕的鉴别要点

临床特点	前庭周围性眩晕	前庭中枢性眩晕
起病形式	突然起病	逐渐起病
持续时间	持续数分至数小时	持续数天至数月
眩晕程度	剧烈	较轻
与体位的关系	改变体位时加重	与体位无关
眼球震颤	水平、旋转	水平、旋转、垂直
平衡障碍	左右摇晃	向一侧倾斜
自主神经症状	明显	不明显
耳鸣、听力减退	有	无
局灶神经症状	无	多有
前庭功能试验	减弱或无反应	正常反应

二、诊　断　要　点

（一）问诊

1. 发作特点和持续时间

（1）急性起病、发作过程极短暂（常不超过 1 分钟），反复发作性、持续数周至数月的眩晕，应考虑良性发作性位置性眩晕。

（2）急性起病、发作短暂（多为 20 分钟至数小时），反复发作性、持续数日至数周的眩晕，应考虑梅尼埃病。

（3）急性、单次发作性眩晕，多为后循环缺血所致的眩晕。

（4）急性发生、慢性进展的眩晕，多为头颈部外伤性眩晕。

（5）慢性进展性眩晕，应考虑颅内占位性病变可能。

2. 诱因及有关病史

（1）注意询问眩晕是否与转颈、仰头、起卧、翻身有固定的关系。

（2）询问有无头颈部外伤、耳部疾病、眼部疾病、心血管病、血液病的病史以及使用可引起内耳损伤的药物史，将有助于眩晕的病因诊断。

3. 伴随症状

（1）眩晕伴有耳鸣、听力减退者，考虑梅尼埃病、内耳药物中毒、桥小脑角肿瘤等。

（2）眩晕不伴有耳鸣、听力减退者，考虑良性发作性位置性眩晕、前庭神经元炎、脑干或颅后窝肿瘤等。

（3）眩晕伴有恶心、呕吐等迷走神经激惹症状者，多考虑周围性眩晕。

（4）眩晕伴有站立不稳、左右摇摆者，多考虑周围性眩晕。

（5）眩晕伴有站立不稳、向一侧运动者，多考虑中枢性眩晕。

（6）眩晕伴有脑神经和（或）肢体神经定位体征者，考虑为后颅窝或颅底病变。

（二）体格检查

1. 注意检查体温、脉搏、呼吸、血压等生命体征。

2. 耳部、眼部（注意观察眼球震颤）、颈部有无异常，心血管及血液系统有无异常。

眼震电图

冷热水试验

旋转试验

甩头试验

Dix-Hallpike
试验

　　3. 重点检查神经系统，尤其应重视前庭功能检查及相关体征（详见神经系统检查章节之前庭蜗神经检查）。

（三）实验室及其他检查

　　1. 血常规、血生化、血培养检查，以及脑脊液常规、生化、细胞学、压力及细菌培养检查等，将有助于颅内感染的病因诊断。

　　2. 脑干诱发电位　又称为听觉诱发电位，可客观判断听觉功能有无障碍。脑干病变所致的听觉诱发电位异常与病变的部位、性质及严重程度有关，对眩晕病变的定位诊断、定性诊断具有一定价值。

　　3. 眼震电图*　用于鉴别前庭周围性眩晕和前庭中枢性眩晕，有助于眩晕的定位诊断。

　　4. 影像学检查　头颈部 X 线摄片、CT、MRI、DSA 等影像学检查，均可能为眩晕的定位诊断和定性诊断提供依据。其中 MRI 是中枢性眩晕的首选检查，可了解基底动脉、椎动脉的供血情况，DSA 的分辨率高于 MRI，必要时可进行选择性血管造影协助诊断。MRI 也有助于细致检查迷路的病变。

　　5. 前庭功能试验　临床常用的前庭功能试验有冷热水试验*和旋转试验*。冷热水试验可判断迷路和前庭神经有无病变；旋转试验可观察水平半规管和垂直半规管的功能以及双侧前庭不对称的程度。

　　6. 甩头试验*　主要用于评估受试者两侧前庭眼反射是否对称，进一步判断是否有单侧前庭功能下降。

　　7. Dix-Hallpike 试验*　用作相应的诱发性诊断试验，对位置性眩晕有诊断价值。

〔参考答案见二维码〕

　　1. 分析前庭中枢性眩晕和前庭周围性眩晕如何鉴别？

　　2. 病例分析：患者男性，47 岁。因右耳听力下降 3 天，伴头晕、恶心、呕吐平衡障碍 2 天入院。患者于 3 天前午睡醒来感觉右侧耳鸣，耳闷感，同时感觉听力较左耳下降。次日凌晨出现眩晕、旋转感、伴恶心、呕吐，不能站立，行走须家人扶持。当晚在卧床翻身时出现眩晕加重，无翻身动作时眩晕减轻。发病前有劳累、熬夜、紧张等。既往体健。神经系统检查可见：暗室内出现左向的水平扭转性眼震，Romberg 征站立睁眼可，闭目出现倾倒。影像学检查：MRI 正常。

　　问题和思考：

　　（1）该患者眩晕的可能病因是什么？

　　（2）为明确诊断，还需要如何进一步检查？

（张晋岳）

参考答案

第十九章 晕 厥

一、概 述

晕厥（syncope）是指一过性全脑血液低灌注导致的短暂意识丧失，特点为发生迅速、一过性、自限性并能够完全恢复。晕厥是最常见的"非癫痫样"意识状态改变的原因。

典型晕厥发作前可出现面色苍白、恶心、呕吐、出汗、头晕、耳鸣等自主神经症状，持续数秒至十秒，继而感觉眼前发黑，意识丧失及肌张力消失、患者倒地或不能维持正常姿势，平卧后意识迅速（数秒至数分钟）恢复，全身软弱无力，恢复后不留任何后遗症。

（一）发生机制

尚未完全明了，可能是大脑神经元异常放电所致。这种病理性放电主要因神经元膜电位不稳定而引起，并与遗传、免疫、内分泌、微量元素、精神因素等多因素，可由代谢、免疫、营养、颅内肿物或瘢痕等激发。

（二）常见病因和临床表现

1. 神经反射性晕厥（neural mediated syncope） 主要是通过血管迷走反射，导致心脏抑制和全身血管扩张、心输出量降低、血压下降，引起脑灌注不足所致的晕厥发作。常见的有：

（1）血管迷走神经性晕厥（vasovagal syncope）：多见于年轻体弱女性，情绪紧张、饥饿、妊娠、恐惧、疲劳、疼痛、失血、医疗器械检查可诱发，发作之前，患者出现头晕、乏力、出汗、苍白、注意力不集中、上腹部不适、恶心等症状，起初心跳加速，血压尚可维持，以后血压迅速下降，脉搏减至 40～50 次/分，继而出现晕倒。一旦晕厥发生而卧倒，神志也可恢复，但乏力、苍白、出汗、恶心等症状可持续数分钟。倾斜试验*（＋）。

倾斜试验

（2）颈动脉窦性晕厥（carotid sinus syncope）：多见于 40 岁以上的人，表现为眩晕、晕倒，可有心率减慢、血压下降，多无恶心、面色苍白等前驱症状。颈动脉窦按摩*可诱发。是由于急剧转颈、低头、衣领过紧等情形下，颈动脉窦突然受压引起交感神经抑制、副交感神经兴奋而致晕厥。

颈动脉窦
按摩

（3）情境性晕厥（situation syncope）：是与某些特殊情境（如排尿、吞咽、排便、咳嗽、打喷嚏）相关联的神经调节性晕厥。常见的有：

1）排尿性晕厥：多见于男性夜间起床排尿时或排尿结束时。是由于迷走神经兴奋性增高，膀胱收缩可产生强烈的迷走神经反射，使心率变慢，加之排尿时的屏气动作，腹腔内压力增高，颅内压增高，使脑血流量减少而产生晕厥。

2）吞咽性晕厥：食管、咽喉、纵隔等疾病患者，以及高度房室传导阻滞、窦性心动过缓、病态窦房结综合征等患者，因咽喉、食管的机械性刺激兴奋心血管迷走神经，导致心动过缓、血管扩张而产生晕厥。发作与体位无关。阿托品可终止发作。

3）咳嗽性晕厥：多见于慢性支气管炎、肺气肿的老年患者，或百日咳、支气管哮喘的幼年患者，是紧接于剧烈咳嗽后发生的晕厥。是由于咳嗽时胸腔内压力升高，阻碍静脉回流，回心血量减少，心输出量下降，使脑供血不足所致。

2. 直立性低血压性晕厥（orthostatic hypotension syncope） 又称为体位性低血压晕厥，是指从卧位或久蹲位突然转为直立位时发生的一种晕厥。发生机制是由于直立体位引起的血液重新分布，积留于下半身，心脏排出血量减少，出现晕厥，此时，交感神经兴奋，外周血管收缩，心率加快，但迷走神经并未激活。

3. 心源性晕厥（cardiac syncope） 由于急性心搏出量骤减，随即脑灌注急降而出现的晕厥，可发生于卧位、体力活动时或活动后。发生迅速，无任何预兆，与直立体位无关。

（1）心律失常性晕厥：心律失常是心源性晕厥最常见原因。心律失常引起血流动力学障碍，导致心输出量和脑血流明显下降。见于病态窦房结综合征、获得性房室传导阻滞的严重类型（莫氏Ⅱ型、高度以及完全房室传导阻滞）、阵发性室性或室上性心动过速、Adams-Stokes 综合征、遗传性心律失常（如长 QT 综合征、Brugada 综合征、儿茶酚胺依赖性室速、致心律失常性右室心肌病等），以及植入抗心律失常器械（如起搏器）功能障碍，药物中毒（奎尼丁、洋地黄等）诱发的心律失常等。

（2）器质性心脏病或心肺疾患所致的晕厥：当血液循环的需求超过心脏代偿能力，心输出量不能相应增加时，器质性心血管疾病患者就会出现晕厥。如梗阻性心脏瓣膜病、左心房黏液瘤、主动脉瓣狭窄、梗阻性肥厚型心肌病、心包填塞、急性心肌梗死、原发性肺动脉高压、肺栓塞等。

4. 脑血管性晕厥 供应脑部血液的血管发生一过性闭塞，使脑灌注压急降而引起的晕厥。

（1）脑血管窃血综合征：发生于上肢血管闭塞，脑血管系统血流产生分流，分流同时供应脑和上肢。当上肢循环需求量增加如单侧上肢运动时引起脑干灌注不足导致意识丧失。椎基底动脉窃血的症状包括眩晕、复视、视物模糊、基底神经功能障碍、晕厥和猝倒症。

（2）短暂脑缺血发作：椎基底动脉系统缺血和严重双侧颈动脉缺血时可引起晕厥，多伴有神经系统定位体征或症状如瘫痪、眼球运动障碍，一般以眩晕为主。

5. 心理性假性晕厥 焦虑、癔症、惊恐和极度沮丧可引起类似晕厥的症状。如精神紧张或癔症发作时出现的过度换气综合征，产生的低碳酸血症可降低脑灌注，引起晕厥。心理性假性晕厥的患者一般较年轻，心脏病发病率低，但晕厥发作频繁。

二、诊 断 要 点

（一）问诊

1. 年龄、性别 晕厥的原因和年龄密切相关。

（1）儿童和青年人发生晕厥，多为神经介导性晕厥和心理性晕厥，以及心律失常如长 QT 综合征或预激综合征。

（2）神经反射性晕厥也是中年人发生晕厥的主要病因。

（3）老年人和中年人发生情境性晕厥及直立性低血压性晕厥多于年轻人。

（4）老年人发生因主动脉瓣狭窄、肺栓塞或器质性心脏病基础上的心律失常导致的晕厥较多。

（5）晕厥原因与性别也有很大关系：血管迷走神经性晕厥以女性多见，而排尿性晕厥患者则几乎全为男性。

2. 发作的诱因

（1）血管迷走神经性晕厥多在情感刺激、疼痛、失血、医疗器械检查等情况下诱发。

（2）心源性晕厥（尤其左心室流出道梗阻性心脏病如主动脉瓣狭窄、梗阻性肥厚型心肌病等）突出特点为劳累性晕厥，多为用力后诱发。

（3）急剧转颈、低头、衣领过紧诱发的晕厥，多考虑颈动脉窦性晕厥。

（4）紧接于咳嗽后发生的晕厥须考虑咳嗽性晕厥。

3. 发作与体位关系

（1）体位性低血压晕厥发生于从卧位或久蹲位突然转为直立位时。

（2）血管迷走神经性晕厥、颈动脉窦性晕厥，大多在站立或坐位发生。

（3）心源性晕厥的发作多与体位无关，可发生在卧位。

4. 既往史及用药史 注意询问病史，有些患者仅仅根据病史就能诊断出晕厥的原因并制定出检查方案。应了解有无心脏病、神经系统病、内分泌及代谢性疾病的病史等，有无服用神经节阻滞剂类、镇静类、扩血管类药物、洋地黄类等药物史。

5. 伴随症状及体征

（1）血管迷走神经性晕厥多伴有面色苍白、血压下降、脉搏缓弱。

（2）心源性晕厥可伴面色苍白、呼吸困难、发绀。

（3）脑血管性晕厥可伴有黑矇、复视、面部或肢体麻木、无力等神经系统局灶体征。

（二）体格检查

注意检查血压、脉搏、呼吸、体温等生命体征；注意检查面色有无异常。重点检查心血管系统及神经系统（尤其是自主神经功能检查），心血管和神经系统体征将更助于晕厥病因的诊断。晕厥频繁反复发作伴有躯体其他部位不适的患者，通过初步评估发现患者有紧张、焦虑和其他精神疾病，应该进行精神疾病评估。

（三）实验室及其他检查

1. 血常规、血生化、血气分析检查 有助于发现循环血容量丢失或代谢原因引起的晕厥。

2. 心电图及超声心动图检查 对于晕厥患者心电图检查是非常必要的，典型的心电图异常表现能高度提示心律失常性晕厥，也是预测心源性晕厥和死亡危险性的独立因素。对于胸痛、心悸、劳力中、劳力后发生晕厥的患者提示有心肌缺血，应首先进行运动试验、超声心动图和心电监测，明确晕厥原因；如果仍未做出诊断，可以进行有创的心电生理检查以进一步明确心律失常的性质。

3. 影像学检查 颈椎 X 线照片、CT 或 MRI 及 DSA 检查等有助于诊断脑血管性晕厥。

4. 诊断试验 反复晕厥的年轻患者若不考虑心脏病或神经系统疾病，应首先做倾斜试验；老年患者或转头时诱发晕厥的患者应首先进行颈动脉窦按摩。

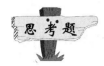

〔**参考答案见二维码**〕

1. 晕厥的病因有哪些?

2. 病例分析:患者男性,76 岁。因突发意识丧失 2 小时入院。患者于 2 小时前无明显诱因突然出现意识丧失,跌倒在地,无唇舌咬伤、肢体抽搐、大小便失禁,未摔伤,持续约数分钟后意识恢复,无肢体麻木、视物成双、头晕头痛及恶心呕吐。既往患"心律不齐"10 余年,未系统诊治。患"糖尿病"3 年,口服"阿卡波糖片"治疗。吸烟 30 余年,平均 10 支/日,已戒烟 13 年。

体格检查:血压 170/100mmHg,心率 140 次/分,神志清楚,言语流利,双瞳孔等大等圆,直径 3mm,对光反应灵敏,左右视力尚可,无眼震。双侧鼻唇沟对称,咀嚼有力,伸舌居中。四肢肌力 V 级,四肢肌张力无异常,腱反射对称,无共济失调。无深浅感觉障碍。未引出病理征。

问题和思考:

(1)该患者晕厥的可能病因是什么?

(2)为明确诊断,还需要如何进一步检查?

(张晋岳)

参考答案

第二十章　抽搐与惊厥

一、概　述

抽搐（convulsion）指一块肌肉或一组肌肉快速的、重复性的、阵挛性或强直性无意识地收缩。抽搐大多是全身性的，当抽搐表现为肌群的强直性或阵挛性或二者兼有的收缩时，称惊厥。抽搐或惊厥发作时大多伴意识障碍，少数可不伴意识障碍。

抽搐具有下列特点：常为一组肌肉或多组肌肉同时产生收缩，有时在面部或肢体对称部位出现。振幅较大且不局限，多由一处向他处蔓延。频率不等，无节律性。伴有躯体不适感及其他异常感觉，睡眠时消失。客观检查无明显异常所见。

（一）发生机制

抽搐的发生机制尚不完全清楚，可能与下述机制有关：

1. 异常放电　颅脑或全身疾病引起的大脑皮质运动神经元的过度同步化放电，导致肌群收缩，典型的如癫痫大发作。

2. 其他　如低血钙惊厥是由于低血钙导致神经肌肉兴奋性增高所致；破伤风是由破伤风杆菌痉挛毒素所致；癔症性抽搐往往有明显的精神刺激因素。

（二）常见病因

一般可分为颅脑疾病、全身性疾病及癔症性抽搐。

1. 颅脑疾病

（1）感染性：如各种脑炎、脑膜炎、脑脓肿、脑寄生虫病等。

（2）非感染性：

1）外伤：产伤、脑挫伤、脑血肿等。

2）肿瘤：原发性肿瘤（如脑膜瘤、神经胶质瘤等）及转移性脑肿瘤。

3）血管性疾病：脑血管畸形、高血压脑病、脑出血、脑梗死等。

4）癫痫。

5）其他疾病：如脑发育不全、小头畸形、脑积水、结节性硬化、多发性硬化、核黄疸*等。

核黄疸

2. 全身性疾病

（1）感染性：全身的严重感染性疾病都可引起抽搐，如小儿高热惊厥、中毒性肺炎、中毒性菌痢、败血症、狂犬病、破伤风等。

（2）非感染性：常见于：

1）缺氧：如窒息、溺水、休克、肺心病等。

2）中毒：外源性中毒如药物（洛贝林、尼可刹米、阿托品、氨茶碱等）、化学物（苯、铅、砷、汞、乙醇、有机磷、有机氯）；内源性中毒如尿毒症、肝性脑病等。

3）代谢性疾病：如低血糖、低血钙等。

4）心血管疾病：如阿-斯综合征（Adams-Stokes syndrome）。

5）物理损伤：如中暑、触电等。

6）其他疾病：妊娠高血压综合征、系统性红斑狼疮、脑血管炎、突然撤停安眠药或抗癫痫药等。

3. 癔症性抽搐 在情绪激动或受暗示下，作用于具有癔症人格的个体。癔症人格即表现为情感丰富，有表演色彩、自我中心、富于幻想、暗示性高。

（三）临床表现

1. 全身性抽搐 大多为全身性，至少为双侧性。典型的临床表现如癫痫大发作，表现为突然出现尖叫、倒地，意识丧失。全身骨骼肌强直、呼吸暂停、发绀、眼球上窜、瞳孔散大、对光反射消失。继而发生全身性阵挛性抽搐，常伴大小便失禁。一般数分钟后发作停止，也有反复发作或呈持续状态者。

2. 癔症性抽搐 在情绪激动或受暗示下，往往在白天、有人的场合发作，突然发作，徐徐地倒下，四肢不规则地抽动或僵直呈角弓反张，或双手抓头发、捶胸或辗转翻滚，常伴有呻吟、哭泣、自语、吼叫等精神症状，意识范围缩小呈朦胧状态，瞳孔对光反射正常，无遗尿及外伤，发作数十分钟或时断时续数小时，全身肌肉才松弛下来，进入昏睡或逐渐清醒，可有概括性的回忆。

3. 局限性抽搐 一般见于局限性癫痫。表现为单侧肢体某一部分如手指、足趾、某一肢体或一侧口角和眼睑的局限性抽搐，常无意识障碍。抽搐发作可扩散到整个半身甚至全身。也可见于三叉神经痛引起的"痛性抽搐"。

二、诊 断 要 点

（一）问诊

1. 发病年龄 有无家族史及反复发作史。

2. 发作情况 有无诱因及先兆、意识丧失及大小便失禁，发作时肢体抽动次序及分布。

3. 既往史 包括出生史、发育史、颅脑疾病史、长期服药史，有无心、肺、肝、肾及内分泌疾病史。

4. 伴随症状或体征

（1）伴高热，见于颅内与全身的感染性疾病、小儿高热惊厥等。注意抽搐本身也可引起高热。

（2）伴高血压，见于高血压脑病、高血压脑出血、妊娠高血压综合征、颅内高压等。

（3）伴脑膜刺激征，见于各种脑膜炎及蛛网膜下腔出血等。

（4）伴瞳孔散大、意识丧失、大小便失禁，见于癫痫大发作。

（5）不伴意识丧失，见于低钙抽搐、癔症性抽搐、破伤风、狂犬病。

（6）伴肢体偏瘫，见于脑血管疾病及颅内占位性病变。

（二）体格检查

抽搐病因很多，几乎各系统的疾病均可引起抽搐，因此详细的体格检查十分必要。除必须检查体温、脉搏、呼吸、血压等生命体征外，应重点检查神经系统与心脏血管系统。神经系统应注意意识状态、瞳孔情况、眼底改变，有无神经系统定位体征、脑膜刺激征及病理反射。心脏血管检查应注意有无严重的心律失常及心肌功能受损等。

（三）实验室及其他检查

1. 实验室检查　包括血、尿、大便常规检查、脑脊液检查、肝、肾功能检查、血生化及内分泌功能检查。

2. 器械检查　包括心电图、24 小时动态心电图、超声心动图、脑电图检查、头颅的 X 线平片、CT 或 MRI 等检查。

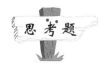

（参考答案见二维码）

　　1. 抽搐的病因是什么？

　　2. 病例分析：患者男性，52 岁。因四肢抽搐 3 小时入院。患者于 3 小时前无明显诱因出现四肢抽搐，呈持续性，伴恶心呕吐 1 次，呕吐为胃内容物，无咖啡样物质，非喷射性。发作时患者意识清醒，无口吐白沫、头痛喘憋、咳嗽咳痰、胸痛及腹痛腹泻。既往体健。体格检查：神志清楚，稍烦躁，查体欠合作。双肺呼吸粗，心率 117 次/分，腹胀，余未见异常。

问题和思考：

　　（1）该患者抽搐的可能病因是什么？

　　（2）还需要哪些检查才能明确诊断？

（张晋岳）

参考答案

第二十一章 意识障碍

一、概述

意识（consciousness）是指机体对自身状态和客观环境的识别和觉察能力，可通过言语及行动来表达，是人脑反映客观现实的最高形式。意识清醒状态的维持，需要正常的大脑皮质及脑干网状结构不断地将各种身体内外感觉冲动经丘脑广泛地投射到大脑皮质，即上行性网状激活系统。

意识障碍（disturbance of consciousness）是指弥漫性大脑皮质或脑干网状结构发生损害或功能抑制时，机体对自身状态和客观环境的识别和觉察能力出现障碍。意识障碍可分为觉醒度下降和意识内容变化。

（一）发生机制

意识包含两方面的内容，即觉醒状态和意识内容。觉醒状态是指与睡眠呈周期性交替的清醒状态，能对自身状态和客观环境产生基本的反应，属皮层下中枢的功能；意识内容包括定向力、感知力、注意力、记忆力、思维、情感和行为等人类的高级神经活动，是对自身状态和客观环境做出理性的判断并产生复杂的反应，属大脑皮层的功能。意识的维持涉及大脑皮层及皮层下脑区的结构和功能完整。

意识清醒有赖于大脑皮质神经元的完整性及其认知功能与脑干上部上行性网状激活系统觉醒机制完善地整合。机体通过各种感官和感受器接受外界刺激并产生神经冲动，通过脑干上行网状激活系统传至大脑皮层，途经脑干时发出侧支至脑干网状结构，激活上行网状激活系统，后者的兴奋冲动上传至丘脑非特异性核团，再由此弥散地投射至整个大脑皮层，对皮质诱发电位产生易化作用，使皮质处于清醒状态；意识内容则与大脑皮质功能有关。

脑干上行网状激活系统和（或）大脑皮质的广泛损害，则可导致不同程度觉醒水平的障碍。意识内容变化主要由于大脑皮质病变造成。

（二）常见病因

1. 全身性疾病

（1）急性感染性疾病：脓毒症、重症肺炎、中毒性菌痢、伤寒、钩端螺旋体病等严重感染引起的中毒性脑病。

（2）内分泌疾病：甲状腺危象、黏液性水肿性昏迷、糖尿病酮症酸中毒、高渗性昏迷、乳酸性酸中毒、低血糖性昏迷、垂体性昏迷等。

（3）水、电解质平衡紊乱：低钠血症、高钠血症、低氯性碱中毒、高氯性酸中毒等。

（4）代谢性脑病：尿毒症性昏迷、肝性脑病、肺性脑病等。

（5）中毒：急性毒物中毒（酒精、一氧化碳、二氧化硫、苯等）、急性农药中毒（有机磷、有机氯、有机汞等）、急性药物中毒（麻醉药、抗癫痫药、抗抑郁药、抗焦虑药等）、植物类毒素中毒（木薯、苦杏仁等）以及动物类毒素中毒（毒蛇咬伤后蛇毒引起的等）。

（6）物理性及缺氧性损害：物理性损害（热射病、日射病、体温过低、触电、淹溺等）、缺氧性脑损害（低氧血症、高原反应等）。

（7）心脏病：心源性休克、房室传导阻滞。

2. 颅内疾病

（1）颅内感染性疾病：各种脑炎、脑膜炎、脑寄生虫病*（真菌、细菌、弓形虫、囊虫）等。

（2）脑血管疾病：脑桥出血、小脑出血、蛛网膜下腔出血、大面积脑梗死*、脑干梗死、小脑梗死、高血压脑病及颅内静脉窦血栓形成等。

脑寄生虫病

（3）颅脑占位性疾病：脑肿瘤等。

（4）闭合性颅脑损伤：脑震荡、脑或脑干挫裂伤、颅内血肿、硬膜下或硬膜外血肿等。

（5）癫痫发作：惊厥性或非惊厥性癫痫、全面性强直-阵挛发作、癫痫持续状态。

脑梗死

（三）临床表现

1. 以觉醒度改变为主的意识障碍

（1）嗜睡（somnolence）：为意识障碍的早期表现，是一种病理性持续睡眠状态。患者表现为睡眠时间过度延长，可被唤醒，醒后勉强能配合检查及回答简单问题，停止刺激后很快继续入睡。

（2）昏睡（stupor）：觉醒度降至最低水平，是一种比嗜睡较重的意识障碍。病人处于沉睡状态，正常外界刺激不能使其觉醒，强烈疼痛刺激或高声呼唤方可唤醒，醒后可作简短、模糊而不完全的答话，当刺激减弱后很快又陷入熟睡状态。

（3）昏迷（coma）：是最严重的意识障碍。患者意识完全丧失，各种强刺激不能使其觉醒，无有目的的自主活动，不能自发睁眼。临床上按严重程度不同可将昏迷分为3级，Glasgow昏迷评分量表见表2-21-1。

浅昏迷（light coma）：病人意识完全丧失，可有较少的无意识自发动作。对周围事物及声、光刺激全无反应，对强烈刺激如疼痛刺激可有痛苦表情和回避动作，但不能觉醒。脑干反射（角膜反射、瞳孔对光反射、吞咽反射、咳嗽反射等）基本保留。生命体征无明显改变。

中昏迷（moderate coma）：对外界的正常刺激均无反应，自发动作很少。对强刺激的防御反射、角膜反射减弱，瞳孔对光反射迟钝。可见呼吸节律紊乱等生命体征轻度改变。大、小便潴留或失禁。

深昏迷（deep coma）：对任何刺激全无反应。全身肌肉松弛，无任何自主运动。眼球固定，瞳孔散大，各种反射消失。生命体征显著改变，呼吸不规则，血压或有下降。大、小便失禁。

表 2-21-1 Glasgow 昏迷评分量表

检查项目	临床表现	评分
A 睁眼反应	自动睁眼	4
	呼之睁眼	3
	疼痛刺激后睁眼	2
	不睁眼	1

续表

检查项目	临床表现	评分
B 言语反应	言语回答正确	5
	言语不当	4
	言语错乱	3
	言语难辨	2
	不言语	1
C 运动反应	能按吩咐动作	6
	对刺痛能定位	5
	对刺痛能躲避	4
	刺痛肢体屈曲反应	3
	刺痛肢体过伸反应	2
	无运动反应	1

总分 15 分，最低 3 分。13～14 分轻度意识障碍，9～12 分为中度意识障碍，3～8 分为重度意识障碍（多呈昏迷状态）。

2. 以意识内容改变为主的意识障碍

（1）意识模糊（confusion）：淡漠和嗜睡是突出表现，定向力障碍通常不严重，时间定向障碍最明显，其次是地点定向障碍，自我辨认无困难，可有注意力不集中，知觉和思维错误，对声、光、疼痛等外界刺激有反应，但低于正常水平。

（2）谵妄（delirium）：较意识模糊严重的一种急性的脑高级功能障碍，患者的觉醒水平自轻度嗜睡到激越，可表现为注意力、定向力、认知、逻辑和思维受损，情感紊乱，多伴有兴奋不安、焦虑和恐惧。常有视幻觉、听幻觉和片段妄想，可有睡眠觉醒周期紊乱。谵妄多在夜间加重，可具有波动性。发作时意识障碍明显，间歇期间可完全清醒，持续时间不等。

3. 特殊类型的意识障碍　在一些特殊的医学状态下，病人可出现意识内容和觉醒状态分离的现象，大脑皮质高级神经活动完全受抑制而意识内容完全丧失，但皮质下觉醒功能正常，这类意识障碍被称为"醒状昏迷"（coma vigil），按发病机制的不同，分去皮质综合征与无动性缄默症两种类型：

（1）去皮质综合征（decorticate syndrome）：也称为持续植物状态（Persistent Vegetative State，PVS），是双侧大脑皮质广泛损害而导致的皮质功能减退或丧失，皮质下及脑干功能仍然保存的一种特殊状态。由于缺氧性脑病、脑血管病、脑炎、外伤等造成双侧大脑皮质广泛损伤，在恢复过程中皮质下中枢及脑干因受损较轻而先恢复，而皮质因受损重而仍处于抑制状态，称去皮质综合征。患者表现为意识丧失，但觉醒和睡眠周期存在，能无意识地睁眼闭眼，反射性眼球运动和瞳孔对光反射、角膜反射存在，吸吮反射、强握反射、紧张性颈反射可出现，甚至喂食也可引起无意识的咀嚼和吞咽，对外界刺激不能产生有意识的反应，患者不能朝向检查者或跟随视觉目标，无自发动作，对提问和指令无意识反应，无自发语言及有目的的动作，可有无意识哭叫，四肢肌张力高，可出现去皮质强直状态（上肢屈曲、下肢伸直），常有锥体束征。尿便失禁，存在觉醒与睡眠周期。而去大脑强直（decerebrate rigidity）为四肢均伸性强直。

（2）无动性缄默症（akinetic mutism）：也称为锥体外系闭锁综合征，是丘脑、基底节、双侧扣带回或第三脑室后部受损引起的意识障碍。病变在脑干上部和丘脑网状激活系统，大脑半球及其传出通路则无病变。尽管大脑皮质完好，并且传出系统正常，由于大脑皮质得不到上行性网状激活系统的足量刺激，患者处于缄默不语、四肢不动的特殊状态。临床表现为能注视周围环境及人物，貌似清醒，但不能活动或言语，偶可发出单词耳语，尿便失禁，肌张力减低，无锥体束征。强烈刺激不能改变其意识状态，存在觉醒-睡眠周期。

二、诊 断 要 点

（一）问诊

1. 既往史　如高血压病、心脏病、肝脏病、肾脏病、糖尿病、甲状腺功能亢进症、慢性阻塞性肺疾病、颅脑外伤、肿瘤、癫痫等既往病史，将有助于明确诊断。

2. 发病诱因　如糖尿病人降糖药服用情况或胰岛素用量、肝脏病人应用巴比妥类镇静剂情况等，有助于鉴别诊断。意识障碍前在高温或烈日下工作等诱因，有助于明确诊断。

3. 伴随症状或体征

（1）伴发热：先发热然后有意识障碍，可见于脑膜炎、脑炎、败血症等；先有意识障碍然后有发热，则见于脑出血、蛛网膜下腔出血、巴比妥类药物中毒等。

（2）伴呼吸缓慢：是呼吸中枢受抑制的表现，可见于吗啡、巴比妥类、有机磷杀虫药等中毒，银环蛇咬伤等。

（3）伴瞳孔散大：可见于脑疝、脑外伤、颠茄类、酒精、氰化物等中毒，以及癫痫、低血糖状态等。

（4）伴瞳孔缩小：可见于脑桥出血及吗啡类、巴比妥类、有机磷杀虫药等中毒。

（5）伴心动过缓：可见于颅内高压症、房室传导阻滞、甲状腺功能减退以及吗啡类、毒蕈等中毒。

（6）伴高血压：可见于高血压脑病、脑梗死、脑出血、蛛网膜下腔出血、尿毒症等。

（7）伴低血压：可见于各种原因的休克。

（8）伴皮肤黏膜改变：出血点、瘀斑和紫癜等，可见于严重感染和出血性疾病；口唇呈樱桃红色提示一氧化碳中毒。

（9）伴脑膜刺激征：见于脑膜炎、蛛网膜下腔出血等。

（10）伴视乳头水肿：高血压脑病、颅内占位病变。

（11）痫性发作：脑炎、脑出血、脑外伤、颅内占位性病变、低血糖。

（12）头痛：见于脑炎、脑膜炎、蛛网膜下腔出血、脑外伤。

（二）体格检查

（1）血压、脉搏、呼吸、体温等生命体征：高热提示各种颅内外感染、严重感染、中暑、脑桥出血；体温过低需注意休克、镇静剂中毒、甲状腺功能减退症、肾上腺皮质功能减退症、低血糖和冻伤等。脉搏过慢需注意高颅压、房室传导阻滞或心肌梗死；不发热而脉搏过快提示心脏异常节律。如脉率与呼吸减慢见于吗啡类药物中毒。高血压见于脑出血、高血压脑病及高颅压；低血压可见于休克、心肌梗死、镇静药中毒等。潮式呼吸多见于双侧大脑半球疾病或间脑病变；中脑被盖部损害为中枢神经原性过度呼吸；脑桥首端被盖部损害为长吸气式呼吸（充分吸气后呼吸暂停）；脑桥尾端被盖部损害为丛集式呼吸（4～5次呼吸后暂停）；延髓损害为共济失调式呼吸（呼吸频率及幅度不时改变，间以不规则的呼吸暂停）。在发生钩回疝时可见到上述从神经轴首端向尾端进行的呼吸节律变化。呼吸深大者考虑代谢性酸中毒，呼吸急促者多见于急性感染性疾病。

（2）皮肤黏膜的变化：尿毒症性昏迷者，皮肤较苍白。肝性脑病患者，皮肤多伴黄疸。一氧化碳中毒口唇常呈樱桃红色。唇指发绀多见于心肺功能不全。瘀点见于败血症、流行性脑膜炎。抗胆碱能药物中毒或中暑时皮肤干燥，休克或有机磷中毒时皮肤多汗。此外，还应注意皮肤外伤或皮下注射（如麻醉品、胰岛素）的证据，以及皮疹等。

（3）瞳孔变化：双侧瞳孔散大，可见于颠茄类、氰化物、肉毒杆菌等药物或食物中毒、中脑严重病变；双侧瞳孔针尖样缩小见于脑桥背盖部出血、有机磷和吗啡类药物中毒；两侧瞳孔大小不等或忽大忽小者，常提示脑疝早期等；一侧瞳孔散大见于同侧脑钩回疝；一侧瞳孔缩小见于霍纳征，如同侧延髓外侧部病变。

（4）呼气味：呼气带有氨味者，提示尿毒症性昏迷；呼气有"肝臭"者，提示为肝性脑病；呼出气体带烂苹果味者，提示糖尿病酮症酸中毒；呼出气体带苦杏仁味者，提示苦杏仁、木薯、氰化物等含氢氰酸物中毒。

（5）头颅：有无颅脑损伤、头皮撕裂或血肿、颅底骨折的证据，及耳鼻脑脊液漏。

（6）重点检查神经系统：尤其是发现神经系统局灶体征、脑膜刺激征等，有助于意识障碍的病因诊断。一侧大脑半球广泛病变如急性脑血管病，常伴有眼球和头部向病灶侧偏斜，偏瘫侧的腱反射及腹壁反射常消失，一侧或双侧出现病理反射；深昏迷时，由于全身肌肉均松弛，腱反射不对称可不明显；将患者两侧上肢同时托举后突然释放任其坠落，偏瘫侧上肢坠落较快，称扬鞭现象；偏瘫侧下肢常外旋，重刮足底偏瘫侧下肢回缩反应差或消失；重压患者眶上缘，给予疼痛刺激后，健侧上肢出现防御反应，病侧没有，患者的面部疼痛表情可帮助判断有无一侧面瘫。脑膜刺激征阳性需考虑脑膜炎、蛛网膜下腔出血、脑出血或后颅凹肿瘤。

（7）脑干功能检查：判断脑干有无损害，并可估计患者的预后，要注意有无下运动神经元性脑神经麻痹征象。下面是几种常见的脑干反射的检查法。

睫脊反射：对颈部皮肤给以疼痛刺激后，正常反应为同侧瞳孔散大。

头眼反射（oculocephalogyric reflex）：此反射像洋娃娃的头眼运动，故又称玩偶眼现象（doll's eye phenomenon）。检查者将患者头部迅速向一侧旋转，或将头部前屈后仰，眼球便向头部转动的相反方向移动，然后眼球渐回到中线位。此反射涉及颈肌深感觉、迷路、前庭核、脑桥侧视中枢、内侧纵束、眼球运动神经。在婴儿为正常反射，以后受发育的大脑抑制。当大脑有弥漫性病变或功能抑制而脑干功能正常时，此反射出现并加强。如昏迷是由于脑干弥漫性病变所引起，则此反射消失。如脑干病变限于一侧，则头向同侧转动时无眼球运动反射，向对侧仍正常。如限于某一眼球的内收或外展障碍，提示该侧动眼神经或展神经有瘫痪。

前庭眼反射（vestibulo-ocular reflex）：本反射比以上试验更强烈而可靠。用注射器吸取 1ml 冰水，注入一侧外耳道，正常反应为快相向对侧的两眼震颤。如大脑半球有弥漫性病变或功能抑制而脑干功能正常时，则出现两眼强直向刺激侧同向偏斜。如昏迷是由脑干弥漫性病变引起，则刺激后无反应。

紧张性颈反射（tonic neck reflex）：又称颈牵张反射。向一侧旋转病人头部，面部所向一侧上下肢出现强直性伸展，对侧上下肢屈曲。在婴儿此为正常反射，以后被发育的大脑所抑制，在去大脑或去皮质病变、中脑病变累及两侧锥体束时重新出现，故见于脑干上部肿瘤及基底部脑膜炎。

（三）实验室及其他检查

1. 实验室检查 对于原因不明的意识障碍,实验室检查有一定的诊断价值。如进行血液常规（包括血细胞比容、白细胞数等）检查，电解质、血糖、血酮体、血乳酸、血尿素氮、肌酐、血氨测定、血气分析、甲状腺功能检查以及其他血生化检查，将有助于感染及代谢紊乱所致意识障碍的诊断。

对于怀疑中毒的病人应进行洗胃取样，样品进行毒物检查。如怀疑颅内感染，除非有占位性病变引起的颅压增高禁忌证，应尽可能及早进行腰椎穿刺作脑脊液检查。

2. 影像学检查　对诊断不明的病例应作急诊 CT 或 MRI 检查，了解颅内弥漫性或局灶性病变情况。

3. 脑电图检查　是对大脑皮层的一项功能性检查，对癫痫、颅内占位性病变、颅内炎症等也有一定的辅助诊断价值。

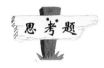

〔参考答案见二维码〕

　　1. 意识障碍的病因有哪些？

　　2. 临床上如何鉴别嗜睡、昏睡、昏迷、意识模糊、谵妄五种意识障碍？

　　3. 病例分析：患者男性，60 岁。因突发意识不清 1 小时入院。患者 1 小时前被邻居发现躺在床上昏迷不醒，呼唤不应，周围未见呕吐物及药瓶，房间仅有燃煤火炉，火未熄灭。据邻居提供：老人独自一人生活，较为安逸，前 1 天晚上睡前一切正常。既往体健，无药物过敏史。体格检查：T 36.8℃，P 108 次/分，R 37 次／分，BP 130/90mmHg。昏迷，呼之不应，头部及全身皮肤无损伤，皮肤黏膜无出血点，浅表淋巴结未触及，巩膜无黄染，双侧瞳孔等大，直径 3mm，对光反射存在，口唇樱桃红色，颈软，无抵抗。双肺可闻及广泛湿性啰音，心界不大，心率 108 次／分，律齐，无杂音。腹平软，肝脾肋下未触及。双侧 Babinski 征阳性。

问题和思考：

　　（1）该患者意识障碍的病因是什么？

　　（2）你是如何做出诊断的？

（张晋岳）

参考答案

第三篇
体格检查

体格检查 PPT　　　体格检查思维导图

第一章　基本检查法

体格检查（physical examination）是指检查者运用自己的感觉器官如眼、耳、鼻、手等，和借助于简便的检查工具如体温计、血压计、听诊器、叩诊锤、检眼镜等，来了解被检查者身体状况的一系列最基本的检查方法。体格检查时的异常发现，称为体征（sign）。许多疾病通过全面、准确的体格检查和详细的病史资料就可以做出临床诊断。医生对患者进行全面体格检查后对其健康状况和疾病状态进行的临床判定的诊断方法称为检体诊断（physical diagnosis）。

体格检查的基本方法有视诊、触诊、叩诊、听诊和嗅诊五种。体格检查是疾病诊断的必要步骤，也是临床积累经验的过程，更是与患者沟通、交流、建立良好医患关系的过程。只有熟练地全面、有序、规范、正确运用这些检查方法，才能准确地发现体征，使检查结果具有临床诊断价值。尽管临床诊断的检查项目及手段不断进步，但是体格检查所得到的资料仍不能被其他方法替代。所以，体格检查是每一位临床医生必须熟练掌握的基本功。

体格检查一般在病史采集完后进行，应在适当的自然光线、适宜的室温和安静的环境中进行。检查床最好放置于检查室的中央，以便检查者可自由站立于被检者的两侧。体格检查前，检查者应剪短指甲，清点所需的检查器具并和被检者进行沟通。在检查操作开始前洗手，以减少疾病的传播。

体格检查时应注意：

（1）检查者应仪表端庄、举止大方、态度亲切和蔼，对被检者要关心、体贴、耐心，要有高度的责任感和良好的医德修养。

（2）体格检查前，检查者应有礼貌地对被检者进行自我介绍，说明检查的原因、目的和要求，以取得被检者的理解和配合，消除其紧张情绪。

（3）如被检者为卧位，检查者应站在其右侧，用右手进行检查。

（4）体格检查应按一定的顺序进行。通常先检查一般情况，然后按头、颈、胸、腹、肛门直肠、外生殖器、脊柱、四肢和神经系统的顺序，有条不紊、不重复、不遗漏地进行检查，同时注意左右及相邻部位的对照检查。

（5）体格检查时应认真、严肃，操作规范、有序，动作细致、轻柔、熟练、准确、全面而有重点。被检查部位依次暴露，在同一个体位做尽可能多的检查，避免反复翻动被检者。如病情严重不允许做详细检查时，应做重点检查后立即进行抢救，待病情好转后，再做相应的检查。

交叉感染

（6）在体格检查过程中，多和被检者交谈，关心其健康状况，耐心解答问题，对被检者在体格检查中给予的积极配合表示谢意，并因此建立良好的医患关系。

（7）对急性、慢性传染病患者进行体格检查时，应穿隔离衣、戴口罩和手套，并做好隔离及消毒工作，避免交叉感染*。

（8）体格检查还应随时根据病情变化进行复查，及时发现体征变化或新体征的出现，有助于了解病情、补充或修正诊断，并及时调整相应的治疗措施。

第一节　视　诊

视诊（inspection）是检查者用眼睛来观察被检者全身或局部表现的检查方法。视诊既能观察全身的一般状态，如年龄、发育、营养、意识状态、面容与表情、体位、姿势、步态等，又能观察局部的体征，如皮肤、黏膜、五官、头颈、胸廓、腹部、脊柱、肌肉、骨骼、关节等的外形特点。但是对特殊部位如耳膜、眼底、支气管、胃肠黏膜等，则需借助特殊仪器如检眼镜、耳镜、鼻镜*、内镜等进行检查。

在所有的体格检查方法中，视诊适用范围广，使用器械少，但是得到的体征却最多，常能提供重要的诊断资料和线索，有时仅用视诊就可以明确一些疾病的诊断。所以视诊完全取决于检查者丰富的医学知识和临床经验。一般人能看到的只是表象，却不知其后隐藏的是什么。例如，看到被检者头颈部有蜘蛛痣则会考虑其肝脏功能受损，双眼球突出会想到甲状腺功能亢进。视诊被检者外表的清洁整齐、头发梳理、指甲修剪等，对患者精神状态的判断可提供有用的信息。

检眼镜、检耳镜、检鼻镜

视诊时应注意以下几点：

1. 光线适宜　视诊检查一般在间接日光下或灯光下进行。但是观察某些皮疹和黄疸时必须在自然光线下进行；观察搏动、肿物、某些器官的轮廓时以侧面光线为宜。

2. 方法正确　检查应在温暖的环境中进行。根据需要，被检者取适宜的体位，裸露全身或被检查部分，如需要可配合做某些动作。视诊检查应按一定的顺序系统、全面而细致地对比观察。若使用检查工具如检眼镜、耳镜、鼻镜等时，方法要正规、准确，操作要熟练。

3. 其他　视诊检查应结合触诊、叩诊、听诊、嗅诊等检查方法，综合分析、判断，使检查结果更具有临床意义。

第二节　触　诊

触诊（palpation）是检查者通过手接触被检查部位时的感觉来进行判断的一种检查方法。触诊检查可遍及身体各部位，以腹部的触诊检查最为重要，肛门、直肠、阴道也可用触诊方法进行检查。触诊可以补充视诊所不能确定的体征，如温度、湿度、波动、震颤、摩擦感、压痛，以及包块的位置、大小、轮廓、表面性质、硬度、移动度等。

一、触 诊 方 法

根据检查目的不同，触诊可分为浅部触诊和深部触诊。

1. 浅部触诊（light palpation）　检查者的一手平放在被检查部位，应用掌指关节和腕关节的协同配合而轻柔地进行滑动触摸（图 3-1-1）。浅部触诊方法主要用于体表浅在病变、软组织、浅表淋巴结、浅部的血管、神经、关节、阴囊和精索等检查。浅部触诊不引起肌肉紧张，被检者无痛苦，对检查腹部有无抵抗感、搏动、压痛、包块和某些肿大脏器等更为有利。

2. 深部触诊（deep palpation）　主要用于腹腔内脏器和病变的检查。嘱被检者取平卧屈膝位，以松弛腹肌。对敏感、怕痒等腹肌易于紧张的被检者，与其交谈转移注意力有助于腹肌松弛。

嘱被检者张口平静呼吸，检查者的手应温暖，检查时用一手或两手重叠，由浅入深、逐渐加压以达深部（图 3-1-1）。根据检查目的不同又分为以下几种触诊方法：

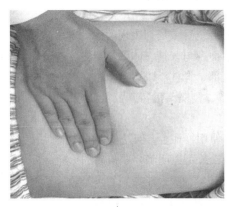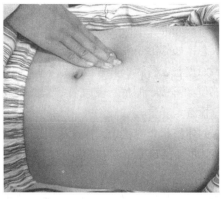

图 3-1-1　浅部触诊（A）及深部触诊（B）方法

（1）深部滑行触诊（deep slipping palpation）：检查者以并拢的示、中、环指末端逐渐加压到腹腔脏器或包块上，做上下、左右滑动触摸；如为肠管或索条状包块，则应做与长轴垂直方向的滑动触诊。深部滑行触诊适用于腹腔深部包块和胃肠病变的检查。

（2）双手触诊（bimanual palpation）：检查者将左手置于被检查脏器或包块的后部，将被检查部位推向右手方向，这样既可对被检查的脏器或包块起到固定作用，又可使其更接近体表，有利于右手触诊。双手触诊适用于腹腔肝、脾、肾、子宫及肿物的检查。

（3）深压触诊（deep press palpation）：检查者以一个或两个并拢的手指逐渐按压，以检查腹部深在病变部位或确定腹腔局部压痛点，如阑尾压痛点、胆囊压痛点、输尿管压痛点等。检查反跳痛（rebound tenderness）时，手指深压在有压痛部位停留数秒后迅速抬起手指，并询问被检者疼痛是否加重或观察其面部表情是否痛苦。

（4）冲击触诊（ballottement palpation）：又称浮沉触诊法。检查者以并拢的 3～4 个手指取 70°～90°角，置于腹壁上相应部位，先做 2～3 次较轻的适应性冲击动作，然后迅速有力地向下一按，即会出现腹腔内脏器在指端浮沉的感觉。适用于大量腹水时肝、脾、腹腔内包块的触诊。因手指急速冲击可使脏器表面的腹水暂时移去，脏器随之浮起，而使指端易于触及。冲击触诊检查时会使患者感觉不适，操作时应避免用力过大。

二、触诊的注意事项

（1）检查者在检查前应向被检者说明检查目的和配合事项，检查时手要温暖、轻柔，手法要由浅入深，由轻到重，由病变部位远处开始，避免被检者精神紧张，而影响检查结果。

（2）检查者在检查时根据需要嘱被检者采取适当的体位。如检查腹部时，被检者取仰卧位，双腿屈膝，双手置于身体两侧，使腹肌松弛；检查者应站在其右侧，并面向被检者，以随时观察其面部表情。检查肝脏、脾脏或肾脏时，也可嘱被检者取侧卧位。

（3）检查下腹部时，应嘱被检者先排尿，以免将充盈的膀胱误认为腹腔包块，必要时还应排净大便。

（4）触诊时要手脑并用，密切结合解剖部位和毗邻关系，边触诊边思考，以明确病变的性质和脏器来源。

第三节 叩 诊

叩诊（percussion）是检查者用手叩击身体表面某部位，使之振动而产生音响，根据振动和声响的特点来判断被检查部位的脏器有无异常的一种检查方法。叩诊主要用于确定肺尖宽度、肺下界位置、胸膜病变、胸膜腔中液体或气体的有无及多少、肺部病变范围及性质、心界大小及形状、肝脾边界、腹水有无及多少，以及膀胱、子宫、卵巢有无异常等。

一、叩 诊 方 法

根据叩诊目的与手法的不同，通常又分为直接叩诊与间接叩诊两种叩诊方法。

1. 直接叩诊法（direct percussion） 检查者用右手并拢的四指掌面直接拍击被检查部位，通过拍击的音响和指下的振动感来判断该部位病变情况的方法，称为直接叩诊法（图 3-1-2）。适用于胸部或腹部范围较广泛的病变，如气胸、胸膜粘连或增厚、大量胸水或腹水等。

2. 间接叩诊法（indirect percussion） 为最多应用的叩诊方法。叩诊时左手中指第二指节紧贴于叩诊部位，其余手指稍微抬起，勿与体表接触；右手指自然弯曲，用右手中指指端叩击左手中指的第二指节前端（图 3-1-3）。叩击方向应与叩诊部位的体表垂直，以腕关节及掌指关节的活动进行叩诊，避免肘关节及肩关节参与运动（图 3-1-4）。叩击时动作要灵活、短促、富有弹性。叩击后右手中指应立即抬起，以免影响对叩诊音的判断。在同一个部位每次只需连续叩击 2～3 次，

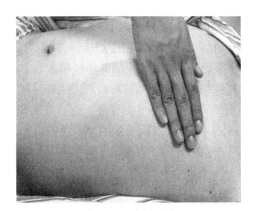

图 3-1-2 直接叩诊

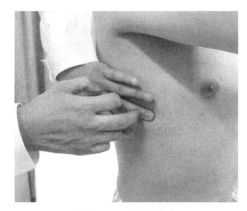

图 3-1-3 间接叩诊

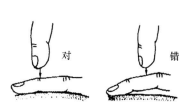

左手中指(板指)的姿势

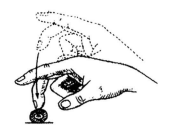

右手中指的叩击方法

图 3-1-4 间接叩诊正确方法示意图

如音响分辨不清，可再连续叩击 2～3 次，不间断地连续叩击不利于对叩诊音的分辨。叩诊时，叩击力量要均匀适中，使产生的音响一致，才能正确判断叩诊音的变化。

二、叩诊注意事项

（1）环境应安静，以利于对叩诊音的正确判断。

（2）根据叩诊部位不同，被检者应取适当的体位并充分暴露被检查部位。如叩诊胸部时可取坐位或卧位；叩诊腹部时常取仰卧位，叩诊少量腹水时可取肘膝位（knee-elbow position）。

（3）叩诊时应注意对称部位的比较与鉴别。还要注意音响变化，以及不同病灶振动所引起的指下感觉差异，两者互相配合。

（4）叩击力量应视不同的检查部位、病变组织的性质、范围大小、位置深浅等具体情况而定。如病灶或被检查部位范围小或位置表浅，宜采取轻（弱）叩诊法，如叩诊心、肝的相对浊音界；当被检查部位范围比较大或位置比较深时，则需使用中度力量叩诊，如心或肝的绝对浊音界叩诊；当病灶距体表约达 7cm 深时则需使用重（强）叩诊。

三、叩 诊 音

叩诊时被叩击部位产生的音响称为叩诊音（percussion sound）。叩诊音的不同取决于组织或器官致密度、弹性、含气量以及与体表间的距离等不同。根据叩诊音的频率（高者音调高，低者音调低）、振幅（大者音响强，小者音响弱）和是否乐音（音律和谐）的不同，临床上分为清音、浊音、实音、鼓音和过清音五种叩诊音。

1. 清音（resonance） 是一种频率约为 100～128Hz 的音响，振动持续时间较长，不甚一致的非乐音性叩诊音。是正常肺部的叩诊音，提示肺组织的弹性、含气量及致密度均正常。

2. 浊音（dullness） 是一种音调较高、音响较弱、振动持续时间较短的非乐性叩诊音。板指所感到的振动也比较弱。正常情况下，当叩击被少量含气组织覆盖的实质脏器时产生浊音，如叩击心脏或肝脏被肺的边缘所覆盖的部分；病理状态下，肺组织含气量减少（如肺炎）时产生浊音。

3. 实音（flatness） 是一种音调较浊音更高、音响更弱、振动时间更短的非乐性叩诊音。生理状态下，见于叩击不含气的实质脏器，如心脏、肝脏所产生的音响；病理状态下可见于大量胸腔积液或肺实变等。

4. 鼓音（tympany） 如同击鼓声，是一种和谐的乐音，音响比清音更强、振动持续时间也较长，在叩击含有大量气体的空腔器官时出现。正常情况下，可见于胃泡区及腹部；病理情况下，可见于肺空洞、气胸、气腹等。

5. 过清音（hyperresonance） 属于鼓音范畴的一种变音，介于鼓音与清音之间，音调较清音低，音响较清音强，为一种类乐性音。过清音是一种正常成人不会出现的病态叩诊音。临床常见于肺组织含气量增多、弹性减弱时，如肺气肿。

第四节 听 诊

听诊（auscultation）是检查者直接用耳或听诊器（stethoscope）听取被检者体内各部活动时发出的声音，来判断正常与否的一种检查方法。听诊是体格检查的基本技能和重要手段，对心、肺疾病的诊断尤为重要。

广义的听诊还包括听取患者的语声、呼吸声、咳嗽声、呃逆和嗳气、呻吟、啼哭、呼（尖）叫声、关节活动音、骨擦音以及患者发出的任何声音。这些声音有时对临床诊断疾病会提供十分有用的线索。

一、听 诊 方 法

1. 直接听诊法（direct auscultation）　是指检查者将耳直接贴附于被检者的体表进行的听诊。这种方法所听到的体内声音很微弱，只有在某些特殊或紧急情况下才会采用。

2. 间接听诊法（indirect auscultation）　是指用听诊器进行听诊的检查方法。此法操作方便，不受被检者体位影响，听诊效果好，因听诊器对器官变动的声音有一定的放大作用。间接听诊法使用范围广，除心、肺、腹以外，还可以听诊身体其他部位发出的声音，如血管杂音、皮下气肿所致捻发音、肌束颤动音、关节活动音及骨折面摩擦音等。

听诊器是由耳件、体件（胸件）及软管三部分组成（图 3-1-5）。其长度应与检查者手臂长度相适应。体件有两种类型：一种是钟型体件，适用于听诊低调声音，如二尖瓣狭窄的舒张期隆隆样杂音，使用时注意轻轻接触听诊部位，避免与皮肤摩擦产生的附加音而影响听诊结果；另一种是膜型体件，适用于高调声音的听诊，如二尖瓣关闭不全的收缩期杂音，使用时应紧贴听诊部位的皮肤（图 3-1-5）。临床使用时应根据需要而加以选择。听诊前应注意耳件方向与外耳道方向是否一致，检查听诊器软、硬管管腔是否通畅。

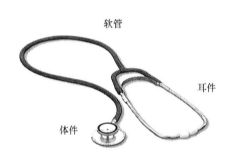
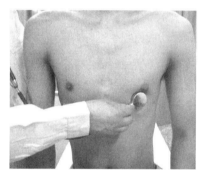

图 3-1-5　听诊器和间接听诊方法

用听诊器进行听诊是临床医师必须掌握的基本功，是许多疾病，尤其是心、肺疾病诊断的重要手段，也是体格检查方法中的重点和难点。必须勤学苦练，认真体会，反复实践，善于比较，才能达到掌握和熟练应用的目的。

二、听诊注意事项

（1）环境应安静、温暖，被检者的位置要舒适。

（2）根据检查需要，嘱被检者采取适当的体位。一般多取坐位或卧位，有时需更换体位，或适当运动之后再进行听诊检查。

（3）切忌隔衣听诊，听诊时体件应紧贴听诊部位皮肤，避免缝隙或摩擦产生附加音。为防止听诊器体件过凉，接触皮肤前应先用手将其温暖，不要将冰冷的体件直接放于被检者的体表，以免因冷刺激引起肌肉震颤而影响听诊效果。根据检查需要，可交替使用膜型或钟型体件。

（4）听诊时要做到注意力集中于被检查部位和器官所发出的声音。如听诊肺部时要摒除心音的干扰，听诊心音时要屏除呼吸音的干扰，必要时嘱被检者深呼吸或屏住呼吸来配合听诊。

第五节 嗅 诊

嗅诊（smelling，olfactory examination）是通过嗅觉来判断来自患者的异常气味与疾病之间关系的一种检查方法。异常气味多来自于皮肤、黏膜、呼吸道的分泌物、胃肠道的呕吐物及排泄物、脓液与血液等。不同疾病产生气味的性质和特点完全不同，因此嗅诊可为临床诊断提供重要而有意义的线索。临床上常见的异常气味及其临床意义如下：

1. 汗液味 正常汗液无强烈刺激性气味。酸性味汗液见于风湿热或长期服用解热镇痛类药物，如水杨酸、阿司匹林等患者；狐臭味见于腋臭等患者；脚臭味见于多汗或脚癣合并感染者。

2. 痰液味 正常痰液无特殊气味，如嗅到血腥味见于大量咯血的患者，恶臭味则提示厌氧菌感染，见于支气管扩张症或肺脓肿。

3. 脓液味 恶臭味的脓液可见于气性坏疽。

4. 呕吐物味 胃内容物略带酸味。浓烈的酸味常见于幽门梗阻或贲门失弛缓症的患者；呕吐物出现粪臭味见于肠梗阻；烂苹果味并混有脓液见于胃坏疽。

5. 粪便味 粪便带有腐败性臭味见于消化不良或胰腺功能不全；腥臭味见于细菌性痢疾；肝腥味见于阿米巴痢疾。

6. 尿液味 新鲜尿液呈浓烈氨味见于膀胱炎；腐臭味见于膀胱癌晚期。

7. 呼吸气味 呼吸呈浓烈的酒味见于酒后或醉酒；刺激性蒜味见于有机磷中毒；烂苹果味见于糖尿病酮症酸中毒；氨味见于尿毒症；肝臭味见于肝性脑病。

8. 口腔气味 口臭为口腔发出的难闻气味，多见于吸烟、口腔炎症、肺脓肿、支气管扩张症、肺坏疽及胃炎、肝病等呼吸、消化系统疾病。

（参考答案见二维码）

1. 体格检查时常用的触诊方法有几种？适用范围是什么？

2. 病例分析：患者男性，70 岁。患"慢性支气管炎，肺气肿"15 年，每年冬季出现咳嗽、咳痰、气喘，近 1 周因感冒后上述症状加重来医院诊治。

问题和思考：

（1）在对患者进行体格检查时，应注意什么？

（2）对患者进行胸部叩诊时，会出现什么叩诊音？

（李孟魁）

参考答案

第二章 一般检查

一般检查是对人体最基本的检查，主要以视诊为主，必要时还需结合触诊、听诊和嗅诊等方法。一般检查的内容包括：性别、年龄、生命体征、发育与体型、营养状态、意识状态、面容与表情、体位、步态、皮肤和淋巴结等。

第一节 全身状态检查

一、性别与年龄

正常人的性征特点很明显，故性别一般不难判定。性征的正常发育在男性仅与雄激素有关，在女性则与雌激素和雄激素有关。男性在雄激素的作用下睾丸和阴茎发育，腋毛多，阴毛呈菱形分布，声音洪亮而低钝，皮脂腺分泌多，可出现痤疮。女性受雄激素的作用，大阴唇与阴蒂的发育，腋毛、阴毛生长，可出现痤疮；受雌激素的作用出现乳房、女阴、子宫及卵巢的发育。疾病的发生与性别有一定的相关性，某些疾病还可导致性征改变。

随着年龄的增长，人体有生长发育、成熟、衰老等一系列改变。年龄大小可通过问诊得知，但在昏迷、死亡或隐瞒年龄等某些情况下，需要通过观察进行判断。一般是通过观察面部与颈部皮肤的皱纹、牙齿的状态、毛发的颜色和分布、皮肤的弹性与光泽、肌肉的状态等进行判断。年龄与疾病的发生、发展及预后有密切关联，如麻疹、白喉、佝偻病等好发于幼儿及儿童；风湿热、结核病多发于少年与青年；动脉硬化性病变及较多癌肿好发于老年。

二、生命体征

（一）体温

1. 体温的测量和正常范围 体温（body temperature，T）分为皮肤部位的体表温度和核心部位（肝、脾、肾、脑等）的体核温度。体表温度不稳定，各部位之间差异大；体核温度较稳定，各部位之间差异小，但不易测试。临床以腋下、口腔、直肠三个部位的温度表示体温，与体核温度接近。体温度数一般以摄氏度（℃）或华氏度（℉）来表示。两者的换算公式为：摄氏度（℃）=[华氏度（℉）−32]×5/9。

（1）腋测法：将腋窝温度计（简称腋表）的水银端放在被检者腋窝深处，嘱被检者用上臂将温度计夹紧，10 分钟后读数。正常值为 36~37℃。此法较方便，安全，不易发生交叉感染，是最常用的体温测定方法。

（2）口测法：测量前避免喝热水或冷水以免影响测量的准确性，将消毒后的口腔温度计（简称口表）的水银端置于舌下，紧闭口唇，不用口腔呼吸，以免冷空气进入口腔，影响温度，测量 5 分钟后读数。正常值 36.3～37.2℃，此方法准确、方便，但意识障碍者及婴幼儿不宜使用。

（3）肛测法：患者取侧卧位，将直肠温度计（简称肛表）的水银端涂润滑剂后，徐徐插入肛门，至肛表的一半为止，5 分钟后读数。正常值为 36.5～37.7℃。肛门温度一般较口腔温度高 0.2～0.5℃。该法测量值稳定，适用于小儿及神志不清的患者。

除以上测量方法，还有耳测法是应用红外线耳式体温计，测量鼓膜的温度，多用于婴幼儿；额测法是应用红外线测温计，测量额头皮肤温度，此法仅用于体温筛查。

体温的生理性变化及发热的分类详见第二篇常见症状，第一章发热。

如体温低于正常，称为体温过低（hypothermia），生理情况下见于在低温环境中暴露过久、年老体弱，病理情况下见于周围循环衰竭、大出血后、慢性消耗性疾病、严重营养不良、甲状腺功能减退症等。

2. 体温的记录方法 将体温测量结果，按时记录在体温记录单上，连接成曲线，称为体温曲线（temperature curve）。体温曲线的形状，称为热型（fever type），许多发热性疾病，如疟疾、布鲁菌病、脓毒血症、结核病等，热型有独特的规律性。

3. 体温测量误差的原因 如体温测量的结果与患者的全身状态不符，需仔细分析，否则会造成诊断和治疗上的失误。常见的误差原因如下：

（1）测量体温较实际为低：消瘦、病情危重及意识障碍的患者测腋温时不能将温度计夹紧，使水银柱没有上升到实际的高度；温度计附近有使体温变冷的物体，如冰袋等；未擦干腋窝的汗液。

（2）测量体温较实际为高：检查前未将温度计的水银柱甩到 35℃以下，致使测量的结果高于实际；温度计附近有使体温增高的物体，如热水袋等；检测前以热水漱口或以热毛巾擦拭腋窝等。

（二）脉搏

脉搏（pulse，P）是由心脏节律性地收缩和舒张，动脉内压力一升一降，引起血管壁相应地扩张与回缩而形成的。它能反映心率、心律、心脏收缩力和动脉管壁的状态。常用的脉搏触诊部位为表浅动脉，如桡动脉、颞动脉、颈动脉、肱动脉、腘动脉、足背动脉等，最常选择的是桡动脉。检查者将一手的食指、中指、环指并拢，将其指腹平放于近手腕处的桡动脉，以适当压力触摸桡动脉搏动，至少 30 秒，并计算出每分钟搏动次数。

1. 脉率（pulse rate） 在不同年龄、性别、身体活动和精神状态等情况下，有一定的差异。正常成人，在安静状态下，脉率为 60～100 次/分，儿童较快，婴幼儿可达 130 次/分，老年人较慢，女性则较男性快。脉率在白昼较快，夜间睡眠时较慢；活动后、餐后或情绪激动时加快。病理状态下，发热、贫血、甲状腺功能亢进症、疼痛、心力衰竭、休克、心肌炎等脉率增快；颅内高压、病态窦房结综合征、二度以上窦房或房室传导阻滞及服用强心苷、钙拮抗剂、β 受体阻滞剂等药时，脉率减慢。另外，某些心律失常，要同时数脉率和心率，如心房颤动、频发期前收缩等，因部分心脏收缩的搏出量低，不足以引起周围动脉搏动，故脉率小于心率，这种现象称为脉搏短绌（pulse deficit）。

2. 脉律（pulse rhythm） 脉搏的节律反映心脏搏动的节律，正常脉搏时间间隔均匀规则，即节律规整。如脉搏在吸气时增快，呼气时减慢，屏住呼吸则变整齐，称呼吸性窦性心律不齐（respiratory sinus arrhythmia），属生理现象，见于某些正常儿童、青少年和成年人。心房颤动和过早搏动时，脉律均不整齐，心房颤动时，脉搏节律完全无规律，且脉搏强弱不一和脉搏短绌，称为脉搏绝对不齐（irregular pulse）。期前收缩呈二联律或三联律可形成二联脉或三联脉。二度房室传导阻滞时，某些心房激动不能下传至心室，出现心搏脱漏，脉搏也相应脱落，脉律也不规则，称为脱落脉（dropped pulse）。

3. 强弱　脉搏的强弱取决于心搏量、脉压和周围血管阻力的大小。正常脉搏搏动强弱相等。心搏量增加，脉压增大，周围血管阻力较小时，脉搏强而大，称为洪脉（bounding pulse），见于高热、甲状腺功能亢进症、主动脉瓣关闭不全、贫血等。心搏量减少，脉压减少，外周血管阻力增大时，脉搏减弱而振幅低，称为细脉（small pulse）或丝脉（thready pulse），见于休克、心力衰竭、主动脉瓣狭窄等。

4. 紧张度（tensity）　脉搏的紧张度与动脉收缩压的大小有关。检查者将两个手指的指腹放在被检者桡动脉上，以近心端的手指按压桡动脉，并逐渐用力使远心端手指触不到脉搏，近心端手指完全阻断动脉所需的压力，即为脉搏的紧张度。

5. 动脉壁的弹性　正常人的动脉管壁光滑、柔软并富有弹性。同上检查法，检查者用手指按压动脉近心端，使其血流阻断，则该动脉远心端管壁之搏动不能触及，若无论如何用力压迫动脉近心端，仍能触及远心端脉搏，则提示动脉硬化，严重者，动脉管壁不仅硬，且迂曲或呈条索状、结节状。

（三）呼吸

观察记录呼吸（respiration，R）的频率、节律。检测方法及临床意义见第五章第三节肺与胸膜检查。

（四）血压*

体循环动脉血压简称血压（blood pressure，BP），血压是血液在血管内流动时对血管壁产生的压力，是推动血液在血管内流动的动力。心室收缩，血液从心室流入动脉，此时血液对动脉产生的压力最高，称为收缩压（systolic pressure）；心室舒张，动脉壁弹性回缩，血液则继续缓慢流向前方，此时血液对动脉产生的压力变小，称为舒张压（diastolic pressure）。收缩压与舒张压值之差称为脉压（pulse pressure）。

家庭血压

1. 测量方法　有以下两种测量方法。

（1）直接测量法：经皮穿刺周围动脉，将特制的导管送入主动脉，导管末端接床旁监护测压仪，自动显示血压数值。此法精确、实时，属有创性检查。且技术要求高，仅适用于危重和大手术的患者。

（2）间接测量法：临床广泛采用血压计袖带加压法，包括汞柱式、弹簧式和电子血压计，其中汞柱式最常用。此法在上臂肱动脉部位测量，简便易行，缺点是易受多种因素影响，尤其是周围动脉舒缩的影响。

选择汞柱式血压计测量时，被检者在测量前 30 分钟内禁吸烟和饮咖啡，排空膀胱，安静休息至少 5 分钟，使用大小合适的气囊袖带，气袖至少应包裹 80% 上臂，上肢粗大或测下肢血压时，用标准气袖测量值会过高；上肢太细或儿童，用标准气袖测量值会过低。首诊时要测量双侧上臂血压，以后可测量较高读数的一侧。

测量方法：检查者打开汞柱开关，检查汞柱上缘是否位于"0"刻度，嘱被检者裸露右上臂，肘部置于与右心房同一水平（坐位平第 4 肋软骨，仰卧位平腋中线），手臂外展 45°，将袖带紧贴缚于上臂，松紧适宜，袖带下缘距肘窝横纹约 2～3cm。检查者触及肱动脉搏动后，再将听诊器体件轻压置于肱动脉上，而不应塞入袖带内，然后旋紧橡皮球充气旋钮，握捏橡皮球将空气充入袖带，同时听诊肱动脉搏动音，观察汞柱上升的高度，当动脉音消失，再将汞柱升高 20～30mmHg 后，松开充气旋钮使气囊缓慢放气，汞柱的下降速度应为 2～6mmHg/秒，获取舒张压读数后快速放气至零。心率较慢时，放气速率也应较慢。测血压时，双眼应平视汞柱凸面的垂直高度，读出血压值。根据 Korotkoff 的 5 期法，当松开充气旋钮使汞柱下降，听到第一个声音时，所示的压力值即为收缩压（第 1 期）；继续放气，声音逐渐增强为第 2 期；随后出现柔和吹风样杂音为第 3 期；再后音调突然变低钝为第 4 期；最终声音消失为第 5 期。第 5 期声音消失时，血压计上所示的压力值即为舒张压。2 岁以下儿童、妊娠妇女、严重贫血、甲状腺功能亢进、主动脉瓣关闭不全及 Korotkoff 音不消失者，可以第 4 期的变音为舒张压。一般测量血压至少 2 次，间隔 1～2 分钟重复测量，并应将汞柱回归到"0"点后，再重复向袖带内充气。以两次读数的平均值作记录。如两次测量的数值相差超过 5mmHg，则应再次测量，取三次读数的平均值。记录方式为收缩压/舒张压，如 130/80mmHg；若仅有变音而无声音消失，记录为 130/80mmHg，变音。测量完毕，将袖带排气后解下，并平整地放入血压计盒内，将血压计向右侧倾斜约 45°，使水银从玻璃管中完全进入水银槽，最后关闭汞柱开关和血压计。

某些情况下需测量下肢血压，如多发性大动脉炎、主动脉缩窄时。测量方法同前，但被检者需采取俯卧位，束缚的袖带下缘位于腘窝上 3～4cm 处，听诊器体件置于腘窝动脉搏动处。正常人双侧上肢血压差可在 5～10mmHg，下肢血压比上肢高 20～40mmHg，但在动脉穿刺或插管直接测量时无显著差异。

2. 血压水平的定义和分类　目前根据《中国高血压防治指南》（2010 年修订版），采用下述标准（表 3-2-1）。

表 3-2-1　血压水平的定义和分类

分类	收缩压（mmHg）		舒张压（mmHg）
正常血压	<120	和	<80
正常高值	120～139	和（或）	80～89
高血压			
1 级高血压（轻度）	140～159	和（或）	90～99
2 级高血压（中度）	160～179	和（或）	100～109
3 级高血压（重度）	≥180	和（或）	≥110
单纯收缩期高血压	≥140	和	<90

3. 血压变化的临床意义　收缩压主要取决于心肌收缩力强弱和心搏出量的多少，舒张压主要取决于外周血管阻力的高低，外周阻力高则舒张压高，外周阻力低则舒张压低。血压测量值受多种因素的影响，如情绪、运动、季节、环境、昼夜等。

（1）高血压：在安静、清醒、未使用降压药物的情况下，非同日至少 3 次测量血压，收缩压≥140mmHg 和（或）舒张压≥90mmHg，即为高血压（hypertension）。如仅有收缩压达到高血压标准，则称为单纯收缩期高血压（systolic hypertension）。高血压绝大多数为原发性高血压，约 5%继发于其他疾病，称继发性高血压，见于肾脏疾病、肾动脉狭窄、肾上腺皮质或髓质肿瘤、甲状腺功能亢进症、颅内高压、妊娠高血压综合征、肢端肥大症等。

（2）低血压：血压低于 90/60mmHg，称为低血压（hypotension）。常见于休克、急性心肌梗死、心力衰竭、心包填塞、肾上腺皮质功能减退等。慢性低血压也可因体质的因素，患者一贯血压偏低，一般无症状。另外，患者从平卧 5 分钟以上后，改变为直立位的 3 分钟内，如果收缩压下降>20mmHg 或舒张压下降>10mmHg，并伴有头晕或晕厥，则为体位性低血压。

（3）上、下肢血压差异显著：双上肢血压差＞10mmHg，见于多发性大动脉炎、血管闭塞性脉管炎及先天性动脉畸形等。如下肢血压≤上肢血压，见于主动脉缩窄、闭塞性动脉硬化、胸腹主动脉型大动脉炎、髂动脉或股动脉栓塞等。

（4）脉压异常：脉压＞40mmHg，称为脉压增大，见于高热、甲状腺功能亢进症、严重贫血、主动脉瓣关闭不全、动脉导管未闭、动静脉瘘、老年主动脉硬化等；脉压＜30mmHg，称为脉压减小，见于低血压、休克、心力衰竭、主动脉瓣狭窄、心包积液、缩窄性心包炎等。

4. 动态血压监测 临床采用验证合格的动态血压监测仪，每年应至少1次与汞柱式血压计进行读数校准，两者的血压平均读数应小于5mmHg。一般测压间隔时间可选择15、20或30分钟，24小时连续记录血压。通常夜间在晚10点至次晨6点，测压间隔时间可选择30分钟。

目前国内动态血压监测（ambulatory blood pressure monitoring，ABPM）的常用指标是按24小时白天（清醒活动）和夜间（睡眠）的平均收缩压与舒张压水平、夜间血压下降百分率以及清晨时段血压的升高幅度（晨峰）。正常参考标准为：24小时平均收缩压与舒张压＜130/80mmHg，白天＜135/85mmHg，且夜间＜120/70mHg。夜间血压下降百分率，即（白天平均值-夜间平均值）/白天平均值，下降率10%~20%，为勺形，下降率＜10%，为非勺形，收缩压与舒张压不一致时，以收缩压为准。血压晨峰，即起床后2小时内的收缩压平均值与夜间睡眠时收缩压最低值（包括最低值在内1小时的平均值）之差，≥35mmHg为晨峰血压增高。ABPM一般用于评估降压疗效，诊断白大衣性高血压，发现隐蔽性高血压，寻找难治性高血压的原因，观察血压升高程度、短时变异和昼夜节律等。

三、发育与体型

人体生命过程的发展变化，总称发育（development）。通常以年龄、体格（身高、体重、第二性征）和智力之间的关系来判断发育是否正常。发育正常时，年龄与体格、智力和性征的成长状态处于均衡一致。在成年以前，体格随年龄不断成长，在青春期还可出现一段成长加速的时期，称为青春期急速生长期，属于正常发育状态。正常发育与人种、遗传、内分泌、营养代谢、生活条件、体育锻炼等因素有密切关系。

一般成人体格发育正常的判断指标为：①头部的长度为身高的1/7~1/8；②胸围等于身高的1/2；③双上肢展开的长度（指距）约等于身高；④坐高（头顶至耻骨联合上缘的距离）等于下肢的长度（耻骨联合上缘至足底的距离）。如明显不对称或不成比例，则属于发育不正常。

临床上，病态发育与内分泌的关系密切。如脑垂体前叶功能亢进，出现在发育成熟前，可致体格异常高大，称为巨人症（gigantism），如出现在成年后，可导致肢端肥大症；相反，脑垂体功能减退时，可导致体格异常矮小，称垂体性侏儒症（pituitary dwarfism）。甲状腺对体格发育有较大影响，如小儿患甲状腺功能减退，可导致体格矮小，智力低下，称为呆小症（cretinism）。性激素对体格发育也具有一定影响，如性早熟儿童，患病初期可较同龄儿童体格发育快，但因骨骺过早闭合，导致后期体格发育受限。同时性激素对第二性征的发育起决定作用，某些疾病（如结核、肿瘤）破坏了性腺分泌，可出现性腺功能低下，导致第二性征改变，如男性患者出现的"阉人"征（eunuchism），表现为上、下肢过长、骨盆宽大、无须、毛发稀少、皮下脂肪丰满、外生殖器发育不良、发音女声；女性患者则出现乳房发育不良、闭经、体格男性化、多毛、皮下脂肪减少、发音男声。幼年时营养不良可影响正常发育，如维生素D缺乏时可导致佝偻病（rachitis）。

体型（body type）是身体各部发育的外观表现，包括骨骼、肌肉的生长与脂肪分布的状态等。

正常成人的体型分为三种。

1. 正力型（ortho-sthenic type）　也称匀称型，身体各部分结构匀称适中，腹上角 90°左右，正常人多为此型。

2. 超力型（sthenic type）　也称矮胖型，体型矮胖、体格粗壮、面红、颈粗短、肩宽平、胸围大、腹上角＞90°。多见于原发性高血压患者。

3. 无力型（asthenic type）　也称瘦长型，与矮胖型相反，体高瘦削，颈细长、肩窄下垂，胸廓扁平，腹上角＜90°。病理状态下多见于慢性消耗性疾病，如肺结核等。

四、营 养 状 态

营养状态（state of nutrition）与食物的摄入、消化、吸收和代谢等因素相关。营养状态的好坏，可作为评估健康与疾病程度的标准之一。营养过剩可以引起肥胖，营养不良则可引起消瘦。营养状态是根据皮肤、毛发、皮下脂肪、肌肉的发育情况来综合评定的。

检查营养状态最简捷的方法是检查皮下脂肪的充实程度。因上臂背侧下 1/3 处或前臂屈侧脂肪分布的个体差异最小，所以是最适宜、最方便的检查部位一般测量肱三头肌皮褶的厚度，应测量三次，取其平均值。同时测量一定时间内体重的变化也是观察营养状态的方法之一。

理想体重（ideal body weight，IBW）：按照世界卫生组织标准，男性：体重（kg）=[身高（cm）–80]×0.7；女性：体重（kg）=[身高（cm）–70]×0.6。粗略计算，体重（kg）=身高（cm）–105。

目前常用体重指数（body mass index，BMI）来衡量体重是否正常。BMI=体重（kg）/身高 ^{2}（cm ^{2}）。世界卫生组织标准：BMI18.5～24.9 为正常，我国标准，BMI18.5～23.9 为正常。

腰围或腰/臀比（waist/hip ratio，WHR），受试者站立，双足分开 25～30cm，使体重均匀分配。腰围测量髂前上棘与第 12 肋下缘连线的中点水平周径，臀围测量环绕臀部的骨盆最突出点的周径，WHR 反映脂肪分布，目前认为测量腰围更为简单可靠，是诊断腹部脂肪积聚最重要的指标。

（一）营养状态分级

营养状态分良好、中等、不良三个等级：

1. 良好（well）　皮肤及黏膜红润、皮肤光泽、弹性良好，皮下脂肪丰满，肌肉结实，指甲、毛发润泽，肋间隙及锁骨上窝平坦，肩胛部和股部肌肉丰满。

2. 中等（fairly）　介于良好与不良之间。

3. 不良（poorly）　皮肤及黏膜干燥、弹性减低，皮下脂肪菲薄，肌肉松弛无力，指甲粗糙、无光泽，毛发稀疏，肋间隙、锁骨上窝凹陷，肩胛骨和髂骨嶙峋突出。

（二）常见的营养异常

临床上常见营养状态异常包括营养不良和肥胖两方面：

1. 营养不良（malnutrition）　特点是体形消瘦，体重减轻，主要因摄食不足和（或）消耗过多所致。长期营养不良，体重减轻至不足理想体重的 90%，称为消瘦（emaciation）。世界卫生组织标准，体重指数（BMI）＜18.5 时，为消瘦。极度消瘦者，称为恶病质（cachexia）。常见原因如下：①摄食障碍：多见于食管、胃肠道的疾病，神经系统及肝、肾等内脏疾病，导致严重恶心、呕吐等；②消化、吸收障碍：由胃、肠、胰腺、肝、胆等疾病引起消化液或酶的生成和分泌减少所致；③消耗增多：因精神、神经因素影响，或活动性结核、恶性肿瘤、代谢疾病（如糖尿病）和某些内分泌疾病（如甲状腺功能亢进）等，引起热量、脂肪和蛋白质消耗过多。

2. 肥胖（obesity）　肥胖是指体内脂肪堆积过多，和（或）分布异常，表现为体重增加，体形增大。

按身高体重计量：如体重超过理想体重的10%，为超重；超过理想体重的20%，称为肥胖。

世界卫生组织标准：BMI25～29.9为超重，BMI≥30时为肥胖。我国标准：BMI24～27.9为超重，BMI≥28时为肥胖。主要由于摄食量过多，摄入超过消耗，过剩营养物质转化为脂肪积存体内所致，内分泌、家族遗传、生活方式与运动、精神因素、药物因素等均对肥胖有影响。

测量肱三头肌皮褶厚度：男>2.5cm、女>3.0cm为肥胖。测量腰围：男性≥90cm，女性≥85cm为腹型肥胖（abdominal obese）。正常成人腰臀比（WHR）男性<0.90、女性<0.85，超过此值为中央型（又称腹内型或内脏型）肥胖。

肥胖的类型：

（1）单纯性肥胖：全身脂肪分布均匀，常有一定的遗传倾向，为摄入量超过消耗量，过剩营养物质转化为脂肪积存于体内所致，与生活方式、运动精神因素等均有关，无内分泌代谢等疾病。

（2）继发性肥胖：一般均由内分泌疾病引起：①库欣综合征：肾上腺皮质功能亢进，皮质醇分泌过多，表现为向心性肥胖，水牛背、腰腹部为主，而四肢不明显，伴满月脸、皮肤紫纹、痤疮、高血压和骨质疏松等；②甲状腺功能减退症：表现为黏液性水肿和体重增加，常伴毛发稀疏、皮肤干燥、月经异常、智力障碍；③下丘脑性肥胖：多为均匀性中度肥胖，同时伴有下丘脑障碍（饮水、进食、体温、睡眠及智力、精神异常），下丘脑病变所致的肥胖性生殖无能综合征，在女性表现为生殖器发育障碍、闭经，在男性则表现为女性体型；④间脑性肥胖：呈均匀性肥胖，间脑损害引起自主神经-内分泌功能障碍，表现为食欲波动、睡眠节律反常、血压容易变化、性功能减退、尿崩症等；⑤垂体性肥胖：多为向心性肥胖，因垂体病变导致皮质醇分泌增多引起，垂体瘤所致溢乳-闭经综合征，可伴泌乳、闭经、不孕。

五、意 识 状 态

检查意识状态，主要是检查对周围环境和对自身状态的认知与觉察能力。检查者可通过与被检者交谈来了解其思维、反应、情感活动、计算、记忆力、注意力、定向力（即对时间、人物、地点，以及对自身状态的认识能力）等方面的情况。对较严重者应同时做痛觉试验（如重压眶上缘）、瞳孔对光反射、角膜反射、腱反射等，以判断有无意识障碍及其程度。正常人意识清醒，定向力正常，反应敏锐精确，思维和情感活动正常，语言流畅、准确，表达能力良好。病理情况下可出现兴奋不安、思维混乱、语言表达能力减退或失常、情感活动异常、无意识动作增加等，多由高级神经中枢功能受损引起。按意识障碍的程度可分为嗜睡、意识模糊、昏睡、谵妄及昏迷，详见第二篇常见症状，第二十一章意识障碍。

六、面容与表情

面容（facial feature）是指面部各部位的形态与气色，表情（expression）是指面部或姿态上思想感情的表现。健康人面容润泽，表情自然。某些疾病还可使患者呈现特征性面容与表情，常见典型面容如下：

1. 急性病容（acute illness facies） 又称急性热病容，面色潮红，兴奋不安，有时伴表情痛苦、呼吸急促、多汗、口唇干燥、鼻翼扇动、口唇疱疹。常见于急性感染性疾病，如肺炎链球菌肺炎、疟疾、流行性脑脊髓膜炎等。

2. 慢性病容（chronic illness facies） 面容憔悴，面色晦暗或苍白无华，目光暗淡无神、表情忧郁等，多见于慢性消耗性疾病，如恶性肿瘤、肝硬化、严重肺结核等。

3. 贫血面容（anemic facies） 面色苍白无华，唇舌色淡表情疲惫。见于各种原因所致的贫血。

4. 肝病面容（liver disease facies） 面色晦暗，额部、鼻背、双颊有褐色色素沉着，有时伴蜘蛛痣，见于慢性肝脏疾病。

5. 肾病面容（nephropathy facies） 面色苍白，眼睑、颜面浮肿，舌色淡、边缘有齿痕，见于慢性肾脏疾病。

6. 甲状腺功能亢进面容（hyperthyroidism facies） 简称甲亢面容，眼裂增宽，眼球凸出，目光炯炯有神，呈惊恐貌，兴奋不安，烦躁易怒。见于甲状腺功能亢进症（图 3-2-1）。

7. 黏液性水肿面容（myxedema facies） 面色苍白，颜面浮肿，睑厚面宽，目光呆滞，反应迟钝，眉毛、头发稀疏，舌色淡而肥大。见于甲状腺功能减退症。

8. 二尖瓣面容（mitral facies） 面色晦暗，双颊紫红，口唇轻度发绀。见于风湿性心瓣膜病二尖瓣狭窄（图 3-2-1）。

9. 肢端肥大症面容（acromegalic facies） 头颅增大，脸面变长，下颌增大且向前突出，眉弓及两颧隆起，唇舌肥厚，耳鼻增大，见于肢端肥大症（图 3-2-1）。

10. 苦笑面容（sardonic facies） 牙关紧闭，面肌痉挛，呈苦笑状。见于破伤风。

11. 伤寒面容（typhoid facies） 表情淡漠，反应迟钝，呈无欲貌。见于伤寒、脑脊髓膜炎、脑炎等高热衰竭者。

12. 满月面容（moon facial） 面圆如满月，皮肤发红，常伴痤疮、多毛和胡须生长。见于库欣综合征及长期应用肾上腺皮质激素者（图 3-2-1）。

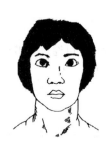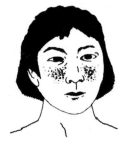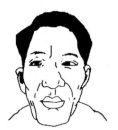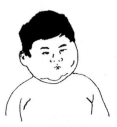

甲亢面容　　　　　　二尖瓣面容　　　　　　肢端肥大症面容　　　　　满月面容

图 3-2-1 临床常见面容示意图

13. 病危面容（critical facies） 也称希氏（Hippocrates）面容。面色苍白或铅灰，面肌瘦削，眼窝凹陷，鼻梁、颧骨突出，表情淡漠，目光晦暗，唇干，皮肤下燥、松弛而无光泽。常见于大出血、休克、脱水及急性腹膜炎的患者。

14. 面具面容（masked facies） 又称"面具脸"。面肌运动减少，面部呆板，无表情，双目凝视，不眨眼，似面具样。常见于震颤麻痹，也可见于脑炎等。

七、体　　位

体位（position）是指休息时，身体所处的姿势状态，健康人体位自如，疾病状态下常因不同病情，患者采取不同的体位。常见体位如下：

1. 自动体位（active position）　身体活动自如，不受限制。见于正常人、轻病或疾病早期。

2. 被动体位（passive position）　自己不能随意调整或变换体位，需别人帮助才能改变体位。见于极度衰弱或意识丧失者。

3. 强迫体位（compulsive position）　患者为了减轻痛苦，被迫采取的某种体位。常见以下几种强迫体位：

（1）强迫仰卧位（compulsive supine position）：患者双腿蜷曲，仰卧，以此减轻腹部肌肉紧张。见于急性腹膜炎等。

（2）强迫俯卧位（compulsive prone position）：俯卧位可使脊背肌肉的紧张程度减轻。见于脊柱疾病。

（3）强迫侧卧位（compulsive lateral position）：一侧胸膜炎及大量胸腔积液的患者常向患侧卧位，可限制患侧胸廓活动，并有利于健侧代偿呼吸，以减轻疼痛和呼吸困难。如向健侧卧位，见于一侧肺或主支气管的疾病，因重力的影响，增加了健侧肺的灌注，从而增加健侧肺的功能以减轻呼吸困难。慢性心衰患者喜左侧卧位以增加回心血量，进而增加心排血量。

（4）强迫坐位（compulsive sitting position）：也称端坐呼吸（orthopnea）。患者坐于床沿，两手置于膝盖上或扶持床边，可利于胸廓辅助呼吸肌及膈肌运动，肺容量及换气量增加，而且可以减少回心血量，减轻心脏负荷和肺淤血。见于心肺功能不全的患者。

（5）强迫蹲位（compulsive squatting position）：患者在活动时，因感呼吸困难和心悸，而采取蹲踞体位或膝胸位以缓解症状。见于先天性发绀型心脏病。

（6）强迫停立位（compulsive standing position）：在步行时，患者心前区疼痛突然发作，被迫立刻站住，并以右手按抚心脏部位，待症状稍缓解后，才离开原地。见于心绞痛。

（7）辗转体位（alternative position）：患者坐卧不安，辗转反侧。见于胆绞痛（如胆结石、胆道蛔虫等），或肾绞痛（如肾结石等）、肠绞痛（胃肠痉挛、肠道寄生虫等）。

（8）角弓反张位（opisthotonos position）：患者颈及脊背肌肉强直，呈头向后仰，胸腹前凸，背过伸，躯干呈反弓形。见于破伤风及小儿脑膜炎。

八、步　　态

步态（gait）即行走时的频率、节律和姿态。正常时，因年龄、机体状态和所受训练的影响，步态有所差异。儿童常急行、跳跃，青壮年平稳、矫健、快步，老年人缓慢、小步。疾病状态下，步态常发生改变，并有一定的特征。常见以下异常步态：

1. 痉挛性偏瘫步态（spastic hemiplegic gait）　又称划圈样步态，瘫痪侧上肢呈内收旋前，指、肘、腕关节屈曲，无正常摆动，下肢伸直并外旋，举步时将患侧骨盆抬高以提起瘫痪侧下肢，然后以髋关节为中心，脚尖拖地向外画半个圆圈跨前一步。多见于急性脑血管疾病的后遗症（图 3-2-2）。

2. 剪刀步态（scissors gait）　下肢肌张力增高，以伸肌和内收肌张力增高明显，双下肢强直内收交叉到对侧，形如剪刀。见于双侧锥体束损害、脑性瘫痪等（图 3-2-2）。

3. 跨阈步态（steppage gait）　由于踝部肌腱、肌肉弛缓，患足下垂，走路时足尖离地前先将膝关节髋关节屈曲使患肢抬得很高才能起步，如跨越门槛之势。见于腓总神经麻痹出现的足下垂患者（图 3-2-2）。

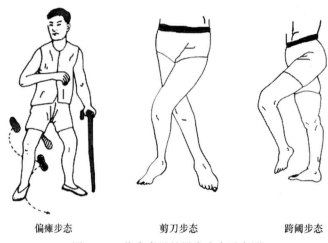

偏瘫步态 　　　　剪刀步态 　　　　跨阈步态

图 3-2-2　临床常见的异常步态示意图

4. 慌张步态（festinating gait）　步行时头及躯干前倾，步距较小，起步动作慢，但行走后越走越快，难以止步，为防止跌倒向前追赶身体重心，双上肢缺乏摆动动作。见于帕金森病（Parkinson's disease），又称震颤麻痹（shaking palsy）。

5. 醉酒步态（drunken gait）　行路时躯干重心不稳，步态蹒跚，身体摇晃，前后倾斜似乎随时都会失去平衡而跌倒。如醉酒状见于酒精中毒或巴比妥中毒。

6. 蹒跚步态（staggering gait）　又称鸭步。走路时身体左右摇摆似鸭行。见于佝偻病、先天性双髋关节脱位、大骨节病或进行性肌营养不良等。

7. 间歇性跛行（intermittent claudication）　休息时无症状，行走稍久后因缺血，出现下肢麻木、无力、酸痛，被迫停止行走，经休息后症状好转，重新行走，故走走歇歇。见于闭塞性动脉硬化、高血压动脉硬化等。

8. 小脑性共济失调步态（cerebellar ataxic gait）　行走时双腿分开较宽，步态不规则，笨拙，身体左右摇晃，常向侧方倾斜，走直线困难，状如醉汉。常见于多发性硬化、小脑肿瘤、脑卒中及某些遗传性小脑疾病而致小脑共济失调患者。

9. 感觉性共济失调步态（sensory ataxic gait）　起步时一脚高抬，骤然垂落，且双目向下注视，夜间走路或闭眼时加重，两脚间距很宽，以防身体倾斜，闭目时不能保持平衡，身体摇晃，易跌倒，睁眼时视觉可部分代偿。见于脊髓亚急性联合变性、多发性硬化脊髓痨和感觉神经病等脊髓后索病变。

第二节　皮 肤 检 查

皮肤检查应在自然光线下进行，通过视诊观察，有时需要配合触诊以获得全面征象，得出正确的诊断。

一、颜　色

皮肤颜色（skin colour）与种族、遗传有关。即使同一种族的皮肤颜色也因毛细血管的分布、血液的充盈度、色素量、皮下脂肪的厚薄及腺体的分泌情况不同而有差异。正常人皮肤有光泽，黏膜红润。

临床上常见的皮肤颜色异常如下：

1. 苍白（pallor） 皮肤、黏膜苍白常因贫血、末梢毛细血管痉挛或充盈不足引起，见于寒冷、贫血、惊恐、休克、虚脱以及主动脉瓣关闭不全等。检查时应同时观察眼睑、结膜、口腔黏膜、舌质及甲床、掌纹的颜色，综合判断。仅有肢端苍白，可能与肢体血管痉挛或阻塞有关，如雷诺病、血栓闭塞性脉管炎。

2. 发红（redness） 皮肤发红常由毛细血管扩张充血、血流加速及红细胞数量增多引起。生理状态下，见于日晒、运动、情绪激动、饮酒等。病理情况下见于发热性疾病，如肺炎链球菌肺炎、猩红热、肺结核、阿托品及一氧化碳中毒等。其中一氧化碳中毒患者的皮肤黏膜呈樱桃红色。皮肤持久性发红见于库欣（Cushing）综合征及真性红细胞增多症。

3. 黄染（stained yellow） 皮肤黏膜呈黄色称为黄染，常见的原因有：①黄疸：因胆红素浓度过高导致的，黄疸早期仅见于巩膜、硬腭后部及软腭黏膜，较明显时才见于皮肤。见于肝细胞损害、胆道阻塞或溶血性疾病。②胡萝卜素在血液中的含量增加：因过多食用胡萝卜、橘子、南瓜等引起，但发黄的部位多在手掌、足底，一般不发生于巩膜和口腔黏膜。③长期服用含有黄色素的药物，如米帕林、呋喃类药物等可使皮肤发黄，也可出现巩膜黄染，以角膜缘周围最明显，离角膜缘越远黄染越浅，以此与黄疸鉴别。

4. 发绀（cyanosis） 皮肤黏膜呈青紫色，因血液中还原血红蛋白或异常血红蛋白（高铁血红蛋、硫化血红蛋白）增多（超过 50g/L）所致。发绀的部位常为舌、唇、耳郭、面颊和指端，可见于心肺疾病、亚硝酸盐中毒等。参见第二篇常见症状，第八章发绀。

5. 色素沉着（pigmentation） 是因表皮基底层的黑色素增多导致的部分或全身皮肤色泽加深。生理情况下，身体的暴露部分以及乳头、外生殖器、腋窝、关节、肛门周围等处皮肤色素较深，如这些部位的色素明显加深，或其他部位出现色素沉着，则为病理征象。全身性色素沉着多见于慢性肾上腺皮质功能减退、肝硬化、肝癌晚期、肢端肥大症、黑热病、疟疾等。使用某些药物如砷剂、抗肿瘤药等，可引起不同程度的皮肤色素沉着。放疗可使局部皮肤色素沉着。老年人全身或面部可出现散在色素斑，称老年斑（senile plaque）。妊娠期妇女，面部、额部可发生棕褐色对称性色素斑，称为妊娠斑（cyasma）。

6. 色素脱失（depigmentation） 指局部或全身皮肤色素减少或缺失，因缺乏酪氨酸酶，导致酪氨酸不能转化为多巴而形成黑色素所致。

（1）白癜风（vitiligo）：为多形性大小不等的色素脱失斑片，发生后可逐渐扩大，进展较慢，无自觉症状，也无生理功能改变。为后天性皮肤黏膜色素局限性脱失，可能与遗传、精神、自身免疫等因素有关。见于白癜风，偶见于甲状腺功能亢进症、肾上腺皮质功能减退及恶性贫血等。

（2）白斑（leukoplakia）：呈圆形、椭圆形色素脱失斑，面积一般不大，是发生于口腔黏膜及女性外阴部黏膜的增生性、白色角化性皮损。因可继发鳞癌，故认为是一种癌前病变。

（3）白化病（albinismus）：皮肤呈白色或淡红色，毛发白或淡黄，虹膜及瞳孔呈浅红色，并且畏光。可有屈光不正、斜视和眼球震颤等症状，少数白化病患者智力低下，体格发育不良。本病属常染色体隐性遗传，因组织中黑色素细胞内缺乏酪氨酸酶，导致黑色素不能形成。

二、湿 度

皮肤的湿度（moisture）与汗腺分泌功能有关。生理情况下，在气温高、湿度大的环境里出汗增多。病理情况下出汗增多,见于风湿热、结核病、布氏杆菌病、甲状腺功能亢进症、佝偻病、脑炎后遗症等。结核活动期夜间睡后出汗,称为盗汗。手脚皮肤发凉、大汗淋漓,称为冷汗,见于休克与虚脱。阵发性出汗见于自主神经功能紊乱。无汗时皮肤异常干燥,见于维生素 A 缺乏症、黏液性水肿、硬皮病和脱水等。

三、弹　　性

皮肤弹性(skin elasticity)与年龄、营养状态、皮下脂肪及组织间隙所含液量有关。儿童与青年皮肤紧张而富有弹性;中年以后皮肤弹性减弱,逐渐松弛;老年皮肤组织萎缩,皮下脂肪减少,弹性减退。检查时,取手背或前臂内侧部位,用拇指和食指将皮肤捏起,松手后皮肤皱褶迅速平复为弹性正常;皱褶平复缓慢为弹性减弱,见于长期患消耗性疾病或严重脱水患者。发热时血液循环加速,周围血管充盈,则皮肤弹性增加。

四、皮　　疹

皮疹(skin rash)多见于传染病、皮肤病、药物及其他一些物质的过敏反应,多为全身性疾病的表现之一,常作为临床诊断的重要依据。检查时应注意皮疹出现与消退的时间、发展顺序、分布部位、形状及大小、颜色、压之是否褪色、平坦或隆起、有无瘙痒和脱屑等,常见皮疹如下:

1. 斑疹(macula) 仅局部皮肤发红,一般不高出皮肤表面。见于斑疹伤寒、丹毒、风湿性多形性红斑等。

2. 丘疹(papule) 除局部颜色改变外,皮疹还隆起皮肤表面。见于药物疹、麻疹及湿疹等。

3. 斑丘疹(maculopapule) 在丘疹周围有皮肤发红的底盘。见于风疹、猩红热及药物疹等。

4. 玫瑰疹(roseola) 为鲜红色的圆形斑疹,直径2～3mm。由病灶周围的血管扩张形成,压之褪色,松开时又复现,多出现于腹部,有时可见于胸部。见于伤寒或副伤寒。

5. 荨麻疹(urticaria) 又称风团,表现为边缘清楚、稍隆起于皮肤的红色或苍白色、瘙痒性皮疹。出现得快,消退得也快,且消退后不留痕迹。是速发的皮肤变态反应,由皮肤、黏膜的小血管反应性扩张及渗透性增加而产生的一种局限性暂时性水肿。常见于各种食物或药物过敏。

6. 疱疹(bleb) 为局限性高出皮肤表面的腔性皮损,腔内含液体。水疱的形成大多是炎症反应的结果,如细菌、病毒、寄生虫(疥虫)或变态反应引起的炎症,常见有天疱疮、疱疹样皮炎、带状疱疹等。水疱大小不等,直径小于1cm者,为小水疱,见于单纯疱疹、水痘等。直径大于1cm者,为大水疱。腔内含脓者,为脓疱,可以为原发,也可由水泡感染而来。

五、皮 下 出 血

皮肤或黏膜下出血,称皮下出血(subcutaneous hemorrhage)。出血面的直径小于2mm者称为淤点(petechia);直径在3～5mm者,称为紫癜(purpura);直径超过5mm者,称为瘀斑(ecchymosis);片状出血伴有皮肤显著隆起者,称为血肿(hematoma)。小的出血点容易与小红色皮疹或小红痣相混淆,但皮疹压之褪色,出血点压之不褪色,小红痣加压不褪色,但稍高出皮肤表面,并且表面发亮。皮肤黏膜出血常见于造血系统疾病、重症感染、某些血管损害性疾病以及毒物或药物中毒等。

六、蜘蛛痣与肝掌

蜘蛛痣（spider angioma）是皮肤小动脉末端分支性扩张形成的血管痣，形似蜘蛛。多在上腔静脉分布的区域，如面、颈、手背、上臂、前胸和肩部等处。大小不等。检查时除观察其形态外，可用铅笔尖或棉签等压迫蜘蛛痣的中心，其辐射状的小血管消失，去除压迫后又出现。蜘蛛痣的发生一般认为与肝脏对雌激素灭活减低有关。常见于急、慢性肝炎或肝硬化时。健康妇女在妊娠期间、月经前或月经期偶尔也可出现蜘蛛痣。

慢性肝病患者手掌大、小鱼际处常发红，加压后褪色，称为肝掌（liver palms）。其发生机制与蜘蛛痣相同。

七、水　　肿

皮下组织的细胞内及组织间隙液体积聚过多，称为水肿（edema）。如不借助触诊，单靠视诊轻度水肿不易发现。检查时，可用手指按压被检查部位皮肤（一般是胫骨前缘）3～5秒。按压后凹陷不能很快恢复者，称为凹陷性水肿（pitting edema）。黏液性水肿及象皮肿，指压后无组织凹陷，称非凹陷性水肿（non-pitting edema）。黏液性水肿常见部位为颜面、锁骨上、胫前内侧及手背皮肤，且皮肤干燥、粗糙，见于甲状腺功能减退症。象皮肿（elephantiasis）见于丝虫病，表现为下肢不对称性皮肤增厚、粗糙，毛孔增大，有时出现皮肤皱褶，也可累及阴囊、大阴唇及上肢等部位。

水肿分为轻、中、重三度。轻度：仅见于眼睑、眶下软组织、胫骨前、踝部皮下组织，按压后组织轻度下陷，很快平复；中度：全身组织均见明显水肿，按压后可出现较深的组织下陷，平复缓慢；重度：全身组织严重水肿，身体低位皮肤张紧发亮，外阴部也可出现严重水肿，甚至有液体渗出。胸腔、腹腔等浆膜腔内也可见积液。

全身性水肿（generalized edema）见于肾病综合征、心力衰竭、肝硬化失代偿期和营养不良等；局限性水肿（localized edema）可见于局部炎症、外伤、过敏、血栓形成所致的毛细血管通透性增加，静脉或淋巴回流受阻。详见第二篇常见症状，第二章水肿。

八、皮 下 结 节

检查皮下结节（subcutaneous nodules）时应注意其大小、部位、硬度、活动度、有无压痛等。①风湿热或类风湿等疾病：风湿小结位于关节附近或长骨骺端的圆形硬质小结，无压痛，对称性分布。②囊尾蚴病：或称囊虫病，结节位于皮下肌肉表层，呈豆状，硬韧，圆形或椭圆形，表面光滑，可推动，无压痛。③结节性多动脉炎：如沿末梢动脉分布，且双侧发生不对称，质硬，有压痛。④亚急性感染性心内膜炎：在指尖、足趾大小鱼际肌处出现的豌豆大小的红包或紫色的痛性结节，称为Osler小结。⑤并殖吸虫病：反复出现的游走性皮下结节，边界不清而水肿明显，伴痒感。⑥肿瘤所致的皮下转移：无明显局部症状而生长迅速的皮下结节。⑦痛风：结节多在外耳的耳郭、跖趾、指（趾）关节及掌指关节等部位，大小不一（直径0.2～2cm），黄白色，也称痛风石。

九、溃疡及瘢痕

溃疡（ulcer）指皮肤或黏膜深层真皮或皮下组织的局限性缺损，常见于创伤性、感染性及癌性病变，注意溃疡大小、形状与部位、颜色、边缘、基底、分泌物及变化。

内踝上方等部位的小腿溃疡，常见于静脉周围炎、血栓性静脉炎或复发性蜂窝组织炎。口腔、外生殖器及肛门等部位的小溃疡，并逐渐愈合成卵圆形或不规则形，边缘呈潜行性，基底有高低不平的苍白色肉芽组织，分泌物或苔膜中可查到结核杆菌者，为溃疡型皮肤结核。外生殖器出现的圆形或卵圆形溃疡，边缘不整齐，基底为柔软的肉芽组织，其表面覆盖有灰黄色脂性脓苔或脓性分泌物间杂坏死组织，有恶臭，易出血，溃疡周围皮肤潮红，为软下疳（chancroid）。软下疳是由杜克雷嗜血杆菌经性接触传播的急性、疼痛性、多发性阴部溃疡。边缘锐利，如凿状，质硬，基底有坏死组织及树胶样分泌物的无痛性溃疡，常为梅毒性溃疡。

瘢痕（scar）指真皮或深部组织外伤、手术或病变愈合后，结缔组织和上皮细胞增生的斑块代替失去的皮肤组织。高于周围正常皮肤者，为增生性瘢痕（hyperplastic scar）；表皮低于周围正常皮肤者，为萎缩性瘢痕（atrophic scar）。常为曾患过某些疾病提供证据，如皮肤疖肿、天花、淋巴结核、某些手术等。

十、毛 发

毛发（hair）的颜色、曲直可因种族而不同，其分布、多少和颜色变化对临床诊断有辅助意义。男性体毛较多，阴毛呈菱形分布，以耻骨部最宽，上方尖端可达脐部，下方尖部可延至肛门前方。女性体毛较少，阴毛多呈倒三角形分布。人至中年以后由于毛发根部的血管和细胞代谢减退，头发可逐渐减少或色素脱失，形成秃顶、光泽减退或苍白。另外，毛发与家族遗传、营养状况和精神状态有关。

病理性毛发稀少常见于：①头部皮肤疾病：如脂溢性皮炎、螨虫寄生，呈不规则脱发，以顶部为主；②神经营养障碍：如斑秃，脱发多呈圆形，范围大小不等，也可全秃，发生突然，与精神因素有关，可以再生；③某些发热性疾病：如伤寒，可致弥漫性脱发；④内分泌疾病：如甲状腺功能减退症、垂体前叶功能减退症及性腺功能减退症等，如席汉综合征不仅眉毛、头发脱落，同时有腋毛、阴毛的脱落；⑤理化因素：如接受大量的放射线，使用某些抗癌药物，如环磷酰胺、顺铂等。

某些疾病，如库欣综合征或长期使用肾上腺皮质激素者，也可使毛发增多。女性患者除一般体毛增多外，还可呈男性体毛分布，生长胡须。

第三节 淋巴结检查

一、浅表淋巴结检查顺序及方法

淋巴结呈全身分布，但一般体格检查只能检查身体各部位的浅表淋巴结。正常情况下，淋巴结很小，直径多为0.2～0.5cm，质地柔软，表面光滑，与周围组织无粘连，不易触及，也无压痛。

（一）检查顺序

为避免遗漏，浅表淋巴结的检查应按一定顺序进行，顺序依次为耳前、耳后、乳突区、枕骨下区、颌下、颏下、颈后三角、颈前三角、锁骨上窝、腋窝、滑车上、腹股沟、腘窝等。腋窝淋巴结应按尖群、中央群、胸肌群、肩胛下群和外侧群的顺序进行。

（二）检查方法

检查淋巴结的方法是视诊和触诊。视诊时不仅要注意局部特征，包括皮肤是否隆起，颜色有无变化，有无皮疹、瘢痕、瘘管等，同时要注意全身状态。

检查淋巴结的主要方法是触诊。浅表淋巴结检查采用双手或单手触诊法，并注意使被检者局部皮肤或组织放松，由浅入深进行滑动触诊。检查者将食指、中指、环指并拢，指腹放于被检查部位的皮肤上进行滑动触诊，即指腹按压的皮肤与皮下组织之间的滑动；滑动的方式应取相互垂直的多个方向或转动式滑动，有助于淋巴结与肌肉和血管结节的区别。

1. 检查颌下淋巴结 检查左侧时，将左手放在被检者头顶，以便随时调动其头位配合检查，使头略向左前倾斜，右手四指并拢，屈曲掌指及指间关节，沿下颌骨内缘向上滑动触摸（图 3-2-3）。检查右侧时，两手换位，让被检者的头向右前倾斜。

2. 检查颈部淋巴结 检查者站在被检者背后，让其头向前倾，并稍向检查的一侧倾斜，然后用手指紧贴检查部位，由浅入深进行滑动触诊。

3. 检查锁骨上窝淋巴结 嘱被检者取坐位或仰卧位，检查者与其面对，用右手检查其左锁骨上窝，用左手检查其右锁骨上窝。检查时将示指与中指屈曲并拢，在锁骨上窝进行触诊，并深入锁骨后深部（图 3-2-4）。

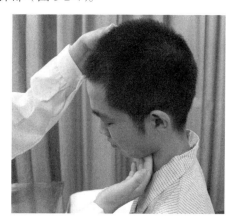

图 3-2-3 颌下淋巴结检查（左侧）

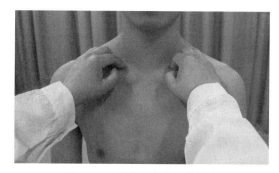

图 3-2-4 锁骨上窝淋巴结检查

4. 检查腋窝淋巴结 被检者取坐位或仰卧位，检查者以右手检查其左侧，检查者左手握其左腕部向外上方屈肘外展约 45°，右手指并拢，掌面贴近胸壁，向上逐渐滑动触诊达腋窝顶部，依次触诊前壁、内侧壁、腋窝后壁，然后将其外展上臂下垂，触诊腋窝外侧壁。同样方法，检查者以左手检查其右侧。

5. 检查右侧滑车上淋巴结 右手扶托被检者右腕部，屈肘 90°，以左手小指抵在被检者右肱骨内上髁，示、中、环指并拢，在肱二头肌与肱三头肌间沟中纵行、横行滑动触摸。以同样方法检查左侧（图 3-2-5）。

6. 检查腹股沟淋巴结 被检者仰卧，检查者用

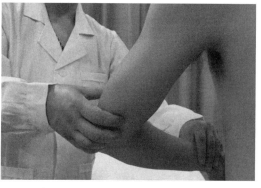

图 3-2-5 滑车上淋巴结检查（左侧）

手指在其腹股沟处平行进行触诊。

发现肿大的淋巴结，应注意部位、大小、数目、质地、移动度、表面是否光滑、有无粘连以及局部皮肤有无红肿、压痛和波动、疤痕、瘘管等。同时注意寻找引起淋巴结肿大的原发病灶。

二、浅表淋巴结肿大的临床意义

淋巴结肿大（lymphadenectasis）分为全身性与局限性。全身性淋巴结肿大指颈、腋窝及腹股沟等多数区域中，有两组以上的淋巴结肿大。局限性淋巴结肿大指局限于某一组的淋巴结肿大。

（一）局限性淋巴结肿大

1. 非特异性淋巴结炎 炎症所致的淋巴结肿大多有触痛，表面光滑，无粘连，质地不硬。急性淋巴结炎质地柔软，有压痛，表面光滑、无粘连，慢性期则质地较硬，轻微疼痛。颌下淋巴结肿大常由口腔内炎症所致；颈部淋巴结肿大常由化脓性扁桃体炎、齿龈炎等急慢性炎症所致；腋窝淋巴结肿大常由上肢、胸壁乳腺等部位的炎症引起；腹股沟淋巴结肿大常由下肢、会阴、臀部等部位的炎症引起。

2. 淋巴结结核 肿大淋巴结常发生在颈部血管周围，为多发性，质地较硬，大小不等，可互相粘连或与邻近组织、皮肤粘连，移动性稍差。如组织发生干酪样坏死，则可触到波动感。晚期破溃后形成瘘管，愈合后可形成不规则瘢痕。

3. 转移性淋巴结肿大 恶性肿瘤转移所致的淋巴结肿大，质硬或有橡皮样感，一般无压痛，表面光滑或有突起，与周围组织粘连而不易推动。左锁骨上窝淋巴结肿大，多见于腹腔脏器癌肿，如胃癌、肝癌、结肠癌等的转移；右锁骨上窝淋巴结肿大，多见于胸腔脏器癌肿，如肺癌、食管癌等的转移。鼻咽癌易转移到颈部淋巴结；乳腺癌最早引起同侧腋下淋巴结肿大；肺癌一般转移到同侧纵隔、支气管及颈部淋巴结；食管癌可向上或向下转移。上段食管癌常转移至锁骨上及颈淋巴结。下段食管癌多转移至气管旁、贲门及胃左动脉旁淋巴结。

（二）全身性淋巴结肿大

1. 感染性疾病 ①病毒感染：见于传染性单核细胞增多症，可引起全身淋巴结肿大，以颈部最为常见，也可见于腋下、腹股沟，两侧不对称，肿大的淋巴结直径一般不超过 3cm，无粘连及明显压痛，不化脓，常于热退数周后消退；②细菌感染：见于布氏杆菌病、血行弥散性肺结核、麻风等；③螺旋体感染：见于梅毒、鼠咬热、钩端螺旋体病等；④原虫和寄生虫感染：见于黑热病、丝虫病等。

2. 非感染性疾病 ①血液系统疾病：淋巴细胞白血病，尤其是慢性淋巴细胞白血病，可引起全身各处淋巴结肿大，但活动、不粘连、光滑、不硬、不痛，也不化脓溃破；淋巴瘤可引起全身性或局限性淋巴结肿大。一般首先表现为颈部或锁骨上窝的无痛性淋巴结肿大，可以活动，也可互相粘连，融合成块，淋巴结坚实而有弹性，触诊有软骨样感觉，无疼痛及压痛。②结缔组织疾病：系统性红斑狼疮表现为肿大的淋巴结为无痛性，轻度或中度肿大，以颈部和腋下为多；另外见于干燥综合征、结节病等。

（参考答案见二维码）

1. 什么是脉压？脉压增大的临床意义是什么？

2. 病例分析：患者男性，62 岁。因上腹部胀痛，食欲不振 1 年余，加重伴体重下降 3 个月就诊。患者 1 年来出现上腹部不适，胀痛，食欲差，未予诊治。近 3 个月来上腹痛加重，出现恶心、呕吐，呕吐物中混有暗红色物，伴头晕，乏力，有黑色大便，体重下降 10 公斤而入院。体格检查：消瘦，贫血面容，左锁骨上窝可触及 2 个肿大的淋巴结，直径约 2.5cm，质硬，无压痛，不活动。上腹部压痛，无反跳痛，腹部未触及包块。

问题和思考：

（1）该患者可能的诊断是什么？为什么？

（2）还需要做什么检查才能确诊？

（许忠波）

参考答案

第三章 头部检查

第一节 头颅及颜面检查

头部及其器官是人体重要的外形特征，是最容易看到的部分，是体格检查的重要内容，检查方法主要是视诊，并配合触诊，通过全面仔细的检查常能获得非常有价值的临床资料。

一、头发及头皮

1. 头发（hair）检查　要注意头发的颜色、疏密度、有无脱发以及脱发的类型与特点。头发的颜色、疏密度和曲直可因种族、遗传和年龄的不同而存在差异。儿童和老年人头发较稀疏，头发逐渐变白多是老年性改变。头发曲直与颜色变化应排除个人喜好造成的变化。脱发多由疾病引起，如佝偻病、脂溢性皮炎、甲状腺功能低下、斑秃、系统性红斑狼疮、伤寒等，也可由物理与化学因素引起，如放射治疗和抗癌药物治疗等，或者接触化学染发烫发药水等，检查时要注意其发生部位、形状与头发改变的特点。

2. 头皮（scalp）检查　需拨开头发观察头皮颜色、有无头皮屑、头癣、疖痈、外伤、血肿及瘢痕等。

二、头　颅

头颅（skull）的检查应注意其大小、外形变化和运动情况。

1. 大小及形态　通过视诊了解其大小及外形，通过触诊仔细触摸头颅的每一个部位，有无压痛和异常隆起。头颅的大小用头围来表示。头围测量时用软尺自眉间经过枕骨粗隆绕头一周测得周径。成人头围54～58 cm，头围与脑的发育密切相关，胎儿期脑发育居于全身各系统的领先地位，故出生时头围相对较大约33～34cm；在出生第一年的前3个月和后9个月头围约都增长6cm，故1岁时头围为46cm；出生后第二年头围增长减慢，2岁时头围48cm；5岁时50cm；15岁时头围接近成人，以后基本不再变化。头围测量在2岁以内最有价值，连续测量要比单次测量结果更有临床意义。矢状缝和其他颅缝大多在出生后6个月骨化，骨化过早会影响颅脑的发育。前囟门约在1～1.5岁时闭合，后囟门在出生时即已经很小或已经闭合。

头颅的形状、大小异常或畸形可成为某些疾病的典型体征，临床常见如下：

（1）小颅（microcephalia）：前囟门检查在儿科临床很重要。如过早闭合可形成小颅畸形，同时伴有智力发育障碍，也称痴呆症。

（2）尖颅（oxycephaly）：亦称塔颅（tower skull），是由于矢状缝与冠状缝过早闭合所致头顶部高尖突起，造成与颜面的比例异常。见于先天性疾病尖颅并指（趾）畸形（acrocephalosyndactyly），即 Apert 综合征。

（3）方颅（squared skull）：前额左右突出，头顶平坦呈方形，常见于小儿佝偻病。

（4）巨颅（large skull）：额、顶、颞及枕部突出膨大呈圆形，对比之下颜面很小，颈静脉充盈，伴头皮静脉明显怒张。由于颅内压增高，压迫眼球，形成双目下视，巩膜外露的特殊面容，称落日现象（setting sun phenomenon），见于脑积水。

（5）长颅（dolichocephalia）：自颅顶至下颌部的长度明显增大，见于 Marfan 综合征及肢端肥大症患者。

2. 头颅运动　　正常人头部活动自如。如头部活动受限，可见于颈椎疾病或颈部软组织损伤；头部不随意颤动，见于帕金森病（Parkinson's disease），又称为震颤麻痹（shaking palsy，paralysis's agitans）；与颈动脉搏动一致的点头运动，称点头征（De Musset's sign），见于严重主动脉瓣关闭不全。

三、颜　　面

颜面（face）为头部前面不被头发遮盖的部分，一般可概括为三个类型：方形、椭圆形和三角形。面部肌群较多，有丰富的血管和神经分布，是构成表情的基础，各种面容和表情的临床意义详见第二章一般检查。除面部器官本身的疾病外，许多全身性疾病在颜面及其器官上有特征性改变，检查颜面部及其器官对某些疾病的诊断具有重要意义。

第二节　头部器官检查

一、眼

眼的检查包括四部分：视功能、外眼、眼前节和内眼。视功能包括视力、视野、色觉、立体视觉和视觉电生理等检查；外眼包括：眼睑、泪器、结膜、眼球位置和眼压检查；眼前节包括：角膜、巩膜、前房、虹膜、瞳孔和晶状体；内眼，即眼球后部，包括玻璃体和眼底，需用检眼镜在暗室内进行。

（一）眼的功能检查

1. 视力　　即视锐度（visual acuity），主要反映黄斑的视功能。分为远视力和近视力，后者通常指阅读视力。其检测是采用通用国际标准视力表进行，临床诊断及视残等级一般以矫正视力为标准。

检查视力须两眼分别进行，一般先右后左，远距离视力表。被检者距视力表 5m 远，用干净的卡片或遮眼板盖于一侧眼前，但勿使眼球受压。嘱被检者从上至下指出"E"字形视标开口的方向，逐行检查，记录受试者最佳辨认行的视力读数，即为该眼的远视力。能看清"1.0"行视标者为正常视力。如远视力未达到正常，可用针孔镜放在被检眼前，测其针孔视力，如能改善，则说明视力较差多系屈光不正所致，通常需戴镜矫正。戴眼镜者必须测裸眼视力和戴眼镜的矫正视力。

如在 5m 处不能辨认 0.1 行视标者，可按下列步骤逐一检查，简单概括为："走近-数指-晃手-光感"。让被检者逐步走近视力表，直至认出 0.1 视标为止，并以实测距离（m）除以正常人能看清该行视标的距离（50m）记录其视力。如在 3m 处看清，则记录视力为 0.06。在 1m 处不能辨认 0.1 行视标者，则改为"数手指"。让被检者背光而立，检查者任意伸出几个手指，嘱其说出手指的数目，记录为数指/距离（CF/cm）。手指移近眼前到 5cm 仍数不清，则改为用手指在被检者眼前左右晃动，如能看到，记录为手动/距离（HM/cm）。不能看到眼前手动者，到暗室中用手电筒照被检眼，如能准确地看到光亮，记录为光感（LP），不能者，记录为无光感。确定有光感后，还需分别检查视网膜各个部位的"光定位"。良好的光定位通常提示视网膜和视神经的功能是正常的，反之，则多提示视网膜和视神经的病变。

近距离视力表：在距视力表 33cm 处，能看清"1.0"行视标者为正常视力。还可让被检者改变检查距离，即将视力表拿近或远离至清晰辨认，以便测得其最佳视力和估计其屈光性质与度数。因此，近视力检查能了解眼的调节能力。

近视力与远视力检查配合则可初步诊断是否有屈光不正（包括散光、近视、远视）弱视和老视，或是否有器质性病变，如白内障、眼底病变等。例如近视眼，近视力好于远视力；老视或调节功能障碍者远视力正常，近视力差；同时，还可以比较正确地评估受试者的阅读和活动能力。

2. 视野（visual field） 是当眼球向正前方固视不动时所见的空间范围，相对于视力的中央视锐度而言，它是周围视力，是检查黄斑中心凹以外的视网膜功能。距注视点 30 度以内的范围称为中心视野，30 度以外的范围称为周边视野。

检查方法有：对照法和视野计法。

（1）对照法：此法以检查者的正常视野与被检者的视野作比较，以大致确定被检者的视野是否正常。检查方法为：被检者与检查者相对而坐，距离约 1m，两眼分别检查。如检查左眼，则嘱其用手遮住右眼，左眼注视检查者的右眼，此时，检查者亦应将自己的左眼遮盖；然后，检查者将其手指置于自己与被检者中间等距离处，分别自上、下、左、右等不同的方位从外周逐渐向眼的中央部移动，嘱被检者在发现手指时，立即告知。如被检者能在各方向与检查者同时看到手指，则大致属正常视野。此法不需仪器，但不精确，且无法记录供以后对比。若对照检查法结果异常或疑有视野缺失，可利用视野计作精确的视野测定。

（2）视野计法：视野计的主要构造为一可自由转动的半圆弓，正中有一白色（或镜面）视标，供被检查眼注视之用。眼与视标的距离为 30cm。当被检者用一眼（另一眼用眼罩盖住）注视视标时，检查者从边缘周围各部位，将视标向中央移动，直至被检者察觉为止。

视野在各方向均缩小者，称为向心性视野狭小。常见于青光眼晚期、球后视神经炎（周围型）、视网膜色素变性等。在视野内的视力缺失地区称为暗点。视野的左或右一半缺失，称为偏盲。双眼视野颞侧偏盲或象限偏盲，见于视交叉以后的中枢病变，单侧不规则的视野缺损见于视神经和视网膜病变。扇形视野缺损，见于青光眼、视网膜静脉分支阻塞及视放射病变。

3. 色觉（color sense） 色觉的异常可分为色弱和色盲两种。色弱是对某种颜色的识别能力减低；色盲是对某种颜色的识别能力丧失。色盲又分先天性与后天性两种，先天性色盲是遗传性疾病，以红绿色盲最常见，遗传方式为伴性遗传，男性发病率为 4.7%，女性为 0.7%；后天性者多由视网膜病变、视神经萎缩和球后视神经炎引起。蓝黄色盲极为少见，全色盲更罕见。

色觉障碍的患者不适于从事交通运输、服兵役、警察、美术、印染、医疗、化验等工作，因而色觉检查已被列为体格检查的常规项目之一。

色觉检查要在适宜的光线下进行，让被检者在 50cm 距离处读出色盲表上的数字或图像，如 5～10 秒内不能读出表上的彩色数字或图像，则可按色盲表的说明判断为某种色盲或色弱。

4. 立体视和视觉电生理的检查 详细可参看眼科学教材。

（二）外眼检查

眼的外部结构如图 3-3-1 所示。

1. 眼睑（eyelids） 眼睑富有弹性皮肤薄，皮下组织疏松，血液和组织液易于集聚于此，检查时应注意观察有无红肿、淤血、气肿、有无包块、压痛、倒睫等。两侧眼睑是否对称，闭合功能和上睑提起的功能是否正常。

（1）眼睑闭合障碍：双侧眼睑闭合障碍可见于甲状腺功能亢进症；单侧闭合障碍见于面神经麻痹。

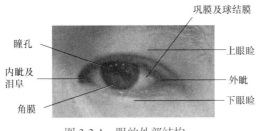

图 3-3-1 眼的外部结构　　　　　　　彩图 3-3-1

（2）上睑下垂（ptosis）：双侧上眼睑下垂见于先天性上睑下垂、重症肌无力；单侧上眼睑下垂见于蛛网膜下腔出血、脑炎、脑脓肿、脑外伤等引起的动眼神经麻痹。

（3）眼睑水肿：眼睑皮下组织疏松，轻度或初发水肿常在眼睑表现出来。常见原因多为肾炎、慢性肝病、营养不良、贫血、血管神经性水肿等。

（4）睑内翻（entropion）：由于瘢痕形成使睑缘向内翻转，当内翻到一定程度时，睫毛随之倒向眼球，刺激眼球，称为倒睫（trichiasis），见于沙眼。

2. 泪囊 嘱被检者向上看，检查者用双手拇指轻压其双眼内眦下方，即骨性眶缘下内侧，挤压泪囊，同时观察有无分泌物或泪液自上、下泪点溢出。若有黏液脓性分泌物流出，应考虑慢性泪囊炎。有急性炎症时应避免作此检查。

观察泪腺部位有无红肿、压痛，上下泪点有无闭塞，泪囊区有无红肿、压痛或瘘管。

3. 结膜（conjunctiva） 分睑结膜、穹隆部结膜与球结膜三部分。

（1）检查上睑结膜时：须翻转眼睑。检查者用右手检查被检者左眼，左手检查右眼。翻转眼睑要领为：用食指和拇指捏住上睑中外 1/3 交界处的边缘，嘱被检者向下看，此时轻轻向前下方牵拉，然后食指向下压迫睑板上缘，并与拇指配合将睑缘向上捻转即可将眼睑翻开。翻眼睑时动作要轻巧、柔和，以免引起被检者的痛苦和流泪。检查后，轻轻向前下牵拉上睑，同时嘱其往上看，即可使眼睑恢复正常位置（图 3-3-2）。

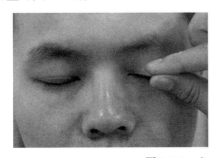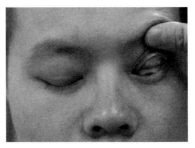

图 3-3-2 上睑结膜检查

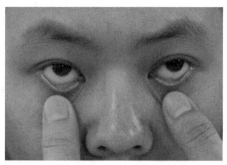

图 3-3-3 下睑结膜检查

（2）检查下睑结膜时：嘱被检者向上看，拇指置于下眼睑的中部边缘，向下轻按压，暴露下眼睑及穹隆结膜（图 3-3-3）。

（3）结膜病变常见的临床意义：①结膜水肿、发红、血管充盈，见于结膜炎、角膜炎、沙眼早期；②结膜发黄见于黄疸；③结膜苍白见于贫血；④睑结膜有颗粒与滤泡见于沙眼；⑤结膜有散在的出血点时，可见于感染性心内膜炎；⑥结膜下有片状出血，可见于动脉硬化、高血压；⑦球结膜下水肿，见于脑水肿或输液过多等。除沙眼、春季卡他性结膜炎外，几乎所有的结膜炎的症状在下睑结膜的表现都比上睑结膜更明显。

4. 眼球（eyeball） 检查时注意眼球的外形与运动。

（1）眼球突出（exophthalmos）：双侧眼球突出见于甲状腺功能亢进症。患者除突眼外，还有以下眼征：①Graefe 征：眼球下转时上睑不能相应下垂；②Stellwag 征：瞬目（即眨眼）减少；③Mobius 征：表现为集合运动减弱，即目标由远处逐渐移近眼球时，两侧眼球不能适度内聚；④Joffroy 征：上视时无额纹出现。

Horner 综合征

单侧眼球突出，多由于局部炎症或眶内占位性病变所致，偶见于颅内病变。

（2）眼球凹陷（enophthalmos）：双侧眼球凹陷见于严重脱水、恶病质、极度消瘦者，老年人由于眶内脂肪的萎缩亦有双眼眼球后退；单侧凹陷，见于眶尖骨折或 Horner 综合征*。

（3）眼球运动：是检查六条眼外肌的运动功能。眼球运动受眼外肌运动的支配，眼外肌受动眼神经（Ⅲ）、滑车神经（Ⅳ）和展神经（Ⅵ）的支配。

检查方法：检查者嘱被检者固定头位或者用左手置于被检者头顶以固定头位，置目标物（棉签或手指尖）放在被检者眼前 30～40cm 处，嘱其两侧眼球随目标方向移动，一般按被检者左侧→左上→左下，右侧→右上→右下 6 个方向的顺序进行，每一方向代表双眼的一对配偶肌的功能（图 3-3-4）。

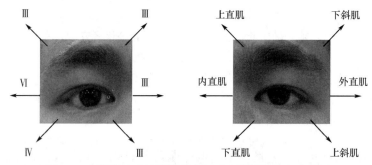

图 3-3-4 眼球运动与眼外肌和相对应的神经支配示意图

临床意义：眼球运动若在某一方向运动受限提示该对配偶肌功能障碍，并伴有复视（diplopia）。由支配眼肌运动的神经核、神经或眼外肌本身器质性病变所产生的斜视，称为麻痹性斜视（paralytic squint），多由颅脑外伤、脑肿瘤、鼻咽癌、脑炎、脑膜炎、脑脓肿、脑血管病变所引起。

（4）眼球震颤：检查方法是嘱被检者眼球随检查者手指所示方向（水平和垂直）运动数次，观察是否出现震颤。双侧眼球发生一系列有规律的快速往返运动，称为眼球震颤（nystagmus）。运动的速度起始时缓慢，称为慢相；复原时迅速，称为快相，运动方向以水平方向为常见，垂直和旋转方向较少见。自发的眼球震颤见于耳源性眩晕、视力严重低下和小脑疾患等。

（5）眼内压检查：检查方法有指测法、眼压计测量法。指测法是检查者凭手指的感觉判断其眼球的硬度，该法虽不够准确，却是最简单的定性估计方法，检查者需要大量的临床实践经验。检查时，让被检者向下注视（不能闭眼），检查者用双手食指尖放在上睑皮肤面，其他手指放在额部和颊部，以食指尖来感觉眼球的张力，估计眼球的软硬度。

眼内压减低：指压法张力减低，双眼球凹陷，见于脱水或眼球萎缩。

眼内压增高：指压法张力增高，见于眼压增高性疾病，如青光眼。

（三）眼前节检查

检查方法为斜照法。检查者一手持带有聚光灯泡的手电筒，从眼的侧方距离被照射侧 2cm 处，聚焦照亮检查部位，另一手持 13D 的放大镜置于被照射者眼前，观察角膜、虹膜、晶状体等。

1. 角膜（cornea）　表面有丰富的感觉神经末梢，因此角膜的感觉十分灵敏。检查时用斜照光更容易观察其透明度，注意有无白斑、云翳、溃疡、软化、新生血管等。云翳与白斑如发生在角膜的瞳孔部位可以引起不同程度的视力障碍；角膜软化见于婴幼儿营养不良、维生素 A 缺乏等；角膜溃疡常见于感染和外伤；角膜周边的血管增生可能为严重沙眼所造成；角膜边缘及周围出现灰白色混浊环，多见于老年人，故称为老年环（arcus senilis），是类脂质沉着的结果，无自觉症状，不妨碍视力；角膜边缘若出现黄色或棕褐色的色素环，外缘较清晰，内缘较模糊，称为 Kayser-Fleischer 环*，是铜代谢障碍的结果，见于肝豆状核变性（Wilson 病）。

Kayser-Fleischer 环与肝豆状核变性

2. 巩膜（sclera）　巩膜不透明，又因血管极少，故为坚硬的瓷白色，位于球结膜下，在发生显性黄疸时，巩膜最早出现黄染而容易被发现。黄疸的黄染在巩膜是连续的，近角膜巩膜交界处较轻，越远离越黄。检查时，可让患者向内下注视，暴露其巩膜的外上部分更容易发现黄疸。中年以后在内眦部可出现黄色斑块，为脂肪沉着所形成，这种斑块呈不均匀性分布，应与黄疸鉴别。仅在角膜周围出现黄染，见于血液中其他黄色素成分增多时（如胡萝卜素、阿的平等），同时引起皮肤黏膜黄染。

3. 虹膜（iris）　是眼球葡萄膜的最前部分，中央有圆形孔洞为瞳孔，虹膜内有瞳孔括约肌与扩大肌，能调节瞳孔的大小。正常的虹膜纹理近瞳孔部分呈放射状排列，周边呈环形排列。纹理模糊或消失见于虹膜炎症、虹膜水肿或萎缩。形态异常或有裂孔，见于先天性虹膜缺损、虹膜后粘连、外伤等。

4. 瞳孔（pupil）　虹膜中央的孔洞即瞳孔，正常直径为 2～5mm，两侧对称，等大正圆。瞳孔缩小（瞳孔括约肌收缩），是由动眼神经的副交感神经纤维支配；瞳孔扩大（瞳孔扩大肌收缩），是由交感神经支配。检查瞳孔时应注意瞳孔的大小、形状、位置、双侧是否等圆、等大，对光及集合反射等是否正常存在。

正常为圆形，双侧等大。临床常见异常表现有：

（1）瞳孔的形状异常：虹膜粘连时形状可不规则；青光眼或眼内肿瘤时可呈椭圆形。

（2）瞳孔大小的改变：生理情况下，在光亮处瞳孔较小，兴奋或在暗处瞳孔扩大。青少年瞳孔较大，婴幼儿和老年人瞳孔较小。病理情况下，瞳孔缩小，见于虹膜炎症、药物反应（毛果芸香碱、吗啡、氯丙嗪）、中毒（有机磷类农药）等。瞳孔扩大，见于青光眼绝对期、外伤、颈交感神经刺激、视神经萎缩、药物影响（阿托品、可卡因）等。双侧瞳孔散大并伴有对光反射消失为濒死状态的表现。一侧眼交感神经麻痹，产生 Honer 综合征，出现眼睑下垂，眼球凹陷，瞳孔缩小及患侧面部无汗。双侧瞳孔大小不等，常提示有颅内病变，如脑外伤、脑肿瘤、脑疝等。双侧瞳孔不等，且变化不定，可能是中枢神经和虹膜的神经支配障碍；如双侧瞳孔不等且伴有对光反射减弱或消失以及神志不清，往往是中脑功能损害的表现。

（3）瞳孔的反射：

1）对光反射（light reflex）：用来检查瞳孔功能活动。有直接对光反射和间接对光反射（图 3-3-5）。直接对光反射：用手电筒直接照射瞳孔并观察其动态反应。正常人，当眼受到光线刺激后瞳孔立即缩小，移开光源后瞳孔迅速复原。间接对光反射：是指光线照射一眼时，另一眼瞳孔立即缩小，移开光线，瞳孔扩大。检查间接对光反射时，应以一手掌立于鼻梁处以隔开双眼，挡住光线以免对检查眼受照射而形成直接对光反射。瞳孔对光反射迟钝或消失，见于昏迷患者。

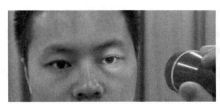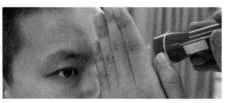

图 3-3-5　瞳孔对光反射检查

左图：直接对光反射；右图：间接对光反射

2）聚合反射和调节反射：嘱被检者注视 1m 以外的目标（通常是检查者的食指尖），然后将目标逐渐移近眼球约 5～10cm 处，正常人此时可见双侧眼球向内聚合，称为聚合反射（convergence reflex）；同时双侧瞳孔逐渐缩小，称为调节反射（accommodation reflex）。聚合反射和调节反射两者被称为集合反射。由于视物由远至近，也同时伴有晶状体的调节，因此，以上检查中出现的双眼内聚、瞳孔缩小和晶状体变凸的三种反射又统称为近反射（near reflex）。动眼神经功能损害时，睫状肌和双眼内直肌麻痹，聚合反射和调节反射均消失。

（四）眼底检查

1. 检查方法　眼底检查需借助检眼镜，一般要求在不扩瞳的情况下检查，检查者和被检者都不戴眼镜。检查时，被检者背光而坐，眼球正视前方。例如，检查左眼时，检查者站在被检者左侧，左手持检眼镜，左眼观察被检者左眼，检眼镜要紧贴被检者面部。以同样方法检查另外一只眼。主要观察视神经乳头、黄斑区、视网膜血管、视网膜各象限是否有异常改变。

2. 正常眼底　正常眼底的视乳头为卵圆形或圆形，边缘清楚，色淡红，颞侧较鼻侧稍淡，中央凹陷。动脉色鲜红，静脉色暗红，动静脉管径的正常比例为 2:3。检查眼底主要观察的项目为：视神经乳头、视网膜血管、黄斑区、视网膜各象限，应注意视乳头的颜色、边缘、大小、形状、视网膜有无出血和渗出物、动脉有无硬化等。

3. 常见异常眼底　许多全身性疾病可以引起眼底的改变，几种常见疾病的眼底改变见表 3-3-1。

表 3-3-1　常见疾病的眼底改变

疾病	眼底改变
糖尿病	视网膜静脉扩张迂曲，视网膜有点状和片状深层出血
高血压、动脉硬化	早期：视网膜动脉痉挛；硬化期：视网膜动脉变细，反光增强，有动静脉交叉压迫现象，动脉呈铜丝状甚或银丝状；晚期：视乳头周围可见火焰状出血，棉絮状渗出物，严重时视神经乳头水肿
颅内压力增高	视神经乳头水肿，可见视神经乳头隆起、水肿、边缘模糊不清，静脉淤血和迂曲，并可见火焰状出血
原发性视神经萎缩	视神经乳头颜色苍白，边界清晰
白血病	视神经乳头边界不清，视网膜血管色淡，血管曲张、弯曲，视网膜上有带白色中心的出血斑及渗出物
慢性肾炎	视神经乳头及周围视网膜水肿，火焰状出血，棉絮状渗出物
妊娠高血压综合征	视网膜动脉痉挛、水肿，渗出物增多时可致视网膜脱离

二、耳

耳的检查包括一般检查、咽鼓管功能检查和听功能检查，以视诊和触诊为主要检查手段。耳分外耳、中耳和内耳，是听觉和平衡器官。

1. 一般检查　包括耳郭和耳周、乳突、外耳道、鼓膜的检查。

（1）耳郭（auricle）和耳周：检查时注意耳郭的外形、大小、位置和对称性，是否有发育畸形、外伤瘢痕、红肿、瘘口、低垂耳等；观察是否有结节，痛风患者可在耳郭上触及痛性小结节，为尿酸钠沉着的结果。耳郭红肿并有局部发热和疼痛，见于感染、牵拉和触诊耳郭引起疼痛，常提示有炎症。

（2）乳突（mastoid）：外壳由骨密质组成，内腔为大小不等的骨松质小房，乳突内腔与中耳道相连。患化脓性中耳炎引流不畅时可蔓延为乳突炎，检查时可发现耳郭后方皮肤有红肿，乳突有明显压痛，有时可见瘘管。严重时，可继发耳源性脑脓肿或脑膜炎。

（3）外耳道（external acoustic meatus）：检查外耳道时，由于外耳道呈弯曲状，检查者用手将被检者耳郭向后、上、外方轻轻牵拉，使外耳道变直，婴幼儿外耳道呈裂隙状，检查者应向下牵拉耳郭，方能使耳道变直。牵拉耳郭时，如出现明显的牵拉痛，常常伴外耳道软骨部局限性红肿疼痛，提示外耳道疖肿；如有黄色液体流出并有痒痛者为外耳道炎；有脓液流出并有全身症状，则应考虑急性中耳炎；有血液或脑脊液流出则应考虑到颅底骨折；对耳鸣患者或听力下降的患者则应注意是否存在外耳道瘢痕狭窄、耵聍或异物堵塞。

（4）鼓膜：当耳道狭小或炎症肿胀时，可使用耳镜（耳道撑开器）撑开狭窄弯曲的耳道，避开耳道软骨部位的耳毛，保证光源照入，耳镜管轴方向与外耳道长轴一致，以便窥见鼓膜，观察鼓膜是否有病变。正常鼓膜呈半透明乳白色，急性炎症时，鼓膜充血、肿胀；鼓室内有积液时，鼓膜色呈灰蓝、琥珀或是橘黄，透过鼓膜可见气泡或液平面；鼓室硬化症时鼓膜增厚，或者萎缩变薄，出现钙斑；后天原发性胆脂瘤早期鼓膜松弛部仅有黄白色饱满感，逐渐出现鼓膜穿孔。

2. 咽鼓管功能检查　用间接鼻咽镜经口咽部向上，观察咽鼓管咽口和隆突的结构和状态，也可用咽鼓管吹张法了解咽鼓管功能。详细内容见耳鼻喉科教材。

3. 听力（auditory acuity）检查　有粗测法和精测法两种方法。体格检查时可先用粗略的方法了解被检者的听力，检测方法为：在安静的室内嘱被检者闭目坐于椅子上，并用手指堵塞一侧耳道，检查者持手表或以拇指与食指互相摩擦，自 1m 以外逐渐移近被检耳部，直到被检者听到声音为止，测量距离，同样方法检查另一耳。比较两耳的测试结果并与检查者（正常人）的听力进行对照。正常人一般在 1m 处可闻机械表声或捻指声。精测方法是使用规定频率的音叉（常用 128Hz）或电测听设备所进行的一系列较精确的测试，对明确诊断更有价值。

听力减退见于中耳炎、听神经损害、耳道有耵聍或异物、局部或全身血管硬化、耳硬化等。粗测发现被检者有听力减退，则应进行精确的听力测试和其他相应的专科检查。

三、鼻

鼻部检查一般都配有光源、额镜、冷光源头灯以及常用的检查器械。被检者取坐位，上身稍前倾，腰直头正，对于检查不合作的小儿，应由家属或助手抱坐在座椅上。检查以视诊和触诊为主。

1. 鼻的外形　视诊时注意鼻部皮肤颜色和鼻外形的改变。如鼻梁部皮肤出现红色斑块，病损处高起皮面并向两侧面颊部扩展，见于系统性红斑狼疮；如发红的皮肤损害主要在鼻尖和鼻翼，并有毛细血管扩张和组织肥厚，见于酒渣鼻（rosacea）；如鼻梁皮肤出现黑褐色斑点或斑片为日晒后或其他原因所致的色素沉着，如黑热病、慢性肝脏疾患等；鼻骨骨折是最常见的骨折之一，凡鼻外伤引起鼻出血患者，都应仔细检查有无鼻骨或软骨的骨折或移位；鼻腔完全堵塞、变形、鼻梁宽平如蛙状，称为蛙状鼻，见于肥大的鼻息肉患者；鞍鼻（saddle nose）是由于鼻骨破坏、鼻梁塌陷所致，见于鼻骨发育不良、鼻骨折、先天性梅毒和麻风病等。

2. 鼻翼扇动（nasal ale flap）　吸气时鼻孔张大，呼气时鼻孔回缩，见于伴有呼吸困难的支气管哮喘，心源性哮喘发作，高热性疾病如大叶性肺炎等。

3. 鼻中隔　正常成人的鼻中隔很少完全居中，多数稍有偏曲，如果有明显的偏曲，并产生呼吸困难，称为鼻中隔偏曲。严重的高位偏曲可压迫鼻甲，引起神经性头痛，也可因偏曲部骨质刺激黏膜而引起出血。鼻中隔出现孔洞称为鼻中隔穿孔，患者可听到鼻腔中有哨声，检查时用小型手电筒照射一侧鼻孔，可见对侧有亮光透入。穿孔多为鼻腔慢性炎症、外伤等引起。

4. 鼻出血（epistaxis）　多为单侧，见于外伤、鼻腔感染、局部血管损伤、鼻咽癌、鼻中隔偏曲等。双侧出血则多由全身性疾病引起，如某些发热性传染病（流行性出血热、伤寒等）、血液系统疾病（再生障碍性贫血、白血病、血小板减少性紫癜、血友病）、肝脏疾病、高血压病、维生素 C 或 D 缺乏等。妇女如发生周期性鼻出血则应考虑到子宫内膜异位症。

5. 鼻腔黏膜　急性鼻黏膜肿胀多为炎症充血所致，伴有鼻塞和流涕，见于急性鼻炎。慢性鼻黏膜肿胀多为黏膜组织肥厚，见于各种因素引起的慢性鼻炎。鼻黏膜萎缩、鼻腔分泌物减少、鼻甲缩小、鼻腔宽大、嗅觉减退或丧失，见于慢性萎缩性鼻炎。不用器械，只能视诊鼻前庭、鼻底和部分下鼻甲；使用鼻镜则可检查中鼻甲、中鼻道、嗅裂和鼻中隔上部。

6. 鼻腔分泌物　鼻腔黏膜受到各种刺激时会产生过多的分泌物。清稀无色的分泌物为卡他性炎症，黏稠发黄或发绿的分泌物为鼻或鼻窦的化脓性炎症所引起。

7. 鼻窦（nasal sinus）　鼻窦为鼻腔周围含气的骨质空腔，共四对，都有窦口与鼻腔相通，当引流不畅时容易发生炎症。鼻窦炎时出现鼻塞、流涕、头痛和鼻窦压痛。各鼻窦区压痛检查方法如下（图 3-3-6）：

（1）额窦：一手扶持被检者枕部，用另一拇指或食指置于眼眶上缘内侧用力向后向上按压。或以两手固定头部，双手拇指置于眼眶上缘内侧向后、向上按压，询问有无压痛，两侧有无差异。也可用中指叩击该区，询问有无叩击痛。

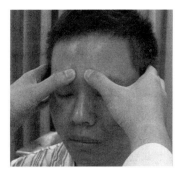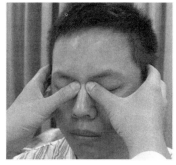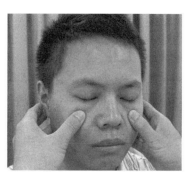

图 3-3-6　鼻窦压痛检查

左图：额窦；中图：筛窦；右图：上颌窦

（2）上颌窦：双手固定于被检者的两侧耳后，将拇指分别置于左右颧部向后按压，询问有无压痛，并比较两侧压痛有无区别。也可用右手中指指腹叩击颧部，并询问有否叩击痛。

（3）筛窦：双手固定被检者两侧耳后，双侧拇指分别置于鼻根部与眼内眦之间向后方按压，询问有无压痛。

（4）蝶窦：因解剖位置较深，不能在体表进行检查。

四、口　　腔

口腔检查时被检者坐于治疗椅上，以舒适和检查者方便检查为宜。常用器械有口镜、牙科镊子和牙科探针、压舌板、手电筒等。基本检查方法有视诊、触诊，还有口腔科专业的方法，如探诊、咬诊等。

口（mouth）的检查包括口唇、口腔内器官和组织以及口腔气味等。

1. 口唇　口唇的毛细血管十分丰富，因而健康人口唇红润光泽。口唇苍白系毛细血管充盈不足或血红蛋白含量降低，见于虚脱、贫血、主动脉瓣关闭不全等；口唇颜色深红系毛细血管过度充盈，为血循环加速，见于急性发热性疾病；口唇发绀为血液中还原血红蛋白增加所致，见于心力衰竭和呼吸衰竭等；口唇干燥并有皲裂，见于严重脱水患者；口唇疱疹为口唇黏膜与皮肤交界处发生的成簇的小水泡，半透明，初发时有痒或刺激感，随后出现疼痛，1 周左右即结棕色痂，愈后不留瘢痕，多为单纯疱疹病毒感染所引起，常伴发于大叶性肺炎、感冒、流行性脑脊髓膜炎、疟疾等；唇裂为先天性发育畸形；口唇突然发生非炎症性、无痛性肿胀，见于血管神经性水肿；口唇有红色斑片，加压即褪色，见于遗传性毛细血管扩张症。口唇肥厚增大见于黏液性水肿、肢端肥大症以及呆小病等；口角糜烂见于核黄素缺乏症；唇裂则为先天性发育畸形；口唇发绀详见第二篇第八章。

2. 口腔黏膜　检查最好在充分的自然光线下进行，也可用手电筒照明，正常口腔黏膜光滑呈粉红色。如看见大小不等的黏膜下出血点或瘀斑，则可能为各种出血性疾病或维生素 C 缺乏所引起；如出现蓝黑色色素沉着斑片多为肾上腺皮质功能减退症（Addison 病）；如若在相当于第二磨牙的颊黏膜处出现白色斑点，直径约 1mm 大小，周围有红色晕圈，称为麻疹黏膜斑（Koplik spots），为麻疹的早期特征；黏膜充血、肿胀并伴有小出血点，称为黏膜疹（enanthema），多为对称性，见于猩红热、风疹和某些药物中毒。雪口病（鹅口疮）为白色念珠菌感染，多见于长期衰弱的病人或老年患者，也可出现在长期使用广谱抗生素和抗癌药之后。黏膜溃疡可见于慢性复发性口疮。

3. 牙（teeth） 检查牙齿时，应注意牙齿的形状、颜色，有无龋齿、缺牙、残根和义齿等。如发现牙疾患，应按下列格式标明所在部位（图 3-3-7）。

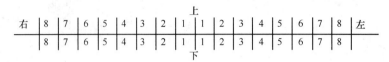

	上																
右	8	7	6	5	4	3	2	1	1	2	3	4	5	6	7	8	左
	8	7	6	5	4	3	2	1	1	2	3	4	5	6	7	8	
	下																

图 3-3-7 牙齿排列示意图

1 中切牙；2 侧切牙；3 尖牙；4 第一前磨牙；5 第二前磨牙；6 第一磨牙；7 第二磨牙；8 第三磨牙

牙齿的色泽与形状改变在临床上也有一定的诊断意义，如牙齿呈黄褐色称斑釉牙，为长期饮用含氟量过高的水所引起；如发现中切牙切缘呈月牙形凹陷且牙间隙分离过宽，称为 Hutchinson 齿，见于先天性梅毒，单纯牙间隙过宽见于老年人牙龈萎缩和肢端肥大症。

4. 牙龈（gum） 正常牙龈质坚韧且与牙颈部紧密贴合，呈粉红色，检查时经压迫无出血及溢脓。牙龈缘出血常为口腔内局部因素引起，如牙石等，也可由全身性疾病所致，如维生素 C 缺乏症、肝脏疾病或血液系统出血性疾病等。牙龈的游离缘出现蓝灰色点线称为铅线，是铅中毒的特征。在铋、汞、砷等中毒时可出现类似的黑褐色点线状色素沉着，应结合病史注意鉴别。牙龈水肿见于慢性牙周炎，牙龈经挤压后有脓液溢出见于慢性牙周炎、牙龈瘘管等。

5. 舌（tongue） 许多局部或全身疾病均可使舌的感觉、运动与形态发生变化，这些变化往往能为临床提供重要的诊断依据和线索。

（1）舌的运动异常：伸舌偏斜见于舌下神经麻痹；舌体震颤见于甲状腺功能亢进症。

（2）舌体增大：暂时性肿大见于舌炎、口腔炎、舌的蜂窝组织炎、脓肿、血肿、血管神经性水肿等。长时间的增大见于黏液性水肿、呆小病和先天愚型（Down 病）、舌肿瘤等。

（3）草莓舌（strawberry tongue）：舌乳头肿胀、发红类似草莓，见于猩红热或长期发热患者。

（4）镜面舌：亦称光滑舌（smooth tongue），舌头萎缩，舌体较小，舌面光滑呈粉红色或红色，见于缺铁性贫血、恶性贫血及慢性萎缩性胃炎等。

（5）裂纹舌（fissured tongue）：舌面上出现横向裂纹，见于 Down 病与核黄素缺乏，后者有舌痛，纵向裂纹见于梅毒性舌炎。

（6）干燥舌：轻度干燥不伴外形的改变；明显干燥见于鼻部疾患（可伴有张口呼吸、唾液缺乏）、大量吸烟、阿托品作用、放射治疗后等；严重的干燥舌可见舌体缩小，并有纵沟，见于严重脱水，可伴有皮肤弹性减退。

（7）牛肉舌（beefy tongue）：舌面绛红如生牛肉状，见于糙皮病，如烟酸缺乏等。

（8）地图舌（geographic tongue）：舌面上出现黄色上皮细胞堆积而成的隆起部分，状如地图。舌面的上皮隆起部分边缘不规则，存在时间不长，数日即可剥脱恢复正常，如再形成新的黄色隆起部分，称移行性舌炎，这种舌炎多不伴随其他病变，发生原因尚不明确，也可由核黄素缺乏引起。

（9）毛舌（hairy tongue）：也称黑舌，舌面敷有黑色或黄褐色毛，故称毛舌，此为丝状乳头缠绕了真菌丝以及其上皮细胞角化所形成。见于久病衰弱或长期使用广谱抗生素的患者。

6. 咽部及扁桃体 咽部分为以下三个部分。

（1）鼻咽（nasopharynx）：位于软腭平面之上、鼻腔的后方，在儿童时期这个部位淋巴组织丰富，称为腺状体或增殖体，青春期前后逐渐萎缩，如果过度肥大，可发生鼻塞、张口呼吸和语音单调。如一侧有血性分泌物和耳鸣、耳聋，见于早期鼻咽癌。

（2）口咽（oropharynx）及扁桃体：位于软腭平面之上、会厌上缘的上方；前方直对口腔，软腭向下延续形成前后两层黏膜皱襞，前面的黏膜皱襞称为舌腭弓，后称为咽腭弓。扁桃体位于舌腭弓和咽腭弓之间的扁桃体窝中。咽腭弓的后方称咽后壁，一般咽部检查即指这个范围。

咽部的检查方法：被检者取坐位，头略后仰，口张大并发"啊-"音，同时检查者用压舌板在舌的前 2/3 与后 1/3 交界处迅速下压，此时软腭上抬，在照明的配合下同步观察扁桃体、咽后壁、软腭、腭垂、软腭弓等。

检查时若发现咽部黏膜充血、红肿、黏膜腺分泌增多，多见于急性咽炎；若咽部黏膜充血、表面粗糙，并可见淋巴滤泡呈簇状增殖，见于慢性咽炎；扁桃体发炎时，腺体红肿、增大，在扁桃体隐窝内有黄白色分泌物，或渗出物形成的苔片状假膜，很易剥离，这点与咽白喉在扁桃体上所形成的假膜不同，白喉假膜不易剥离，若强行剥离则易引起出血。

扁桃体肿大一般分为三度：不超过咽腭弓者为Ⅰ度；超过咽腭弓者为Ⅱ度；达到或超过咽后壁中线者为Ⅲ度（图 3-3-8）。一般检查未见扁桃体增大时可用压舌板刺激咽部，引起反射性恶心，如看到扁桃体突出为包埋式扁桃体，同时隐窝有脓栓时常构成反复发热的隐性病灶。

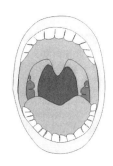 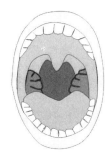 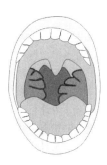

扁桃体Ⅰ度肿大　　　　扁桃体Ⅱ度肿大　　　　扁桃体Ⅲ度肿大

图 3-3-8　扁桃体肿大分度示意图

（3）喉咽（laryngopharynx）：位于口咽之下，也称下咽部，其前方通喉腔，下端通食管，此部分的检查需用间接或直接喉镜才能进行。

7. 喉（larynx）　位于上通喉咽，向下连接气管。喉为软骨、肌肉韧带、纤维组织及黏膜所组成的一个管腔结构，是发音的主要器官，也是空气出入的通道。但声音的协调和语言的构成还需肺、气管、咽部、口腔、鼻腔、鼻窦等多方面的配合才能完成。以上任何部分发生病损时都会使声音发生变化。急性嘶哑或失声常见于急性炎症，慢性失音要考虑喉癌（检查方法见耳鼻咽喉科学）。喉的神经支配有喉上神经与喉返神经。上述神经受到损害，如纵隔或喉肿瘤时，可引起声带麻痹甚至失音。喉头水肿会突然发生窒息性呼吸困难。

8. 口腔气味　健康人口腔无特殊气味，饮酒、吸烟的人可有烟酒味，如有特殊难闻的气味称为口臭，可由口腔局部、胃肠道或其他全身性疾病引起。

局部原因：如牙周炎、龋齿、牙龈炎可产生臭味；牙槽脓肿为腥臭味；牙龈出血为血腥味。其他疾病引起具有特殊气味的口臭有：尿毒症患者可发出尿味；糖尿病酮症酸中毒患者可发生烂苹果味；肺脓肿患者呼吸时可发出组织坏死的臭味；肝坏死患者口腔中有肝臭味；有机磷农药中毒的患者口腔中能闻到大蒜味。

五、腮　腺

　　腮腺（parotid gland）位于耳屏、下颌角、颧弓所构成的三角区内，正常腮腺体薄而软，触诊时摸不出腺体轮廓。腮腺导管位于颧骨下 1.5cm 处，横过咀嚼肌表面，开口相当于上颌第二磨牙对面的颊黏膜上，检查时应注意导管口有无分泌物。腮腺肿大时可见到以耳垂为中心的隆起，并可触及边缘不明显的包块。

　　腮腺急性肿大，开始为单侧，后累及对侧，触诊边缘不清，有压痛，腮腺导管口红肿，常见于急性流行性腮腺炎；口腔不卫生、抵抗力低下的重症患者，检查时单侧腮腺肿大，腮腺导管口处加压后有脓性分泌物流出，见于化脓性腮腺炎；腮腺肿大，触诊质韧，呈结节状，边界清楚，可有移动性，见于腮腺混合瘤；腮腺肿大并增长较快，触诊质硬，固定、有痛感，与周围组织粘连，可伴有面瘫，多见于腮腺恶性肿瘤；腮腺导管结石时，腮腺肿大，进食时肿胀和疼痛加重。

〔参考答案见二维码〕

　　病例分析：患者男性，22 岁。因咽痛、发热、畏寒 3 天入院。患者 3 天前受凉后出现咽痛、发热、畏寒等不适，自行在家服用"阿莫西林"等药物，疗效不佳来医院就诊。既往患者扁桃体经常肿大。体格检查：T 38.7℃，P 120 次/分，R 26 次/分，BP 120/60mmHg，发育正常，精神差，神志清楚，急性病容。口唇发红，咽部充血，双侧扁桃体Ⅱ度肿大，充血，表面有黄白色脓性分泌物。双肺听诊呼吸音稍粗，未闻及干湿啰音。心率 120 次/分，律齐，未闻及杂音。腹部平坦，柔软，无压痛，肝脾未触及。化验室检查：血常规检查白细胞、中性粒细胞均增多。

问题和思考：

　　（1）对该患者进行体格检查时发现了哪些体征？

　　（2）该患者可能的诊断是什么？为什么？

（黄毓娟）

参考答案

第四章 颈部检查

第一节 颈部外形及运动

颈部检查时，被检者最好取舒适坐位，也可取卧位，在平静、自然的状态下，充分暴露颈部和肩部。检查者手法应轻柔，对怀疑有颈椎疾病的被检查者则更应注意。

（一）颈部外形与分区

正常人颈部直立，左右对称。矮胖者颈部较粗短，瘦长者则较细长。颈部一侧有包块或斜颈时，则左右不对称。男性的甲状软骨比较突出，女性则不明显。胸锁乳突肌在转头时较明显。安静坐位时正常人颈部血管不显露。

依据颈部解剖结构，颈部每侧可分为两个三角区，即：①颈前三角：为胸锁乳突肌内缘、下颌骨下缘和前正中线之间的区域；②颈后三角：为胸锁乳突肌后缘、锁骨上缘和斜方肌前缘之间的区域。

（二）颈部姿势与运动

正常人颈部伸屈、转动自如。检查时应注意颈部静态与运动时的改变。如头部不能抬起，常见于重症肌无力、严重消耗性疾病的晚期、脊髓前角细胞炎、进行性肌萎缩等；如颈部疼痛伴活动受限，常见于颈肌扭伤、软组织炎症、颈椎骨质增生、颈椎结核或肿瘤等；颈部强直见于各种脑膜炎、蛛网膜下腔出血等，是脑膜刺激征的表现之一；如头部向一侧固定偏斜，称为斜颈（torticollis），常见于先天性颈肌挛缩、颈肌外伤、瘢痕挛缩；先天性斜颈者，病侧胸锁乳突肌粗短，扶正头部时使病侧胸锁乳突肌胸骨端隆起，为其特征性表现。

（三）颈部皮肤与包块

1. 颈部皮肤 检查时注意有无皮疹、蜘蛛痣、瘢痕、瘘管、神经性皮炎等局部或广泛性病变。

2. 颈部包块 检查时应注意包块的部位、数目、大小、质地、活动性、有无压痛、发生与增长的特点，与邻近器官的关系。颈部淋巴结肿大时，如质地不硬，有轻压痛，可考虑为非特异性淋巴结炎；如质地较硬，且伴有纵隔、胸腔或腹腔病变的症状或体征，则应考虑恶性肿瘤的淋巴结转移；如为全身性、无痛性淋巴结肿大，则多见于血液系统疾病。

颈部良性包块可见于甲状腺腺瘤、腮腺瘤、舌下囊肿和血管瘤等；恶性肿瘤常见甲状腺癌、涎腺癌等；如触到的包块弹性大又无全身症状，则可能为囊肿；先天畸形常见于有甲状腺舌管囊肿、胸腺咽管囊肿等。

（四）颈静脉与动脉

1. 颈静脉　正常人安静坐位或立位时，颈外静脉不显露。平卧时可见颈外静脉充盈，但仅限于锁骨上缘至下颌角距离的下 2/3 以内。颈静脉充盈的高度可间接反映中央静脉压水平。因右侧颈静脉通往上腔静脉的途径较短而直，更易观察。嘱被检者取卧位或坐位或立位，观察右侧颈静脉最高充盈点。以胸骨角作为参照点，无论何种体位，胸骨角均在右心房中心之上约 5cm，正常的颈静脉最高充盈点距胸骨角的垂直距离小于 4cm，即距右心房垂直距离小于 9cm（相当于 9cmH$_2$O 压力），大于此值即为静脉压升高。如坐位或半卧位（身体呈 45°）可见明显的颈静脉充盈，称为颈静脉怒张（jugular filling or neck vein distention）。颈静脉怒张提示体循环静脉血液回流受阻或上腔静脉压增高，常见于上腔静脉阻塞综合征、右心衰竭、缩窄性心包炎、心包积液。颈静脉搏动（jugular pulsation）可见于三尖瓣关闭不全等。

2. 颈动脉　正常人只在剧烈运动时可见颈部动脉搏动（carotid pulsation），且很微弱。心排血量增加或脉压增大，在安静状态下即见颈动脉的明显搏动，可见于主动脉瓣关闭不全、高血压、甲状腺功能亢进症及严重贫血等。因颈静脉和颈动脉位置较近，故看到颈部血管明显搏动时，应区别是颈动脉搏动还是颈静脉搏动。一般动脉搏动为膨胀性，强劲而有力，搏动感明显；静脉搏动柔和而弥散，触诊无搏动感，压迫颈外静脉下段后搏动消失。

听诊颈部血管时，嘱被检者取坐位，一般用钟形听诊器。正常人颈静脉处可闻及柔和、低调、连续性静脉嗡鸣音（venous hum），为生理性静脉血管音，在右锁骨上窝处听诊最明显，转为平卧位或用手指压迫颈静脉时消失。在颈部大血管区如听到收缩期杂音，应考虑颈动脉或椎动脉狭窄。如在锁骨上窝处听到杂音，提示锁骨下动脉狭窄。

第二节　甲状腺检查

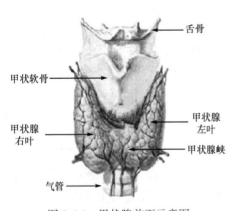

甲状腺位于甲状软骨下方，紧贴在气管两侧，中间以峡部（位于环状软骨下方第二至第四气管环前面）相连（图 3-4-1），表面光滑，薄而柔软，重量约 15～25g，不易触及。

检查时应注意肿大甲状腺的大小、是否对称、硬度，有无压痛，表面是否光滑，有无结节、震颤和血管杂音

彩图 3-4-1

图 3-4-1　甲状腺前面示意图

图中标注：舌骨、甲状软骨、甲状腺右叶、甲状腺左叶、甲状腺峡、气管

（一）甲状腺的检查方法

1. 视诊　正常人甲状腺外观不明显。为易于观察，检查时嘱被检者双手放于枕后，头向后仰，观察甲状腺的大小和对称性。

视频：从前面触诊甲状腺

2. 触诊　触诊在甲状腺检查中更为重要，可进一步明确甲状腺的大小、轮廓和性质。被检者尽量取坐位，颈部肌肉放松，以利于触摸。触诊时动作宜轻柔，避免用力过重引起被检者咳嗽、憋气或疼痛。正常甲状腺不易触及。触到肿大时，嘱被检者做吞咽动作，甲状腺可随之上下移动，借此帮助判断。

（1）从前面触诊甲状腺*：被检者取坐位，检查者站在被检者对面。检查峡部时，

用拇指从胸骨上切迹向上滑行触诊。检查甲状腺侧叶时，一手拇指施压于一侧甲状软骨，将气管推向对侧，另一手食指、中指在对侧胸锁乳头肌后缘向前推挤甲状腺侧叶，拇指在胸锁乳突肌前缘触诊，配合吞咽动作，重复检查（图 3-4-2）。用同样方法检查另一叶甲状腺。

（2）从后面触诊甲状腺：检查者站在被检者身后，触摸甲状腺峡部时，用食指从胸骨上切迹向上触摸，可感到气管前软组织，判断有无增厚。触摸甲状腺侧叶时，将双手拇指放在其颈后，一手食指、中指施压于一侧甲状软骨，将气管推向对侧，另一手拇指在对侧胸锁乳突肌后缘向前推挤甲状腺，同时食指、中指在其前缘触摸甲状腺侧叶，配合吞咽动作，重复检查（图 3-4-3）。用同样方法检查另一叶甲状腺。

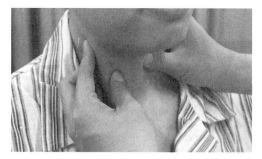

图 3-4-2　甲状腺触诊检查（前面）

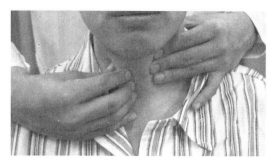

图 3-4-3　甲状腺触诊检查（后面）

3. 听诊　将听诊器钟形体件直接放在甲状腺两侧叶上进行听诊，当触到甲状腺肿大时，将听诊器直接放在肿大的甲状腺上，如听到收缩期吹风样或连续性的血管杂音，称为甲状腺杂音（thyroid bruit），对诊断甲状腺功能亢进症很有帮助。

甲状腺肿大（goitre）分为三度：不能看出肿大但能触及者为Ⅰ度；既可看出肿大又能触及，但在胸锁乳突肌以内者为Ⅱ度；肿大超出胸锁乳突肌外缘者为Ⅲ度。

（二）甲状腺肿大的临床意义

1. 生理性甲状腺肿大　见于女性青春期、妊娠或哺乳期，甲状腺为轻度肿大，表面光滑，质地柔软，无任何症状，可能因机体对甲状腺激素需要量增加所致。

2. 病理性甲状腺肿大　常见于：

（1）甲状腺功能亢进症：甲状腺肿大呈对称性或非对称性，质地多柔软，可触及震颤，可听到连续性血管杂音，为血管增多、增粗且血流加快所致。

（2）慢性淋巴细胞性甲状腺炎（桥本甲状腺炎*）：多为对称性弥漫性肿大，也可呈结节性肿大，边界清楚，表面光滑，质地坚韧，有时可出现质地较硬的结节，易于甲状腺癌相混淆。甲状腺癌常将颈总动脉包绕在癌组织内，腺体后缘不能触及颈总动脉搏动，借此有助于两者的鉴别。

桥本甲状腺炎

（3）单纯性甲状腺肿：主要由于缺碘所致，也可由致甲状腺肿物质或酶的缺陷等引起。甲状腺肿大显著，质地柔软，多为弥漫性，也可为结节性，不伴有甲状腺功能亢进症的表现。

（4）甲状腺腺瘤：多为单发的圆形或椭圆形肿物，也可为多发，表面光滑，质地较韧，无压痛。

（5）甲状腺癌：常呈不规则结节，可单发或多发，质硬，易与周围组织粘连而固定。波及喉返神经、颈交感神经时，可引起声音嘶哑及 Horner 综合征。因大部分甲状腺癌发展较慢，体积较小时易与甲状腺腺瘤和颈前淋巴结肿大等相混淆。

第三节 气 管 检 查

气管正常位于颈前正中部。气管检查时嘱被检者取舒适坐位或仰卧位，头部保持正中位置，颈部自然伸直，医师分别将食指和环指置于两侧胸锁关节上，中指在胸骨上切迹部位，置于气管表面正中，观察中指是否在食指和环指中间。如两侧距离不等，则表示有气管移位（tracheal displacement）（图 3-4-4）。也可将中指置于气管与两侧胸锁乳头肌之间的间隙，根据两侧间隙大小是否相等来判断气管有无移位。

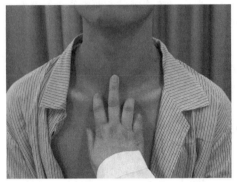

图 3-4-4 气管移位检查

引起气管移位的常见疾病如下：大量胸腔积液、气胸或纵隔肿瘤及单侧甲状腺肿大时，可将气管推向健侧；肺不张、肺纤维化、胸膜粘连等，可将气管拉向患侧。

主动脉弓动脉瘤时，由于心脏收缩时瘤体膨大将气管压向后下，因而可触及气管随心脏每次搏动向下拽动，称为气管牵拽（Oliver 征）。

〔参考答案见二维码〕

1. 如何区分颈部包块与肿大的甲状腺？

2. 病例分析：患者女性，52 岁。主因多食易饥、乏力半年，消瘦 3 个月入院。患者于半年前无明显诱因出现周身乏力、食欲亢进，容易饥饿，伴有怕热、心悸、脾气急躁，未予诊治。3 个月前出现体重逐渐下降，双侧眼球突出，脖子增粗，多汗，失眠而前来就诊。门诊以"甲状腺功能亢进症"收入院。

问题和思考：

（1）该患者体格检查时可能出现的体征有哪些？

（2）需要和哪些疾病进行鉴别？

（张 瑜）

参考答案

第五章 胸部检查

胸部是指颈部以下和腹部以上的区域。胸部检查的内容很多，包括胸廓外形、胸壁、胸壁血管、乳房、纵隔、支气管、肺、胸膜、心脏和血管等检查。胸部检查在临床上应用已久，所需条件要求不高，操作简便，但能获得许多临床重要且有价值的资料和体征，对胸部疾病的诊断十分重要。胸部检查应在合适的温度和光线充足的环境中进行。尽可能暴露全部胸廓，根据病情和检查需要，被检者可采取坐位、仰卧位或其他特殊体位。一般按顺序检查前胸部、两侧胸部及背部，检查时全面系统地按照视诊、触诊、叩诊和听诊的顺序进行。

第一节 胸部的体表标志和分区

胸廓是由 12 对肋骨、12 个胸椎、胸骨及锁骨构成，其前部较短、背部稍长。胸廓内含有肺脏、气管等重要脏器，胸部检查的目的就是要诊断这些脏器是否有病变。所以为标记胸廓内脏器的轮廓、位置、体格检查时阳性体征的部位和范围，需借助胸廓上的体表标志和人工画定的垂直线来标示和记录。

（一）骨骼标志

1. 胸骨上切迹（suprasternal notch）　位于胸骨柄的上方。正常情况下，气管位于切迹正中（图 3-5-1）。

2. 胸骨角（sternal angle）　指胸骨体与胸骨柄的连接处形成的向前突起的角，称为胸骨角。胸骨角两侧分别与左、右第 2 肋软骨相连接，常以此为标记来计数前胸的肋骨和肋间隙。胸骨角还标志支气管分叉、心房上缘、上下纵隔分界及相当于第 4 或第 5 胸椎的水平。

3. 腹上角（upper abdominal angle）　指两侧肋弓在胸骨下端汇合处形成的夹角，又称胸骨下角（infrasternal angle）。正常体型者约 70°～110°，瘦长者腹上角较小，矮胖者腹上角较大，深吸气时可稍增宽。

4. 肋骨（rib）　共有 12 对肋骨，于背部与相应的胸椎连接，由后上方向前下方倾斜。第 1～7 肋骨在前胸部与各自的肋软骨相连后，再与胸骨相连。第 8～10 肋骨前端借肋软骨与上位的肋软骨相连，形成肋弓（costal arch）。第 11～12 肋骨不与胸骨相连接，其前端呈游离状，称为浮肋（free ribs）。两个肋骨之间的空隙称为肋间隙（intercostal space）。

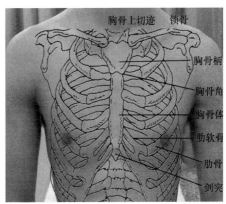

图 3-5-1　胸廓的骨骼标志

5. 脊柱棘突（spinous process）　是后正中线的标志。第 7 颈椎棘突最为突出，低头时更为明显，其下为胸椎的起点。临床上常以此作为计数胸椎棘突或胸椎的标志。

6. 肩胛下角（infrascapular angle） 肩胛骨的最下端称为肩胛下角。被检者取直立位、两手自然下垂时，肩胛下角平第 7 肋骨或第 7 肋间隙，或相当于第 8 胸椎水平，常作为背部计数肋骨或肋间隙的标志。

（二）垂直标志线

1. 前正中线（anterior midline） 也称胸骨中线，为通过胸骨正中的垂直线（图 3-5-2）。

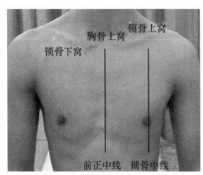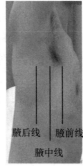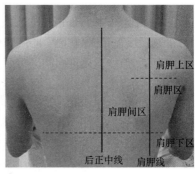

图 3-5-2　胸部（前、侧、后）体表标志线及解剖分区

2. 锁骨中线（midclavicular line）（左右） 为通过锁骨的胸骨端与肩峰端的中点的垂直线。成年男性和儿童的锁骨中线一般通过乳头。

3. 腋前线（anterior axillary line）（左右） 为通过腋窝前皱襞沿前侧胸壁向下的垂直线。

4. 腋后线（posterior axillary line）（左右） 为通过腋窝后皱襞沿后侧胸壁向下的垂直线。

5. 腋中线（midaxillary line）（左右） 为腋前线与腋后线之间等距离的平行线，即通过腋窝顶点的垂直线。

6. 肩胛线（scapular line）（左右） 为双臂自然下垂时，通过肩胛下角与后正中线平行的垂直线。

7. 后正中线（posterior midline） 也称脊柱中线，为通过脊柱椎骨棘突或沿脊柱正中下行的垂直线。

（三）自然陷窝与解剖分区

1. 腋窝（axillary fossa）（左右） 为上肢内侧与胸外侧壁相连的凹陷部。

2. 胸骨上窝（suprasternal fossa） 为胸骨柄上方的凹陷部，正常时气管位于其后（图 3-5-2）。

3. 锁骨上窝（supraclavicular fossa）（左右） 为锁骨上方的凹陷部，相当于两肺上叶肺尖的上部。

4. 锁骨下窝（infraclavicular fossa）（左右） 为锁骨下方的凹陷部，下界为第 3 肋骨下缘，相当于两肺上叶肺尖的下部。

5. 肩胛上区（suprascapular region）（左右） 为肩胛冈以上的区域，其外上界为斜方肌的上缘。

6. 肩胛间区（interscapular region）（左右） 为两肩胛骨内缘之间的区域，后正中线将此区分为左右两部。

7. 肩胛下区（infrascapular region）（左右） 为两肩胛下角的连线与第 12 胸椎水平线之间的区域，后正中线将此区分为左右两部。

第二节 胸廓、胸壁与乳房检查

一、胸 廓

（一）正常胸廓

正常胸廓两侧大致对称，上部窄而下部宽，近似圆锥形；成人胸廓前后径较左右径短，两者的比例约为 1 : 1.5，小儿和老年人的前后径略小于或等于左右径，故呈圆柱形（图 3-5-3）。胸廓起着支持、保护胸腔及腹腔器官的作用，具有一定的弹性和活动性，并参与呼吸运动。

（二）异常胸廓

1. 桶状胸（barrel chest） 胸廓的前后径增大，有时与左右径几乎相等，故呈圆桶形。肋骨的倾斜度变小几乎呈水平位。肋间隙增宽且饱满。腹上角增大，且呼吸时改变不明显。桶状胸常见于慢性阻塞性肺气肿患者，由两肺过度充气、肺体积增大所致；亦可见于老年人及矮胖体型者（图 3-5-3）。

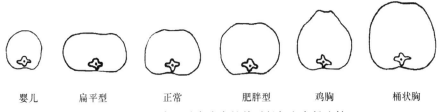

婴儿　　扁平型　　正常　　肥胖型　　鸡胸　　桶状胸

图 3-5-3 正常和异常胸廓的前后径与左右径比较

2. 扁平胸（flat chest） 胸廓呈扁平状，前后径常不到左右径的一半。肋骨的倾斜度增加，肋间隙较窄，腹上角减小。见于瘦长体型者，也可见于肺结核等慢性消耗性疾病。

3. 佝偻病胸（rachitic chest） 为佝偻病引起的胸廓的改变，多见于儿童。胸骨下部显著前凸，两侧肋骨凹陷，胸廓前后径略大于左右径，且上下径较短，称为鸡胸（pigeon breast）。在肋骨与肋软骨交接处出现圆珠状的增厚隆起，沿胸骨两侧排列成串珠状，称为佝偻病串珠（rachitic rosary）。前胸下部膈肌附着部位，因肋骨质软，受膈肌牵拉可向内凹陷，而下胸部肋缘外翻形成水平状的沟状带，称肋膈沟（Harrison groove）。

4. 漏斗胸（funnel chest） 胸骨下端剑突处显著内陷，形似漏斗，称为漏斗胸。可见于佝偻病，某些二尖瓣脱垂患者，胸骨下部长期受压者，也有原因不明者。

5. 胸廓一侧或局限性变形

（1）胸廓膨隆：一侧胸廓膨隆多见于大量胸腔积液、气胸、胸内巨大肿物、健侧出现的严重代偿性肺气肿。局限性胸壁隆起，见于心脏明显肥大、大量心包积液、主动脉瘤、胸内或胸壁肿瘤、胸壁炎症等。肋骨骨折时，可见骨折部位局部突起。肋骨软骨炎常发生在肋骨与肋软骨交接处，可有较硬包块，伴压痛。

（2）胸廓凹陷：一侧或局限性胸廓凹陷，见于肺不张、肺纤维化、胸膜增厚粘连、肺结核、肺叶切除术后等。

6. 脊柱畸形引起的胸廓变形 脊柱后凸畸形（驼背）多发生在胸椎，胸椎向后凸起，胸廓上下径缩短，肋间隙变窄，胸骨向内牵拉，常见于胸椎结核、老年人、骨质软化症。脊椎侧凸畸形时，外凸侧肩高、肋间隙增宽，而对侧肋间隙变窄，胸廓两侧不对称，见于胸椎疾病、长期姿势不正或发育畸形。严重的脊柱畸形所致的胸廓外形改变可引起呼吸、循环功能障碍。

二、胸　　壁

1. 胸壁静脉　正常胸壁无明显静脉可见。皮下脂肪较少者的侧胸壁可见浅静脉。哺乳期女性乳房附近的皮下可见较明显的静脉。当上腔静脉或下腔静脉回流受阻建立侧支循环时，胸壁静脉可充盈或曲张。上腔静脉受阻时，静脉的血流方向自上而下；下腔静脉受阻时，静脉的血流方向自下而上。静脉血流方向的检查方法见本篇第六章腹部检查。

2. 皮下气肿　气体存积于皮下组织，称为皮下气肿（subcutaneous emphysema）。皮下气肿时，视诊胸壁肿胀如同水肿，指压可凹陷，按压时引起气体在皮下组织内移动，可出现捻发感或握雪感。用听诊器体件按压皮下气肿部位时，可听到类似用手指搓捻头发的声音，也称皮下气肿捻发音（crepitus）。临床见于肺部、胸膜外伤或病变，局部有产气杆菌感染等。

3. 胸壁压痛　正常情况下用手指轻压或轻叩胸壁无压痛。胸壁软组织炎症、肋软骨炎、肋间神经痛、带状疱疹、肿瘤浸润、肋骨骨折等，可有局部胸壁压痛。骨髓异常增生患者，常有胸骨压痛或叩击痛，见于白血病。

4. 肋间隙　检查肋间隙有无回缩或膨隆。吸气时肋间隙回缩，提示呼吸道阻塞所致吸气时气体不能自由地进入肺内。肋间隙膨隆见于大量胸腔积液、气胸或严重肺气肿。胸壁肿瘤、主动脉瘤、儿童期心脏明显肥大者，相应局部的肋间隙亦常膨隆。

三、乳　　房

正常情况下，儿童及成年男性的乳房不明显，乳头大约位于锁骨中线第 4 肋间。女性乳房在青春期逐渐增大呈半球形，乳头也逐渐长大成圆柱状。孕妇及哺乳期妇女的乳房增大，向前突出或下垂，乳晕扩大、色素加深，乳房皮肤可见浅表静脉扩张。

检查时光线应充足，被检者取坐位或仰卧位，必要时取前倾位，胸部充分暴露。检查时应按正确的顺序，先健侧后患侧，先视诊后触诊，同时还应检查引流乳房部位的淋巴结。

（一）视诊

被检者取坐位，面对检查者，双手自然下垂。检查时注意观察两侧乳房的大小、对称性、外表、乳头及有无溢液。

1. 大小、对称性　正常女性坐位时，两侧乳房基本对称，大小可略有差别。一侧乳房明显增大，可见于先天畸形、一侧哺乳、囊肿、炎症或肿瘤。一侧乳房明显缩小，多因发育不全所致。

2. 外表　乳房外表皮肤发红、肿胀并伴疼痛、发热者，见于急性乳腺炎。乳房皮肤水肿隆起，毛囊及毛囊孔明显下陷，皮肤外观呈"橘皮样"（peaud' orange），多为浅表淋巴管被乳癌堵塞后局部皮肤出现淋巴水肿所致。

乳房皮肤溃疡和瘘管，常见于乳房炎、结核或脓肿。单侧乳房表浅静脉扩张是晚期乳腺癌的征象；妊娠、哺乳引起的乳房表浅静脉扩张，常为双侧。

3. 乳头　两侧乳头一般对称、在同一水平。乳头内陷（nipple retraction）如自幼发生，为发育异常；如近期发生可能为癌变或炎症。乳头出现分泌物提示乳腺导管有病变，分泌物为血性常见于乳管内乳头状瘤、乳癌；为黄色或黄绿色，常是乳腺囊性增生病的表现；为棕褐色，多见于乳管内乳头状瘤或乳腺囊性增生病等。

4. 男性乳房发育 常见于内分泌紊乱，如各种原因导致的睾丸功能下降、肝硬化、肾上腺皮质功能亢进、甲状腺功能亢进等。

（二）触诊

被检者取坐位，两臂先下垂，然后高举过头部或双手叉腰再进行检查。为方便检查和记录病变部位，常常以乳头为中心作一水平线和垂直线，将乳房分为 4 个象限（图 3-5-4）。检查者将并拢的手指掌面平放在乳房上，轻施压力，以旋转滑动的方式进行触诊。检查左侧乳房时，由外上象限开始按顺时针方向，由浅入深地触诊 4 个象限，最后触诊乳晕及乳头部位。用同样方法检查右侧乳房，从外上象限开始按逆时针方向进行触诊。触诊检查时先健侧再患侧。切忌用手指将乳房抓捏触摸。最后还应检查腋窝、锁骨上、下窝等处的淋巴结有无异常。

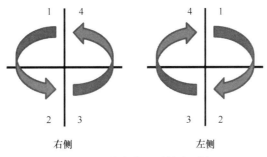

右侧　　　　　　　　　左侧

图 3-5-4 乳房分区及检查顺序

正常乳房呈细软的柔韧感和颗粒感，青年女性的乳房较柔软，质地均匀一致，随年龄增长乳房出现松弛且有结节感，但无压痛。当乳房变为较坚实而无弹性，提示皮下组织受肿瘤或炎症浸润。乳房压痛多由炎症所致，恶性病变一般无压痛。

触及乳房肿块时应注意其部位、大小、硬度、外形、压痛及活动度。①部位：以乳头为中心，按时钟方向和肿块距离乳头的距离来描述。②大小：以肿块的横径、上下径和前后径多少厘米来描述。③硬度：分为柔软、囊性、中等硬度和坚硬如石等。④外形：是否规则，表面是否光滑，肿块与周围是否有粘连等。⑤压痛：炎症性肿块可有明显压痛，而恶性病变常无压痛。⑥活动度：肿块为良性病变的活动度较大；炎性则较固定；恶性病变的早期可活动，但晚期活动度则降低或固定。

（三）乳房常见病变

1. 急性乳腺炎 乳房出现红、肿、热、痛，常局限于一侧乳房的某一象限。触诊有明显压痛的硬块，患侧腋窝淋巴结肿大并有压痛，伴寒战、发热及出汗等全身中毒症状。常见于哺乳期妇女，尤其是初产妇。

2. 乳房肿瘤 可见于乳腺癌、乳管内乳头状瘤、乳腺纤维瘤、乳腺囊性增生病、结核、慢性脓肿、乳管堵塞等。乳房良性肿块一般较小，形状规则，表面光滑，边界清楚，质不硬，活动度大、无粘连。恶性肿瘤肿块以乳腺癌最常见，形状不规则，表面不光滑，边界不清，无明显压痛，质地坚硬，早期恶性肿瘤可活动，晚期与皮肤及深部皮下组织粘连而固定，常有皮肤"橘皮样"改变、乳头内陷、血性分泌物及伴有腋窝等处淋巴结转移。多见于中年以上的妇女。

第三节 肺与胸膜检查

胸腔由胸廓和膈构成，纵隔将胸腔分为左、右两部分，分别容纳左、右肺。覆盖在肺表面的胸膜，称为脏层胸膜；覆盖在胸廓内面、膈上面及纵隔侧面的胸膜，称为壁层胸膜。肺叶之间由脏层胸膜分开，称为叶间隙。右肺中叶与下叶、上叶与下叶（后面），以及左肺上叶与下叶之间的叶间隙称为斜裂；右肺上叶与中叶（前面）之间的叶间隙呈水平位，称水平裂。

检查胸部时，被检者一般取坐位或仰卧位，充分暴露胸部。室内应舒适温暖，环境安静，光线充足。肺和胸膜的检查顺序按照视、触、叩、听诊进行。

一、视 诊

（一）呼吸类型

呼吸运动是借膈肌和肋间肌的收缩和舒张来完成的。吸气时，胸廓扩张，胸膜腔内压力降低，肺扩张，空气经呼吸道进入肺内；呼气时，肺脏弹力回缩，胸廓缩小，胸膜腔内压力增加，肺内气体也随之呼出。以胸廓（肋间肌）运动为主的呼吸，称为胸式呼吸（thoracic breathing）；以腹部（膈肌）运动为主的呼吸，称为腹式呼吸（abdominal breathing）。

正常情况下，成年女性以胸式呼吸为主，儿童及成年男性以腹式呼吸为主。某些疾病存在时可使呼吸运动发生改变，肺或胸膜疾病如肺炎、重症肺结核、胸膜炎等，肋骨骨折、肋间肌麻痹等胸壁疾病，可使胸式呼吸减弱而腹式呼吸增强。腹膜炎、腹水、肝脾极度肿大、巨大卵巢囊肿及妊娠晚期时，因膈肌向下运动受限可使腹式呼吸减弱而胸式呼吸增强。当部分胸壁吸气时出现内陷而呼气时外凸，称为反常呼吸（paradoxical breathing），见于多发性肋骨或胸骨骨折。

（二）呼吸频率、深度及节律

正常成人在平静状态下，呼吸频率为12～20次/分，呼吸的节律基本是规整而均齐，呼吸与脉搏之比为1:4。新生儿稍快，可达44次/分，随年龄增长而逐渐减慢。检查时计数1分钟的呼吸次数，即为呼吸频率数，或呼吸节律均齐时计数30秒钟的呼吸次数乘以2。呼吸频率和类型是可以人为控制的，所以检查时应不让被检者感觉到。常用方法是检查桡动脉搏动后，继续按压被检者桡动脉，同时观察和计数其呼吸类型和频率。

1. 呼吸频率变化 成人呼吸频率超过20次/分，称为呼吸过速（tachypnea），见于剧烈运动、发热（体温每增高1℃呼吸增加4次/分）、疼痛、贫血、甲状腺功能亢进症、心力衰竭等。成人呼吸频率低于12次/分，称为呼吸过缓（bradypnea），见于颅内高压、黏液性水肿、麻醉剂或镇静剂过量等（图3-5-5）。

2. 呼吸深度变化 剧烈运动时，呼吸可加深加快以增加肺内气体交换，增加机体的需氧量。突然发生情绪激动或紧张时，也出现呼吸深快，并有过度的通气、换气而使动脉血二氧化碳含量降低，导致呼吸性碱中毒，患者可感觉口周及肢端发麻、肌肉颤动，严重者可有抽搐及呼吸暂停。严重代谢性酸中毒时，出现呼吸深大、节律匀齐，而患者不感觉呼吸困难，此种深大呼吸称为库斯莫尔呼吸（Kussmaul respiration），又称酸中毒大呼吸。见于尿毒症、糖尿病酮症酸中毒等。库斯莫尔呼吸有利于机体排出较多的二氧化碳，以缓解体内的代谢性酸中毒。呼吸浅快多见于肺炎、胸膜炎、胸腔积液、气胸、呼吸肌麻痹、大量腹水、严重肥胖及鼓肠等患者。

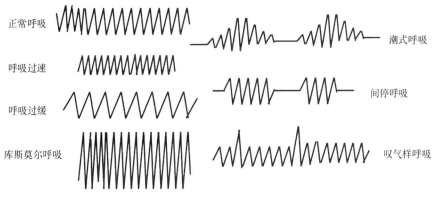

图 3-5-5 呼吸深度、频率及节律变化模式图

3. 呼吸节律变化 常见呼吸节律的改变如下：

（1）潮式呼吸（tidal respiration）：又称陈-施呼吸（Cheyne-Stokes respiration）。是一种呼吸由浅慢逐渐变为深快，再由深快逐渐变为浅慢，随后出现片刻（约 5～30 秒）呼吸暂停，然后又开始上述变化的周期性呼吸，如潮水涨落的节律，故称之为潮式呼吸。潮式呼吸的周期约为30～120 秒。

潮式呼吸的发生机制是呼吸中枢兴奋性降低，对呼吸节律的调节失常的表现。当呼吸暂停一段时间后，缺氧和二氧化碳潴留到达一定程度后，才能刺激呼吸中枢，使呼吸恢复并逐渐加强；当缺氧和二氧化碳潴留得到改善后，呼吸中枢又失去有效的兴奋性，使呼吸重新变慢变浅，继而出现暂停。潮式呼吸大多是病情危重、预后不良的表现。常见于中枢神经系统疾病，如脑卒中、脑肿瘤、颅脑损伤、颅内压增高、脑炎、脑膜炎、脑脓肿等；严重心力衰竭（肺-脑循环时间延长）；某些中毒，如巴比妥中毒等，以及尿毒症、糖尿病酮症酸中毒和濒临死亡患者。但有些老年人在深睡时也可出现潮式呼吸，为脑动脉硬化、脑供血不足的表现。

（2）间停呼吸（intermittent respiration）：又称比奥呼吸（Biot's respiration）。表现为节律及深度相等的几次呼吸之后，突然停止呼吸，间隔一段时间后又开始上述呼吸，如此周而复始。间停呼吸的周期时间约为 10～60 秒。间停呼吸的发生机制与潮式呼吸大致相同，但呼吸中枢的抑制程度较潮式呼吸更为严重，病情预后不良，可见于颅内压增高、药物（如鸦片类）诱发的呼吸抑制及脑损伤。常在临终前发生。

（3）抽泣样呼吸（sobbing respiration）：为连续两次较短的吸气之后继以较长的呼气，像哭泣后的抽泣，多为中枢性呼吸衰竭的表现，主要见于颅内高压和脑疝前期病变。

（4）叹息样呼吸（sighing respiration）：表现在一段正常呼吸节律中插入一次深大呼吸，并伴有叹息声，转移其注意力时则呼吸变为正常，多为功能性改变，见于神经衰弱、精神紧张或忧郁患者。

（三）呼吸运动

呼吸运动是由于呼吸肌的收缩和舒张而使胸腔有规律地扩大与缩小交替出现的运动。检查者通过观察与对比被检者胸廓两侧随呼吸而起伏的幅度来判定。正常时，两侧呼吸运动对称一致。

1. 呼吸运动减弱或消失 局限性呼吸运动减弱或消失见于大叶性肺炎、肺结核、肺脓肿、肺肿瘤、少量胸腔积液、肺不张、局限性胸膜增厚或粘连。一侧呼吸运动减弱或消失见于大量胸腔积液、气胸、显著胸膜增厚及粘连、一侧肺不张、一侧膈神经麻痹等。两侧呼吸运动减弱，最常见于慢性阻塞性肺气肿，也可见于双侧肺纤维化、胸腔积液、胸膜增厚及粘连、呼吸肌麻痹。

2. 呼吸运动增强 局部或一侧呼吸运动增强，多见于健侧的代偿性肺气肿。双侧呼吸运动增强，常见于代谢性酸中毒（深大呼吸）、剧烈运动。

二、触　诊

（一）胸廓扩张度

胸廓扩张度*（thoracic expansion）即呼吸时胸廓的活动度。检查前胸时，被检者取坐位或仰卧位，检查者的左、右拇指展开在胸骨下端前正中线相遇，两手掌及其余四指分开紧贴两侧胸壁前下

视频：前胸部胸廓扩张度检查

部，嘱被检者做深呼吸运动，观察比较检查者双手的动度是否对称。检查背部时，被检者取坐位，检查者两手拇指在后正中线相遇，两手掌面及其余四指并拢紧贴在肩胛下区两侧对称部位，同样观察呼吸运动的范围及两侧呼吸动度是否对称（图 3-5-6）。胸廓扩张度增强或减弱的临床意义与视诊所见相同，但触诊的检查结果更准确。

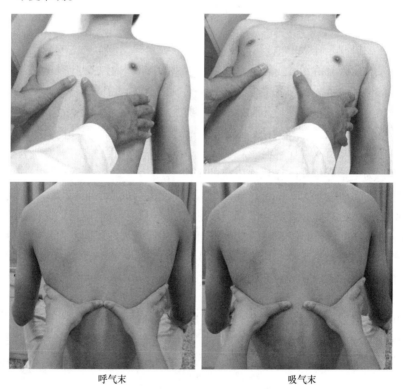

呼气末　　　　　　　　　吸气末

图 3-5-6　胸廓扩张度检查方法

上图：前胸；下图：后背

（二）触觉语颤

检查者将左、右两手掌面或尺侧缘平贴在被检者胸壁两侧对称部位，以手掌尺侧缘对称放在两侧肋间隙为最佳，嘱被检者用同等强度语调重复发"yi"长音，这时检查者的手掌或尺侧

缘所感觉到的振动，称为触觉语颤（tactile fremitus），简称语颤（图 3-5-7）。检查时应自上而下、从内侧到外侧，再到背部，仔细比较两侧对称部位的语颤是否相同，有无增强或减弱。另一种触觉语颤的检查方法是通过手指的指腹在肋间隙感觉到声波的振动，也能得到相同的检查结果（图 3-5-7）。

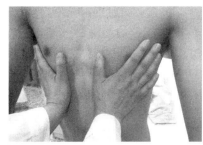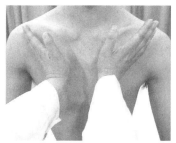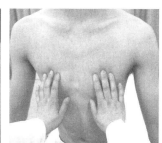

图 3-5-7　触觉语颤的三种检查方法

触觉语颤的产生机制是发音时喉部声带振动产生的声波，沿气管、支气管及肺泡传到胸壁，引起胸壁振动而使检查者的手感觉到。语颤的传导有两个主要条件：①气管、支气管是否畅通；②胸壁的传导是否良好。此外，语颤的强弱还与发音强弱（发音强则较强）、音调高低（音调低则较强）、胸壁厚薄（越薄则越强）、支气管至胸壁距离的远近等因素相关。

正常生理情况下，胸部的不同区域，语颤的强弱有所不同。语颤在前胸上部较下部强；后胸下部较上部强；右上胸较左上胸强，因为右上肺较靠近气管，且右主支气管较粗、短而陡直。正常成人、男性及消瘦者的语颤较儿童、女性及肥胖者为强。

1. 触觉语颤增强（increased tactile fremitus）

（1）肺实变：是指肺泡内有炎性浸润。因传导声波能力由强到弱依次为固体、液体、气体，所以肺组织实变使声波的传导强于正常肺组织，当声波通过畅通的气管、支气管到实变的肺组织，再传至胸壁时触觉语颤增强。见于大叶性肺炎实变期、肺梗死、肺脓肿及肺癌[*]等。

肺癌的基因检测和个体化治疗

（2）接近胸壁的肺内大空洞：肺内病变组织发生坏死、液化而经支气管排出体外，在受损局部形成带壁气腔，称之为肺空洞。声波在空洞内产生共鸣，且空洞周围肺组织多有炎性浸润而实变，有利于声波传导，使触觉语颤增强。多见于肺结核、肺脓肿等。

（3）压迫性肺不张：肺泡内不含气或仅含少量气体时，肺组织萎陷，称为肺不张。当肺组织受压后肺泡内含气量减少，导致受压部位肺组织密度增加，声波沿畅通的气管、支气管传到受压迫的肺组织，再传到胸壁时可触到增强的语颤。见于胸腔积液上方受压的肺组织、受肿瘤压迫的肺组织及大量心包积液导致的肺组织受压。

2. 触觉语颤减弱（decreased tactile fremitus）　①肺泡内含气量增多：传导声波能力下降，如慢性阻塞性肺气肿及支气管哮喘发作时；②支气管阻塞：如阻塞性肺不张；③胸壁与肺组织距离加大：如大量胸腔积液、气胸、胸膜高度肥厚及粘连、胸壁水肿及皮下气肿；④体质衰弱者：因发音较弱而语颤减弱。当大量胸腔积液、严重气胸时，触觉语颤可消失。

（三）胸膜摩擦感

胸膜有炎症时，纤维蛋白沉着于两层胸膜之间，使其表面变得粗糙，呼吸时壁层和脏层胸膜相互摩擦而产生的振动，可以使检查者的手感觉到，称为胸膜摩擦感（pleural friction

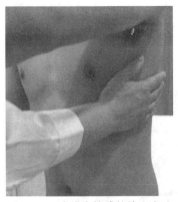

图 3-5-8 胸膜摩擦感的检查方法
和敏感部位

fremitus）。通常于吸气、呼气时均可触及，犹如皮革相互摩擦的感觉。检查时胸膜的任何部位都可触到胸膜摩擦感，但以腋中线第 5～7 肋间隙最易感觉到（图 3-5-8），因该部位为呼吸时胸廓活动度最大的区域。

三、叩　诊

肺部叩诊方法有直接和间接叩诊法，检查时常用间接叩诊法。被检者取坐位或者卧位，呼吸均匀，放松肌肉。叩诊应自上而下，两侧对称部位要进行对比（图 3-5-9）。首先检查前胸部，叩诊由锁骨上窝开始，然后自第 1 肋间隙从上向下逐一肋间隙进行叩诊。检查侧胸部时，嘱被检者将上臂举起置于头顶，从腋窝开始向下叩至肋缘。最后检查背部时，嘱其头稍向前低，双手交叉抱肘，尽可能使肩胛骨移向外侧方，上身略向前倾，从肺尖开始，沿肩胛线逐一肋间隙向下叩诊。叩诊力量要适宜，叩诊板指应与肋骨平行并平贴在肋间隙，叩诊肩胛间区时板指可与脊柱平行。叩诊时应作上下、左右、内外部分的对比，注意叩诊音的变化。

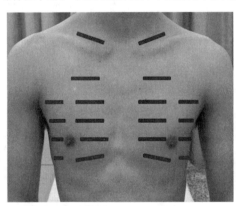
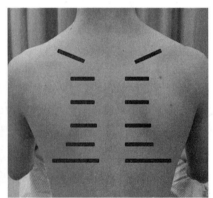

前胸　　　　　　　　　　　　　　　　　　　后背

图 3-5-9 胸部叩诊和听诊部位

（一）正常胸部叩诊音

正常肺部含有适量气体，肺泡壁具有一定的弹性，叩诊音为清音。在肺与肝或心脏重叠的区域，叩诊音为浊音，也称肝脏或心脏的相对浊音区。未被肺遮盖的心脏或肝脏叩诊音为实音，又称心脏或肝脏的绝对浊音区。左前胸下方为胃泡鼓音区（又称 Traube's space），叩诊音为鼓音，其上界为左肺下缘，下界为肋弓，右界为肝脏左叶，左界为脾脏。该鼓音区范围的大小随着胃内含气量的多少而变化。背部除脊柱部位外，从肩胛上区到第 9～11 肋下缘，叩诊都为清音。

虽然正常肺部的叩诊音为清音，但可有生理性变异。胸壁较厚者（如肥胖、胸肌发达、乳房部位）叩诊稍浊。肺上叶较下叶体积小、含气量少，且上胸部的肌肉较厚，故叩诊音较下部相对稍浊。右肺上叶较左肺上叶小、且右肺尖位置较低，习惯用右手者前胸右上方肌肉较左侧更厚，故右肺上部较左肺上部叩诊稍浊。背部的肌肉、骨骼层次较多、较厚，故背部的叩诊音较前胸部稍浊。

侧卧位时叩诊背部，脊柱向卧侧弯曲，使上部的肋骨靠拢而肋间隙变窄，故在朝上一侧的肩胛下角处可叩出相对的浊音区，而去枕后，脊柱伸直，此浊音区消失。侧卧位时胸部与床面接触而声波振动受限，故近床面的胸部可叩出一条实音带，同时，在其上方区域可叩出一宽条浊音带，产生机制可能是侧卧位时，受腹腔脏器压力的影响，使靠近床面一侧的膈肌抬高而叩诊呈浊音（图 3-5-10）。可嘱被检者卧于另一侧后，再进行检查以证实体位对叩诊音的影响。

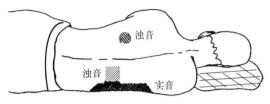

图 3-5-10　侧卧位时叩诊音的变化

（二）肺界的叩诊

1. 肺上界（upper pulmonary boundary）　肺尖近似圆锥形，其内侧为颈肌，外侧为肩胛带。检查时，被检者取坐位，检查者自斜方肌前缘中央开始叩诊，此时为清音，逐渐叩向外侧，当清音变为浊音时，用笔作一标记，然后再由上述中央部叩向内侧，直到清音变为浊音时，再作一标记，测量两者之间的距离。此清音带的宽度即为肺尖的宽度，正常为 4～6cm，又称 Kronig 峡。右肺尖位置较低且右肩部肌肉较厚，故右侧较左侧稍窄。

肺气肿、肺尖部的肺大泡、气胸时，肺上界增宽，且叩诊呈过清音或鼓音。肺尖部结核、肿瘤、纤维化、萎缩时，肺上界变窄或消失。

2. 肺下界（inferior pulmonary boundary）　两侧肺下界大致相同。在胸部右锁骨中线上，自第 2 肋间隙向下轻叩，叩诊由清音（第 2 至第 4 肋间隙），转为浊音（第 5 肋间隙），最后是实音（常在第 6 肋间隙），在浊音与实音的交界处（一般在第 6 肋骨）即为肺下界*。按此方法，在腋中线、肩胛线上可分别叩出肺下界。平静呼吸时，肺下界分别在锁骨中线、腋中线、肩胛线第 6、8、10 肋骨。左肺下界因有胃泡鼓音区，在左锁骨中线上变动较大，其余与右侧叩诊大致相同。

视频：右锁骨中线上叩肺下界

生理情况下，矮胖体型或妊娠时，肺下界可上移 1 肋间隙；消瘦体型者，肺下界可下移 1 肋间隙。卧位时肺下界可比直立时升高 1 肋间隙。病理情况下，肺下界下移可见于肺气肿、腹腔内脏下垂；肺下界上移常见于阻塞性肺不张、肺萎缩、胸腔积液、气胸、胸膜肥厚或粘连，以及腹压增高所致的膈肌抬高（如腹水、肝脾肿大、腹腔肿瘤、鼓肠、膈肌麻痹）。胸腔积液和气胸时，肺下界上移而膈肌下降。肺下叶实变、胸腔积液、胸膜增厚时，肺下界不易叩出。

3. 肺下界移动度（diaphragmatic movement）　检查肺下界移动度时，首先在平静呼吸时，于肩胛线上叩出肺下界的位置，然后嘱被检者深吸气后屏住呼吸，沿该线继续向下重新叩出肺下界，用笔标记，再嘱其深呼气后屏住呼吸，自平静呼吸时的肺下界起由下向上叩诊，直至浊音变为清音时，再用笔标记，测量两个标记点之间的距离即为肺下界移动度。还可以用同样方法，沿两侧腋中线和右侧锁骨中线叩出肺下界的移动度。

正常人两侧肺下界移动度为 6～8cm。当肺组织弹性减退、胸膜粘连或膈肌移动受限时，肺下界移动度减小，可见于阻塞性肺气肿、肺不张、气胸、胸腔积液、胸膜粘连及各种原因所致的腹压增高。当胸腔大量积液、积气或广泛胸膜增厚粘连时，肺下界移动度不易叩出。

（三）胸部异常叩诊音

正常肺部清音区出现了浊音、实音、过清音或鼓音时，称为异常叩诊，常提示肺、胸膜或胸壁的病变存在。出现异常叩诊音的类型取决于病变的性质、范围的大小及部位的深浅。一般情况下，距离胸部表面小于 5cm、直径大于 3cm 的病灶，常能发现异常叩诊音的改变。

1. 浊音或实音 肺组织含气量减少或消失：如肺炎、肺结核、肺不张、肺梗死、肺水肿等；肺内不含气的占位病变：如肺肿瘤、囊虫病或肺包虫、未穿破的肺脓肿等；胸膜病变：如胸腔积液及胸膜增厚粘连等。

病灶范围较大且浅表的肺实变、胸腔内巨大肿物，叩诊呈实音；中等或中等以上胸腔积液的积液区，叩诊也呈实音。病灶范围较小，或位置较深、积液量较少时，叩诊呈浊音。

2. 鼓音 产生鼓音的原因是肺内有大的含气腔，多见于气胸及直径大于 3～4cm 的浅表肺大泡、肺空洞，如空洞型肺结核、液化破溃了的肺脓肿或肺囊肿。

3. 过清音 见于肺内含气量增加且肺泡弹性减退，如肺气肿、支气管哮喘发作时。

4. 其他异常叩诊音

（1）空瓮音：当空洞的直径大于 4～6cm、位置浅表、腔壁光滑，此时叩诊呈鼓音且有金属性回音，称为空瓮音（amphorophony）。也可见于张力性气胸。此音犹如手指弹击充气足的小皮球一样。

（2）破壶音：当叩击的肺部大空洞位置浅表、开口又较小时，空气可从裂隙处突然进入支气管腔，出现具有泄气性质的鼓音声，称为破壶音（cracked-pot resonance），见于肺结核大空洞和气胸。

（3）浊鼓音（turbidity drum sound）：是一种兼有浊音及鼓音特点的混合性叩诊音。产生的原因是肺泡含气量减少和肺泡壁弛缓。由于肺泡含气量减少叩诊呈浊音，而弛缓的肺泡壁又是声波传导的良好介质，当叩击力量稍大时，病灶内支气管腔中的空气也受振动而传导出来，故兼有鼓音特点。浊鼓音可见于肺不张、肺炎充血期或消散期、肺水肿等。胸腔积液浊音界上方靠近肺门处的受压肺组织，叩诊亦呈浊鼓音，此音又称 Skodaic 叩响。

四、听 诊

肺部听诊时，嘱被检者取坐位或卧位，微张口作均匀呼吸，必要时可深呼吸或咳嗽几声后再立即进行听诊。听诊顺序一般由肺尖开始，自上而下，由前胸、侧胸到背部。听诊时还应上下、左右对称部位进行对比。

（一）正常呼吸音

1. 气管呼吸音（tracheal breath sounds） 是指空气进出气管所发出的声音，粗糙、响亮且调高，吸气与呼气时间几乎相等，在胸外气管上可听到。因为不代表肺脏内的病变，故一般不作为听诊内容。

音频：支气管呼吸音

2. 支气管呼吸音*（bronchial breath sounds） 是经呼吸道吸入或呼出的气流，在声门及气管、支气管内形成的湍流所产生的声音。支气管呼吸音颇似将舌抬高后张口呼吸所发出的"哈——"音。支气管呼吸音强而高调，吸气相短而弱，呼气相长而强。因为吸气为主动运动，声门较宽而气体流速较快；而呼气为被动运动，声门较窄而气体流速较慢之故。

正常人在胸骨柄之上，如喉部、胸骨上窝、背部第 6、7 颈椎及第 1、2 胸椎附近，均可听到支气管呼吸音，且越靠近气管的区域音响越强。

音频：肺泡呼吸音

3. 肺泡呼吸音*（vesicular breath sounds） 吸气时，气流经气管、支气管进入肺泡，冲击肺泡壁，使肺泡壁由松弛变为紧张，呼气时，肺泡壁则由紧张变为松弛。这种肺泡壁的弹性变化和气流的振动是肺泡呼吸音产生的主要机制。

肺泡呼吸音的声音很似上齿咬下唇呼吸时发出的"夫——"音，为柔和的吹风样声音。肺泡呼吸音的吸气音较呼气音强，且音调较高、时限较长；反之，肺泡呼吸音的呼气音较弱，音调较低、时限较短；因为吸气为主动运动，吸入气流量较大、气流速度较快，故使肺泡维持紧张的时间较长。反之，呼气为被动运动，呼出的气流量减少、速度减慢，肺泡也随之转为松弛状态，在呼气末因气流太小，声音太弱而听不到，故听诊时呼气音在呼气终止前即消失。

正常人，除了支气管呼吸音和支气管肺泡呼吸音的听诊部位外，其余肺部都可听到肺泡呼吸音，其强弱与年龄、性别、呼吸的深浅、肺组织弹性的大小、胸壁的厚薄有关。年龄愈小，胸壁愈薄，肺组织弹性愈好，则呼吸音愈清晰。老年人肺泡弹性差，故呼吸音较弱且呼气时间较长。男性呼吸运动的力量较强且胸壁皮下脂肪较少，故肺泡呼吸音较女性强。呼吸运动愈深，呼吸音愈强。乳房下部、肩胛下区、腋窝下部因胸壁肌肉较薄且肺组织较多故肺泡呼吸音较强，相反，肺尖及肺下缘则较弱。消瘦者较肥胖者肺泡呼吸音为强。

音频：支气管肺泡呼吸音

4. 支气管肺泡呼吸音*（bronchovesicular breath sounds） 是兼有支气管呼吸音与肺泡呼吸音特点的混合音性呼吸音。其吸气音的性质与肺泡呼吸音的吸气音相似，呼气音的性质与支气管呼吸音的呼气音相似（图 3-5-11）。支气管肺泡呼吸音的吸气音和呼气音的强弱、音调和时限大致相等。正常人在胸骨角附近、肩胛间区的第 3、4 胸椎水平及右肺尖处可以听到支气管肺泡呼吸音。

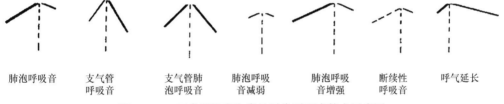

| 肺泡呼吸音 | 支气管呼吸音 | 支气管肺泡呼吸音 | 肺泡呼吸音减弱 | 肺泡呼吸音增强 | 断续性呼吸音 | 呼气延长 |

图 3-5-11 正常呼吸音和常见异常呼吸音特点示意图

升支：吸气相，降支：呼气相；吸气与呼气之间的空隙：短暂间隙；线条粗细：音响强弱，长短：时间长短；斜线与垂线间的夹角：音调高低，角度小：音调高

（二）病理性呼吸音

1. 病理性肺泡呼吸音

（1）肺泡呼吸音减弱或消失：由于进入肺泡内的空气量减少、气流速度减慢、声音传导障碍引起，可表现为双侧、单侧或局部的肺泡呼吸音减弱或消失。发生的原因有：①呼吸运动障碍：如胸膜炎、呼吸肌麻痹、肋间神经痛、肋骨骨折等；②支气管阻塞：如慢性阻塞性肺疾病、支气管狭窄等；③压迫性肺膨胀不全：如胸腔积液、气胸等；④胸膜疾患：胸膜增厚及粘连等，大量胸腔积液或气胸时，肺泡呼吸音甚至听不到；⑤腹部疾病：如大量腹水、腹部巨大肿瘤等。

（2）肺泡呼吸音增强：与呼吸运动及通气功能增强，使进入肺泡的空气流量增多或空气流速加快有关。双侧肺泡呼吸音增强，可见于运动、发热、甲状腺功能亢进症，因机体需氧量增加，而引起呼吸加深、加快；贫血、代谢性酸中毒时，因缺氧或血液酸度增高而刺激呼吸中枢，使呼吸深大，导致呼吸运动增强，从而引起双侧肺泡呼吸音增强。肺脏或胸膜病变使肺的一侧或局部呼吸运动减弱或丧失，则健侧或无病变部分的肺泡呼吸音可出现代偿性增强。

（3）呼气音延长（extended exhale sounds）：下呼吸道有部分阻塞、痉挛或狭窄时，导致呼气阻力增加，或因肺组织弹性回缩能力减退，使呼气时间延长。见于支气管哮喘、支气管炎或慢性阻塞性肺气肿。

（4）断续性呼吸音（interrupted breath sounds）：又称齿轮性呼吸音（cogwheel breath sounds）。当肺脏局部有小的炎性病灶或小支气管狭窄，空气不能均匀地通过呼吸道进入肺泡，即形成断续性呼吸音（图3-5-11）。见于肺炎、肺结核、支气管肺癌等。

（5）粗糙性呼吸音（coarse breath sounds）：为支气管黏膜水肿或炎性浸润而使支气管腔不光滑或狭窄，或有黏稠分泌物黏附于呼吸道表面，使气流进出气道不畅而形成粗糙性呼吸音，常见于支气管炎或肺炎早期。

2. 病理性支气管呼吸音　在正常肺泡呼吸音的区域听到了支气管呼吸音，即为病理性支气管呼吸音，亦称管状呼吸音（tubular breath sounds）。可由下列因素引起：

（1）肺组织实变：主要是炎症性肺组织实变。使支气管呼吸音经畅通的气管、支气管以及较致密的肺实变组织传导到胸壁表面而听到。常见于大叶性肺炎实变期，也见于肺脓肿、肺肿瘤及肺梗死。实变部位范围越大、越表浅，则支气管呼吸音越强，反之，则较弱。

（2）肺内大空洞：当肺内大空洞与支气管相通，支气管呼吸音的音响在空腔内产生共鸣，加之空腔周围实变的肺组织有利于声波传导，故可以听到清晰的支气管呼吸音。常见于空洞型肺结核、肺脓肿等。

（3）压迫性肺不张：在胸腔积液或肺部肿块等情况下，肺组织因受压发生肺不张，此时肺组织致密且支气管畅通，故支气管呼吸音可通过支气管及致密的肺组织传导到体表而闻及。见于中等量胸腔积液上方、肺部肿块周围的肺组织。

3. 病理性支气管肺泡呼吸音　在正常肺泡呼吸音的区域内听到支气管肺泡呼吸音，称为病理性支气管肺泡呼吸音。是由于肺实变区域较小且与正常肺组织混合存在，或肺实变部位较深并被正常肺组织所覆盖而产生。见于支气管肺炎、肺结核、大叶性肺炎初期或胸腔积液上方肺膨胀不全的区域。

（三）啰音

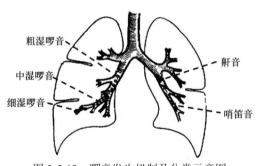

图3-5-12　啰音发生机制及分类示意图

啰音（crackles，rales）是一种呼吸音以外的附加音，在正常情况下不存在。根据声音性质的不同，可分为干啰音和湿啰音（图3-5-12）。

1. 干啰音（wheezes，rhonchi）　是一种持续时间较长的呼吸音的附加音。由于呼吸道狭窄或部分阻塞，气流通过时形成湍流所产生的声音（图3-5-13）。引起气管、支气管或细支气管狭窄或不完全阻塞的原因有炎症引起的支气管黏膜充血水肿、黏稠分泌物渗出，支气管平滑肌痉挛，管腔内肿瘤、异物阻塞，管壁外肿瘤或肿大的淋巴结压迫等。

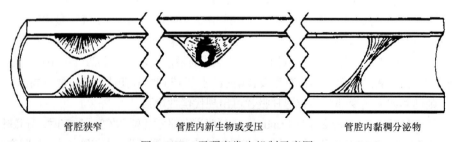

图3-5-13　干啰音发生机制示意图

（1）听诊特点：①吸气和呼气时均可听到，但呼气时更加清楚，因为呼气时管腔更加狭窄；②性质易改变且部位易变换，如咳嗽后可以增减、消失或出现，多由黏稠分泌物移动所引起；③音调较高，持续时间较长；④不同性质的干啰音可同时存在；⑤发生于主支气管以上大气道的干啰音，有时不用听诊器也可听到，称为喘鸣（stridor）。

（2）分类

1）低调干啰音*（sonorous rhonchi）：又称鼾音（图 3-5-12）。指干啰音发生于气管或主支气管，为一种音调较低的、粗糙的、类似熟睡时的鼾声。

音频：低调干啰音

2）高调干啰音*（sibilant rhonchi）：也称哨笛音。发生于较小的支气管或细支气管，高音调的、带音乐性的、有的似吹口哨或吹笛的干啰音。有的呈"咝咝"声，称为飞箭音。

音频：高调干啰音

（3）临床意义：发生于双侧肺部的干啰音，见于慢性支气管炎、支气管哮喘*、支气管肺炎、心源性哮喘等。局限性干啰音是由于局部支气管病变所致，见于支气管内膜结核、肿瘤或黏稠分泌物附着等。

音频：支气管哮喘

2. 湿啰音（crackles）　是因为呼吸道内有较稀薄的液体如渗出液、黏液、痰液、血液、脓液等，呼吸时气流通过液体形成水泡破裂所产生的声音，很像用小管插入水中吹气时所产生的水泡破裂音，故又称水泡音（bubble sounds）。

（1）听诊特点：①吸气和呼气都可听到，以吸气终末听诊较为明显，是由于吸气时气流速度较快、较强，吸气末形成的气泡较大、容易破裂所致；②常有多个水泡音连续或断续出现；③部位较恒定，性质不易改变；④大、中、小水泡音可同时存在；⑤咳嗽后湿啰音可增多、减少或消失。

（2）分类

1）按支气管口径大小分为粗、中、细湿啰音（图 3-5-12）。

粗湿啰音：又称大水泡音*，发生于气管、大支气管或空洞部位，多出现在吸气早期，见于支气管扩张、肺结核或肺脓肿空洞、肺水肿。昏迷或濒死的患者，因无力将气管内的分泌物咳出，呼吸时可闻及粗大湿啰音，有时不用听诊器亦可听到，称之为痰鸣（death rattle）。

音频：大水泡音

中湿啰音：又称中水泡音*，发生于中等大小的支气管，多出现于吸气中期，见于支气管炎、支气管肺炎、肺结核等。

音频：中水泡音

细湿啰音：又称小水泡音*，发生在小支气管或肺泡内，多在吸气末出现，常见于细支气管炎、支气管肺炎、肺淤血及肺梗死等。

2）按音响强度分为响亮性和非响亮性湿啰音。

响亮性湿啰音：听诊清楚、响亮。是由于周围有良好的传导介质或因空洞的共鸣作用引起的结果，见于肺炎或空洞型肺结核。当空洞内壁光滑时，响亮性湿啰音还可带有金属调。

音频：小水泡音

非响亮性湿啰音：声音较弱、音调较低，听诊时感觉声音遥远。是由于病变周围有较多的正常肺组织，故传导过程中声波逐渐减弱所致。

（3）临床意义：一侧或局限性的湿啰音，可见于肺炎、肺结核、支气管扩张、肺脓肿、肺癌等；两肺底的湿啰音，多见于肺淤血、支气管肺炎等；两肺满布湿啰音，多见于严重支气管肺炎和急性肺水肿。

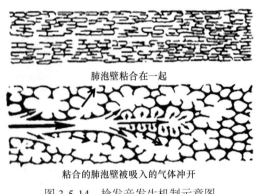

肺泡壁粘合在一起

粘合的肺泡壁被吸入的气体冲开

图 3-5-14　捻发音发生机制示意图

3. 捻发音（crepitus）　是一种极细而均匀的高音调的湿啰音，多在吸气的终末闻及，颇似用手在耳边捻搓一束头发所产生的声音，故称捻发音。是由于分泌物的存在使肺泡壁互相黏合塌陷，当吸气时未展开的肺泡被气流冲开重新充气而产生的细小爆裂音（图 3-5-14）。常见于肺炎或肺结核早期、肺淤血、纤维性肺泡炎等。但正常老年人或长期卧床者，因呼吸较浅，边缘部位的肺泡充气不足而萎陷，故深吸气时亦可在肺底听到捻发音，在数次深呼吸或咳嗽后则可消失，一般无临床意义。

（四）听觉语音

嘱被检者按一般的说话音调发"一、二、三"音，检查者在胸壁上用听诊器可听到柔和而模糊的声音，即听觉语音，也称语音共振（vocal resonance）。听觉语音的发生机制及临床意义与触觉语颤相似。喉部声带振动产生的声波，经气管、支气管、肺泡及胸壁而传出，用听诊器听到。正常情况下，在气管、大支气管附近，如胸骨柄和肩胛间区听觉语音较强，右胸上部较左胸上部强，其他部位则较弱，肺底最弱。

听觉语音减弱见于支气管阻塞、胸腔积液、气胸、胸膜增厚、胸壁水肿、慢性阻塞性肺气肿、肥胖及过度衰竭者。

肺实变、肺空洞及压迫性肺不张时，听觉语音增强、响亮，且音节清晰，称为支气管语音（bronchophony）。肺组织实变时常伴有触觉语颤增强、叩诊浊音、闻及病理性支气管呼吸音等肺实变的体征，但支气管语音出现较早。

当听觉语音不仅强度增加还兼有性质的改变，带有鼻音性质，颇似"羊叫声"，称为羊鸣音（egophony）。嘱被检者发"e-e-e"的音，可听起来是"a-a-a"的音。常在中等量胸腔积液上方肺组织受压的区域听到，亦可在肺实变伴有少量胸腔积液的部位听到。

嘱被检者用耳语声调发"一、二、三"音时，在胸壁上听诊，正常人在肺泡呼吸音的听诊区域只能听到极微弱的声音，此音为耳语音（whispered voice）。耳语音增强可见于肺实变、肺空洞及压迫性肺不张。耳语音增强且字音清晰者，为胸耳语音（whispered pectoriloquy），是大范围肺实变的体征。

（五）胸膜摩擦音

正常胸膜表面光滑且胸膜腔内有微量液体，因此呼吸时脏层和壁层胸膜之间相互摩擦并无音响发生。然而，当胸膜发生病变，表面出现炎症、纤维素渗出等而变得粗糙时，随着呼吸运动使脏、壁两层胸膜相互摩擦而产生振动，触诊时可触及胸膜摩擦感，听诊时可闻及胸膜摩擦音（pleural friction rubs）。其特征颇似以手掩耳，用另一手指腹摩擦掩耳的手背时听到的声音，在吸气和呼气时皆可闻及，一般于吸气末或呼气初较为明显，屏住呼吸时胸膜摩擦音即消失，可与心包摩擦音区别。深呼吸或在听诊器体件上加压时，胸膜摩擦音更清楚。

胸膜摩擦音可出现在胸膜的任何部位，但在胸廓下侧沿腋中线处最易听到，因该区域在呼吸时的呼吸动度最大，因而胸膜的脏层与壁层的位置改变也最大（图 3-5-8）。胸膜摩擦音可随体位的变动而消失或重新出现。胸膜摩擦音是干性胸膜炎的重要体征。当胸腔积液出现并增多时，将脏、壁两层胸膜分开，胸膜摩擦音可消失，当积液吸收后可再出现。

胸膜摩擦音常发生于：①胸膜炎症：如结核性胸膜炎、化脓性胸膜炎，以及其他原因引起的胸膜炎症；②肺部病变累及胸膜：如肺炎、肺梗死等；③原发性或继发性胸膜肿瘤；④如严重脱水及尿毒症患者等。

五、常见呼吸系统病变的体征

1. 肺实变（pulmonary consolidation）　是指任何原因导致终末细支气管以远的肺泡腔内积聚病理性液体、纤维蛋白及细胞成分等，导致肺泡含气量减少、肺组织致密的一种病变。主要见于炎症性病变，如肺炎链球菌性肺炎、肺结核、肺脓肿，也可见于肺梗死、肺肿瘤等。

视诊：两侧胸廓对称，呼吸动度呈局限性减弱或消失。

触诊：气管居中，触觉语颤增强。

叩诊：呈浊音，大面积肺实变可呈实音。

听诊：肺泡呼吸音消失，可闻及病理性支气管呼吸音、响亮性湿啰音及增强的听觉语音。

2. 慢性阻塞性肺气肿（chronic obstructive emphysema）　是指终末细支气管、远端的气道及肺泡弹性减退、过度膨胀和充气，并伴有肺泡间隔破坏，以致肺组织弹性减弱、容积增大的一种病理状态，称为肺气肿（emphysema）。慢性支气管炎、支气管哮喘等可导致阻塞性肺气肿。

视诊：胸廓呈桶状，也称桶状胸，呼吸动度减弱。

触诊：气管居中，触觉语颤减弱。

叩诊：叩诊双肺呈过清音，肝浊音界和肺下界下移，肺下界移动度减小。

听诊：肺泡呼吸音减弱，呼气音延长，听觉语音减弱。

3. 胸腔积液（pleural effusion）　胸膜腔中脏层和壁层胸膜之间有过多的液体积聚，称为胸腔积液。积液量少于 300～500ml 为少量胸腔积液，常无明显体征；积液量在 500～800ml 为中等量胸腔积液，超过 800ml 为大量胸腔积液，当积液量达中等以上时体征较明显。常见于结核性、肿瘤性、化脓性胸腔积液等。

视诊：肋间隙饱满，呼吸动度减弱，呼吸浅快。

触诊：气管向健侧移位，患侧触觉语颤减弱或消失。

叩诊：积液区叩诊呈浊音或实音。中等量积液不伴胸膜增厚粘连的患者，可叩出积液区前上方的 Skodaic 叩响、两个浊鼓音区等。

听诊：积液区呼吸音减弱或消失，液面以上区域因为肺组织受压而闻及病理性支气管呼吸音或病理性支气管肺泡呼吸音，听觉语音减弱或消失。

4. 肺不张（pulmonary atelectasis）　指肺泡内不含气或含少量气体时，肺组织萎陷，称为肺不张。由支气管阻塞所致的阻塞性肺不张最为多见；因肺组织受到外部压迫所致的压迫性肺不张，常见于中等量或大量胸腔积液、大量心包积液及肺内肿瘤等。

（1）阻塞性肺不张：面积较大时出现以下体征。

视诊：患侧胸廓下陷，肋间隙变窄，呼吸动度减弱或消失。

触诊：气管向患侧移位，触觉语颤减弱或消失。

叩诊：患侧叩诊呈浊音或实音。

听诊：呼吸音消失，听觉语音减弱或消失。

（2）压迫性肺不张：胸腔积液等因素所致的压迫性肺不张可出现下列体征。

视诊：患侧胸廓饱满，肋间隙增宽，呼吸动度减弱或消失。

触诊：气管向健侧移位，触觉语颤增强。

叩诊：患侧叩诊呈浊音或实音。

听诊：呼吸音减弱，可闻及病理性支气管呼吸音，听觉语音增强。

5. 支气管哮喘（bronchial asthma） 是以变态反应为主的慢性气道炎症性疾病，由多种炎症细胞参与，如嗜酸性粒细胞、肥大细胞、中性粒细胞和 T 淋巴细胞等。这种炎症可引起气道广泛的可逆性阻塞。发作时出现支气管平滑肌痉挛、黏膜水肿及腺体分泌增加。常有过敏原接触史，继后出现打喷嚏、流涕、喘息、气急、胸闷或咳嗽等症状。支气管哮喘发作时可出现下列体征。

视诊：严重者端坐呼吸，唇指发绀，双侧胸廓饱满，呼气性呼吸困难。

触诊：气管居中，触觉语颤减弱，呼吸动度减弱。

叩诊：双肺叩诊呈过清音，肺下界下移，肺下界移动度减小。

听诊：两肺闻及哮鸣音，呼气音延长，听觉语音减弱。

6. 气胸（pneumothorax） 当胸膜腔内有气体存在时，称为气胸。常见原因有肺结核、肺气肿时脏层胸膜破裂所致，也可见于胸外伤、胸腔穿刺、针灸事故等。少量胸腔积气无明显的体征，大量积气时可出现明显的气胸体征。

视诊：患侧胸廓饱满，肋间隙增宽，呼吸动度减弱或消失。

触诊：气管向健侧移位，触觉语颤减弱或消失。

叩诊：患侧叩诊呈鼓音，右侧气胸时肝上界下移，左侧气胸时心浊音界叩不出。

听诊：患侧呼吸音减弱或消失，听觉语音减弱或消失。

7. 肺水肿（pulmonary edema） 指过多液体在肺间质、细小支气管内和肺泡内积聚的现象。一般情况下，肺内水肿液先在间质中积聚，称为间质性肺水肿（interstitial pulmonary edema），然后发展为肺泡性肺水肿（alveolar edema）。常见于心源性肺水肿及高原性肺水肿。

视诊：呼吸过速，端坐呼吸，极度焦虑，面色苍白，唇指发绀，严重时有大量粉红色泡沫样痰从口鼻涌出。胸廓对称，呼吸动度减弱。

触诊：气管居中，触觉语颤减弱。

叩诊：正常或浊音。

听诊：呼吸音减弱，双肺满布湿啰音，可闻及哮鸣音，听觉语音减弱或正常。

8. 胸膜增厚及粘连（pleural thickening and adhesion） 主要为胸膜炎的后遗症，见于结核性胸膜炎、肺部炎症、脓胸等。轻度胸膜粘连时，胸壁可无变化。明显胸膜增厚和粘连时，胸壁可有明显的塌陷，胸廓和膈肌活动受限，肺组织被压迫萎缩。

视诊：患侧胸壁下陷，肋间隙变窄，呼吸动度减弱或消失。

触诊：气管向患侧移位，触觉语颤减弱。

叩诊：患侧叩诊呈浊音或实音。

听诊：患侧呼吸音减弱或消失，听觉语音减弱。

上述常见肺与胸膜病变的体征总结见表 3-5-1。

表 3-5-1　常见肺与胸膜病变的体征

病变	视诊		触诊		叩诊	听诊		
	胸廓	呼吸运动	气管位置	触觉语颤		呼吸音	啰音	听觉语音
肺实变	两侧对称	患侧减弱	居中	患侧增强	浊音或实音	患侧管状呼吸音	患侧湿啰音	患侧增强
阻塞性肺不张	患侧下陷	患侧减弱	移向患侧	患侧消失	浊音或实音	患侧消失	无	患侧减弱或消失
压迫性肺不张（胸腔积液所致）	患侧饱满	患侧减弱	移向健侧	患侧增强	浊或浊鼓音	患侧管状呼吸音	无	患侧增强
肺水肿	两侧对称	双侧减弱	居中	正常或减弱	正常或浊音	双侧减弱	两肺湿啰音	正常或减弱
支气管哮喘	桶状胸	双侧减弱	居中	双侧减弱	过清音	呼气音延长	两肺哮鸣音	双侧减弱
阻塞性肺气肿	桶状胸	双侧减弱	居中	双侧减弱	过清音	呼气音延长	无	双侧减弱
气胸	患侧饱满	患侧减弱或消失	移向健侧	患侧减弱或消失	鼓音	患侧减弱或消失	无	患侧减弱或消失
胸腔积液	患侧饱满	患侧减弱	移向健侧	患侧减弱或消失	实音或浊音	患侧减弱或消失	无	患侧减弱或消失
胸膜增厚	患侧下陷	患侧减弱	移向患侧	患侧减弱或消失	浊音	患侧减弱或消失	无	患侧减弱或消失

〔参考答案见二维码〕

1. 左心衰竭患者肺脏检查可出现哪些体征?

2. 病例分析：患者女性，32 岁。反复发作性喘憋、咳嗽 3 年。患者常于春季发病，伴鼻痒、流涕，可自行缓解。近 3 日出现咳嗽、喘息、被迫坐位，平喘药物可缓解。既往体健。

问题和思考：

（1）该患者最可能的诊断是什么?

（2）对患者进行胸廓及肺脏体格检查时，会有哪些体征?

（李孟魁）

参考答案

第四节　心脏与血管检查

一、心　脏　视　诊

心脏视诊（cardiac inspection）的内容包括：心前区隆起、心尖搏动及心前区其他部位搏动。心脏视诊时应争取被检者的信任和配合，充分暴露胸部。被检者一般取仰卧位或坐位。观察心前区隆起和心尖搏动时，如被检者取仰卧位，检查者需半蹲，使双眼视线与被检者的心前区呈切线方向。

（一）心前区隆起

心前区隆起（precordial prominence）是指胸骨下段与胸骨左缘第 3～5 肋骨及肋间隙局部隆起。正常人心前区与右侧相应部位对称，无异常隆起或凹陷。心前区局部隆起主要见于：①儿童时期患器质性心脏病造成的心脏显著增大。因尚在发育中的胸壁骨骼较软，故心前区骨骼受压而向外隆起，多见于某些先天性心脏病（如法洛四联症、肺动脉瓣狭窄等）、风湿性心瓣膜病、大量心包积液及心肌病等器质性心脏病；②成人有大量心包积液时可见心前区饱满（well-stacked precordium）。

（二）心尖搏动

心尖部在收缩早期冲击前胸壁引起相应部位的肋间组织局部向外搏动，称为心尖搏动（apical impulse）。心尖搏动通常由左室心尖部活动产生，但在右心室增大时，心脏顺钟向转位，使左心室转向后方而难以触及，此时的心尖搏动则可能是右心室产生的。如心脏收缩时心尖搏动反而内陷者，称为负性心尖搏动（inward impulse），见于心包与周围组织有广泛粘连时，亦可见于右心室显著肥大者。

1. 心尖搏动位置　正常心尖搏动一般位于第 5 肋间隙、左锁骨中线内侧 0.5～1.0cm 处，心尖搏动的位置可受下列因素影响而偏移：

（1）生理因素：①心脏的位置：矮胖体型者、小儿及妊娠期女性，心脏常呈横位，心尖搏动可向上外方移位，甚至移到第 4 肋间隙；瘦长体型者，心脏呈垂位，心尖搏动可向下、向内移至第 6 肋间隙；②呼吸：深吸气时膈肌下降，心尖搏动可下移至第 6 肋间；深呼气时膈肌上升，心尖搏动可向上移；③体位：如仰卧位时膈肌位置较坐位时稍高，心脏偏于横位，心尖搏动可稍上移；左侧卧位时，心尖搏动可向左移 2～3cm；右侧卧位时，可向右移 1.0～2.5cm。相反，如侧卧位时心尖搏动无变动，提示可能为心包纵隔胸膜粘连。

（2）病理因素：①心脏疾病：左心室增大时，心尖搏动向左下移位，甚至可达腋中线；右心室增大时，心脏呈顺钟向转位，左室被推向左，心尖搏动向左移位，甚至可稍向上；全心增大时，心尖搏动向左下移位，并可伴有心界向两侧扩大；先天性右位心时，心尖搏动位于胸部右侧与正常心尖搏动相对应部位。②胸部疾病：慢性阻塞性肺病的患者由于肺的过度充气使心尖搏动向右下移位，通常可在上腹部区或胸骨末端触及。另外，凡能使纵隔移位的胸部疾病均可使心脏及心尖搏动移位。如：一侧肺不张、粘连性胸膜炎时，由于纵隔向患侧移位，心尖搏动亦移向患侧；一侧胸腔积液、气胸时，心尖搏动移向健侧；胸廓或脊柱畸形时亦可影响心尖搏动的位置。③腹部疾病：如大量腹水、肠胀气、腹腔巨大肿瘤等，可使腹压增加而导致膈肌位置上升，使心尖搏动位置向上、外移位。

2. 心尖搏动范围　正常心尖搏动范围的直径约 2.0～2.5cm。由于部分正常人可看不到心尖搏动（如肥胖或女性为乳房遮盖），故常将视诊和触诊检查相结合以确定心尖搏动有无位置、范围及强度、节律及频率的改变。

（三）心前区其他部位搏动

肺动脉高压或肺动脉扩张的患者可在胸骨左缘第 2 肋间见明显收缩期搏动，但此部位的轻度收缩期搏动亦可见于无肺动脉高压的消瘦者。主动脉弓动脉瘤或升主动脉瘤患者可见胸骨右缘第 2 肋间及胸骨上窝搏动。右心室肥大患者常可见胸骨左缘第 3、4 肋间搏动。剑突下搏动可为正常的腹主动脉搏动，亦可见于腹主动脉瘤、右心室明显肥大。

二、心　脏　触　诊

心脏触诊（cardiac palpation）的内容有：心前区搏动、震颤和心包摩擦感。通过触诊也可以了解心脏搏动的节律及频率。

视频：触诊
心尖搏动

（一）心前区搏动

触诊心尖搏动*可进一步确定心尖搏动的位置、范围及强度，尤其是视诊不能满意发现心尖搏动时，需要触诊才能确定。触诊心尖搏动时可先以右手全手掌感受心尖搏动，然后用掌尺侧（小鱼际）或并拢的食指和中指指腹确定心尖搏动的准确位置、范围、强度（图 3-5-15）。

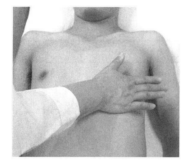
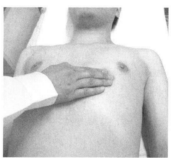

图 3-5-15　触诊心尖搏动

1. 心尖搏动的位置改变　一般情况下，25%～40%的正常成年人仰卧位时可触及心尖搏动，约70%的人坐位时可被触及。如果坐位时亦不能触及心尖搏动，则可使被检者取左侧卧位（注意左侧卧位可使心尖搏动向左侧移位 2～3cm）。胸壁肥厚、肋间隙窄者常难以被触及心尖搏动。

对于视诊发现的剑突下搏动，可以通过触诊来鉴别是右心室搏动还是腹主动脉搏动。具体方法是：检查者将手指平放在剑突下，指尖指向剑突，向后上方加压，如搏动冲击指尖，且深吸气增强，则为右心室搏动；如搏动冲击指腹，深吸气时减弱，则为腹主动脉搏动或提示为主动脉瘤。消瘦者、腹壁薄或空腹时，剑突下搏动常为正常的腹主动脉传导所致。

2. 心尖搏动强度及范围的改变　如果相同的呼吸相中，能在 2 个肋间隙触及心尖搏动，表明心尖搏动范围增大。心尖搏动范围增大对诊断左心室增大的敏感性及特异性均较高。

剧烈运动、精神紧张激动或某些病理情况（如甲状腺功能亢进症、重症贫血及发热等）时，由于心排出量增多，心尖搏动增强。如在触诊时触及心尖区徐缓而强有力的外向运动，使指端抬起片刻，称为抬举性心尖搏动，提示左心室肥厚。如果胸骨左下缘出现抬举性搏动则是右心室肥厚的可靠指征。

大量心包积液、左侧气胸或胸腔积液、肺气肿等情况下，心脏与前胸壁距离增加，心尖搏动减弱甚至消失。心肌病变时，如急性心肌梗死、扩张型心肌病、心肌炎等，由于心肌收缩乏力，心尖搏动减弱。如伴有明显的心室腔扩大，除心尖搏动减弱外常伴心尖搏动范围明显增大，称为心尖搏动弥散（diffuse apex impulse）。

3. 双重心尖搏动　部分起源于心脏前壁、心尖部或左心室的室壁瘤患者可触及双重心尖搏动。双重心尖搏动的第一部分代表正常心尖外向运动，第二部分为发生在心室压力最高时收缩晚期室壁瘤的运动。另外，可导致舒张早期心室充盈速度上升的因素都可能在主要的左心室搏动后产生再次搏动。

（二）震颤

心脏内血流经过口径狭窄的部位或循异常方向流动时可产生旋涡，使瓣膜、心室壁或血管壁产生振动传至胸壁皮肤。当手掌置于心前区某些部位时可感受到一种微细的震动感，即为震颤（thrill）。其感觉类似在猫的颈部或前胸部所触及的呼吸震动感，故又称为"猫喘"，是器质性心脏病变的特征性体征之一。由于触诊仅对低频振动较为敏感，故心脏瓣膜狭窄及某些先天性心脏病较易在其相应部位触及震颤，而瓣膜关闭不全较少出现震颤，仅在房室瓣重度关闭不全时有时可触及（表3-5-2）。触诊震颤时将小鱼际以适当的压力置于相应部位，避免用力按压使手掌触觉感受器的敏感度降低而难以触及。触及心脏震颤时可同时触诊心尖搏动或颈动脉搏动来确定震颤发生的时期（收缩期、舒张期、连续性）。如难以判断，可进行心脏听诊，根据震颤与心音的关系加以确定。结合震颤出现的部位及时期可推断其临床意义。

表 3-5-2　震颤的临床意义

部位	时期	常见病变
胸骨右缘第 2 肋间	收缩期	主动脉瓣狭窄
胸骨左缘第 2 肋间	收缩期	肺动脉瓣狭窄
	连续性	动脉导管未闭
胸骨左缘第 3、4 肋间	收缩期	室间隔缺损
心尖部	舒张期	二尖瓣狭窄
	收缩期	重度二尖瓣关闭不全

上述引起震颤的机制均可导致心脏杂音的产生。因此能触及震颤的部位均可在心脏听诊时闻及杂音。而一些频率较高、声音较轻的杂音往往不伴有震颤。震颤的强度与血流速度、病变狭窄的程度及两侧压力阶差有关。一般情况下，血流速度越快、狭窄越重、压力差越大，则震颤越强；但如狭窄口过小，以致血流通过极少时，反而无震颤。此外，震颤的强弱也与胸壁的厚薄有关，胸壁越薄（如儿童、消瘦者）则震颤越易触及。

（三）心包摩擦感

正常心包腔内有少量液体，起润滑心包膜的作用。心包发生炎症时，心包纤维性渗出沉着在心包脏层与壁层表面上，心脏搏动时两层粗糙的心包膜相互摩擦产生振动，传至胸壁而被感知，称为心包摩擦感（palpable pericardial rub）。如心包腔内有较多液体渗出时，则心包摩擦感消失。因胸骨左缘第 3、4 肋间处的心脏表面无肺脏遮盖且接近胸壁，所以通常用右手掌小鱼际置于此部位进行触诊。触诊时压力要适当，应当避免用力按压使手掌触觉感受器的敏感度降低而难以触及。坐位稍前倾时心脏更贴近胸壁，故患者取此体位更易被触及心包摩擦感。同理，心包摩擦感在收缩期及深呼气末也更易触及。心包摩擦感的感觉同胸膜摩擦感相似，两者之间的鉴别点在于心包摩擦感不因暂停呼吸（屏气）而消失。如能触及心包摩擦感则可在听诊时发现心包摩擦音。

三、心 脏 叩 诊

心脏叩诊（cardiac percussion）可以确定心脏和大血管的大小、形状及其在胸腔内的位置。心脏不被肺遮盖的部分叩诊呈实音（绝对浊音），其边界为心脏绝对浊音界。心脏绝对浊音界内，主要是右心室。心脏两侧被肺遮盖的部分叩诊呈浊音（相对浊音），其边界为相对浊音界，相当于心脏在前胸壁投影的左右界（图3-5-16）。叩诊心界指的是心脏相对浊音界，反映心脏大小和形状。

心脏叩诊检查采用间接叩诊法。被检者取仰卧位时，检查者立于被检者右侧，左手板指与肋间隙平行（与心缘垂直）并紧贴胸壁（其余手指离开胸壁）；被检如取坐位，宜保持上半身直立姿势，检查者面对被检者，板指与肋间隙垂直（与心缘平行）。叩诊力度要适宜、均匀，过强过轻的力度均不能叩出心脏的正确大小。先叩诊心脏左界*：从心尖搏动外2～3cm处沿肋间由外向内进行叩诊，如心尖搏动不明显，则自第6肋间隙左锁骨中线外的清音区开始，叩诊音由清音变为浊音时在板指中点相应的胸壁处用笔标记，然后由下而上，逐一按肋间隙叩诊，至第2肋间隙为止，分别标记。然后

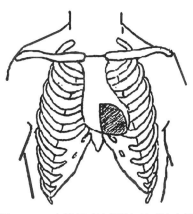

图3-5-16　心脏相对浊音界与绝对浊音界
阴影部分的边界为绝对浊音界

叩诊心脏右界：先沿右侧锁骨中线自上而下叩诊，当清音变为浊音时确定肝脏上界，自肝上界的上一肋间隙（一般为第4肋间隙）开始，由外向内轻叩，直到由清音转为浊音或达到胸骨右缘为止，如此逐一按肋间隙叩诊至第2肋间隙，分别标记（图3-5-17）。测量并记录左右相对浊音界各标记点距前正中线的垂直距离，并记录左锁骨中线距前正中线间的垂直距离作为判断心界大小的参照。

视频：叩诊
心脏左界

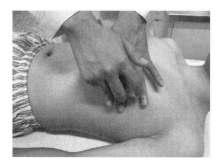
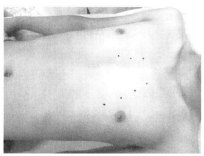

图3-5-17　心脏叩诊方法

图3-5-18　心脏相对浊音界构成
AO 主动脉；RA 右心房；RV 右心室；PA 肺动脉；LA 左心房；LV 左心室

（一）正常心脏浊音界

正常成人的心脏浊音界（border of cardiac dullness）左侧在第2肋间隙处相当于肺动脉段，几乎与胸骨左缘相合，第3肋间为左心耳，第4、5肋间为左心室，其中血管与心脏左心交接处向内凹陷，称为心腰。心浊音界自上而下逐渐左移并继续向左下形成向外凸起的弧形。心脏右界第2肋间隙相当于上腔静脉和升主动脉结构，第3肋间隙以下相当于右心房。心脏右界几乎与胸骨右缘相合，在第4肋间隙可位于胸骨右缘稍外方（图3-5-18，图3-5-19）。

一般情况下，正常人左锁骨中线至前正中线的距离为8～10cm，此时心脏左、右相对浊音界与前正中线的距离（cm）正常值见表3-5-3。

（二）心脏浊音界的改变及其临床意义

1. 心房、心室扩大

（1）梨形心（pear shaped heart）：左心房显著增大时，胸骨左缘第 3 肋间心浊音界向外扩大，使心腰部消失甚或膨出，心脏浊音区外形呈梨形，故称为梨形心。常见于二尖瓣狭窄，此时尚可合并有肺动脉段的突出，称为二尖瓣型心脏（图 3-5-19）。

表 3-5-3　正常心脏相对浊音界

右侧		肋间隙	左侧	
距离前正中线距离（cm）	对应结构		对应结构	距离前正中线距离（cm）
2～3	升主动脉	Ⅱ	肺动脉段	2～3
	上腔静脉			
2～3	右心房	Ⅲ	左心耳	3.5～4.5
3～4	右心房	Ⅳ	左心室	5～6
		Ⅴ	左心室	7～9

注：左锁骨中线至前正中线的距离为 8～10cm

（2）靴形心（boot shaped heart）：左心室增大时，心脏浊音界向左下扩大，心腰部相对内陷，由正常的钝角变为近似直角，使心脏浊音区呈靴形，称为靴形心，又称为主动脉型心脏，常见于主动脉瓣关闭不全，高血压性心脏病等（图 3-5-19）。

（3）心脏浊音界向左扩大：轻度右心室增大只使心脏绝对浊音界扩大，相对浊音界增大不明显。显著右心室增大时，相对浊音界同时向左、右两侧扩大，但因心脏同时沿长轴顺钟向转位，故向左增大较为显著。常见于肺心病。

（4）普大心：左、右心室增大时心界向两侧扩大，且左界向左下增大，呈普大型。见于全心衰竭、扩张型心肌病、弥漫性心肌炎等（图 3-5-19）。

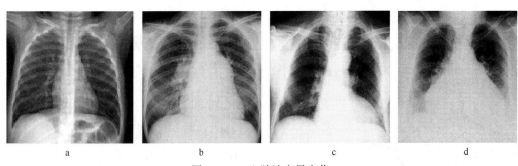

图 3-5-19　心脏浊音界变化

a. 正常心脏浊音界；b. 梨形心；c. 靴形心；d. 普大心

2. 心包积液

心包积液达一定量时，心浊音界向两侧扩大，其相对浊音区与绝对浊音区几乎相同，且随体位改变而变化。坐位时心脏浊音界呈三角烧瓶样（flask shape），卧位时心底部浊音界增宽，此为心包积液的特征性体征，亦是鉴别心包积液还是全心扩大的重要鉴别点（图 3-5-20）。

3. 升主动脉瘤或主动脉扩张

表现为胸骨右缘第 1、2 肋间隙的浊音区增宽，常伴收缩期搏动。

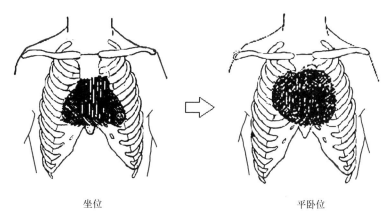

坐位　　　　　　　　　平卧位

图 3-5-20　心包积液浊音界变化示意图

心脏的心界叩诊有一定的局限性。心脏的位置常因体位、体型、呼吸及脊柱或胸廓畸形等而变动，从而心脏浊音区亦可发生相应变化。大量胸腔积液、积气时心浊音界向健侧移位；胸膜增厚粘连和阻塞性肺不张则使心界移向患侧。心脏的邻近组织对心脏浊音界亦有明显影响。例如，心脏附近存在可产生浊音或实音的病变如肺实变、肺肿瘤、纵隔淋巴结肿大、胸腔积液等时，心脏浊音区与胸部病变浊音或实音区连在一起，真正的心脏浊音区无法叩出；胸壁较厚或肺气肿时，可使心脏浊音界变小或叩不清；腹腔大量积液或巨大肿瘤、妊娠后期等均可使膈肌上抬，心脏呈横位，致心界向左扩大。胃内含气量增多可使胃泡鼓音区增大，影响心脏左界下部叩诊的准确性。

四、心脏听诊

心脏听诊（cardiac auscultation）在心脏检查中占有重要地位。通过听诊可获得心率、心律、心音、杂音、心包摩擦音等多种信息，为诊断提供依据。听诊应在安静、温暖的环境中进行。听诊器应直接与胸壁接触，不能隔着衣服进行心脏听诊。听诊器的耳件应向前或平行外耳道方向。根据听诊目的而选用不同体件的听诊器，钟型体件适合于听诊低频的声音，如奔马律、房室瓣的舒张期杂音等；膜型体件适合于听取高频声音，如瓣膜关闭、收缩期杂音和反流性杂音等。

心脏各瓣膜所产生的声音沿血流方向传到胸壁最易听清的部位，称心脏瓣膜听诊区（auscultatory valve areas）。各瓣膜听诊区与瓣膜口在胸壁上投影的位置并不一致。常用的瓣膜听诊区（图 3-5-21）为：①心尖部（二尖瓣区）（mitral valve area）：位于心尖搏动最强处。一般情况下，位于第 5 肋间隙左锁骨中线内侧。心脏增大时，听诊部位随心尖位置向左或左下移动；②主动脉瓣区（aortic valve area）：位于胸骨右缘第 2 肋间隙；③主动脉瓣第二听诊区（the second aortic valve area）：位于胸骨左缘第 3、4 肋间隙；④肺动脉瓣区（pulmonary valve area）：位于胸骨左缘第 2 肋间隙；⑤三尖瓣区（tricuspid valve area）：位于胸骨体下端近剑突偏右或偏左处。

听诊通常从心尖区开始，可按二尖瓣区→肺动脉瓣区→主动脉瓣区→主动脉瓣第二听诊区→三尖瓣区的顺序依次

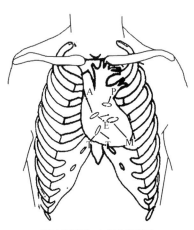

M二尖瓣区；A主动脉瓣区；
E主动脉瓣第二听诊区；P肺动脉瓣区；
T三尖瓣听诊区

图 3-5-21　心脏瓣膜的体表投影和听诊区

听诊，也可按其他顺序。无论何种顺序不要遗漏听诊区。听诊时，被检者常采用平卧位或坐位，必要时可使被检者改变体位或屏住呼吸，或在病情许可的情况下作适当运动，有助于听清和辨别心音及杂音。

（一）心率

1. 正常心率 每分钟心搏次数称为心率（heart rate，HR）。正常成人安静状态下心率为 60～100 次/分，女性稍快，老年人偏慢，3 岁以下小儿常在 100 次/分以上。计数心率时，以心尖部听取第一心音为准，节律规则者可听诊 15～30 秒计算出心率，节律不规则者应听诊 1 分钟以上，才能反映真实的心率。

2. 心率异常 成人心率超过 100 次/分，或婴幼儿超过 150 次/分，称为心动过速（tachycardia）。生理情况下，可见于剧烈运动、情绪激动及饮酒、浓茶、咖啡后，是由于交感神经张力增加引起；病理情况下，可见于心力衰竭、甲状腺功能亢进症、贫血、发热等，多为代偿性增加。成人心率低于 60 次/分，称为心动过缓（bradycardia）。正常情况下，可见于运动员、重体力劳动者及老年人等，但一般不低于 40 次/分。病理情况下，见于病态窦房结综合征、房室传导阻滞、颅内压增高及某些药物服用后，如 β 受体阻滞剂、钙离子拮抗剂等。

（二）心律

1. 正常心律 心脏搏动的节律，称为心律（cardiac rhythm）。正常窦性心律时，听诊心脏节律规则。

2. 心律不齐

（1）窦性心律不齐（sinus arrhythmia）：窦房结发出的激动显著不匀齐，称为窦性心律不齐。窦性心律因受呼吸影响而略有不齐，表现为吸气时心率增快，呼气时心率减慢，深呼吸时更明显，屏住呼吸时心律变为整齐，称为呼吸性窦性心律不齐，常见于健康青年及儿童，属于生理现象。反之，屏气后心律不齐仍存在，则多见于器质性心脏病患者。

（2）期前收缩（premature systole）：在原来整齐的心律中突然提前出现一个心脏搏动，继之有一较长的间歇，称为期前收缩或过早搏动。每分钟期前收缩少于 6 次者为偶发，等于或多于 6 次者为频发。在一段时间内，如每个正常心搏后都有一个过早搏动，称为二联律（bigeminy）；如每两个正常心搏后有一个过早搏动，称为三联律（trigeminy）。期前收缩按其来源可分为房性、交界性和室性三种，需要心电图检查进一步辨认。期前收缩可见于器质性心脏病，如冠心病、风湿性心脏病、心肌炎、心肌病等；亦可由其他因素如药物、电解质紊乱、缺氧、麻醉、心脏的直接机械刺激（如心导管检查、心脏手术）等引起。另外，期前收缩亦多见于健康人，可由精神紧张、疲劳、消化不良、烟酒过多或喝浓茶等诱发。

（3）心房颤动*（atrial fibrillation，简称房颤）：是指心房肌失去其规则有力的正常收缩，代之以 350～600 次/分的微弱而不规则的颤动。房颤时，大部分心房产生的激动在房室结内受到干扰而不能下传至心室，少部分激动毫无规律地下传至心室，而使心室收缩极不规则；每一心动周期的心室舒张期长短不一，使心室充盈血量不等，从而心音强弱不等；有些弱的搏动使心输出量显著下降，造成心脏搏动不能传至周围血管或搏动过弱而不能触及。同时计数心率和脉率时，脉率少于心率，这种脉搏脱漏的现象称为脉搏短绌（pulse deficit）。因此心房颤动的听诊特点为：①心律绝对不规则；②第一心音强弱不等；③脉搏短绌。

音视频：期前
收缩与心房
颤动

心房颤动可以呈阵发性或持续性发作，常见于风湿性心瓣膜病二尖瓣狭窄、冠状动脉粥样硬化性心脏病、高血压病、心肌病、甲状腺功能亢进症等。另有少数病例有阵发性或持久性心房颤动而并无器质性心脏病的证据，临床称为孤立性心房颤动（lone atrial fibrillation）。

（三）心音

1. 正常心音的产生与特点　健康人每个心动周期可以听到两个性质不同的声音交替出现，按其产生的先后顺序，依次命名为第一心音（first heart sound，S_1）和第二心音（second heart sound，S_2）。有时在某些健康儿童和青少年的 S_2 后可以听到一个较弱的第三心音（third heart sound，S_3），生理性 S_3 需要与舒张早期奔马律相鉴别（见后文）。如在 S_3 后闻及第四心音（fourth heart sound，S_4），则多属于病理性。

（1）第一心音：S_1 主要是由心室收缩开始时二尖瓣、三尖瓣骤然关闭，瓣叶突然紧张引起的振动所致。其他如半月瓣的开放、心室肌收缩、血流冲击心室壁和大血管壁引起的振动，以及心房收缩的终末部分，也参与第一心音的形成。S_1 出现标志心室收缩期的开始。

S_1 主要由两个独立瓣膜的闭合引起。正常情况下，左心的机械活动略早于右心的机械活动，因此二尖瓣闭合产生的第一心音成分（M_1）略早于三尖瓣闭合产生的第一心音成分（T_1）。M_1 是 S_1 中第一个可以听到的成分，产生于二尖瓣闭合之后。T_1 是 S_1 中第二个可以听到的成分。T_1 紧跟 M_1，发生于三尖瓣闭合之后。M_1 比 T_1 强度高、音调高，在所有听诊部位都可以听到，但在心尖部听得最清楚。产生 T_1 的能量较小，T_1 的听诊范围比较局限，三尖瓣听诊区是听诊 T_1 的最佳部位。M_1、T_1 均为高频心音，故使用膜型件紧压胸壁可以听得很清楚。由于人耳的局限，不同心音的间隔必须达到至少 0.03 秒以上才能分辨，而一般情况下 M_1、T_1 之间的间隔约 0.02～0.03 秒，因此我们听到的 S_1 是一种 M_1 与 T_1 混合而成的模糊的声音，而不是两种不同的声音。

S_1 的听诊特点是：①在心前区各部都可以听到，但以心尖部最强且清晰；②音调较低（频率 55～58Hz）而钝；③强度较响；④持续时间较长（约 0.1 秒）；⑤与心尖搏动及颈动脉搏动同时出现。

（2）第二心音：S_2 主要由主动脉瓣和肺动脉瓣突然关闭引起的振动所产生。此外，房室瓣的开放、心室舒张开始时心肌舒张、乳头肌、腱索的振动以及血流对大血管壁的冲击引起的振动也参与了第二心音的构成。S_2 出现标志着心室舒张期的开始。

与第一心音相仿，S_2 也主要由两个独立瓣膜的闭合产生的声音混合而成。正常情况下，左心机械运动略早于右心且左心的机械运动比右心的机械运动较强而有力，故第二心音中由主动脉瓣关闭产生的第一个成分（A_2）比肺动脉瓣关闭产生的第二个成分（P_2）强度大。A_2 在所有的听诊部位都可以听到，但其最佳听诊部位在主动脉瓣听诊区。S_2 的第二个成分 P_2 声音较轻，通常只能在心底部肺动脉瓣听诊区听到。A_2、P_2 均为高频心音，故使用膜型件紧压胸壁可以听清楚。正常青少年 P_2 强于 A_2；中年人两者大致相等；老年人则 A_2 强于 P_2。

S_2 的听诊特点是：①在心前区均可听到，但以心底部最强；②音调较高而清脆；③强度较弱；④占时较短（约 0.08 秒）；⑤在心尖搏动或颈动脉搏动后出现。

听诊时需先确定 S_1、S_2，才能正确地判定心室的收缩期和舒张期，进而确定异常心音或杂音是在收缩期抑或舒张期。一般情况下 S_1、S_2 可通过音调的高低、强弱、时限等声音特点明显地区分。但在心率加快，心脏的舒张期缩短的情况下，声音特点的差别并不显著，此时可结合心尖搏动或颈动脉搏动区别（表 3-5-4）。如仍有困难，可先听诊心底部肺动脉瓣区，此听诊区总是可闻及清晰的 S_2。然后将听诊器的体件逐

音视频：正常 S_1 和 S_2

渐向心尖部移动，移动过程中谨记哪个是 S_2，据此可判别心尖部两心音 S_1 和 S_2*。

表 3-5-4　S_1、S_2 的区别

区别点	S_1	S_2
声音特点	调低、音强、时限较长	调高、音弱、时限较短
最强部位	心尖部	心底部
与心尖搏动及颈动脉搏动的关系	几乎同时出现	心尖搏动之后出现
与心动周期的关系	S_1 与 S_2 之间的间隔（收缩期）较短	S_2 到下一心动周期 S_1 的间隔（舒张期）较长

2. 心音强度改变

（1）S_1 强度改变：下列因素可影响 S_1 的强度：①左心室压力上升情况：左心室压上升速度越快，S_1 中的 M_1 成分就越响亮。因此心肌收缩力增强、收缩速率增快会使 S_1 增强，反之使其减弱。②瓣膜的情况：当房室瓣因为纤维化或者钙化而变得僵硬时，其关闭时发出的声音更为响亮。但是随着疾病进展，钙化程度进一步加重或者伴有瓣膜的粘连、损害导致瓣膜运动受限时，S_1 强度减弱。③心室收缩起始时瓣膜的位置：瓣膜开放的程度越大，则瓣膜闭合产生的角度越大，S_1 就越响亮。如心房压力大，房室瓣开放幅度也大，S_1 就越响亮；如果心脏舒张期短、心室充盈不足，瓣膜在舒张晚期处于低垂状态，则也可使 S_1 增强。反之，如果心室舒张期过度充盈，使瓣叶漂浮，瓣膜处在半开放的位置，则它在关闭时的运动角度将小于它从全开放位置关闭时的角度，则 S_1 减弱。④心脏距胸壁的距离：胸壁较薄者心音听诊响亮清晰。肥胖、肺气肿、胸腔积液、心包积液等可使声音传导时的损耗加大，听诊时心音响度减弱。

S_1 增强常见于：①高血压患者心肌收缩力增强，故 S_1 亦增强。②二尖瓣狭窄但瓣膜尚无显著增厚、僵硬或纤维化等改变时，此时血流自左心房进入左心室存在障碍，舒张期左心室血液充盈较少，且心房压力高，心室收缩前二尖瓣处于最大限度的开放状态，瓣膜闭合角度大，使 S_1 增强。此时增强的 S_1 高调而清脆，称为拍击性第一心音。③心动过速时出现心脏舒张期短、心室充盈不足，瓣膜在舒张晚期亦处于低垂状态，则也可使 S_1 增强。运动、发热、紧张、甲状腺功能亢进、贫血时除心率增快外，心脏收缩力亦加强，S_1 增强。

S_1 减弱常见于：①心肌炎、心肌病、心肌梗死、心力衰竭时心肌收缩力减弱，可以使 S_1 减弱。②二尖瓣狭窄且瓣叶存在显著增厚、僵硬或纤维化等改变时，瓣膜活动明显受限，S_1 减弱。③二尖瓣关闭不全、PR 间期延长（一度房室传导阻滞）可造成的左心室舒张期过度充盈，使二尖瓣漂浮，心室收缩前二尖瓣瓣叶的游离缘已靠近瓣口，关闭时的振动小，S_1 减弱。

S_1 强弱不等见于：①心房颤动时，心律完全不规则，每个心动周期中心室舒张期长短不一，心室内的充盈量变化不定，故 S_1 的强弱不等。②房室传导阻滞：完全性房室传导阻滞时，因为房室分离，心室内的充盈量亦不恒定，故第一心音的强度经常变化，若某次心室收缩紧接在心房收缩之后发生，心室收缩前房室瓣也处于较大的开放状态，因而产生极响亮的 S_1，称为"大炮音"（cannon sound）；而在二度 I 型房室传导阻滞（Mobitz I 型）时，随着 PR 间期的逐渐延长，S_1 逐渐减弱；③频发期前收缩时，提早搏动的 S_1 较窦性搏动的 S_1 明显增强。

（2）S_2 强度改变：S_2 的强度取决于：①主动脉和肺动脉内压力。任何导致收缩压升高的因素都会增强 S_2 的强度，相反则使得 S_2 轻柔。②半月瓣的解剖改变。由于半月瓣在形态学上与房室瓣不同，纤维化不会增强其响度，因此半月瓣的钙化或纤维化均可使其关闭时的 S_2 更轻柔。

S₂ 增强见于：①各种使体循环阻力增高的疾病，如高血压病、主动脉粥样硬化等可导致 A₂ 成分增强的情况。亢进的 A₂ 可以向心尖区或肺动脉瓣区传导。②各种引起肺循环阻力增高的疾病，如原发性或继发的肺动脉高压、二尖瓣狭窄、使肺血流量增加的左至右分流的先天性心脏病（如室间隔缺损、动脉导管未闭*）等可导致 P₂ 成分增强的情况。亢进的 P₂ 也可向主动脉瓣区或胸骨左缘第 3 肋间隙传导，但不向心尖区传导。

动脉导管未闭

S₂ 减弱见于：①体循环阻力或压力降低，或血流量减少，或瓣膜损害引起的主动脉内压力降低，如低血压、主动脉瓣狭窄和关闭不全等可使 A₂ 成分减弱的情况。②肺循环阻力或压力降低及其瓣膜受损，如肺动脉瓣狭窄或关闭不全可造成 P₂ 减弱。

在上述影响心音强度的诸多因素中，某些因素会同时影响两个心音的强度。听诊时首先要区分是两个心音强度同时改变，还是单个心音发生改变。胸壁较薄者心音听诊响亮清晰。运动、情绪激动、甲状腺功能亢进症、发热、贫血等使心脏活动增强的因素可使 S₁、S₂ 同时增强。而肥胖、胸壁水肿、肺气肿、左侧胸腔积液、心包积液等影响心音传导的因素可使 S₁、S₂ 同时减弱。心肌严重受损（如心肌梗死、严重心肌炎等）和休克等循环衰竭亦可使 S₁、S₂ 同时减弱。

3. 心音性质改变 心肌有严重病变时，心肌收缩力明显减弱，使 S₁、S₂ 均明显减弱，S₁ 失去其原有特征而与 S₂ 相似，可形成"单音律"。当心率增快时，收缩期与舒张期的时间几乎相等，此时听诊 S₁、S₂ 酷似钟摆的"滴答"声，称为钟摆律（pendulum rhythm）。如钟摆律时心率超过 120 次/分钟时，酷似胎儿心音，称为胎心律（fetal rhythm），提示病情严重，见于重症心肌炎和大面积心肌梗死等。

4. 心音分裂 如果左、右两侧心室活动不同步的时距较正常明显加大，组成 S₁、S₂ 的两个主要成分间的时距延长超过 0.03 秒，则听诊时会出现一个心音分裂成两个声音的现象，称为心音分裂（splitting of heart sound）。

音视频：S₁ 分裂与 S₂ 分裂

（1）S₁ 分裂*：左、右心室收缩明显不同步时，构成 S₁ 的两个成分二尖瓣和三尖瓣关闭不同步超过 0.03 秒，从而可出现 S₁ 分裂，在二尖瓣听诊区、胸骨左下缘听诊较清楚。S₁ 分裂一般不因呼吸而有变异，多是由于心室电活动或机械活动延迟，使三尖瓣关闭明显迟于二尖瓣而造成。电活动延迟常见于完全性右束支阻滞，机械活动延迟见于肺动脉高压、肺动脉瓣狭窄、先天性三尖瓣下移畸形（Ebstein syndrome）等，由于右室开始收缩的时间明显晚于左室，导致三尖瓣关闭延迟而引起 S₁ 分裂。

（2）S₂ 分裂：S₂ 分裂在临床上较常见，由主、肺动脉瓣关闭明显不同步（＞0.035 秒）所致。S₂ 分裂在肺动脉瓣区听诊较明显。S₂ 分裂有如下几种情况（图 3-5-22）：

1）生理性分裂（physiologic splitting）：在吸气的过程中，胸腔内压力逐渐降低，更多的静脉血回流到右心房，右心房内增加的血液延长了右心室的收缩期，使肺动脉瓣闭合远远落后于主动脉瓣（＞0.035 秒），从而听到心音分裂。呼气时这两个成分的时距缩短，人耳则不能辨别 S₂ 分裂声，仅可及混合的单一心音。多数人尤其是儿童和青少年可于深吸气末出现 S₂ 分裂，属于正常的生理现象。随着年龄的增长，S₂ 吸气性分裂程度会逐渐降低。

2）通常分裂（general splitting）：①任何导致右心室收缩延迟的因素，无论是电生理性还是机械性，都会引起肺动脉瓣关闭的延迟，使 S₂ 的分裂增宽。如完全性右束支传导阻滞、肺动脉瓣狭窄、二尖瓣狭窄导致的肺动脉高压等。不论吸气相还是呼气相，肺动脉瓣关闭都发生延迟，但吸气相往往使 S₂ 分裂更明显。②任何导致左心室收缩期缩短的因素都可导致主动脉瓣关闭更早，使得分裂增宽。如二尖瓣反流、室间隔缺损、动脉导管未闭等情况时，左心室有"双出口"存在，因此收缩期变短。室间隔缺损的患者存在左向右分流，除了使左心室收缩期缩短外，右心的排血量增加，从而右心室收缩延迟，两者协同参与了 S_2 分裂。

3）反常分裂（paradoxical splitting）：任何导致左心室排空延迟的因素，无论是电生理性还是机械性，都会引起 S_2 的反常分裂。如主动脉瓣狭窄、左束支传导阻滞时左心室排空延迟，主动脉瓣关闭延迟到肺动脉瓣关闭之后，导致正常的主动脉瓣关闭在先、肺动脉瓣关闭在后的顺序颠倒。吸气时因肺动脉瓣关闭推迟而使分裂不明显，呼气时因肺动脉瓣关闭提早而分裂更明显，这种 S_2 在呼气时分裂明显增宽的现象即为反常分裂，又称逆分裂（reserved splitting）。逆分裂也见于重度高血压或左心衰竭。S_2 逆分裂是病理性体征。

4）固定分裂（fixed splitting）：S_2 明显分裂且不受呼气、吸气时相的影响，称为 S_2 固定性分裂，是房间隔缺损的标志性听诊特征。房间隔缺损的患者，吸气时上、下腔静脉回到右心房的血液增多，但同时由于右心房压力增高使通过房间隔缺损处的左向右分流减少；呼气时，因肺循环回流至左心房的血量增多，且通过房间隔缺损处进入右心房的血液增多，故右心室血量在呼气、吸气时都几乎固定不变地增多，肺动脉瓣关闭亦固定不变地延迟，从而使分裂固定，不受呼吸的影响。

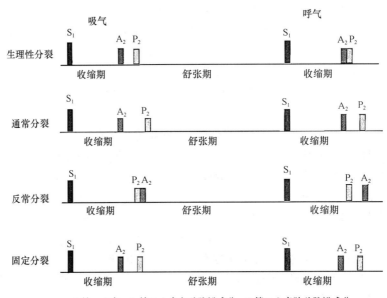

S_1第一心音；A_2第二心音主动脉瓣成分；P_2第二心音肺动脉瓣成分

图 3-5-22 第二心音分裂听诊图解

5. 额外心音 在正常的第一、第二心音之外听到的附加心音，均称为额外心音（extra cardiac sound）。多数情况下出现一个额外附加心音，与 S_1、S_2 构成三音律（triple rhythm）；少数出现两个附加心音，则构成四音律（quadruple rhythm）。额外心音与心脏杂音不同，额外心音所占时间较短，和正常心音相近；多数为病理性；收缩期的额外心音主要有收缩期喷射音（喀嚓音）；舒张期的额外心音主要有奔马律、开瓣音和心包叩击音。

（1）收缩期额外心音

1）收缩早期喷射音（early systolic ejection sound）：又称收缩早期喀喇音（early systolic click），是一种在收缩早期（紧跟在 S_1 后 0.05～0.07 秒处）、高频、短促、清脆的爆裂样声音，音似"喀喇"。这种声音主要来源于肺动脉或主动脉，发生机制常为狭窄的瓣叶开启时突然受限发生振动；或因血液从右心室或左心室流入扩张的管腔时管壁发生振动，或是在主、肺动脉阻力增高的情况下半月瓣的瓣叶用力开启产生。肺动脉瓣或主动脉瓣狭窄产生的喀嚓音将随着瓣膜钙化的进展，瓣膜活动性降低，喀嚓音逐渐消失。

肺动脉收缩早期喷射音常见于：轻中度肺动脉瓣狭窄、肺动脉高压、原发性肺动脉扩张及房间隔缺损、室间隔缺损等疾病。肺动脉收缩早期喷射音在肺动脉瓣听诊区最响，沿胸骨左缘皆可听到。吸气时减弱，呼气时增强。

主动脉收缩期喷射音在主动脉瓣听诊区易于听见，向心尖部传导，受呼吸影响不明显。主动脉收缩早期喷射音除了常见于主动脉瓣狭窄外，还可见于主动脉缩窄、主动脉瓣关闭不全、主动脉扩张、升主动脉瘤等。

2）收缩中、晚期喀喇音（mid and late systolic click）：喀喇音出现在第一心音后 0.08 秒以上称为收缩中、晚期喀嚓音。为高频、短促、清脆的爆裂样声音，如关门落锁的 "Ka-Ta" 样声音。由房室瓣叶（多数为二尖瓣）在收缩中、晚期脱入心房引起张帆性振动及比正常长的腱索突然紧张拉紧瓣膜产生振动所致，因而又称腱索拍击音（chordae tendineaesnap），常伴收缩晚期的杂音。因为收缩中晚期喀嚓音多起于二尖瓣，故多在心尖部听到，当影响到二尖瓣后叶时，喀喇音沿胸骨左缘亦可听到。心室容量减少的因素（如站立、valsalva 动作、心动过速、应用硝酸酯类等）可使二尖瓣关闭提早，故可使喀嚓音相对靠近 S_1。心室容量增加的因素（如蹲位、心动过缓、使用普萘洛尔及缩血管药物）使二尖瓣关闭稍晚一些，所以是喀嚓音远离 S_1。

（2）舒张期额外心音*

1）开瓣音（opening snap）：正常情况下，二尖瓣的开放难以辨别，但是二尖瓣狭窄时，左心房压力升高，心室舒张期血液自左心房迅速流入左心室时，僵硬的二尖瓣迅速开放后突然受阻引起瓣叶的振动，产生一种在 S_2 后 0.05～0.06 秒、短促、响亮清脆的拍击样声音，又称二尖瓣开放拍击音（表 3-5-5）。在心尖部和胸骨左缘第 3、4 肋间隙较易听到，它的出现表示狭窄的二尖瓣尚具有一定弹性，可作为二尖瓣分离术适应证的参考条件之一。当瓣膜有严重钙化或纤维化，以及伴有二尖瓣关闭不全时，此音消失。

音视频：二尖瓣开瓣音、心包叩击音、肿瘤扑落音

表 3-5-5　二尖瓣开放拍击音与心包叩击音鉴别

	二尖瓣开放拍击音	心包叩击音
产生机制	二尖瓣瓣叶开放突然被迫停止，引起的瓣叶振动	心室快速充盈期，心室舒张被迫骤然停止所引起的心室壁振动
最响部位	心尖部和胸骨左缘第 3、4 肋间或两者之间	心尖部和胸骨下端左缘处
最响体位	平卧位或坐位	体位无影响
出现时间	第二心音后约 0.05～0.06 秒	第二心音后约 0.09～0.12 秒
声音性质	高调、清脆、拍击样	中调、响亮而短促
呼吸的影响	呼气时增强	呼气末，压迫肝脏后更响
临床意义	二尖瓣狭窄且瓣叶弹性、活动度尚好	缩窄性心包炎

2）肿瘤扑落音（tumor plop）：可见于心房黏液瘤患者。由黏液瘤在舒张期碰撞心房壁，或在越过房室瓣向心室腔移动的终末阶段时瘤蒂柄突然紧张产生振动所致，是一种在 S_2 后 0.08～0.12 秒出现的类似开瓣音的声响。

3）心包叩击音（pericardial knock）：缩窄性心包炎时，由于增后或钙化的心包限制了心室的舒张，心室在快速充盈阶段突然舒张受阻而被迫骤然停止所引起的心室壁振动，形成心包叩

击音。出现在 S_2 后 0.09~0.12 秒，中等频率，响亮而短促，在心尖部和胸骨下端左缘处听诊清楚（表 3-5-5）。

4）第三心音与舒张早期奔马律：第三心音 S_3 是在 S_2 后 0.12~0.18 秒出现的低频心音，强度弱，占时短（约 0.04 秒），用钟型听诊器可闻及。正常情况下在儿童及青少年中可听到，称为生理性 S_3。通常在心尖部或其内上方较清楚；左侧卧位、深呼气末、运动后心跳减慢时、抬高下肢及增加腹压等均可使 S_3 更容易被听见；坐位或立位时 S_3 消失。生理性 S_3 一般在男性 20 岁左右、女性在 30 岁左右逐渐消失。如在 40 岁以上的人听到 S_3 多属病理现象，常提示心室顺应性降低、舒张期容积增加或者二者同时存在，是充血性心力衰竭的重要临床体征。常出现于心率快时，S_3 与原有的 S_1、S_2 组成类似马奔跑时的蹄声，故称为奔马律（gallop rhythm）或 S_3 奔马律。病理性 S_3 奔马律需和生理性 S_3 相鉴别（表 3-5-6）。

表 3-5-6　生理性第三心音与第三心音奔马律的鉴别

	生理性第三心音	第三心音奔马律
临床意义	正常儿童及青少年	严重器质性心脏病患者
心率	心率正常或稍慢时，尤易出现在运动后由快变慢时	超过 100 次/分钟
和 S_1S_2 距离	距 S_2 相对较近，距下一周期的 S_1 较远	S_2、S_3、S_1 时间间隔大致相等
声音性质	S_3 音调较低	常伴 S_1S_2 有心音性质改变而使 3 个心音性质相似
体位影响	坐位或立位常消失	坐位或立位常不消失

舒张早期奔马律（protodiastolic gallop）是最常见的奔马律。它出现在舒张期的前 1/3 与中 1/3 之间，音调低、强度弱；是由于舒张期心室负荷过重，心室肌张力和室壁顺应性均很差，在心室快速充盈期心房血液快速注入心室，引起过度充盈的心室壁产生振动所致，故也称室性奔马律。据来源不同，又可分为：①左室舒张早期奔马律：最常见。在心尖部或其内上方听到，呼气时最响，吸气时减弱。临床常见于严重心肌损害时心室壁张力明显减弱，如急性心肌梗死、重症心肌炎、多种心脏病所致的左心衰竭等。②右室舒张早期奔马律：在胸骨左缘第 3、4 肋间或胸骨下端左侧听到，吸气时最响。右室舒张早期奔马律较少见，常见于右室扩张及右心衰竭，如肺动脉高压、肺动脉瓣狭窄或肺源性心脏病等。

音视频：第三心音与第四心音

5）第四心音与舒张晚期奔马律：第四心音 S_4^* 出现在心室舒张末期心房收缩时，约在 S_1 前 0.1 秒（收缩期前）。来自心房收缩的额外血液在进入心室时，心室顺应性减低或者舒张期容积增大，房室瓣及其相关结构，包括瓣膜、瓣环、腱索和乳头肌等突然紧张、振动产生 S_4。S_4 只有在心房收缩时发生，故房颤的时候听不到。S_4 低调沉浊，强度很弱，S_4 只有在病理状态下才能听到。

加强的 S_4 在心率快时构成舒张晚期奔马律（late diastolic gallop）。额外心音出现在 S_1 之前 0.1 秒，音调较低，声音较弱，也称为收缩期前奔马律。其产生机制为：舒张末压增高或舒张末期心室壁顺应性降低，心房为克服心室的充盈阻力而加强收缩所产生的异常振动音，故又称为房性奔马律。S_4 按起源可以分为：①源于左室的 S_4：患者平卧位或左侧卧位时，呼气时于心尖部最易听清。多见于高血压性心脏病、肥厚型心肌病、主动脉瓣狭窄等阻力负荷过重引起心室肥厚的心脏病；以及急性心肌梗死、重症心肌炎等所致的心肌严重损害。②源于右心室的 S_4：在胸骨左缘听诊最清楚，吸气时增强。与肺动脉瓣阻塞、狭窄或肺动脉高压有关。

6）舒张期四音律与重叠型奔马律：如舒张早期奔马律与舒张晚期奔马律同时存在而不重叠，则听诊为 4 个心音，称舒张期四音律（diastolic quadruple rhythm），其声音犹如火车奔驰时车轮撞击铁轨所产生的"ke-le-da-la"音，故亦称火车头奔马律（locomotive gallop）。心率较快（100～110 次/分）时可以听到。当心率增快超过 120 次/分时，明显的心动过速使舒张期缩短，导致心室的快速充盈与心房收缩同时发生，结果舒张早期奔马律与舒张晚期奔马律相互重叠，称为重叠型奔马律（summation gallop）。用药物或刺激迷走神经的方法使心率减慢，可使重叠的两音分开，又恢复成四音律。重叠型奔马律见于心力衰竭、心肌炎或心肌病。

常见的几种三音律的比较（图 3-5-23）。

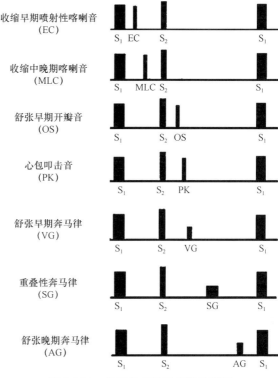

图 3-5-23 常见的几种三音律示意图

（四）心脏杂音

心脏杂音（cardiac murmur）是在心音和额外心音以外出现的一种具有不同频率、不同强度、持续时间较长的夹杂声音。心脏杂音可与心音分开或相连续，甚至完全掩盖心音。它对心脏瓣膜病及某些先天性心脏病的诊断有重要意义。

1. 产生机制 正常血流呈层流（laminar flow）状态，中央部分流速最快，越远离中央部分越慢，边缘部分最慢。层流状态下的血流不发出声音。当心脏血管结构异常、血流动力学改变或血黏度变化，使层流变为湍流或旋涡冲击心壁或血管壁等，使之发生振动时即可产生杂音。产生杂音的主要原因有（图 3-5-24）：

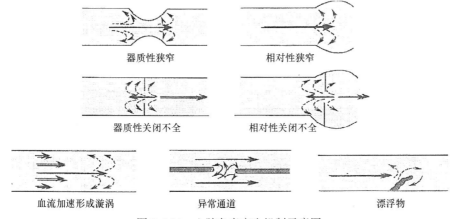

图 3-5-24 心脏杂音产生机制示意图

（1）血流加速：血液在一定管径、一定黏度系数下，从层流变为湍流的速度是固定的。当血流加速达到或超过层流变为湍流的速度时，则产生湍流场，使心壁和血管壁产生振动，出现杂音。常见于正常人运动后、发热、贫血、甲状腺功能亢进症等。如使血流速度增加到 72 厘米/秒以上时，即使没有瓣膜或血管病变也可产生杂音或使原来的杂音增强。

（2）瓣膜口、大血管通道狭窄：血流通过狭窄部位产生湍流场而致杂音。器质性狭窄如二尖瓣狭窄、主动脉瓣狭窄、肺动脉瓣狭窄等。相对性狭窄是心室腔或大血管扩大所致的瓣膜口相对性狭窄，而瓣膜本身并无病变。

（3）瓣膜关闭不全：血流通过关闭不全的瓣膜而反流，产生湍流场导致杂音。器质性关闭不全如风湿性二尖瓣关闭不全、主动脉瓣关闭不全等。相对性关闭不全时，瓣膜本身并无病变，可见于心室扩大使乳头肌及腱索向两侧推移，如扩张型心肌病；乳头肌缺血使乳头肌、腱索张力不足，在心室最大排血期发生二尖瓣脱垂，如冠心病；大血管扩张使瓣膜肌环扩大，如主动脉硬化、高血压病等。

（4）异常通道：心脏或大血管间存在异常通道，产生分流，形成湍流场而出现杂音。常见于室间隔缺损、动脉导管未闭及动静脉瘘等。

（5）心腔内漂浮物：心室内假腱索、乳头肌腱索断裂的残端或心内膜炎时的赘生物在心腔内摆动、漂游，扰乱血液层流，产生湍流场而出现杂音。

（6）大血管腔瘤样扩张：血流自正常的血管腔流入扩大的部分时也产生湍流场而出现杂音，如动脉瘤。

2. 心脏杂音的特性 听到杂音时，应根据最响部位、出现时期、性质、强度、传导方向，以及杂音与体位、呼吸、运动的关系等来描述及分析判断杂音的临床意义。

（1）最响部位：一般来说，杂音在某瓣膜听诊区最响，则该杂音由该瓣膜的病变产生。例如，杂音在心尖部最响，提示病变在二尖瓣；除瓣膜病以外，心脏其他病变或心脏附近的大血管病变所产生的杂音亦有其特定的听诊部位（表 3-5-7）。

表 3-5-7　杂音的最佳听诊部位

病变	最佳听诊部位
二尖瓣杂音	心尖部（二尖瓣听诊区）
三尖瓣杂音	胸骨左缘下段（三尖瓣听诊区）
肺动脉瓣杂音	心底部左侧（肺动脉瓣听诊区）
主动脉瓣收缩期杂音	心底部右侧（主动脉瓣听诊区）
主动脉瓣舒张期杂音	主动脉瓣第二听诊区
室间隔缺损	胸骨左缘第 3、4 肋间
先天性主动脉缩窄	背部肩胛区

（2）出现的时期：根据杂音出现的不同时期，可分为：①收缩期杂音（systolic murmur，SM）：出现在 S_1 与 S_2 之间的杂音为收缩期杂音。并可根据杂音的高峰在心动周期中出现的时期分别划分为早期、中期、晚期杂音。如肺动脉瓣狭窄的收缩期杂音常为收缩中期杂音。如果杂音在心动周期中强度一致则称为全收缩期杂音（holosystolic murmur），如二尖瓣关闭不全的收缩期杂音可占整个收缩期，并可遮盖 S_1 甚至 S_2。②舒张期杂音（diastolic murmur，DM）：出现在 S_2 与下一心动周期的 S_1 之间。二尖瓣狭窄的杂音常出现在舒张中晚期；主动脉瓣关闭不全的舒张期杂音则出现在舒张早期，也可为早中期或全期。③连续性杂音（continuous murmur），连续出现在收缩期及舒张期的杂音，并不为 S_2 所打断。连续性杂音是由于不论在收缩期还是舒张期，血液均从一个高压腔通过一

个异常通道向低压腔分流或回流产生。动脉导管未闭和动静脉瘘时可出现连续性杂音。④双期杂音（biphase murmur），指收缩期和舒张期均出现，但不连续。见于二尖瓣、主动脉瓣既有狭窄又有关闭不全时的往返血流。一般认为舒张期杂音及连续性杂音均为病理性，收缩期杂音则有很多是功能性的。

（3）杂音的性质：杂音的性质与频率密切相关。不同的病变产生振动的频率不同，表现为杂音的音色音调亦不同（表3-5-8）。临床上习惯地将闻及的杂音用生活中听到的声音加以形容，如吹风样、叹气样（或泼水样、哈气样）、机器声样、喷射样、乐音样（鸟鸣样、鸥鸣样）、隆隆样（或雷鸣样）杂音等。根据杂音的音调可分为粗糙和柔和。一般说来，器质性杂音常是粗糙的，而功能性杂音则较为柔和。

表 3-5-8　杂音频率与相关病变

频率（Hz）	心脏病变	适用的体件
高频（200~400）	二尖瓣反流、三尖瓣反流、主动脉瓣反流、室间隔缺损	膜型
中频（100~200）	主动脉瓣狭窄、肺动脉瓣关闭不全、房间隔缺损	膜型或钟型
低频（<100）	二尖瓣狭窄	钟型

临床上常根据杂音发生的部位、时期和性质，推断不同的病变（表3-5-9）。如果在同一时期内，有两个性质不同的杂音存在，则肯定有两个不同的病变同时存在。感染性心内膜炎及梅毒性主动脉瓣关闭不全杂音多呈乐音样（海鸥鸣或鸽鸣样），并且感染性心内膜炎多由于赘生物生长或脱落、瓣膜穿孔、腱索断裂等变化造成杂音在短时期内发生性质改变。

表 3-5-9　杂音的部位、时期、性质与病变的关系

部位	时期	性质	病变
心尖区	全收缩期	粗糙的吹风样	二尖瓣关闭不全
主动脉瓣第二听诊区	舒张期	叹气样	主动脉瓣关闭不全
心尖区	舒张中晚期	隆隆样	二尖瓣狭窄
主动脉瓣听诊区	收缩期	喷射样	主动脉瓣狭窄
肺动脉瓣听诊区	收缩中期	喷射样	肺动脉瓣狭窄
胸骨左缘第2肋间及附近	连续性	机器声样	动脉导管未闭

（4）强度：杂音的强度（响度）与下列因素有关：①狭窄程度与血流速度：一般而言，狭窄越重杂音越强，血流速度越快杂音越强。但必须注意的是，杂音的产生基于血流本身，其强度有时不一定反映狭窄的严重程度。增加的血流通过轻度狭窄的瓣膜时也可以产生很大的杂音，而减少的血流通过重度狭窄的瓣膜时，杂音有时反而减弱或消失。②狭窄口两侧压力差：压力差越大，杂音越强。如室间隔缺损面积大，左右心室之间压力阶差反而小，则杂音弱甚至无。心肌收缩力可影响血流速度及狭窄口两侧压力差。如风湿性二尖瓣狭窄伴心衰加重时，心肌收缩力减弱、狭窄口两侧压力差减小、血流速度减慢，杂音减弱甚至消失，当心功能改善使两侧压力差增大、血液加快，杂音又增强。③心外因素：如胸壁厚薄（肥胖、水肿等）、肺气肿、心包积液等。

收缩期杂音的强度一般采用Levine 6级分级法（表3-5-10）。舒张期杂音也可按照Levine 6级分级法描述舒张期杂音，也可只分为轻、中、重三级。

表 3-5-10 Levine 杂音分级法

级别	响度	是否伴有震颤
1/6 级	很弱，所占时间很短，初次听诊时往往不易发觉，须仔细听诊才能听到	不伴震颤
2/6 级	较易听到的弱杂音，初听时即被发觉	不伴震颤
3/6 级	中等响亮，不太注意听时也可听到	不伴震颤
4/6 级	较响亮	常伴震颤
5/6 级	很响亮，震耳，但听诊器如离开胸壁则听不到	伴震颤
6/6 级	极响亮，听诊器稍离胸壁时亦可听到	强烈震颤

一般而言，3/6 级和以上的收缩期杂音多为器质性的。但应注意，杂音的强度不一定与病变的严重程度成正比。病变较重时，杂音可能较弱；相反，病变较轻时也可能听到较强的杂音。因此，应该结合杂音的部位、性质、粗糙程度、传导远近等，来辨别其为功能性抑或器质性。

（5）形态：杂音的形态指在心动周期中杂音强度的变化规律，常用音乐术语描述其形态：①渐强型：杂音由弱逐渐增强，称为递增型杂音（crescendo murmur），如二尖瓣脱垂的收缩晚期杂音。②渐弱型：杂音开始时响亮逐渐减弱，称为递减型杂音（decrescendo murmur），如主动脉瓣关闭不全的舒张期杂音。③渐强-渐弱型杂音：杂音开始时较轻，逐渐达到高峰，然后渐弱消失，又称菱形杂音（crescendo-decrescendo murmur）或钻石形杂音（diamond-shaped murmur），如主动脉瓣狭窄的收缩期杂音。动脉导管未闭时的连续性杂音在 S_1 后开始，先弱然后逐渐增强，到 S_2 处达最高峰，以后逐渐减弱直到下一个 S_1 之前，此型实际为占据收缩期和舒张期的大菱形杂音。④渐弱-渐强型杂音：开始时强，然后变柔，再变强，如二尖瓣狭窄的舒张期杂音。⑤一贯性杂音，强度大体保持一致，如二尖瓣关闭不全的收缩期杂音（图 3-5-25）。

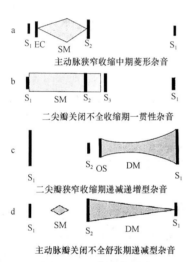

主动脉狭窄收缩中期菱形杂音

二尖瓣关闭不全收缩期一贯性杂音

二尖瓣狭窄收缩期递减递增型杂音

主动脉瓣关闭不全舒张期递减型杂音

图 3-5-25 杂音的形态

EC 收缩早期喷射音；OS 开瓣音；SM 收缩期杂音；DM 舒张期杂音

（6）传导方向：由于杂音来源不同，听诊最强部位和传导方向均有所不同。杂音的传导方向有助于判断杂音来源及病理性质。

杂音常沿着产生该杂音的血流方向传导，亦可借周围组织向外扩散，但后者传导范围小，所以杂音的传导方向主要由血流方向决定。主动脉瓣狭窄的收缩期杂音以主动脉瓣区最响，并随血流方向向上传至右侧胸骨上窝及颈部；二尖瓣关闭不全时收缩期血流从左心室向左心房反流，杂音在心尖部最响，并向左腋下及左肩胛下角处传导；主动脉瓣关闭不全的舒张期杂音在主动脉瓣第二听诊区最响，并沿胸骨左缘向胸骨下端或心尖部传导；肺动脉瓣关闭不全的舒张期杂音在肺动脉瓣区最响，向下传导的距离较短，仅可传导至胸骨左缘第 3 肋间，但如右心室显著扩大时亦可传导至心尖部。

部分杂音传导较局限。二尖瓣狭窄时血流由左心房流向左心室时受阻，产生的舒张期杂音常局限于心尖部；由于进入肺循环的血流速度较慢，所以肺动脉瓣狭窄的收缩期杂音传导范围局限，不能传导到颈部，常局限于胸骨左缘第 2 肋间；室间隔缺损的收缩期杂音常局限于胸骨左缘第 3、4

肋间；三尖瓣发出的杂音常局限于胸骨体下端近剑突稍偏右或稍偏左处。当右心室明显扩大而显著顺钟向转位时，三尖瓣关闭不全的杂音可在心尖区听到，但不会向左腋下或左肩胛下角处传导。

杂音传导越远，声音越弱，但杂音的性质仍保持不变。如果在两个瓣膜区听到不同性质和（或）不同时期的杂音时，应判断为两个瓣膜同时有病变。如果在心前区两个部位都听到同性质和同时期的杂音时，应判断杂音是来自一个还是两个瓣膜听诊区。其方法是将听诊器由一个瓣膜区向另一个瓣膜区逐渐移动，若杂音逐渐减弱则可能为杂音最响处的相应瓣膜有病变；如果杂音逐渐减弱，但当移近另一瓣膜区时杂音又增强，则可能为两个瓣膜均有病变。

（7）与体位、呼吸、运动的关系：采取特殊的体位或改变体位，嘱患者深吸气或深呼气或活动后听诊，可使某些杂音减弱或增强，而有助于病变部位的诊断。

左侧卧位可使二尖瓣狭窄的舒张中晚期隆隆样杂音更明显；上半身前倾坐位，特别是深呼气末屏住呼吸可使主动脉瓣关闭不全的舒张期叹气样杂音更易于听到；仰卧位则使肺动脉瓣、二尖瓣、三尖瓣关闭不全杂音更明显。

呼吸、体位、运动及某些特殊的动作由于影响胸腔内压及回心血量而影响杂音的强度。深吸气时胸腔内压下降，静脉回心血量增多，右心排血量相对增加而左心排血量相对减少，因此，深吸气时杂音增强提示杂音来源于右心（三尖瓣、肺动脉瓣）。吸气时减弱的杂音则提示杂音不是来源于右心系统。比如，左室流出道狭窄的收缩期杂音在深吸气时减弱。另外，深吸气时心脏沿长轴有顺钟向转位，使三尖瓣更接近胸壁，也是右心杂音增强的另一原因。同理，深呼气时胸腔内压上升使肺循环阻力增加，肺循环容量减少，血液更多地回流入左心，且深呼气时心脏沿长轴有逆钟向转位，使二尖瓣更接近胸壁，导致左心（二尖瓣、主动脉瓣）的杂音增强。

从卧位或下蹲位迅速起立，使瞬间回心血量减少，从而使二尖瓣、三尖瓣、主动脉瓣关闭不全和肺动脉瓣的杂音均减轻。相反，由站立位到蹲位或由站立位坐位迅速平卧并抬高下肢至45°左右，可使上述杂音增强。深吸气后紧闭声门，用力作呼气动作（Valsalva maneuver，乏氏动作）时，胸腔内压增加，回心血量亦减少，也使经瓣膜产生的杂音减弱。上述方法可用于鉴别主动脉瓣狭窄和肥厚型梗阻性心肌病。此两者均可及胸骨左缘 3、4 肋间收缩期的吹风样杂音。但是由于肥厚型梗阻性心肌病的杂音是由主动脉瓣下和二尖瓣前叶与肥厚的室间隔之间的梗阻或狭窄所致，所以回心血量的减少使二尖瓣叶和室间隔靠近，加重了流出道狭窄和梗阻，使得杂音增强。乏氏动作在屏气时因增加胸腔内压而加重了流出道狭窄和梗阻故亦使得肥厚型梗阻性心肌病的杂音增强。

用力握拳（用一只手紧握另一只手）使周围血管阻力、血压、心率及心搏量增加。这个动作可增加左心反流性杂音（主动脉瓣、二尖瓣的反流及室间隔缺损），减弱左心射血性杂音（主动脉瓣狭窄）。运动后心率加快，增加循环血流量及流速，在一定心率范围内可使杂音增强。

3. 杂音的临床意义 杂音对判断心血管疾病有重要的意义，但不能单凭有无杂音来判定有无心脏病。有杂音不一定有心脏病，同样，有心脏病不一定有杂音。根据杂音产生部位有无解剖学的结构异常，将杂音分为器质性杂音（organic murmur）及功能性杂音（functional murmur）。由于病变部位的器质性损害产生的杂音称为器质性杂音，如瓣膜器质性损害或心血管先天性、后天性变异所产生的杂音。产生杂音的部位没有器质性病变称为功能性杂音，包括：①健康人在某些条件下，如运动、妊娠等出现的杂音，比如肺动脉喷射性杂音、振动性杂音、锁骨上部动脉杂音和连续柔和的颈静脉营营声等，称之为生理性杂音。②全身疾病造成的血流动力学改变产生的杂音，如发热、甲状腺功能亢进等使血流加速产生杂音。③相对性杂音：指瓣膜本身无器质性的病变，而是由于心室腔、瓣环的扩大引起的相对性关闭不全，或者由于主、肺动脉根部扩大引起瓣膜口相对性狭窄产生的杂音。

器质性杂音与相对性杂音具有一定的临床意义，合称为病理性杂音。收缩期杂音是临床最常见的杂音，可为生理性或病理性，而舒张期杂音绝大多数为病理性杂音。生理性杂音与器质性杂音的鉴别要点如下（表3-5-11）。

表 3-5-11 生理性杂音与器质性杂音的鉴别

鉴别要点	病理性	生理性
年龄	不定	儿童青少年多见
部位	任何瓣膜听诊区	肺动脉瓣区和（或）心尖部
持续时间	全收缩期杂音可遮盖心音，舒张期杂音及连续性杂音	短，不遮盖心音
性质	多种性质，粗糙	吹风样，柔和
传导	较广而远	比较局限，传导不远
强度	常在 3/6 级或以上	一般在 2/6 级或以下
震颤	3/6 级以上者常伴有	无
心脏大小	可有心房和（或）心室增大	正常

音视频：收
缩期杂音

（1）收缩期杂音[*]：心脏收缩时如果存在房室瓣关闭不全，血流从高压区域反流至低压区域可产生收缩期反流性杂音，常见于二尖瓣、三尖瓣关闭不全。此类杂音是全收缩期杂音，与 S_1 一起出现。由于当心脏收缩结束半月瓣关闭时，心室内压力仍然高于心房，杂音仍旧持续，故杂音终止于 S_2 之后。

心脏收缩时湍流通过半月瓣时可产生喷射性杂音，常见于主动脉瓣与肺动脉瓣狭窄。杂音为递增-递减型。杂音稍晚于 S_1 开始，结束早于 S_2。由于任何导致血液流速或流量增加的因素均可能产生喷射性杂音，即使瓣膜正常时杂音也会发生。因此，喷射性杂音对于诊断瓣膜狭窄而言，敏感性较高，但特异性较低。

1）二尖瓣区：心尖部收缩期杂音可由器质性或功能性二尖瓣关闭不全引起。①功能性：如运动、发热、贫血、妊娠、甲状腺功能亢进症等，一般为 2/6 级或以下柔和的吹风样收缩期杂音，较局限、不传导，休息或病因去除后杂音消失；二尖瓣相对关闭不全是由左心室扩张引起的，如高血压心脏病、扩张型心肌病及贫血性心脏病等，一般为收缩期吹风样杂音、较粗糙、2～3/6 级、传导不明显。②器质性：主要见于风湿性心瓣膜病二尖瓣关闭不全，为收缩期粗糙的吹风样杂音，3/6级以上，响亮、高调，占据全收缩期，有时可掩盖 S_1，向左腋下传导，呼气末及左侧卧位时增强。

2）主动脉瓣区：①器质性：多见于各种病因引起的器质性主动脉瓣狭窄。可闻及响亮而粗糙的收缩期喷射性杂音、呈递增-递减型、伴 A_2 减弱、向颈部传导，且常伴有收缩期震颤。②功能性：可见于主动脉粥样硬化、高血压性心脏病等引起的主动脉扩张造成的相对性狭窄。与器质性病变杂音比较，相对性杂音柔和，且常有 A_2 亢进。

3）肺动脉瓣区：①功能性：此区的杂音以生理性杂音多见，尤其在儿童与青年中。呈柔和、吹风样，强度在 2/6 级以下，时限较短。在部分发热、贫血、甲状腺功能亢进症患者中亦可闻及这一柔和而较弱的收缩期杂音，卧位吸气时明显，坐位时减弱或消失。相对性肺动脉瓣狭窄见于二尖瓣狭窄、房间隔缺损等，由于肺淤血或肺动脉高压导致肺动脉扩张所致，其杂音较柔和，时限较短，伴 P_2 增强亢进。②器质性：见于肺动脉瓣狭窄，多为先天性。肺动脉瓣听诊区杂音呈喷射性、粗糙、强度在 3/6 级以上，呈递增-递减型，常伴收缩期震颤，可有收缩早期喷射音，且 P_2 减弱。

4）三尖瓣区：①功能性：多见于右心室扩大导致的相对性三尖瓣关闭不全，如二尖瓣狭窄、肺源性心脏病等。为全收缩期柔和的吹风样杂音，多呈递减型，吸气时增强，不向左腋下传导，可与二尖瓣关闭不全的杂音相鉴别。②器质性：三尖瓣关闭不全极少见，杂音的听诊特点同器质性二尖瓣关闭不全，但不传至腋下，可伴颈静脉搏动及肝脏收缩期搏动。

5）其他收缩期杂音：①室间隔缺损时，可在胸骨左缘第 3、4 肋间听到响亮而粗糙的收缩期杂音，常伴有收缩期震颤，可在心前区广泛传导，但不传向左腋下。②梗阻性肥厚型心肌病时，在胸骨左缘第 3、4 肋间也可闻及粗糙的收缩期喷射性杂音。

（2）舒张期杂音*：舒张期房室瓣杂音为房室瓣开放受限所致，主要见于二尖瓣、三尖瓣狭窄。杂音低调，使用钟型体件，在患者左侧卧位时更易闻及。若瓣膜活动性尚可，则杂音可出现于开瓣音之后，先递减。由于房室瓣的狭窄存在，心室快速充盈受阻，舒张期房室间压力梯度始终存在。在舒张末期心房收缩时，跨二尖瓣的压力梯度上升，导致这一时期杂音强度增加。故房室瓣的杂音多呈递减递增型。舒张期的房室瓣杂音是房室瓣狭窄的一个特异而且敏感的体征。

音视频：舒张期杂音

舒张期半月瓣杂音可在主动脉瓣或肺动脉瓣反流时闻及。为高调杂音，用听诊器膜件在患者取前倾坐姿时更易闻及。杂音强度递减。舒张期半月瓣杂音敏感度低，但特异性高。

1）二尖瓣区：①器质性：主要见于风湿性心脏瓣膜病二尖瓣狭窄，极少见于先天性。可闻及舒张中晚期隆隆样杂音，音调较低而局限，呈递增型，左侧卧位及呼气末清楚，常伴 S_1 及 P_2 亢进、开瓣音及舒张期震颤。②相对性：主要为主动脉瓣关闭不全所致二尖瓣相对狭窄。当左室舒张期容量负荷过高及主动脉瓣返流入左心室的血流将二尖瓣前叶冲起，使二尖瓣基本处于半关闭状态时可出现相对性狭窄的舒张期杂音，称为奥-弗杂音（Austin-Flint murmur）。多为柔和的舒张中期杂音，不伴有 S_1 和 P_2 亢进及舒张期震颤。也见于其他原因所致的左心室扩大、二尖瓣口流量增加等情况。此外，少数瓣膜退变纤维化、钙化的患者，因瓣叶僵硬，偶可致二尖瓣开放不全，产生心尖区舒张期杂音。

2）主动脉瓣区：①器质性：常见于风湿性心脏瓣膜病主动脉瓣关闭不全，以及主动脉粥样硬化、马方综合征（Marfan syndrome）及特发性主动脉瓣脱垂（idiopathic aortic valve prolapse）等所致的主动脉瓣关闭不全。听诊可闻及舒张早期、递减型、叹气样杂音，在主动脉瓣第二听诊区听诊最清楚，向胸骨下端或心尖部传导，前倾坐位及深呼气末屏住呼吸时易闻及，伴 A_2 减弱。②相对性：常见于高血压、升主动脉或左心室扩张导致的主动脉瓣相对关闭不全。杂音较柔和，时限短，伴 A_2 亢进。

3）肺动脉瓣区：器质性肺动脉瓣关闭不全极少见，多由相对性肺动脉瓣关闭不全所引起，常见于二尖瓣狭窄、肺心病等，伴明显肺动脉高压。杂音频率高、叹气样、柔和、递减型、卧位吸气末增强，常伴 P_2 亢进，称为格-斯杂音（Graham-Steell murmur）。最易在胸骨左缘 2、3 肋间隙听到，可传至胸骨左缘第 4 肋间隙。

4）三尖瓣区：见于三尖瓣狭窄，极少见。杂音局限于胸骨左缘第 4、5 肋间隙，呈低调隆隆样。

（3）连续性杂音：常见于先天性心脏病动脉导管未闭，因主动脉内的血压无论是收缩期还是舒张期都高于肺动脉，因此，血液不断从主动脉经过未闭的动脉导管进入肺动脉产生湍流而形成杂音。它是一种连续的、粗糙的类似机器转动的声音。在胸骨左缘第 2 肋间隙及其附近听到，向左锁骨下与左颈部传导，常伴有连续性震颤。连续性杂音亦可见于动-静脉瘘、主-肺动脉间隔缺损等，后者位置偏内而低。此外，冠状动-静脉瘘、冠状动脉瘤破裂也可出现连续性杂音，但前者杂音柔和，后者有冠状动脉瘤破裂的急性病史。

（五）心包摩擦音

心包炎时心包脏层与壁层由于生物或理化因素致纤维蛋白沉积而粗糙，在心脏舒缩过程中互相摩擦而产生振动形成的声音为心包摩擦音*（pericardial friction rub）。见于结核性、化脓性等感染性心包炎和急性非特异性心包炎，也可见于风湿性病变、急性心肌梗死、尿毒症、心包原发或继发性肿瘤和系统性红斑狼疮等非感染性情况。心包摩擦音音质粗糙，高音调，与心搏一致，似用指腹摩擦耳郭声，近在耳边，但有时较柔和；通常在胸骨左缘第 3、4 肋间隙处较易听到；将听诊器体件向胸部加压时，可使摩擦音增强；患者采取坐位稍前倾、深呼气后屏住呼吸时易于听到。心包摩擦音在收缩期及舒张期均可听到，以收缩期较明显。心包积液渗出较多时，由于两层心包被积液隔开，心包摩擦音消失。

音视频：心包
摩擦音

心包摩擦音与胸膜摩擦音的区别主要为屏住呼吸时胸膜摩擦音消失，但心包摩擦音则不消失，仍随心脏搏动而出现。当胸膜炎累及壁层心包或壁层心包发炎累及胸膜时，可产生心包胸膜摩擦音。心包胸膜摩擦音在心脏左下界或心尖部听得最清楚，且深吸气时更明显，屏住呼吸和呼吸时均可听到。

五、血 管 检 查

（一）视诊

血管检查视诊包括测量对比四肢的周径大小、视诊皮肤颜色有无色素沉着、溃疡及静脉走行，用手背触诊皮肤温度，检查有无水肿。血管性疾病常伴皮肤颜色改变。慢性动脉供血不足时，受累肢体表现为发凉和苍白。慢性静脉功能不全时，相关部位可出现水肿。静脉血液淤滞可导致皮肤色素沉着增加。如伴有表皮脱落，皮肤表面可出现红斑样皮疹、糜烂，受累肢体皮温常高于健侧。如双下肢不对称肿胀，两侧踝关节部位或小腿中部所测得的周径出现 2cm 的差异，伴有局部皮温升高、发红应考虑急性深静脉血栓可能。

（二）动脉搏动检查

外周动脉检查常规检查包括桡动脉、肱动脉、股动脉、腘动脉、足背动脉、和胫后动脉。需注意比较双侧脉搏搏动是否对称，有无减弱或消失。严重休克时，血压测不到，周围动脉脉搏不可触及。多发性大动脉炎可使某一部位动脉闭塞而致闭塞下段脉搏减弱或消失，如上肢无脉症型、下肢无脉症型多发性大动脉炎等。肢体动脉栓塞多发生于下肢动脉，可见一侧胫后或足背动脉的脉搏减弱或消失。

动脉搏动检查时还需注意对比两侧脉搏或同侧桡动脉及股动脉出现的时间。生理情况下，左右两侧差异很小。某些病理情况下可有明显差异。主动脉弓动脉瘤时，左侧脉搏的出现可能较右侧为晚。触诊同侧桡动脉及股动脉，正常情况下两者同时搏动或股动脉搏动稍早于桡动脉。如股动脉搏动明显延迟于桡动脉应考虑有无主动脉的缩窄。

检查脉搏时，还需注意脉搏的速率、节律、紧张度、动脉壁的情况（见第二章一般状态检查）以及脉搏的形状。脉搏波形可用无创性脉波描记仪作描记，但手指触诊时可根据动脉内压力上升及下降的情况作大略的估计。临床常见而有意义的异常脉搏形状如下：

1. 水冲脉（water-hammer pulse） 脉搏骤起骤降，急促而有力，有如潮水冲涌，故名水冲脉。检查时，检查者用手指掌侧紧握患者桡动脉处，将患者的上肢高举过头，感觉有无桡动脉犹如水冲般的急促而有力的搏动冲击。脉波图上可见脉波上升支骤起达到高于正常的高度，其顶峰持续时间极短，降支骤然下陷。这是由于左心室排血时，周围动脉的充盈阻力极低，患者血压表现为收缩压增高或偏高，舒张压降低而脉压增大。常见于主动脉瓣关闭不全、发热、甲状腺功能亢进、严重贫血、动脉导管未闭等。

2. 交替脉（pulsus alternans）　为一种节律正常而强弱交替的脉搏。测量血压时常可遇到轻搏与重搏间有 5～30mmHg 的压力差。交替脉的产生可能是由于患者心室肌收缩不协调，当部分心肌纤维发生收缩、而部分心肌仍处于相对不应期而恢复时间延长则产生弱脉。全部心室肌收缩则产生强脉。它的出现表示心肌受损，为左室衰竭的重要体征。见于高血压心脏病、急性心肌梗死或主动脉瓣关闭不全等。

3. 重搏脉（dicrotic pulse）　正常脉波的降支上可见一切迹（代表主动脉瓣关闭）其后有一重搏波，此波一般不能触及。在某些病理情况下，此波增高而可以触及，触诊时感觉一次心搏似有 2 个脉波。当双峰的第二次搏动发生在舒张早期，称为重搏脉，出现在心搏出量低时，如重度心力衰竭。当双峰的第二次搏动发生在收缩晚期，称为双峰脉，见于严重的主动脉瓣关闭不全伴狭窄者，偶见于肥厚型梗阻性心肌病。

4. 奇脉（pulsus paradoxus）　指吸气时脉搏明显减弱或消失的现象，又称为吸停脉。常见于心包积液和缩窄性心包炎时，是心包填塞的重要体征之一。不太明显的奇脉只有在测量血压的听诊时方能发现，即在呼气时听到的动脉音在吸气时减弱或消失，或收缩压在吸气期较呼气期降低 10mmHg 以上，均可确定存在奇脉。奇脉的产生与左心室搏出量的变化有关。正常人，吸气时肺循环血容量增加，同时胸腔负压加大，体循环血液向右心的回流亦相应增加，右心排血量增加，故从肺循环回到左心的血量并无明显改变，周围脉搏的大小无明显变化。心包填塞时，吸气使胸腔负压增加，肺血容量增加，血液贮留在肺血管内；而心包填塞使心脏舒张受限，致体循环的血液向右心室回流不能相应地增加，右心室排血量不足以补偿肺血容量的增加，使肺静脉血回到左心部分减少，出现吸气时脉搏减弱或消失。此外，吸气时膈肌下降，牵扯紧张的心包，使心包腔内压力更加增高，左心室充盈进一步减少亦可致脉搏减弱。

（三）血管杂音

1. 颈部血管听诊　听诊颈动脉时常使患者仰卧，头部置于枕上略微抬高，同时使头部略向颈动脉听诊侧的对侧偏转。嘱患者屏息有助于听诊。正常情况下，听不到声音或者仅听到传过来的心音。如果闻及杂音，可能同动脉粥样硬化所致的颈动脉狭窄有关。有时心脏杂音可以传导到颈部，鉴别时需注意病变是否是局限于颈部还是远端的心脏部位。在甲状腺功能亢进症患者肿大的甲状腺上，可听到病理性动脉杂音，此音常为连续性，但收缩期较强。上肢无脉型多发性大动脉炎患者可在两侧锁骨上/颈后三角区闻及收缩期杂音。

2. 腹部血管听诊　腹主动脉瘤的患者可在腹部触及横向搏动性包块伴有相应部位的杂音。肾动脉狭窄的患者可在腹部脐上 5cm、正中线左右旁 2.5～5cm 听到收缩期和/或舒张期杂音。单纯收缩期杂音有时也可见于正常人及原发性高血压的患者，而同时存在收缩期和舒张期的杂音对肾血管源性高血压的诊断有很高的特异性。

3. 枪击音、杜氏双重杂音　主动脉瓣关闭不全时，将听诊器体件放在肱动脉或股动脉处，可听到"嗒——、嗒——"音，称为枪击音（pistol shot sound），这是由于脉压增大使脉波冲击动脉壁所致。如再稍加压力，则可听到收缩期与舒张期双重杂音，称为杜氏双重杂音（Duroziez sign），这是脉压增大时血流往返于听诊器胸件所造成的人为动脉狭窄处所引起的。有时在甲状腺功能亢进症、高热、贫血的患者，亦可听到枪击音及杜氏双重杂音。

4. 其他血管杂音　动-静脉瘘时，在病变部位可听到连续性杂音。主动脉缩窄时，可在背部脊柱左侧听到收缩期杂音。

（四）周围血管征

用手指轻压患者指甲床末端，或以干净玻片轻压患者口唇黏膜，如见到红白交替的、与患者心搏一致的节律性微血管搏动现象，称为毛细血管搏动征（capillary pulsation sign）阳性，属于周围血管征的表现之一。其他周围血管征还包括头部随脉搏呈节律性点头运动、颈动脉搏动明显、水冲脉、枪击音及杜氏双重杂音。它们都是由脉压增大所致，常见于主动脉瓣关闭不全，亦可见于发热、贫血及甲状腺功能亢进症等。

六、常见循环系统疾病的体征

（一）二尖瓣狭窄

二尖瓣狭窄（mitral stenosis）是我国很常见的心脏瓣膜病，主要是因为风湿性心肌炎反复发作后遗留的慢性心脏瓣膜损害，但近年来发病呈下降趋势，而老年人的瓣膜钙化所致的心脏瓣膜病变在我国日渐增多。少数病因为先天性。正常二尖瓣口径面积约为 4.0～6.0cm^2，病变时二尖瓣口明显缩小。根据狭窄程度和代偿状态，可分为三期：①代偿期：当瓣口面积减少至 2.0cm^2，左房排血受阻，继而发生代偿性扩张和肥厚，以增强左房容量和收缩，增加瓣口血流量；②左房失代偿：瓣口面积减小到 1.5cm^2 时，左房压进一步升高，当瓣口面积减小为 1.0cm^2 时，左房压显著增高。左房失代偿时，由于左心房与肺静脉之间并无瓣膜，肺静脉和肺毛细血管压升高、血管扩张、淤血。进而间质性肺水肿和肺血管壁增厚，引起肺顺应性降低，出现呼吸困难，并逐步加重；③右心衰竭期：由于长期肺动脉高压，右心室负荷增加，出现右心室肥厚与扩张，最后导致右心衰竭。

（1）视诊：两颧绀红色呈二尖瓣面容，口唇轻度发绀，由于右心室增大心尖搏动可向左移位。若儿童时期即有二尖瓣狭窄，因右心室肥大，可有心前区隆起。

（2）触诊：心尖区常有舒张期震颤，患者左侧卧位时较明显。右心室肥大时，心尖搏动左移，并且胸骨左下缘或剑突下可触及右心室收缩期抬举样搏动。

（3）叩诊：轻度二尖瓣狭窄者的心浊音界无异常。中度以上狭窄造成肺动脉段、左房增大，胸骨左缘第 2、3 肋间心浊音界向左扩大，心腰部消失，心浊音界可呈梨形。

（4）听诊：①局限于心尖区的低调、隆隆样、舒张中晚期递增型杂音，左侧卧位时更明显，这是二尖瓣狭窄最重要而又特征性的体征。窦性心律时，由于舒张晚期心房收缩促使血流加速，杂音于此期加强；心房颤动时，舒张晚期杂音可不明显；②心尖区 S_1 亢进；③部分患者于心尖区内侧可闻及一个紧跟 S_2 后的高调、短促、响亮的二尖瓣开放拍击音（开瓣音），提示瓣膜弹性及活动度尚好。如瓣叶钙化僵硬，则 S_1 减弱和（或）开瓣音消失；④由于肺动脉高压，同时主动脉压力低于正常，两瓣不能同步关闭，所致 P_2 亢进和分裂；⑤如伴肺动脉扩张，肺动脉瓣区可有递减型高调叹气样舒张期早期 Graham Steell 杂音，吸气末增强；⑥右室扩大伴三尖瓣关闭不全时，胸骨左缘第 4、5 肋间有收缩期吹风样杂音，吸气时增强；⑦晚期患者可出现心房颤动，心音强弱不等，心律绝对不规则，有脉搏短绌。

（二）二尖瓣关闭不全

二尖瓣关闭不全（mitral insufficiency）可分为急性与慢性两种类型。急性常由感染或缺血坏死引起腱索断裂或乳头肌坏死，也可为人工瓣膜置换术后并发急性瓣周漏，病情危急，预后严重。慢性二尖瓣关闭不全的病因可有风湿性、二尖瓣脱垂、冠心病乳头肌功能失调、老年性二尖瓣退行性变等。单纯二尖瓣关闭不全的病程往往较长，由于二尖瓣关闭不全，收缩期左室射出的部分血流通过关闭不全的瓣口反流到左房，使左心房充盈度和压力均增加，导致左心房扩张，也因左心房流入左心室的血量较正常增多，亦致使左心室肥厚和扩大。持续的严重过度负荷，导致左心室心肌功能衰竭，左心室舒张末压和左心房压明显上升，出现肺淤血，最终发生肺动脉高压和右心衰竭。慢性关闭不全的无症状期可达十数年，然而，一旦出现症状则左心功能急转直下，发生明显的症状。

（1）视诊：左心室增大时，心尖搏动向左下移位，心尖搏动强，发生心力衰竭后减弱。

（2）触诊：心尖搏动有力，可呈抬举样，在重度关闭不全患者可触及收缩期震颤。

（3）叩诊：心浊音界向左下扩大，晚期可向两侧扩大，提示左右心室均增大。

（4）听诊：心尖区可闻及响亮粗糙、音调较高的 3／6 级以上全收缩期吹风样杂音，向左腋下和左肩胛下区传导。后叶损害为主时，杂音可传向胸骨左缘和心底部。S_1 常减弱，P_2 可亢进和分裂。严重反流时心尖区可闻及 S_3。

（三）主动脉瓣狭窄

主动脉瓣狭窄（aortic stenosis）主要病因有风湿性、先天性及老年性主动脉瓣钙化等。主动脉瓣狭窄使左心室排血明显受阻，产生左心室肥厚，使其顺应性降低，引起左心室舒张末压进行性升高，增加左心房后负荷。最终，由于室壁应力增高、心肌缺血和纤维化等导致左心室功能衰竭。同时，由于左心室射血负荷增加，前向性排血阻力增高，使冠状动脉血流减少，并由于左心室壁增厚，使心肌氧耗增加，引起心肌缺血而产生心绞痛和左心衰竭；又因心排血量减低和（或）心律失常导致大脑供血不足可出现眩晕、昏厥及心脏性猝死。

（1）视诊：心尖搏动增强，可稍向左下移位。

（2）触诊：心尖搏动有力，呈抬举样。胸骨右缘第二肋间可触及收缩期震颤。

（3）叩诊：心浊音界正常或可稍向左下增大。

（4）听诊：在胸骨右缘第 2 肋间可闻及 3/6 级以上收缩期粗糙喷射性杂音呈递增递减型，向颈部传导。主动脉瓣区 S_2 减弱，由于左室射血时间延长，可在呼气时闻及 S_2 逆分裂。因左心室显著肥厚致舒张功能减退，顺应性下降而使心房为增强排血而收缩加强，因此心尖区有时可闻及 S_4。

（四）主动脉瓣关闭不全

主动脉瓣关闭不全（aortic insufficiency）可由风湿性与非风湿性病因（先天性、瓣膜脱垂、感染性心内膜炎等）引起。主动脉瓣关闭不全可分为急性与慢性。慢性者也可有很长的无症状期。主动脉瓣关闭不全时左心室的舒张期不仅接受左心房流入的血液，而且接受从主动脉反流的血液，左心室舒张末期容量增加，左心室心搏血量增加，使左心室出现代偿性肥厚和扩张，进而引起左心衰竭。左心室心肌肥厚致心肌氧耗增多，并且主动脉舒张压显著降低，引起冠状动脉供血不足，二者引起心肌缺血，可产生心绞痛。主动脉瓣关闭不全由于舒张压下降、脉压加大，出现周围血管征。另外，由于左心室舒张期容量增加，使二尖瓣一直处于较高位置而可形成相对性二尖瓣狭窄。

（1）视诊：心尖搏动向左下移位，部分重度关闭不全者颈动脉搏动明显，并可有随心搏出现的点头运动。

（2）触诊：心尖搏动移向左下，呈抬举样搏动。有水冲脉及毛细血管搏动征等。

（3）叩诊：心界向左下扩大，心腰凹陷，心浊音界呈靴形。

（4）听诊：主动脉瓣第二听诊区可闻及叹气样、递减型、舒张期杂音，向胸骨左下方和心尖区传导，以前倾坐位最易听清。重度反流者，导致相对性二尖瓣狭窄，心尖区出现柔和、低调、递减型舒张中、晚期隆隆样杂音（Austin-Flint 杂音）。周围大血管可听到枪击声和杜氏双重杂音。

（五）心包积液

心包积液（pericardial effusion）指心包腔内积聚过多液体（正常心包液约 30～50ml），包括液性、浆液纤维蛋白性、脓性和血性等。病因可有感染性，如结核、病毒、化脓性等；非感染性，如风湿性、肿瘤转移、出血、尿毒症等。病理生理改变取决于积液的量与积液速度。由于心包腔内压力增高致使心脏舒张受阻，影响静脉回流，心室充盈及排血均随之降低。大量心包积液或急性心包积液量较大时可以出现急性心包填塞而危及生命。

（1）视诊：呼吸困难，多取前倾坐位。心尖搏动减弱或消失。大量心包积液时可出现颈静脉怒张，深吸气时更明显，称为库斯莫尔征（Kussmaul sign）。

（2）触诊：心尖搏动减弱或触不到，如能触及则在心脏相对浊音界之内。少量积液时可有心包摩擦感。脉搏快而小，有奇脉。肝-颈静脉反流征阳性。

（3）叩诊：心浊音界向两侧扩大，且随体位改变；卧位时心底部浊音界增宽，坐位则呈三角烧瓶样。

（4）听诊：早期由炎症引起的少量心包积液可在心前区闻及心包摩擦音，积液量增多后消失。心率较快，心音弱而远，偶然可闻及心包叩击音。

大量积液时，由于静脉回流障碍，可出现颈静脉怒张、肝大和肝颈反流征阳性。还可由于左肺受压出现 Ewart 征，即左肩胛下区语颤增强、叩诊浊音并闻及支气管肺泡呼吸音。脉压减小，并可出现奇脉。

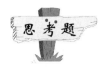

〔参考答案见二维码〕

病例分析：患者女性，35 岁。因劳累后心悸、气急 3 年，加重 2 天入院。患者于 3 年前上楼时出现心悸、气急，休息后可缓解，此后此症状间断出现，有时伴咳嗽，曾小量咯血一次。2 天前劳累后心悸、气急加重，不能平卧，急诊入院。自幼常发热咽痛，既往有"关节炎"病史。体格检查：T37℃，P116 次/分，R24 次/分，BP130/50mmHg，神清，半卧位，口唇紫绀，颈静脉怒张，双肺底可闻湿啰音，心尖部可触及舒张期震颤，心浊音界叩诊呈梨形，心率 130 次/分，律不齐，第一心音强弱不等，心尖部可及舒张期隆隆样杂音，腹平软，无压痛，肝脏于剑突下 5cm 可触及，质韧，轻压痛，肝颈静脉回流征阳性，下肢轻度水肿。

问题和思考：

（1）根据症状及体征考虑该患者可能的诊断是什么？为什么？

（2）为明确诊断，该患者还需要做哪些检查？

（金　涛）

参考答案

第六章 腹部检查

腹部检查是运用视诊、触诊、叩诊、听诊等方法，对腹壁、腹腔和腹腔内脏器的检查，其中触诊最为重要。腹腔内脏器较多，主要有消化、泌尿、内分泌、生殖、血液及血管系统，故腹部检查是体格检查的重要组成部分。为减少触诊、叩诊对胃肠蠕动的影响，引起肠鸣音改变，也可按视、听、触、叩的顺序进行，但在记录病历时为使格式统一，仍按视、触、叩、听诊顺序。检查时应先从正常部位开始，逐渐移向病变部位。腹腔脏器正常解剖位置常有变异，且相互重叠，关系复杂，不易辨别。所以，正确的诊断，除依据完整的病史和腹部检查外，有时还需要实验室检查、内镜、超声波、X线、CT、磁共振成像等检查作为辅助。

第一节 腹部的体表标志与分区

腹部范围是上方以膈为顶，下至骨盆为底；体表前面上起剑突和两侧肋弓的下缘，下至耻骨联合及两侧腹股沟韧带上缘；左右两侧上方为第10肋及第11肋下缘，下为髂嵴上缘；后面以两侧肋骨、脊柱、骨盆壁及骶骨为支架。

（一）腹部体表标志

为准确地描述腹部症状和体征的位置，常用以下体表标志（图3-6-1）：①肋弓下缘（costal margin）：由8～10肋软骨连结形成的肋缘和第11、12浮肋构成，其下缘常用于腹部分区及肝、脾的测量和胆囊的定位；②剑突（xiphoid process）：胸骨下端的软骨，其下缘用于肝脏的测量；③腹上角（upper abdominal angle）：为两侧肋弓至剑突根部的交角，用测量肝脏及判断体型；④脐（umbilicus）：为腹部中心，与第3～4腰椎之间相平，是腹部四区分法的标志，脐疝所在的位置；⑤腹中线（midabdominal line）：为前正中线延伸至耻骨联合，为腹部四区分法的垂直线，是白线疝发生的部位；⑥腹直肌外缘（lateral border of rectus muscles）：相当于锁骨中线的延续，常以此为胆囊点和手术切口的定位；⑦耻骨联合（pubic symphysis）：两耻骨间的纤维软骨连接，其上缘常用于测量胀大的膀胱和增大的子宫；⑧腹股沟韧带（inguinal ligament）：与耻骨联合上缘构成腹部体表的下界，常是腹股沟疝通过和所在的部位，也是从体表寻找股动脉、股静脉的标志；⑨髂前上棘（anterior superior iliac spine）：为髂嵴前方凸出点，是腹部九区分法的标志和骨髓穿刺的部位；⑩肋脊角（costovertebral angle）：为背部

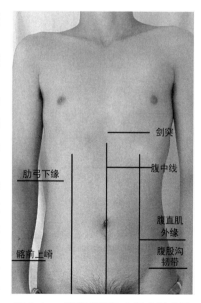

图 3-6-1 腹部前面体表标志示意图

两侧第 12 肋骨与脊柱的交角，为检查肾脏压痛、叩痛的位置。

（二）腹部分区

1. 四区法 以脐为中心，划一水平线与垂直线，将腹部分为左上腹部、左下腹部、右上腹部、右下腹部四区域（图 3-6-2）。此分法简单，临床最常用，但病变定位较九区法粗略。

（1）右上腹部（right upper quadrant）：肝脏、胆囊、幽门、十二指肠、小肠、胰头、右肾上腺、右肾、结肠肝曲、部分横结肠、腹主动脉、大网膜。

（2）右下腹部（right lower quadrant）：盲肠、阑尾、部分升结肠、小肠、右输尿管、胀大的膀胱、淋巴结、右侧卵巢和输卵管、增大的子宫、右侧精索。

（3）左上腹部（left upper quadrant）：肝左叶、脾脏、胃、小肠、胰体和胰尾、左肾上腺、左肾、结肠脾曲、部分横结肠、腹主动脉、大网膜。

（4）左下腹部（left lower quadrant）：乙状结肠、部分降结肠、小肠、左输尿管、胀大的膀胱、淋巴结、左侧卵巢和输卵管、增大的子宫、左侧精索。

2. 九区法 用两条水平线和两条垂直线，即两侧肋弓下缘最低点的连线为上水平线，两侧髂前上棘连线为下水平线；通过左右髂前上棘至腹中线连线的中点所作的两条垂直线，将腹部分成井字形九个区域。各区命名（图 3-6-3）及各区脏器的分布（图 3-6-4）如下：

（1）左上腹部（左季肋部，left hypochondriac region）：胃、脾、结肠脾曲、胰尾、左肾上腺、左肾上部。

（2）左侧腹部（左腰部，left lumbar region）：降结肠、空肠和回肠、左肾下部。

（3）左下腹部（左髂部，left iliac region）：乙状结肠、淋巴结、左侧卵巢及输卵管或左侧精索。

（4）上腹部（epigastric region）：肝左叶、幽门、十二指肠、胰头和胰体、大网膜、横结肠、腹主动脉。

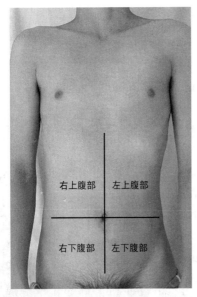

图 3-6-2　腹部体表分区示意图（四区法）

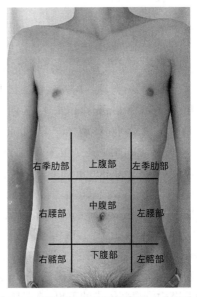

图 3-6-3　腹部体表分区示意图（九区法）

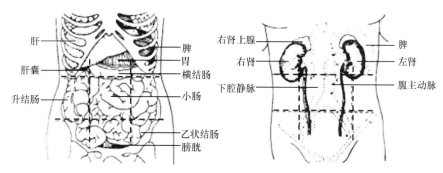

图 3-6-4　腹部脏器位置分布图

（5）中腹部（脐部，umbilical region）：大网膜、下垂的胃或横结肠、十二指肠下部、空肠和回肠、肠系膜及淋巴结、输尿管、腹主动脉。

（6）下腹部（耻骨上部，hypogastric region）：回肠、乙状结肠、输尿管、胀大的膀胱、增大的子宫。

（7）右上腹部（右季肋部，right hypochondriac region）：肝右叶、胆囊、部分十二指肠、结肠肝曲、右肾上腺、右肾。

（8）右侧腹部（右腰部，right lumber region）：升结肠、空肠、部分十二指肠、右肾下部。

（9）右下腹部（右髂部，right iliac region）：盲肠、阑尾、回肠下端、淋巴结、右侧卵巢及输卵管或右侧精索。

第二节　腹部检查方法

一、腹部视诊

腹部视诊时，环境要温暖，光线应充足适宜，因灯光下不易辨别皮肤黄染、紫绀等变化，故以自然光线为佳。嘱被检者排空膀胱，取仰卧位，双上肢置于身体两侧，暴露全腹，一般检查者站在被检者右侧，自上而下按一定顺序观察全腹。有时为发现腹部外形异常，可从不同角度视诊，如观察腹部体表蠕动波、脏器轮廓、搏动及包块时，从侧面呈切线方向观察为宜。

腹部视诊的主要内容包括腹部外形、呼吸运动、腹壁静脉、皮疹、疝和腹纹、胃肠型及蠕动波等。

（一）腹部外形

正常成人仰卧时，腹部外形对称，前腹壁大致与自胸骨下端至耻骨联合的连线相平，称为腹部平坦（abdominal flat）。前腹壁稍低于此线者，称为腹部低平（abdominal low flat）（图 3-6-5），常见于消瘦者。前腹壁稍高于此线者，称为腹部饱满（abdominal satiation），见于小儿及肥胖者。

1. 腹部膨隆　仰卧时前腹壁明显高于胸骨下端至耻骨联合的连线，外形呈凸起状，称为腹部膨隆（abdominal bulge）（图 3-6-6）。生理情况见于肥胖、妊娠等；病理情况分为全腹膨隆和局部膨隆。

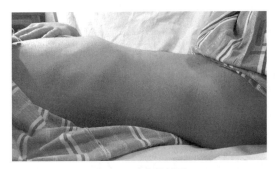

图 3-6-5　腹部低平

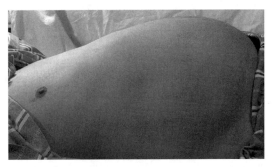

图 3-6-6　腹部膨隆

（1）全腹膨隆（hol-abdominal inflation）：①腹腔积液（ascites）：当腹腔内大量积液，仰卧位时液体因重力作用聚积在腹腔两侧，致腹部外形呈扁而宽状，称为蛙腹（frog belly）；坐位时下腹部明显膨出。常见于肝硬化门脉高压症、缩窄性心包炎、重度右心衰竭、肾病综合征、结核性腹膜炎、腹膜转移癌等。结核性腹膜炎或肿瘤浸润时，致腹肌紧张，全腹膨隆，脐部较突出呈尖凸状，称为尖腹（apical belly）。②腹内积气：大量胃肠道内积气，可致全腹膨隆，腹部呈球形，变换体位时其形状无明显改变，见于各种原因所致的肠梗阻或肠麻痹。积气在肠道外腹腔内者，称为气腹（pneumoperitoneum），见于胃肠穿孔或治疗性人工气腹*。③腹腔巨大肿块：多见于巨大卵巢囊肿，也见于畸胎瘤。

当全腹膨隆时，为观察其程度和变化，需定期在同等条件下测量腹围并比较。方法为嘱被检者排尿后平卧，用软尺经脐水平绕腹一周，测得的周长即为腹围（abdominal perimeter），以厘米（cm）为计量单位。

人工气腹

（2）局部膨隆：腹部局限性膨隆常因腹内炎性包块、脏器肿大、胃肠胀气、肿瘤、腹壁上的肿物和疝等所致。视诊时应注意膨隆的部位、外形、有无搏动、是否随体位改变或呼吸运动而移位。①上腹部膨隆见于肝左叶肿大、胃癌、胃扩张、胰腺囊肿或肿瘤等。②右上腹膨隆见于肝肿大（脓肿、肿瘤、淤血）、胆囊肿大及结肠肝曲肿瘤等。③左上腹膨隆见于脾大、结肠脾曲肿瘤或巨结肠等。④腰部膨隆见于多囊肾、大量肾盂积水或积脓、巨大肾上腺瘤等；脐部膨隆见于脐疝、腹部炎性包块（如结核性腹膜炎导致的肠粘连）等。⑤下腹部膨隆多见于子宫增大（妊娠、子宫肌瘤）、卵巢囊肿、尿潴留等，尿潴留时排尿或导尿后膨隆消失。⑥右下腹部膨隆见于阑尾周围脓肿、回盲部肿瘤或结核、Crohn 病等。⑦左下腹膨隆见于降结肠及乙状结肠肿瘤、干结粪块（灌肠后消失）。

腹部局部膨隆：①呈圆形者，多见于炎性包块（有压痛且边缘不规则）、囊肿或肿瘤；②呈长形者，常见于肠梗阻、肠扭转、肠套叠和巨结肠症等肠管病变；③膨隆伴搏动可为动脉瘤，也可能由压在腹主动脉上的脏器或肿块传导其搏动；④膨隆随体位改变而移位明显者，可能为带蒂的肿物（卵巢囊肿等）、游走的脾或肾等脏器、肠系膜或大网膜上的肿块；⑤膨隆随呼吸移动，多为膈下脏器或其肿块；⑥腹壁或腹膜后神经纤维瘤、纤维肉瘤等肿块，一般不随体位改变而移位；⑦腹压增加时局部膨隆出现，而卧位或腹压降低后消失者，见于脐、腹股沟、腹白线或手术瘢痕等部位的可复性疝。

为鉴别局部肿块是位于腹腔内还是腹壁上，可嘱被检者双手置于枕部，做仰卧起坐的动作，使腹壁肌肉紧张，如肿块被紧张的腹肌所遮盖，而变得不明显或消失，提示在腹腔内，如肿块被紧张的腹肌托起而更加明显，提示在腹壁上。

2. 腹部凹陷　仰卧时前腹壁明显低于胸骨下端至耻骨联合的连线，称为腹部凹陷（abdominal

concavity），分全腹凹陷和局部凹陷两种。

（1）全腹凹陷：常见于严重脱水、明显消瘦及恶病质等。严重者前腹壁几乎贴近脊柱，肋弓、髂嵴和耻骨联合显露，使全腹外形呈舟状，称为舟状腹（scaphoid abdomen）（图3-6-7），见于结核、恶性肿瘤、糖尿病、神经性厌食及甲状腺功能亢进症等慢性消耗性疾病的晚期。早期急性弥漫性腹膜炎因腹肌痉挛性收缩，膈疝时腹内脏器进入胸腔，均可致全腹凹陷。吸气时全腹凹陷，见于上呼吸道梗阻和膈肌麻痹。

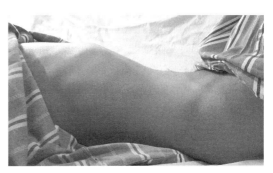

图 3-6-7　舟状腹

（2）局部凹陷：较少见，可由术后腹壁瘢痕收缩所致，立位或加大腹压时，凹陷可明显。切口疝、白线疝（腹直肌分裂）在卧位时可见凹陷，而立位或加大腹压时膨出。脐内陷常见于粘连性结核性腹膜炎时。

（二）呼吸运动

正常人呼吸时腹壁上下起伏，吸气时上抬，呼气时下落，即为腹式呼吸运动，儿童及成年男性以腹式呼吸为主，成年女性则以胸式呼吸为主。

腹式呼吸减弱常见于腹膜炎、急性腹痛、腹水、腹腔内巨大肿块或妊娠等。腹式呼吸消失见于胃肠穿孔所致急性腹膜炎或膈肌麻痹等。腹式呼吸增强者较少，见于癔症性呼吸或胸腔疾病（如大量积液等）。

（三）腹壁静脉

正常人腹壁静脉一般不显露，较瘦或皮肤白皙者及皮肤较薄而松弛的老年人，腹壁静脉可隐约显露，形状较直，不迂曲，为正常。其他腹压增加的情况，如腹水、腹腔巨大肿物、妊娠等，也可见静脉显露。

当门静脉循环障碍或上、下腔静脉回流受阻导致侧支循环形成时，则腹壁静脉呈扩张、迂曲状态，称为腹壁静脉曲张（abdominal wall varicosis）。检查腹壁曲张静脉的血流方向，有利于鉴别静脉阻塞的部位。

血流方向的鉴别方法：选择一段没有分支的静脉，检查者将右手食指和中指并拢压在该段静脉上，然后用一手指紧压并向外滑动，挤出该段静脉中的血液后放松该手指，另一手指仍紧压不动，观察挤空的静脉是否快速充盈，如快速充盈，则血流方向是从放松手指的一端流向紧压的手指的一端。再用相同的方法放松另一手指，观察血流方向来进一步证实（图3-6-8）。

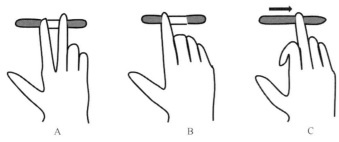

图 3-6-8　判断腹壁静脉血流方向示意图

A. 检查者用中指、食指并拢紧压充盈的静脉，中指向右移动挤出血液；B. 放松中指，静脉不充盈，说明血流方向是自左向右，反之如静脉充盈，说明血流方向是自右向左；C. 如重复左图检查法，放松食指，静脉快速充盈，说明血流方向是自左向右正常情况，脐水平线以上的腹壁静脉血流自下而上经胸壁静脉和腋静脉进入上腔静脉，脐水平线以下的腹壁静脉血流自上而下经大隐静脉而进入下腔静脉。①门静脉高压（portal hypertension）形成侧支循环时，腹壁曲张的浅静脉以脐为中心向四周放射，血流方向则基本正常，血液经脐静脉（胚胎时的脐静脉在胎儿出生后闭塞而形成肝圆韧带，此时因门静脉高压而再通）进入腹壁曲张的浅静脉流向四方，状如水母头（caput medusae），可在此处听到静脉血管杂音（图 3-6-9）。②上腔静脉阻塞时，上腹壁或胸壁曲张的浅静脉，血流均转向下方进入下腔静脉。③下腔静脉阻塞时，曲张的浅静脉多分布在腹壁的两侧，有时在股外侧及臀部，脐以下的腹壁浅静脉血流方向转向上方进入上腔静脉（图 3-6-10）。

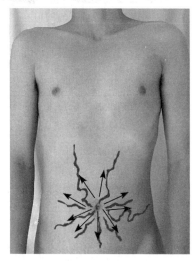

图 3-6-9　门静脉高压时血流分布和方向

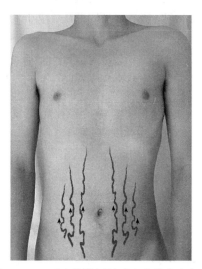

图 3-6-10　下腔静脉梗阻时血流分布和方向

（四）胃肠型和蠕动波

正常人腹部一般看不到胃或肠的轮廓及蠕动波形，在腹壁菲薄或松弛的老年人、经产妇或极度消瘦者可见到。胃肠道发生梗阻时，梗阻近端的胃或肠段饱满而隆起，在腹壁显出各自的轮廓，称胃型或肠型（gastral or intestinal pattern），可伴有该部位的蠕动加强，呈现出波浪式运动，称蠕动波（peristalsis）。观察蠕动波时，须选择适当角度，从侧面观察更易察见，也可用手轻拍腹壁诱发后察看。①幽门梗阻时，因胃的蠕动增强（腹壁肥厚者除外），可见到较大的自左肋缘下向右缓慢推进胃蠕动波，到达右腹直肌旁（幽门区）消失，此为正蠕动波；也可见到自右向左运行的逆蠕动波（antiperistaltic wave）。②小肠梗阻时，脐部出现肠蠕动波，严重时，胀大的肠袢呈管状隆起，横行排列呈多层梯形的肠型和较明显的肠蠕动波，运行方向不一，此起彼伏，听诊可闻及高调肠鸣音或呈金属音调。③结肠远端梗阻时，宽大的肠型多出现于腹壁周边，此时盲肠多胀大呈球形，随每次蠕动波的到来而更加隆起。

（五）腹壁其他情况

1. 皮肤改变

（1）皮疹：①一侧腹部、腰部或肋间的疱疹伴烧灼样疼痛，且沿脊神经走行分布，常提示带状疱疹。②紫癜或荨麻疹可为过敏性疾病全身表现之一。③充血性或出血性皮疹常出现于发疹性高热疾病或某些传染病，如麻疹、猩红热、伤寒、斑疹伤寒等及药物过敏。

（2）腹纹（abdominal striae）：①白纹因腹壁真皮层的结缔组织张力增高而断裂，呈银白色条纹，见于经产妇，又称妊娠纹，皮肤较薄，妊娠期呈淡蓝色或粉红色，产后转为银白色而长期存在，多分布于下腹部和髂部，下腹部者以耻骨为中心略呈放射状，也见于肥胖者和曾患腹水者。②紫纹（purplish striae）因糖皮质激素引起蛋白质分解增强和被迅速沉积的皮下脂肪膨胀，导致真皮层结缔组织胀裂，紫纹处的真皮萎缩变薄，其上覆盖一层薄薄的表皮，此时皮下毛细血管网丰富，红细胞较多，故条纹呈紫色；常分布于下腹部和臀部，亦可见于肩背部或股外侧，是皮质醇增多症的征象。

（3）色素：正常情况下，腹部皮肤颜色较暴露部位稍浅，如①妇女妊娠时，脐与耻骨之间的中线上可有褐色素沉着，分娩后才逐渐消退；②皮肤皱褶处，如腹股沟及系腰带部位，有褐色素沉着，可见于肾上腺皮质功能减退（Addison病）；③肋腹部皮肤呈紫蓝色，为血液自腹膜后间隙渗到侧腹壁皮下所致（Grey-Turner征），见于急性出血性胰腺炎或肠绞窄；④脐周或下腹壁皮肤呈紫蓝色为腹膜内或腹腔后大出血的征象（Cullen征），见于急性出血性胰腺炎或宫外孕破裂；⑤腹部和腰部不规则斑片状色素沉着，见于多发性神经纤维瘤；⑥散在点状深褐色色素沉着常见于血色病。

2. 疝　任何脏器或组织离开原来的部位，经正常或不正常的薄弱点或缺损、空隙进入另一部位称为疝（hernia）。腹部疝分为腹内疝和腹外疝两类，前者少见，是由脏器或组织进入腹腔内的间隙囊内而形成，如网膜孔疝。后者多见，是腹腔内容物经腹壁或骨盆薄弱部分或孔隙向体表凸出而形成，如①脐疝（umbilical hernia）多见于婴幼儿、大量腹水者、经产妇，因腹内压明显增加并脐组织薄弱致脐部膨出；②股疝（femoral hernia）位于腹股沟韧带中部，女性多见；③腹股沟疝位于腹股沟韧带偏内侧；④男性腹股沟斜疝（indirect inguinal hernia）可下降至阴囊，直立位或用力咳嗽时明显，仰卧时可缩小或消失，也可用手法还纳，疝嵌顿可引起急性腹痛；⑤先天性双侧腹直肌闭合不良可有白线疝；⑥手术瘢痕愈合不良可有切口疝。

3. 脐　正常时脐与腹壁相平或稍凹陷。脐部凸出或凹陷已在前述。①脐内分泌物呈浆液性或脓性，有臭味，为炎症所致；②脐部溃烂，可能为化脓性或结核性感染所致；③分泌物呈水样，有尿臊味，见于脐尿管未闭；④脐部溃疡如呈坚硬、固定而凸出，多为癌肿所致。

4. 上腹部搏动　上腹部搏动（epigastric pulsation）多由腹主动脉搏动传导而来，可见于：①较瘦的正常人；②腹主动脉或其分支的动脉瘤及肝血管瘤时，上腹部搏动明显；③严重二尖瓣狭窄或三尖瓣关闭不全等引起右心室增大者，吸气时上腹部明显搏动。

二、腹部触诊

腹部触诊时，被检者一般排尿后，取低枕仰卧位，双上肢平放于躯干两侧，两腿屈曲并稍分开，使腹肌放松，嘱其缓慢做腹式呼吸，膈下脏器上下移动以便检查。触诊肝脏、脾脏时，可分别采取左、右侧卧位；触诊肾脏时可取坐位或立位；触诊腹部肿瘤时可取肘膝位。检查时，检查者应面对被检者，位于其右侧，前臂尽量与其腹部表面在同一水平，指甲剪短，手要温暖，触诊时动作轻柔，由浅入深，原则是先从健康部位开始，逐渐移向病变区。一般自左下腹部开始逆时针方向，顺序触诊腹部各区至右下腹，再至脐部，边触诊边观察被检者的反应与表情，对精神紧张或有痛苦者，也可边触诊边与其交谈，转移其注意力以减轻腹肌紧张。

触诊方法详见第一章第二节触诊。

（一）腹壁紧张度

正常人腹壁触之柔软，易压陷，但具一定张力，称腹壁柔软（abdominal soft）。某些人因怕痒等引起腹肌自主性痉挛，称肌卫增强（muscle strengthen），可在适当诱导或转移注意力后消失，属于正常。某些病理情况可导致全腹或局部腹壁紧张度增加或减弱。

1. 腹壁紧张度增加　常见于以下各种情况：

（1）全腹壁紧张度增加：常见以下情况：①急性胃肠穿孔或实质脏器破裂所致急性弥漫性腹膜炎：因炎症刺激腹膜引起腹肌反射性痉挛，腹壁常有明显紧张，甚至强直硬如木板，称为板状腹（board-like rigidity）。②结核性腹膜炎：因炎症发展缓慢，对腹膜刺激不强，且有腹膜增厚和肠管、肠系膜粘连，故全腹触之柔韧而具抵抗力，不易压陷，如揉面之感，称为柔韧感（dough kneading sensation）或揉面感，此征还见于腹膜转移癌。③肠胀气或气腹、腹腔内大量腹水：因腹腔内容物增加，触诊腹壁张力较大，但无腹肌痉挛和压痛。

（2）局部腹壁紧张：见于该处脏器炎症累及腹膜，如①急性胃穿孔时，胃内容物顺肠系膜右侧流至右下腹，引起该处腹壁紧张和压痛；②急性胰腺炎出现上腹或左上腹壁紧张；③急性阑尾炎常出现右下腹壁紧张；④急性胆囊炎可出现右上腹壁紧张。

2. 腹壁紧张度减低　多因腹肌张力降低或消失所致，触诊腹壁松软无力，失去弹性。全腹紧张度减低见于经产妇、体弱的老年人、脱水患者、慢性消耗性疾病及大量腹水放出后。全腹紧张度消失见于脊髓损伤所致腹肌瘫痪和重症肌无力。局部腹壁紧张度减低较少见，可由局部腹肌瘫痪或缺陷（如腹壁疝等）所致。

（二）压痛及反跳痛*

视频：腹部压痛和反跳痛检查

正常腹部无压痛及反跳痛，重压时仅有压迫感。触诊时，由浅入深进行按压，如发生疼痛，称为压痛（tenderness）。检查到压痛后，并拢的 2～3 个手指（食、中、无名指）压于原处稍停片刻，使压痛感趋于稳定，然后突然抬起手，此时如被检者感觉腹痛骤然加剧，并伴有痛苦表情或呻吟，称为反跳痛（rebound tenderness），为腹膜突然受牵拉而被激惹所致，提示炎症已累及腹膜壁层。腹壁紧张，同时伴有压痛和反跳痛，称为腹膜刺激征（peritoneal irritation sign），亦称腹膜炎三联征，是急性腹膜炎的重要体征。

压痛多由腹壁或腹腔内病变所致。如腹部触痛在抓捏腹壁或仰卧起坐时明显，多为较表浅的腹壁病变，否则为腹腔内病变。后者常因腹腔脏器的炎症、淤血、结石、破裂、扭转、肿瘤以及腹膜的刺激（炎症、出血等）等病变所致。压痛的部位常提示存在相关脏器的病变。如阑尾炎早期局部可无压痛，以后才有右下腹压痛。胰体和胰尾的炎症和肿瘤，可有左腰部压痛。盆腔疾病如膀胱、子宫及附件的疾病可在下腹部出现压痛（图 3-6-11）。

压痛局限某一部位时，称为压痛点（tenderness point）。某些疾病常有位置较固定的压痛点，如：①胆囊点，位于右侧腹直肌外缘与肋弓交界处，胆囊病变时此处有明显压痛；②阑尾点，又称麦氏点（Mc Burney point），位于脐与右髂前上棘连线的中、外 1/3 交界处，为阑尾病变时的压痛点。当检查者用右手压迫麦氏点的左下腹对称部位，即降结肠区，并用左手按压其上端，使结肠内气体挤压至右下腹盲肠和阑尾部位，如引起右下腹疼痛，称为罗夫辛征（Rovsing sign）阳性，提示右下腹部有炎症。当下腹痛，而腹部触诊无明显压痛时，嘱被检者左侧卧位，两腿伸直，并使右下肢被动向后过伸，如发生下腹痛，称为腰大肌征（psoas sign）阳性，提示炎症阑尾位于盲肠后位。

此外，胸部病变如下叶肺炎、胸膜炎、心肌梗死等也常在上腹部或季肋部出现压痛。

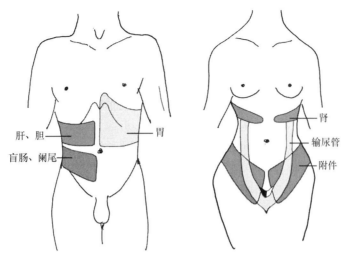

图 3-6-11 腹部常见疾病的压痛部位

（三）腹部脏器触诊

1. 肝脏触诊 检查时嘱被检者仰卧位，双膝关节屈曲，使腹壁松弛，并做较深腹式呼吸使肝脏上下移动。腹壁软薄者或肝下缘较表浅易触时，常用单手触诊。检查者位于被检者右侧，将右手掌平放于被检者右侧腹壁上，腕关节自然伸直，四指并拢，掌指关节伸直，以食指前端的桡侧或食指与中指指端对着肋缘，自髂前上棘连线水平，右侧腹直肌外侧开始自下而上，逐渐向右季肋缘移动。嘱被检者作慢而深的腹式呼吸运动，触诊的手应与呼吸运动紧密配合。随被检者深吸气，右手在继续施压中随腹壁隆起缓慢抬高，上抬的速度要慢于腹壁的隆起，并向季肋缘方向触探肝缘。呼气时，腹壁松弛并下陷，触诊指端向腹深部按压，如肝脏肿大，则可触及肝下缘从手指端滑过。若未触及，则反复进行，直至触及肝脏或肋缘（图 3-6-12，左图）。

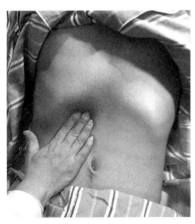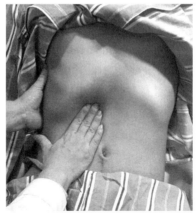

图 3-6-12 肝脏触诊法

左图：肝脏单手触诊法；右图：肝脏双手触诊法

　　为提高触诊效果，可用双手触诊法*。检查者右手位置同单手触诊法，用左手掌托住被检者右后腰，左大拇指张开置于右肋缘，在吸气的同时，左手向上推，使肝下缘紧贴前腹壁下移，并限制右下胸扩张，以增加膈肌下移的幅度，如此，随吸气下移的肝下缘就更易碰到迎触的右手指（图 3-6-12，右图）。用上述方法，还应在腹中线上由脐平面到剑突区域（肝左叶）进行触诊。如遇

视频：沿右侧腹直肌外缘触诊肝下缘-双手触诊法

腹水患者，深触诊不能触及肝脏时，也可用沉浮触诊法。在腹部某处触及肝下缘后，应自该处起向两侧延伸触诊，以了解整个肝脏和全部肝下缘的情况。

正常成人的肝脏一般触不到，但腹壁松弛的瘦者于深吸气时可触及肝下缘，多在肋弓下 1cm 以内。剑突下如能触及肝左叶下缘，多在 3cm 以内。2 岁以下小儿的肝脏相对较大，易触及。正常肝脏质地柔软、边缘较薄、表面光滑、无压痛和叩击痛。触及肝脏后，应详细描述以下几点。

（1）大小：记录肝脏大小，一般在平静呼吸时，测量右锁骨中线上肋下缘至肝下缘垂直距离（以 cm 为单位），并注明以叩诊法叩出的肝上界位置。同时应测量前正中线剑突下至肝下缘垂直距离。肝脏下移时，可触及肝下缘，但肝上界也相应下移，且肝上下径正常，见于内脏下垂、肺气肿、右侧大量胸腔积液等导致的膈肌下降。肝大（hepatomegaly）时，肝上界正常或升高。病理性肝肿大可分为弥漫性和局限性。弥漫性肝肿大见于肝炎、脂肪肝、肝淤血、早期肝硬化、布-加综合征（Budd-Chiari syndrome）、白血病、血吸虫病、华支睾吸虫病等；局限性肝大见于肝脓肿、肝囊肿（包括肝包虫病）、肝肿瘤等，并常能触及或看到局部膨隆。肝脏缩小见于急性和亚急性重型肝炎、晚期肝硬化。

（2）质地：肝脏质地一般分为三级：质软、质韧（中等硬度）和质硬。正常肝脏质地柔软，如触口唇；急性肝炎及脂肪肝时质地稍韧；慢性肝炎及肝淤血质韧，如触鼻尖；肝硬化质硬，肝癌质地最硬，如触前额；肝脓肿或囊肿有积液时呈囊性感，大而浅者可能触到波动感。

（3）表面形态及边缘：触及肝脏时应注意其表面是否光滑，有无结节，边缘是否整齐及厚薄。正常肝脏表面光滑，边缘整齐且厚薄一致。肝炎、脂肪肝、肝淤血表面光滑，边缘圆钝；肝硬化表面不光滑，呈结节状，边缘不整齐且较锐利；肝癌、多囊肝和肝包虫病表面不光滑，呈不均匀的粗大结节状，边缘厚薄也不一致；巨块型肝癌、肝脓肿及肝包虫病表面呈大块状隆起。

（4）压痛：正常肝脏无压痛。当肝包膜有炎性反应或因肝肿大被牵张，则肝有压痛。急性肝炎、肝淤血时，常有弥漫性压痛；慢性肝炎压痛较轻。较表浅的肝脓肿有局限性剧烈的压痛，并可有叩击痛。肝硬化晚期、脂肪肝无压痛。肝癌时压痛明显。

（5）肝-颈静脉反流征：当右心衰竭引起肝淤血肿大时，用手压迫肝脏可使颈静脉怒张更明显，称肝-颈静脉反流征（hepatojugular reflux sign）阳性。检查方法是嘱被检者仰卧，头垫低枕，张口平静呼吸，避免 Valsalva 憋气动作，如有颈静脉怒张者，应将床头抬高 30°～45°，使颈静脉怒张水平位于颈根部，检查者右手掌紧贴于被检者右上腹肝区，逐渐加压持续 10 秒钟，同时观察颈静脉怒张程度。正常人颈静脉不扩张，或施压之初可有轻度扩张，但迅即下降到正常水平，右心衰竭患者颈静脉持续而明显怒张，但停止压迫肝脏后下降（至少 4cmH2O），称肝颈静脉反流征阳性，为早期右心衰竭、肺动脉高压、心包积液的重要体征。其发生机制是因压迫淤血的肝脏使回心血量增加，已充血的右心房不能接受回心血液而使颈静脉压力上升所致。

（6）搏动：正常肝脏触不到搏动。由炎症、肿瘤等引起的肝肿大，未压迫到腹主动脉，或右心室未增大到向下推压肝脏时，也触不到肝脏搏动。如果触到肝脏搏动，应鉴别是肝脏本身的扩张性搏动还是传导性搏动。检查者将右手放于肝前面，左手放于肝后面（或右外表面），嘱被检者暂停呼吸，即可感到双手被肝脏推向两侧的感觉，则为肝脏本身的扩张性搏动，见于三尖瓣关闭不全。因右心室收缩期搏动随血液反流到右心房、下腔静脉而传导至肝脏，使其呈扩张性搏动。如仅右手被推向上，左手无感觉，则为传导性搏动，见于肿大的肝脏压在腹主动脉上（向前搏动），或右心室增大（向下搏动）。

（7）肝区摩擦感：需用触诊法检查，嘱被检者作腹式呼吸运动，检查将右手掌面轻贴于肝区，正常时掌下无摩擦感。肝周围炎时因其表面与邻近腹膜有炎性渗出物而变得粗糙，两者相互摩擦产生的震动可用手触知，为肝区摩擦感。如用听诊器听到，即为肝区摩擦音。

（8）肝震颤：检查时手指掌面稍用力按压肝囊肿表面片刻，如感到一种微细的震动感，称为肝震颤（liver thrill），也可用左手中间 3 指按压在肝囊肿表面，中指重压，食指和环指轻压，再用右手中指叩击左手中指第二指骨的远端，每叩一次，叩指应在被叩指上停留片刻，用左手的食指和环指感触震动感觉，肝震颤见于肝包虫病。其发生机制为包囊中的多数子囊浮动，撞击囊壁而形成震颤。

由于肝脏病变性质不同，物理性状也各异，故触诊时需逐项仔细检查，以了解肝脏下缘的位置、表面、质地、边缘及搏动等，综合判断其临床意义。

2. 胆囊触诊　触诊法与肝脏触诊相同。正常胆囊不能触及。胆囊肿大（gallbladder enlargement）时，在右肋下腹直肌外缘处可触及一梨形或卵圆形、张力较高、表面光滑、随呼吸而上下移动的肿块，其质地和压痛视病变性质而定。如急性胆囊炎因胆囊渗出物潴留所致胆囊肿大，呈囊性感，有明显压痛；壶腹周围癌等因胆总管阻塞，胆汁大量潴留所致胆囊肿大，呈囊性感而无压痛；胆囊结石或胆囊癌因胆囊内有大量结石或癌肿所致胆囊肿大，有实性感。

胆囊触痛检查法：检查者将左手掌平放于被检者右肋下部，先以左手拇指指腹用适度压力勾压右肋下部胆囊点处，然后嘱被检者缓慢深吸气（图 3-6-13）。在深吸气时发炎的胆囊下移时碰到用力按压的拇指而引起疼痛，被检者因疼痛而突然屏气，为墨菲征（Murphy sign）阳性，又称胆囊触痛征，见于急性胆囊炎。此检查法对于未明显肿大到肋缘以下的胆囊炎，不能触及胆囊时更有意义。在胰头癌压迫胆总管导致阻塞，出现黄疸进行性加深，胆囊显著肿大，但无压痛，称为库瓦西耶征（Courvoisier sign）阳性，又称无痛性胆囊增大征阳性。当胆总管结石导致阻塞，因胆囊常有慢性炎症，囊壁因纤维化而皱缩，且与周围组织粘连而失去移动性，虽然黄疸明显，但胆囊常不肿大。

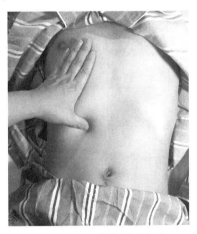

图 3-6-13　墨菲征检查方法

3. 脾脏触诊[*]　正常脾脏不能触及。内脏下垂、左侧大量胸腔积液或积气时，膈肌下降，使脾下移而可触及。除此之外，能触及脾脏则提示脾大（splenomegaly）至正常 2 倍以上。脾脏明显肿大而位置较表浅时，用单手浅部触诊即可触及。如肿大的脾脏位置较深，则用双手触诊法进行检查。被检者仰卧，双腿稍屈曲，检查者左手绕过被检者腹部前方，手掌置于被检者左胸下第 9～11 肋处，将脾从后向前托起，右手掌平放于脐部，与左肋弓成垂直方向，以稍弯曲的手指末端轻压向腹部深处，随被检者腹式呼吸运动，由下向上逐渐移近左肋弓，直到触及脾缘或左肋缘（图 3-6-14）。

脾脏轻度肿大而仰卧位不易触及时，可嘱被检者改换右侧卧位，且右下肢伸直，左下肢屈髋、屈膝，用双手触诊较易触及。触及脾脏后应注意其大小、质地、表面形态、有无压痛及摩擦感等。

视频：脾脏触诊-双手触诊法

临床上常将脾大分为三度：深吸气时脾脏在肋下不超过 2cm 者为轻度肿大；超过 2cm 至脐水平线以上，为中度肿大；超过脐水平线或前正中线为高度肿大，又称巨脾。中度以上脾大时其右缘常可触及脾切迹，这一特征可与左肋下其他包块相区别。脾大的测量方法如下（图 3-6-15）：

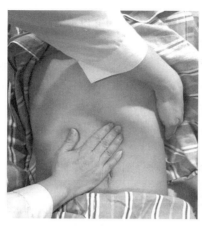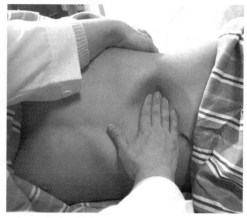

图 3-6-14　脾脏触诊法

左图：仰卧位；右图：右侧卧位

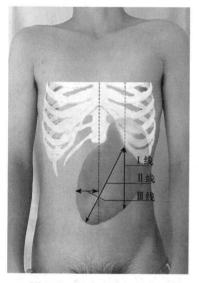

I 线
II 线
III 线

图 3-6-15　脾脏肿大的测量

当轻度脾大时只测量第 I 线，即在左锁骨中线与肋缘交点至脾下缘的垂直距离，以厘米表示（下同）。脾脏明显肿大时，应测量第 II 线和第 III 线。第 II 线为左锁骨中线与左肋缘交点至最远端脾之间的距离。第 III 线为脾右缘到前正中线的距离，如脾大但右缘未超过前正中线，测量脾右缘至前正中线的最短距离，以"−"表示；超过前正中线则测量脾右缘至前正中线的最大距离，以"+"表示。

轻度脾大常见于急性或慢性肝炎、粟粒性肺结核、伤寒、急性疟疾、感染性心内膜炎、败血症等，一般质地柔软；中度脾大见于肝硬化、慢性溶血性黄疸、慢性淋巴细胞性白血病、系统性红斑狼疮、淋巴瘤和疟疾后遗症等，一般质地较硬；高度脾大，表面光滑者见于慢性粒细胞性白血病、慢性疟疾、黑热病和骨髓纤维化等，表面不平而有结节者见于淋巴瘤和恶性组织细胞病等。脾囊肿时，表面有囊性肿物。脾脓肿、脾梗死和脾周围炎时，由于脾包膜常有纤维素性渗出物，并累及腹膜壁层，故可触到摩擦感且压痛明显，也可听诊闻及摩擦音。

4. 肾脏触诊　常用双手触诊法。被检者可取仰卧位或立位。仰卧触诊右肾时，嘱被检者双腿屈曲并作较深的腹式呼吸。检查者位于被检者右侧，将左手掌放在其右后腰部向上托（触诊左肾时，左手绕过被检者前方托住左后腰部），右手掌平放于被检侧季肋部，以微弯的手指指端放在肋弓下方，随被检者呼气，右手逐渐深压向后腹壁，与在后腰部向上托起的左手试图接近，双手夹触肾脏。如未触及肾脏，应让被检者深吸气，此时随吸气下移的肾脏可能滑入双手之间被触知。如能触及肾脏大部分，则可将其在两手间夹住，同时被检者常有类似恶心或酸痛的不适感。有时只能触及光滑、圆钝的肾下极，易从触诊的手中滑出（图 3-6-16）。

若被检者腹壁较厚或配合不当，以致右手难以压向后腹壁时，可采用反击触诊法。即在被检者吸气时，用左手手指向右手的方向有节律地冲击后腰部，如肾脏下移至两手之间时，右手则有被顶举之感（也可相反地用右手指向左手方向做冲击动作）。检查左肾时，也可位于被检者左侧进行，左右手的位置和检查右肾时相反。如仰卧位未触及肾，还可嘱被检者取坐位或立位，腹肌放松，检查者位于被检者侧面，双手前后配合触诊肾脏。在肾下垂或游走肾时，立位较易触到。

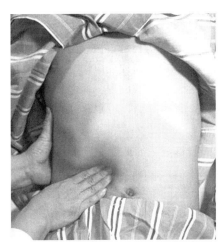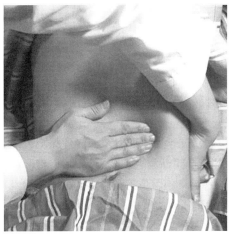

图 3-6-16　肾脏触诊法

左图：触诊右肾；右图：触诊左肾

　　触及肾脏时应注意其大小、形状、质地、表面状态、敏感性和移动度等。正常肾脏表面光滑而圆钝、质地结实而富有弹性，有浮沉感。正常人肾脏一般不能触及，身材瘦长者有时可触及右肾下极。肾脏代偿性增大、肾下垂及游走肾常被触及。如在深吸气时能触及 1/2 以上的肾，即为肾下垂。肾脏明显下垂并能在腹腔各个方向移动时，称为游走肾。有时左肾下垂易误认为脾大，右肾下垂易误认为肝大，应注意鉴别。肾脏肿大见于肾盂积水或积脓、肾肿瘤及多囊肾等。肾盂积水或积脓时，其质地柔软，富有弹性，有波动感；肾肿瘤则质地坚硬，表面凹凸不平；多囊肾时，肾脏不规则形增大，有囊性感。

　　当肾脏和尿路疾病，尤其是炎性疾病时，可在一些部位出现压痛点（图 3-6-17）：①季肋点（前肾点）：在第 10 肋骨前端，右侧位置稍低，相当于肾盂位置，压痛亦提示肾脏病变。②上输尿管点：在脐水平线上腹直肌外缘。③中输尿管点：在两侧髂前上棘水平腹直肌外缘，相当于输尿管第二狭窄处（入骨盆腔处），输尿管有结石、化脓性或结核性炎症时，在上或中输尿管点出现压痛。④肋脊点：在背部脊柱与第 12 肋所成的夹角顶点，又称肋脊角（costovertebral angle）。⑤肋腰点：在第 12 肋与腰肌外缘的夹角顶点，又称肋腰点，肋脊点和肋腰点是肾脏一些炎症性疾病如肾盂肾炎、肾结核或肾脓肿等常出现压痛的部位。如炎症深隐于肾实质内，可无压痛而仅有叩击痛。

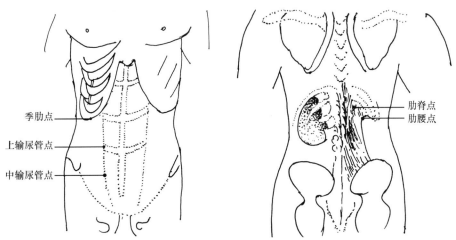

图 3-6-17　肾脏和尿路疾病压痛点示意图

5. 膀胱触诊 正常膀胱空虚时隐于骨盆内，不易触到。当膀胱充盈胀大时，超出耻骨上缘，可在下腹部触及圆形具有压痛的弹性肿物。触诊膀胱一般用单手滑行触诊法。在被检者仰卧屈膝情况下，检查者位于其左侧，以右手自脐开始向耻骨方向触摸，触及包块后应详查其性质，以便鉴别其为膀胱、子宫或其他肿物。因膀胱胀大多由积尿所致，呈扁圆形或圆形，触之有囊性感，不能被推移，按压并有尿意，排尿或导尿后缩小或消失。以此可与妊娠子宫、卵巢囊肿、直肠肿物等常见耻骨上区包块相鉴别。

膀胱胀大常见于尿道梗阻（如前列腺肥大或癌）、脊髓病（如截瘫）所致的尿潴留，也见于昏迷、腰椎或骶椎麻醉后、手术后局部疼痛的患者。

6. 胰腺触诊 胰腺位于腹膜后，横于上腹部相当于第 1、2 腰椎处，位置较深而柔软，故不能触及。胰头约位于腹中线偏右，胰体、胰尾在腹中线左侧。胰腺病变的体征可出现于上腹部，在上腹中部或左上腹有横行带状压痛和腹壁紧张，并涉及左腰部，提示急性胰腺炎；上腹部触及质硬而无移动性肿物时，如为横行索条状，应考虑为慢性胰腺炎；如呈坚硬块状，表面似有结节不光滑，则可能为胰腺癌。在上腹部肝下缘或左季肋部触及囊性肿物，如果位置固定，表面光滑，无压痛，多为假性胰腺囊肿。胰头癌时，可出现梗阻性黄疸及无压痛性胆囊肿大，即库瓦西耶征阳性。

7. 正常腹部可触到的脏器或组织 正常时除可触及瘦弱者和多产妇的右肾下缘及儿童的肝下缘外，尚可触及以下脏器，应与病理性肿块区别。

（1）腹直肌肌腹与腱划：在腹肌发达者，于腹壁中上部可触及隆起略呈圆形、较硬的腹直肌肌腹与其间横行凹沟的腱划，在前正中线两侧对称，位置较表浅，于仰卧起坐腹肌紧张时更明显，可与腹壁肿物及肝脏区别。

（2）腹主动脉：腹壁薄软者，在脐或偏左的深部，可触及搏动的腹主动脉，按压时可有微痛。

（3）腰椎椎体与骶骨岬：腹壁薄软及瘦弱者，在脐附近前正中线位常可触及第 3~5 腰椎椎体或骶骨岬，呈骨质硬度，自腹后壁向前突出，有时可触及腰椎上腹主动脉的搏动。易将其误认为后腹壁肿瘤。

（4）横结肠：正常较瘦者上腹部可触及，一可移动中间稍向下弯曲的横条状物，光滑柔软，腊肠样粗细。当内脏显著下垂时，横结肠呈"U"字向下弯曲，可达脐部或以下。

（5）乙状结肠：正常乙状结肠用滑行触诊法常可触及，位于左下腹近腹股沟韧带处，呈光滑索条状，可向左右移动，而无压痛。当有干结粪块驻留于内时，可触及较粗索条状或类圆形包块，有轻度压痛，易误认为肿瘤。为鉴别可在肿块部位皮肤上做标志，隔日复查，如于排便或洗肠后包块移位或消失，即可明确。

（6）盲肠：部分较瘦者在右下腹麦氏点内侧稍上部位可触到盲肠。正常时触之如圆柱状，其下部为梨状扩大的盲端，表面光滑，稍能移动，无压痛。

（四）腹部肿块

在腹部如果触到上述脏器以外的肿块，称为腹部肿块（abdominal masses），一般有病理意义。包括肿大的脏器、炎性组织、肿大的淋巴结、囊肿以及良性或恶性肿瘤等。当触及肿块时必须注意以下几点：

1. 部位 腹部某部位肿块，一般多源于该区脏器的病变。

2. 大小 应准确测量肿块的纵径、横径和前后径，前后径难以测出时可粗略估计，然后以厘米表示，如 5cm×4cm×3cm。明确大小以便进行动态观察。如肿块大小变异不定，甚至消失，则可能是痉挛、充气的肠袢所致。

3. 形态　应注意肿块的形状、轮廓是否清楚、表面是否光滑、边缘是否规则、有无切迹等。如脾脏明显肿大时可有切迹。在右上腹触及边缘光滑的卵圆形肿块，应考虑胆囊肿大。

4. 质地　实质性肿块，质地可能柔软、中等硬或坚硬，见于炎症、结核和肿瘤。如为囊性，质地柔软，见于脓肿或囊肿等。

5. 压痛　炎性肿块压痛明显，如阑尾周围脓肿、肠结核或 Crohn 病。而肿瘤的压痛则可轻微或不明显。

6. 搏动　触及腹正中线附近膨胀性搏动的肿块时，应考虑腹主动脉或其分支的动脉瘤，有时尚可触及震颤。而腹主动脉附近的肿块，也可因传导而触及搏动，应予鉴别。

7. 移动度　肝、胆囊、胃、脾、肾或其肿块，可随呼吸而上下移动。肝和胆囊的移动度最大，不易用手固定。如肿块能用手推动者，可能源于胃、肠或肠系膜。游走肾、游走脾及带蒂的肿块，移动范围广且距离大。局部脓肿或炎性肿块及腹腔后的肿瘤，一般不能移动。

8. 与邻近器官的关系　触及肿块还应确定与邻近皮肤、腹壁和脏器的关系。如能将肿块与皮肤单独捏起，表示该肿块与腹内脏器组织无关。如该处皮肤不能捏起或反而出现牵缩性凹陷，表示该包块与腹壁之间有粘连。腹壁肿块在患者从仰卧起坐时，触及仍清楚；如为腹腔内肿块，则多不能触及。腹膜内位的肿块，常可推动，较易触及；而腹膜后（外位）的肿块，除明显肿大可触及外，一般因部位较深，不易触及，也不能推动。如肿块与邻近组织粘连，不易推动，压痛明显，以炎症的可能性最大。如肿块边界清楚，质地不坚硬，表面光滑，压痛不明显，移动度较大，可能为良性肿瘤；如肿块边界模糊，质地坚硬，表面不平，移动度差，则多为恶性肿瘤。

（五）液波震颤

液波震颤检查时被检者取仰卧位，检查用一手掌面贴于被检者腹壁一侧，另一手四指并拢屈曲，用指端叩击对侧腹壁，如腹腔内有大量游离液体（3000～4000ml 以上）时，贴于腹壁的手掌可感到被液体波动冲击的感觉，称为液波震颤（fluid thrill）或波动感（fluctuation）。为防止腹壁本身的震动造成的错觉，可让另一人（或被检者）将手掌尺侧缘轻压于患者脐部腹中线上，即可阻止腹壁震动的传导（图 3-6-18）。

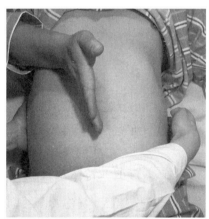

图 3-6-18　液波震颤检查法

三、腹 部 叩 诊

腹部叩诊是了解某些脏器的大小和叩击痛、胃与膀胱的扩大程度、胃肠道充气情况，以及腹腔内有无积液、积气和包块等。还可验证和补充视诊与触诊所得的结果。一般多采用间接叩诊法。

（一）腹部叩诊音

正常腹部除肝、脾、充盈的膀胱、增大的子宫、两侧腹部近腰肌部叩诊呈浊音或实音外，其余部位均为鼓音。肝、脾或其他实质性脏器极度肿大，腹腔内大量液体或肿瘤时，鼓音区缩小，病变部位可出现浊音或实音。若鼓音明显，范围增大，可见于胃肠高度胀气、胃肠穿孔和人工气腹时。

（二）肝脏及胆囊叩诊

叩诊肝上、下界时，一般是沿右锁骨中线、右腋中线和右肩胛线，由胸部往下叩向腹部，当清音转为浊音时，即为肝上界，此处相当于被肺所遮盖的肝顶部，又称肝相对浊音界；再往下轻叩 1~2 肋间，浊音转为实音时，此处肝脏不被肺遮盖，直接贴近胸壁，称肝绝对浊音界。确定肝下界时，最好由腹部鼓音区沿右锁骨中线或正中线向上叩，当鼓音转为浊音处即为肝下界。由于肝下界与胃和结肠等重叠，很难叩准，故常用触诊或搔刮试验确定。一般叩诊的肝下界比触诊的肝下界高约 1~2cm，但肝缘若明显增厚，则叩诊和触诊结果较为接近。体型对肝脏位置也有一定影响，匀称型者正常肝上界在右锁骨中线上第 5 肋间，下界位于右季肋下缘，两者之间的距离为肝上下径，约9~11cm；在右腋中线上肝上界在第 7 肋间，下界相当于第 10 肋骨水平；在右肩胛线上，肝上界为第 10 肋间，下界不易叩出。瘦长型者肝上下界均可低一个肋间，矮胖型者则可高一个肋间。

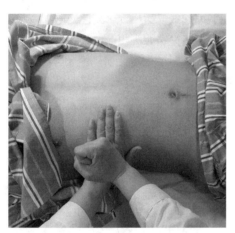

图 3-6-19　肝区叩击痛检查法

病理情况下，肝浊音界上移见于右肺不张、右肺纤维化、气腹及鼓肠等；肝浊音界下移见于肺气肿、右侧张力性气胸等。肝浊音界扩大见于肝炎、肝癌、肝淤血、肝脓肿和多囊肝等；膈下脓肿时肝脏本身并未增大，但肝下移和膈升高，肝浊音界也扩大。肝浊音界缩小见于急性重型肝炎、晚期肝硬化和胃肠胀气等；肝浊音界消失代之以鼓音者，多因肝表面有气体覆盖所致，是急性胃肠穿孔的一个重要征象，亦可见于人工气腹、腹部大手术后数日内、间位结肠（结肠位于肝与膈之间）、全内脏转位等。

肝区叩击痛（图 3-6-19）对肝炎、肝脓肿有一定诊断意义。胆囊位于深处，且被肝脏覆盖，叩诊不能检查胆囊的大小，只能检查胆囊区有无叩击痛，胆囊区叩击痛是胆囊炎的重要体征。

（三）胃泡鼓音区及脾脏叩诊

1. 胃泡鼓音区　胃泡鼓音区（Traube's space）位于左前胸下部肋缘以上，约呈半圆形，为胃底含有气体而形成，叩诊呈鼓音。其上界为膈及肺下缘，下界为肋弓，左界为脾脏，右界为肝左缘。正常人此区的大小与胃内含气量的多少有关，还受邻近器官和组织病变的影响。有调查正常成人 Traube 区长径中位数为 9.5cm（5.0~13.0cm）。宽径为 6.0cm（2.7~10.0cm），此区明显扩大见于幽门梗阻等；明显缩小见于左侧胸腔积液、心包积液、脾肿大及肝左叶肿大等；此区鼓音消失而转为实音常由胃内充满食物或液体所致，见于进食过多导致急性胃扩张或溺水者。

2. 脾脏叩诊　脾脏叩诊在左腋中线自上而下进行，正常脾浊音区在该线上第 9~11 肋间，宽约 4~7cm，前方不超过腋前线。脾浊音区缩小或消失见于左侧气胸、胃扩张及鼓肠等；脾浊音区扩大见于各种原因所致脾大。

（四）膀胱叩诊

在耻骨联合上方进行叩诊。膀胱空虚时，因耻骨上方有小肠遮盖膀胱，故叩诊呈鼓音，叩不出膀胱的轮廓。膀胱充盈时，耻骨上方叩出圆形浊音区；妊娠期增大的子宫、卵巢囊肿或子宫肌瘤等，该区叩诊也呈浊音，需鉴别。腹水时，耻骨上方叩诊可呈浊音区，但此区的弧形上缘凹向脐部，而胀大膀胱的浊音区弧形上缘凸向脐部。排尿或导尿后复查，如浊音区转为鼓音，即为尿潴留而致的膀胱胀大。

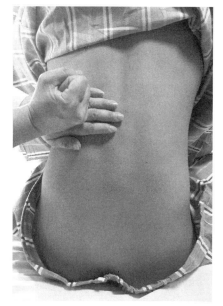

（五）肾脏叩击痛

正常时肾区无叩击痛。检查时，被检者取坐位或侧卧位，检查者以左手掌平放于被检者肾区（肋脊角处），右手握拳用轻到中等力量叩击左手背（图 3-6-20）。在肾盂肾炎、肾结石、肾炎、肾结核及肾周围炎时，肾区有不同程度的叩击痛。

图 3-6-20　肾区叩击痛检查法

（六）移动性浊音

当腹腔内游离液体在 1000ml 以上时，如患者仰卧位，液体可因重力作用而积聚于腹腔低处，含气的肠管漂浮其上，叩诊腹中部呈鼓音，腹部两侧呈浊音；在患者侧卧位时，液体随之流动，叩诊上侧腹部转为鼓音，下侧腹部呈浊音（图 3-6-21）。这种因体位不同而出现浊音区变动的现象称移动性浊音*（shifting dullness）。如果腹水量少，用上述方法不能查出时，可嘱患者取肘膝位，使脐部处于最低位，由侧腹部向脐部叩诊，如由鼓音转为浊音，则提示有腹水的可能（即水坑征）。也可让患者排空膀胱后取立位，自耻骨联合上缘向脐部叩诊，如下腹部积有液体耻骨上方则呈浊音，浊音的上界呈一水平线，此水平线以上为浮起的肠管，故叩诊为鼓音。

视频：移动性浊音叩诊检查

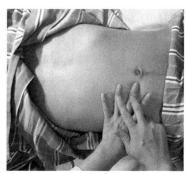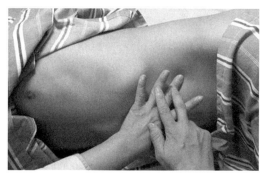

图 3-6-21　移动性浊音检查法

左图：仰卧位；右图：侧卧位

肠梗阻时，若肠管内有大量液体潴留，因患者的体位变动，也可出现移动性浊音，但常伴有肠梗阻的征象。

巨大卵巢囊肿患者，腹部可出现大范围浊音易误为腹水，其鉴别如下：①患者仰卧时，卵巢囊肿所致的浊音常位于腹中部，而因肠管被挤压至两侧，鼓音在腹部两侧，且浊音不呈移动性，与腹水相反（图 3-6-22）。②尺压试验（ruler pressing test）：即患者仰卧时，医师将一硬尺横置于腹壁上，两手将硬尺下压，如硬尺发生节奏性跳动，则为卵巢囊肿，因腹主动脉的搏动经囊肿传至硬尺所致。如硬尺无此种跳动，则为腹水。

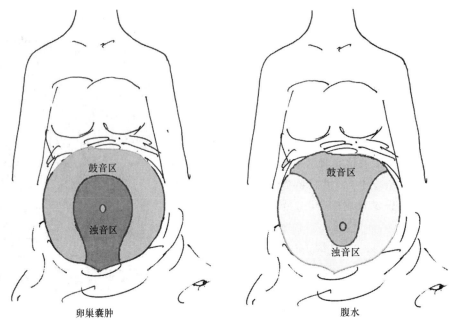

图 3-6-22　卵巢囊肿与腹水叩诊鉴别图

四、腹 部 听 诊

（一）肠鸣音

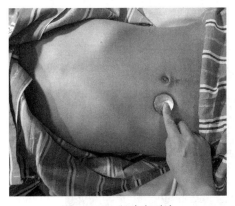

图 3-6-23　肠鸣音听诊

肠蠕动可使肠管内气体和液体随之而流动，产生断断续续的咕噜声（或气过水声），称为肠鸣音（bowel sound）或肠蠕动音。正常人的肠鸣音大约每分钟 4～5 次，在脐部听得最清楚（图 3-6-23），其频率和音响变异较大，餐后或饥饿时频繁而明显，休息时稀疏而微弱。

当肠蠕动增强，但音调不特别高亢，肠鸣音每分钟 10 次以上，称肠鸣音活跃（active bowel sound），见于急性肠炎、服泻药后或胃肠道大出血等。如肠鸣音次数多，且呈响亮、高亢的金属音，称肠鸣音亢进（hyperactive bowel sound），见于机械性肠梗阻，因肠腔梗阻，积气增多，肠壁被胀大变薄且极度紧张，与亢进的肠鸣音产生共鸣所致。

肠鸣音明显少于正常，或 3～5 分钟可听到一次，称肠鸣音减弱或稀少，见于老年性便秘、电解质紊乱（低血钾）、腹膜炎及胃肠动力低下等。如持续听诊 3～5 分钟未闻及肠鸣音，用手指轻叩或搔弹腹部仍未听到肠鸣音，称肠鸣音消失（absent bowel sound）或静腹，见于急性腹膜炎或各种原因所致的麻痹性肠梗阻。

（二）振水音

被检者仰卧位，检查者用一耳靠近其上腹部或将听诊器体件置于此处，用稍弯曲的手指连续迅速冲击患者上腹部，如听到胃内液体与气体相撞击的声音，称为振水音（succussion splash）

（图 3-6-24）。或用双手左右摇晃被检者上腹部以检查有无振水音。若胃内有较多量液体和气体时，上腹部可出现振水音，可见于正常人餐后和饮入较多液体时，但若在空腹或餐后 6～8 小时以上仍有此音，则提示胃内有液体潴留，见于胃扩张、幽门梗阻及胃液分泌过多等。

（三）血管杂音

正常腹部听不到血管杂音。若闻及腹部血管杂音对诊断某些疾病有一定价值。血管杂音分动脉性和静脉性杂音。

动脉性杂音常位于中腹部或腹部两侧。如在中腹部闻及收缩期血管杂音，提示腹主动脉瘤或腹主动脉狭窄，前者于该处可触及搏动性肿块；后者则搏动减弱，下肢血压低于上肢，严重者触不到足背动脉搏动。两侧上腹部出现的收缩期血管杂音，常提示肾动脉狭窄。两侧下腹部出现收缩期血管杂音，应考虑髂动脉狭窄。左叶肝癌压迫肝动脉或腹主动脉时，亦可在肿块部位闻及吹风样血管杂音（图 3-6-25）。

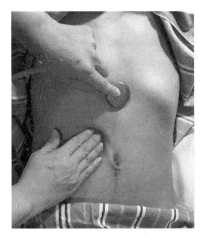

图 3-6-24　振水音检查

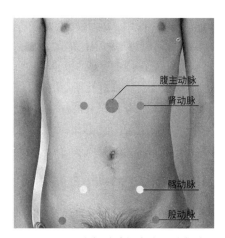

图 3-6-25　腹部动脉性杂音听诊部位

静脉性杂音为连续的嗡鸣音，无收缩期与舒张期之分，多出现于脐周或上腹部，尤其是在腹壁静脉曲张显著时，提示肝硬化门静脉高压侧支循环的形成，称克吕韦耶-鲍姆加滕综合征（Cruveilhier-Baumgarten syndrome），若压迫脾脏此嗡鸣音可增强。

（四）摩擦音及搔弹音

1. 摩擦音　在肝周围炎、胆囊炎、脾梗死或脾周围炎等累及局部腹膜时，患者深呼吸，可在各病变相应部位听到摩擦音（friction rub），病情重者可触及摩擦感。腹膜纤维渗出性炎症时，亦可在腹壁听到摩擦音。

2. 搔弹音　搔刮试验（scratch test）是在肝下缘触诊不清时，在腹部听诊搔弹音（scratch sound），以协助测定肝下缘，或检测微量腹水。

（1）肝下缘的测定：肝脏为实体脏器，对声音的传导优于空腔脏器。被检者取仰卧位，检查者以左手食指和中指将听诊器膜型体件按于剑突下的肝左叶位置，左手拇指按压于右锁骨中线与右肋缘的交点，以作标志。检查者右手掌面向上，无名指与小指屈曲，以食指、中指贴紧，中指向上用力，食指则往下紧擦过中指，弹击到腹壁上，沿肋缘于右锁骨中线自脐部向上轻弹。搔弹处未达肝缘时，仅听到弱而远的声音；当搔弹至肝脏表面所对应的腹壁时，声音明显增强而近耳，此变音之处即为肝下缘。此法常用于腹壁较厚或不能满意地配合触诊的患者，有时用于鉴别右上腹肿物是否为肿大的肝脏。

（2）微量腹水的检测：患者取肘膝位数分钟，使腹水积聚于腹内最低处的脐部，然后将听诊器模型体件贴于脐周腹壁，检查者以手指在一侧腹壁放置，快速轻弹，听其声音，并逐步将体件向对侧腹部移动，如声音突然变得响亮，此体件所在处即为腹水边缘之上。此法也称水坑征（puddle sign），可测定出少则 120ml 的腹水。

听诊胎儿心音

除以上听诊音，妊娠 5 个月以上的妇女可在脐下方听胎心音*（130~160 次/分）。

五、常见腹部疾病的症状和体征

（一）消化性溃疡

消化性溃疡（peptic ulcer）主要指胃、十二指肠黏膜被胃酸和胃蛋白酶消化而形成的慢性溃疡，可深达黏膜肌层，甚至浆膜层。

1. 症状　消化性溃疡的主要症状为慢性、周期性、节律性上腹部疼痛。疼痛部位：胃溃疡多位于中上腹部稍偏上、剑突下或剑突偏左处；十二指肠溃疡多位于中上腹部、脐上方或脐偏右处。疼痛性质：胀痛、烧灼样痛、钝痛、隐痛、饥饿痛等，如出现持续性剧痛，呈绞拧或刀割样痛，常为溃疡穿透至浆膜层或穿孔。其他症状有腹胀、反酸、嗳气、恶心、呕吐、食欲不振等。

2. 体征　溃疡活动期上腹部局限性轻压痛，胃溃疡常偏左，十二指肠溃疡常偏右，少数可有贫血和营养不良的体征。后壁溃疡穿孔，可有背部皮肤感觉过敏区和明显压痛。

（二）肝硬化

肝硬化（liver cirrhosis）是一种或多种病因导致肝细胞弥漫损害而引起的肝组织弥漫性纤维化、再生结节和假小叶形成为组织学特征的进行性慢性肝病。临床以肝功能减退和门静脉高压（腹水、侧支循环的建立与开放、脾肿大）为特征。

1. 症状　肝硬化一般起病隐匿，进展缓慢，临床上分为肝功能代偿期和失代偿期。代偿期常缺乏特征性症状，可有乏力、食欲减退、消化不良、恶心、腹胀、腹泻、消瘦等症状。失代偿期上述症状加重，并可出现黄疸、皮肤黏膜出血、水肿、腹水、发热、肝性脑病、少尿、无尿等症状。

2. 体征

视诊：可见面色灰暗，皮肤、巩膜黄染等肝病面容，蜘蛛痣及肝掌，皮肤可有瘀点、瘀斑，男性常有乳房发育并伴压痛，腹部膨隆，呈蛙腹状，腹壁静脉曲张，脐疝。

触诊：肝脏由轻度肿大而变小，质地硬，表面不光滑，压痛不明显；脾脏轻至中度肿大，失代偿期腹壁紧张度增加，液波震颤阳性，下肢水肿。

叩诊：肝浊音界早期轻度扩大，晚期缩小，移动性浊音阳性。

听诊：肠鸣音正常，脐周腹壁静脉曲张处可听到静脉连续性营营声，脾周围炎时，可出现左上腹隐痛和脾区摩擦感和摩擦音。

（三）急性腹膜炎

急性腹膜炎（acute peritonitis）是因细菌感染或化学物质刺激导致的腹膜急性炎症，常见于消化性溃疡急性穿孔和外伤性胃肠穿孔。

1. 症状 呈突发性上腹部持续性剧烈疼痛,以原发病灶处最明显,迅速蔓延至全腹,于深呼吸、咳嗽和变换体位时疼痛加剧,疼痛性质多为钝痛、刀割样疼痛。常伴出汗、恶心、呕吐、发热,甚至血压下降、休克等征象。

2. 体征

视诊:急性危重病容,强迫仰卧位,腹式呼吸减弱或消失,腹腔渗出液增多及肠管发生麻痹时,可见腹部膨隆。

触诊:腹膜刺激征:腹壁紧张、压痛及反跳痛。

叩诊:肝浊音区缩小或消失,腹腔内有较多渗液时,可叩出移动性浊音。

听诊:肠鸣音减弱或消失。

(四)急性阑尾炎

急性阑尾炎(acute appendicitis)是阑尾的急性炎症性病变,为外科最常见的急腹症。

1. 症状 典型的症状为转移性右下腹痛,少数患者起初疼痛即局限于右下腹,常伴有恶心、呕吐、便秘、腹泻及发热。

2. 体征

视诊:急性病容,腹式呼吸减弱。

触诊:早期在上腹或脐周有轻压痛,数小时后右下腹部 McBurney 点(阑尾点)有显著而固定的压痛及反跳痛,可出现结肠充气试验阳性。可有罗夫辛征、腰大肌征阳性。可伴发热,阑尾穿孔后可为高热,右下腹压痛和反跳痛更明显,并伴局部腹肌紧张。阑尾周围脓肿时,可触及有明显压痛的肿块。

叩诊:右下腹部可有叩击痛。

听诊:肠鸣音无明显变化。

(五)急性胆囊炎

急性胆囊炎是由于胆囊管阻塞和细菌侵袭而引起的胆囊炎症。约95%的患者合并有胆囊结石,称为结石性胆囊炎;5%的患者未合并胆囊结石,称为非结石性胆囊炎。

1. 症状 主要症状为右上腹阵发性绞痛,向右肩背部放射,常伴恶心、呕吐,呕吐物为胃、十二指肠内容物,可出现寒战、发热不常见,早期多无黄疸,当胆管并发炎症或炎症导致肝门淋巴结肿大时,可出现黄疸。

2. 体征

视诊:急性病容,可出现巩膜黄染,右上腹部稍膨隆,腹式呼吸减弱。

触诊:约25%的患者可触及肿大胆囊,右肋下胆囊区有腹壁紧张、压痛及反跳痛,墨菲征阳性。

叩诊:右肋下胆囊区有叩击痛。

听诊:肠鸣音无明显变化。

(六)肠梗阻

肠梗阻(intestinal obstruction)是肠内容物在肠道通过时受阻而出现的常见急腹症。根据产生原因可分为机械性肠梗阻、动力性肠梗阻、血运性肠梗阻。根据肠壁有无血液循环障碍,分为单纯性和绞窄性肠梗阻。根据梗阻的程度,分为完全性和不完全性肠梗阻。根据梗阻发展的快慢,分为急性和慢性肠梗阻。

1. 症状 主要症状是腹痛，可伴腹胀、腹痛、呕吐和排便、排气停止。

2. 体征

视诊：急性病容，眼球凹陷呈脱水貌，呼吸急促，腹部膨隆，腹部呼吸运动减弱，机械性肠梗阻时，可见肠型及蠕动波。

触诊：腹壁紧张，有压痛，绞窄性肠梗阻有压痛性包块及反跳痛。

叩诊：腹部鼓音明显，当腹腔有渗液时，可出现移动性浊音。

听诊：机械性肠梗阻时，肠鸣音亢进呈金属音调；麻痹性肠梗阻时肠鸣音减弱或消失。可出现脉搏细速，甚至血压下降、休克等征象。

〔**参考答案见二维码**〕

病例分析：患者男性，28 岁。因上腹痛伴恶心、呕吐 3 小时，加重伴发热 1 小时入院。患者于 3 小时前饮酒及饱餐后出现上腹痛，伴恶心、呕吐，呕吐物为胃内容物及暗红色液体，呕吐后腹痛持续无减轻，并有向左腰背部束带状放射痛。被迫前倾位或平卧位，髋关节与膝关节屈曲时疼痛可略减轻。既往有"胆囊结石"病史。体格检查：T 38.6℃，P 88 次/分，R 20 次/分，BP 135/80mmHg，痛苦面容，神志清，精神差，平卧位，髋关节和膝关节屈曲，心肺检查无异常；脐周皮肤呈紫蓝色，腹壁紧张，上腹及脐周有明显压痛及反跳痛，肝脾肋下未触及，墨菲征阳性，肠鸣音减弱。

问题和思考：

（1）根据该患者的病史和临床表现，可能的诊断是什么？为什么？

（2）为明确诊断，该患者还需要做哪些检查？

（高燕鲁）

参考答案

第七章　生殖器、肛门和直肠检查

第一节　生殖器检查

一、男性生殖器检查

男性生殖器包括阴茎、阴囊、前列腺和精囊等。阴囊内有睾丸、附睾及精索等。检查时应让被检者充分暴露下身，双下肢取外展位，视诊与触诊结合进行检查。先检查外生殖器阴茎及阴囊，后检查内生殖器前列腺及精囊。

（一）阴茎

阴茎（penis）为前端膨大的圆柱体，分头、体、根三部分。正常成年人阴茎长 7～10cm，由 3 个海绵体（两个阴茎海绵体，一个尿道海绵体）构成。其检查顺序如下：

1. 包皮　阴茎的皮肤在阴茎颈前向内翻转覆盖于阴茎表面称为包皮（prepuce）。成年人包皮不应掩盖尿道口。翻起包皮后应露出阴茎头，若翻起后仍不能露出尿道外口或阴茎头者称为包茎（phimosis）。见于先天性包皮口狭窄或炎症、外伤后粘连。若包皮长度超过阴茎头，但翻起后能露出尿道口或阴茎头，称包皮过长（prepuce redundant）。包皮过长或包茎易引起尿道外口或阴茎头感染、嵌顿；污垢在阴茎颈部易于残留，长期的污垢刺激常被认为是阴茎癌的主要致病因素之一，故提倡早期手术处理过长的包皮。

2. 阴茎头与阴茎颈　阴茎前端膨大部分称为阴茎头（glans penis），俗称龟头。在阴茎头、颈交界部位有一环形浅沟，称为阴茎颈（neck of penis）或阴茎头冠（corona of glans）。检查时应将包皮上翻暴露全部阴茎头及阴茎颈，观察其表面的色泽、有无充血、水肿、分泌物及结节等。正常阴茎头红润、光滑，如有硬结并伴有暗红色溃疡、易出血或融合成菜花状，应考虑阴茎癌的可能性。阴茎颈部发现单个椭圆形质硬溃疡称为下疳（chancre），愈后留有瘢痕，此征对诊断梅毒有重要价值。阴茎头部如出现淡红色小丘疹融合成蕈样，呈乳突状突起，应考虑为尖锐湿疣。

3. 尿道口　检查尿道口时医生用食指与拇指，轻轻挤压龟头使尿道张开,观察尿道口有无红肿、分泌物及溃疡。

淋球菌或其他病原体感染所致的尿道炎常可见以上改变。观察尿道口是否狭窄，先天性畸形或炎症粘连常可出现尿道口狭窄，并注意有无尿道口异位，尿道下裂时尿道口位于阴茎腹面。如嘱被检者排尿，裂口处常有尿液溢出。

4. 阴茎大小与形态　成年人阴茎过小呈婴儿型阴茎，见于垂体功能或性腺功能不全患者。儿童期阴茎过大呈成人型阴茎，见于性早熟，如促性腺激素过早分泌。假性性早熟见于间质细胞瘤患者。

（二）阴囊

阴囊（scrotum）为腹壁的延续部分，囊壁由多层组织构成。阴囊内中间有一隔膜将其分为左右两个囊腔，每囊腔含有精索、睾丸及附睾。检查时被检者取站立位或仰卧位，两腿稍分开。先观察阴囊皮肤及外形，后进行阴囊触诊，方法是医生将双手的拇指置于被检者阴囊前面，其余手指放在阴囊后面，起托护作用，拇指作来回滑动触诊，可双手同时进行。也可用单手触诊。阴囊检查按以下顺序进行：

1. 阴囊皮肤及外形　正常阴囊皮肤呈深暗色，多皱褶。视诊时注意观察阴囊皮肤有无皮疹、脱屑溃烂等损害，观察阴囊外形有无肿胀肿块。阴囊常见病变有：

（1）阴囊湿疹：阴囊皮肤增厚呈苔藓样，并有小片鳞屑；或皮肤呈暗红色、糜烂，有大量浆液渗出，有时形成软痂，伴有顽固性奇痒，此种改变为阴囊湿疹（scroti eczema）的特征。

（2）阴囊水肿：阴囊皮肤常因水肿而紧绷，可为全身性水肿的一部分，如肾病综合征；也可为局部因素所致，如局部炎症或过敏反应、静脉血或淋巴液回流受阻等。

（3）阴囊象皮肿：阴囊皮肤水肿粗糙、增厚如象皮样，称为阴囊象皮肿（scrotum elephantiasis）或阴囊象皮病（chyloclerma）。多为血丝虫病引起的淋巴管炎或淋巴管阻塞所致。

（4）阴囊疝（scrotal hernia）：是因肠管或肠系膜经腹股沟管下降至阴囊内所形成。表现为一侧或双侧阴囊肿大，触之有囊样感，有时可推回腹腔。但患者用力咳嗽使腹腔内压增高时可再降入阴囊。

（5）鞘膜积液：正常情况下鞘膜囊内有少量液体，当鞘膜本身或邻近器官出现病变时，鞘膜液体分泌增多，而形成积液，此时阴囊肿大触之有水囊样感。不同病因所致鞘膜积液有时难以鉴别，如阴囊疝与睾丸肿瘤，透光试验有助于两者的鉴别。透光试验方法简便易行，方法是用不透明的纸片卷成圆筒，一端置于肿大的阴囊部位，对侧阴囊以电筒照射，从纸片另一端观察阴囊透光情况。也可在黑暗房间里，用电筒照射阴囊后观察。鞘膜积液时，阴裳呈橙红色均质的半透明状，而阴囊疝和睾丸肿瘤则小透光。

2. 精索（spermatic cord）　为柔软的条索状圆形结构，由腹股沟管外口延续至附睾上端，它由输精管、提睾肌、动脉、静脉、精索神经及淋巴管等组成。精索在左右阴囊腔内各有一条，位于附睾上方，检查时用拇指和食指触诊被检者精索，从附睾摸到腹股沟环。正常精索呈柔软的条索状，无压痛。若呈串珠样肿胀，见于输精管结核；若有挤压痛且局部皮肤红肿多为精索急性炎症；靠近附睾的精索触及硬结，常由丝虫病所致；精索有蚯蚓团样感多为精索静脉曲张所致。

3. 睾丸（testis）　左、右各一，呈椭圆形，表面光滑柔韧。检查时医生用拇指及食、中指触及睾丸，注意其大小、形状、硬度及有无触压痛等，并作两侧对比。睾丸急性肿痛，压痛明显者，见于急性睾丸炎，常继发于流行性腮腺炎、淋病等。睾丸慢性肿痛多由结核引起，一侧睾丸肿大、质硬并有结节，应考虑睾丸肿瘤或白血病细胞浸润。睾丸萎缩可因流行性腮腺炎或外伤后遗症及精索静脉曲张所引起；睾丸过小常为先天性或内分泌异常引起，如肥胖性生殖无能症等。

当阴囊触诊未触及睾丸时，应触诊腹股沟管内或阴茎根部、会阴部等处，或作超声检查腹腔。如睾丸隐藏在以上部位，称为隐睾症（crytorchidism）。隐睾以一侧多见，也可双侧，如双侧隐睾未在幼儿时发现并手术复位，常常影响生殖器官和第二性征发育，并可丧失生育能力。有时正常小儿因受冷或提睾肌强烈收缩，可使睾丸暂时隐匿于阴囊上部或腹股沟管内，检查时可由上方将睾丸推入阴囊，嘱小儿咳嗽也可使睾丸降入阴囊。无睾丸常见于性染色体数目异常所致的先天性无睾症。可为单侧或双侧。双侧无睾症患者生殖器官及第二性征均发育不良。

4. 附睾（epididymis）　是贮存精子和促进精子成熟的器官，位于睾丸后外侧，上端膨大为附睾头，下端细小如囊锥状为附睾尾。检查时医生用拇指和食、中指触诊。触诊时应注意附睾大小，有无结节和压痛；急性炎症时肿痛明显，且常伴有睾丸肿大，附睾与睾丸分界不清；慢性附睾炎则附睾肿大而压痛轻。若附睾肿胀而无压痛，质硬并有结节感，伴有输精管增粗且呈串珠状，可能为附睾结核。结核病灶可与阴囊皮肤粘连，破溃后易形成瘘管。

（三）前列腺

前列腺（prostate）位于膀胱下方、耻骨联合后约 2cm 处，形状像前后稍扁的栗子，其上端宽大，下端窄小，后面较平坦，正中有纵行浅沟。将其分为左、右两叶，尿道从前列腺中纵行穿过，排泄管开口于尿道前列腺部。检查时被检者取肘膝卧位，跪卧于检查台上，也可采用右侧卧位或站立弯腰位。医生食指戴指套（或手套），指端涂以润滑剂，徐徐插入肛门，向腹侧触诊。正常前列腺质韧而有弹性，左、右两叶之间可触及正中沟。良性前列腺肥大时正中沟消失，表面光滑有韧感，无压痛及粘连，多见于老年人；前列腺肿大且有明显压痛，多见于急性前列腺炎*；前列腺肿大、质硬、无压痛，表面有硬结节者多为前列腺癌。前列腺触诊时可同时作前列腺按摩留取前列腺液做化验检查。

前列腺炎

（四）精囊

精囊（seminal vesicle）位于前列腺外上方，为长椭圆形囊状成对的附属性腺，其排泄管与输精管末端汇合成射精管。正常时肛诊一般不易触及精囊。如可触及则视为病理状态。精囊呈索条状肿胀并有触压痛多为炎症所致；精囊表面呈结节状多因结核引起，质硬肿大应考虑癌变。精囊病变常继发于前列腺，如炎症波及、结核扩散和前列腺癌的侵犯。

二、女性生殖器检查

女性生殖器包括内、外两部分，一般情况下不作常规检查，疑似有妇产科疾病时应由妇产科医生进行检查。女性外生殖器指生殖器的外露部分。如全身性疾病疑似有局部表现时可作此检查，检查时患者应排空膀胱，暴露下身，取截石位仰两腿外展、屈膝，卧于检查床上，医生戴无菌手套进行检查。

1. 阴阜（mons pubis）　指耻骨联合前面柔软的脂肪垫。青春期开始其皮肤上长有阴毛，呈倒三角形分布，为女性第二性征之一。若阴毛起初浓密后脱落而明显稀少或缺如，见于性功能减退症或席汉综合征等；阴毛明显增多，呈男性分布，则见于肾上腺皮质功能亢进或多囊卵巢综合征。

2. 大阴唇（labium majus pudendi）　为两股内侧隆起的一对前接阴阜、后连会阴的纵行皮肤皱襞，富含脂肪及弹力纤维而松软。青春期始表面有阴毛，未生育妇女两侧大阴唇自然合拢遮盖外阴；经产妇两侧大阴唇常分开；老年人或绝经后可呈萎缩状。

3. 小阴唇（labium minus pudendi）　位于大阴唇内侧，为一对较薄的皮肤皱襞，两侧小阴唇常合拢遮盖阴道外口。小阴唇表面光滑、呈浅红色或褐色，前端融合后包绕阴蒂，后端彼此会合形成阴唇系带。小阴唇炎症时常有红肿疼痛。局部色素脱失见于白斑症；若有结节、溃烂应考虑癌变可能。如有乳突状或蕈样突起见于尖锐湿疣。

4. 阴蒂（clitoris） 为两侧小阴唇前端会合处与大阴唇前连合之间的隆起部分，外表为阴蒂包皮，其内具有男性阴茎海绵体样组织，性兴奋时能勃起。阴蒂过小见于性发育不全；过大应考虑两性畸形；红肿见于外阴炎症。

5. 阴道前庭（veginal vestibule） 为两侧小阴唇之间的菱形裂隙，前部有尿道口，后部有阴道口。前庭大腺分居于阴道口两侧，如黄豆粒大，开口于小阴唇与处女膜的沟内。如有炎症则局部红肿、硬痛并有脓液溢出。肿大明显而压痛轻，可见于前庭大腺囊肿。

第二节　肛门与直肠检查

直肠（rectum）全长约 12～15cm，下连肛管（anal canal）。肛管下端在体表的开门为肛门（anus），位于会阴中心体与尾骨尖之间。肛门与直肠的检查方法简便，常能发现许多有重要临床价值的体征。

检查肛门与直肠时可根据病情需要，让被检者采取不同的体位，以便达到所需的检查目的，常用的体位有：

1. 肘膝位 被检者两肘关节屈曲，置于检查台上，胸部尽量靠近检查台，两膝关节屈曲成直角跪于检查台上，臀部抬高，此体位最常用于前列腺、精囊及内镜检查（图 3-7-1）。

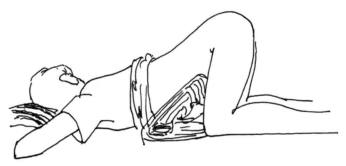

图 3-7-1　肘膝位（膝胸位）

2. 左侧卧位 被检者取左侧卧位，右腿向腹部屈曲，左腿伸直，臀部靠近检查台右边，检查者位于被检者背后进行检查。该体位适用于病重、年老体弱或女性患者（图 3-7-2）。

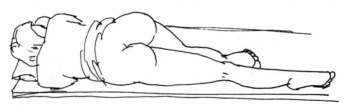

图 3-7-2　左侧卧位

3. 仰卧位或截石位 被检者仰卧于检查台上，臀部垫高，两腿屈曲、抬高并外展，适用于重症弱患者或膀胱直肠窝的检查，亦可进行直肠双合诊，即右手食指在直肠内，左手在下腹部，双手配合，检查盆腔脏器或病变情况（图 3-7-3）。

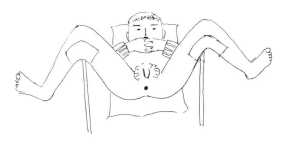

图 3-7-3　截石位

4. 蹲位　被检者下蹲呈排大便的姿势，屏气向下用力。适用于检查直肠脱出、内痔及直肠息肉等。

5. 弯腰前俯位　被检者双下肢略分开站立，双手扶支撑物，身体前倾，此为肛门视诊时常用的体位（图 3-7-4）。

肛门与直肠的检查方法以视诊、触诊为主，辅以内镜检查。肛门与直肠检查所发现的病变如肿块、溃疡等，应按时针方向进行记录，并注明检查时被检者所取的体位。肘膝位时肛门后正中点为 12 点钟位，前正中点为 6 点钟位，而仰卧位的时钟位则与此相反。

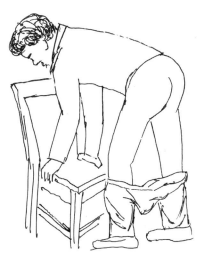

图 3-7-4　弯腰前俯位

一、视　　诊

医生用手分开被检者臀部，观察肛门及其周围皮肤颜色及皱褶，正常颜色较深，皱褶自肛门向外周呈放射状。让被检者提肛收缩肛门时括约肌褶皱更明显，作排便动作时皱褶变浅。还应观察肛门周围有无脓血、黏液、肛裂、外痔、瘘管口或脓肿等。

1. 肛门闭锁（proctaLresia）与狭窄　多见于新生儿先天性畸形。因感染、外伤或手术引起的肛门狭窄，常可在肛周发现瘢痕。

2. 肛门瘢痕与红肿　肛门周围瘢痕，多见于外伤或手术后；肛门周围有红肿及压痛，常为肛门周围炎症或脓肿。

3. 肛裂（anal fissure）　是肛管下段（齿状线以下）深达皮肤全层的纵形及梭形裂口或感染性溃疡。患者自觉排便时疼痛，排出的粪便周围常附有少许鲜血。检查时肛门常可见裂口，触诊时有明显触压痛。

4. 痔（hemorrhoid）　是直肠下端黏膜下或肛管边缘皮下的内痔静脉丛或外痔静脉丛扩大和曲张所致的静脉团。多见于成年人，患者常有大便带血、痔块脱出、疼痛或瘙痒感。内痔（internal hemorrhoid）位于齿状线以上，表面被直肠下端黏膜所覆盖，在肛门内口可查到柔软的紫红色包块，排便时可突出肛门口外；外痔（external hemorrhoid）位于齿状线以下，表面被肛管皮肤所覆盖，在肛门外口可见紫红色柔软包块；混合痔（mixed hemorrhoid）是齿状线上、下均可发现紫红色包块，下部被肛管皮肤所覆盖，具有外痔和内痔的特点。

5. 肛门直肠瘘　简称肛瘘（archosyrinx），有内口和外口，内口在直肠或肛管内，瘘管经过肛门软组织开口于肛门周围皮肤，肛瘘多为肛管或直肠周围胀肿与结核所致，不易愈合，检查时可见肛门周围皮肤有瘘管开口，有时有脓性分泌物，在直肠或肛管内可见瘘管的内口或伴有硬结。

6. 直肠脱垂（proctoplosis）　又称脱肛（hedrocele）。是指肛管、直肠或乙状结肠下端的肠壁，部分或全层向外翻而脱出于肛门外。检查时被检者取蹲位，观察肛门外有无突出物。如无突出物或突出不明显，让被检者屏气左排便动作时肛门外可见紫红色球状突出物，且随排便力气加大而突出更加明显。此系直肠部分脱垂（黏膜脱垂），停止排便时突出物常可回复至肛门内；若突出物呈椭圆形块状物，表面有环形皱襞，即为直肠完全脱垂（直肠壁全层脱垂），停止排便时不易回复。

二、触　诊

肛门和直肠触诊通常称为肛诊或直肠指检。被检者可采取肘膝位、左侧卧位等。触诊时医生右手食指戴指套或手套，并涂以润滑剂，如肥皂液、凡士林、液状石蜡后，将手指置于肛门外口轻轻按摩，等被检者肛门括约肌适应放松后，再徐徐插入肛门、直肠内（图 3-7-5）。先检查肛门及括约肌的紧张度，再查肛管及直肠的内壁。注意有无压痛及黏膜是否光滑，有无肿块及搏动感。

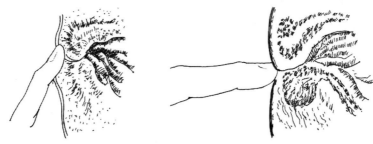

图 3-7-5　直肠指诊
左图：正确手法；右图：错误手法

直肠指诊时应注意有无以下异常改变：①直肠剧烈触痛，常因肛裂及感染引起；②触痛伴有波动感见于肛门、直肠周围脓肿；③直肠内触及柔软、光滑而有弹性的包块常为直肠息肉（proctopolypus）；④触及坚硬凹凸不平的包块，应考虑直肠癌；⑤指诊后指套表面带有黏液、脓液或血液，应取其涂片镜检或作细菌学检查。如直肠病变病因不明，应进一步作内镜检查，如直肠镜和乙状结肠镜（见内镜检查），以助鉴别。男性直肠指检还可触诊前列腺与精囊，女性则可检查子宫颈、子宫、输卵管等，必要时配用双合诊。直肠指检对以上器官的疾病诊断有重要价值，此外，对盆腔的其他疾病如阑尾炎，髂窝脓肿也有诊断意义。

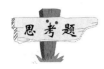　〔**参考答案见二维码**〕
　　1. 检查肛门与直肠时被检者常采用的体位有哪些？
　　2. 直肠指诊的检查方法是什么？

（高燕鲁）

参考答案

第八章 脊柱与四肢检查

第一节 脊 柱 检 查

脊柱是躯体活动的枢纽，是支撑体重和维持躯体各种姿势的重要支柱。脊柱的椎管容纳并保护着脊髓。脊柱的病变主要表现为局部疼痛、姿势或形态异常以及活动度受限等。脊柱检查时按照视诊、触诊、叩诊的顺序进行，了解其弯曲度、活动度、有无畸形、压痛及叩击痛等。

一、脊柱弯曲度与活动度

（一）脊柱弯曲度

1. 脊柱弯曲度的检查方法　检查时被检者脱去上衣，取直立位或坐位，上身保持直立，双手自然下垂。先从侧面观察脊柱有无过度的前凸与后凸，再从后面观察脊柱有无侧弯。观察脊柱有无侧弯时，检查者用食指、中指或拇指沿脊柱棘突以适当的压力自上而下划压，划压后皮肤出现一条红色充血痕，观察充血痕是否弯曲，以此判定脊柱有无侧弯。

2. 生理性弯曲　正常人脊柱有 4 个弯曲部位，似 "S" 形，称为生理性弯曲，即颈椎稍向前凸，胸椎稍向后凸，腰椎明显前凸，骶椎明显后凸；正常人脊柱从后面观察无侧弯。

3. 病理性弯曲

（1）脊柱前凸：脊柱过度向前凸出弯曲称为脊柱前凸（lordosis），多发生于腰椎，表现为腹部明显向前突出，臀部明显向后突出，常常是姿势代偿的结果。多见于妊娠晚期、腹腔巨大肿瘤、大量腹腔积液、髋关节结核及先天性髋关节脱位等。

（2）脊柱后凸：脊柱过度后弯称为脊柱后凸（kyphosis），多发生于胸椎，又称为驼背（gibbus）。

1）佝偻病：多见于儿童，表现为坐位时胸段呈明显均匀性后凸，仰卧位时后凸可消失。

2）脊柱结核：多见于青少年，病变常累及下段胸椎及腰椎。由于椎体破坏、压缩，棘突明显后凸，形成成角畸形，常伴有其他脏器结核病变。

3）强直性脊柱炎*：多见于成人，表现为脊柱胸段呈弧形后凸，常伴有脊柱强直性固定，仰卧位时也不能伸直。

4）脊柱退行性变：多见于老年人，由于骨质退行性变，椎间盘退行性萎缩，胸椎椎体被压缩，造成胸椎明显后凸。

强直性脊柱炎

5）其他：外伤导致脊椎压缩性骨折，造成脊柱后凸，可发生于任何年龄。青少年胸段下部均匀性后凸，常见于发育期姿势不良、脊椎骨软骨炎等。

（3）脊柱侧弯：脊柱离开后正中线向两侧偏曲称为脊柱侧弯（scoliosis）。按性质分为姿势性侧弯和器质性侧弯。

1）姿势性侧弯（posture scoliosis）：一般无脊柱结构的异常，其特点为早期脊柱的弯曲度多不固定，改变体位（如平卧位或向前弯腰）可使侧弯得以纠正。常见于儿童发育期坐立姿势不良、下肢长短不一、椎间盘突出症、脊髓灰质炎后遗症等。

腰椎间盘突出症

2）器质性侧弯（organic scoliosis）：脊柱结构有器质性改变，改变体位不能使侧弯得以纠正。腰段脊柱侧弯常见于腰椎间盘突出症*、腰部外伤、一侧腰肌瘫痪等；胸段脊柱侧弯常见于脊柱损伤、佝偻病、肺纤维化、胸膜肥厚或粘连等；颈段脊柱侧弯常见于先天性斜颈、颈椎病或单侧颈肌麻痹等。

（二）脊柱活动度

1. 脊柱活动度的检查方法　脊柱活动度检查时，嘱被检者放松肌肉做脊柱运动，以观察脊柱的活动情况。检查颈段活动度时，被检者上身保持直立位，检查者用手固定被检者的双肩。检查腰段活动度时，被检者取立位，髋、膝关节伸直，检查者双手固定被检者骨盆。最大限度做前屈、后伸、侧弯、旋转等动作。必要时也可检查胸段活动。注意：若被检者有外伤性脊柱骨折或关节脱位时，应避免脊柱活动，以防损伤脊髓。

2. 脊柱的正常活动度　正常脊柱各部的活动范围明显不同。颈段和腰段活动范围最大，胸段活动范围较小，骶、尾椎几乎不能活动。正常人各段活动范围参考值见表 3-8-1。

表 3-8-1　脊柱颈、胸、腰段活动范围参考值

脊柱部位	前屈	后伸	侧弯（左右）	旋转度（一侧）
颈段	35°～45°	35°～45°	45°	60°～80°
胸段	30°	20°	20°	35°
腰段	75°～90°	30°	20°～35°	30°

注：受年龄、运动训练以及脊柱结构差异等因素的影响，脊柱活动范围有较大的个体差异

3. 脊柱活动受限　可见于：

（1）肌肉、软组织炎症、损伤：多见于颈、腰肌肌纤维炎症，颈、腰部韧带劳损等。

（2）脊椎骨折或关节脱位：多见于脊柱外伤，检查时应注意询问病史，特别是外伤史，观察局部是否有肿胀、变形，避免脊柱活动。

（3）骨质退行性变：多见于颈、腰椎增生性关节炎。

（4）骨质破坏：多见于脊椎结核或肿瘤细胞浸润（骨转移）。

（5）椎间盘突出：多发生于腰椎，可使腰椎各个方向运动均受限制。

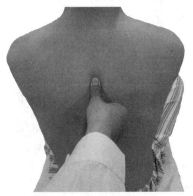
图 3-8-1　脊柱压痛检查法

二、脊柱压痛与叩击痛

（一）脊柱压痛

1. 脊柱压痛的检查方法　被检者取端坐位，身体稍向前倾，检查者以右手拇指从枕骨粗隆开始自上而下逐个按压被检者脊椎棘突（图 3-8-1）及椎旁肌肉，了解是否有压痛。

2. 脊柱压痛的临床意义　正常人脊柱棘突及椎旁肌肉均无压痛。检查者在按压脊椎棘突及椎旁肌肉时如被检者感觉疼痛，称为脊柱压痛或椎旁肌肉压痛。脊

柱压痛常见于脊椎结核、脊椎骨折、棘间韧带损伤及椎间盘突出症等；椎旁肌肉压痛常见于腰背肌劳损或肌纤维炎等。

（二）脊柱叩击痛

1. 脊柱叩击痛检查方法

（1）直接叩击法：被检者取端坐位，检查者用右手手指或叩诊锤直接叩击各个椎体棘突（图3-8-2），了解被检者有无疼痛。脊柱胸、腰段检查多用此方法。颈椎位置深，一般不用此法检查。

（2）间接叩击法：被检者取端坐位，头部直立，检查者将左手掌掌面向下置于被检者头顶，右手半握拳以小鱼际肌部叩击左手手背（图3-8-3），了解被检者有无疼痛。

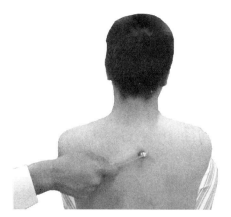 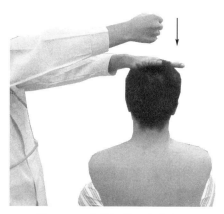

图 3-8-2　脊柱直接叩击痛检查法　　　　　图 3-8-3　脊柱间接叩击痛检查法

2. 脊柱叩击痛临床意义　正常人脊柱无叩击痛。叩击痛出现部位往往是病变所在部位，常见于脊柱结核、脊椎骨折、椎间盘突出症等。颈椎病或颈椎间盘突出症患者，间接叩击法检查时还可出现上肢的放射性疼痛。

三、脊柱检查的几种特殊试验

（一）颈椎特殊试验

1. Jackson 压头试验　被检者取端坐位，头部保持直立，检查者双手重叠放于被检者头顶部，向下加压，如被检者出现颈痛或上肢放射痛为阳性。多见于颈椎病及颈椎间盘突出症。

2. 颈静脉加压试验　又称压颈试验或 Naffziger 试验。被检者仰卧位，检查者以双手手指按压被检者两侧颈静脉，根性颈椎病时，因脑脊液回流不畅，蛛网膜下腔压力增高，被检者颈部及上肢出现疼痛加重。下肢坐骨神经痛患者颈部静脉加压时出现下肢症状加重，提示患者坐骨神经痛源于腰椎管内病变，即根性疼痛。

3. 前屈旋颈试验　即 Fenz 征。嘱被检者头颈部前屈，向左、右旋转，如果被检者感觉颈椎处疼痛，为阳性，多见于颈椎小关节的退行性改变。

4. 旋颈试验　被检者取坐位，头略后仰，向左、右作旋颈动作。如被检者出现头昏、头痛、视力模糊等症状，头部停止转动，症状消失，提示椎动脉型颈椎病。其机制为转动头部时椎动脉受到扭曲，加重了椎-基底动脉供血不足；头部停止转动，椎-基底动脉供血不足减轻，症状消失。

（二）腰骶椎特殊试验

1. 摇摆试验 被检者仰卧位，屈膝、屈髋后双手抱于膝前，检查者手扶被检者双膝左右摇摆，如被检者腰部疼痛为阳性。多见于腰骶部病变。

2. 拾物试验 让被检者拾起置于地上的物品。正常人可双膝伸直，腰部自然弯曲，俯身将物品拾起。如被检者先以一手扶膝蹲下，腰部挺直地拾起物品，称为拾物试验阳性。多见于腰椎病变如腰椎间盘突出症、腰肌外伤及炎症等。

第二节　四肢与关节检查

四肢和关节的检查以视诊和触诊为主，两者互相配合，特殊情况需配合叩诊和听诊。四肢检查时，被检者应充分暴露受检部位，双侧对比检查。上肢检查由远端至近端，下肢检查由近端至远端，先检查双侧肢体的形态、位置、软组织状态等，然后检查各关节形态、活动度及有无压痛等。

一、肢体长度与周径

（一）上肢长度及周径

1. 检查方法 测量法（软尺测量）：上肢总长度：肩峰至桡骨茎突或中指指尖的距离。上臂长度：肩峰至尺骨鹰嘴的距离。前臂长度：尺骨鹰嘴至尺骨茎突的距离或肱骨外上髁至桡骨茎突的距离。上肢周径多在双侧对称部位肌腹进行测量。

2. 临床意义 正常人双上肢等长。双上肢周径大致相同，双侧差别<0.5cm。双上肢长度不一，常见于关节脱位，骨折重叠和先天性短肢畸形等，如肱骨颈骨折时，患侧短于健侧；肩关节脱位时，患侧上臂长于健侧。双上肢周径差别≥0.5cm，常见于局部性水肿、肌萎缩等。

（二）下肢长度及周径

1. 检查方法 测量法（软尺测量）：下肢总长度：髂前上棘至内踝下缘的距离。大腿长度：髂前上棘至髌骨上缘或膝关节内外侧间隙的距离。小腿长度：胫骨内髁上缘至内踝距离或膝关节外侧间隙至外踝距离。下肢周径取双侧下肢对称肌腹部位测量。

2. 临床意义 正常人双下肢等长，双下肢周径大致相同。一侧下肢缩短常见于先天性短肢畸形，骨折或关节脱位。双侧下肢周径不对称，多见于局部性水肿、肌萎缩等。

二、肢体及关节的形态异常

1. 手 正常人双手对称，关节无肿胀、无异常隆起。常见形态异常如下：

（1）匙状甲：又称反甲，表现为指甲中部凹陷，边缘翘起，变薄，表面粗糙有条纹，类似匙状，故称为匙状甲（koilonychia）。常因组织缺铁和某些氨基酸代谢障碍所致，多见于缺铁性贫血，偶见于风湿热。

（2）杵状指（趾）：手指或足趾远端指（趾）呈杵状增大称为杵状指（acropachy）（趾）或鼓槌指（趾）。表现为末端指节明显增宽、增厚（图3-8-4），指甲从根部到末端呈弧形隆起，指端背面皮肤与指甲构成的基底角≥180°。发生原因尚未十分清楚，一般认为，其发生与肢端慢性缺氧、代谢障碍及中毒性损害等有关。这些因素可使肺及肝破坏还原型铁蛋白的能力减弱，加之缺氧使末梢毛细血管增生、扩张，血流丰富，导致末端肢体软组织增生膨大。常见于：①呼吸系统疾病：慢性肺脓肿、支气管扩张、支气管肺癌等；②心血管系统疾病：发绀型先天性心脏病，亚急性感染性心内膜炎等；③营养障碍性疾病：肝硬化、Crohn病、溃疡性结肠炎等。

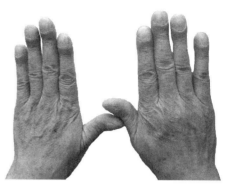

图3-8-4　杵状指

（3）指关节变形

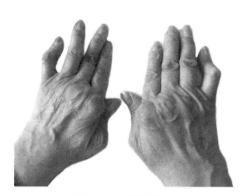

图3-8-5　梭形关节

1）梭形关节：双侧近端指间关节对称性增生、肿胀，呈梭形畸形，称为梭形关节（fusiform articulus）。是最常见的指关节变形。早期局部红肿、疼痛，晚期关节明显强直、活动受限，手指及手腕向尺侧偏斜。多见于类风湿性关节炎（图3-8-5）。

2）爪形手：手指关节呈鸟爪样变形，故称为爪形手（claw hand）。常见于进行性肌萎缩、脊髓空洞症等。第4、5指爪形手见于尺神经损伤。

2. 腕关节　正常人双侧腕关节对称，无肿胀；腕关节的炎症，腕部神经、血管、肌腱及骨骼的损伤，或先天性因素均可引起腕关节形态异常。常见的异常改变有：

（1）局部肿胀与隆起：腕关节背面和掌面结节性隆起、压痛，多见于关节结核、类风湿关节炎等，系病变引起腱鞘、滑膜炎症所致。腕关节背面或桡侧圆形无痛隆起，质坚韧，可向肌腱的垂直方向推移，多见于腱鞘囊肿。鼻咽窝压痛多见于舟骨骨折。

colles骨折

（2）腕垂症：常见于桡神经损伤。

（3）猿掌：常见于正中神经损伤。

（4）餐叉样畸形：常见于colles骨折*。

3. 肘关节　正常人双侧肘关节对称，无肿胀；肱动脉搏动正常。常见病变如下：

携物角＞15°为肘外翻；携物角减小，甚至呈负角为肘内翻。肘关节外形改变常见于肘部骨折、肘关节脱位。如髁上骨折时，可见肘窝上方突出；肘关节后脱位、肱骨外上髁骨折及尺骨鹰嘴骨折时，Hüter氏线（肘关节伸时肱骨内、外上髁及尺骨鹰嘴形成的连线）及Hüter氏三角（屈肘时肱骨内、外上髁及尺骨鹰嘴形成的三角）解剖关系改变；桡骨头脱位时，肘窝外下方向桡侧突出；肘关节肿胀常见于肘关节积液和滑膜增生。

4. 肩关节　正常人双侧肩呈弧形、双侧对称，无肿胀。常见病变如下：

肩关节弧形轮廓消失，肩峰突出，呈"方肩"，常见于肩关节脱位或三角肌萎缩；双侧肩关节一高一低，颈短耸肩，常见于先天性肩胛高耸症、脊柱侧弯；肩部突出畸形如戴肩章状，常见于外伤性肩锁关节脱位。

5. 髋关节 正常成人臀部双侧对称，臀肌丰满，双侧髋关节对称；仰卧位，腰部放松，腰椎放平贴于床面，双下肢可伸直并拢；髋关节无压痛及波动感。常见病变如下：

（1）臀部外形异常：臀部皱褶不对称，常见于一侧髋关节脱位。臀肌萎缩时，病变侧臀肌不丰满。腹股沟韧带中点后下 1cm，再向外 1cm 处硬韧饱满，常见于髋关节前脱位；若该处空虚，可能为髋关节后脱位。若触及波动感，见于髋关节积液。

（2）髋关节畸形：髋关节畸形多见于髋关节脱位、股骨干及股骨颈骨折等。常见的髋关节畸形有：①内收畸形：仰卧位，腰部放松，腰椎放平贴于床面时，被检者一侧下肢超越躯干中线向对侧偏移，而且不能外展，称为内收畸形。②外展畸形：仰卧位，腰部放松，腰椎放平贴于床面时，被检者下肢离开中线，向外侧偏移，不能内收，称为外展畸形。③内旋（外旋）畸形：仰卧位，腰部放松，腰椎放平贴于床面时，正常髌骨及拇趾指向上方，如果向内侧（外侧）偏斜，称为髋关节内旋（外旋）畸形。

6. 膝关节 正常成人双侧膝关节对称、无肿胀；双脚并拢直立时，双侧膝关节及双侧内踝均能并拢；无肿块、压痛及摩擦感。常见病变如下：

（1）膝外翻、膝内翻：被检者双脚并拢直立时，当双侧膝关节并拢时，如双侧内踝分离，称为膝外翻（genu valgum）又称"X 形腿"（图 3-8-6）；当双侧内踝并拢时，如双侧膝关节分离，称为膝内翻（genu varum）又称"O 形腿"（图 3-8-7）。多见于佝偻病及大骨节病。

（2）膝关节肿胀：髌骨上方明显隆起，多见于髌上囊积液；膝关节呈梭形膨大，常见于膝关节结核；关节间隙附近有突出物，常为半月板囊肿。膝关节匀称性肿胀，膝关节屈曲 90°时，髌韧带两侧的凹陷（膝眼）消失，见于膝关节积液；当关节腔积液超过 50ml 时，触诊浮髌试验（floating patella test）（图 3-8-8）阳性，常见于风湿性关节炎、结核性关节炎等。浮髌试验的检查方法为：被检者取仰卧位，下肢伸直放松，检查者左手拇指和其余四指分开分别固定髌骨上极两侧，并加压压迫髌上囊，使关节液集中于髌骨底面，右手食指垂直向后按压髌骨并迅速松开，按压时髌骨与关节面有碰触感，松手时髌骨浮起，即为浮髌试验阳性。

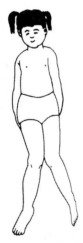
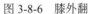
图 3-8-6 膝外翻

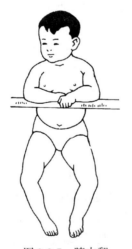
图 3-8-7 膝内翻

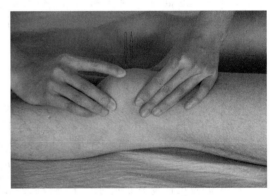
图 3-8-8 浮髌试验

7. 踝关节与足 正常成人双侧踝关节与双足对称、无肿胀及压痛；直立时足掌前部及足趾与足跟部平稳着地，足底中部内侧稍微离地，约可插入一个手指；足背动脉搏动正常。常见病变如下：

（1）扁平足（flat foot）：又称平跖外翻足，患者站立、行走时，足弓塌陷，足跟外翻，伴疼痛或容易疲乏。多见于先天性或姿势性因素导致患者足弓低平或消失。

（2）弓形足（clawfoot）：足纵弓高起，横弓下陷，足背隆起，足趾分开。

（3）马蹄足：踝关节跖屈，前半足着地，常因跟腱挛缩或腓总神经麻痹引起。

（4）足内翻（strephenopodia）、足外翻（strephexopodia）：正常人膝关节固定时，足掌可向内、外翻 35°，若足掌部活动受限，呈固定性内翻、内收畸形，称为足内翻。若足掌部呈固定性外翻、外展畸形，称为足外翻。常见于先天畸形、小儿麻痹后遗症等。

8. 肢端肥大　表现为肢体末端异常粗大，系垂体嗜酸性细胞肿瘤或增生所致的生长激素分泌过多，使软组织、骨骼、韧带增生、肥大。见于肢端肥大症及巨人症。

9. 肌萎缩　是指肢体肌肉体积缩小、触之松软无力。多为神经营养因素引起，常见于脊髓灰质炎、周围神经损害；也可为肌炎和长期肢体废用所致。

10. 下肢静脉曲张（varix of lower limb）　多为下肢浅静脉瓣膜功能不全或下肢浅静脉血液回流受阻所致，多见于小腿，其特点为小腿浅静脉如蚯蚓状怒张、弯曲、立位加重、卧位或抬高下肢可减轻，严重者伴小腿肿胀，局部皮肤呈暗紫色或有色素沉着，甚至形成溃疡，经久不愈。常见于长期从事站立性工作者或血栓性静脉炎患者。

11. 水肿　单侧肢体水肿多因静脉血或淋巴液回流受阻所致，静脉回流受阻多见于血栓性静脉炎、肿瘤压迫。淋巴回流受阻多见于丝虫病，由于丝虫病导致淋巴管长期阻塞，使淋巴管扩张、破裂，淋巴液外溢致纤维组织大量增生，下肢增粗，皮肤增厚、粗糙，按压无凹陷，称为象皮肿（elephantiasis）。

12. 痛风性关节炎　痛风性关节炎急性期表现为受累关节红、肿、热、痛和功能障碍，最多见于单侧拇趾及第一跖趾关节。痛风性关节炎慢性期常多关节受累，最常累及手指末节及跖趾关节，其次为踝、腕、肘、膝关节等，表现为关节僵硬、肥大或畸形，常在远端关节有痛风石，严重时患处皮肤发亮、菲薄，破溃后有白色豆腐渣样物排出，甚至形成瘘管，经久不愈。

三、肢体压痛及运动功能检查

（一）肢体压痛

肢体压痛常见于骨折、关节脱位、软组织损伤、炎症等，压痛最明显的部位往往是病变所在的部位。如内外踝骨折，跟骨骨折，韧带损伤局部均可出现压痛；肱骨大结节压痛多见于冈上肌腱损伤；肱骨结节间压痛见于肱二头肌长头腱鞘炎等。

（二）肢体运动功能检查

肢体的运动功能是在神经的协调下，由肌肉、肌腱带动关节活动来完成的，其中任何一个环节受损害都会引起运动功能障碍。某一关节运动功能障碍多见于各种原因引起的关节骨折、炎症、关节脱位或韧带损伤、关节强直或挛缩等；肢体某肌群运动障碍常见于周围神经损伤、脊髓灰质炎；半侧肢体运动障碍者，多见于中枢神经系统病变。

1. 关节活动检查法　让被检者做肢体各关节各方向的主动运动（被检者用自己的力量活动）和被动运动（检查者用外力使被检者的关节活动），观察其活动范围及有无疼痛。做肩关节的被动运动时，检查者要固定被检者的肩胛骨；做髋关节的被动运动时，检查者要固定被检者的骨盆。肩关节与髋关节运动功能的检查法见表 3-8-2。

表 3-8-2 肩关节、肘关节和髋关节关节活动检查法

检查内容		检查方法
肘关节		被检者双上臂下垂为中立位，做前屈、后伸
		被检者前臂向前伸直，拇指向上为中立位，手背向上转动为旋前，手背向下转动为旋后
肩关节		被检者双上臂下垂为中立位，做前屈、后伸、内收、外展
		被检者双上臂向前伸直，手肘部分弯曲为中立位，做肩关节的旋转
髋关节	屈曲	被检者仰卧，检查者一手按压髂嵴，另一手将屈曲膝关节推向前胸
	后伸	被检者俯卧，检查者一手按压臀部，另一手握小腿下端，屈膝90°后上提
	外展	被检者仰卧，双下肢伸直，固定骨盆，嘱其一侧下肢自中立位外展
	内收	被检者仰卧，双下肢伸直，固定骨盆，嘱其一侧下肢自中立位向对侧下肢前面交叉内收
	旋转	被检者仰卧，双下肢伸直，髌骨及足尖向上，检查者双手置于被检者大腿下部和膝部，旋转大腿

正常成人肢体各关节的活动方向及范围见表 3-8-3。

表 3-8-3 正常成人肢体各关节运动范围

	掌屈	背伸	内收（桡侧）	外展（尺侧）	旋转
指间关节	90°		可横越手掌		
远端指间关节	60°~90°				
近端指间关节	90°				
拇指掌拇关节	20°~50°		可并拢桡侧食指	40°	
掌指关节	60°~90°				
腕关节	50°~60°	30°~60°	25°~30°	30°~40°	
肘关节	135°~150°	10°			旋前 80°~90° 旋后 80°~90°
肩关节	90°	35°	45°	90°	45°
髋关节	130°~140°	15°~30°	20°~30°	30°~45°	45°
膝关节	120°~150°	5°~10°			内旋 10° 外旋 20°
踝关节	40°~50°	20°~30°			
跟距关节					内翻 30° 外翻 30°
跖趾关节	30°~40°	45°			

2. 关节活动异常 关节活动异常多见于相应部位骨折、炎症、肿瘤、关节脱位、退行性变，及肌腱、软组织损伤等。肩关节活动异常，常见于肩关节炎、肱骨骨折、锁骨骨折等。搭肩试验（Dugas test）阳性（嘱被检者用一侧手掌平放于对侧肩关节前方，如不能搭上，前臂不能自然贴紧胸壁为阳性），见于肩肱关节脱位或肩锁关节脱位。肩关节向各方向的活动均受限，称冻结肩，常见于肩关节周围炎。髋关节活动异常主要表现为异常步态，常见于髋关节结核、脊髓灰质炎后遗症、髋关节脱位等。

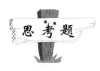

〔参考答案见二维码〕

1. 脊柱叩击痛的检查方法有哪些?
2. 杵状指（趾）常见于哪些疾病?
3. 浮髌试验的检查方法及其阳性的临床意义。

（李　潇）

参考答案

第九章 神经系统检查

神经系统主要包括大脑、脑干、小脑、脊髓及周围神经等。神经系统检查包括脑神经、感觉功能、运动功能、神经反射和自主神经检查等，用于了解神经系统有无损害、受损部位、范围、性质及程度等。神经系统检查要求准确性较高，检查时需要患者的密切配合。必备的检查工具有叩诊锤、棉签、大头针、手电筒、音叉、双规仪、检眼镜等。

第一节 脑神经检查

脑神经（cranial nerve）共 12 对，分别自前脑（Ⅰ、Ⅱ）和脑干（Ⅲ-Ⅻ）发出，主要支配头面部器官运动、感觉、特殊感觉（嗅觉、视觉、味觉、听觉和平衡觉）和参与内脏功能控制。其中第Ⅰ、Ⅱ、Ⅷ为感觉神经，Ⅲ、Ⅳ、Ⅵ、Ⅺ、Ⅻ为运动神经，Ⅴ、Ⅶ、Ⅸ、Ⅹ为混合神经，Ⅲ、Ⅳ、Ⅸ、Ⅹ含副交感神经纤维。除Ⅻ脑神经核和Ⅶ脑神经核的下部外，所有脑神经核的中枢支配均是双侧。

（一）嗅神经

临床实践中，嗅神经很少被测试。对嗅神经的测试通常用于具有特殊主诉的患者，而不作为常规性检查。

1. 嗅神经的解剖和传导通路 嗅神经是由嗅黏膜、嗅球、嗅束、嗅中枢共同构成，为特殊的内脏感觉神经，始于鼻腔的嗅黏膜，嗅黏膜中双极嗅神经元的中枢突以 15~20 条嗅丝聚集构成嗅神经，穿过筛骨的筛板和硬脑膜，经额叶底部的嗅球、嗅束，终止于嗅中枢，即颞叶钩回、海马回及杏仁核。嗅觉的皮质感觉通路为双侧支配。

2. 嗅神经的生理功能 嗅神经传导气味刺激所产生的嗅觉冲动。

3. 嗅神经的检查方法 嗅觉的灵敏度可通过问诊了解。检查前应先观察鼻腔是否通畅，以排除局部病变。嘱被检者闭目，并用手指压住一侧鼻孔，将含有气味但无刺激性的物品如香烟、茶叶或香皂等放在鼻孔前方试之，让被检者说出所嗅到的气味。同法检查对侧。嗅觉正常时可明确分辨出测试物品的气味。

4. 嗅神经受损的临床意义 嗅觉传导通路的任何部位都可以出现病理损伤。但最常发生的部位是在嗅觉感受器、嗅丝以及中枢传导通路。

（1）嗅觉感受器：多见于局部鼻病变，如慢性鼻炎、鼻窦炎和鼻息肉。暂时的嗅觉丧失最常发生在普通感冒和过敏性鼻炎，这是因为肿胀和充血的鼻黏膜阻断了嗅觉刺激进入嗅感受器细胞。双侧嗅觉减退或缺失也可为帕金森病和阿尔茨海默病常见的早期特征，常出现于运动和认知症状出现之前，亦可见于抑郁症患者。嗅觉感受器也可因为长期吸烟、单纯疱疹病毒感染、流感以及病毒性肝炎等疾病受到侵害而出现嗅觉丧失。

（2）嗅丝：任何对头部的撞击都可能会引起脑组织的移动而导致撕断纤细的嗅丝，由于嗅丝穿过筛板，其撕断后可出现永久的单侧或双侧嗅觉丧失，该症状常发生在筛骨筛板的骨折。

（3）嗅觉中枢传导通路：嗅球可因颅脑损伤而受到挫伤或撕裂，嗅球和嗅束可因嗅沟脑膜瘤、大脑前动脉瘤或前交通动脉瘤以及额叶肿瘤浸润而受损伤。上述病变所致的对嗅球、嗅束的挤压伤可以发生在单侧或双侧，均会引起嗅觉丧失。嗅觉中枢病变时不引起嗅觉丧失，但可引起幻嗅发作，见于颞叶肿瘤等，亦可见于颞叶癫痫的先兆期。

（4）嗅觉过敏：常见于癫痫的先兆、药物成瘾、癔症、焦虑症患者。

5. 注意事项

（1）避免使用刺激性物质，如氨水、醋酸、酒精、薄荷等，以免刺激鼻黏膜的游离神经末梢。

（2）两侧鼻孔必须分开检查，通常先左后右。

（3）感冒、鼻腔炎症或阻塞时，该检查意义不大。

（二）视神经

1. 视神经的解剖和传导通路　视神经为特殊的躯体感觉神经，是由视网膜节细胞的轴突聚集而成。视神经经视神经孔进入颅中窝，在蝶鞍上方形成视交叉，来自视网膜鼻侧的纤维交叉至对侧，来自颞侧的纤维不交叉，视交叉后形成视束，终止于外侧膝状体。在外侧膝状体换神经元后再发出纤维，经内囊后肢后部形成视放射而终止于枕叶视皮质中枢。视觉通路的构成意味着不同部位的病变可引起不同类型的视野缺损。

2. 视神经的功能　视神经传导视觉冲动。

3. 视神经的检查方法　视神经检查包括视野、眼底和视力检查，详见本篇第三章第二节。

4. 视野缺损的临床意义　病变发生在视觉传导通路的不同部位引起不同的视野缺损。如果视野的相同部位在两眼被累及，导致的视野缺损称为同向性偏盲。常见的视野缺损有：

（1）损伤发生于视交叉之前：眼球、视网膜或视神经任意部位的光线传导装置受损可致患侧眼球视野全盲，见于视神经炎和球后视神经炎。

（2）损伤发生于视交叉：损伤发生在视交叉通常引起双眼视觉丧失，但要依其受累的神经纤维而定。

1）视交叉中部：双颞侧偏盲，见于垂体瘤、颅咽管瘤、脑膜瘤、第三脑室肿瘤等。

2）视交叉外侧：单眼鼻侧偏盲，见于动脉硬化的海绵窦内颈动脉的异常膨大压迫至视交叉外侧，引起同眼鼻侧视野缺失。

（3）损伤发生于视交叉之后：损伤发生在视束、外侧膝状体、视辐射或视皮质时可致双眼病灶对侧视野缺失（同向性偏盲）。

1）视束：同向性偏盲，见于垂体肿瘤、颅咽管瘤、脑膜瘤、颈内动脉或后交通动脉的动脉瘤等。

2）视放射全部：同向性偏盲，见于肿瘤或血管病变。

3）视放射下部（颞叶）：同向性上象限盲，最常由肿瘤引起。

4）视放射上部（顶叶）：同向性下象限盲，由顶叶前部病变引起，常同时破坏颞叶视放射，造成完全的同向偏盲。

5）枕叶皮质（视中枢）：同向性偏盲，黄斑回避，瞳孔对光反射正常，见于血管病变或小脑幕脑膜瘤等。

5. 注意事项

（1）视力、视野、眼底检查须两眼分别测定，通常先左后右。

（2）视野检查时，应避免用余光注视试标。

（3）手试视野的判定结果是检查者与患者比较。

（三）动眼神经、滑车神经及展神经

动眼神经、滑车神经、展神经共同管理眼球运动，故合称眼球运动神经。脑桥的侧视中枢和联系动眼神经、滑车神经（位于中脑）以及展神经（位于脑桥）的内侧纵束是管理眼球运动的重要结构。

1. 眼球运动神经的解剖和传导通路 动眼神经核分运动核和自主神经核两部分。运动核位于中脑导水管周围的灰质前方；自主神经核即埃-魏（E-W）核位于中脑导水管周围的灰质中；正中核位于两侧 E-W 核之间。由动眼神经核发出的纤维向腹侧经过红核组成动眼神经，由大脑脚间窝出脑，在大脑后动脉与小脑上动脉之间穿过，向前与后交通动脉平行，穿过海绵窦之侧壁经眶上裂入眶，分布于上睑提肌、上直肌、下直肌、内直肌、下斜肌。由 E-W 核发出的副交感神经纤维离开动眼神经加入睫状神经节，发出节后纤维支配瞳孔括约肌和睫状肌，司瞳孔缩小及晶体变厚而视近物。正中核发出的副交感神经纤维至两眼内直肌，参与聚合反射。滑车神经起自中脑动眼神经核下端的滑车神经核，其纤维在顶盖与前髓帆交界处交叉至对侧经下丘下方出脑后，先绕大脑脚至脚底，再穿入海绵窦外侧壁与动眼神经伴行，经眶上裂入眶后分布于上斜肌。展神经起自脑桥的展神经核。展神经从桥延沟内侧部出脑后，向前上方走行，最后在斜坡前通过硬脑膜下间隙进入海绵窦，在颅底经较长的行程后，由眶上裂入眶，支配外直肌。

2. 眼球运动神经的功能

（1）动眼神经支配上直肌、下直肌、内直肌、下斜肌。内直肌是将眼球向鼻侧内转；下直肌是将眼球向下转以及外旋；上直肌是将眼球上转和内旋；下斜肌是将眼球上、外转以及外旋；同时还支配上睑提肌、瞳孔括约肌和睫状肌。

（2）滑车神经支配上斜肌，将眼球下、外转以及内旋。

（3）展神经支配外直肌，将眼球向颞侧外转。

3. 眼球运动神经的检查方法

（1）观察眼球，注意双侧眼裂的大小，有无眼睑下垂，眼球突出或凹陷，眼球有无斜视、同向偏斜。

（2）检查眼球运动，方法详见本篇第三章第二节。

（3）检查瞳孔，注意两侧瞳孔的大小和形状，检查瞳孔对光反射及调节反射、聚合反射，方法详见本篇第三章第二节。

4. 眼球运动神经受损的临床意义 眼球运动神经（动眼神经、滑车神经、展神经）从其在中脑和脑桥的神经核发出的动眼神经所支配的肌肉部分均可受到损伤。

（1）眼肌麻痹：根据受损部位不同，眼肌麻痹分为周围性、核性、核间性及核上性四种临床类型。

1）周围性眼肌麻痹：①动眼神经麻痹：完全受损时出现全眼肌麻痹，表现为上睑下垂，眼球向上、内、下活动受限（眼球处于外下斜位），瞳孔散大，光反射及调节反射消失，伴有复视。见于中脑病变、颅底后交通动脉瘤、基底动脉上端动脉瘤、颅底转移瘤、海绵窦血栓、脑膜炎及眶上裂综合征等。②滑车神经麻痹：表现为眼球向外下方活动减弱，下视时出现复视。滑车神经单独受损少见，多与动眼神经麻痹共存。多见于颅底蛛网膜炎。③展神经麻痹：眼球向外活动不能，内斜视，伴有复视。见于脑桥病变、鼻咽癌颅底转移、颅内压增高等。

2）核性眼肌麻痹：是指脑干病变（血管病、炎症、肿瘤）使眼球运动神经核（动眼、滑车、展神经核）受损所引起的眼肌麻痹。多伴有脑干内临近结构的损害症状，眼肌麻痹的程度往往是不完全的或选择性损害个别眼肌功能，常累及双侧。

3）核间性眼肌麻痹：①前核间性眼肌麻痹：表现为患眼不能内收，对侧眼球外展时伴有眼震，聚合反射正常；②后核间性眼肌麻痹：表现为两眼同侧注视时，患眼不能外展，对侧眼球内收正常；刺激前庭患侧可出现正常外展动作，聚合反射正常；③一个半综合征：表现为患侧眼球水平注视时既不能内收又不能外展；对侧眼球水平注视时不能内收，可以外展但有水平眼震。多见于脑干腔隙性脑梗死和多发性硬化。

4）核上性眼肌麻痹：当眼球水平运动皮质中枢病变时产生凝视麻痹，破坏性病变（如脑出血）双眼向病灶侧偏视，刺激性病变（如癫痫）双眼向病灶对侧偏视。脑桥的侧视中枢的破坏性病变时引起双眼向病灶对侧偏视。

（2）瞳孔调节障碍：瞳孔的大小是由动眼神经的副交感神经纤维（支配瞳孔括约肌）和颈上交感神经节发出的节后神经纤维（支配瞳孔散大肌）共同调节的。当动眼神经的副交感神经纤维损伤时，出现瞳孔散大，而交感神经纤维损伤时出现瞳孔缩小。在普通光线下瞳孔的直径约 2～5mm，一般认为瞳孔直径小于 2mm 为瞳孔缩小，大于 5mm 为瞳孔散大。

1）瞳孔缩小：一侧瞳孔缩小多见于霍纳（Horner）综合征，表现为病变侧瞳孔缩小、眼球内陷、眼裂变小、面部少汗。霍纳综合征是由于颈上交感神经径路损害所致。如果损害双侧交感神经的中枢径路，则出现双侧瞳孔缩小，见于脑桥出血、脑室出血压迫脑干、镇静安眠药中毒等。

2）瞳孔散大：瞳孔散大见于动眼神经麻痹。由于动眼神经的副交感神经纤维在神经的表面，所以当钩回疝时，可出现瞳孔散大而无眼外肌麻痹。

3）瞳孔对光反射消失：光线刺激瞳孔引起瞳孔缩小的反射称瞳孔对光反射。分为直接对光反射和间接对光反射。传导径路上任何一处损害均可引起瞳孔光反射丧失和瞳孔散大。

瞳孔对光反射的传导径路为：光线→视网膜→视神经→视束→内束（视束分出的小支）→顶盖前区神经核→两侧 E-W 核→动眼神经→睫状神经节→节后纤维→瞳孔括约肌。

4）聚合反射和调节反射：是指注视近物（目标物）时，由于双眼内直肌收缩，引起两眼会聚（聚合反射）及瞳孔缩小（调节反射）的反应。调节反射的会聚不能见于帕金森综合征、中脑病变等；调节反射的缩瞳反应丧失见于白喉（损害睫状神经节）。

聚合反射和调节反射传导通路：光线→视网膜→视神经→视交叉→外侧膝状体→枕叶距状裂皮质→额叶→皮质桥延束→动眼神经 E-W 核和正中核→动眼神经→瞳孔括约肌、睫状肌（调节反射）→双眼内直肌（聚合反射）。

5. 注意事项

（1）检查眼裂时应注意有无易疲劳性。

（2）瞳孔对光反射检查时，避免让被检者向电筒注视而产生调节反射。

（3）目标物距离眼睛过近或目标物移动过快均可影响眼球运动的检查结果。

（四）三叉神经

1. 三叉神经的解剖和传导通路　三叉神经感觉纤维起自三叉神经半月节，其节后的周围突构成三叉神经，分三个周围支，即眼神经、上颌神经、下颌神经，分布于头皮前部、面部皮肤及眼、鼻、口腔黏膜等；其中枢突终止于三叉神经感觉主核（司触觉、辨别觉）和三叉神经脊束核（司痛温觉）。再由感觉主核及脊束核的二级神经元发出纤维交叉至对侧组成三叉丘系，终止于丘脑腹后内侧核，发出的三级神经纤维经内囊，止于中央后回下 1/3 区。三叉神经运动纤维始于三叉神经运动核。其运动支随下颌神经经卵圆孔出颅，分布于所有咀嚼肌和鼓膜张肌等。三叉神经运动核受双侧皮质脑干束支配。

2. 三叉神经的功能 支配面部感觉和咀嚼运动。

3. 三叉神经的检查方法

（1）检查感觉功能时，用针、棉签以及盛有冷水、热水试管分别检查三叉神经分布区域内皮肤的痛觉、温度觉和触觉，两侧对比。观察有无感觉障碍，如果发现感觉缺失，需要确定其区域，从不正常区域向正常区域移动，区别为三叉神经周围性支配或中枢性节段性支配。

（2）检查运动功能时，先观察咬肌、颞肌有无萎缩，再用双手分别按在两侧该肌肉上，让被检者做咀嚼运动，注意有无肌张力与收缩力减弱，两侧是否相等。嘱被检者张口，以露齿时上下门齿的中缝线为标准，如下颌偏向一侧，指示该侧翼肌无力，这是因为健侧翼肌收缩，使下颌推向患侧所致。

（3）角膜反射：嘱被检者向内上方注视，以捻成细束的棉花轻触角膜外缘，正常可引起两侧迅速闭眼，同侧的称为直接角膜反射，对侧的称为间接角膜反射。角膜反射的反射弧和临床意义详见本章第四节。

（4）下颌反射：被检者轻轻张口，用叩诊锤叩击下颌中央的检查者的拇指，便引起下颌上提。此反射正常成人不易叩出，当双侧脑干以上的上运动神经元病变时，反射增强。

下颌反射弧：传入神经：三叉神经下颌支

反射中枢：三叉神经中脑核、三叉神经运动核

传出神经：三叉神经下颌支

4. 三叉神经受损的临床意义

（1）三叉神经周围性损伤：出现同侧面部感觉障碍，咀嚼肌瘫痪，张口下颌偏向患侧。眼支受损出现角膜反射消失及其分布区的感觉减弱、消失，严重的可出现神经麻痹性角膜炎、角膜溃疡；上颌支病变出现分布区的感觉障碍；下颌支病变除分布区感觉障碍外，伴有咀嚼肌瘫痪。

（2）三叉神经中枢性损伤：不同的三叉神经核性损伤出现不同的症状和体征。如感觉核损伤只出现感觉障碍；运动核损伤只出现运动障碍；三叉神经脊束核部分损伤，出现洋葱皮样分离性感觉障碍（痛温觉缺失而触觉存在）。

（3）三叉神经痛：三叉神经分布区的发作性的剧烈疼痛。多数原因不明，少数为继发性。

5. 注意事项

（1）三叉神经感觉检查时，应注意感觉障碍的分布情况，是节段性还是洋葱皮样分布。

（2）检查角膜反射时，应避免让被检者看到棉絮。

（3）检查角膜反射时，棉絮接触的是角膜而不是结膜。

（4）检查角膜反射时，棉絮移近太快，作为一种威胁刺激诱发眨眼。

（五）面神经

1. 面神经的解剖和传导通路 面神经的运动纤维发自位于脑桥下部的面神经运动核，其纤维绕过展神经核，与位听神经共同进入内耳孔。在面神经管中分出鼓索神经和镫骨神经，然后经茎乳孔

出颅，支配面部诸表情肌及颈阔肌等。支配上部面肌（额肌、皱眉肌及眼轮匝肌）的神经元受双侧皮质脑干束控制，支配下部面肌（颊肌、口轮匝肌）的神经元受对侧皮质脑干束控制。面神经的副交感纤维从脑桥上泌涎核发出，分布于舌下腺及颌下腺，司腺体的分泌。面神经的味觉纤维的周围突在面神经管内形成鼓索，参加到舌神经中，终止于舌前 2/3 味蕾，司舌前 2/3 味觉；中枢突止于孤束核。从孤束核发出纤维至丘脑，最后终止于中央后回。面神经有少量感觉纤维起自膝状神经节，与舌咽、迷走神经的同类纤维共同分布到外耳道和耳后皮肤。

2. 面神经的功能　面神经主要支配面部表情肌和分管舌前 2/3 味觉，舌下腺及颌下腺的腺体分泌，外耳道和耳后皮肤的感觉。

3. 面神经的检查方法

（1）面肌运动功能：观察额纹、眼裂、鼻唇沟及口角两侧是否对称；让被检者做皱额、皱眉、闭眼、露齿、鼓腮、吹口哨等动作，观察两侧运动是否相等。

（2）味觉：检查味觉时，嘱被检者伸舌，用棉签蘸少许不同味感的溶液（如醋、糖、食盐、奎宁溶液等），涂于一侧舌前 2/3 处，测试味觉，让被检者用手指出某个预定的符号（酸、甜、咸、苦），或让被检者写出所感觉的味道，但不能讲话和缩舌。每种味觉试完后应清水漱口，再试另一种；试完一侧后再试另一侧，两侧对比。

4. 面神经受损的临床意义　从皮质到周围支配器官的任何部位的损伤均可导致面神经麻痹，损伤分为中枢性面神经麻痹（上运动神经元损伤）和周围性面神经麻痹（下运动神经元损伤）两种。

（1）中枢性面神经麻痹：病变部位在面神经核以上，包括大脑皮质、皮质脑干束、内囊或脑桥等受损。临床表现为病变对侧颜面下部表情肌麻痹，如病变对侧鼻唇沟变浅、口角下垂；露齿时口角引向病变侧；不能吹口哨及鼓腮。常见于脑血管病、肿瘤或炎症等。

（2）周围性面神经麻痹：病变部位在核或核以下周围神经。临床表现为同侧上、下部面肌瘫痪、即患侧额纹变浅或消失、眼睑闭合障碍、鼻唇沟变浅、口角歪向健侧，不能吹口哨及鼓腮。

1）面神经核损害：除表现周围性面神经麻痹外，常伴有展神经麻痹和/或锥体束损害。如面神经交叉瘫。常见于脑干肿瘤及血管病。

2）膝状神经节病变：表现为耳后部剧烈疼痛，外耳道疱疹及周围性面神经麻痹，并可见泪腺和唾液腺分泌障碍，亦称亨特（Hunt）综合征。见于带状疱疹病毒感染。

3）面神经管内损害：常伴有舌前 2/3 的味觉障碍，如影响镫骨神经则有重听。见于 Bell 麻痹。

4）茎乳孔以外病变：只有周围性面神经麻痹。

面神经麻痹的定位诊断，首先要区别是周围性面神经麻痹，还是中枢性面神经麻痹。如为周围性面神经麻痹，还要区分是脑干内还是脑干外。这种明确的定位对疾病的定性诊断有重要价值。

5. 注意事项

（1）上睑下垂不是因为面神经支配的肌肉力弱所致。

（2）轻度面部不对称，没有力弱，属于正常。

（六）前庭蜗神经

1. 前庭蜗神经的解剖和传导通路　前庭蜗神经是特殊躯体感觉性神经，由两个功能不同的神经组成，即耳蜗神经及前庭神经。

（1）耳蜗神经：起自内耳螺旋神经节的双极神经元，周围突终止于内耳螺旋器的毛细胞，中枢突进入内耳道组成耳蜗神经，终止于脑桥的耳蜗神经核，交换神经元后，一部分纤维经斜方体至对侧，一部分纤维在同侧上行，形成外侧丘系，终止于下丘及内侧膝状体，再发出纤维经内囊后肢形成听辐射，终止于皮质听觉中枢（颞横回）。

（2）前庭神经：起源于内耳前庭神经节的双极细胞，其周围突穿过内耳道底终止于椭圆囊斑、球状囊斑和壶腹嵴中的毛细胞；中枢突组成前庭神经，止于脑桥的前庭神经核。一小部分纤维经过小脑下脚进入小脑，止于绒球及小结。由前庭神经外侧核发出的纤维构成前庭脊髓束，止于前角细胞。所有前庭神经核都通过内侧纵束与眼球运动神经核相连，可反射性调节眼球位置及颈肌活动。

2. 前庭蜗神经的功能 耳蜗神经传导听觉。前庭神经的主要功能是调节机体的平衡。

3. 前庭蜗神经的检查方法

（1）耳蜗神经检查：主要检查听力，用耳语、表音或音叉检查。用手掩住另一侧耳，声音由远而近，测其听到声音的距离，再同另一侧比较并和检查者比较。应用音叉试验，即用规定频率的音叉或电测设备进行一系列精确测试的方法，这是鉴别传导性耳聋和感音性耳聋的标准方法。常用方法为：①任内试验（Rinne test，RT）：又称气导、骨导比较试验。将振动的音叉（256 或 512Hz）柄部紧密放置于受试者一侧乳突部，受试者可听到振动的声响（骨导），当受试者表示声响消失时迅速将音叉移至该侧外耳道口 1cm 处（气导），如仍能听到声响，表示气导大于骨导，即任内试验（+）。正常为气导＞骨导，传导性耳聋时骨导＞气导，感音性耳聋时气导＞骨导，但两者时间均缩短。②韦伯试验（Weber test，WT）：又称双耳骨导比较试验或骨导偏向试验，即比较两侧耳骨导听力的强弱。将振动的音叉（256 或 512Hz）柄部放置于受试者颅中线前额处，正常人两侧耳骨导听力相等，骨导声响居中。传导性耳聋患者病侧声响较强，为韦伯试验（+）；感音性耳聋患者健侧声响较强，为韦伯试验（-）。

（2）前庭功能检查：检查平衡功能时，嘱被检者直立，两足并拢，两手向前平伸，观察被检者睁眼、闭眼时能否站稳。检查眼球震颤时，让被检者的头部保持正位不动，并注视在其眼前 33cm 远处做水平或垂直移动的手指，观察眼球有无震颤和震颤的方向。还可通过外耳道灌注冷、热水变温试验或旋转试验，观察有无前庭功能障碍所致的眼球震颤反应减弱或消失。

4. 前庭蜗神经受损的临床意义

（1）耳蜗神经功能受损：①传导性耳聋：由外耳道和中耳病变引起，如外耳道异物、耵聍、肿瘤等引起的外耳道阻塞，以及鼓膜穿孔、中耳炎等。②感音性耳聋：由耳蜗、前庭蜗神经和听觉中枢径路病变引起，如药物（链霉素、卡那霉素等）、重金属制剂等中毒，各种急性、慢性传染病引起的耳并发症，颅脑外伤、脑肿瘤等。

（2）前庭神经功能受损：出现眩晕、呕吐、平衡失调和眼球震颤等。前庭神经核及其联系纤维的病变均可出现前庭神经功能受损的表现，包括小脑、前庭神经核、内侧纵束、红核等。

5. 注意事项

（1）进行任内试验和韦伯试验时，可选择不同的音叉进行。

（2）进行前庭功能检查时，要注意防止被检者跌倒。

（七）舌咽神经和迷走神经

1. 舌咽神经和迷走神经的解剖和传导通路 舌咽神经核、迷走神经核均位于延髓。舌咽神经和迷走神经为混合神经，它们共享疑核和孤束核等。疑核发出的纤维随舌咽神经和迷走神经支配软腭、咽、喉和食管上部的横纹肌，舌咽神经和迷走神经的一般内脏感觉纤维的中枢突终止于孤束核，两者关系密切，常同时受损。

2. 舌咽神经和迷走神经的功能 舌咽神经支配舌后 1/3 味觉和一般感觉，软腭、咽部等处一般感觉，支配咽肌运动。迷走神经支配咽、喉部感觉与运动，以及内脏器官平滑肌运动。

3. 舌咽神经和迷走神经的检查方法

（1）张口：看悬雍垂是否居中，两侧软腭高度是否一致。

（2）发音：让被检者发"啊"音，注意有无声音嘶哑，两侧软腭上抬是否有力。

（3）吞咽：注意有无吞咽困难，饮水有无呛咳。

（4）咽反射：用压舌板轻触咽后壁，如引起恶心动作，提示咽反射正常。

咽反射弧：传入神经：舌咽神经

反射中枢：延髓孤束核、疑核

传出神经：舌咽神经、迷走神经

4. 舌咽神经和迷走神经受损的临床意义

（1）一侧或双侧舌咽、迷走神经损害，引起软腭、咽和声带麻痹或肌肉本身的无力，称为延髓性麻痹或真性延髓性麻痹。一侧受损时症状较轻，表现为病侧软腭不能上举，悬雍垂偏向健侧，病侧咽反射消失，而吞咽困难不明显。多见于脑炎、脊髓灰质炎、多发性神经病、鼻咽癌转移等。

（2）双侧受损时出现声音嘶哑、吞咽困难、饮水呛咳、咽部感觉丧失、咽反射消失，常伴舌肌萎缩。

（3）核上受损只有两侧都受损时才出现临床表现（舌咽和迷走神经的运动核受双侧皮质核束支配，一侧受损时不出现症状），较少见。当双侧皮质核束受损时，与延髓性麻痹表现不同的是咽反射存在甚至亢进，舌肌萎缩不明显，常伴有下颌反射活跃和强哭强笑等，称假性延髓性麻痹。可见于双侧脑血管病及脑炎等。

5. 洼田饮水试验　日本学者洼田俊夫提出的评定吞咽障碍的实验方法，分级明确清楚，操作简单，利于选择有治疗适应证的患者。

被检者端坐，饮用 30ml 温开水，观察所需时间和呛咳情况。

1级（优）：能顺利地 1 次将水咽下

2级（良）：分 2 次以上，能不呛咳地咽下

3级（中）：能 1 次咽下，但有呛咳

4级（可）：分 2 次以上咽下，但有呛咳

5级（差）：频繁呛咳，不能全部咽下

（八）副神经

1. 副神经的解剖和传导通路　副神经为运动神经，由颅内根及脊髓根两部分组成。脊髓根起自颈 1-5 或 6 前角腹外侧细胞柱，其纤维经枕骨大孔入颅，与发自疑核下部的纤维汇合，经颈静脉孔出颅，分布于斜方肌和胸锁乳突肌。一侧大脑半球支配对侧的斜方肌和同侧的胸锁乳突肌，所以一侧上运动神经元性病变可以产生双侧体征。

2. 副神经的功能　副神经主要支配胸锁乳突肌和斜方肌，前者主要作用是向对侧转颈，后者作用为耸肩。

3. 副神经的检查方法

（1）观察被检者两侧胸锁乳突肌和斜方肌有萎缩，有无斜颈和垂肩。

（2）检测肌力的方法是：检查者将一手置于被检者腮部，嘱其向该侧转头以测试胸锁乳突肌的收缩力，然后将两手放在病人双肩上下压，嘱其作对抗性抬肩动作。

4. 副神经受损的临床意义　一侧副神经或其核受损时，该侧胸锁乳突肌和斜方肌萎缩，垂肩，斜颈，耸肩无力，头不能转向对侧或转头无力。

5. 注意事项

（1）不适于腮部或肩部本身有疾病的被检者。

（2）检查前几天不要做太过剧烈的运动或太劳累，以免肩部酸痛而影响检查结果。

（九）舌下神经

1. 舌下神经的解剖和传导通路　舌下神经为躯体运动神经。舌下神经核位于延髓第四脑室底舌下三角深处，发出纤维在橄榄体与锥体之间出髓，经舌下神经管出颅，分布于同侧舌肌。舌下神经只受对侧皮质脑干束支配。

2. 舌下神经的功能　舌下神经支配全部舌内肌和除了腭舌肌（由迷走神经支配）外的全部舌外肌，舌外肌的功能是伸舌、提舌、缩舌并使舌从一侧移动到另一侧。支配颏舌肌的皮质神经元纤维只投射到对侧的舌下神经核，其作用是伸舌向前，并推向对侧。

3. 舌下神经的检查方法　检查时让被检者伸舌，观察有无舌偏斜、舌肌萎缩和肌束颤动。

4. 舌下神经受损的临床意义　舌下神经麻痹分中枢性舌下神经麻痹和周围性舌下神经麻痹两种。

（1）中枢性舌下神经麻痹：病变部位在一侧舌下神经核以上，包括大脑皮质、皮质脑干束等受损。临床表现为病变对侧舌肌瘫痪，如伸舌时舌偏向病变对侧，无舌肌萎缩及肌束颤动。见于脑外伤、脑肿瘤和脑血管病等。

（2）周围性舌下神经麻痹：一侧舌下神经或舌下神经核受损。临床表现为病变侧舌肌瘫痪，如伸舌时舌偏向病变侧，伴舌肌萎缩及肌束颤动；两侧麻痹时表现为两侧舌肌均有萎缩和肌束颤动，舌肌不能运动，可有构音障碍、吞咽困难等。多见于运动神经元病等。

5. 注意事项

（1）不适于舌部严重损伤的被检者。

（2）检查前保持正常的饮食，调整好自己的情绪。

（3）检查时注意不要咬伤舌头。

（4）检查时口腔内不得有食物。

第二节　感觉功能检查

感觉（sensation）是作用于各个感受器的各种形式的刺激在人脑中的直接反映。

感觉功能检查注意事项：

（1）检查感觉功能必须在被检者意识清醒时进行。

（2）检查前让被检者了解检查的方法和意义，使之能充分合作。

（3）检查时从感觉缺失部位检查至正常部位或从四肢远端向近端检查。

（4）检查时被检者宜闭目，忌用暗示性提问，必要时多次复查。

（5）检查振动觉时，应注意两侧对比，可交替使用振动和不振动的音叉，试其辨别能力。

（6）检查关节位置觉时，应避免捏住手指或足趾的上下面。

（7）发现感觉障碍时，应注意障碍的程度、性质及范围。应反复检查核实，作出详细记录或图示，以便日后观察比较。

（一）感觉传导径路

1. 痛觉、温度觉传导径路　皮肤、黏膜感受器→周围神经→背根神经节→后根→脊髓后角→经脊髓前连合交叉至对侧侧索→脊髓丘脑侧束→丘脑→内囊后肢→中央后回

2. 触觉传导径路　皮肤感受器→周围神经→背根神经节→后根→脊髓后索→大部分纤维到薄束核、楔束核→丘系交叉→内侧丘系（少许纤维到脊髓后角→对侧前索→脊髓丘脑前束）→丘脑→内囊后肢→中央后回

3. 深感觉传导径路　肌肉、肌腱、关节感受器→背根神经节→脊髓后索→薄束核、楔束核→丘系交叉→内侧丘系→丘脑→中央后回

（二）感觉功能的检查方法

1. 浅感觉（superficial sensation）　是指皮肤黏膜的触觉、痛觉和温度觉。

（1）触觉（touch sensation）：用棉絮轻触被检者皮肤，让其回答有无轻痒的感觉及感受的程度。

（2）痛觉（pain sensation）：用大头针的针尖轻刺被检者皮肤，让其回答有无疼痛的感觉及感受的程度。

（3）温度觉（temperature sensation）：用有盛冷水（约5～10℃）或热水（约40～50℃）的玻璃试管分别接触被检者皮肤，让其辨别冷热。

2. 深感觉（deep sensation）　是指肌腱、关节等运动器官的运动觉、位置觉和振动觉。

（1）运动觉（motor sensation）：嘱被检者闭目，检查者用手指夹持被检者的手指或足趾的两侧，做向上或向下的屈伸动作（移动幅度为5°左右），让其回答哪个手指或足趾被活动及活动的方向。

（2）位置觉（sensation of position）：嘱被检者闭目，将其肢体放在某种位置或摆成某一姿势，让其回答肢体所处的位置或姿势，也可用对侧肢体模仿。

（3）振动觉（vibration sensation）：嘱被检者闭目，将振动的音叉（128Hz）柄端置于被检者的骨隆起处（如尺骨头、桡骨茎突、内踝或外踝等），询问有无振动感，两侧对比，注意感受的程度和时限。

3. 复合感觉（synesthesia）　是大脑综合、分析、判断的结果，又称皮质感觉（cortical sensibility）。检查时嘱被检者闭目，并应在深感觉、浅感觉都正常时检查才有意义。

（1）皮肤定位觉（topesthesia）：用叩诊锤柄端或手指轻触被检者皮肤某处，让其用手指出被触部位。

（2）实体辨别觉（stereognosis）：让被检者单手触摸常用物品，如钢笔、钥匙、小刀等，让其回答物品的名称、形态、大小及质地等。检查时应先测患侧。

（3）两点辨别觉（two point discrimination）：用分开的双脚规或叩诊锤的两尖端接触被检者的皮肤，如感觉为两点，再逐渐缩小两尖端的距离，直至感觉为一点为止，测量出感觉为两点的最小距离。身体各部位对两点辨别觉的灵敏度不同，以舌尖、鼻端、手指最敏感，四肢近端和躯干最差。

（4）体表图形觉（graphesthesia）：用叩诊锤柄端在被检者皮肤上画简单图形，如圆形、方形、三角形等，看其能否感觉、辨认。

（三）感觉障碍的临床意义

1. 感觉障碍（sensory disability）　依病变性质不同，分为以下几种。

（1）疼痛（pain）：指与真正或潜在组织损伤相关的一种不愉快的主观感觉和情感体验。

1）局部痛（localized pain）：疼痛部位即是病变所在处，因感受器或神经末梢受损而引起。见于周围神经炎、皮炎等。

2）放射痛（radiating pain）：疼痛不仅存在于病变局部，且沿神经根或神经干向末梢方向放射，如腰椎间盘突出症时可有坐骨神经痛。

3）牵涉痛（referred pain）：指在内脏病变中，患者除感觉患病的局部疼痛外，还出现在同一脊髓节段所支配的远离该器官皮肤区的疼痛。如肝、胆疾病时，右上腹痛牵涉到右肩部疼痛；急性心肌梗死时，心前区痛牵涉到左肩、左臂尺侧疼痛等。

4）烧灼样神经痛（causalgia）：疼痛呈烧灼样，可见于交感神经不完全损伤时，多发生于正中神经或坐骨神经，尚可伴有局部皮肤潮红、毛发增加、指甲增厚等营养障碍的表现。

5）扩散痛：指一个神经分支受到刺激时，疼痛除向该分支分布区放射外，可扩散到另一个神经分支，甚至邻近脊髓节段的其他神经所支配的区域而出现的疼痛。如牙痛时，疼痛可扩散到其他三叉神经分支的区域。

6）幻肢痛：指截肢后，患者感觉到被切断的肢体仍然存在，且出现疼痛的现象，与下行抑制系统的脱失有关。

（2）感觉减退（hypesthesia）或感觉缺失（anesthesia）：为感觉神经遭受破坏性损害，使冲动部分或全部不能传导所致。

（3）感觉异常（paresthesia）：指无外界刺激的情况下产生的主观异常感觉，如针刺感、蚁走感、麻木感、肿胀感、沉重感、电击感、束带感、冷热感或吹凉风感等。常见于感觉神经不完全损害。

（4）感觉过敏（hyperesthesia）：指轻微刺激而出现强烈感觉，如棉花刺激皮肤就能引起不适或疼痛，是感觉神经受到刺激性损害所致。常见于多发性神经炎和带状疱疹等。

（5）感觉分离（sensory isolation）：指在同一区域内一种或数种感觉缺失而其他感觉存在。如脊髓空洞症或脊髓内肿瘤时出现痛觉、温度觉缺失而触觉存在。

（6）感觉倒错（paralgesia）：是对刺激产生的错误感觉。如对冷刺激产生热的感觉，触觉刺激或其他刺激产生疼痛感觉等。常见于额叶病变或癔症。

2. 感觉障碍的类型　因病变部位不同，感觉障碍常分为以下类型。

（1）末梢型感觉障碍：感觉障碍区对称性出现在四肢远端，呈手套状、袜套状分布，各种感觉皆减退或缺失，可伴有相应部位的运动及自主神经功能障碍，为多支周围神经末梢同时受损所致。常见于多发性神经病。

（2）周围神经型感觉障碍：感觉障碍局限于某一周围神经支配配区，如桡神经、尺神经、腓总神经、股外侧皮神经等受损；神经干或神经丛受损时则引起一个肢体多数周围神经的各种感觉和运动障碍。

（3）节段型感觉障碍：

1）单侧节段性完全性感觉障碍（后根型）：见于一侧脊神经根病变（如脊髓外肿瘤），出现相应支配区的节段性完全性感觉障碍，可伴有后根放射性疼痛，如累及前根还可出现节段性运动障碍。

2）单侧节段性分离性感觉障碍（后角型）：见于一侧后角病变（如脊髓空洞症），表现为相应节段内痛、温度觉丧失，而触觉、深感觉保留。

3）双侧对称性节段性分离性感觉障碍（前连合型）：见于脊髓中央部病变（如髓内肿瘤早期、

脊髓空洞症）使前连合受损，表现双侧对称性分离性感觉障碍。

（4）脊髓型感觉障碍：是脊髓某段发生病变所致，根据脊髓受损程度分为横贯型和半横贯型。

1）脊髓横贯型感觉障碍：脊髓完全被横断，引起损伤平面以下各种感觉缺失，并伴有四肢瘫或截瘫。常见于脊髓外伤、急性脊髓炎等。

2）脊髓半横贯型感觉障碍：仅脊髓一半被横断，引起病变同侧损伤平面以下深感觉障碍、痉挛性瘫痪，对侧躯体痛觉、温度觉障碍。见于髓外肿瘤、脊髓外伤等。

（5）内囊型感觉障碍：因感觉、运动传导通路都经过内囊，内囊病变时出现对侧偏身感觉障碍，并常伴对侧偏瘫和同向偏盲。常见于脑血管疾病。

（6）脑干型感觉障碍：延髓或/和脑桥下部的一侧病变可产生交叉性偏身感觉障碍，表现为病变同侧面部感觉障碍，对侧躯体痛觉、温度觉障碍。常见于脑血管疾病、炎症和肿瘤等。

（7）皮质型感觉障碍：由于大脑皮质的感觉分布较广，故一侧局部有病变时仅出现对侧上肢或下肢单肢体感觉障碍。

第三节　运动功能检查

运动功能（motor function）检查包括随意运动、不随意运动、被动运动和共济运动的检查。运动传导通路包括锥体系和锥体外系。锥体系主要管理骨骼肌的随意运动；锥体外系的主要功能是调节肌张力，协调肌肉活动，维持和调整体态姿势，完成习惯性和节律性动作等。

（一）随意运动

1. 锥体系的解剖和传导通路

1）下运动神经元：是指脊髓前角细胞、脑神经运动核及其发出的神经轴突。它接受锥体系统、锥体外系统和小脑的各种冲动，并将其组合起来，由前根、神经丛、周围神经传递至运动终板，引起肌肉的收缩。

2）上运动神经元：上运动神经元支配下运动神经元的运动功能，两者均司随意运动。其传导径路：中央前回运动区锥体细胞的轴突→锥体束→放射冠→内囊后肢和膝部→脑干→延髓锥体交叉至对侧→皮质脊髓侧束→脊髓前角。

2. 随意运动功能的检查方法　检查时令被检者做肢体伸屈旋转动作,检查者从相反方向给予阻力，测试被检者对阻力的克服力量，并注意两侧对比。

肌力分为 0～5 级。

0 级：完全瘫痪，肌力完全丧失；

1 级：仅见肌肉收缩，但无肢体运动；

2 级：肢体可做水平移动，但不能抬离床面；

3 级：肢体能抬离床面，但不能克服阻力；

4 级：能做克服阻力的运动，但较正常偏弱；

5 级：正常肌力。

3. 随意运动功能障碍的临床意义

（1）中枢性瘫痪（central paralysis）：病变部位在上运动神经元，包括中央前回、皮质脑干束和皮质脊髓束的受损。表现特点为：①肌张力增强。②深反射增强或亢进。③病理反射阳性。④无肌肉萎缩，但可有失用性萎缩。

上运动神经元各部位病变的特点：

1）皮质型运动障碍：运动中枢位于大脑皮质中央前回及中央旁小叶前部，由于大脑皮质运动区范围较广，故一侧局部有病变时仅出现对侧上肢或下肢中枢性单瘫。

2）放射冠型运动障碍：皮质与内囊间的投射纤维形成放射冠，此区的运动神经纤维越近皮质越分散，该处局灶性病损也可引起类似于皮质病损的对侧单肢瘫；病损部位较深或较大范围时可能导致对侧偏瘫，多为不均等性，如上肢瘫痪重于下肢。

3）内囊型运动障碍：锥体束集中在内囊，因损害了皮质脑干束和皮质脊髓束，出现对侧偏瘫、偏身感觉障碍和同向偏盲，即"三偏"综合征。

4）脑干型运动障碍：一侧脑干损伤，出现交叉性瘫痪，即病变侧周围性脑神经麻痹和对侧肢体中枢性瘫痪。

5）脊髓型运动障碍：上颈段损害出现四肢中枢性瘫痪；颈膨大损害出现四肢瘫，表现为双上肢周围性瘫痪，双下肢中枢性瘫痪；胸髓损害出现双下肢中枢性瘫痪；腰膨大损害出现截瘫，即双下肢周围性瘫痪。脊髓病变多伴有损害平面以下感觉障碍及括约肌功能障碍。

（2）周围性瘫痪（peripheral paralysis）：病变部位在下运动神经元，包括脊髓前角细胞及周围神经受损，在脑干为各脑神经核及神经纤维受损。表现特点为：①肌张力降低；②深反射、浅反射减弱或消失；③病理反射阴性；④明显肌肉萎缩。

下运动神经元各部位病变的特点：

1）脊髓前角细胞病变：该部位的损害表现为节段性、弛缓性瘫痪而无感觉障碍。见于脊髓前角灰质炎、运动神经元病等。如为缓慢进展性疾病可出现肌束颤动。

2）前根病变：损伤节段呈弛缓性瘫痪，亦无感觉障碍。见于髓外肿瘤的压迫。

3）神经丛病变：神经丛含有运动纤维和感觉纤维，病变时常累及一个肢体的多数周围神经，引起弛缓性瘫痪、感觉及自主神经功能障碍，可伴有疼痛。

4）周围神经病变：受损后该神经支配区的肌肉出现弛缓性瘫痪，同时伴有感觉及自主神经功能障碍或伴有疼痛。

4. 注意事项

（1）肌力检查时应注意双侧对比。

（2）注意肌肉收缩的速度、幅度和持续时间，有无疲劳现象。

（二）不随意运动

不随意运动（involuntary movement）是指患者意识清楚时由随意肌不自主收缩而产生的一些不能自行控制的异常动作。

1. 锥体外系的解剖和传导通路　锥体外系统调节上、下运动神经元的运动功能，完成精确的随意运动。锥体外系的结构与纤维联系非常复杂，有多条环路，包括皮质—新纹状体—苍白球—丘脑—皮质环路、皮质—脑桥—小脑—皮质环路、皮质—脑桥—小脑—丘脑—皮质环路、新纹状体—黑质—新纹状体环路、小脑齿状核—丘脑—皮质—脑桥—小脑齿状核环路等。锥体外系统通过上述多条环路，把大脑、基底神经节、脑干的神经核及小脑等联系起来，达到调节随意运动及肌张力的作用。

2. 不随意运动的检查方法　不自主运动的检查主要依靠视诊，应着重注意其部位、时间、幅度、节律、运动形式是均匀一致还是变化多端等。并直接观察或询问随意运动、情绪紧张、姿势、睡眠、转移注意力、安静休息、疲劳等对不自主运动的影响，进而确定其不自主运动的类型。

3. 不随意运动的临床表现

（1）震颤（tremor）：躯体某部分有节律、不自主地抖动。

1）静止性震颤（static tremor）：又称粗震颤或大震颤（coarse tremor）。指病人在清醒安静状态下，身体某部分有一系列不随意的较有规律的抖动，睡眠时震颤消失。静止性震颤时手可呈搓丸样震颤动作，此种震颤可与其他类型的震颤合并出现。典型的静止性震颤见于帕金森病、帕金森综合征、肝豆状核变性、特发性震颤等。

2）动作性震颤（kinetic tremor）：又称意向性震颤（intentional tremor）。在动作时出现，在动作终末愈接近目的物时愈明显。见于小脑疾病等。

3）姿势性震颤（postural tremor）：又称细震颤或小震颤（fine tremor）。于身体主动地保持某种姿势时出现，而在运动及休息时消失。检查时可让被检者两臂向前平伸，手掌向下，手指稍分开，可出现手指细微震颤，因常不易观察，也可在两手背上各放一张纸，观察纸边有无细小震动，即可判断有无震颤。常见于甲亢、焦虑状态等。

4）扑翼样震颤（flapping tremor）：被检者两臂向前平伸，使其手和腕部悬空，可出现两手快落慢抬的震颤动作，与飞鸟扑翼相似。常见于全身性代谢障碍，如肝性脑病*、尿毒症、肺性脑病等。

肝性脑病

5）老年性震颤（senile tremor）：为静止性震颤。常表现为点头、摇头或手抖，但一般不伴肌张力增高。常见于老年特发性震颤患者。

（2）舞蹈症（chorea）：为肢体的一种快速、不规则、无目的、不对称的运动，持续时间不长，在静止时可以发生，也可因外界刺激、精神紧张而引起发作。睡眠时发作较轻或消失。面部可表现为噘嘴、眨眼、举眉、伸舌等，四肢表现为不定向地大幅度运动，如上肢快速伸屈和上举，与其持续握手过程中，可感到时松时紧。多见于舞蹈病、儿童的风湿病变等。

（3）手足搐搦症（carpopedal spasm）：发作时手足肌肉呈紧张性痉挛，在上肢表现为腕部屈曲、手指伸展、指掌关节屈曲、拇指内收靠近掌心并与小指相对，形成"助产士手（obstetrician hand）"。在下肢时表现为踝关节与趾关节皆呈屈曲状。在发作间隙时可作激发试验，即在患者前臂缠以血压计袖带，然后充气使水银柱达舒张压以上，持续 4 分钟出现搐搦时称为 Trousseau 征阳性。见于低钙血症、碱中毒等。

（4）手足徐动症（athetosis）：检查时，令被检者肢体作随意运动，肢体远端出现有规律的、重复的、缓慢而持续的扭曲动作，表现为各种程度的屈曲、伸直、外展、内收相混合的蠕虫样运动及各种奇特姿态，可重复出现且较有规则，睡眠时消失。见于脑性瘫痪、肝豆状核变性、脑基底节变性等。

（三）被动运动

被动运动（passive movement）是检查肌张力强弱的方法。肌张力（muscle tone）是肌肉松弛状态的紧张度和被动运动时遇到的阻力。

1. 检查方法　在肌肉松弛时，检查者的双手握住被检者肢体，用不同的速度和幅度，反复作被动的伸屈和旋转运动，感到的轻度阻力就是这一肢体有关肌肉的张力。以同样方法进行各个肢体及关节的被动运动，并作两侧比较。其次用手触摸肌肉，从其硬度中亦可测知其肌张力。

2. 临床意义

（1）肌张力降低或缺失：指肌肉松软，伸屈肢体时阻力低，可表现为关节过伸。见于周围神经疾病、脊髓灰质炎、小脑疾病等。

（2）肌张力增强：指肌肉坚实，伸屈肢体时阻力增加。

1）痉挛性肌张力增强：指在被动运动开始时阻力较大，终末时阻力突然下降，有如开折刀的感觉，称为"折刀样"肌张力增强。见于锥体束损害。

2）强直性肌张力增强：指做被动运动时伸肌与屈肌肌张力均增强，肢体可保持在一定位置上固定不动，有如弯曲铅管的感觉，称为"铅管样"肌张力增强。如在此基础上伴有震颤，肌张力增强可呈断续现象，有如齿轮转动样感觉，称为"齿轮样"肌张力增强。见于锥体外系损害。

（四）共济运动

共济失调（ataxia）是指运动时动作笨拙而不协调。正常的随意运动是在大脑皮质、基底节、前庭系统、深感觉及小脑的共同参与下完成的。而小脑对完成精巧动作、对随意运动的协调起着重要的作用。因此小脑病变时的主要症状是共济失调，表现为步态、姿势及语言障碍。临床上常见的共济失调是小脑性共济失调，其次是感觉性共济失调，前庭性共济失调和额叶性共济失调。

1. 共济运动的解剖和生理功能　小脑是维持躯体平衡、调节肌张力及协调运动的中枢。小脑并不发出运动冲动，而是通过传入纤维和传出纤维与脊髓、前庭、脑干、基底节及大脑皮质等部位联系，达到对运动神经元的调节作用。小脑的传入信息来自大脑皮质、脑干（前庭核、网状结构、下橄榄核）和脊髓。所有传入纤维都经过小脑下脚、中脚、上脚终止于小脑皮质及小脑蚓部（本体感觉冲动）。小脑的传出纤维主要发自小脑深部核团（主要是齿状核），由齿状核发出的纤维经小脑上脚（结合臂）在到达红核前先交叉，然后终止于对侧中脑红核，红核发出纤维经被盖前交叉下行为红核脊髓束至脊髓前角细胞，由于小脑至前角的纤维经过两次交叉，故小脑半球与身体是同侧支配关系。由顶核中继后的纤维终止于前庭核及网状结构，经前庭脊髓束和网状脊髓束直接或间接作用于脊髓前角细胞。

2. 共济运动的检查方法

（1）指鼻试验（finger-to-nose test）：被检者与检查者相距 0.5m，嘱被检者用食指触及检查者伸出的食指，再用食指触及自己的鼻尖，先慢后快，先睁眼后闭眼，反复进行，观察动作是否稳准。

（2）对指试验（finger-to-finger test）：嘱被检者两上肢向外展开，伸直两手食指，由远而近使指尖相碰，先睁眼后闭眼，反复进行，观察动作是否稳准。

（3）轮替动作（alternate motion）：嘱被检者伸直手掌，做快速旋前、旋后动作，先睁眼后闭眼，反复进行，观察动作是否协调。

（4）跟膝胫试验（heel knee tibia test）：嘱被检者仰卧，一侧下肢伸直，另一侧下肢依次做如下动作：第一，伸直抬高；第二，将足跟置于另侧膝盖上；第三，足跟沿对侧胫骨徐徐滑下，先睁眼后闭眼，反复进行，观察动作是否稳准。健康人能准确完成而无偏斜，共济失调时出现动作不稳或失误。

（5）闭目难立征（Romberg test）：嘱被检者两足并拢直立，两臂向前平伸，观察有无站立不稳，然后闭眼，视其有无摇晃或倾倒。

3. 共济运动的临床意义　正常人上述试验动作协调、稳准。如动作笨拙和不协调称为共济失调，可分为四种。

（1）小脑性共济失调：表现为站立不稳，走路时步幅加宽，左右摇摆，不能沿直线前进，蹒跚而行，又称醉汉步态。因协调运动障碍不能顺利完成复杂而精细的动作，如穿衣、系扣、书写等。小脑性共济失调时可伴有眼球震颤、肌张力减低和构音障碍（吟诗样或暴发样语言）。见于小脑血管病变、遗传变性疾病、小脑占位性病变等。

（2）感觉性共济失调：由于深感觉传导径路的损害，产生关节位置觉、振动觉的障碍。导致患者出现站立不稳，走路时像踩棉花样感觉，视觉辅助可使症状减轻，即到黑暗处症状加重，睁眼时症状减轻。闭目难立征阳性。见于脊髓型遗传性共济失调、脊髓亚急性联合变性、脊髓痨等。

（3）前庭性共济失调：由于前庭病变引起的共济失调，其特点是平衡障碍为主。表现为站立不稳，走路时摇晃，并向病侧倾斜，走直线不能。卧位时症状明显减轻，活动后症状加重，常伴有眩晕、呕吐等症状。见于链霉素中毒等。

（4）额叶性共济失调：由于额叶或额桥小脑束损害，引起对侧肢体共济失调，表现为步态不稳，体位性平衡障碍，常伴有中枢性轻偏瘫、精神症状、强握反射等额叶损害的表现。额叶共济失调临床上少见。

第四节　神经反射检查

神经反射（nerve reflex）是神经系统对内、外界环境的刺激所作出的非自主性反应，是神经系统活动的一种基本形式。神经反射是通过反射弧来完成的，反射弧由5个基本部分组成：感受器→传入神经（感觉纤维）→中间神经元（脊髓固有的联络神经元）→传出神经元（脊髓前角细胞及脑干运动神经元）→周围神经（运动纤维）→效应器官（肌肉、分泌腺等）。反射弧中任何一个环节发生损害，都能使反射减弱或消失。根据感受器部位的不同，将反射分为浅反射和深反射。反射活动受高级中枢控制，如锥体束有病变，反射活动失去抑制，而出现深反射亢进。正常人可引出的浅反射、深反射称为生理反射。某些神经系统疾病时引出一些正常人不能出现的反射称为病理反射。

（一）浅反射

浅反射（superficial reflex）是刺激皮肤、黏膜或角膜引起的反射。

1. 角膜反射（corneal reflex）

（1）反射弧：传入神经：三叉神经眼支

反射中枢：脑桥中部三叉神经感觉主核、脑桥中下部两侧面神经核

传出神经：面神经

（2）检查方法：嘱被检者睁眼，眼睛向内上方注视，检查者用细棉絮从外到内轻触角膜外缘，引起双眼轮匝肌收缩，反射性瞬目。正常反应为被刺激侧眼睑迅速闭合，称为直接角膜反射；刺激后对侧眼睑也闭合，称为间接角膜反射。

（3）临床意义：角膜反射丧失可见于下列四种情况：①直接与间接角膜反射皆消失：见于受刺激侧三叉神经损害（传入障碍）。②直接角膜反射消失，间接角膜反射存在：见于受刺激侧面神经损害（传出障碍）。③直接角膜反射存在，间接角膜反射消失：见于受刺激对侧面神经损害（传出障碍）。④深昏迷患者，角膜反射消失。

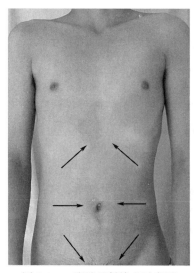

图 3-9-1　腹壁反射检查示意图

2. 腹壁反射（abdominal reflex）

（1）反射弧：传入神经：肋间神经

反射中枢：胸髓 7-12

传出神经：肋间神经

（2）检查方法：嘱被检者仰卧位，两下肢稍屈曲使腹壁松弛，然后用钝尖物沿肋缘下（胸髓 7-8），平脐（胸髓 9-10）及腹股沟上（胸髓 11-12）的平行方向，由外向内轻划腹壁皮肤（图 3-9-1），反应为该侧腹肌收缩，脐孔向刺激部分偏移。

（3）临床意义

1）一侧上、中、下腹壁反射均消失：见于锥体束损害。

2）上、中、下某一水平腹壁反射消失：见于同侧相应胸髓和脊神经的损害。

3）双侧上、中、下腹壁反射消失：见于昏迷和急性腹膜炎患者。

4）腹壁反射不能引出：见于老年人、经产妇、腹部脂肪过多、腹壁松弛或腹部疾病（腹膜炎、腹水）。

5）腹壁反射亢进：多见于精神紧张、兴奋或神经质患者，并无定位意义。

6）腹壁反射对很多疾病有诊断意义：如多发性硬化症早期锥体束损害征尚未出现时腹壁反射却常先丧失；帕金森病、舞蹈病锥体外系疾患腹壁反射增强。偏侧型舞蹈病时，病灶对侧腹壁反射亢进。锥体束病变腹壁反射丧失，原疾患治愈后腹壁反射亦恢复。

3. 提睾反射

（1）反射弧：传入神经：生殖股神经和闭孔神经的皮支

反射中枢：腰髓 1-4

传出神经：生殖股神经肌支

（2）检查方法：嘱被检者仰卧位，双下肢伸直，检查者用钝尖物从下向上轻划男性大腿内侧上方皮肤。正常时可引起同侧提睾肌收缩，使睾丸上提，又称提睾反射。

（3）临床意义

1）一侧提睾反射消失：见于锥体束损害。

2）双侧提睾反射消失：见于腰髓 1-2 和脊神经的损害。

3）局部病变可引不出反射：见于腹股沟疝、阴囊水肿、睾丸炎、附睾炎等。

4. 跖反射

（1）反射弧：传入神经：胫神经

反射中枢：腰髓 4-5～骶髓 1

传出神经：胫深神经

（2）检查方法：被检者仰卧位，下肢伸直，检查者以左手持住其踝部，右手用钝尖物由后向前划足底外侧至小趾跟部，再转向趾侧，正常表现为足趾向跖面屈曲，称为跖反射（plantar reflex）。

5. 肛门反射

（1）反射弧：传入神经：阴部神经

反射中枢：骶髓 4-5

传出神经：阴部神经

（2）检查方法：被检者胸膝卧位或侧卧位，检查者用竹签轻划被检者肛门周围皮肤，肛门反射（anal reflex）表现为肛门外括约肌的收缩。

（3）临床意义：由于肛门括约肌可能受双侧中枢支配，故一侧锥体束损害，不出现肛门反射障碍，而双侧锥体束或圆锥马尾损害时该反射减退或消失。

（二）深反射

深反射（deep reflex）是刺激骨膜、肌腱感受器，引起骨骼肌收缩的反射，又称腱反射（tendon reflex）。

深反射检查的注意事项：①检查时被检者要合作，肢体应放松、对称和位置适当。②如被检者精神紧张或注意力集中于检查部位，可使反射受到抑制，影响检查结果。可向被检者提出一些与检查无关的问题或嘱其做深呼吸、咳嗽等动作，借以转移被检者的注意力。③检查者叩击力量要均等，注意双侧对比、上下肢对比检查。④检查腱反射时应注意反应的活跃程度。腱反射的活跃程度以"+"号表示，消失为（－），减低为（＋），正常为（＋＋），活跃为（＋＋＋），亢进或出现阵挛为（＋＋＋＋）。⑤腱反射不对称是神经损害的重要定位体征。

1. 检查方法

（1）肱二头肌腱反射（biceps reflex）

1）反射弧：传入神经：肌皮神经

　　　　　反射中枢：颈髓 5-6

　　　　　传出神经：肌皮神经

2）检查方法：检查者以左手托扶被检者屈曲的肘部，将左手拇指置于肱二头肌肌腱上，右手拿叩诊锤叩击左手拇指指甲（图 3-9-2）。正常反应为肱二头肌收缩，前臂快速屈曲。

（2）肱三头肌腱反射（triceps reflex）

1）反射弧：传入神经：桡神经

　　　　　反射中枢：颈髓 6-8

　　　　　传出神经：桡神经

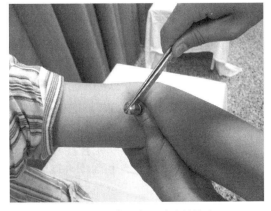

图 3-9-2　肱二头肌腱反射检查

2）检查方法：检查者以左手托扶被检者屈曲的肘部，右手拿叩诊锤直接叩击尺骨鹰嘴突上方的肱三头肌肌腱（图 3-9-3）。正常反应为肱三头肌收缩，前臂伸展。

（3）桡骨膜反射（radioperiosteal reflex）

1）反射弧：传入神经：桡神经

　　　　　反射中枢：颈髓 5-8

　　　　　传出神经：正中神经、桡神经、肌皮神经

2）检查方法：检查者以左手托扶被检者腕部，并使腕关节自然下垂，前臂放于半屈半旋前位，右手拿叩诊锤轻叩桡骨茎突（图 3-9-4）。正常反应为肱桡肌收缩，前臂旋前、屈肘。

（4）膝腱反射（patellar tendon reflex）

1）反射弧：传入神经：股神经

　　　　　反射中枢：腰髓 2-4

　　　　　传出神经：股神经

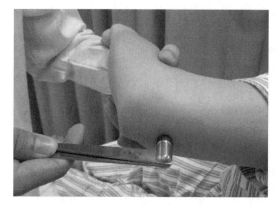

图 3-9-3　肱三头肌腱反射检查

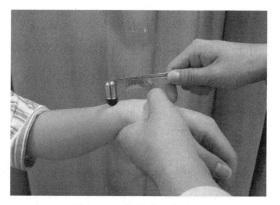

图 3-9-4　桡骨膜反射检查

2）检查方法：坐位检查时，被检者小腿完全松弛、下垂；卧位检查时，检查者用左手在其腘窝处托起下肢，使髋、膝关节稍屈曲，右手拿叩诊锤叩击髌骨下方的股四头肌肌腱（图 3-9-5）。正常反应为股四头肌收缩，小腿伸展。

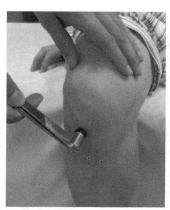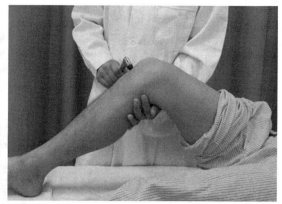

图 3-9-5　膝腱反射检查

左图：坐位；右图：卧位

（5）跟腱反射（achilles tendon reflex）

1）反射弧：传入神经：胫神经

反射中枢：骶髓 1-2

传出神经：胫神经

2）检查方法：被检者仰卧位，髋、膝关节稍屈曲，下肢外展、外旋位；检查者用左手托其足掌，

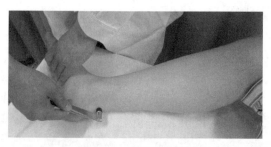

图 3-9-6　跟腱反射检查

使足呈过伸位。或让被检者跪于椅上或床上，下肢膝关节呈直角屈曲。检查者右手拿叩诊锤叩击跟腱（图 3-9-6）。正常反应为腓肠肌收缩，足向跖面屈曲。

（6）阵挛（clonus）：是深反射极度亢进的表现。用一持续力量使被检查的肌腱处于紧张状态，则该深反射涉及的肌肉就会发生节律性收缩，称为阵挛。

1）髌阵挛（patella clonus）：嘱被检者仰卧位，

下肢伸直。检查者用拇指与食指持住髌骨上缘，用力向远端方向快速推动数次，然后保持适度的推力（图 3-9-7）。阳性反应为股四头肌节律性收缩，使髌骨上下运动，见于锥体束损害。

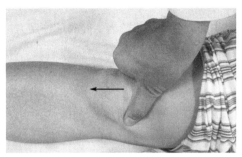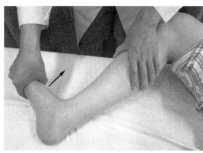

图 3-9-7　髌阵挛（左）和踝阵挛（右）检查

2）踝阵挛（ankle clonus）：嘱被检者仰卧位，髋关节与膝关节稍屈，检查者一手托住其腘窝部，使髋、膝关节稍屈曲，另一手持其足掌前端，迅速用力将足推向背屈，并用力持续压于足底（图 3-9-7）。如腓肠肌与比目鱼肌发生连续性、节律性收缩而使足呈现交替性伸屈运动，称为踝阵挛，见于锥体束损害。

2. 临床意义　深反射由初级脊髓反射弧完成，受锥体束控制。

（1）深反射减弱或消失：见于下运动神经元病变，如末梢神经炎、脊髓灰质炎、神经根炎等所致的反射弧损害；当脑、脊髓有急性病变时，可致脑或脊髓处于休克状态，由于损伤病灶的超限抑制，致使低级反射弧受到抑制，引起深反射减弱或消失，见于脑血管病、急性脊髓炎等急性期。深反射易受精神紧张所影响，如出现可疑减弱或消失，因转移病人注意力后重新检查。

（2）深反射增强或亢进：见于上运动神经元病变（锥体束损害），如急性脑血管病、急性脊髓炎休克期（3 周左右）过后等，也可见焦虑症患者。

锥体束损害时，浅反射因反射弧中断而表现为减弱或消失，深反射因失去上运动神经纤维元的抑制而表现为亢进的现象，称反射分离现象。

（三）病理反射

病理反射（pathologic reflex）是指当锥体束损害时失去了对脑干和脊髓的抑制功能，而出现一些正常人所不能见到的反射，又称为锥体束征。

1. 下肢的病理反射

（1）反射弧：同跖反射。

（2）检查方法（图 3-9-8）：

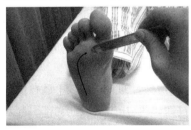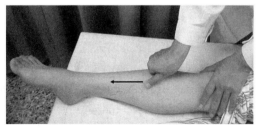

图 3-9-8　几种锥体束征检查

左图：巴宾斯基征；右图：奥本海姆征

1）巴宾斯基征（Babinski sign）：被检者仰卧位，下肢伸直。检查者以左手持住其踝部，右手用钝尖物由后向前划足底外侧至小趾跟部，再转向拇趾侧，阳性表现为拇趾背伸，其余四趾呈扇形展开。

2）奥本海姆征（Oppenheim sign）：检查者用拇指及食指沿被检者的胫骨前缘用力由上向下滑压，阳性表现同巴宾斯基征。

3）戈登征（Gordon sign）：检查者用拇指和其他四指分置于被检者腓肠肌两侧，握捏腓肠肌，阳性表现同巴宾斯基征。

4）查多克征（Chaddock sign）：检查者用钝尖物由后向前划被检者足背外侧至小趾跟部，阳性表现同巴宾斯基征。

2. 上肢的病理反射

（1）反射弧：传入神经：正中神经、尺神经

反射中枢：颈髓 6-8～胸髓 1

传出神经：正中神经、尺神经

（2）检查方法：被检者腕部略伸，手指微屈，检查者用左手握住被检者腕部，以右手食、中指夹住被检者中指节，并向上提拉，使腕部处于轻度过伸位，以拇指快速地弹拨其中指指甲，如有拇指屈曲内收，其余四指轻微掌曲反应，为阳性，称为霍夫曼征（Hoffmann sign）。如检查者用手指从掌面弹拨被检者的中间三指指尖，引起各指屈曲反应时，称 Tromner 征。

3. 临床意义 以上病理反射的临床意义相同，均为锥体束损害。巴宾斯基征较易引出，意义也最大；霍夫曼征多见于颈髓病变；阵挛与锥体束征同时存在，持续且出现于单侧，才有病理意义；中枢神经系统兴奋亢进和神经症也可出现阵挛，但短暂且为双侧。1 岁半以内的婴幼儿由于锥体束尚未发育完善，可以出现上述反射现象。

（四）脑膜刺激征

脑膜刺激征（meningeal irritation sign）是指脑膜病变或其附近病变波及脑膜时刺激脊神经根，使相应的肌群痉挛，当牵扯这些肌肉时出现防御反应的现象，称为脑膜刺激征。

1. 检查方法

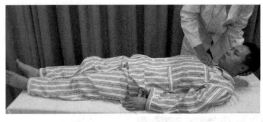

图 3-9-9　颈强直检查

（1）颈强直（cervical rigidity）：嘱被检者仰卧位，下肢伸直。检查者用手托其枕部，做被动屈颈动作以测试其颈肌抵抗力（图 3-9-9）。正常时下颏可接近前胸。颈强直表现为被动屈颈时抵抗力增强，下颏不能贴近前胸，患者感颈后疼痛。

（2）克匿格征（Kernig sign，又称克氏征）：嘱被检者仰卧位，先将一腿的髋、膝关节屈成直角，然后检查者将其小腿抬高伸膝，正常人膝关节可伸达 135°以上（图 3-9-10）。如伸膝受限，达不到 135°，并伴有疼痛及屈肌痉挛，为阳性，提示腰骶神经根有刺激现象。

（3）布鲁津斯基征（Brudzinski sign，又称布氏征）：嘱被检者仰卧位，双下肢自然伸直。检查者前屈其颈部时发生双侧膝关节和髋关节一过性屈曲；压迫其双侧颊部引起双上臂外展和肘部屈曲；叩击其耻骨联合时出现双下肢屈曲均为布鲁津斯基征阳性。

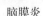

脑膜炎

2. 临床意义 脑膜刺激征为脑膜受激惹的表现。最常见于脑膜炎[*]；其次可见于蛛网膜下腔出血、脑脊液压力增高等。颈强直也可见于颈部疾病，如颈椎病、颈椎结核、

骨折、脱位、肌肉损伤等。克匿格征也可见于坐骨神经痛、腰骶神经根炎等。

（五）拉塞格征

拉塞格征（Lasègue sign）为坐骨神经根受刺激的表现，又称为坐骨神经受刺激征。

1. 检查方法　嘱被检者仰卧位，双下肢伸直。检查者一手压于其膝关节上，使其下肢保持伸直，另一手托其足跟将下肢于伸直位抬起，正常下肢可抬离床面 70°以上（图 3-9-11）。阳性反应为伸直的下肢抬高不足 30°即出现由上而下的放射性疼痛。

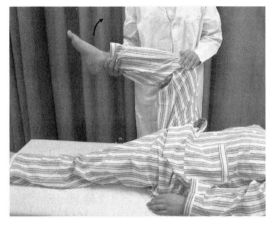

图 3-9-10　克匿格征检查

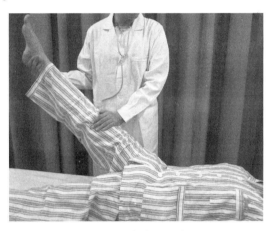

图 3-9-11　拉塞格征检查

2. 临床意义　此征为神经根受刺激的表现。见于坐骨神经痛、腰椎间盘突出或腰骶神经根炎。

第五节　自主神经功能检查

自主神经（autonomic nerve，又称植物神经）可分为中枢部和周围部。中枢部位于脑和脊髓内；周围部主要分布于内脏、血管和腺体，故又称内脏神经（visceral nerve）。内脏神经包括内脏运动神经和内脏感觉神经。内脏运动神经支配平滑肌、心肌的运动和腺体的分泌。周围自主神经可分为交感神经和副交感神经两个系统，在大脑皮质及下丘脑的调节下，通过神经介质与特定受体结合而发挥作用，协调整个机体内、外环境的平衡。临床常用的自主神经反射检查如下。

（一）眼心反射

眼球在摘除、受压或眼肌牵拉时受机械性刺激，引起迷走神经过度兴奋，导致心律失常，脉搏变慢者，称为眼心反射（oculocardiac reflex）。

1. 反射弧　三叉神经眼支（传入神经）→迷走神经背核（反射中枢）→自主神经（传出神经）。

2. 检查方法　嘱被检者仰卧位，静卧片刻后计数脉率，然后双眼自然闭合。检查者用中指和食指分别置于被检者眼球两侧，逐渐加压一侧眼球，以不痛为限。加压 20～30 秒后再计数脉率，与加压前比较。

3. 临床意义　正常人可减少 10～12 次/分钟。减少＞12 次/分钟为阳性，提示副交感神经功能增强；副交感神经麻痹时压迫眼球则无反应。反之，压迫眼球后脉率不减少，反而增加，称为逆眼心反射，提示交感神经功能亢进。

4. 注意事项

（1）检查过程中要身心放松，防止因过度紧张而脉搏增加，影响检查结果。

（2）对老年人心率缓慢者、高度近视、青光眼或其他眼病者均禁忌此项检查。

（3）不可同时压迫两侧眼球，以防发生心脏骤停的危险。

（4）检查前不要做剧烈运动。

（5）检查者用右手中指及食指置于眼球两侧加压时，被检者若感到疼痛要及时告知，以便检查者调整检查力度。

（二）皮肤划痕试验

1. 皮肤划痕试验（dermographia test）原理　皮肤划痕试验又称为皮肤血管反射，为皮肤小血管对皮肤刺激的反应，出现皮肤划痕。

2. 检查方法　是通过观察局部毛细血管对刺激的舒缩反应来了解自主神经的检查。用钝尖物在皮肤上适度加压划一条线，数秒钟后因血管收缩，出现白色划痕，高出皮面，以后变红，属正常反应。

3. 临床意义　白色划痕正常持续时间为 1～5 分钟。如白色划痕持续时间＞5 分钟，表示皮肤血管收缩反应增强，为白色划痕征，提示交感神经兴奋性增高。因血管扩张，局部出现红色划痕，正常持续时间为 7～8 分钟。如红色划痕迅速出现，持续时间较长，明显增宽甚至隆起，表示皮肤血管扩张反应增强，为红色划痕征，提示副交感神经兴奋性增高。

4. 注意事项

（1）不适于有皮肤划痕症的被检者。

（2）检查前避免酸辣酒等刺激性食物及鱼虾蛋等高蛋白食物，日常生活最好尽量避免接触或使用强刺激性的化学物品。

（三）卧立试验

1. 卧立试验（recumbent-up-right test）原理　被检者平卧位数 1 分钟脉搏，起立再数 1 分钟脉搏数，由卧位到立位脉搏增加 10～12 次为交感神经兴奋增强。

2. 检查方法　被检者平卧位时测 1 分钟脉率，然后迅速站立，再测 1 分钟脉率，如从卧位到立位脉率增加超过 10～12 次/分钟，为交感神经兴奋性增强。或先立位测 1 分钟脉率，然后迅速卧位，再测 1 分钟脉率，如从立位到卧位脉率减少超过 10～12 次/分钟，为副交感神经兴奋性增强。

3. 临床意义　见于交感神经功能亢进的患者。

4. 注意事项

（1）不适于无法正常站立的被检者。

（2）检查前不能空腹，以防止由平卧位变为站立位时因血糖过低而晕倒。

（3）检查时要放松，以防止因紧张而使脉率加快，影响结果的判断。

（四）竖毛反射

1. 竖毛反射（pilomotor reflex）原理　竖毛肌由交感神经支配。将冰块置于被检者颈后或腋窝，数秒钟后可见竖毛肌收缩，毛囊处隆起如鸡皮。根据竖毛反射障碍的部位来判断交感神经功能障碍的范围。

2. 检查方法　将冰块放在被检者颈后或腋窝皮肤上，正常人于 4～5 秒后出现竖毛反应（可见竖毛肌收缩，毛囊处隆起如鸡皮状），7～10 秒时最明显，15～20 秒消失。竖毛反射受交感神经节段性支配，即颈髓 8～胸髓 3 支配面部和颈部，胸髓 4-7 支配上肢，胸髓 8-9 支配躯干，胸髓 10～腰髓 2 支配下肢。因竖毛反射受交感神经节段性支配，故根据竖毛反射障碍的部位，可协助交感神经功能障碍的定位诊断。

3. 临床意义 见于交感神经功能障碍的患者。

4. 注意事项

（1）不适于颈、胸等部位的皮肤溃疡或有损伤的被检者。

（2）准备好所要用到的冰块，并准备好毛巾，冰块刺激后用毛巾将留在皮肤上的水擦干。

（3）用冰块刺激颈、胸等部位的皮肤时间不宜过长，冰块不宜有尖角，以防止冻伤和戳伤。

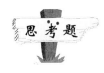

〔参考答案见二维码〕

1. 共济运动的检查方法包括哪些？

2. 浅反射、深反射的内容都有哪些？

3. 病理反射、脑膜刺激征阳性常见于哪些疾病？

（张晋岳）

参考答案

第十章　全身体格检查

全身体格检查（complete physical examination）是指检查者遵循一定的检查原则和规范，对被检者进行全面、系统、有序的体格检查，是临床医师和医学生必备的基本功，也是医师临床技能考评及执业医师考核的重要组成部分。

第一节　全身体格检查的基本要求和顺序

（一）全身体格检查的基本要求

1. 内容全面、重点突出　全身体格检查是为了搜集尽可能完整而客观的资料，提供疾病诊断的依据，并为完整住院病历规定的各项要求采集信息，因此检查者在对被检者进行体格检查时，检查内容务求全面系统；由于体格检查通常是在问诊之后进行，检查者对于应重点检查的内容已心中有数，故对与被检者疾病相关的系统应该进行重点检查，使检查内容既能涵盖完整病历要求条目，又能对与病变相关的系统有更加详细、深入的了解。

2. 顺序规范、合理　全身体格检查的关键是认真、仔细、避免项目遗漏。强调一种合理、规范的顺序，既要便于检查者操作，保证检查质量和速度，同时要尽量减少被检者不必要的体位变动。一般按照从头到足、由前往后、由表及里的顺序进行。根据被检者和检查者的具体情况，可酌情对个别检查顺序进行适当调整。如四肢检查中，上肢检查习惯由远端到近端，而下肢检查应由近及远进行。检查前胸部时，为了对发现的肺部体征有及时而全面的了解、对比，也可随即检查后胸部。为了检查的方便，某些器官系统，如皮肤、淋巴结、神经系统，可采取分段检查，统一记录。

3. 注意个体差异、灵活性　在全身体格检查时，在遵循上述检查内容和检查顺序的基本原则的同时，允许根据具体被检者和检查者的情况，酌情灵活进行检查内容、检查顺序、检查体位等方面的调整。如急、危、重症病例，应在重点体检后先着手抢救，待患者病情稳定后，再完善检查内容；不能坐起的患者，背部检查可在侧卧位进行。肛门直肠、外生殖器的检查应根据病情需要确定是否检查，如确需检查，应特别注意保护患者隐私。

4. 加强沟通，注重人文关怀　检查过程中与被检者适当交流，不仅可以融洽医患关系，而且可以进一步补充病史资料。全身体格检查前，检查者应与被检者进行适当的交流，告知被检者检查的内容、方法及目的，获得被检者的认同与配合。检查中，检查者关心体贴被检者，身体暴露适度，及时为被检者盖好衣、被，天气寒冷时，注意保持手和检查器械温暖；对危重患者及家属进行安慰、鼓励，增强患者及其家属战胜疾病的信心；检查隐私部位时，应使用屏风遮挡，并疏散无关人员。检查结束后，告知被检者体检的重要发现、注意事项及下一步的检查计划。但是，如对被检者体征的临床意义把握不定时，不要随便解释，以免增加被检者思想负担或给医疗工作造成不必要的麻烦。

5. 手脑并用　体格检查过程中，检查者要运用自己的医学知识和经验，及时分析、综合、归纳体检结果之间、与被检者症状之间的内在联系，尽可能作出客观、正确的评价，对于有疑问、不确切的内容，须进一步核实补充。必要的时候需要重复检查，以获得完整而正确的资料。

6. 控制好检查时间　检查过程中控制好全身体格检查的进度和时间，一般应尽量在 40 分钟内完成。

7. 防止交叉感染及医源性感染　体格检查前、后检查者均应洗净双手*，检查者的工作服和检查器具要定期按要求消毒；对急、慢性传染病患者进行体格检查时，应穿隔离衣、戴口罩和手套，并做好消毒、隔离工作。

洗手

8. 注重自我保护　男医师检查女病人时，须有其他医护人员陪同；女医师检查男病人隐私部位时，也须有其他医护人员陪同。

（二）全身体格检查的顺序

全身体格检查的顺序不完全是各系统检查简单的先后叠加，在保证体格检查的内容全面系统的同时，尽量减少被检者的体位变动，避免被检者频繁更换体位带来的不适。具体检查顺序如下：

1. 坐位患者　一般情况和生命体征→上肢→头颈部→背部（包括肺、脊柱、肾区、骶部）→（被检者取仰卧位）前胸部、侧胸部→腹部→下肢→肛门、直肠→外生殖器→神经系统（最后站立位）。

2. 卧位患者　一般情况和生命体征→头颈部→前、侧胸部→（被检者取坐位）背部（包括肺、脊柱、肾区、骶部）→（卧位）腹部→上肢、下肢→肛门、直肠→外生殖器→神经系统（最后站立位）。

第二节　全身体格检查的基本项目

全身体格检查的基本项目根据其基本要求拟定，这些项目是全身体格检查必不可少的，涵盖了住院病历规定的体格检查内容。

全身体格检查之前，检查者需准备好需要的器械（体温计、血压计、听诊器、叩诊锤、手表、棉签、大头针、音叉等），确认器械使用状态正常，并在被检者在场时洗手。检查项目如下：

（一）一般检查及生命体征

1. 与被检者简短交谈并作自我介绍（姓名、职称等）

2. 观察面容、表情、发育、营养、意识等一般状态

3. 测量体温

4. 触诊桡动脉，至少 30 秒；并用双手同时触诊双侧桡动脉，检查其对称性

5. 计数呼吸频率，至少 30 秒

6. 测量右上肢血压 2 次（取平均值），必要时测量左上肢血压

（二）头颈部

1. 观察头部外形、毛发分布、异常运动等

2. 触诊头颅

3. 观察双眼、眉毛

4. 分别检查左右眼的近视力（用近视力表）

5. 检查下睑结膜、球结膜和巩膜

6. 检查泪囊

7. 翻转上睑、检查上睑、球结膜和巩膜

8. 检查面神经运动功能（皱额、闭目）

9. 检查角膜反射

10. 检查眼球运动（检查六个方向运动）

11. 检查瞳孔直接对光反射与间接对光反射

12. 检查调节反射、聚合反射

13. 观察双侧外耳及耳后区

14. 触诊双侧外耳及耳后区

15. 触诊颞颌关节及其运动

16. 分别检查双耳听力（摩擦手指或机械表声音）（必要时做 Rennie 试验和 Weber 试验）

17. 观察外鼻

18. 观察鼻前庭、鼻中隔

19. 触诊外鼻

20. 检查左右鼻道通气状态

21. 检查额窦，有无肿胀，压痛、叩痛等

22. 检查上颌窦，有无肿胀、压痛、叩痛等

23. 检查筛窦，有无压痛

24. 观察口唇、牙、上腭、舌质和舌苔

25. 借助压舌板检查颊黏膜、牙、牙龈、口底

26. 借助压舌板检查口咽部、悬雍垂及扁桃体

27. 检查舌下神经（伸舌）

28. 检查面神经运动功能（露齿、鼓腮或吹口哨）

29. 检查三叉神经运动支（触双侧咀嚼肌，或以手对抗张口动作）

30. 检查三叉神经感觉支（上、中、下三支）

31. 暴露颈部

32. 观察颈部外形和皮肤、颈静脉充盈和颈动脉搏动情况

33. 检查副神经（耸肩及对抗头部旋转）

34. 触诊耳前淋巴结

35. 触诊耳后淋巴结

36. 触诊乳突区淋巴结

37. 触诊枕后淋巴结

38. 触诊颌下淋巴结

39. 触诊颏下淋巴结

40. 触诊颈前淋巴结浅组

41. 触诊颈后淋巴结

42. 触诊锁骨上淋巴结

43. 触诊甲状软骨

44. 触诊甲状腺峡部及甲状腺侧叶（配合吞咽）

45. 分别触诊左、右颈动脉

46. 触诊气管位置

47. 听诊颈部（甲状腺、血管）杂音

（三）前、侧胸部

1. 暴露前、侧胸部

2. 观察胸部外形、对称性、皮肤、双侧乳房及呼吸运动等

3. 触诊左侧乳房（四个象限及乳头）

4. 触诊右侧乳房（四个象限及乳头）

5. 用右手触诊左侧腋窝淋巴结

6. 用左手触诊右侧腋窝淋巴结

7. 触诊胸壁弹性、有无压痛

8. 检查双侧呼吸动度

9. 检查双侧触觉语颤

10. 检查有无胸膜摩擦感

11. 叩诊双侧肺上界

12. 叩诊双侧前胸和侧胸

13. 听诊双侧肺尖

14. 听诊双侧前胸和侧胸

15. 检查双侧听觉语音

16. 观察心前区、心尖搏动、心前区搏动

17. 触诊心尖搏动（两步法）

18. 触诊心前区

19. 叩诊左侧心脏相对浊音界

20. 叩诊右侧心脏相对浊音界

21. 听诊二尖瓣区（计数心率，至少 30 秒）

22. 听诊肺动脉瓣区

23. 听诊主动脉瓣区

24. 听诊主动脉瓣第二听诊区

25. 听诊三尖瓣区

心脏听诊时，使用听诊器先用膜型胸件，必要时用钟型体件补充。听诊内容包括心率、心律、心音、额外心音、杂音、心包摩擦音。

（四）背部

1. 请被检者坐起，充分暴露背部

2. 观察胸廓、脊柱外形及呼吸运动

3. 检查胸廓活动度及其对称性

4. 检查双侧触觉语颤

5. 检查有无胸膜摩擦感

6. 请被检者双上肢交叉抱肘

7. 叩诊双侧后胸部

8. 叩诊双侧肺下界

9. 叩诊双侧肺下界移动度（肩胛线）

10. 听诊双侧后胸部

11. 听诊有无胸膜摩擦音

12. 检查双侧听觉语音

13. 触诊脊柱有无畸形、压痛

14. 直接、间接叩诊法检查脊柱有无叩击痛

15. 检查双侧肋脊点、肋腰点有无压痛

16. 检查双侧肋脊角有无叩击痛

17. 触诊骶部有无水肿

（五）腹部

1. 请被检者低枕仰卧，双下肢屈曲，放松腹肌，双上肢置于躯干两侧

2. 正确暴露腹部（上至剑突，下至耻骨联合）

3. 观察腹部外形、对称性、皮肤、腹壁静脉、胃肠型、蠕动波、脐及腹式呼吸等

4. 听诊肠鸣音（至少 1 分钟，如 1 分钟内未闻及，持续听 3～5 分钟）

5. 听诊腹部有无血管杂音

6. 检查振水音

7. 叩诊全腹

8. 叩诊肝上界

9. 叩诊肝下界

10. 检查肝脏有无叩击痛

11. 检查移动性浊音（经脐平面先左后右）

12. 浅触诊全腹部（自左下腹开始、逆时针方向，最后触诊脐部）

13. 深触诊全腹部（自左下腹开始、逆时针方向，最后触诊脐部）

14. 训练患者作加深的腹式呼吸 2～3 次

15. 在右腹直肌外缘上单手法触诊肝脏

16. 在右腹直肌外缘上双手法触诊肝脏

17. 在前正中线上双手法触诊肝脏

18. 检查肝-颈静脉反流征

19. 检查胆囊有无肿大，胆囊点有无压痛及墨菲征（Murphy sign）

20. 双手法触诊脾脏

21. 如未能触及脾脏，嘱被检者右侧卧位触诊脾脏

22. 双手法触诊双侧肾脏，检查各肾脏、输尿管压痛点有无压痛

23. 检查腹部触觉（或痛觉）

24. 检查腹壁反射

（六）上肢

1. 正确暴露双上肢
2. 观察上肢外形、皮肤、关节等
3. 观察双手及指甲
4. 触诊指间关节及掌指关节
5. 检查指关节运动
6. 检查上肢远端肌力
7. 触诊腕关节
8. 检查腕关节运动
9. 触诊双肘鹰嘴和肱骨髁状突
10. 触诊滑车上淋巴结
11. 检查肘关节运动
12. 检查屈肘、伸肘的肌力
13. 正确暴露肩部
14. 视诊肩部外形
15. 触诊肩关节及其周围
16. 检查肩关节运动
17. 检查上肢触觉（或痛觉）
18. 检查肱二头肌反射
19. 检查肱三头肌反射
20. 检查桡骨骨膜反射
21. 检查 Hoffmann 征

（七）下肢

1. 正确暴露下肢
2. 观察双下肢外形、皮肤、趾甲等
3. 触诊腹股沟区有无肿块、疝等
4. 触诊腹股沟淋巴结横组及纵组
5. 触诊股动脉搏动，必要时听诊
6. 检查髋关节屈曲、内旋、外旋运动
7. 检查双下肢近端肌力（屈髋）
8. 触诊膝关节和检查髌阵挛、浮髌试验
9. 检查膝关节屈曲运动
10. 触诊踝关节及跟腱
11. 检查有无凹陷性水肿
12. 触诊双足背动脉
13. 检查踝关节背屈、跖屈运动
14. 检查双足背屈、跖屈肌力
15. 检查踝关节内翻、外翻运动

16. 检查屈趾、伸趾运动
17. 检查下肢痛觉（或触觉）
18. 检查膝腱反射
19. 检查跟腱反射
20. 检查踝阵挛
21. 检查跟-膝-胫试验（睁眼、闭眼）
22. 检查 Babinski 征
23. 检查 Chaddock 征
24. 检查 Oppenheim 征
25. 检查 Gordon 征
26. 检查颈强直
27. 检查 Kernig 征
28. 检查 Brudzinski 征
29. 检查 Lasegue 征

（八）肛门直肠（必要时检查）

1. 嘱被检者左侧卧位，右腿屈曲
2. 观察肛门、肛周、会阴区
3. 戴上手套，食指涂以润滑剂行直肠指检
4. 观察指套有无分泌物

（九）外生殖器（必要时检查）

1. 跟受检查者解释检查的目的、方法和必要性，注意保护隐私
2. 确认膀胱已排空，被检者取仰卧位
男性：
3. 视诊阴毛、阴茎、冠状沟、龟头、包皮
4. 观察尿道外口
5. 观察阴囊，必要时检查提睾反射
6. 触诊双侧睾丸、附睾、精索
女性：
7. 观察阴毛、阴阜、大小阴唇、阴蒂
8. 观察尿道口及阴道口
9. 触诊阴阜、大小阴唇
10. 触诊尿道旁腺、巴氏腺

（十）共济运动、步态与脊柱活动度

1. 请被检者站立
2. 指鼻试验（睁眼、闭眼）
3. 检查双手快速轮替运动（睁眼、闭眼）
4. 检查闭目难立征

5. 观察步态

6. 检查颈椎活动度

7. 检查腰椎活动度

8. 检查脊柱特殊试验

9. 告知被检者体格检查的重要发现、注意事项及下一步的检查计划

第三节　特殊患者的体格检查

在临床工作中，我们会遇到一些特殊患者，这些患者情况特殊，其体格检查不能按照常规进行，这类特殊患者主要包括老年人、有生理缺陷者及精神疾病患者等。对于这些特殊患者，应该给予相应的支持和帮助，通常需要变通检查方式进行体格检查，灵活进行检查内容、检查顺序、检查体位等方面的调整。

（一）老年人的体格检查

1. 注意鉴别退行性变和病变　随着年龄的增长，机体各方面机能都会出现不同程度的退行性改变，在老年人体格检查过程中要注意鉴别这些退行性变，勿将退行性变当做病变。临床上较常见的退行性变有：①肌肉轻度萎缩，骨关节改变引起步态变慢，步幅变小；②收缩压略增高，P2＞A2；③视力下降，瞳孔对光反射稍迟钝；④听力下降；⑤反应稍迟钝，记忆力减退；⑥皮肤弹性降低；⑦胸廓前后径增加，胸部叩诊可出现过清音，胸部听诊可出现捻发音；⑧胃肠蠕动功能下降，肠鸣音减弱、减少；⑨性器官萎缩；⑩部分深反射可减弱等。

2. 与患者有效沟通　对待老年人态度要和蔼、亲切、耐心、体贴、考虑周到，积极与患者及亲属沟通，消除患者及亲属顾虑、缓解患者紧张情绪；告知患者及亲属体格检查目的、配合方法及体格检查的注意事项；同时可以通过交谈了解患者听力、意识状态、智力、记忆力等状况。

3. 血压测量　老年人血压检查最好取坐、卧位，双臂检查。

4. 体检结束后与患者及亲属简短交谈，告知患者重要发现，患者应注意的事项及下一步的检查计划，避免患者胡乱猜疑。

（二）生理缺陷患者的体格检查

1. 耐心细致　对于生理缺陷患者，在检查时应该更加耐心、细致，应该随时随地想到患者的舒适度，尽量减少患者的不适。

2. 避免检查时间过长　为了避免检查给患者带来不适或负担，在体格检查时应该重点检查与主诉、现病史相关的器官系统，控制好检查时间，避免检查时间过长。

3. 适当调整检查顺序　对于生理缺陷患者，检查顺序可适当调整，以不增加患者痛苦为原则，同一体位的检查内容集中进行检查，尽量减少患者体位改变。对于体位不能自主的患者，检查者需变更自己的位置或请助手帮助患者改变体位来完成全部检查项目。如完全不能坐起的患者，检查肺部、肾脏、脊柱、骶部等时，需有助手帮助患者翻身，在侧卧位完成侧面及背部的检查内容。

4. 支持鼓励患者　在检查过程中积极鼓励患者，增强患者战胜疾病的信心，并对患者合理、必要的需求给予支持和帮助。

（三）精神疾病患者的体格检查

1. 取得患者的信任，让患者配合检查　精神疾病患者由于不能理解检查的意图，或存在恐惧、不适应等情况，或对检查存在敌意等原因，常常不予合作，不配合检查，对此，检查者应该更加和蔼、亲切、耐心、体贴，与患者亲属配合，安抚患者，减少患者的顾虑和紧张，取得患者的信任，让患者配合检查。

2. 调整检查顺序　在对精神疾病患者的体格检查时，应当将有可能引起患者恐惧、疼痛不适的项目安排在最后完成。

3. 放慢检查速度、检查手法轻柔　对精神疾病患者的体格检查速度要慢，手法要轻柔，尽量避免引起患者不适，如不能一次完成的检查项目可分步完成。

4. 部分患者可在镇静或适当约束后进行检查　对精神极度亢奋或有暴力倾向等有严重精神疾病患者，若必须进行体格检查，可在使用镇静剂或适当约束后进行体格检查。

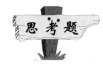

〔**参考答案见二维码**〕

1. 全身体格检查应遵循的基本顺序（坐位、卧位）是什么？

2. 病例分析：患者男性，30 岁，反复上腹痛 10 余年，突然剧痛 4 小时，呈持续性，伴恶心、呕吐、出汗。患者既往有"十二指肠溃疡"病史。体格检查：T 36.5℃，P 110 次/分，R 25 次/分，BP 100/65mmHg，急性痛苦面容，仰卧位，两下肢屈曲，面色苍白，出汗，板状腹，全腹压痛，反跳痛，肝浊音界消失，肠鸣音消失。

问题和思考：

（1）该患者最可能的诊断是什么？为什么？

（2）患者还需要进一步做哪些检查才能明确诊断？

（李　潇）

参考答案

第四篇
实验室检查

实验室检查 PPT　　　　实验室检查思维导图

第一章 概 论

（一）实验室检查概述

实验室检查（laboratory examination）是运用血液学、生物化学、微生物学、免疫学、生物学等基础医学的实验室的方法和技术，通过感官、试剂反应、仪器分析和动物实验等手段，对患者的血液、体液以及排泄物等标本进行的检验，以获得机体的生理或病理信息，为疾病的预防、诊断、治疗及预后判断提供客观依据。

以临床实验室检查手段来获得客观依据以诊治疾病的学科称之为实验诊断学（laboratory diagnostics），在健康查体、疾病诊治及科学研究中发挥着重要乃至不可替代的作用。实验诊断学是以检验医学为基础，侧重于临床意义，即如何通过实验室检查结果获得有价值的机体信息以正确地诊断和治疗疾病，是检验医学向临床的延伸；检验医学则侧重于检验技术，即如何为临床提供准确而快速的实验室检查结果以正确地诊断和治疗疾病。

（二）实验室检查的内容

血液标本

1. 按研究对象分类 实验室检查可分为六部分：①临床血液学检查*：主要检查红细胞、白细胞、血小板及各种骨髓细胞等；②临床体液学检查：主要检查尿液、脑脊液、浆膜腔积液等排泄物、分泌物的细胞、分子等；③临床生物化学检查：主要检查人体的各种蛋白质、脂类、糖类等生物大分子；④临床病原体检查：主要检查感染人体的微生物、寄生虫等各种病原体；⑤临床免疫学检查：主要检查机体的各种免疫细胞及免疫分子等；⑥临床分子基因检测：主要检查机体的各种核酸分子等。

2. 按研究疾病分类 实验室检查可分为九部分：①血液系统疾病实验室检查：主要包括红细胞疾病、白细胞疾病、出血性疾病等检查；②泌尿生殖系统疾病实验室检查：主要包括肾脏疾病、优生优育等检查；③消化系统疾病实验室检查：主要包括肝胆疾病、胃肠疾病、胰腺疾病等检查；④代谢性疾病实验室检查：主要包括糖代谢疾病、脂质代谢疾病、酸碱平衡失调等检查；⑤感染性疾病实验室检查：主要包括性传播疾病、医院感染等检查；⑥免疫性疾病实验室检查：主要包括自身免疫病、免疫缺陷病、变态反应病等检查；⑦心血管疾病实验室检查：主要是各种心脏病的检查；⑧肿瘤疾病实验室检查：主要是各种肿瘤标志物检查；⑨其他检查：如染色体分析、基因检测等。

（三）实验室检查的临床应用和评价指标

1. 合理选择检查项目 检查项目琳琅满目，临床意义各不相同。临床实践中，应基于患者病史和体格检查，从疾病诊断的实际需要出发，有针对性地选择最有利于诊断的实验室检查项目，而不是无的放矢，全面覆盖。故而学习检查项目的基本概念和临床意义十分重要。

2. 辨证分析检查结果　首先注意检查指标的特异性，特异指标往往具有确诊意义，而非特异指标仅具有助诊意义；其次注意参考区间的相对性，落在参考区间外的检查结果并不一定异常，而落在参考区间内者不一定正常。应结合其他临床资料，找到疾病现象和检查结果的本质联系，用全面的、动态的、联系的眼光看待检查指标，才能辨证分析、客观解读纷繁复杂的检查结果，从中捕获有价值的信息。

3. 诊断性实验的常用评价指标　为科学评价各项临床试验，以达到最优检测效果，并发挥最佳临床指导价值，从而建立了一系列试验评价指标，如灵敏度（sensitivity）、特异度（specificity）、误诊率（mistake diagnostic rate）、漏诊率（omission diagnostic rate）、准确度（accuracy）、阳性预测值（positive predictive value）及阴性预测值（negative predictive value）等。

（1）灵敏度：又称真阳性率，即患者中被正确诊断为阳性的概率。是指某检验项目对某种疾病具有确认和鉴别的能力。反映了诊断试验发现患者的能力。

（2）特异度：又称真阴性率，即非患者中被正确诊断为阴性的概率。是指某检验项目确认无某种疾病的能力。反映了诊断试验确定非患者的能力。

（3）误诊率：又称假阳性率，即非患者中被错误诊断为阳性的概率。反映了诊断试验对于非患者发生误诊的可能性。灵敏度加误诊率为1。

（4）漏诊率：又称假阴性率，即患者中被错误诊断为阴性的概率。反映了诊断试验对于患者发生漏诊的可能性。特异度加漏诊率为1。

（5）准确度：又称总符合率，即患者（非患者）被正确诊断为阳性（阴性）的总概率。是指某检验项目在实际使用时，所有检验结果中诊断准确结果的百分比。反映了诊断试验正确区分患者与非患者的能力。它表示观察值与真实值符合的程度，准确度高，则真实性好。

（四）实验室检查的现状和发展趋势

随着医学科技的发展，实验室检查方法和技术的发展日新月异，归纳起来有仪器化、标准化、分子化、个体化和床边化等发展趋势。

1. 仪器化　实验室检查的仪器化带动了自动化和微量化。血液检查、生化检查及免疫检查的仪器化程度越来越高，甚至传统的形态学检查和病原学检查也逐步引入自动化设备。但仪器化无法完全替代手工检查，许多手工检查仍是实验室检查方法的金标准。

2. 标准化　实验方法的标准化使实验结果更加准确，并使实验数据在不同的实验室具有可比性。标准化促进了临床实验室的能力和效率，也提高了医疗质量和水平。

3. 分子化　实验室检查的分子化归功于分子生物学技术的飞速发展，实验室检查从细胞水平、蛋白水平深入到基因水平。如聚合酶链反应技术、分子杂交技术及基因芯片技术等。

4. 个体化　实验室检查的个体化是指将被检个体的基因背景及生理病理状态的综合分析结果应用于该个体的诊断和治疗中，包括遗传基因、后天突变基因、疾病的基因组学、药物靶点等个体化检验，符合现代个体化医疗的发展趋势。

5. 床旁化　床旁检查（point of care test，POCT）又称即时检查，指利用便携式设备在最贴近患者的地点于数分钟内得出结果的一种检查技术。如血糖仪、妊娠试验等。由于快速、便捷、高效、低价、微量等特点，使其成为实验室检查的重要发展方向。

（五）实验室检查的学习要求

1. 掌握检查项目的基本概念　学会理解和记忆临床常用检查指标的内涵、外延和知识背景。这是学习的最低要求。

2. 掌握检查项目的临床意义　学会透彻和牢记临床常用检查指标在疾病诊治中的价值,清楚疾病现象和检查指标之间的因果关系及其发生机制。这是学习的基本要求。

3. 训练科学的临床思维能力　学会用全面的、动态的、联系的眼光看待检查指标,并能辨证分析、客观解读纷繁复杂的检查结果,从而做出最正确的诊断。

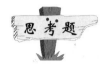

〔**参考答案见二维码**〕

　　1. 实验室检查的概念和基本内容是什么?

　　2. 实验室检查对大家提出怎样的学习要求?

（梁文杰）

参考答案

第二章 临床血液学检查

第一节 血液一般检查

临床血液一般检查是针对血细胞（红细胞、白细胞、血小板等）的一般特征进行检查，包括红细胞计数、血红蛋白浓度、红细胞平均指数、网织红细胞、白细胞分类与计数、血小板计数、血细胞形态、红细胞沉降率等检查，为血液系统疾病和相关疾病的诊断、鉴别诊断、治疗、疗效监测以及健康筛查等提供重要实验室依据。

一、红细胞检测

红细胞是血液中数量最多的细胞，主要功能为运输氧气和二氧化碳，富含血红蛋白，通过红细胞计数、血红蛋白含量测定、血细胞比容测定、形态检查等，有助于贫血、红细胞增多症等疾病的诊断。

血细胞计数板

（一）红细胞计数

红细胞计数（red blood cell count，RBC）主要采用显微镜检查法和自动化血液分析仪法。显微镜法是将 EDTA 抗凝的血液样本用等渗稀释液稀释一定倍数后充入细胞计数板*的计数池，显微镜下计数一定体积内的红细胞数，经换算得出每升血液中的红细胞数量。血液分析仪法多采用电阻抗法*、流式细胞术加二维激光散射法进行检测。

电阻抗法检测
血细胞原理

【参考区间】 RBC 参考区间（仪器法）见表 4-2-1。

表 4-2-1 红细胞计数参考区间（静脉血）

年龄	参考区间（$\times 10^{12}$/L）	
	男性	女性
≥18 岁	4.3～5.8	3.8～5.1
13 岁～18 岁	4.5～5.9	4.1～5.3
6 岁～<13 岁	4.2～5.7	
6 个月～<6 岁	4.0～5.5	
28 天～<6 个月	3.3～5.2	

【临床意义】

1. 生理性变化

（1）生理性增多：缺氧状态下，RBC 会代偿性增多，如生活在高原地区的居民、新生儿、剧烈运动和体力劳动等。

（2）生理性减少：婴幼儿生长发育过快致造血原料不足，妊娠中晚期血容量增加致 RBC 被稀释，部分老年人因造血功能衰退使 RBC 减少。

2. 病理性变化

（1）病理性增多：分为绝对性增多和相对性增多。

1）绝对性增多：主要见于真性红细胞增多症及缺氧性疾病导致的代偿性增多，如慢性阻塞性肺气肿、肺源性心脏病、发绀型先天性心脏病等。某些肿瘤（如肾癌、肝癌、卵巢癌等）和肾脏疾病（如多囊肾、肾移植术后肾盂积水）致促红细胞生成素非代偿性增高，从而继发红细胞增多。

2）相对性增多：主要见于血浆容量减少致红细胞相对增多，如严重腹泻、呕吐、多汗、多尿、大面积烧伤、尿崩症等。

（2）病理性减少：见于各种原因导致的贫血。

1）骨髓造血功能障碍：如再生障碍性贫血、白血病、骨髓纤维化等。

2）造血原料不足或利用障碍：如肾性贫血、缺铁性贫血、巨幼细胞贫血等。

3）急慢性失血，如消化道出血、创伤或手术导致急性失血、女性月经量过多等。

4）红细胞破坏增多：主要见于红细胞内在缺陷或外在因素所致的溶血性贫血，如遗传性球形红细胞增多症、珠蛋白生成障碍性贫血、自身免疫性溶血性贫血等。

5）药物诱发贫血：如抗肿瘤药物阿糖胞苷、甲氨蝶呤等，抗菌药磺胺类、头孢类、氨基糖苷类抗生素等，解热镇痛抗炎药如阿司匹林、吲哚美辛等。

（二）血红蛋白检测

血红蛋白（hemoglobin，Hb）是红细胞的主要成分，是运输氧气和二氧化碳的载体，其检测的参考方法是氰化高铁血红蛋白分光光度法。

【参考区间】　Hb 参考区间（表 4-2-2）。

表 4-2-2　不同人群 Hb 参考区间（静脉血）

年龄	参考区间（g/L）	
	男性	女性
≥18 岁	130～175	115～150
13 岁～18 岁	129～172	114～154
6 岁～<13 岁	118～156	
2 岁～<6 岁	112～149	
1 岁～<2 岁	107～141	
6 个月～<1 岁	97～141	
28 天～<6 个月	97～183	

【临床意义】　Hb 含量生理性和病理性变化的临床意义与 RBC 相似。WHO 推荐根据 Hb 含量可诊断贫血并判断贫血程度（表 4-2-3）。诊断贫血时需考虑居住地区海拔高度、年龄、性别、种族、吸烟及妊娠不同时期对 Hb 的影响。因此不同地区和人群应该建立符合本地人群特征的贫血诊断标准。

表 4-2-3　WHO 推荐 Hb（g/L）用于贫血诊断和严重程度判断标准

人群	诊断贫血	贫血严重程度		
		轻度	中度	重度
≥15 岁男性	<130	110～129	80～109	<80
≥15 岁女性（非妊娠）	<120	110～119	80～109	<80
成年妊娠女性	<110	100～109	70～99	<70

（三）血细胞比容检测

血细胞比容（hematocrit，Hct）是指一定容积全血中红细胞所占的百分比，又称血细胞压积（packed cell volume，PCV）。可采用离心法和血液分析仪进行检测。离心法检测 Hct 是将抗凝全血吸入标准毛细玻璃管中离心，使血细胞压紧并与血浆分离，分别测量血细胞层和血浆层高度，计算出血细胞占全血的体积（图 4-2-1）。血液分析仪法则是通过测定红细胞数和红细胞平均体积，间接计算出 Hct，Hct ＝ 红细胞计数×红细胞平均体积。

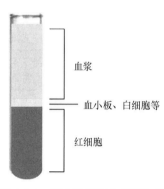

图 4-2-1　离心法测定血细胞比容

【参考区间】　Hct 参考区间见表 4-2-4。

表 4-2-4　Hct 参考区间（静脉血）

年龄	参考区间	
	男性	女性
≥18 岁	0.40～0.50	0.35～0.45
13 岁～18 岁	0.39～0.51	0.36～0.47
6 岁～<13 岁	0.36～0.46	
2 岁～<6 岁	0.34～0.43	
1 岁～<2 岁	0.32～0.42	
6 个月～<1 岁	0.30～0.41	
28 天～<6 个月	0.28～0.52	

【临床意义】　Hct 的变化主要由红细胞数量、大小和血浆容量决定。与 RBC 和 Hb 相似，Hct 是诊断贫血的指标之一，也可作为脱水时纠正血容量的参考指标。

1. Hct 增高

（1）血浆量减少：严重腹泻、呕吐、大面积烧伤、多汗等致体液大量丢失时，RBC 相对增多。

（2）红细胞增多：真性红细胞增多症时 RBC 绝对增多；慢性阻塞性肺气肿及其他肺脏疾病导致低氧使 RBC 代偿性增多。类固醇激素可以增加 RBC，从而使 Hct 增高。

2. Hct 减低

（1）血浆量增加：妊娠中晚期孕妇血容量增加，导致红细胞相对减少；补液量过多等。

（2）红细胞减少：各种原因的贫血（缺铁性贫血、再生障碍性贫血、白血病等）、急慢性出血等。

（四）红细胞平均指数

临床上根据 RBC、Hb 和 Hct 可初步判断贫血及贫血的程度，而从这 3 个指标可通过公式衍生出 3 个红细胞平均指数，提示红细胞大小、每个红细胞中血红蛋白含量等信息，有助于贫血原因的鉴别诊断。红细胞平均指数包括平均红细胞体积（mean corpuscular volume，MCV）、平均红细胞血红蛋白量（mean corpuscular hemoglobin，MCH）和平均红细胞血红蛋白浓度（mean corpuscular hemoglobin concentration，MCHC）。应用血细胞分析仪可直接测定这 3 个指标。

【参考区间】 红细胞平均指数参考区间见表 4-2-5。

表 4-2-5 红细胞平均指数参考区间（静脉血）

年龄	参考区间		
	MCV（fl）	MCH（pg）	MCHC（g/L）
≥18 岁	82～100	27～34	316～354
13 岁～18 岁	80～100	25～34	
6 岁～<13 岁	77～92		
2 岁～<6 岁	76～88		310～355
6 个月～<2 岁	72～86	24～30	
28 天～<6 个月	73～104	24～37	309～363

【临床意义】 根据红细胞平均指数，可进行贫血的形态学分类，提示贫血可能的原因（图 4-2-2）。

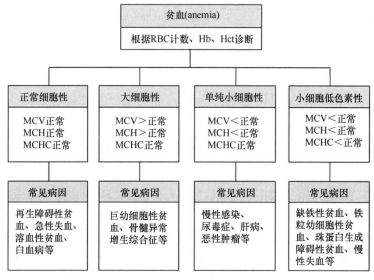

图 4-2-2 贫血形态学分类及常见病因

（五）红细胞体积分布宽度

红细胞体积分布宽度（red blood cell volume distribution width，RDW）是反映红细胞体积异质性的统计学参数，由血液分析仪根据大小不同的红细胞通过计数小孔时产生脉冲的差异获得，可用变异系数（coefficient of variability，CV）或标准差（standard deviation，SD）表示。

【参考区间】 成人 RDW-CV 11.5%～14.5%。

【临床意义】 MCV 结合 RDW 对于贫血的鉴别诊断具有重要意义。

1. MCV 正常，RDW 正常　提示正常细胞均一性贫血，主要见于急性失血性贫血。

2. MCV 正常，RDW 增高　提示正常细胞非均一性贫血，可见于再生障碍性贫血、阵发性睡眠性血红蛋白尿等。

3. MCV 增高，RDW 正常　提示大细胞均一性贫血，可见于部分再生障碍性贫血。

4. MCV 增高，RDW 增高　提示大细胞非均一性贫血，主要见于巨幼细胞性贫血、骨髓增生异常综合征（myelodysplastic syndromes，MDS）等。

5. MCV 减低，RDW 正常　提示小细胞均一性贫血，可见于珠蛋白生成障碍性贫血、球形红细胞增多症等。

6. MCV 减低，RDW 增高　提示小细胞非均一性贫血，主要见于缺铁性贫血。

缺铁性贫血患者在缺铁早期 RDW 即增高，若治疗后 Hb、红细胞计数得以纠正，但 RDW 仍处于升高状态，则反映体内贮存铁尚未完全补足，故 RDW 可用于缺铁性贫血的早期诊断及疗效的动态监测。

（六）网织红细胞计数

网织红细胞（reticulocyte，Ret）是介于晚幼红细胞与成熟红细胞之间的尚未完全成熟的红细胞，细胞核消失，但胞质中残存核糖体、核糖核酸（ribonucleic acid，RNA）等嗜碱性物质，经煌焦油蓝或新亚甲蓝活体染色后可呈蓝或蓝绿色枝点状或网织状结构，通过显微镜可以观察，也可应用血液分析仪对 Ret 进行相对计数和绝对计数。

血液分析仪应用特殊的荧光染料与 Ret 中的 RNA 结合，未成熟的 Ret 体积较大，RNA 含量高，根据激光照射后发射出荧光的强度等参数，可将 Ret 按成熟程度分为三群：弱荧光强度网织红细胞（low fluorescent reticulocyte，LFR）、中荧光强度网织红细胞（middle fluorescent reticulocyte，MFR）和强荧光强度网织红细胞（high fluorescent reticulocyte，HFR）。因此根据 LFR、MFR 和 HFR 等参数可计算网织红细胞成熟指数（reticulocyte maturity index，RMI），计算公式为：

$$RMI =（MFR + HFR）/ LFR × 100\%$$

【**参考区间**】　成人 Ret 为 0.5%～1.5%，绝对值（24～84）×10^9/L；新生儿 2%～6%。

【**临床意义**】

1. 反映骨髓造血功能状态　Ret 增多表示骨髓红细胞系增生旺盛。溶血性贫血、急性失血性贫血时外周血红细胞不断破裂或丢失，骨髓加速造血而致 Ret 显著增多。Ret 减少表示骨髓造血功能减低，见于再生障碍性贫血、恶性贫血、白血病及应用化疗药物致骨髓抑制等，另外铁、维生素 B_{12}、叶酸缺乏所致的非增生性贫血、慢性炎症、恶性肿瘤、肾脏疾病等慢性病所致的贫血也可引起 Ret 减少。

2. 贫血疗效观察　缺铁性贫血和巨幼细胞性贫血患者给予铁剂或叶酸纠正贫血，若 Ret 增高提示治疗有效，给药 3～5 天后 Ret 开始上升，至 7～10 天达高峰，一般增至 6%～8%，也可达 10% 以上；治疗后 2 周左右 Ret 逐渐下降至正常水平，而红细胞及血红蛋白则逐渐增高，称 Ret 反应，可作为贫血治疗疗效的判断指标。

3. 骨髓移植后疗效监测　骨髓移植后恢复造血功能，首先表现为 HFR 和 MFR 升高，早于 Ret 计数的变化，因此 RMI 是骨髓移植成功较早且更敏感的指标。

（七）红细胞形态学检查

血涂片红细胞形态学检查主要关注红细胞大小、形态、染色和结构等多个方面。正常红细胞

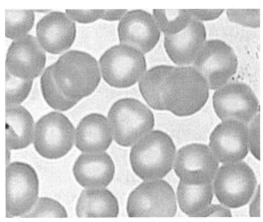

图 4-2-3　正常红细胞形态（瑞氏-吉姆萨染色）

彩图 4-2-3

呈双凹圆盘状，直径为 6～9μm，大小均一，瑞氏或瑞氏-吉姆萨染色呈粉红色，成熟红细胞无细胞核，存在中央淡染区，大小约为红细胞直径的 1/3（图 4-2-3）。各种病理情况下，红细胞大小、形态及中央淡染区等可能出现改变，为贫血病因、红细胞增多症等疾病的诊断、鉴别诊断提供重要信息。

1. 大小异常

（1）小红细胞（microcyte）：红细胞体积变小，直径小于 6μm。若同时中央淡染区扩大，提示小细胞低色素性贫血，主要见于缺铁性贫血；若中央淡染区消失，提示血红蛋白充盈，主要见于球形红细胞增多症。

（2）大红细胞（macrocyte）：红细胞体积增大，直径大于 10μm，中央淡染区染色深，见于巨幼细胞性贫血、溶血性贫血等。

（3）巨红细胞（megalocyte）：红细胞直径大于 15μm，中央淡染区可消失，主要见于巨幼细胞性贫血、MDS、红白血病等。

（4）红细胞大小不均一（anisocytosis）：红细胞大小不等，直径相差超过 1 倍以上，提示造血功能紊乱，可见于严重的缺铁性贫血、巨幼细胞性贫血、MDS 等。

2. 形态异常　病理情况下，红细胞形态或排列可发生异常改变（图 4-2-4），对异常红细胞形态的辨识，有助于相关疾病的诊断（表 4-2-6）。

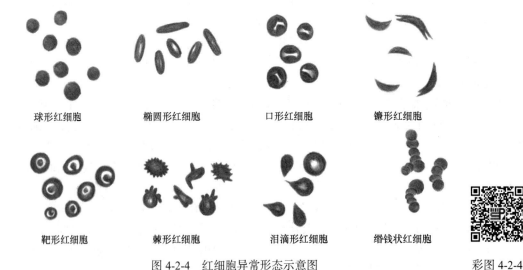

| 球形红细胞 | 椭圆形红细胞 | 口形红细胞 | 镰形红细胞 |
| 靶形红细胞 | 棘形红细胞 | 泪滴形红细胞 | 缗钱状红细胞 |

图 4-2-4　红细胞异常形态示意图　　　　彩图 4-2-4

表 4-2-6　红细胞形态和排列异常改变的分类和临床意义

异常形态	特征描述	常见病因
球形红细胞（spherocyte）	小而圆（直径<6μm），中央淡染区消失	遗传性球形红细胞增多症、自身免疫性溶血性贫血、严重烧伤

续表

异常形态	特征描述	常见病因
椭圆形红细胞（elliptocyte）	椭圆形或杆形，长∶宽=3～4∶1	遗传性椭圆形红细胞增多症、巨幼细胞性贫血、MDS
口形红细胞（stomatocyte）	中央淡染区扁平呈裂缝状，似微张嘴巴	遗传性口形红细胞增多症、酒精性肝病
镰形红细胞（sickle cell）	镰刀状	镰状细胞性贫血
靶形红细胞（target cell）	细胞中心区和边缘深染，中心区外围苍白	珠蛋白生成障碍性贫血、异常血红蛋白病、肝病
裂片红细胞（schistocyte）	红细胞碎片，三角形、盔形、新月形等	微血管病性溶血、心血管创伤性溶血、严重烧伤
棘形红细胞（acanthocyte）	外周不规则棘样突起	严重肝病、棘形红细胞增多症、无β脂蛋白血症、脾切除术后
泪滴形红细胞（teardrop cell）	泪滴状或梨状	骨髓纤维化、弥散性血管内凝血
缗钱状红细胞（rouleaux formation）	红细胞聚集成串状叠连，似缗钱	巨球蛋白血症、多发性骨髓瘤

3. 染色异常

（1）浅染红细胞：红细胞着色淡，中央淡染区扩大，甚至呈影形，提示 Hb 含量明显减少，主要见于缺铁性贫血、铁粒幼细胞性贫血、珠蛋白生成障碍性贫血等。

（2）浓染红细胞：红细胞着色深，中央淡染区消失，提示平均 Hb 含量增高，主要见于球形红细胞增多症、MDS、巨幼细胞性贫血、溶血性贫血。

（3）嗜多色性红细胞：由于胞质内含有少量 RNA，与 Hb 并存致瑞氏染色下呈灰蓝色。嗜多色性红细胞增多提示红细胞系增生活跃，主要见于溶血性贫血等各种增生性贫血。

4. 结构异常　病理情况下，红细胞可出现多种具有特征性表现的结构异常（图 4-2-5），对于疾病的诊断具有重要的提示作用（表 4-2-7）。

表 4-2-7　常见红细胞结构异常的临床意义

异常结构	特征描述	常见病因
嗜碱性点彩红细胞（basophilic stippling）	细胞质中存在细小、散在的蓝紫色颗粒	铅中毒、各种贫血
豪周小体（Howell-Jolly body）	红细胞内圆形蓝紫色小体（残存 DNA），多为 1 个	脾功能低下、脾切除术后、巨幼细胞性贫血、溶血性贫血
卡波环（Cabot ring）	胞质内蓝紫色环形或"8"字形结构	巨幼红细胞性贫血、MDS
有核红细胞（nucleated erythrocyte）	幼稚红细胞，有细胞核	新生儿、溶血性贫血、红白血病、骨髓纤维化、严重缺氧

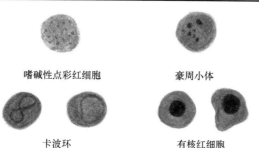

嗜碱性点彩红细胞　　　　豪周小体

卡波环　　　　有核红细胞

图 4-2-5　红细胞异常结构示意图

彩图 4-2-5

（八）红细胞沉降率测定

红细胞沉降率（erythrocyte sedimentation rate，ESR），简称血沉，是指在规定条件下红细胞自然沉降的速率，以每小时红细胞下降的高度（mm）表示。正常情况下，由于红细胞膜表面的唾液酸带负电荷，使红细胞相互排斥而悬浮于血浆中，缓慢沉降。ESR 受血浆中蛋白成分及红细胞数量和形状的影响。

1. 血浆因素主要有 ①血浆中存在纤维蛋白原、γ-球蛋白、免疫复合物、甘油三酯、胆固醇等大分子物质，使红细胞表面的负电荷减少，促进红细胞发生缗钱状聚集，而致红细胞与血浆的接触面积缩小，下沉阻力减小，导致 ESR 增快；②血浆中白蛋白、卵磷脂等成分增多，会抑制红细胞下沉，导致 ESR 减慢。

2. 红细胞因素主要有 ①红细胞数量增多，使其下沉时的阻力增大，导致 ESR 减慢；②红细胞数量减少，红细胞总表面积减小，下沉快；③红细胞形态改变，多导致 ESR 减慢。

魏氏法测
定血沉

ESR 可采用魏氏法*（Westergren）或全自动血沉分析仪法测定，操作简单，临床上广泛使用，但对于疾病的诊断缺乏特异性。

【参考区间】 男性 0～15mm/h，女性 0～20mm/h。

【临床意义】

1. 增快 12 岁以下儿童、60 岁以上老年人、女性月经期和妊娠 3 个月以上孕妇 ESR 可生理性增快。病理性增快主要见于：①炎症性疾病：细菌性感染，结核活动期、风湿病活动期；②恶性肿瘤；③组织损伤：急性心肌梗死、严重创伤等；④自身免疫疾病：类风湿性关节炎等疾病活动期；⑤高球蛋白血症：多发性骨髓瘤、肝硬化、巨球蛋白血症、系统性红斑狼疮、慢性肾炎等；⑥贫血：严重贫血患者由于红细胞数量减少致 ESR 增快，需根据患者性别和 Hct 水平进行 ESR 校正，避免贫血对 ESR 结果的干扰。

2. 减慢 新生儿红细胞数量多，ESR 生理性减慢。病理情况主要见于红细胞增多症、纤维蛋白原缺乏等。

二、白细胞检测

白细胞是人体血液细胞中的主要成员之一，在机体免疫应答中发挥重要作用。正常情况下，人外周血白细胞主要包括中性粒细胞（neutrophil，N）、嗜酸性粒细胞（eosinophil，E）、嗜碱性粒细胞（basophil，B）、淋巴细胞（lymphocyte，L）和单核细胞（monocyte，M），它们均起源于骨髓造血干细胞，在骨髓中分化、发育、成熟后释放入外周血。外周血白细胞检查主要包括白细胞计数、分类和形态学检查等，是临床常规开展的检测项目，对于了解机体感染与感染类型、骨髓造血功能具有重要价值。

（一）白细胞计数

白细胞计数（white blood cell count，WBC）主要采用显微镜和全自动血液分析仪进行检测，测定单位体积外周血中白细胞的总数。显微镜计数法采用血细胞计数板，标本溶血处理破坏红细胞后，计数一定体积内白细胞数量，经换算得出每升血液中白细胞数。血液分析仪在临床上广泛使用，基本原理是电阻抗法和光散射法，白细胞逐个通过血液分析仪的计数小孔或激光照射区，引起小孔感应区的电阻发生瞬时变化或产生特征的光散射信号，以此反映细胞体积大小、细胞内部结构和核特征，根据对应的脉冲信号或光散射信号的强弱换算得出白细胞数量。如果血液分析仪 WBC 检查结果显著异常或可能存在干扰时，需要进行显微镜复检，各医院需建立符合本地实验室特征的显微镜复检规则并定期验证。

【参考区间】 WBC 参考区间（仪器法）见表 4-2-8。

表 4-2-8 白细胞参考区间（静脉血）

年龄	参考区间（×10⁹/L）
≥18 岁	3.5～9.5
13 岁～18 岁	4.1～11.0
6 岁～<13 岁	4.3～11.3
2 岁～<6 岁	4.4～11.9
1 岁～<2 岁	5.1～14.1
6 个月～<1 岁	4.8～14.6
28 天～<6 个月	4.3～14.2

【临床意义】

1. 生理性变化 新生儿 WBC 明显高于成人；妊娠特别是孕晚期可增高；吸烟、剧烈运动可能导致 WBC 增高。

2. 病理性变化 成人白细胞以中性粒细胞为主，因此 WBC 主要受中性粒细胞数量的影响，其临床意义与中性粒细胞的临床意义基本一致。但是淋巴细胞、嗜酸性粒细胞、单核细胞等数量的改变也会使 WBC 发生变化，需结合临床具体分析。

（二）白细胞分类计数

五类白细胞的大小、胞浆染色、颗粒和细胞核特征均存在差异，功能各不相同，因此其数量和形态发生变化时的临床意义亦各不相同。可采用显微镜和全自动血液分析仪对各种白细胞分别计数，即白细胞分类计数（differential count，DC）。显微镜分类计数法是血涂片经瑞氏或瑞氏-吉姆萨染色后，在油镜下观察 200 个白细胞，根据各类白细胞的特征不同得出每种白细胞所占的百分比。血液分析仪进行白细胞分类的基本原理包括：体积（volume，V）、电导（conductivity，C）、光散射（scatter，S）技术（即 VCS 技术），激光技术、细胞化学法和荧光染色技术等。

【参考区间】 成人白细胞分类计数参考区间（仪器法）见表 4-2-9。

表 4-2-9 成人白细胞分类百分数和绝对值的参考区间

分类	英文缩写	百分数（%）	绝对值（×10⁹/L）
中性粒细胞	N	50～75	2～7.5
淋巴细胞	L	20～40	0.8～4
嗜酸性粒细胞	E	0.5～5	0.05～0.5
嗜碱性粒细胞	B	0～1	0～0.1
单核细胞	M	3～8	0.12～0.8

【临床意义】

1. 中性粒细胞

（1）生理性变化：新生儿、妊娠中晚期、剧烈运动等机体应激状态下可升高。

（2）病理性增多：常见于：

1）急性感染：以革兰阳性球菌感染（如金黄色葡萄球菌、溶血性链球菌、肺炎链球菌等）最为常见。

2）组织损伤：如创伤、手术、急性心肌梗死。

3）急性大出血：内脏破裂等导致的大出血时，外周血中 WBC 和中性粒细胞数量的增高早于

Hb 含量和 RBC 的下降。

4）恶性肿瘤：可见于非血液系统肿瘤，如肝癌、胃癌等。

5）急性中毒：①可见于代谢性中毒，如糖尿病酮症酸中毒、尿毒症等；②化学品和药物中毒，如安眠药、有机磷、铅、汞中毒等；③生物毒素中毒，如昆虫毒、蛇毒等。

6）白血病：主要见于急、慢性粒细胞白血病，需与类白血病反应鉴别。

类白血病反应（leukemoid reaction）是指在应激或感染等因素刺激下白细胞数显著升高，可出现未成熟的白细胞，与某些白血病类似，但病因去除后类白血病反应可逐渐消失。根据增高的白细胞种类不同可分为中性粒细胞型、淋巴细胞型、单核细胞型、红白血病型、浆细胞型等，其中以中性粒细胞型最为多见，外周血白细胞计数可高达 30×10^9/L。

（3）病理性减少：当外周血中性粒细胞绝对计数＜1.5×10^9/L 时，称为粒细胞减少症（neutropenia）；中性粒细胞绝对计数＜0.5×10^9/L 时，称为粒细胞缺乏症（agranulocytosis）。主要见于：

1）某些感染性疾病：包括多种细菌、病毒、原虫等感染，如革兰阴性杆菌、伤寒、结核杆菌、巨细胞病毒、流感、疟疾、人类免疫缺陷病毒、黑热病等。

2）血液系统疾病：如再生障碍性贫血等。

3）化学药物、射线等理化因素的损伤：如肿瘤患者接受化疗或放疗后，氯霉素、磺胺等抗生素使用后，长期接触电离辐射的作业人员等。

4）自身免疫性疾病：如系统性红斑狼疮等。

5）脾功能亢进：如门脉性肝硬化等。

2. 淋巴细胞

（1）生理性变化：午后淋巴细胞计数高于早晨；新生儿时以中性粒细胞为主，随后逐渐增多，出生后 4~6 天，淋巴细胞可达 50%，之后淋巴细胞比例增加，超过中性粒细胞，直到 4~6 岁时，淋巴细胞比例逐渐下降，中性粒细胞比例增加，趋于成人水平，此生理现象称为"四六交叉"。

（2）病理性变化：可见于：

1）增高：主要见于病毒、某些细菌和原虫感染，如传染性单核细胞增多症、麻疹、风疹、流感、结核杆菌、弓形虫感染等；淋巴细胞白血病和淋巴瘤；移植排斥反应等。另外，粒细胞缺乏症和再生障碍性贫血时淋巴细胞百分比相对增高。

2）减少：药物和射线接触致淋巴细胞绝对计数减少，如应用肾上腺皮质激素、环磷酰胺等；还可见于免疫缺陷病，如人类获得性免疫缺陷综合征、丙种球蛋白缺乏症等；新型冠状病毒感染发病早期可见淋巴细胞计数减少，重型、危重型患者外周血淋巴细胞进行性减少。另外，致粒细胞增多的各种疾病可表现为淋巴细胞百分比相对降低。

3. 嗜酸性粒细胞

（1）生理性变化：嗜酸性粒细胞计数的波动与下丘脑-腺垂体-促肾上腺皮质激素轴密切相关，因此剧烈运动、寒冷、精神刺激等情况下，可促进促肾上腺皮质激素的分泌，进而使肾上腺皮质激素分泌增加，而肾上腺皮质激素可以抑制嗜酸性粒细胞从骨髓释放入外周血，同时促进血中嗜酸性粒细胞向组织浸润，而导致嗜酸性粒细胞计数一过性减少。

（2）病理性变化：可见于：

1）增高：①过敏性疾病，如荨麻疹、支气管哮喘、食物或药物过敏等；②寄生虫感染，如蛔虫、血吸虫、钩虫感染等；③白血病，如慢性粒细胞白血病、嗜酸性粒细胞性白血病等；④某些恶性肿瘤，如肺癌、鼻咽癌等；⑤某些传染病，如猩红热；⑥使肾上腺皮质激素分泌减少的各种疾病，肾上腺皮质功能减退症、垂体功能低下等。

2）减少：主要见于伤寒、副伤寒及长期应用肾上腺皮质激素的患者。

4. 嗜碱性粒细胞

（1）增高：主要见于过敏性疾病，如溃疡性结肠炎、药物或食物过敏等；白血病，如慢性粒细胞白血病、嗜碱性粒细胞性白血病等；恶性肿瘤等。

（2）减少：多无临床意义。

5. 单核细胞

（1）生理性变化：新生儿及婴幼儿单核细胞高于成人。

（2）病理性变化：见于：

1）增高：①某些感染，如感染性心内膜炎、疟疾、黑热病、肺结核活动期；②某些血液系统疾病，如单核细胞性白血病、骨髓增生异常综合征、淋巴瘤、多发性骨髓瘤、恶性组织细胞病等。

2）减少：如再生障碍性贫血或其他血细胞增多导致的单核细胞相对减少等。

（三）白细胞形态学检查

外周血涂片经瑞氏或瑞氏-吉姆萨染色后，显微镜下观察五类白细胞形态，有助于血液病的诊断、鉴别诊断及感染严重程度的判断。当血液分析仪检测结果显著异常（如 WBC>30.0×10⁹/L 等），或提示存在异常细胞（如原始细胞、异型淋巴细胞等）时，需要进行显微镜复检，以确认异常细胞形态。

1. 外周血白细胞正常形态　外周血白细胞正常形态（图 4-2-6），五类白细胞正常形态特征（表 4-2-10）。

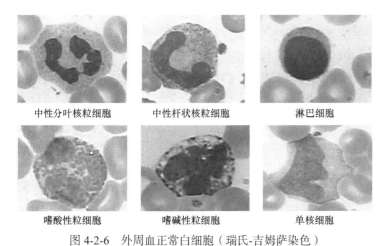

中性分叶核粒细胞	中性杆状核粒细胞	淋巴细胞
嗜酸性粒细胞	嗜碱性粒细胞	单核细胞

图 4-2-6　外周血正常白细胞（瑞氏-吉姆萨染色）

彩图 4-2-6

表 4-2-10　外周血白细胞正常形态特征

分类	模式图	形态	直径（μm）	细胞核	染色质	细胞质
中性粒细胞（分叶核）		圆形或卵圆形	10~15	分3~5叶，分叶间以丝相连或扭曲折叠，核最细部分直径<最粗部分的1/3	粗糙，浓缩成块状，深紫红色	淡粉红色,含大量细小紫红色颗粒
中性粒细胞（杆状核）		圆形或卵圆形	10~18	弯曲呈杆状,核最细部分直径>最粗部分的1/3	粗糙，深紫红色	淡粉红色,含大量细小紫红色颗粒

续表

分类	模式图	形态	直径（μm）	细胞核	染色质	细胞质
大淋巴细胞	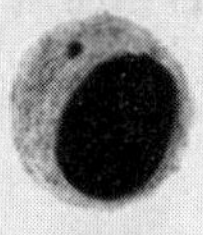	圆形或卵圆形	10～15	圆形，卵圆形或肾形	粗糙成块，深紫红色	透明蓝色，胞质丰富，含少量粗大、不均匀紫红色嗜天青颗粒
小淋巴细胞		圆形	6～10	圆形，卵圆形或肾形	粗糙成块，深紫红色	透明蓝色，胞质量少，无颗粒
嗜酸性粒细胞	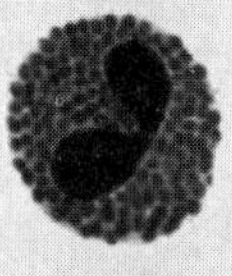	圆形或类圆形	13～15	分叶，多分2叶，眼镜形	粗糙，深紫红色	胞质丰富，充满橘红色、粗大、圆形、紧密排列的嗜酸性颗粒
嗜碱性粒细胞	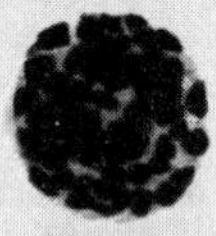	圆形或类圆形	10～12	被嗜碱性颗粒遮盖结构不清	粗糙，深紫红色	胞质量少，含紫黑色、大小不等、排列杂乱的嗜碱性颗粒
单核细胞	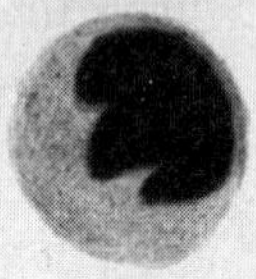	圆形或不规则形	14～20	不规则形，呈肾形、山字形等，扭曲折叠	疏松网状，淡紫红色	灰蓝色，半透明，含尘土样细小淡紫红色颗粒

2. 外周血异常白细胞形态

表 4-2-10

（1）中性粒细胞：正常情况下，外周血中可见中性分叶核粒细胞和中性杆状核粒细胞，以前者居多，且以 2～3 叶为主，二者比例约为 13∶1。病理情况下，可发生核象变化，即核左移和核右移现象（图 4-2-7）。

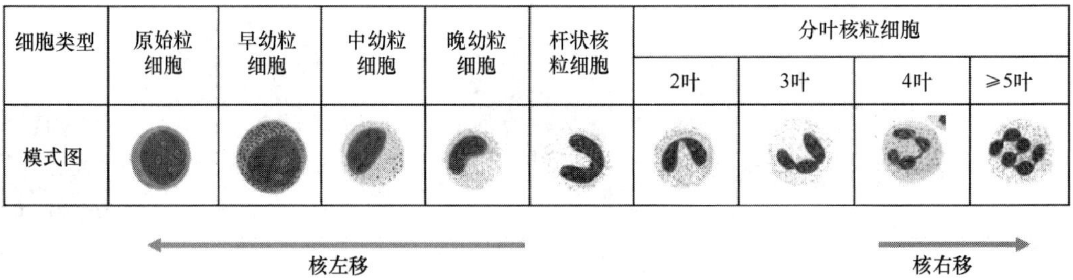

细胞类型	原始粒细胞	早幼粒细胞	中幼粒细胞	晚幼粒细胞	杆状核粒细胞	分叶核粒细胞			
						2叶	3叶	4叶	≥5叶
模式图									

图 4-2-7 中性粒细胞核象变化示意图

核左移　　　　　　　　　　　　　　　　　核右移

彩图 4-2-7

1）核左移（shift to left）：外周血中中性杆状核粒细胞超过 5%，并出现晚幼、中幼和早幼阶段的粒细胞，WBC 多增高，也可正常或减低。根据核左移的严重程度可分为轻度、中度和重度核左移（表 4-2-11）。常见于感染、急性失血、溶血、急性中毒、妊娠晚期、白血病等。

表 4-2-11 核左移严重程度及特征

严重程度	特征
轻度	杆状核粒细胞 5%～10%
中度	杆状核粒细胞 10%～25%，可见少量晚幼粒、中幼粒细胞
重度	杆状核粒细胞 >25%，可见早幼粒细胞，甚至原粒细胞，细胞中毒性变化（中毒颗粒、空泡、核变性等）

2）核右移（shift to right）：外周血中中性粒细胞细胞核分叶≥5 叶者超过 3%，常见于巨幼细胞性贫血、再生障碍性贫血等造血功能减退性疾病，应用抗代谢药物及感染恢复期的患者可出现核右移现象。若疾病进展期突然出现核右移现象，多提示预后不良。

在严重感染、中毒、严重烧伤、各种血液系统疾病时，白细胞计数显著增高，同时可出现中性粒细胞中毒性变化（表 4-2-12，图 4-2-8）。

表 4-2-12　中性粒细胞常见中毒性变化及形态异常的特征和临床意义

异常形态	特征描述	产生机制	临床意义
中毒性变化			
中毒颗粒（toxic granu-lations）	胞质中出现大小不等、紫黑色、分布不均的粗大颗粒	嗜苯胺颗粒聚集	严重感染、烧伤
空泡（vacuoles）	胞质中出现大小不等泡沫状空泡	细胞受损后发生脂肪变性	严重感染，如败血症
杜勒小体（Döhle bodies）	胞质中出现的片状、圆形、云雾状结构（直径 1~2μm），天蓝色或灰蓝色	核质发育不平衡，胞质局部不成熟	烧伤和严重感染，如肺炎、败血症
核变性（degeneration of nucleus）	核肿胀（核膨胀，着色浅淡），核固缩（核变小，固缩为均匀深紫色致密块状），核溶解（核结构模糊，轮廓不清，核碎裂	细胞衰老	严重感染
大小不等（anisocytosis）	细胞体积大小悬殊	内毒素刺激下幼稚中性粒细胞分裂不规则	病程较长的化脓性感染或慢性感染
其他异常形态和结构			
棒状小体（Auer bodies）	胞质中出现的紫红色棒状结构（长 1~6μm），1 个或多个，后者似柴捆	嗜天青颗粒聚集成串	急性粒细胞白血病（常短而粗，多个），急性单核细胞白血病（常长而细，单个）
巨多分叶核中性粒细胞	体积大（直径 16~25μm），核分叶多＞5 叶，各叶大小差异大，核染色质疏松	造血原料缺乏，脱氧核糖核酸合成障碍	巨幼细胞性贫血，应用抗代谢药物
Pelger-Hüet 畸形	核畸形，分叶减少，呈眼镜形、哑铃形	常染色体显性遗传病	急性髓系白血病，骨髓增生异常综合征
May-Hegglin 畸形	多个中性粒细胞胞质中出现淡蓝色包涵体，大而圆	常染色体显性遗传病	家族性血小板减少
Chediak-Higashi 畸形	各阶段粒细胞质中含有数个至数十个淡紫红色或蓝紫色包涵体（直径 2~5μm）	常染色体隐性遗传病	常伴有白化病
Alder-Reilly 畸形	胞质中含有巨大深染的嗜天青颗粒，呈深红或紫色包涵体	常染色体隐性遗传病	常伴脂肪软骨营养不良或遗传性黏多糖代谢障碍

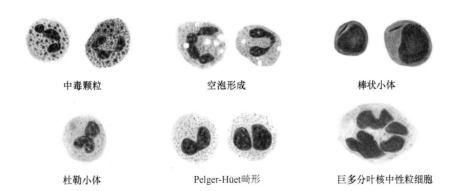

中毒颗粒　　　　　　空泡形成　　　　　　棒状小体

杜勒小体　　　　　Pelger-Hüet畸形　　　巨多分叶核中性粒细胞

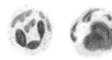
Alder-Reilly畸形

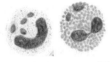
Chediak-Higashi畸形

May-Hegglin畸形

图 4-2-8　常见中性粒细胞中毒性变化及异常形态　　　　　彩图 4-2-8

（2）淋巴细胞：在某些病毒感染时，如 EB 病毒、巨细胞病毒、风疹病毒、肝炎病毒等，淋巴细胞显著增生，并发生形态变化，这种形态变异的反应性淋巴细胞，亦可称为异型淋巴细胞，简称异淋。传统将异淋分为三型：Ⅰ型空泡型（浆细胞型）、Ⅱ型不规则型（单核细胞型）、Ⅲ型（幼稚型）。

1）Ⅰ型空泡型：较常见，同正常淋巴细胞（图 4-2-9，A）比较，胞体稍大，多为圆形或类圆形，胞质丰富，深蓝色，有空泡，一般无颗粒，细胞核呈圆形、肾形、椭圆形、不规则形，染色质不规则聚集呈块（图 4-2-9，B）。

2）Ⅱ型不规则型：较常见，胞体较大，常大于Ⅰ型细胞，胞体和胞核形态不规则，胞质丰富，蓝色，透明干净，可见粒粒可数的嗜天青颗粒，边缘处蓝色较深，可有裙边样改变，染色质较Ⅰ型略疏松，易与单核细胞混淆（图 4-2-9，C）。单核细胞胞质呈灰蓝色不透明，其中可见粉尘样颗粒，模糊不清，颗粒大小不等，染色质疏松呈条索网状。

3）Ⅲ型幼稚型：胞体亦较大，胞质深蓝且量少，多无颗粒，偶见空泡，核大呈圆形或椭圆形，染色质细致，可有核仁。

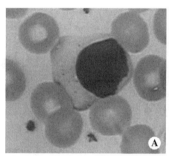
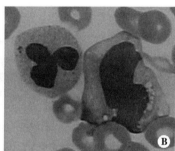
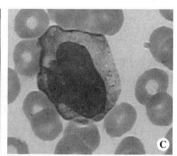

图 4-2-9　正常淋巴细胞和异型淋巴细胞（瑞氏-吉姆萨染色）

A. 正常淋巴细胞；B. Ⅰ型空泡型异型淋巴细胞；C. Ⅱ型不规则型异型淋巴细胞

异型淋巴细胞主要见于病毒感染，其中以 EB 病毒感染导致的传染性单核细胞增多症表现尤为显著，当异淋超过 10% 时，对诊断具有一定的价值。异型淋巴细胞还可见于过敏性疾病、急慢性淋巴结炎等。

三、血小板检测

血小板（platelet，PLT）是由巨核细胞产生脱落下来的无核血细胞，具有生物活性，启动一期止血，维持血管内皮完整性，参与凝血过程。PLT 检查主要包括 PLT 计数和形态学检查。分析前质量控制对于保证 PLT 检测结果的准确性具有重要意义，采血不顺利、抗凝剂错误、标本运送、储存方式不当会等均影响 PLT 结果。

（一）血小板计数

血小板计数（platelet count，PC）是临床血液常规检测项目，也是止血和凝血功能评价的主要初筛指标之一，主要采用显微镜计数法、血液分析仪法。显微镜计数法应用血细胞计数板在显微镜下计数 PLT，计数方法与白细胞计数方法相似。血液分析仪法的基本原理是电阻抗法和光学法。

【参考区间】 血小板参考区间（仪器法）见表 4-2-13。

表 4-2-13 血小板参考区间（静脉血）

年龄	参考区间（×10⁹/L）
≥18 岁	125～350
12 岁～18 岁	150～407
6 岁～＜12 岁	167～453
2 岁～＜6 岁	188～472
1 岁～＜2 岁	190～524
6 个月～＜1 岁	190～579
28 天～＜6 个月	183～614

【临床意义】

1. 生理性变化 妊娠中晚期 PLT 计数增高，新生儿略低。剧烈运动、饱餐后 PLT 可一过性升高。PLT 存在地区性差异，高海拔地区居民高于久居平原人群。

2. 病理性变化

（1）增高：其原因如下：

1）原发性增高：骨髓增殖性肿瘤（原发性血小板增多症、真性红细胞增多症、慢性髓细胞白血病等）。

2）反应性增多：急性失血、溶血，急慢性感染，脾脏切除术后等。

3）药物影响：口服避孕药、类固醇、肾上腺素、雌激素、干扰素等。

（2）减少：可见于：

1）生成障碍：再生障碍性贫血、急性白血病、骨髓纤维化、肿瘤患者放疗后等。

2）破坏增加：免疫性血小板减少症（immune thrombocytopenia，ITP）、脾脏功能亢进、系统性红斑狼疮等。

3）消耗过多：弥散性血管内凝血、血栓性血小板减少性紫癜等。

4）药物影响：化疗药物、氯霉素、磺胺、对乙酰氨基酚、利福平、氯噻嗪、苯妥英钠等。

（二）血小板形态检查

PLT 形态学检查是将 EDTA 抗凝全血涂片染色后在显微镜下进行观察，主要包括 PLT 大小、形态、分布、聚集情况等，可用于复核血细胞分析仪 PLT 计数结果，发现是否存在 PLT 聚集现象，对血小板相关疾病的诊断和分析具有重要意义。

1. 外周血血小板正常形态 正常 PLT 形态为两面微凸的圆盘状，直径 2～4μm。外周血涂片瑞氏-吉姆萨染色呈淡蓝色或淡紫红色，圆形或椭圆形，抗凝状态下分布均匀，无细胞核，胞质中有细小、散在分布的紫红色颗粒（图 4-2-10）。

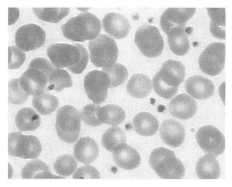

图 4-2-10 正常血小板（瑞氏-吉姆萨染色）

彩图 4-2-10

2. 外周血血小板异常形态或分布

（1）大小异常：PLT 大小不均。

1）小 PLT：直径<1.5μm，占 33%～47%，主要见于缺铁性贫血、再生障碍性贫血等。

2）大 PLT：直径>4μm，巨型血小板直径 20～50μm（图 4-2-11），见于 ITP、粒细胞白血病、巨大血小板综合征、血小板无力症、脾切除术后等。

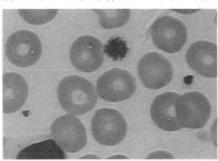
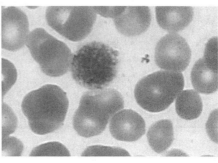

图 4-2-11　大血小板（瑞氏-吉姆萨染色）　　彩图 4-2-11

（2）形态异常：

1）PLT 内颗粒减少或无颗粒：胞质呈灰蓝色或淡蓝色，主要见于骨髓增生异常综合征。

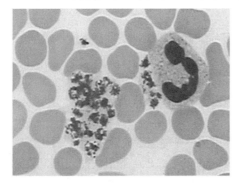

2）不规则形：PLT 呈逗点状、杆状等异常形态。

（3）分布异常：PLT 分布异常，可导致血液分析仪测定 PLT 计数假性偏低。

1）PLT 卫星现象：PLT 黏附围绕在中性粒细胞或单核细胞周围的现象，其发生机制是 PLT 表面结合的自身抗体可与中性粒细胞或单核细胞细胞膜上的 Fc 受体结合。

2）PLT 聚集：EDTA 抗凝血中 PLT 可聚集成簇，主要见于原发性血小板增多症，或抗凝剂 EDTA 诱导的 PLT 聚集现象

图 4-2-12　血小板聚集现象（瑞氏-吉姆萨染色）　彩图 4-2-12

（图 4-2-12）。

四、血细胞直方图和散点图的临床应用

血液分析仪可为临床提供大量有价值的参数，同时显示红细胞、白细胞和血小板直方图以及白细胞散点图，直观反映检测结果的可靠性和可能干扰因素，可作为是否需要显微镜复检的参考。

（一）直方图

直方图表示细胞群体分布特征，横坐标为体积（fl），纵坐标为相对频率。

1. 红细胞直方图　横坐标表示红细胞体积，纵坐标表示不同体积红细胞的出现频率。正常情况下，红细胞直方图呈正态分布曲线，主要分布在 50～125fl 区域（图 4-2-13，左图）。若红细胞体积增大，则红细胞直方图主峰右移；若红细胞体积减小，则主峰左移；亦可出现双峰现象，提示存在大、小红细胞两个细胞群（图 4-2-13，右图）。峰底宽度表示红细胞体积变化的范围，正常情况下

峰底宽度较狭窄，若增宽则提示红细胞大小不等，RDW 相应增加。

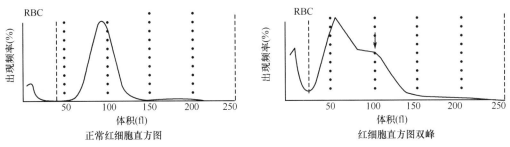

图 4-2-13　红细胞直方图

2. 血小板直方图　正常血小板直方图呈左偏态分布，主要分布在 2~15fl 区域（图 4-2-14，左上图），直方图右侧某一点与横坐标重合。若血小板体积增大，则直方图主峰右移；若血小板体积减小，则主峰左移。当小红细胞存在时，可使直方图右侧抬起上扬（图 4-2-14，右上图）。若血小板有轻度聚集现象，则曲线峰值降低，曲线右侧抬高呈拖尾状，不与横坐标重合（图 4-2-14，下图）。

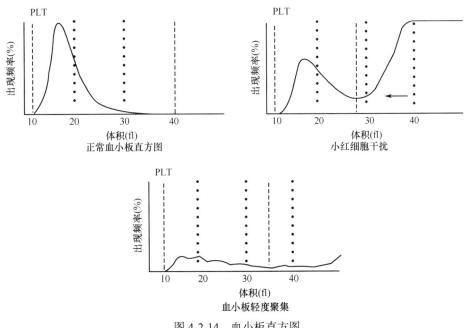

图 4-2-14　血小板直方图

3. 白细胞直方图　白细胞测定前需加入溶血素，破坏红细胞，同时白细胞膜受损，因此溶血素处理后的白细胞大小较前发生变化。白细胞直方图根据处理后白细胞大小的不同将白细胞分为三个群，直方图左侧峰高且陡，分布在 35~95fl 区域，为小细胞群，即淋巴细胞群；右侧峰低平且宽，跨越 160~450fl 区域，为大细胞群，即中性粒细胞群；中间较为平坦的区域，为中间细胞群，以单核细胞为主，还包括嗜酸性粒细胞和嗜碱性粒细胞（图 4-2-15）。若中性粒细胞群的峰值显著升高，

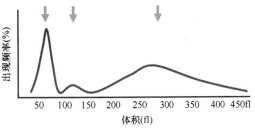

图 4-2-15　正常白细胞直方图

而淋巴细胞群峰值减低，则提示中性粒细胞比例增高，主要见于细菌性感染。血小板聚集、巨大血细胞、红细胞不完全溶解、有核红细胞及冷球蛋白都可能干扰白细胞直方图，使淋巴细胞群左侧抬高，提示白细胞分类计数结果不准确，需要显微镜复检。

（二）白细胞散点图

白细胞直方图仅按照细胞体积的差异将细胞分群，而白细胞散点图则根据不同类细胞激光散射光和荧光强度的差异进行分类。不同血液分析仪原理略有差异，但散点图横坐标和纵坐标均代表细胞或胞浆颗粒的两项特征，由于五类白细胞的细胞大小、核染色质及胞质颗粒不同，因此可将白细胞分为四群，以不同的颜色表示（图 4-2-16，左上图）。若中性粒细胞群向上延伸，则提示可能出现幼稚粒细胞（图 4-2-16，右上图）。若散点图分类不良，呈灰白色，细胞群在正常单核细胞群区域附近，则提示可能存在原始或幼稚细胞（图 4-2-16，左下图）。若淋巴细胞群下方出现细胞团，则提示可能存在有核红细胞干扰（图 4-2-16，右下图）。

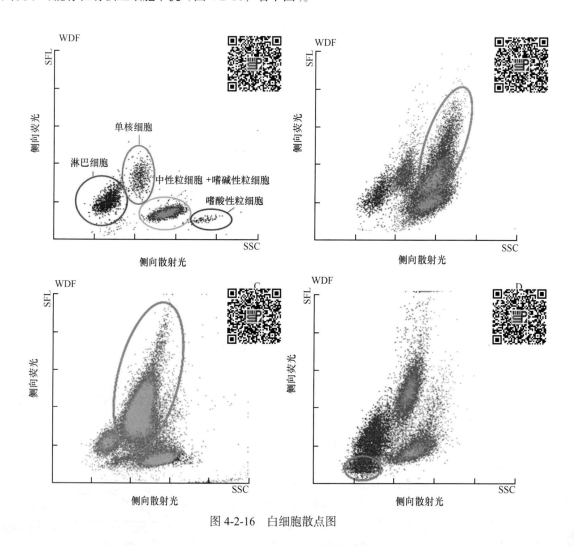

图 4-2-16　白细胞散点图

第二节　溶血性贫血的实验室检查

溶血性贫血（hemolytic anemia，HA）是指各种原因导致的红细胞破坏增加超过骨髓造血代偿能力时发生的贫血。正常红细胞的寿命为 120 天，溶血性贫血时红细胞寿命明显缩短，导致红细胞寿命缩短的原因主要包括红细胞内在缺陷（以遗传性为主）和红细胞外部因素（如自身免疫性溶血性贫血等）。根据红细胞破坏的场所不同可将其分为血管内溶血（外周血循环系统）和血管外溶血（单核-巨噬细胞系统）。溶血性贫血的诊断需要结合患者临床病史、症状、体征、实验室检查等多项信息综合分析。实验室检查是探究患者贫血病因和发病机制的主要依据，除血常规、网织红细胞测定等一般项目外，还包括红细胞寿命测定、血浆游离血红蛋白、血清结合珠蛋白测定、尿含铁血黄素试验、红细胞渗透脆性试验、葡萄糖-6-磷酸脱氢酶活性测定、抗球蛋白试验等。本节着重介绍以下项目。

一、红细胞膜缺陷

红细胞膜缺陷是指红细胞膜上的骨架蛋白结构和数量发生变化，致红细胞正常形态和功能异常。红细胞膜缺陷的检查包括：

（一）红细胞渗透脆性试验

红细胞渗透脆性试验是检测红细胞对低渗盐溶液的抵抗能力。正常红细胞在低渗溶液中，水分子可通过细胞膜进入红细胞，使细胞肿胀而破裂。观察在不同浓度的 NaCl 溶液中红细胞溶解情况，并记录红细胞开始溶血管和完全溶血管所对应的 NaCl 溶液浓度。

【参考区间】　开始溶血：3.8～4.6g/L；完全溶血：2.8～3.2g/L。

【临床意义】

1. 增加　主要见于遗传性球形红细胞增多症、遗传性椭圆形红细胞增多症、温抗体型自身免疫性溶血性贫血等。

2. 减低　主要见于珠蛋白生成障碍性贫血、缺铁性贫血、异常血红蛋白病、脾切除术后等。

（二）酸化甘油溶血试验

酸化甘油溶血试验（acidified glycerin hemolysis test，AGLT）是指在 25℃，酸性含甘油的低渗溶液中，甘油与红细胞膜上的脂质有较好的亲和性，可以使红细胞溶解，同时甘油可阻止水分子从低渗溶液中快速进入红细胞中，因此正常情况下，红细胞缓慢溶解，分光光度计检测的吸光度也随之下降。吸光度下降至起始吸光度的 50%时所需的时间，即为 $AGLT_{50}$。若红细胞膜蛋白或膜脂质存在缺陷，则红细胞溶解速度显著增快，$AGLT_{50}$ 明显缩短。

【参考区间】　$AGLT_{50}$＞290s。

【临床意义】　$AGLT_{50}$ 缩短可见于遗传性球形红细胞增多症、自身免疫性溶血性贫血等。

（三）红细胞膜缺陷基因检测

应用聚合酶链式反应（polymerase chain reaction，PCR）技术结合限制性片段长度多态性、单链构象多态性分析、高分辨率熔解曲线等技术及直接测序法可以测定致红细胞膜蛋白缺陷的基因突变。

【临床意义】 约75%的遗传性球形红细胞增多症患者属于常染色体显性遗传，约25%的患者表现为常染色体隐性遗传。遗传性球形红细胞增多症患者可能存在收缩蛋白（α和β）、锚蛋白、带3蛋白等存在缺陷或异常，导致红细胞膜骨架与脂质双层的连接减弱，细胞膜结构改变，红细胞形态由双凹圆盘状变为球形，其分子机制是 SPTA1、SPTB、ANK1、EPB42、SLC4A1 等基因突变。

二、红细胞酶缺陷

红细胞需要一定的能量代谢以维持其正常的生理功能，而参与红细胞能量代谢过程的酶缺陷，会导致溶血的发生。这种因红细胞酶缺陷所致的贫血即为红细胞酶病（erythrocyte enzymopathy）。临床上常见的是葡萄糖-6-磷酸脱氢酶（glucose-6-phosphate dehydrogenase，G6PD）、丙酮酸激酶（pyruvate kinase，PK）缺陷。红细胞酶缺陷的检查包括：

（一）高铁血红蛋白还原试验

高铁血红蛋白还原试验是 G6PD 缺乏症的筛查试验之一。正常红细胞中的 G6PD 可以催化磷酸戊糖旁路途径，使氧化型辅酶Ⅱ（NADP）转变为还原型辅酶Ⅱ（NADPH），足够的 NADPH 脱下的氢可使高铁血红蛋白还原成亚铁血红蛋白。若红细胞中 G6PD 缺陷，则会导致还原高铁血红蛋白的能力减弱。

【参考区间】 高铁血红蛋白还原率＞75%（外周血）。

【临床意义】 高铁血红蛋白还原率降低主要见于 G6PD 缺乏时，如蚕豆病，伯氨喹、抗疟药等药物引起的溶血性贫血患者。其降低的严重程度与 G6PD 基因突变是否纯合密切相关。血红蛋白病、巨球蛋白血症时可能导致结果出现假阳性；Hct＜30%时，可使结果假性降低。

（二）变性珠蛋白小体试验

变性珠蛋白小体（Heinz body）是血红蛋白氧化成高铁血红蛋白后，经解离成高铁血红素和变性珠蛋白，由变性珠蛋白聚合成的不溶性团块，附着在红细胞膜上，可被煌焦油蓝或结晶紫染色，报告含变性珠蛋白小体的红细胞百分率。当 G6PD 缺乏时，NADPH、还原型谷胱甘肽（GSH）等还原性物质生成减少，接触到氧化性物质后红细胞中的血红蛋白更容易被氧化，进而生成变性珠蛋白小体也增加。

【参考区间】 含变性珠蛋白小体的红细胞百分率＜1%。

【临床意义】 增加可见于 G6PD 缺乏时，如蚕豆病，伯氨喹、抗疟药等药物引起的溶血性贫血。另外，不稳定血红蛋白病患者、还原型谷胱甘肽缺乏症患者、接触硝基苯、苯肼等化学品者或毒物中毒者亦可增加。该试验可作为疗效判断的参考项目之一，治疗好转后，变性珠蛋白小体阳性的红细胞数可减少。

（三）葡萄糖-6-磷酸脱氢酶活性检测

在 NADP 存在的情况下，红细胞中的 G6PD 可以催化葡萄糖-6-磷酸转化为 6-磷酸-葡萄糖酸，同时使 NADP 还原成 NADPH，NADPH 在波长 340nm 处有最大吸收峰，监测该波长下吸光度增加的速率，计算 G6PD 活性。

【参考区间】 成人红细胞中 G6PD 活性为 8～12U/g Hb。

【临床意义】

1. 增加 新生儿 G6PD 活性较高。

2. 减低 主要见于 G6PD 缺乏时，如蚕豆病，伯氨喹、抗疟药等药物引起的溶血性贫血、感染等。急性溶血期时由于新生红细胞增多，因此 G6PD 活性可能减低不明显，需在 2～3 个月后复查。

（四）丙酮酸激酶活性检测

在二磷酸腺苷（adenosine diphosphate，ADP）存在的情况下，红细胞中的丙酮酸激酶（pyruvate kinase，PK）可以催化磷酸烯醇丙酮酸（phosphoenolpyruvate，PEP）转化为丙酮酸，丙酮酸进而在乳酸脱氢酶（lactate dehydrogenase，LDH）的作用下转化为乳酸，同时还原型辅酶 I（NADH）氧化为辅酶 I（NAD），NADH 在 340nm 处有最大吸收峰，监测该波长下吸光度减少的速率，计算 PK 活性。

【参考区间】 成人红细胞中 PK 活性为（15.0±1.99）U/g Hb。

【临床意义】 PK 活性降低可见于：①先天性 PK 缺乏症，纯合子型比杂合子型 PK 活性下降更为显著；②继发性 PK 缺乏症，如白血病、再生障碍性贫血、骨髓增生异常综合征等。

（五）G6PD 基因检测

基因突变致酶活性改变是 G6PD 缺乏症的分子机制，可采用 PCR、直接测序法等分子生物学方法检测 G6PD 基因突变，目前发现的 G6PD 基因突变类型近 200 种，我国常见突变有 G1376T，G1388A，A95G 等。

三、血红蛋白病

血红蛋白合成障碍引起的贫血，称为珠蛋白合成障碍性贫血；血红蛋白结构异常致溶血性贫血的发生，称为异常血红蛋白病，二者可统称为血红蛋白病。检查方法主要有：

（一）血红蛋白区带电泳分析

血红蛋白亚基主要包括 HbA、HbF、HbA$_2$、HbS、HbC 等多种，各种血红蛋白由于珠蛋白的肽链不同而具有不同的等电点和电荷。因此可采用醋酸纤维膜电泳（图 4-2-17）或毛细管电泳的方法进行检测。

【参考区间】 HbA＞95%，HbF＜2%，HbA$_2$ 1.05～3.12%，未见异常血红蛋白区带。

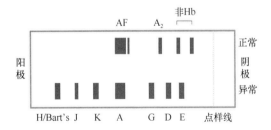

图 4-2-17 血红蛋白醋酸纤维素膜区带电泳图谱示意图

【临床意义】

1. 出现异常血红蛋白区带 如 HbH、Hb Bart's、HbK、HbD 等异常血红蛋白，对异常血红蛋白病的诊断具有重要意义。

2. HbA$_2$ 区带

（1）增高：可见于 β 珠蛋白生成障碍性贫血、肿瘤、疟疾、肝病、恶性贫血、甲状腺功能亢进症。

（2）减少：可见于 α、δ 珠蛋白生成障碍性贫血、遗传性 HbF 持续存在综合征、缺铁性贫血等。

3. HbF 区带 明显增高可见于 β 珠蛋白生成障碍性贫血、遗传性 HbF 持续存在综合征等，轻度升高亦可见于遗传性球形红细胞增多症、镰状细胞病、再生障碍性贫血、白血病等。

（二）血红蛋白组分色谱分析

由于血红蛋白不同组分的理化性质不同，因此高效液相色谱技术可利用其所带电荷的差异，基于离子交换层析的原理将不同种类的血红蛋白进行分离。

【参考区间】 可见 HbF、HbA 和 HbA_2 峰，未见异常血红蛋白峰，HbA_2 1.41%～3.61%。

【临床意义】 可用于 β 珠蛋白生成障碍性贫血的筛查，辅助 HbD、HbS、HbC 等多种异常血红蛋白病的诊断。

（三）抗碱血红蛋白检测

HbF 仅在胎儿期存在，之后逐渐消失，比 HbA 的抗碱能力强，因此称为抗碱血红蛋白。在碱性环境中，除 HbF 外的其他血红蛋白发生变性而沉淀，测定上清液中的血红蛋白含量，即为 HbF。

【参考区间】 成人 1.0%～3.1%；新生儿 55%～85%，出生后 2～4 个月下降，1 岁左右可接近成人水平。

【临床意义】

1. 生理性增多 新生儿及孕妇 HbF 增高。

2. 病理性增多 β 珠蛋白生成障碍性贫血、遗传性 HbF 持续存在综合征、急性白血病、骨髓纤维化、淋巴瘤、再生障碍性贫血等。

（四）血红蛋白 F 酸洗脱试验

HbF 不仅具有较强的抗碱能力，还具有很强的抗酸能力。因此将血涂片置于酸性环境中，只有含 HbF 的红细胞不易被酸洗脱，经伊红染色后呈红色，而含 HbA 的红细胞均可被酸洗脱。显微镜下计数 1000 个红细胞中含 HbF 的红细胞百分数。

【参考区间】 成人<1%；新生儿 55%～85%。

【临床意义】 同抗碱血红蛋白测定试验，但是在 β 珠蛋白生成障碍性贫血和遗传性 HbF 持续存在综合征的鉴别诊断上有一定价值，二者抗碱血红蛋白均增高，但是前者经酸洗脱试验可将红细胞染色成红白相间，而后者红细胞呈均匀淡红色。

（五）异丙醇沉淀试验

由于异常血红蛋白的不稳定性，因此在异丙醇存在的情况下，与正常血红蛋白相比更容易裂解，出现沉淀的速度更快，因此可通过观察溶液中出现浑浊或沉淀现象的时间，对异常血红蛋白进行定性检测。该试验可作为异常血红蛋白病的初筛试验，特异性较差。

【参考区间】 成人定性：阴性。

【临床意义】 阳性或强阳性可见于不稳定的异常血红蛋白存在时。

（六）血红蛋白 H 包涵体试验

煌焦油蓝染料可使 HbH 氧化而变性、沉淀，形成包涵体，呈颗粒状，蓝色，散在均匀分布在红细胞内。显微镜下计数 1000 个红细胞中含包涵体的红细胞百分数，须注意与网织红细胞鉴别。

本试验可作为异常血红蛋白病，特别是 HbH 病的筛检试验。

【参考区间】 0～5%。

【临床意义】 增高主要见于 HbH 病，也可见于轻型 α 珠蛋白生成障碍性贫血、不稳定血红蛋白病和 G6PD 缺乏症、化学品中毒等。

（七）基因检测

珠蛋白生成障碍性贫血，是由于基因突变导致血红蛋白中的珠蛋白链合成障碍而引发的贫血，因此具有遗传性。采用 PCR、杂交、直接测序等多种分子生物学技术可以测定珠蛋白突变基因，为各型珠蛋白生成障碍性贫血的诊断提供直接的实验室证据，目前已发现的珠蛋白基因突变已经超过 1000 种。β 珠蛋白生成障碍性贫血以 β 珠蛋白基因点突变为主，少数为基因缺失所致，如 CD41～42、CD71～72 等；α 珠蛋白生成障碍性贫血以 α 珠蛋白基因缺失最为常见，少数为基因点突变所致。

四、自身免疫性溶血性贫血

自身免疫性溶血性贫血（autoimmune hemolytic anemia，AIHA）是由于机体免疫功能紊乱产生自身红细胞抗体，通过与红细胞表面抗原结合或激活补体等途径，导致红细胞破坏加速而致溶血性贫血。根据病因的不同可分为原发性自身免疫性溶血性贫血和继发性自身免疫性溶血性贫血，后者可继发于淋巴系统恶性肿瘤或类风湿性关节炎、系统性红斑狼疮等其他自身免疫性疾病。根据产生抗体与抗原反应的最适温度不同可分为温反应性抗体型（37℃）和冷反应性抗体型（冷凝集素综合征，2～4℃）。AIHA 的实验室诊断试验主要针对产生的自身抗体进行检测。

（一）抗球蛋白试验

抗球蛋白试验又称 Coombs 试验，主要检测体内抗自身红细胞抗体（IgG），若检测红细胞表面有无抗自身红细胞抗体，为直接抗球蛋白试验；若检测患者血清中有无抗自身红细胞抗体，可利用健康人 O 型红细胞作为载体，为间接抗球蛋白试验。抗自身红细胞抗体是一种不完全抗体，因此只能与红细胞表面相应抗原结合，使红细胞致敏，但不产生凝集现象，而 Coombs 试剂为抗球蛋白抗体，是一种完全抗体，可与致敏红细胞上的不完全抗体结合，促使红细胞凝集（图 4-2-18）。

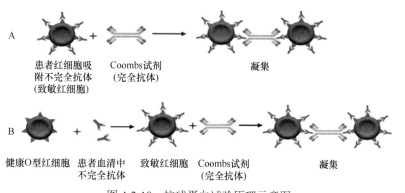

图 4-2-18 抗球蛋白试验原理示意图

A. 直接抗球蛋白试验；B. 间接抗球蛋白试验

彩图 4-2-18

【参考区间】 直接抗球蛋白试验阴性；间接抗球蛋白试验阴性。

【临床意义】

1. 直接抗球蛋白试验 阳性主要见于自身免疫性溶血性贫血、药物诱导的溶血性贫血、自身免疫性疾病（如系统性红斑狼疮、类风湿关节炎等）、多发性骨髓瘤、传染性单核细胞增多症、淋巴细胞增殖性疾病、部分恶性肿瘤等。

2. 间接抗球蛋白试验 阳性主要见 Rh 或 ABO 血型不合所致的妊娠免疫性新生儿溶血病，母体血清中可检测到不完全抗体。

（二）冷凝集素试验

冷凝集素试验用于检测冷凝集素综合征患者的血清中存在的冷凝集素。冷凝集素是一种 IgM 型完全抗体，低温条件下（0～4℃），可使同型红细胞（自身红细胞或与被检者血型相同的红细胞）、O 型红细胞发生凝集，而在 37℃时凝集消失。

【参考区间】 0～4℃时血清中抗红细胞抗原的 IgM 型冷凝集素滴度＜1∶16。

【临床意义】 冷凝集素滴度显著增高主要见于冷凝集素综合征患者。支原体肺炎、传染性单核细胞增多症、重症贫血、疟疾、肝硬化、多发性骨髓瘤、淋巴瘤患者亦可增高。

（三）冷热溶血试验

冷热溶血试验是用于检测阵发性冷性血红蛋白尿症患者血清中存在的 Donath-Landsteiner 抗体（D-L 抗体），因此又称 D-L 试验。D-L 抗体是一种特殊的冷反应性抗体，低温条件下（0～4℃），可与红细胞结合，并吸附补体但不发生溶血。当温度升高至 37℃时，补体被激活，使红细胞膜破坏而发生溶血。本试验的结果与患者体内补体含量密切相关，若患者正处于溶血发作期，补体大量消耗，可出现假阴性结果。

【参考区间】 定性：阴性。

【临床意义】 阳性主要见于阵发性冷性血红蛋白尿症患者。部分病毒感染（如麻疹、水痘、流行性腮腺炎、传染性单核细胞增多症）亦可阳性。

五、阵发性睡眠性血红蛋白尿

阵发性睡眠性血红蛋白尿症（paroxysmal nocturnal hemoglobinuria，PNH）是由于血细胞膜上的糖化肌醇磷脂（glycosyl phosphatidyl inositol，GPI）锚连蛋白合成障碍致红细胞膜缺陷，使红细胞、中性粒细胞、血小板等血细胞对补体溶血效应的敏感性增高而发生的溶血。患者以慢性血管内溶血、血红蛋白尿为主要表现，间歇发作，与睡眠相关，故得名。

（一）酸化溶血试验

酸化溶血试验，又称 Ham 试验。PNH 患者的血细胞对补体溶血的敏感性增加，因此在酸化血清（pH 6.6～6.8，含补体）中，可被激活的补体破坏而发生溶血。若血清经 56℃加热灭活补体后，患者红细胞即不被溶解。

【参考区间】 定性：阴性。

【临床意义】 该试验在 PNH 的诊断中具有重要价值。阳性主要见于 PNH 患者，但 PNH 伴有缺铁者则可出现假阴性结果，另外经多次输血的 PNH 患者因血中所含补体敏感的红细胞数量相对减少，酸化溶血试验可呈阴性。自身免疫性溶血性贫血患者发作严重时亦可阳性。球形红细胞增多症患者可呈假阳性，血清经 56℃加热灭活补体后，患者红细胞仍会溶解。

（二）蔗糖溶血试验

蔗糖溶液离子强度低，PNH 患者的红细胞在血清（含补体）中孵育，激活补体通路，形成攻膜复合物，使红细胞膜损伤形成小孔，蔗糖溶液进入红细胞内致细胞破裂，发生溶血。

【参考区间】 定性：阴性。

【临床意义】 该试验可作为 PNH 的筛检试验，但特异性欠佳。阳性主要见于 PNH 患者，亦可见于部分自身免疫性溶血性贫血、巨幼细胞性贫血、再生障碍性贫血、遗传性球形红细胞增多症等。

（三）蛇毒因子溶血试验

蛇毒因子是从蛇毒中提取的一种蛋白质，可直接作用于血清中的补体 C3，通过旁路途径激活补体系统，破坏 PNH 患者补体敏感的红细胞，致溶血发生。

【参考区间】 定性：阴性。

【临床意义】 阳性主要见于 PNH 患者。

（四）CD55 和 CD59 检测

PNH 是一种获得性造血干细胞基因突变致血细胞膜缺陷的溶血性疾病。其发生的分子机制是血细胞膜表面上的 GPI 锚连蛋白 CD55（补体 C3 转化酶衰变加速因子）和 CD59（反应性溶血膜抑制物）分子低表达，使血细胞对补体的敏感性显著增加。采用流式细胞术检测表达 CD55 和 CD59 分子的细胞（红细胞和/或粒细胞）的百分数。

【参考区间】 CD59/CD55 阴性的红细胞<5%；CD59/CD55 阴性的中性粒细胞<10%。

【临床意义】 CD59、CD55 阴性的细胞群增多，主要见于 PNH。CD55 或 CD59 单独缺失者可见于先天性 CD55 或 CD59 缺乏。

第三节 骨髓细胞学检查

骨髓是人类主要的造血器官，骨髓细胞学检查以细胞形态学为基础，结合组织化学检查、免疫学检查、细胞遗传学检查、分子生物学检查及造血细胞培养等多项技术手段，为血液系统疾病的诊断、疗效评价、预后判断等提供客观、全面的信息。

一、骨髓细胞学检查的临床应用

骨髓细胞学检查通过观察骨髓中各种血细胞的数量、形态、比例及有无异常细胞等，协助造血系统疾病和某些非造血系统疾病的诊断、疗效判断及预后。

1. 诊断造血系统疾病 如白血病、巨幼细胞性贫血、再生障碍性贫血、免疫性血小板减少症、骨髓增生异常综合征、浆细胞骨髓瘤等。

2. 诊断某些感染性疾病 如疟疾、黑热病、弓形体病等，可在骨髓中发现病原体。

3. 诊断恶性肿瘤的转移 多种肿瘤，如肺癌、乳腺癌、黑色素瘤、淋巴瘤等均可能发生骨髓转移，骨髓中可见相应的癌细胞。

4. 其他疾病的辅助诊断 如某些类脂质沉积病可在骨髓涂片中找到特征细胞，如戈谢病

（Gaucher）可见 Gaucher 细胞，尼曼-匹克病（Niemann-pick）可见 Niemann-pick 细胞。

二、血细胞的发育体系及发育规律

造血干细胞在造血微环境以及细胞因子等诱导下，可以分化成为各系祖细胞，祖细胞进而可分化成为形态可辨认的各系原始细胞及具有特定功能的终末细胞。各细胞系的发育顺序见图 4-2-19。

血细胞从原始到成熟是一个连续的过程，为了方便研究，人们将发育过程划分为几个阶段，处于各发育阶段之间的细胞一般会划分到下一阶段。在血细胞的发育过程中，细胞体积、细胞核、染色质、细胞质等演变均遵循一定的规律（表 4-2-14），掌握这些规律对于辨识各个阶段的血细胞至关重要（表 4-2-15）。

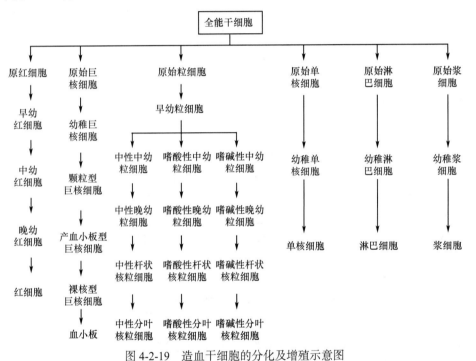

图 4-2-19　造血干细胞的分化及增殖示意图

表 4-2-14　血细胞发育过程中形态演变一般规律

项目	原始→幼稚→成熟
细胞体积	大→小（巨核细胞系小→大，早幼粒细胞＞原始粒细胞）
细胞核大小	大→小（巨核细胞系小→大）
细胞核形态	规则→不规则（红系细胞系和浆细胞系一般始终为圆形）
细胞核染色质	细致→粗糙→聚集成块状；疏松→致密
核仁	有、清晰→模糊不清→无
核膜	不明显→明显
胞质量	少→多
胞质颗粒	无→有（红细胞系始终无颗粒）
胞质颜色	深蓝→浅蓝
核质比例	大→小（巨核细胞系小→大）

表 4-2-15　各系统各阶段正常血细胞形态特征

血细胞	胞体	胞浆	胞核	核仁
红细胞系统				
原红细胞 proerythroblast	直径 15～25μm，类圆形或不规则形	量少，常有伪足，深蓝色，浓厚不透明，无颗粒	较大，核/浆比约 4/1，圆形或近圆形，染色质均匀、粗颗粒状紫红色	2～4 个，暗灰蓝色
红细胞系统				
早幼红细胞 basophilic erythroblast	直径 12～20μm，圆形或椭圆形	量稍丰富，深蓝色不透明，伪足消失	核/浆比约 3/1，圆形，染色质较原红细胞粗糙紧密，呈粗颗粒状，甚至浓集成块	无
中幼红细胞 polychromatophilic erythroblast	直径 10～15μm，圆形或卵圆形	量较多，着色不均呈多色性（灰红色）	变小，核/浆比约 1/1，染色质排列紧密，成小团块，如车轮状，块间有空白点	无
晚幼红细胞 normoblast	直径 8～12μm，圆形或卵圆形	量多，呈均匀的淡红色或极淡的灰紫色	<胞体的 1/2，染色质固缩成一紫黑色团块	无
粒细胞系统				
原粒细胞 myeloblast	直径 12～22μm，圆形或椭圆形	量少，位于核周，染明亮天蓝色，均匀一致，无颗粒	较大，核/浆比约 0.8/1，圆形或椭圆形，居中或偏位。染色质呈细颗粒网状，如薄纱	有
早幼粒细胞 promyelocyte	直径 14～25μm，圆形或椭圆形	丰富，淡蓝色，核周"初浆"区。颗粒多，分布不均，紫红色大小不一的非特异性嗜苯胺蓝颗粒，可压在核上	居中或偏位，圆或椭圆形，染色质比原粒细胞稍粗糙、浓集，核膜清楚	可有或消失
中性中幼粒细胞 neutrophilic myelocyte	直径 11～18μm，圆形	量较多，淡粉红色，内含分布均匀、细小圆形、淡紫红色的中性特异性颗粒	圆形或椭圆形，有时偏于一侧，染色质粗糙浓集呈条索或小块状，呈红紫色，核膜清楚	无
中性晚幼粒细胞 neutrophilic metamyelocyte	直径 10～16μm，圆形	量多，淡红色，内含中性特异性颗粒	大小形态不一，内凹呈肾形，染色质更加粗糙深染	无
中性杆状核粒细胞 neutrophilic granulocyte band form	直径 10～15μm，圆形	内含中性特异性颗粒	核凹陷超过最大径的 3/4，两端钝圆，染色质粗糙呈块状，深紫红色	无
中性分叶核粒细胞 neutrophilic granulocyte segmented from	直径 10～15μm，圆形	胞浆丰富，呈淡红色，布满细小紫红色中性颗粒	分叶状，常为 2～5 叶，3 叶居多，叶与叶之间以细丝相连或完全断开。染色质浓集或呈小块状，深紫红色	无
淋巴细胞系统				
原淋巴细胞 lymphoblast	直径 10～20μm，圆形或椭圆形	量少，呈透明天蓝色，无颗粒	大，圆形或椭圆形，稍偏位，染色质粗颗粒状，呈紫红色，核膜浓厚清晰	多为 1～3 个，呈淡蓝色或无色
幼淋巴细胞 prolymphocyte	直径 10～18μm，圆形或椭圆形	量较少，淡蓝色，多无颗粒，或有数颗深紫红色嗜天青颗粒	圆形或椭圆形，可有浅的切迹，染色质较致密粗糙	模糊或消失
淋巴细胞 lymphocyte	大淋巴：直径 10～16μm，圆形	量丰富，透明天蓝色，可有少量大而稀疏的嗜天青颗粒	圆形或椭圆形，常偏位，染色质常致密呈块状，呈深紫红色	无
	小淋巴：直径 6～10μm，圆形或椭圆形	量极少，淡蓝色，一般无颗粒	圆形或椭圆形，或有切迹，染色质致密呈大块状，深紫红色	无
单核细胞系统				
原单核细胞 monoblast	直径 12～25μm，圆形或可不规则	较丰富，浅灰蓝色，不均匀，半透明呈毛玻璃样，无颗粒	较大，圆或不规则形，染色质纤细疏松，呈细网状，染淡紫红色	有

续表

血细胞	胞体	胞浆	胞核	核仁
幼单核细胞 promonocyte	直径 15~25μm，圆 形或不规则形	量丰富，灰蓝色，时有伪足或 芽状突起，常见少许紫红色 尘样颗粒	常偏位，扭折，染色质浓集	模糊或消失
单核细胞 monocyte	直径 12~20μm，圆 形或不规则形	量丰富，淡灰蓝色或浅红色， 可有伪足样突起，内含细尘 样淡紫红色颗粒	不规则形，有明显扭曲折叠。染色 质疏松细致，呈淡紫红色网状	无
单核细胞系统				
吞噬细胞 phagocyte	大小变异甚大，直径 15~40μm，呈圆 形、椭圆形或不规 则形	量丰富，呈不透明灰蓝色或蓝 色，不含或有少量嗜天青颗 粒，常有空泡	圆形、椭圆形或不规则形，偏位。 核染色质较粗深染或疏松淡染， 呈网状	无
巨核细胞系统				
原巨核细胞 megakaryoblast	直径 10~35μm，类圆 形或不规则形	量少，深蓝色，边缘模糊，呈 云雾状，可有伪足，无颗粒	大，偏位，对称双核或小叶状，染 色质凝集较致密	有
幼巨核细胞 promegakaryocyte	直径 25~50μm，不规 则形	量增多，染蓝色或灰蓝色，核 附近或在胞浆外缘出现紫色 微小颗粒	大，多个、分叶状核紧缩在一起， 核染色质粗糙	模糊或消失
颗粒型巨核细胞 granular megakaryocyte	直径 100~150μm，外 形不规则，边缘不 清晰	量极丰富，呈淡紫红色，弥漫 大量细小紫红色颗粒	明显增大，高度分叶呈层叠堆集 状。核染色质粗而致密，排列成 条索状，深紫红色	无
产血小板型巨核细胞 platelet-producing megakaryocyte	直径 100~150μm，外 形不规则，边缘不 清晰	粉红色，充满粗大的紫红色颗 粒，内侧外侧常有成簇的血 小板	形态与结构更不规则	无

三、骨髓细胞学的检测方法和内容

1. 标本采集、涂片及染色

（1）取材：成人可取髂后上棘、髂前上棘或胸骨，幼儿多选取胫骨。

（2）推片及染色：骨髓吸出后直接推片，推片应有头、体、尾三个部分。干燥后采用瑞氏-吉姆萨染色。

2. 肉眼观察 选择骨髓小粒多、血膜颜色厚薄适宜的骨髓涂片进行显微镜观察。

3. 低倍镜下检查

（1）首先判断骨髓涂片的质量：评价骨髓的取材、涂片、染色是否良好。取材正确的骨髓涂片可见骨髓小粒，无明显骨髓稀释，可见骨髓特有细胞（幼稚粒细胞、有核红细胞、巨核细胞、浆细胞、脂肪细胞、组织细胞、成骨细胞、破骨细胞等），细胞分散排列，染色满意，结构清晰。

（2）判断骨髓有核细胞增生程度：骨髓中有核细胞与成熟红细胞的比例可以大致反映出骨髓增生程度。骨髓增生程度分级目前尚无统一标准，有多种分类方法，但一般采用五级分类法，即增生极度减低、增生减低、增生活跃、增生明显活跃、增生极度活跃。正常为增生活跃，不同病理情况下，骨髓增生程度存在差异，不同骨髓增生程度及临床意义见表4-2-16。

表 4-2-16 骨髓有核细胞增生程度五级分类

增生程度	成熟红细胞：有核细胞	有核细胞数/HP	临床意义
增生极度减低	200：1	<5	再生障碍性贫血、低增生性血液病、完全稀释
增生减低	50：1	5～10	再生障碍性贫血、部分稀释
增生活跃	20：1	20～50	正常骨髓象、增生性贫血
增生明显活跃	10：1	50～100	急、慢性白血病、增生性贫血
增生极度活跃	1：1	>100	急、慢性白血病

注：HP 为高倍镜视野

（3）巨核细胞计数并分类：因为巨核细胞细胞体积比较大、在全片数量比较少，巨核细胞多分布在尾部等边缘部位，故使用低倍镜观察计数全片巨核细胞数，正常时易找到 5～25 个巨核细胞（一般为 15 个左右），然后在油镜下或高倍镜下确定其成熟阶段。

（4）特殊细胞与其他：注意观察涂片是否存在体积较大或者成堆分布的特殊细胞或寄生虫，尤其是观察血膜尾部边缘部位，如 Gaucher 细胞、Niemann-pick 细胞、海蓝组织细胞、转移瘤细胞、疟原虫等。

4. 油镜观察 细胞分类计数和粒红比值计算。选择厚薄合适且均匀、细胞结构清楚、背景干净的部位进行计数（一般在体尾交界处），按照一定顺序，避免重复。骨髓细胞分类计数包括：有核细胞（all nucleated bone marrow cells，ANC）分类、非红系细胞（nonerythroid cells，NEC）分类。

（1）ANC：一般计数 200 个有核细胞（除外巨核细胞、分裂象细胞、破碎细胞），增生明显活跃和增生极度活跃者应增加至 500 个有核细胞，增生极度减低者可酌情减少至 100 个有核细胞，按照各类细胞的种类、发育阶段分别计数，计算出各类细胞的百分比。

（2）总的粒系细胞数和有核红细胞的比值，即粒红比值（granulocyte/erythroid ratio，G：E）：正常情况下，粒红比值为 2～4：1，多发性骨髓瘤、骨髓纤维化、巨核细胞系病变等粒红比值亦可正常。粒红比值增加多见于粒细胞白血病；粒红比值下降可见于缺铁性贫血、巨幼红细胞贫血、溶血性贫血、红白血病等。

（3）NEC 分类：在某些白血病时，还需进行 NEC 分类，即为去除有核红细胞、淋巴细胞、巨噬细胞、浆细胞和肥大细胞后的有核细胞分类计数。

高倍镜下分类计数时应同时注意观察细胞的形态。对于细胞形态的观察应该全面，包括胞核、胞体及胞质的形态特点等，且需要结合整张涂片细胞特点综合分析。

四、常用细胞化学染色

细胞化学染色是将骨髓涂片用特定的染料处理后，在显微镜下观察染色的部位、强弱，以区分血细胞种类及阶段的检查方法。不同类型的血细胞中化学成分、含量和分布存在差异，因此细胞化学染色有助于鉴别细胞类型、了解细胞的病理生理改变，是临床上对血液病进行诊断和鉴别诊断的重要辅助手段。临床常用的细胞化学染色方法主要有以下几种。

（一）髓过氧化物酶染色

粒系和单核细胞系细胞中的髓过氧化物酶（myeloperoxidase，MPO）能分解 H_2O_2 释放出活性氧，氧化无色联苯胺成蓝色，再与硝普钠结合成蓝黑色颗粒，沉淀于胞质中的酶活性处。胞质中无蓝黑颗粒的判为阴性，有细小稀疏颗粒的判为弱阳性，有粗大密集颗粒的判为强阳性。

【临床意义】 主要用于急性白血病的鉴别诊断，特别是对急性粒细胞白血病和急性淋巴细胞白血病的鉴别最有价值。急性粒细胞白血病多呈强阳性，急性单核细胞白血病呈弱阳性或阴性，急性淋巴细胞白血病呈阴性。

（二）酯酶染色

血细胞酯酶包括特异性和非特异性酯酶。特异性酯酶主要为氯乙酸 AS-D 萘酚酯酶，非特异性酯酶主要包括酸性的 α-醋酸萘酚酯酶、碱性的 α-丁酸萘酚酯酶等。细胞内的酯酶能分别水解基质液中的氯乙酸 AS-D 萘酯、α-醋酸萘酯、α-丁酸萘酯，产物进而与重氮盐偶联形成胞质内的不溶性有色沉淀。因所用重氮盐不同，沉淀颜色会有差异，出现有色沉淀者为阳性。

【临床意义】

1. 氯乙酸 AS-D 萘酚酯酶染色 氯乙酸 AS-D 萘酚酯酶主要存在于粒系细胞。急性粒细胞白血病时呈强阳性，急性单核及急性淋巴细胞白血病时呈阴性，急性粒—单细胞白血病时部分呈阳性。

2. α-醋酸萘酚酯酶染色 α-醋酸萘酚酯酶主要存在于单核系细胞。急性单核细胞白血病时呈强阳性，且能被 NaF 抑制；急性粒细胞白血病时呈阴性或弱阳性，但不被 NaF 抑制。

（三）糖原反应

血细胞中的糖原被过碘酸 Schiff（periodic acid Schiff，PAS）氧化生成醛基，继而与 Schiff 液中的无色品红结合成紫红色化合物，沉积定位于含有多糖成分的部位，胞质中出现颗粒状、小块状或弥漫均匀红色者为阳性反应。

【临床意义】

1. 用于红系良恶性疾病的鉴别 红白血病或红血病时幼红细胞呈强阳性反应，而贫血时部分病例的个别幼红细胞可呈阳性。

2. 急性白血病的鉴别诊断 急性粒细胞白血病和急性单核细胞白血病时阳性反应呈细颗粒状或均匀淡红色，急性淋巴细胞白血病时阳性反应呈粗颗粒状或块状。

3. 其他 Gaucher 细胞呈强阳性，Niemann-pick 细胞呈阴性或弱阳性。

（四）中性粒细胞碱性磷酸酶染色

成熟中性粒细胞内的中性粒细胞碱性磷酸酶（neutrophilic alkaline phosphatase，NAP）在 pH 为 9.6 的条件下，可水解基质液中的磷酸萘酚钠底物，释放出的萘酚再与重氮盐偶联成不溶性有色沉淀，定位于胞质酶活性处。NAP 主要存在于成熟阶段的中性粒细胞（包括中性杆状核和分叶核粒细胞），其他细胞均呈阴性。胞质中出现棕黑色颗粒者为阳性反应，反应强度分为"–""1+""2+""3+""4+"等 5 级，反应结果以阳性细胞百分率和 NAP 积分（各阳性细胞分值百分比的乘积之和）来表示。成人 NAP 阳性率为 30%～70%，积分值为 35～100 分。

【临床意义】 NAP 活性可受年龄、性别、应激状态、月经周期、妊娠及分娩等因素的影响，因此，NAP 积分变化明显时其临床意义较大，应排除生理性影响。

1. 生理性变化 新生儿 NAP 活性高，随着年龄增长而下降。紧张、剧烈运动等应激状态下 NAP 活性可增加。经期前增高，行经后降低，经后期恢复。妊娠早期（2～3 个月）NAP 积分开始逐月增高，分娩时达高峰，产后恢复正常。

2. 病理性变化

（1）NAP 积分增加：见于细菌性感染、再生障碍性贫血、某些骨髓增殖性疾病（慢性髓细胞白血病、骨髓纤维化、真性红细胞增多症、原发性血小板增多症）、慢性髓细胞白血病（加速期、急变期）、急慢性淋巴细胞白血病、恶性淋巴瘤、骨髓转移癌、肾上腺糖皮质激素及雄激素治疗后等。

（2）NAP 积分降低：慢性髓细胞白血病（慢性期）、阵发性睡眠性血红蛋白尿、骨髓增生异常综合征、恶性组织细胞病等。

（五）铁染色

正常人骨髓中的铁主要位于骨髓小粒和幼红细胞中。这些铁在酸性环境下与亚铁氰化钾作用生成蓝色的亚铁氰化铁沉淀（普鲁士蓝），定位于含铁部位。因此铁染色是判断体内铁缺乏和利用障碍的有效方法。根据铁沉淀部位的不同，可分为细胞外铁和细胞内铁。细胞外铁是观察骨髓小粒，呈弥漫蓝色，颗粒状或小块状，多存在于巨噬细胞胞质内，也可见于巨噬细胞外。按阳性反应强度分为 5 级：

阴性（ – ）：骨髓小粒无蓝色显现；

1+：有少量铁颗粒，或偶见少量铁小珠；

2+：有较多的铁颗粒和铁小珠；

3+：有很多铁颗粒、小珠和少数蓝黑色小块；

4+：有极多铁颗粒和小珠，并有很多密集成堆的小块。

细胞内铁是观察 100 个中、晚幼红细胞中有无蓝色铁颗粒，计算出铁粒幼红细胞（幼红细胞质中存在蓝色细小颗粒）百分比。根据铁颗粒的多少可分为 I 型（1～2 颗）、II 型（3～5 颗）、III 型（6～10 颗）、IV 型（10 颗以上）。环形铁粒幼细胞为胞质内铁颗粒≥10 颗，围绕核周排列≥1/3（WHO 标准）。

【参考区间】 细胞外铁 1+～2+，大多为 2+；铁粒幼细胞 25%～90%，铁颗粒≤5 颗，以 I 型为主，少数为 II 型，不见 III 型和 IV 型。

【临床意义】

1. 缺铁性贫血时，细胞外铁呈"–"，细胞内铁阳性率明显减低，甚至为零。经铁剂治疗数天后，细胞内铁恢复，但细胞外铁需待贫血纠正后一段时间才会出现。

2. 铁粒幼细胞贫血的患者细胞外铁明显增多，铁粒幼红细胞增多，可见到环形铁粒幼红细胞。骨髓增生异常综合征中，难治性贫血伴环形铁粒幼红细胞增多者（RARS），环形铁粒幼细胞>15%。

3. 非缺铁性贫血如溶血性贫血、巨幼细胞性贫血、再生障碍性贫血、珠蛋白生成障碍性贫血及骨髓病性贫血等，细胞外铁和内铁正常或增加。

五、血细胞免疫分型

在分化、发育和成熟过程中，血细胞细胞膜、细胞质和细胞核抗原的表达与其所属细胞系列、成熟程度、分化阶段密切相关。基于流式细胞技术的血细胞免疫表型分析，对急性白血病、淋巴瘤等血液系统疾病的诊断分型、治疗方案的选择和预后判断具有重要意义。当骨髓细胞形态学检查、细胞化学染色等技术均无法确认细胞所属系列时，可应用荧光标记的单克隆抗体作为探针分析细胞膜、细胞质或细胞核中的抗原表达。

不同细胞系的抗原表达存在差异，髓系细胞标志主要有 CD13、CD14、CD15、CD32、CD33、CD65、CD91、CD156 等；淋系细胞标志主要有 CD1～5、CD7～10、CD19、CD20、CD52、CD77 等，其中，T 淋巴细胞标志有 CD2、CD3、CD4、CD7、CD8 等，B 淋巴细胞标志有 CD19、CD20、CD22 等，NK 细胞标志有 CD16 和 CD56 等；巨核系和血小板标志主要有 CD41、CD42、CD61 等；红系细胞标志主要为血型糖蛋白 A 或 B。

【临床意义】

1. 急性白血病和淋巴瘤的诊断、治疗方案选择、疗效监测和预后判断　免疫表型分析可有助于鉴别急性髓系白血病的各亚型，区分 B 淋巴细胞性白血病和 T 淋巴细胞性白血病及各种混合细胞性白血病。根据免疫分型的结果，可以协助选择合理的个体化治疗方案，并监测治疗效果和预后。另外，免疫分型还可用于发现微量残留白血病，例如完全缓解的白血病患者骨髓细胞中，如果出现 CD19、CD22、CD10、CD7、CD5、CD13、CD37、CD34 等任一抗原阳性同时伴有 TdT^+，则提示微量残留白血病存在。

2. 淋巴细胞免疫表型分析　通过免疫分型进行淋巴细胞亚群分析，对判断机体的免疫功能具有价值。

3. 骨髓及血液中造血干或祖细胞计数　造血干细胞的主要标志是 $CD34^+ CD90^+ Lin^-$。造血干细胞向髓系定向的标志是 $CD34^+ CD33^+$，T 淋巴细胞系祖细胞的标志是 $CD34^+ TDT^+ CD10^+ CD7^+$，B 淋巴细胞系祖细胞的标志是 $CD34^+ CD19^+$。

六、细胞遗传学分析

恶性血液病常出现染色体异常，因此染色体分析在恶性血液病的诊断、治疗、疗效监测和预后判断中具有重要价值。血液病的细胞遗传学分析主要包括染色体数目、结构异常及染色体异常形成的融合基因。

（一）染色体异常

1. 染色体数目异常　①多倍体（polyploid）：恶性血液病的细胞染色体数目常成倍增加，三倍体较常见；②非整倍体（aneuploid）：染色体数目增加或减少不是成倍的。核型表示：如"46，XY，-5"或"-5"表示少一条 5 号染色体，"46，XY，5-"或"5-"表示 5 号染色体部分缺失；③嵌合体（mosaic）：同一个体具有两种或两种以上不同核型的细胞。其核型表示为"Mos"或"/"。

2. 染色体结构异常　①缺失（deletion, del）：指染色体长臂或短臂部分节段的丢失，包括末端缺失和中间缺失。核型表示：del（11）（q23）表示在 11 号染色体长臂 2 区 3 带断裂，末端缺失。②倒位（inversion, inv）：一条染色体两处断裂后形成三个断片，中间断片作 180° 水平倒转后又重新接合。核型表示：inv（3）（q21q26）表示发生于 3 号染色体长臂内的倒位。③易位（translocation, t）：指染色体断裂的断片离开原来位置而接到同一条染色体的另一处或另一条染色体上。核型表示：t（5；17）（q32；q12）表示 5 号和 17 号染色体相互易位，断点在 5 号染色体长臂第 3 区第 2 带以及 17 号染色体长臂第 1 区第 2 带。④环状染色体（ring chromosome）：染色体的长、短臂两末端断裂后相互连接成环状，其在辐射损伤时常见。⑤等臂染色体（isochromosome, i）：染色体分裂不是纵裂而是横裂，结果产生的两条新染色体分别只含有短臂和长臂。核型表示：i（17q）表示 17 号染色体长臂等臂染色体。⑥脆性位点（fragile site）：指受某些化学物质作用或体外培养条件下出现的非随机染色体裂隙、断裂位点。

【临床意义】

1. 血液病的诊断和分型 WHO 制定的造血与淋巴组织肿瘤的最新分类方案中，将染色体异常作为重要的诊断和分型指标，对某些伴有染色体和基因重现性异常的急性髓系白血病（acute myelocytic leukemia，AML），即使血象或骨髓象原始细胞数量<20%，也可诊断特定亚型的 AML。在 AML 中最常见的染色体异常是+8，−7，−5。

2. 监测血液病的缓解、预后及复发 一些特异性染色体异常与血液病亚型密切相关，且可作为预后判断的独立因素，并指导治疗方案的选择。例如，伴有+8，−7，−5 和 t（9；22）（q34；q11）的 AML 患者，其化疗效果差、预后差，应尽早行造血干细胞移植；相反具有 t（15；17）、inv（16）和 t（8；21）异常的 AML 患者对治疗反应良好，预后好；若发现伴有 *PML-RARA* 融合基因的急性早幼粒细胞白血病，使用全反式维 A 酸治疗有较高的缓解率。

3. 监测遗传性疾病与血液病发生 如 21-三体综合征与 AML 的发病密切相关，对于该类患儿应加强疾病的监测。

4. 监测骨髓移植后细胞嵌合状态 性染色体标记可判断移植成功与否或确定有无复发。当供者与受者为异性时，若发现受者骨髓或血细胞被供者核型取代，即男性出现 XX、女性出现 XY，提示两者完全嵌合，骨髓移植成功。当受者白血病复发时，若染色体核型恢复为原来的核型，提示受者原来残留白血病细胞复发；若染色体核型为供者核型，提示发生了供者源白血病。

（二）常见染色体异常和融合基因

AML 与急性淋巴细胞白血病（acute lymphoblastic leukemia，ALL）常见的染色体异常和融合基因各不相同，且与预后密切相关（表 4-2-17）。

表 4-2-17　急性白血病常见染色体异常和融合基因与预后的关系

急性白血病	染色体异常	融合基因	预后
AML	t（8；21）（q22；q22）	*RUNX1-RUNX1T1*	较好
	Inv（16）（p13.1；q22）	*CBFB-MYH11*	较好
	t（16；21）（p11；q22）	*RBM15-MKL1*	
	t（15；17）（q22；q12）	*PML-RARA*	较好
	t（9；11）（p22；q23）	*MLLT3-MLL*	
	t（6；9）（p23；q34）	*DEK-NUP214*	
	inv（3）（q21；q26.2）	*RPN1-EVI1*	
	t（3；3）（q21；q26.2）	*RPN1-EVI1*	
	t（9；22）（q34；q11.2）	*BCR-ABL1*	较好
	+8		不良
	+21		
	+13		不良
	5q-/-5/-7		不良
ALL	t（9；22）（q34；q11.2）	*BCR-ABL1*	较好
	t（v；11q23）（q24；32）	*MLL* rearranged	
	t（12；21）（p13；q22）	*TEL-AML1*	
	t（5；14）（q31；q32）	*IL3-IGH*	
	t（1；19）（q23；p13.3）	*E2A-PBX1*	
AML/ALL	t（9；22）（q34；q11.2）	*BCR-ABL1*	较好
	t（v；11q23）	*MLL* rearranged	

七、常见血液病的骨髓细胞学特点

造血与淋巴组织肿瘤主要包括髓系肿瘤（myeloid neoplasms）和淋巴系肿瘤（lymphoid neoplasms），其他肿瘤较为少见。该类肿瘤主要通过形态学、免疫学和遗传学分析手段，并结合临床表现进行诊断。

（一）髓系肿瘤

髓系肿瘤主要包括骨髓增殖性肿瘤（myeloproliferative neoplasms，MPN）、骨髓增生异常综合征（myelodysplastic syndrome，MDS）、急性髓系白血病（acute myeloid leukaemia，AML）和相关的前体细胞肿瘤。细胞的形态学和免疫表型特征主要用于确定肿瘤细胞的系列、分化和成熟程度，并判断其增生的性质（良性或恶性、有效造血或无效造血）；而细胞遗传学和分子生物学分析对确定肿瘤的性质及诊断具有决定性意义。

1. 骨髓增殖性肿瘤　MPN 是一组起源于造血干细胞的克隆性疾病，表现为一系或多系骨髓系细胞（包括红系细胞、粒系细胞、巨核系细胞和肥大细胞）增生，外周血红细胞、粒细胞和血小板

数量增加，肝、脾常肿大。染色体异常或基因突变对 MPN 诊断具有重要意义。例如，慢性髓细胞白血病（chronic myelogenous leukemia，CML）伴 *BCR-ABL1* 阳性，是一种多能造血干细胞异常的骨髓增殖性肿瘤，并与定位在 Ph 染色体*上的 *BCR-ABL1* 融合基因密切相关。

Ph 染色体

2. 骨髓增生异常综合征　骨髓增生异常综合征（myelodysplastic syndrome，MDS）是一组克隆性造血干细胞疾病，以一系或多系血细胞减少或发育异常、无效造血、凋亡增强和急性髓系白血病发病风险增高为特征。

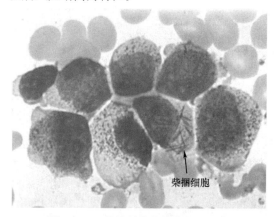

图 4-2-20　急性早幼粒细胞白血病伴
t（15；17）(q22；q12)

彩图 4-2-20

3. 急性髓系白血病和相关的前体细胞肿瘤　AML 伴重现性遗传学异常是该类髓系肿瘤的重要类型，是一组有重现性结构染色体易位并形成特异性融合基因的 AML。融合基因编码一种融合蛋白，对 AML 的发病、治疗和预后等均有影响。例如，急性早幼粒细胞白血病（acute promyelocytic leukemia，APL）伴 t（15；17）(q22；q12) 有融合基因 *PML-RARA*，表现异常早幼粒细胞增多，包括颗粒增多的典型 APL（粗颗粒型）和细颗粒型 APL；部分 APL 病例中异常早幼粒细胞胞浆中有 Auer 小体呈柴捆状排列，称为柴捆细胞（Faggot cells）（图 4-2-20），相当于原 FAB 分型的 AML-M3。低表达或不表达 HLA-DR、CD34，均一高表达 CD33，不均一表达 CD13。多数病例可表达或低表达 CD117，粒细胞分化标志 CD64 常表达，CD15 和 CD65 阴性或弱表达。对全反式维 A 酸治疗反应敏感。

（柴捆细胞）

（二）淋巴系肿瘤

淋巴系肿瘤是未成熟和成熟的 B、T 和 NK 细胞在不同分化阶段的克隆性肿瘤，主要包括前体

淋巴系肿瘤和成熟淋巴系肿瘤。

淋巴系肿瘤的原发部位可能是淋巴组织或骨髓,根据病程的差异,患者的病变可能只限于淋巴组织内,伴不同程度的外周血、骨髓浸润;也可能是原发于骨髓的急性白血病。例如, B 原淋巴细胞白血病/淋巴瘤,不另作特殊分类型（B lymphoblastic leukaemia/lymp- homa, NOS, B-ALL/LBL, NOS）是前体 B 原淋巴细胞肿瘤的一种,当肿瘤损害仅限于淋巴结或节外组织,或外周血和骨髓仅有极少数原淋巴细胞时, 称作 B-淋巴母细胞淋巴瘤（B-lymphoblastic lymphoma, B-LBL）（图 4-2-21）;当肿

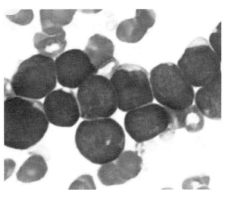

图 4-2-21　淋巴母细胞淋巴瘤

瘤细胞浸润骨髓和外周血,骨髓原淋巴细胞＞25%时,则为 B-急性原淋巴细胞白血病（B-ALL）。B-ALL/LBL 的原淋巴细胞形态多样,原淋巴细胞 MPO 阴性,PAS 染色粗颗粒状阳性。原淋巴细胞几乎都表达 B 淋巴细胞表面抗原,如 CD19、CD22 等, 它们虽然无特异性,但均呈阳性或表达强度高时,支持 B 淋巴细胞系列。大多数 B-ALL 病例中,原淋巴细胞 CD10 阳性,表达 mCD22、CD24 和 TdT。

彩图 4-2-21

第四节　血型鉴定和交叉配血试验

血型（blood group, blood type）是人体血液的一种遗传性状,由遗传基因决定。广义的血型是指血液各成分包括红细胞、白细胞、血小板及某些血浆蛋白血型,狭义一般是指红细胞血型。红细胞血型是根据存在于红细胞表面的抗原结构的不同而界定,作为发现最早的人类血型,截至 2015 年红细胞血型已发现 35 个血型系统,每个血型系统中可含有一个或多个不同的抗原。多数血型抗原的抗原性较弱,不易刺激人体产生抗体,因此临床价值有限。而 ABO 血型系统和 Rh 血型系统对输血、器官移植的临床实践方面影响较大,因而应用最为广泛。

一、ABO 血型系统

（一）ABO 血型基因

ABO 血型基因位于人类 9 号染色体上。目前较明确的是 A 基因、B 基因和 O 基因三个等位基因决定 ABO 血型系统。A 基因和 B 基因是常染色体显性基因,O 基因是无效等位基因。ABO 血型的遗传是常染色体显性遗传,根据孟德尔遗传定律,通过亲代的血型可以大致推断子代的血型*。

ABO 血型系统遗传规律

ABO 基因不直接编码抗原,而是编码产生糖基转移酶。糖基转移酶将糖基转移到红细胞膜的前体 H 物质上,形成抗原。H 物质受 H 基因控制。H 基因的基因型包括 HH 和 Hh,位于人类 19 号染色体上,编码产生 L-岩藻糖糖基转移酶,在该转移酶作用下,将 L-岩藻糖连接到糖蛋白前体物质链末端的半乳糖上,形成 H 物质。A 基因编码 N-乙酰基半乳糖胺转移酶,将 N-乙酰基半乳糖胺转移到 H 物质的半乳糖上,成为 A 抗原。B 基因编码 D-半乳糖糖基转移酶,将 D-半乳糖转移到 H 物质的半乳糖上,成为 B 抗原。O 基因亦编码糖基转移酶,但该转移酶没有活性,所以不能修饰 H 物质。

（二）ABO 血型的抗原和抗体

ABO 血型系统是根据红细胞上 A 和 B 抗原的有无而确定。A 和 B 抗原亦称凝集原，均由 H 物质转变而来，最早可在第 5~6 周胚胎的红细胞上检出，出生时红细胞表面抗原的免疫原性较弱，约为成人的 20%~50%，之后逐渐增强，20 岁左右时免疫原性达到峰值，红细胞表面抗原反应原性终生不变，但老年时免疫原性有所下降。A 和 B 抗原除红细胞外，亦可在其他组织细胞表面、体液和分泌液中存在，称为血型物质（blood group substance）。血清中含有针对自身红细胞所缺失的 A 或 B 抗原产生的天然抗体，称为抗 A 或抗 B 抗体，亦称凝集素。

（三）ABO 血型定型

ABO 血型的判定是依据红细胞表面是否具有 A 或 B 抗原（凝集原），血清中是否存在抗 A 或抗 B 抗体（凝集素），将 ABO 血型系统大体分为四型。红细胞表面具有 A 抗原，血清中有抗 B 抗体为 A 型；红细胞表面具有 B 抗原，血清中有抗 A 抗体为 B 型；红细胞表面具有 A 和 B 抗原，血清中不含抗 A 和抗 B 抗体为 AB 型；红细胞表面不具有 A 和 B 抗原，血清中有抗 A 和抗 B 抗体为 O 型（4-2-18）。

表 4-2-18　ABO 血型系统分型

血型（blood group）	抗原（antigen）	血清抗体（serum antibody）	基因型（genotype）
A	A	抗 B	A/A 或 A/O
B	B	抗 A	B/B 或 B/O
AB	A 和 B	—	A/B
O	H	抗 A、抗 B、抗 A，B	O/O

（四）ABO 血型亚型

ABO 血型系统抗原有多种变异体，统称为 ABO 血型亚型。其中 A 抗原的亚型最多，以 A_1 和 A_2 两种亚型为主，约占全部 A 亚型的 99.99%，其他亚型如 A_3、A_m、A_x、A_y 等较少见或罕见，表达时抗原数目少且与抗 A 抗体凝集弱，临床意义不大。

A 亚型主要的血清学特征是红细胞抗原数量减少，红细胞与试剂血清表现为弱凝集或者不凝集，与抗-H 反应较强。A_1 和 A_2 是最早发现的亚型，经血清学方法确认，是重要的 ABO 亚型。白种人中 A_2 亚型占 A 型的 20%，亚洲人中 A_2 亚型少见。

A_1 亚型的红细胞表面具有 A 和 A_1 抗原，其血清中含有抗 B 抗体；A_2 亚型的红细胞表面只有 A 抗原，其血清中除了抗 B 抗体外，可有少量的抗 A_1 抗体（见于 1%~2% 的 A_2 型）。由于 A 抗原有 A_1、A_2 两种主要亚型，所以 AB 型也有对应的 A_1B 和 A_2B 两种主要亚型。A_1B 亚型红细胞表面具有 A、A_1 和 B 抗原，血清中无任何抗体；A_2B 亚型红细胞表面具有 A 和 B 抗原，血清中大多无任何抗体，但约 25% 的 A_2B 亚型血清中含有抗 A_1 抗体。

B 亚型与 A 亚型相比并不多见，命名也不统一，一般称为 B 亚型或弱 B，因为其抗原性很弱，所以临床意义不大。

（五）ABO 血型鉴定

临床常规采用红细胞凝集试验进行 ABO 血型鉴定（ABO typing），并要求同时进行正定型

（forward typing）和反定型（reverse typing）。只有经鉴定后红细胞上的血型抗原和血清中的抗体均符合 ABO 血型系统特有的血清学规律时才能确定血型。

正定型，即细胞定型，是指鉴定红细胞表面的抗原，用标准抗 A 和抗 B 分型血清测定红细胞上有无相应的 A 或 B 抗原；反定型，又称血清定型，是指用已知血型的红细胞作为试剂鉴定血清中抗体，即用标准 A_1 型红细胞和 B 型红细胞来测定血清中有无相应的抗 A 和抗 B 抗体。

常用的检测方法主要为盐水介质法和微柱凝胶法。

盐水介质法，其本质在于凝集反应，具有凝集反应特点。在盐水介质中，红细胞表面抗原和已知抗体反应，出现肉眼可见的凝集，属于直接凝集反应。

微柱凝胶法也是基于凝集反应的方法。在凝胶介质中，红细胞抗原与相应抗体反应，经低速离心后，未凝集的红细胞因体积小而通过凝胶，沉于凝胶底部，发生凝集的红细胞则因体积大被阻滞而位于凝胶上部或悬浮于凝胶中。临床常用的微柱凝胶卡即为特定配比的葡聚糖凝胶分装于特制的凝胶柱。

ABO 血型正反定型不一致主要见于肿瘤、白血病、感染或造血干细胞移植等情况，ABO 血型抗原可能发生改变或表达受抑制。当血浆中白蛋白/球蛋白比例异常、纤维蛋白原浓度高等时可导致红细胞缗钱状形成，造成假凝集。近期有过输入其他血型血液、低丙种球蛋白血症、获得性 B、意外抗体等也可导致 ABO 血型鉴定中正反型不一致。另外，新生儿和出生 6 个月以后婴儿由于血液中无 ABO 抗体或抗体很弱，可只做正定型。

【参考区间】　ABO 血型正、反定型结果判定见表 4-2-19。

表 4-2-19　ABO 血型定型

正定型（标准血清+被检者红细胞）		反定型（标准红细胞+被检者血清）			被检者血型
抗 A 血清	抗 B 血清	A_1 型红细胞	B 型红细胞	O 型红细胞	
+	−	−	+	−	A 型
−	+	+	−	−	B 型
+	+	−	−	−	AB 型
−	−	+	+	−	O 型

注："+"表示出现凝集现象；"−"表示没有凝集现象

【临床意义】

1. 临床输血　ABO 血型鉴定是所有输血前免疫血液学检查的基础，是保证 ABO 相容性的前提。ABO 不相容的输血可引起溶血性输血反应（hemolytic transfusion reaction，HTR）、刺激产生意外抗体（unexpected antibody）导致免疫性输血不良反应等。而且 ABO 溶血属于急性血管内溶血，严重者可导致弥散性血管内凝血、急性肾衰竭，甚至死亡。因此输血前必须准确鉴定供血者与受血者的血型，选择进行同型血液输血。有些 ABO 血型的抗原性较弱，但也可能发生不良输血反应，需进一步鉴定亚型，选择同亚型供血者进行输血。

若需紧急输血时，因 O 型红细胞一般不被其他型血清凝集，虽其血清中含有抗 A 和抗 B 抗体，但输入时可被受血者血液稀释或被血型物质所中和而不与受血者红细胞发生凝集，不会发生溶血反应，所以可用于异型输血。但要注意，O 型供血者须经仔细鉴定确为 O 型，其血清中的天然抗 A 和抗 B 抗体效价应低于 1∶200，且无免疫性抗 A、抗 B 抗体，才可在紧急情况下考虑使用。

而 AB 型受血者血清中，因无抗 A 和抗 B 抗体，在紧急情况下可被输入任何血型血液。但大量输入异型血依然存在溶血风险，如已知 A_1B 型人中有 3%的血清中含有抗 H 抗体，输入 O 型红细胞时可引起溶血反应；A_2B 型人中有 25%含有抗 A_1 抗体，如抗体效价高者输入 A_1 型血液时也可引起溶血反应。因此，为保证输血安全，若非紧急情况，必须坚持同型输血。

2. ABO 血型不合-新生儿溶血病（ABO-hemolytic disease of the newborn，HDN）　　HDN 是指母亲与胎儿血型不合引起血型抗原免疫所致的一种溶血性疾病。由于只有 IgG 型抗体能够通过胎盘，而 O 型血液血清中抗 A、B 抗体以 IgG 型抗体为主，所以 O 型母亲怀孕非 O 型胎儿时可能发生 HDN 或流产。

3. 器官移植　　在器官移植中，作为天然屏障的 ABO 抗原是一种强移植抗原。若受者与供者 ABO 血型不合时可发生严重的移植排斥反应，以皮肤和肾脏移植尤为严重。

4. 其他　　还可用于法医学检查以及某些疾病的相关性调查。

二、Rh 血型系统

Rh 血型抗体最初是从一位发生严重 HDN 和 HTR 的产妇血液中发现的，在随后的研究工作中确认了该血型系统。由于该血型系统中经证实有与恒河猴（rhesus）红细胞表面相同的抗原，因而就此命名为 Rh 血型系统。Rh 血型系统非常复杂，在临床上的重要性仅次于 ABO 血型系统。

（一）Rh 血型基因

Rh 血型基因位于人类第 1 号染色体，由 RHD 和 RHCE 两个紧密连锁的基因构成，分别编码 D 抗原和 CE 抗原。由于基因突变、基因重排等原因，Rh 血型系统十分复杂，所编码的抗原数目最多，到目前为止已确认的有 50 个，但临床中最主要、最常见的仅有 5 个抗原，分别是 C、c、D、E、e。由于目前没有发现相应的 "d" 基因，所以也不存在 "d" 抗原和 "d" 抗体。

（二）Rh 血型的抗原和抗体

在临床常见的 5 个抗原中，D 抗原免疫原性最强，最容易激发个体产生免疫反应，造成 Rh 血型不合的输血反应和 Rh-HDN，所以最具临床意义。在输血医学中，根据红细胞是否存在 D 抗原，将 Rh 血型分为 "Rh 阳性" 和 "Rh 阴性" 两类。我国以 Rh 阳性者居多，Rh 阴性者罕见。

Rh 血型抗原由于被复杂的等位基因编码，存在大量的变异体，包括弱 D 表型（weak D type）、部分 D 表型（partial D type）、放散 D 表型（D$_{el}$）等。弱 D 表型是指 D 抗原全部表位都存在，但其表达数量减少。在临床上，弱 D 供血者由于红细胞上带有 D 抗原，可以刺激阴性受血者产生抗 D 抗体，所以被作为 Rh 阳性血。而对于弱 D 受血者，因常用的血清学技术无法明确鉴别 D 抗原的数量还是表位发生变化，所以此种情况一般认作 D 抗原阴性。部分 D 表型是指缺失 D 抗原部分表位的表型，可产生抗 D 抗体。在临床上，部分 D 供血者作为 Rh 阳性，部分 D 受血者作为 Rh 阴性对待。D$_{el}$红细胞上 D 抗原表达极弱，常规血清学方法无法检出，易被误判为 D 抗原阴性，但利用吸收放散试验在放散液中可检测到抗 D 抗体，所以输入 D$_{el}$型血液时要注意。

Rh 抗体中天然抗体极少，主要是由于 Rh 血型不合输血或通过妊娠免疫产生，常为 IgG 型抗体。一般在初次免疫后 2~6 个月出现。已知有 5 种抗体，分别是抗 D、抗 E、抗 e、抗 C 及抗 c 抗体，其中抗 D 抗体是 Rh 血型系统中最常见的抗体。Rh 抗体有完全抗体和不完全抗体两种。完全抗体在机体受抗原刺激初期出现，一般为 IgM 型抗体，机体继续受抗原刺激后则出现不完全抗体，为 IgG 型抗体，由于其可通过胎盘，所以可以引起 HDN。Rh 抗体在体内可持续存在数年，如果再次接触该抗原，再次免疫应答可使抗体迅速产生并在短时间内达到高峰。

（三）Rh 血型鉴定

临床输血中，因 D 抗原的免疫原性最强，出现频率高，所以临床常规仅做 RhD 型血型鉴定。应用单克隆抗 D 抗体混合血清（IgM + IgG），通过观察是否出现凝集反应，以鉴定红细胞上是否存在 D 抗原。若为完全抗体，可用盐水介质法检测；若为不完全抗体，则需采用抗人球蛋白法检测。

临床上受血者 RhD 型鉴定若为阴性，应进一步排除弱 D 型，不能草率地定为 Rh 阴性。主要检测方法为抗人球蛋白法。弱 D 型人群作为供血者按照 RhD 阳性对待，作为受血者按照 RhD 阴性对待。

【参考区间】　我国汉族人群中，RhD 型阳性占 99.7%，RhD 型阴性占 0.3%。

【临床意义】

1. 临床输血　Rh 血型系统在输血中的重要性仅次于 ABO 血型系统。由于 Rh 血型系统一般不存在天然抗体，所以在第一次输血时常常不会出现因 Rh 血型不合而导致的溶血反应，但是可产生免疫性抗 Rh 抗体，若再次输入 Rh 阳性血液，则会致 HTR 的发生。由于 Rh 抗体一般不结合补体，所以 Rh 血型不合引起的 HTR 多属于血管外溶血反应，以高胆红素血症为其特征。

2. Rh 血型不合-新生儿溶血病　Rh-HDN 是指母亲与胎儿 Rh 血型不合引起血型抗原抗体免疫反应所致的 HDN。典型的病例为胎儿父亲为 Rh 阳性，母亲为 Rh 阴性，胎儿为 Rh 阳性。胎儿的红细胞经胎盘进入母体即可刺激母体产生抗 Rh 抗体。此抗体可通过胎盘进入胎儿体内，引起胎儿红细胞破坏而造成溶血。由于第一次妊娠时产生的抗 Rh 抗体很少，所以极少发生溶血，Rh-HDN 多发生于第二次妊娠时，且比 ABO-HDN 溶血严重。

三、白细胞抗原系统

白细胞表面的抗原结构遗传自父母双方，包括红细胞血型抗原、白细胞特有血型抗原，如人类粒细胞抗原（human neutrophil alloantigen，HNA）以及与其他组织细胞共有的抗原系统，即人类白细胞抗原（human leukocyte antigen，HLA）三种。

ABO 等红细胞血型抗原在白细胞膜上表达量较少，临床意义不大。

目前已知的 HNA 包括 10 种，归属于 5 个抗原系统，每种 HNA 都有相应的抗体。HNA 及其相应的抗体可引起多种免疫性粒细胞减少症、输血相关性急性肺损伤（transfusion-related acute lung injury，TRALI）和发热性非溶血性输血反应（febrile non-hemolytic transfusion reaction，FNHTR）等。

HLA 系统是人类主要的组织相容性复合物（major histocompatibility complex，MHC），由人类第 6 号染色体上基因编码，该基因系统为调控人体特异性免疫应答的主要系统。HLA 系统非常复杂，包括单体型遗传、多态性现象及连锁不平衡等特点。按编码分子特性的不同，HLA 系统的基因可分为 HLA-Ⅰ类（经典基因是 HLA-A、HLA-B、HLA-C）、HLA-Ⅱ类（经典基因是 HLA-DR、HLA-DP、HLA-DQ）及 HLA-Ⅲ类，其编码的产物相应称为 HLA-I 类分子、HLA-Ⅱ类分子及 HLA-Ⅲ类分子。HLA-Ⅰ类分子广泛分布于体内所有有核细胞表面，尤以淋巴细胞表达量最高。HLA-Ⅱ类分子主要表达在巨噬细胞、树突状细胞及 B 细胞等专职抗原提呈细胞表面。游离的可溶性 HLA-Ⅰ类和Ⅱ类分子也可在血、尿、唾液、精液及乳汁中检出。HLA-Ⅲ类分子主要为补体 C2、C4、B 因子、肿瘤坏死因子和热休克蛋白 70 等。目前已发现 HLA 系统有 140 多种特异性抗原，通过不同的组合，人类可有上亿种不同组合的白细胞抗原型。

HLA 系统与移植医学、输血医学、法医学及一些疾病的诊断均有非常密切的关系。

在移植医学中，器官移植成功与否的关键在于是否发生免疫排斥反应。HLA 是人体组织细胞的遗传学标志，在抗原识别、提呈、免疫应答、免疫调控和破坏外来抗原靶细胞方面有重要作用，是器官移植免疫排斥反应的主要抗原。HLA 系统检测主要用于筛选移植供者及评估受者体内移植物的存活情况。由于造血干细胞含有大量免疫细胞可引起严重免疫排斥反应，所以造血干细胞移植对供、受者之间 HLA 匹配程度的要求在所有器官移植中最为严格，须 HLA-A、HLA-B、HLA-C、HLA-DR、HLA-DP、HLA-DQ 基因位点全匹配。在肾移植中，HLA-A、HLA-B 基因位点与肾移植远期存活有关，HLA-DR 基因位点与近期存活有关，虽然随着新型免疫抑制剂的应用，HLA 不匹配已不是肾移植的障碍，但仍应尽可能选择 HLA 位点匹配多的供者移植物，提高存活率。在心脏移植、肺脏移植等胸腔器官移植中，由于此类多属于紧急移植手术，术前 HLA 配型难以进行，但 HLA-A、HLA-B、HLA-DR 位点匹配可减少免疫排斥反应发生，提高存活率。而在肝脏移植手术中，HLA 配型不合与免疫排斥反应的发生无明显相关性，这可能与肝脏具有免疫特惠现象有关。

在输血医学中，HLA 配型不合主要引起的输血反应包括 TRALI、FNHTR 及血小板输注无效（platelet transfusion refractoriness，PTR）。因 HLA 基因终生不变，具有高度多态性，无血缘关系的个体之间完全吻合的概率极低，所以 HLA 基因型或表型检测在法医学中已成为个体识别和亲子鉴定的重要手段之一。另外，在一些疾病的诊断中，如强直性脊柱炎，HLA 系统也发挥着重要作用。

四、血小板抗原及抗体

人类血小板表面具有复杂的血小板血型抗原，在自身免疫、同种免疫和药物诱导的血小板免疫反应中起重要作用。血小板血型抗原通常分为血小板非特异性抗原和特异性抗原两大类。血小板表面存在的与其他细胞或组织共有的抗原，称为血小板非特异性抗原，又称血小板相关抗原（platelet-associated antigen），包括 HLA 和红细胞血型抗原。血小板特异性抗原，即人类血小板抗原（human platelet antigen，HPA），是指血小板表面由血小板特有的抗原决定簇组成，表现出血小板独特的遗传多态性，不存在于其他细胞和组织上的抗原。HPA 是构成血小板膜结构的一部分，是位于血小板膜糖蛋白上的抗原表位。

血小板抗体包括同种抗体和自身抗体。通过输血、妊娠或骨髓移植等免疫刺激产生同种血小板抗体（HPA、HLA 抗体）。血小板抗体是造成同种免疫性血小板减少症的直接原因。最常见的是 PTR、输血后血小板减少性紫癜（post-transfusion purpura，PTP）、新生儿同种免疫血小板减少症（neonatal alloimmune thrombocytopenia，NAITP）等。血小板自身抗体是指由于自身免疫系统失调，机体产生针对自身血小板相关抗原的抗体，可引起自身免疫性血小板减少症（autoimmune thrombocy- topenia，AITP）。

五、交叉配血试验

输血前必须进行交叉配血试验，又称相容性试验，其目的主要是进一步验证供者与受者的 ABO 血型鉴定是否正确，以避免血型鉴定错误导致输血后严重溶血反应。为避免输血反应必须坚持同型输血，而交叉配血试验则是保证输血安全的关键措施。另外也可检出 ABO 血型系统的不规则抗体以及发现 ABO 血型系统以外的其他血型抗体。

交叉配血试验通常包括（图 4-2-22）：

1. 受血者血清对供血者红细胞 一般称为"主侧"配血，用于检查受血者血清中有无破坏供血者红细胞

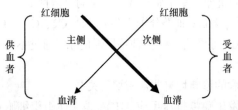

图 4-2-22 交叉配血示意图（主侧和次侧）

的抗体。

2. 受血者红细胞对供血者血清 一般称为"次侧"配血，用于检测供血者血清中有无对受血者红细胞作用的抗体。

3. 自身对照，受血者红细胞对受血者血清，用于检测自身抗体、致敏红细胞及红细胞缗钱状凝集的存在。检测方法包括盐水介质法、微柱凝胶法、抗人球蛋白法及聚凝胺法。

聚凝胺是一种高阳离子聚合体，可中和红细胞表面负电荷，缩短红细胞间正常距离，使其形成可逆的非特异性聚集，同时使 IgG 抗体直接凝集红细胞，加入枸橼酸重悬液后可使非特异性聚集消失，而由抗体介导的特异性凝集不会消失，从而呈现肉眼可见的凝集现象。

【参考区间】 定性：阴性

【临床意义】

1. 交叉配血相容 同型血之间进行交叉配血，主侧与次侧均无凝集反应及无溶血时，表示配血完全相合，可以进行输血。

2. 主侧交叉配血试验阳性 无论何种原因导致主侧有凝集，绝对不可以进行输血。需要复查血型，有必要时，需进一步进行 ABO 亚型鉴定，鉴定出其正确血型后再选择合适的血液再次进行交叉配血试验。

3. 异型配血 紧急情况需要易型配血时（特指供血者为 O 型，受血者为 A 型或 B 型），如果主侧无凝集和溶血现象，而次侧出现凝集但凝集较弱，效价<1：200，可以试输少量（不超过 200ml）该血液。

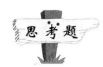

〔参考答案见二维码〕

病例分析：患者女性，34 岁。头晕、乏力、面色苍白 4 年，加重伴心悸 1 周。患者近 4 年来，月经周期 21～24 天，行经期 5～7 天，月经量增多，无痛经，平素以素食为主。既往体健。体格检查：全身皮肤、黏膜苍白，无出血点和皮疹，口唇、睑结膜苍白，巩膜无黄染，心率 97 次/分，律齐，肝脾肋下未触及，匙状甲。实验室检查：血常规：WBC 6.65×10⁹/L，RBC 3.78×10¹²/L，Hb 76g/L，Hct 0.27，MCV 71.5fl，MCH 20.3 pg，MCHC 284g/L，PLT 266×10⁹/L，RDW-CV 26.9%，Ret 1.2%。

问题和思考：

（1）该患者的诊断是什么？其可能的原因是什么？

（2）若对该患者进行骨髓穿刺检查，其骨髓象可能出现何种表现？

（杨 硕）

参考答案

第三章　血栓与止血检查

生理状态下，血液在血管内流动，既不会溢出血管外引起出血，也不会在血管内凝固形成血栓，主要有赖于血管壁的完整性，血小板正常功能的发挥，凝血系统、抗凝系统和纤溶系统三者之间的稳定状态。上述状态一旦遭到破坏，则会出现血栓性疾病或出血性疾病。

血栓与止血检查在血栓性疾病或出血性疾病的诊断及鉴别诊断、抗凝治疗的监测、疾病预后的判断等方面具有重要意义。

第一节　血管壁检查

一、血管壁的作用

血管壁的止血作用主要表现为血管收缩、激活血小板、激活凝血系统、局部血黏度增高。

血管壁尤其是血管内皮细胞能合成和分泌多种促凝物质（如血管性血友病因子、内皮素等）和抗凝物质（如 6-酮-前列腺素 $F_{1\alpha}$、凝血酶调节蛋白等），生理情况下二者处于动态平衡，参与初期止血过程。

二、筛　选　试　验

（一）出血时间

将皮肤刺破后，让血液自然流出到血液自然停止所需的时间称为出血时间（bleeding time，BT）。BT 的长短反映血小板的数量、功能以及血管壁的通透性、脆性的变化；也反映血小板生成的血栓烷 A_2（TXA_2）与血管壁生成的前列环素（PGI_2）的平衡关系；以及某些血液成分（血管性血友病因子和纤维蛋白原等）缺乏也会导致出血时间延长。

【参考区间】　6.9±2.1 分钟，超过 9 分钟为 BT 延长。WHO 推荐用模板法或出血时间检测器法检测。

【临床意义】

血管性血友病

1. BT 延长　见于：

（1）血小板明显减少：如原发性和继发性血小板减少性紫癜。

（2）血小板功能异常：如血小板无力症（Glanzmann's thrombasthenia，GT）和巨血小板综合征（Bernard-Soulier syndrome，BSS）等。

（3）严重缺乏某些凝血因子：如血管性血友病*（von Willebrand disease，vWD）、弥散性血管内凝血（disseminated intravascular coagulation，DIC）等。

（4）血管疾病：如遗传性出血性毛细血管扩张症（hereditary hemorrhagic telangiectasia，HHT）和单纯性紫癜等。

（5）药物影响：如服用抗血小板药物（阿司匹林等）、抗凝药（肝素等）和溶栓药（rt-PA 等）。

2. BT 缩短　见于某些严重的血栓病，但不敏感。

（二）束臂试验

束臂试验（touniguer test）又称毛细血管脆性试验（capillary fragility test，CFT）或毛细血管抵抗力试验（capillary resistance test，CRT）。

血管壁的完整性和脆性与毛细血管的结构、功能或血小板的质与量以及血管性血友病因子（vWF）有关，如其有缺陷时，则毛细血管的脆性或通透性增加。此时，通过给手臂局部加压（标准压力）使静脉血流受阻，血管壁收到一定压力时即可破裂而发生出血点，按其数目可反映毛细血管壁受累程度。

【参考区间】　5cm 直径的圆圈内 8 分钟时间新的出血点，成年男性低于 5 个，儿童和成年女性低于 10 个。

【临床意义】

新的出血点超过参考区间上限为该试验阳性　可见于：

（1）血管壁的结构和（或）功能缺陷：如遗传性出血性毛细血管扩张症、过敏性紫癜、单纯性紫癜以及其他血管性紫癜。

（2）血小板数量和功能异常：原发性和继发性血小板减少症、血小板增多症以及遗传性和获得性血小板功能缺陷症等。

（3）血管性血友病（von Willebrand disease，vWD）。

（4）其他：如高血压、糖尿病、败血症、维生素 C 缺乏症、尿毒症、肝硬化和某些药物等。由于本试验在某些正常儿童和成年人中也可阳性，且试验结果受多种因素干扰，故临床价值有限。

三、诊断试验

（一）血管性血友病因子抗原测定

血管性血友病因子抗原检测（von Willebrand factor antigen，vWF：Ag）采用酶联双抗体夹心法。vWF：Ag 是血管内皮细胞的促凝指标之一。它由血管内皮细胞合成和分泌，参与血小板的黏附和聚集反应，起促凝血作用。

【参考区间】　（107.5±29.6）%。

【临床意义】

1. 增高　见于血栓性疾病，如急性冠脉综合征（ACS）、心肌梗死、心绞痛、脑血管病变、糖尿病、妊娠高血压综合征、肾小球疾病、尿毒症、大手术后、恶性肿瘤、免疫性疾病、感染性疾病、骨髓增生症等。

2. 减低　是诊断血管性血友病（vWD）及其分型的重要指标。

（二）血管性血友病因子活性测定

在待检枸橼酸钠抗凝血浆中，加入一种吸附于胶乳颗粒上的特异性单抗，该单抗是直接针对

vWF 的血小板结合位点（GPIb 受体），此时胶乳颗粒和待检血浆中的 vWF 发生聚集，受检血浆出现浊度变化，从而可以检测血管性血友病因子活性（von Willebrand factor activity，vWF：A）。

【参考区间】　O 型血正常人为（38～125.2）%（$n = 122$）；

其他血型正常人为（49.2～169.7）%（$n = 126$）。

【临床意义】　结合 vwF：Ag、FⅧ：C 检测，主要用于 vWD 的分型诊断。

（1）若 vWF：Ag、vWF：A 和 FⅧ：C 均正常，基本可以排除血友病 A 和 vWD。

（2）若 vWF：Ag、vWF：A 和 FⅧ：C 三项中有一项降低，则应该计算：vWF：A/vWF：Ag 比值和 FⅧ：C/vWF：Ag 比值，比值接近于 1.0，可以诊断为 vWD I 型。

（3）若 vWF：A/vWF：Ag 比值低于 0.7（建议的 Cut off 值），可以诊断 vWD2A、2B、2M 三个亚型，此三个亚型可再用瑞斯托霉素诱导的血小板凝集试验（RIPA）、vWF 多聚体分析等试验加以区分。

（4）若 FⅧ：C/vWF：Ag 比值低于 0.7，可以诊断 vWF2N 亚型和血友病 A，再用 FⅧ抗原（FⅧ：Ag）检测可将 vWD2N 亚型与血友病 A 相区别。

（5）血栓性疾病中，vWF：Ag 与 vWF：A 均升高，vWF；A/vwF：Ag 比值≥1.0。

（三）6-酮-前列腺素 $F_{1\alpha}$ 测定

6-酮-$PGF_{1\alpha}$是血管内皮细胞的抗凝指标之一。它由血管内皮细胞合成和分泌，具有抗血小板聚集和扩张血管的作用，起抗凝血作用。采用酶联竞争抗体法检测。

【参考区间】　酶联法：（17.9±7.2）pg/ml。

【临床意义】　减低：见于血栓性疾病，如糖尿病、动脉粥样硬化、急性心肌梗死、心绞痛、脑血管病变、肿瘤转移、肾小球病变、周围血管血栓形成及血栓性血小板减少性紫癜（thrombotic thrombocytopenia purpura，TTP）等。

第二节　血小板检查

一、血小板的作用

血小板的生理作用包括：黏附功能、聚集功能、释放功能、促凝血活性、血块收缩功能。

血小板以其数量（血小板计数、血小板平均容积和血小板分布宽度）和功能（黏附、聚集、释放、促凝和血块收缩等）参与初期止血过程。

二、筛 选 试 验

（一）血小板计数详见本篇第二章

（二）血块收缩试验

血块收缩试验（clot retraction test，CRT）是在富含血小板的血浆中加入 Ca^{2+} 和凝血酶，使血浆凝固形成凝块，随之血小板释出血栓收缩蛋白。血栓收缩蛋白使血小板伸出伪足，伪足前端连接到纤维蛋白束上。当伪足向心性收缩时，使纤维蛋白网缩小，挤出血清。检测析出血清的容积可反映血小板血块收缩能力。

【参考区间】　凝块法：（65.8±11.0）%。

血块收缩时间：正常时于血凝后 2 小时开始收缩，18～24 小时完全收缩。

【临床意义】

1. 减低（＜40%）　见于①血小板减少症，血小板＜50×10⁹/L 时退缩显著降低，如特发性血小板减少性紫癜（ITP）；②血小板功能异常，如原发性血小板增多症、血小板无力症；③纤维蛋白原、凝血酶原或其他凝血因子严重减少；④红细胞增多症；⑤异常蛋白血症，浆细胞病如多发性骨髓瘤（multiple myeloma，MM）、原发性巨球蛋白血症（primary macroglobulinemia）等。

2. 增高　见于先天性和获得性因子Ⅷ缺陷症、严重贫血等。

三、诊　断　试　验

（一）血小板相关免疫球蛋白检测

血小板相关免疫球蛋白（platelet associated immunoglobulin，PAIg）包括 PAIgG、PAIgM、PAIgA，现以 PAIgG 检测为例叙述。

将人抗 IgG 抗体包被在酶标反应板孔内，加入受检血小板破碎液，再加入酶标记的抗人 IgG 抗体，与结合在板上的 PAIgG 相结合，最后加入底物显色，颜色深浅与血小板破碎液中的 PAIgG 的量成正相关。被检者所测得的吸光度（A 值）可从标准曲线中计算出血小板破碎液中的 PAIgG 含量。近来用流式细胞术和免疫荧光显微术检测日趋增多。

【参考区间】　ELISA 法：PAIgG 为 0～78.8ng/10⁷血小板；PAIgM 为 0～7.0ng/10⁷血小板；PAIgA 为 0～2.0ng/10⁷血小板。

【临床意义】

1. PAIg 增高　见于 ITP、同种免疫性血小板减少性紫癜（多次输血、输血后紫癜）、药物免疫性血小板减少性紫癜、恶性淋巴瘤、慢性活动性肝炎、系统性红斑狼疮、慢性淋巴细胞性白血病、多发性骨髓瘤、Evan 综合征、良性单株丙球蛋白血症等。90%以上 ITP 患者的 PAIgG 增高，若同时检测 PAIgM、PAIgA，则阳性率可高达 100%。然而对 ITP 而言，PAIg 的灵敏度较高，但特异性不强。

2. 观察病情　经治疗后，ITP 患者的 PAIg 水平下降；复发后，则有升高。

（二）血小板黏附试验

常用玻珠柱法和玻璃滤器法等进行血小板黏附试验（platelet adhesion test，PAdT），现以前者为例说明。

受检血液通过含一定量玻璃珠柱前、后血小板数的差，该差数为黏附于玻璃珠和塑料管的血小板数，由此可计算出占血小板总数的百分比，即为血小板黏附率（%）。此过程含血小板聚集因素，故称为血小板滞留试验为妥。

【参考区间】　玻珠柱法：（62.5±8.6）%。

【临床意义】　PAdT 是检测血小板体外黏附功能的方法，不能反映体内血小板的黏附功能，故其临床应用价值有限，遂被停用。血小板黏附是血小板膜糖蛋白（GP Ⅰ b/Ⅴ—Ⅸ）通过 vWF 与血管内皮下胶原黏附作用。

1. PAdT 增高　见于血栓前状态和血栓性疾病，如心肌梗死、心绞痛、脑血管病变、糖尿病、深静脉血栓形成、妊娠高血压综合征、肾小球肾炎、动脉粥样硬化、肺梗死、口服避孕药等。

2. PAdT 减低 见于血管性血友病（vWD）、巨血小板综合征（BBS）、血小板无力症、尿毒症、肝硬化、异常蛋白血症、骨髓增生异常综合征（myelodysplastic syndrome，MDS）、急性白血病、服用抗血小板药、低（无）纤维蛋白原血症等。

（三）血小板聚集试验

血小板聚集试验（platelet aggregation test，PAgT）是在富含血小板血浆（PRP）中加入诱导剂（ADP、肾上腺素、凝血酶、胶原、花生四烯酸、瑞斯托霉素等），血小板由于发生聚集反应其血浆的浊度减低，透光度增加。将此光浊度变化记录于图纸上，形成血小板聚集曲线。根据血小板聚集曲线中的透光度变化可了解血小板聚集功能（聚集的程度和速度）。

【参考区间】

1. 0′Brien 的参考区间

（1）浓度：$6×10^{-6}$mol/L 的 ADP 时 MAR 为（$35.2±13.5$）%，坡度为在（$63.9±22.2$）度；

（2）浓度：$4.5×10^{-5}$mol/L 的肾上腺素可引起双相聚集曲线，此时第一相 MAR 为（$20.3±4.8$）%；坡度（$61.9±32.9$）度。

2. 中国科学院血液学研究所的参考区间以最大聚集率（MAR%）表示

（1）11.2μmol/L ADP 为（70±17）%；

（2）5.4μmol/L 肾上腺素为（65±20）%；

（3）20mg/L 花生四烯酸为（69±13）%；

（4）20mg/L 胶原为（60±13）%；

（5）1.5mg/L 瑞斯托霉素为（69±9）%。

【临床意义】 PAgT 是反映血小板聚集的有用指标。它是反映血小板膜糖蛋白（GPⅡb/Ⅲa）通过纤维蛋白原（Fg）与另一血小板膜 GPⅡb/Ⅲa 结合的聚集能力。

1. PAgT 增高 反映血小板聚集功能增强。见于血栓前状态和血栓性疾病，如心肌梗死、心绞痛、糖尿病、脑血管病变、妊高征、静脉血栓形成、肺梗死、口服避孕药、晚期妊娠、高脂血症、抗原抗体复合物反应、人工心脏和瓣膜移植术等。

2. PAgT 减低 反映血小板聚集功能减低。见于血小板无力症、贮藏池病、尿毒症、肝硬化、骨髓增生性疾病、原发性血小板减少性紫癜、急性白血病、服用抗血小板药、低（无）纤维蛋白原血症、维生素 B_{12} 缺乏症、服用血小板抑制药物等。

（四）血小板 P-选择素测定

P-选择素（P-selectin）或称血小板 α-颗粒膜蛋白-140（granular mem-brane protein-140，GMP-140），血小板在体内被激活后，P-选择素进入血浆内或融合到血小板膜表面上。利用抗 P-选择素的单抗定量检测受检血浆中 P-选择素的含量可反映体内血小板的激活程度。

【参考区间】 ELISA 法：9.4～20.8ng/ml。

【临床意义】 血小板表面和血浆中 P-选择素水平可反映体内血小板或内皮细胞活化程度，可为动静脉栓塞等血栓性疾病，糖尿病等代谢性疾病及免疫炎症性疾病等的病程、病情变化及疗效评估提供较为特异的判断指标。

P-选择素水平增高：可见于急性心肌梗死、心绞痛、糖尿病伴血管病变、脑血管病变、深静脉血栓形成、系统性红斑狼疮、原发性血小板增多症、肾病综合征等。

（五）血小板促凝活性测定

血小板促凝活性（platelet procoagulant activity，PPA）是指血小板膜上的磷脂酰丝氨酸（phosphatidylserine），它为FXa、FVa、Ca^{2+}结合形成凝血酶原酶（pro-thrombinase）提供催化表面，后者使凝血酶原（prothrombin）转变为凝血酶（throm-bin），凝血酶使血浆发生凝固。

【参考区间】 流式细胞术检测血小板表面上的磷酸酰丝氨酸，正常人的阳性率为30%。

【临床意义】

1. 减低 见于血小板第3因子缺陷症、血小板无力症、巨血小板综合征、肝硬化、尿毒症、骨髓增生异常综合征（MDS）、异常蛋白血症、弥散性血管内凝血、服用抗血小板药物、系统性红斑狼疮、急性白血病等。

2. 增高 见于血栓病和血栓前状态，胶原和凝血酶刺激后膜联蛋白V的阳性率可高达89%。

（六）血浆血栓烷 B_2 测定

以血浆血栓烷 B_2（thromboxane B_2，TXB_2）和牛血清蛋白的连接物包被酶标反应板，加入受检血浆和 TXB_2 抗体。包被的 TXB_2 与受检血浆中的 TXB_2 或标准品中的 TXB_2 竞争性与 TXB_2 抗体结合，包被的 TXB_2 与抗体结合的量与受检血浆中 TXB_2 的含量呈负相关。加入过量酶标记第二抗体，再加底物显色，根据吸光度（A值）即可从标准曲线上计算出 TXB_2 含量。

【参考区间】 酶标法：（76.3±48.1）ng/L。

【临床意义】 TXB_2 是花生四烯酸代谢的产物之一，有促血管收缩和促血小板聚集的作用，比血栓烷 A_2（TXA_2）更稳定。

1. 增高 见于血栓前状态和血栓性疾病，如动脉粥样硬化、心绞痛、心肌梗死、肺梗死、糖尿病、肾小球疾病、高脂血症、深静脉血栓形成、妊高征、大手术后等。

2. 减低 见于环氧酶或 TXA_2 合成酶缺乏症，服用抑制环氧酶或 TXA_2 合成酶的药物，如阿司匹林等。

第三节 凝血因子检查

一、凝血因子的作用

参与凝血过程的相关因子，统称为凝血因子。凝血因子是构成凝血机制的基础，它们参与二期止血过程，目前多数是检测凝血因子促凝活性（F：C）和凝血因子抗原含量（F：Ag），临床上应用更多的是检测 F：C 的水平。

二、筛 选 试 验

（一）活化的部分凝血活酶时间测定

在受检血浆中加入活化的部分凝血活酶时间（activated partial thromboplastin time，APTT）试剂（接触因子激活剂和部分磷脂）和 Ca^{2+} 后，观察血浆凝固所需要的时间。它是内源凝血系统较为灵敏和最为常用的筛选试验。

【参考区间】 手工法：男性 31.5～43.5 秒；女性 32～43 秒。待检者的检测值与正常对照值比较，延长超过 10 秒以上有临床意义。

【临床意义】

1. APTT 延长 可见于：

（1）内源凝血系统的凝血因子缺乏：XII、XI、IX、VIII水平减低，如血友病 A、B 及凝血因子XI、XII缺乏症；因子VIII减少还可见于部分血管性血友病患者。

（2）共同途径中的凝血物质缺乏：严重的凝血酶原、因子 V、因子 X 和纤维蛋白原缺乏，如严重肝脏疾病、阻塞性黄疸、新生儿出血病、口服抗凝剂及纤维蛋白原缺乏血症等。

（3）纤溶活性增强，如继发性 DIC、原发性及循环血液中有纤维蛋白（原）降解产物（FDP 和 D-二聚体）。

（4）血液循环中有抗凝物质，如抗因子VIII或IX抗体，狼疮抗凝物质等。

（5）监测普通肝素治疗，要求 APTT 延长是正常对照值的 1.5～2.0 倍。

2. APTT 缩短 常见于：

（1）高凝状态，如 DIC 的高凝血期，促凝物质进入血液及凝血因子的活性增强等。

（2）血栓性疾病，如心肌梗死、不稳定型心绞痛、脑血管病变、糖尿病伴血管病变、肺栓塞、深静脉血栓形成、妊娠期高血压疾病、肾病综合征及严重灼伤等。

（二）凝血时间

试管法：静脉血放入试管（玻璃试管、塑料试管）中，观察自采血开始至血液凝固所需的时间，称为凝血时间（clotting time，CT）。本试验是反映由因子XII被负电荷表面（玻璃）激活到纤维蛋白形成，即反映内源凝血系统的凝血过程。

【参考区间】 试管法：4～12 分钟；硅管法：15～32 分钟；塑料管法：10～19 分钟。

【临床意义】

1. CT 延长 见于下列病因：

（1）因子VIII、IX、XI明显减少，依次分别为血友病 A、B 和因子XI缺乏症。

（2）凝血酶原、因子 V、X 等重度减少，如严重的肝损伤等。

（3）纤维蛋白原严重减少，如纤维蛋白减少症、DIC 等。

（4）应用肝素、口服抗凝药时。

（5）纤溶亢进使纤维蛋白原降解增加时。

（6）循环抗凝物质增加，如肝素和类物质增多等。

（7）DIC，尤其在失代偿期或显性 DIC 时 CT 延长。

2. CT 缩短 见于高凝状态，但敏感度差。

（三）血浆凝血酶原时间测定

在被检血浆中加入 Ca^{2+} 和组织因子（tissue factor，TF）或组织凝血活酶（tissue thromboplastin），使凝血酶原转变为凝血酶，后者使纤维蛋白原转变为纤维蛋白，观测血浆的凝固时间，称为血浆凝血酶原时间（prothrombin time，PT）。它不仅反映凝血酶原水平，而且还反映因子 V、VII、X 和纤维蛋白原在血浆中的水平，是外源凝血系统较为灵敏和最为常用的筛选试验。

【参考区间】

1. 手工法 男性 11～13.7 秒，女性 11～14.3 秒。检测值超过正常对照值 3 秒以上才有临床意义。

2. 不同品牌仪器及试剂间结果差异较大，需各实验室自行制定参考区间

3. 凝血酶原时间比值（prothrombin time ratio，PTR） 受检血浆的凝血酶原时间（秒）/正常人血浆的凝血酶原时间（秒）的比值。1.00±0.05（0.82～1.15）秒。

4. 国际正常化比值（international normalized ratio，INR） INR = PTR^{isi} 参考值依 ISI 不同而异，一般为 1.0～2.0 之间。ISI（international sensitivity index）为国际灵敏度指数，ISI 越小，组织凝血活酶的灵敏度越高。因此做 PT 检测时必须用标有 ISI 值的组织凝血活酶（tissue thromboplastin）。

【临床意义】

1. PT 延长 见于先天性凝血因子 I（纤维蛋白原）、II（凝血酶原）、V、VII、X 缺乏；获得性凝血因子缺乏，如严重肝病、维生素 K 缺乏、纤溶亢进（hyperfibrinolysis）、DIC、使用抗凝药物（如口服抗凝剂）和异常抗凝物质等。

2. PT 缩短 见于先天性凝血因子 V 增多症；口服避孕药；血液高凝状态（hypercoagulable state，HCS）如 DIC 早期、心肌梗死、脑血栓形成、深静脉血栓形成、多发性骨髓瘤等，但敏感性和特异性差。

3. PTR 及 INR 是监测口服抗凝剂（如华法林等）的首选指标 WHO 推荐用 INR，国人的 INR 以 2.0～2.5 为宜，一般不要＞3.0，也不要＜1.5。

三、诊 断 试 验

（一）血浆凝血因子 VIII、IX、XI、XII 促凝活性测定

待检血浆或稀释的正常人血浆分别与缺乏因子 VIII：C、IX：C、XI：C、XII：C 的基质血浆混合，做白陶土部分凝血活酶时间检测。将待检血浆检测结果与正常人血浆作比较，分别计算出待检血浆中所含 VIII：C、IX：C、XI：C、XII：C 相当于正常人的百分率。

【参考区间】

因子 VIII：C（103±25.7）%；

因子 IX：C（98.1±30.4）%；

因子 XI：C（100±18.4）%；

因子 XII：C（92.4±20.7）%。

【临床意义】

1. 增高 见于血栓前状态和血栓性疾病，如静脉血栓形成、肺栓塞、妊高征、晚期妊娠、口服避孕药、肾病综合征、恶性肿瘤等。肝病时因子 VIII：C 增高。

2. 减低 可见于：

（1）因子 VIII：C 减低：见于血友病 A、血管性血友病、血中存在因子 VIII 抗体、DIC 等。

（2）因子 IX：C 减低：见于血友病 B、肝脏疾病、维生素 K 缺乏症、DIC、口服抗凝药物和抗 FIX 抗体存在等。

（3）因子 XI：C 减低：见于因子 XI 缺乏症、肝脏疾病、DIC 和抗 FXI 抗体存在等。

（4）因子 XII：C 减低：见于先天性因子 XII 缺乏症、DIC、肝脏疾病和某些血栓性疾病等。

（二）血浆因子 II、V、VII、X 促凝活性测定

被检者稀释血浆分别与缺乏因子 II：C、V：C、VII：C、X：C 的基质血浆混合，作凝血酶原时间检测。将被检者血浆检测结果与正常血浆作比较，分别计算受检血浆中所含因子 II：C、V：C、VII：C、X：C 相当于正常人的百分率。

【参考区间】

因子Ⅱ：C（97.7±16.7）%；

因子Ⅴ：C（102.4±30.9）%；

因子Ⅶ：C（103±17.3）%；

因子Ⅹ：C（103±19.0）%。

【临床意义】

1. 增高 见于血栓前状态和血栓性疾病，尤其见于静脉系统血栓。

2. 减低 分别见于先天性因子Ⅱ、Ⅴ、Ⅶ和Ⅹ缺乏症，但较少见。获得性减低者见于肝病、DIC、口服抗凝剂、维生素K缺乏症、新生儿出血症、肠道灭菌和吸收不良综合征等。在血液循环中有上述凝血因子的抑制物时，这些因子的血浆水平也减低。

（三）血浆纤维蛋白原含量测定

根据纤维蛋白原与凝血酶作用最终形成纤维蛋白的原理。以国际标准品为参比血浆制作标准曲线，用凝血酶来检测血浆凝固时间，所得凝固时间与血浆中纤维蛋白浓度呈负相关，从而得到纤维蛋白原（fibrinogen，Fg）的含量。

【参考区间】 WHO推荐用Clauss法（凝血酶比浊法）：2～4g/L。

【临床意义】

1. 增高 见于糖尿病、急性心肌梗死、急性传染病、风湿病、急性肾小球肾炎、肾病综合征、灼伤、多发性骨髓瘤、休克、大手术后、妊娠高血压综合征、急性感染、恶性肿瘤等以及血栓前状态、部分老年人等。

2. 减低 见于DIC、原发性纤溶症、重症肝炎、肝硬化和低（无）纤维蛋白原血症。也可见于降纤药物治疗和溶血栓治疗，故是他们的检测指标之一。

（四）可溶性纤维蛋白单体复合物测定

在凝血酶作用下，纤维蛋白原先后丢失纤维蛋白肽A（fibrin peptide A，FPA）和肽B（FPB），剩余的纤维蛋白单体（FM）可自行聚合成复合物，可溶解于尿素溶液，即为可溶性纤维蛋白单体复合物（soluble fibrin monomer complex，SFMC）。可用ELISA法或放射免疫法检测。

【参考区间】 ELISA：（48.5±15.6）mg/L；放射免疫法：（50.5±26.1）mg/L。

【临床意义】 SFMC是凝血酶生成的敏感和特异的分子标志物，增高反映凝血酶生成增多，见于DIC、急性白血病、肝硬化失代偿期、恶性肿瘤、严重感染、严重创伤、外科大手术、产科意外等。减低多无临床意义。

第四节 抗凝系统检查

一、抗凝系统的作用

抗凝系统检测包括临床上常用的生理性抗凝因子检测和病理性抗凝物质检测两部分，前者也是凝血系统的调节因子。

二、生理性抗凝因子检测

（一）血浆抗凝血酶活性测定

受检血浆中加入过量凝血酶，使抗凝血酶（antithrombin，AT）与凝血酶形成 1∶1 复合物，剩余的凝血酶作用于发色底物 S-2238，释出显色基团对硝基苯胺（PNA）。显色的深浅与剩余凝血酶呈正相关，而与 AT 呈负相关，根据被检者吸光度（A 值）从标准曲线中计算出 AT：A 的含量。

【参考区间】　发色底物法：（108.5±5.3）%。

【临床意义】

1. 增高　见于血友病、白血病和再生障碍性贫血等的急性出血期；也见于口服抗凝药治疗过程中。

2. 减低　见于先天性和获得性 AT 缺陷症，后者见于血栓前状态、血栓性疾病、DIC、肝脏疾病和应用肝素等。

（二）血浆蛋白 C 活性测定

从蛇毒液中提取的 protac 为蛋白 C（protein C，PC）特异性的激活剂，被激活后的 PC（即活化蛋白 C，APC）作用与特异的发色底物 Chromozym PCA，释放出对硝基苯胺（PNA）而显色，显色深浅与 PC：A 呈正相关关系。

【参考区间】　（100.24±13.18）%。

【临床意义】　PC：A 是检测 PC 活性的方法之一。PC 是一种依赖维生素 K 的天然抗凝因子。在凝血酶（T）与凝血酶调节蛋白（TM）复合物（T-TM）的作用下，PC 转变为活化蛋白 C（APC），后者灭活因子Ⅷa、Ⅴa 和促进纤溶活性，起到抗凝血作用。

减低：遗传性者见于遗传性或先天性 PC 缺陷症；获得性见于 DIC、肝病、手术后、口服抗凝剂、急性呼吸窘迫综合征和 DIC 等。

（三）血浆游离蛋白 S 抗原和总蛋白 S 抗原测定

总蛋白 S（total protein S，TPS）抗原包括游离蛋白 S（free protein S，FPS）抗原和与补体 C4 结合的 PS（C4bp-PS）。火箭电泳法是在琼脂板上同时检测 TPS 和 FPS，即在待测血浆中加入一定量的聚乙二醇 6000，则 C4bp-PS 会沉淀下来，上清部分即为 FPS。

【参考区间】　免疫火箭电泳法：FPS 为（100.9±29.1）%；TPS 为（96.6±9.8）%。

【临床意义】　FPS 减低：见于先天性和获得性 PS 缺陷症，获得性 PS 缺乏者可见于肝病、DIC 和口服抗凝剂等患者。

（四）血浆凝血酶-抗凝血酶复合物测定

用兔抗人凝血酶抗体包被酶标板，加入被检者血浆后再加入辣根过氧化酶标记的鼠抗人 AT 抗体，后者使 OPD 显色，显色的深浅与受检血浆中所含的凝血酶-抗凝血酶复合物（thrombin-antithrombin complex，TAT）呈正相关。

【参考区间】　酶标法：（1.45±0.4）μg/L。

【临床意义】　本试验是检测凝血酶的活性。增高见于血栓形成前期和血栓性疾病，如不稳定型心绞痛、急性心肌梗死、脑梗死、DIC、深静脉血栓形成、急性白血病等。

三、病理性抗凝物质的筛选试验

（一）血浆凝血酶时间及其甲苯胺蓝纠正试验

凝血酶时间（thrombin time，TT）是在受检血浆中加入"标准化"凝血酶溶液，检测开始出现纤维蛋白丝所需的时间。

【参考区间】 手工法：16～18 秒；也可用血液凝固分析仪检测。本实验需设正常对照值。受检 TT 值延长超过正常对照值 3 秒以上为延长。

【临床意义】

1. TT 延长 见于低或无纤维蛋白原血症[hypo（a）fmrinogenemia]和异常纤维蛋白原血症（dysfibrinogenemia）；血中纤维蛋白（原）降解产物（FDPs）增高；血中有肝素或类肝素物质存在，如肝素治疗中、SLE 和肝脏疾病等。

2. TT 缩短 无临床意义。

（二）甲苯胺蓝纠正试验或血浆游离肝素时间

甲苯胺蓝呈碱性，有中和肝素的作用。在凝血酶时间（TT）延长的受检血浆中加入少量甲苯胺蓝，再检测 TT。若延长的 TT 恢复至正常或明显缩短，则表示受检血浆中有类肝素物质存在或肝素增多；若不缩短，则表示受检血浆中存在其他抗凝血酶类物质或缺乏纤维蛋白原。

【参考区间】 TT 延长的受检血浆中加入甲苯胺蓝后，TT 缩短 5 秒以上，提示受检血浆中有类肝素或肝素物质增多；如果 TT 不缩短，提示延长的 TT 不是由肝素类物质所致。

【临床意义】 血中类肝素物质增多见于严重肝病、肝叶切除后、DIC、过敏性休克、使用氮芥类药物、放疗后、肝移植后等。临床应用肝素时，延长的 TT 也可被甲苯胺蓝纠正。

（三）APTT 交叉纠正试验

本试验是用于鉴别凝血因子缺乏或有抗凝物质存在。延长的 APTT，若能被 1/2 量的正常新鲜血浆所纠正，表示受检血浆中可能缺乏凝血因子；若不能纠正则表示受检血浆中可能存在抗凝物质。

四、病理性抗凝物质的诊断试验

（一）狼疮抗凝物质测定

狼疮抗凝物质（lupus anticoagulant，LA）可以使依赖磷脂的凝固时间（如 APTT）延长。在检测系统中加入磷脂，用对狼疮抗凝物质敏感的 APTT 试剂检测，可以发现若待测血浆中存在狼疮抗凝物质，可以使原先延长的 APTT 明显缩短或恢复正常。计算两者的比值，可以确定狼疮抗凝物质的存在。

【参考区间】 定性：阴性。

【临床意义】 本试验阳性见于有狼疮抗凝物质存在的患者，如 SLE、自发性流产、某些血栓性疾病以及抗磷脂抗体综合征（anti-phospholipid antibody syndrome，APS）等。

（二）抗心磷脂抗体测定

抗心磷脂抗体（anti-cardiolipin antibodies，ACA）是抗磷脂抗体（anti-phospholipid antibody，

APA）中的一种主要抗体，它的靶抗原主要是血浆中的磷脂结合蛋白（phospholipid binding protein），如 β_2-糖蛋白 I（β_2-GPI）和凝血酶原（prothrombin）等。从而导致 APA 与内皮细胞、血小板膜磷脂结合，引起血管壁受损和血小板活化等，促进血栓形成。

【参考区间】　定性：阴性。

【临床意义】　ACA 阳性见于原发性或继发性抗磷脂抗体综合征。原发性，如动/静脉血栓、自发性流产、免疫性溶血等；继发性，如 SLE（本试验阳性率 70%～80%）、类风湿关节炎（阳性率 33%～49%）、脑血管意外、免疫性血小板减少和特发性血小板减少性紫癜等。

第五节　纤溶活性检查

一、纤溶系统的作用

纤维蛋白溶酶（纤溶酶）可将已形成的血凝块加以溶解，产生纤维蛋白（原）的降解产物，从而反映纤溶活性。纤溶活性增强可导致出血，纤溶活性减低可导致血栓。

二、筛　选　试　验

（一）优球蛋白溶解时间

血浆优球蛋白（euglobulin）组分中含有纤维蛋白原（Fg）、纤溶酶原（PLG）和组织型纤溶酶原激活剂（t-PA）等，但不含纤溶酶抑制物（plasmin inhibitor）。受检血浆置于醋酸溶液中，使优球蛋白沉淀，经离心除去纤溶抑制物，将沉淀的优球蛋白溶于缓冲液中，再加入适量钙溶液（加钙法）或凝血酶（加酶法），使 Fg 转变为纤维蛋白凝块，观察凝块完全溶解所需时间。

【参考区间】　加钙法：（129.8±41.1）分钟；

加酶法：（157.0±59.1）分钟。一般认为<70 分钟为异常。

【临床意义】　本试验敏感性低，特异性高。

1. 纤维蛋白凝块在 70 分钟内完全溶解　表明纤溶活性增强，见于原发性和继发性纤溶亢进，后者常见手术、应激状态、创伤、休克、变态反应、前置胎盘、胎盘早期剥离、羊水栓塞、恶性肿瘤广泛转移、急性白血病、晚期肝硬化、DIC 和应用溶血栓药（rt-PA、UK）。

2. 纤维蛋白凝块在超过 120 分钟还不溶解　表明纤溶活性减低，见于血栓前状态、栓性疾病和应用抗纤溶药等。

（二）血浆 D-二聚体测定

将 D-二聚体（D-dimer，D-D）单抗包被于酶标反应板，加入受检血浆，血浆中的 D-二聚体（抗原）与包被在反应板的 D-二聚体单抗结合，然后再加酶标记的 D-二聚体抗体，最后加入底物显色。显色深浅与血浆中 D-二聚体含量呈正相关，所测得的 A 值可从标准曲线中计算出血浆中 D-二聚体的含量。D-D 是交联纤维蛋白降解中的一个特征性产物，是继发性纤溶的特异性指标，用于继发性和原发性纤溶的鉴别。

【参考区间】　0～0.256mg/L。

【临床意义】

（1）D-二聚体增高，见于深静脉血栓、肺血栓、DIC、重症肝炎等。

（2）可作为溶栓治疗有效的观察指标。

（3）陈旧性血栓患者 D-二聚体并不升高。

（4）凡有血块形成的出血，本试验均可阳性，故其特异性低。

（三）血浆纤维蛋白（原）降解产物定性试验

于受检血浆中加入血浆纤维蛋白（原）降解产物[fibrin（ogen）degradation product，FDPs]抗体包被的胶乳颗粒悬液，若血液中 FDPs 浓度超过或等于 5μg/ml，胶乳颗粒发生凝集。根据受检血浆的稀释度可以计算出血浆 FDPs 含量。

【参考区间】 小于 5mg/L。

【临床意义】

（1）原发性纤溶亢进时，FDPs 可明显增高。

（2）高凝状态、弥散性血管内凝血、肺栓塞、器官移植的排斥反应、恶性肿瘤、深静脉血栓、溶栓治疗、急性早幼粒细胞白血病等所致的继发性纤溶亢进时，FDPs 升高。

三、诊 断 试 验

（一）血浆组织型纤溶酶原激活剂测定

血浆优球蛋白含有吸附于纤维蛋白上的组织型纤溶酶原激活剂（tissue type plasminogen activator，t-PA），它使 PLG 转变为纤溶酶（PL），PL 可使发色底物（S-2251）释出对硝基苯胺（PNA）而显色，显色的深浅与受检血浆中 t-PA 含量呈正相关。所测得的 A 值，可从标准曲线计算受检血浆中 t-PA 活性。

【参考区间】 发色底物法：（0.3～0.6）U/ml。

【临床意义】

1. 增高 表明纤溶活性亢进，见于原发性纤溶和继发性纤溶（如 DIC）等。

2. 减低 表明纤溶活性减弱，见于血栓前状态和血栓性疾病，如动脉血栓形成、深静脉血栓形成、高脂血症、口服避孕药、缺血性脑卒中和糖尿病等。

（二）血浆纤溶酶原活性测定

受检血浆中加链激酶(SK)和发色底物(S-2251)，受检血浆中的血浆纤溶酶原活性(plasminogen，PLG)在 SK 的作用下，转变成纤溶酶（PL），后者作用于发色底物，释出对硝基苯胺（PNA）而显色。显色的深浅与纤溶酶的水平呈正相关，通过计算求得血浆中 PLG：A 的活性。

【参考区间】 发色底物法：75%～140%。

【临床意义】

1. PLG：A 增高 表示纤溶活性减低，见于血栓前状态和血栓性疾病。

2. PLG：A 减低 表明其激活物的活性增强，见于原发性纤溶、重症肝炎、肝硬化、肝叶切除、门静脉高压症、大型手术、前置胎盘、肿瘤扩散、严重感染及弥散性血管内凝血等。

（三）血浆纤溶酶原激活抑制物-1 活性测定

受检血浆中加入纤溶酶原激活剂（PA）和 PLG，血浆中的 PAI-1 与 PA 形成复合物，剩余的 PA 使 PLG 转变成 PL，PL 作用于发色底物，释出 PNA 而显色，其颜色的深浅与 PL 的活性呈正相关；而血浆中 PL 与纤溶酶原激活抑制物-1 活性（plasminogen activator inhibitor-l，PAI-1）呈负相关，从所测得的 A 值，可计算出血浆中 PAI-1：A 的水平。

【参考区间】　发色底物法：0.1～1AU/ml。

【临床意义】

1. PAI-1 增高　表示纤溶活性减低，见于血栓前状态和血栓性疾病。

2. PAI-1 减低　表示纤溶活性增高，见于原发性和继发性纤溶。

（四）血浆鱼精蛋白副凝固试验

血浆鱼精蛋白副凝固试验（plasma protamine paracoagulation test，3P 试验），将受检血浆加入鱼精蛋白溶液，如果血浆中存在可溶性纤维蛋白单体（soluble fibrin monomer，sFM）与纤维蛋白降解产物（fibrin degradation productes，FbDP）复合物，则鱼精蛋白使其解离析出纤维蛋白单体，纤维蛋白单体自行聚合成肉眼可见的纤维状物，此则为阳性反应结果。本试验特异性强，敏感性低。

【参考区间】　定性：阴性。

【临床意义】

1. 阳性　见于 DIC 的早、中期。但在恶性肿瘤、上消化道出血、外科大手术后、败血症、肾小球疾病、人工流产、分娩等也可出现假阳性。

2. 阴性　见于正常人、晚期 DIC 和原发性纤溶症等。

本试验是鉴别原发性和继发性纤溶症（DIC）的试验之一。

（五）血浆纤溶酶-抗纤溶酶复合物测定

用兔抗人纤溶酶抗体包被酶标板，加入受检血浆后再加入酶标记的第二抗体，最后加入底物显色，显色的深浅与受检血浆中所含的纤溶酶-抗纤溶酶复合物呈正相关。

【参考区间】　ELISA 法：0～150ng/ml。

【临床意义】　本试验是反映纤溶酶活性较好的试验。增高可见于血栓前状态和血栓性疾病，如急性心肌梗死、肺梗死、脑血栓形成、DIC、深静脉血栓形成、肾病综合征等。

第六节　血液流变学检查

（一）血液流变学的意义

血液流变学是研究血液流动与变形性及其临床应用，是生物流变学的一个分支。血液流变学是应用血液黏度分析仪对抗凝全血或血浆标本进行检测，可以检测出不同切变率条件下的全血黏度，并以此计算出红细胞刚性指数和红细胞聚集指数等相关血液流变学参数。通过全血、血浆及血液有形成分（红细胞、白细胞、血小板）的流动性、变形性和聚集性等变化规律，判断血管内血液循环的状态，为血流特性检测及治疗效果评判提供客观实验室检查依据。

（二）全血黏度的测定

在 2 个共轴双圆筒、圆锥-平板或圆锥-圆锥等测量体的间隙中放入一定量的待检全血，其中一个测量体静悬；另一个则以某种速度旋转。由于血液摩擦力的作用，带动静悬测量体旋转一个角度，根据这一角度的变化可计算出全血的黏度（blood viscosity）。

【参考区间】　旋转式黏度计法：全血黏度（mPa·s）：

切变率为 200s⁻¹ 男性 3.84~5.30，女性 3.39~4.41；

切变率为 50s⁻¹ 男性 4.94~6.99，女性 4.16~5.62；

切变率为 5s⁻¹ 男性 8.80~16.05，女性 6.56~11.99。

【临床意义】

1. 增高 可见于：

（1）心脑血管疾病：脑供血不足、脑血栓、心绞痛和心肌梗死的发病与血液黏度升高有关，增高的程度可反映缺血的严重性。血液黏度检测对血栓性疾病的预防提供一项前瞻性指标。

（2）高血压及肺心病：主要与血细胞比容增加、红细胞变形性降低、纤维蛋白原增加有关。

（3）恶性肿瘤：血液黏度升高使得肿瘤易于转移。

（4）血液病：原发性或继发性红细胞增多、白血病细胞增多、原发性或继发性血小板增多症等可导致全血黏度和血浆黏度增高。

（5）异常血红蛋白病：黏度增高，红细胞变形能力明显降低。

2. 减低 见于各种原因的贫血、重度纤维蛋白原和其他凝血因子缺乏症。

（三）血浆黏度的测定

一定体积的受检血浆流经一定半径和一定长度的毛细管所需的时间，与该管两端压力差计算血浆黏度（plasma viscosity）。

【参考区间】 毛细管式黏度计法：

男性（4.25±0.41）mPa·s；女性：（3.65±0.32）mPa·s。

【临床意义】

1. 增高 见于：

（1）心脑血管疾病、高血压、血液病、恶性肿瘤等。

（2）血浆黏度在很大程度上取决于机体内的含水量，当脱水出现血液浓缩时，血浆黏度可大幅升高；而血液稀释时血浆黏度下降。

（3）异常免疫球蛋白血症、高球蛋白血症、多发性骨髓瘤、巨球蛋白血症可导致血浆黏度显著升高。

2. 血浆黏度减低 无明显临床意义。

第七节 血栓与止血检查项目的选择和应用

血栓与止血的检查主要用于临床有出血倾向、出血性疾病患者、血栓前状态、血栓性疾病患者的临床诊断、鉴别诊断、疗效观察和预后判断等，也用于抗血栓和溶血栓药物治疗的监测等。

（一）一期止血缺陷试验

一期止血缺陷是指血管壁和血小板缺陷所致的出血性疾病。选用血小板计数（PLT）和出血时间（BT）作为筛检试验，根据筛检试验的结果，大致有以下四种情况：

1. BT 和 PLT 都正常 除正常人外，多数是由单纯血管壁通透性和（或）脆性增加所致的血管性紫癜所致。常见于过敏性紫癜、单纯性紫癜和其他血管性紫癜等。

2. BT 延长、PLT 减少 多数是由血小板数量减少所致的血小板减少症。多见于原发性和继发性血小板减少性紫癜。

3. BT 延长、PLT 增多 多数是由血小板数量增多所致的血小板增多症。多见于原发性和反应性血小板增多症。

4. BT 延长、PLT 正常　多数是由血小板功能异常或某些凝血因子严重缺乏所致的出血病，如血小板无力症、贮藏池病以及低（无）纤维蛋白原血症、血管性血友病（vWD）等。

（二）二期止血缺陷试验

二期止血缺陷是指凝血因子缺陷或病理性抗凝物质存在所致的出血性疾病。选用 APTT 和 PT 作为筛检试验，大致有以下四种情况：

1. APTT 和 PT 都正常　见于正常人、遗传性和获得性因子Ⅷ缺陷症。

2. APTT 延长、PT 正常　多数是由内源性凝血途径缺陷所引起的出血病，如遗传性和获得性因子Ⅷ、Ⅸ、Ⅺ和Ⅻ缺陷症等。

3. APTT 正常、PT 延长　多数是由外源性凝血途径缺陷所引起的出血病，如遗传性和获得性因子Ⅶ缺陷症等。

4. APTT 和 PT 都延长　多数是由共同凝血途径缺陷所引起的出血病，如遗传性和获得性因子Ⅹ、Ⅴ、凝血酶原（因子Ⅱ）和纤维蛋白原（因子Ⅰ）缺陷症。

此外，临床应用肝素治疗时，APTT 也相应延长；应用口服抗凝剂（如华法林等）治疗时，PT 也相应延长；同时应用肝素、华法林以及抗磷脂抗体时，APTT 与 PT 可同时延长。

（三）纤溶亢进性出血试验

纤溶亢进性出血是指纤维蛋白（原）和某些凝血因子被纤溶酶降解所引起的出血。可选用 FDPs 和 D-D 作为筛检试验，大致有以下四种情况：

1. FDPs 和 D-D 均正常　表示纤溶活性正常，临床的出血症状可能与纤溶症无关。

2. FDPs 阳性、D-D 阴性　理论上只见于纤维蛋白原被降解，而纤维蛋白未被降解，即原发性纤溶。实际上这种情况多属于 FDPs 的假阳性，见于肝病、手术出血、重型 DIC、纤溶早期、剧烈运动后、类风湿关节炎、抗 Rh（D）抗体存在等。

3. FDPs 阴性、D-D 阳性　理论上只见于纤维蛋白被降解，而纤维蛋白原未被降解，即继发性纤溶。实际上这种情况多数属于 FDPs 的假阴性，见于 DIC、静脉血栓、动脉血栓和溶血栓治疗等。

4. FDPs 和 D-D 都阳性　表示纤维蛋白原和纤维蛋白同时被降解，见于继发性纤溶，如 DIC 和溶血栓治疗后。

（四）血栓前状态检测

血栓前状态（prethrombotic state）或血栓前期（prethrombotic phase）是指血液有形和无形成分的生物化学和流变学发生某些病理变化。在这一状态下，血液有可能形成血栓或血栓栓塞性疾病。由于血栓前状态涉及的因素很多，动态变化性大，故目前尚缺乏公认的定义和诊断标准，建议从以下 3 个方面进行项目的选择和应用。

1. 筛选试验

（1）活化的部分凝血活酶时间（APTT）和（或）血浆凝血酶原时间（PT）可能缩短。

（2）纤维蛋白原（Fg）含量可能增高。

（3）血小板聚集试验（PAgT）的聚集率可能增高。

（4）血液黏度检测一般增高。

然而这些试验的灵敏度较差。

2. 常用试验

（1）血管性血友病因子抗原（vWF：Ag）增高：反映血管内皮细胞损伤。

（2）β-血小板球蛋白（β-TG）增高：反映血小板被激活。

（3）可溶性纤维蛋白单体复合物（sFMc）增高：反映凝血酶生成增多。

（4）抗凝血酶活性（AT：A）减低：反映凝血酶的活性增强。

（5）纤维蛋白（原）降解产物（FDPs）和 D 一二聚体（DD）减少：反映纤溶酶活性减低。

3. 特殊试验

（1）凝血酶调节蛋白（TM）和（或）内皮素-1（ET-1）增高：反映血管内皮细胞受损。

（2）P-选择素（P-selectin）和（或）11-去氢血栓素 B（1l-DH-TXB$_2$）增高：反映血小板被激活。

（3）凝血酶原片段 1＋2（F$_{1+2}$）和（或）纤维蛋白肽 A（FPA）增高：反映凝血酶的活性增强。

（4）凝血酶一抗凝血酶复合物（TAT）增高：反映凝血酶的活性增强。

（5）组织因子（TF）活性增高：反映外源凝血系统的凝血活性增强。

（6）纤溶酶一抗纤溶酶复合物（PAP）减少：反映纤溶酶活性减低。

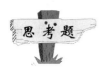 **〔参考答案见二维码〕**

1. 参与止血的主要因素有哪些？

2. 检测活化的部分凝血活酶时间有哪些临床意义？

（武学润）

参考答案

第四章　排泄物、分泌物及体液检查

第一节　尿液检查

尿液生成的基本过程包括肾小球滤过作用、肾小管和集合管重吸收作用以及肾小管和集合管分泌排泄作用三个基本步骤。尿液的组成及性状既反映机体的代谢状况，也受机体各系统功能状态的影响，尿液物理性质和化学成分发生的任何变化不仅可以反映泌尿系统的疾病，而且对其他系统疾病的诊断、治疗及预后判断均有重要意义，因此尿液检查是临床诊断常规筛查不可缺少的基础检验项目，尿液检查主要用于：

1. 泌尿系统疾病的诊断和疗效观察　泌尿系统的结核、结石、炎症、肿瘤、肾功能衰竭及肾脏移植排斥反应均可引起尿液变化，治疗好转后尿液相应指标也随之改善，尿液检测是诊断泌尿系统疾病及疗效判断的首选项目。

2. 其他系统疾病的诊断　糖尿病尿糖检测、急性胰腺炎尿淀粉酶检测、黄疸尿三胆检测、多发性骨髓瘤尿本-周蛋白检测等，均有助于相应疾病的诊断。除此之外，血液、淋巴系统疾病以及重金属中毒引起肾损害时，尿液某些项目检测也可出现异常变化。

3. 安全用药监测　某些药物如氨基糖苷类抗生素、磺胺类药物、多黏菌素 B 以及某些中药，均可致肾损害，因此用药前及用药过程中需检测尿液变化，以确保用药安全。

一、尿液样本的收集与保存

尿液样本的收集、留取、保存与尿量准确记录，对保证检验结果的准确性至关重要。

（一）尿液样本收集

用清洁干燥有盖容器留取尿液，避免污染，在 30 分钟内送检。成年女性应避开月经期，并防止阴道分泌物混入。

1. 随机尿　随时留取新鲜尿液 8～10ml，适用于门急诊患者随时检测。

2. 晨尿　清晨起床后在没有运动和进食之前第一次排出的尿液，特点是尿液浓缩，细胞、管型和蛋白等含量较高，用于尿液有形成分检测。

3. 餐后尿　一般是在午餐后 2 小时留取尿液，该检测对病理性糖尿和蛋白尿较敏感。

4. 24 小时尿　从早上 8 时排空尿液算起，收集以后每次尿液至次日早 8 时止，将全部尿液混合，记录总尿量。用于测定尿液 24 小时溶质的总排泄量，如 24 小时肌酐清除率、24 小时尿蛋白和尿电解质定量检测。

5. 清洁中段尿　清洗外阴后用封闭灭菌容器无菌操作，留取中段尿约 10ml，避免污染，尽快送检。用于尿液细菌培养。

（二）尿液样本保存

尿液常规分析应在室温25℃左右2小时内完成检测，时间过长或温度过高，会使尿液中的尿素和葡萄糖分解，有形成分破坏，盐类析出。如不能及时检测可采取以下措施：

1. 冷藏 将样本保存在2~8℃条件下6~8小时，但应注意冷藏可有尿酸盐、碳酸盐等结晶出现。

2. 化学防腐 ①甲醛：用于尿液细胞和管型检测的防腐；②甲苯：用于尿糖、尿蛋白检测的防腐；③硼酸：用于尿蛋白质、皮质醇、雌激素检测防腐；④盐酸：用于尿17-羟或17-酮类固醇、肾上腺素和儿茶酚胺定量分析的防腐；⑤冰醋酸：用于醛固酮和5-羟色胺检测的防腐。

二、一般性状检测

（一）尿量

肾小球滤过和肾小管重吸收功能在尿液形成过程中维持着动态平衡，称为球-管平衡。肾小球滤过率取决于：①肾血流量；②肾小球滤过膜的面积和通透性；③肾小球囊内压力；④血浆胶体渗透压等。肾小管重吸收取决于肾小管功能的完整性，特别是抗利尿激素对远曲小管和集合管的作用。

【参考区间】 成人尿量为1000~2000ml/24h；

儿童按体重计算尿量，一般比成人多3~4倍。

【临床意义】 个体尿量随气候、出汗量与饮水量等不同而有差别；病理情况与肾脏损害及内分泌疾病等有关。

1. 尿量增多 24小时尿量超过2500ml，为多尿（polyuria）。生理性尿量增多见于水摄入过多或摄入有利尿作用的饮品（如咖啡、茶）等。病理性尿量增多可见于：①内分泌疾病，如糖尿病，尿糖增多导致的溶质性利尿；尿崩症，由于垂体分泌的抗利尿激素（ADH）不足或肾小管对ADH反应性降低，影响尿液浓缩所致多尿。②肾脏疾病：如慢性肾盂肾炎、慢性肾间质肾炎、慢性肾衰早期、急性肾衰多尿期等。

2. 尿量减少 尿量少于400ml/24h或17ml/h为少尿（oliguria）；尿量少于100ml/24h或12小时无尿液排出为无尿（anuria）。少尿或无尿见于：①肾前性少尿：各种原因引起的肾灌注不足，如休克、心衰、脱水等；②肾性少尿：各种肾实质损伤，如急性肾小球肾炎*、急性肾衰竭少尿期、慢性肾衰竭等；③肾后性少尿：各种原因引起急性肾小球肾炎 的尿路梗阻或排尿功能障碍（如结石、尿路狭窄、肿瘤压迫等）。

（二）尿液外观

正常新鲜尿液呈淡黄色至深黄色，清澈透明，尿液颜色可受食物、尿色素、药物等影响。新鲜尿液混浊，应注意尿酸盐、磷酸盐或碳酸盐等盐类结晶的存在，可采取显微镜检查或物理化学方法加以鉴别。病理性尿液外观改变可见于：

1. 血尿（hematuria） 尿液内含有一定量红细胞，称为血尿。血尿多见于泌尿系统炎症、结石、结核、肿瘤、外伤等，也可见于出血性疾病，如血友病、血小板减少性紫癜等。

2. 血红蛋白尿及肌红蛋白尿 正常情况下尿液隐血试验为阴性，当血红蛋白或肌红蛋白在尿中出现时，尿液可呈浓茶色、酱油色或红葡萄酒色。

（1）血红蛋白尿（hemoglobinuria）：尿液呈浓茶色或酱油色，实验室检查尿液隐血试验为阳性而镜检无红细胞，多见于严重的血管内溶血，如蚕豆病、血型不合的输血反应、阵发性睡眠性血红蛋白尿等。

（2）肌红蛋白尿（myoglobinuria）：生理情况偶见于正常人剧烈运动后，病理情况常见于挤压综合征、缺血性肌坏死等。

3. 脓尿和菌尿　新鲜尿液呈白色混浊（脓尿）或云雾状（菌尿），加热或加酸均不能使混浊消失。脓尿（pyuria）和菌尿（bacteriuria）是由于尿内含有大量细菌、脓细胞或炎性渗出物所致，见于泌尿系统感染如膀胱炎、肾盂肾炎等。

4. 乳糜尿　尿中混有淋巴液而呈乳白色，称为乳糜尿（chyluria）；若同时混有血液则为乳糜血尿（hematochyluria）。乳糜尿及乳糜血尿可见于丝虫病及肾周围淋巴管梗阻。

5. 脂肪尿（lipiduria）　为尿中出现脂肪小滴。用乙醚等有机溶剂抽提乳糜微粒、脂肪小滴，可使尿液变澄清，可区别于其他类型的尿液混浊。脂肪尿可见于脂肪挤压损伤、骨折和肾病综合征等。

6. 胆红素尿和尿胆原尿　胆红素尿（bilirubinuria）尿液深黄，振荡后出现黄色泡沫且不易消失，尿内含有结合胆红素，常见于阻塞性黄疸和肝细胞性黄疸。尿胆原尿（urobilinogenuria）为尿中尿胆原增多，常见于溶血性黄疸和肝细胞性黄疸。

（三）气味

正常尿液的气味来自尿中挥发性酸。尿液长时间放置后，尿素分解可产生氨臭味。慢性膀胱炎及尿潴留时，新鲜尿液即有氨味。有机磷杀虫剂中毒者，尿液可有蒜臭味。糖尿病酮症酸中毒者，尿有烂苹果味。苯丙酮尿症者尿液有鼠臭味。

（四）酸碱性

正常人尿液呈弱酸性，pH 5.0～7.0，平均 pH 6.5，尿液的酸碱性受饮食、用药和疾病的影响。

【参考区间】　pH：4.5～8.0，平均约 6.5。

【临床意义】　尿液酸碱性受膳食结构的影响变化较大，素食者尿液偏碱性，肉食者尿液偏酸性。

1. 尿 pH 值增高　见于代谢性碱中毒、肾小管性酸中毒、应用碳酸氢钠等碱性药物等。

2. 尿 pH 值降低　见于蛋白质摄入量多、代谢性酸中毒、高热、痛风及口服维生素 C 等酸性药物。

3. 药物干预　用氯化铵酸化尿液，促使碱性药物从尿中排出；用碳酸氢钠碱化尿液促使酸性药物从尿中排出，作为临床药物中毒的干预手段之一。

（五）尿比密

尿比密（specific gravity of urine，SG）是指在 4℃条件下，尿液与同体积纯水的重量之比。尿比密受尿中可溶性物质的量及尿量的影响。

【参考区间】　成人：1.015～1.025，晨尿一般大于 1.020，婴幼儿尿比密偏低。

【临床意义】

1. 尿比密增高　见于大量出汗、高热、脱水等。持续性尿比密增高，见于急性肾小球肾炎、肾病综合征*、糖尿病、血容量不足、心功能不全及早期休克等。

2. 尿比密降低　见于大量饮水、慢性肾小球肾炎*、肾小管间质疾病、急慢性肾功能衰竭等。

肾病综合征

慢性肾小球肾炎

肾实质严重损害的终末期，尿比密固定于 1.010 左右，称为等张尿（isotonic urine，isosthenuria）。尿崩症时尿比密下降严重，常小于 1.003。

3. 尿比密在补液监测中的意义 尿比密检测对临床接受输液和休克的扩容治疗具有很好的指导作用。休克抢救扩容过程中，随着尿比密由高降低、血压恢复，说明扩容有效；若比密仍在 1.025 以上，则说明液体补充不足，可继续扩容治疗；若尿比密持续偏低，保持在 1.010 左右，提示有急性肾功能衰竭可能，应限制液体入量。

三、化 学 检 测

（一）尿蛋白

健康成人经尿排出的蛋白总量为 0～80mg/24h。当尿液用常规定性方法检查蛋白呈阳性或定量检查持续超过 150mg/24h，称为蛋白尿（proteinuria）。尿蛋白形成机制：

1. 肾小球滤过膜的孔径屏障或电荷屏障改变 正常情况下，因肾小球滤过膜的孔径屏障和电荷屏障，只有低于 70000 带正电荷的白蛋白能够滤入原尿中，其中大部分又被近端肾小管重吸收。当肾小球毛细血管壁损伤断裂或电荷屏障发生改变时，大量高、中、低相对分子质量的蛋白质漏出，超过肾小管重吸收能力，便出现蛋白尿。

2. 近端肾小管对蛋白质重吸收障碍 生理情况下 95%原尿中的蛋白质在近曲肾小管被重吸收，当肾小管功能受损时，近端肾小管对蛋白质重吸收障碍，即可出现蛋白尿。

3. 血浆中某些蛋白质异常增多 病理情况下免疫球蛋白轻链、血红蛋白等异常增多，超过了肾小管的重吸收能力而出现在尿中。

4. 肾髓袢升支及远曲小管起始部分泌的 Tamm-Horsfall（T-H）糖蛋白增加

【参考区间】 定性：阴性；定量：0～80 mg/24h。

【临床意义】

1. 生理性蛋白尿（physiological proteinuria） 指泌尿系统无器质性病变，因发热、寒冷、剧烈运动、精神紧张、交感神经兴奋及血管活性物质刺激等所致的血流动力学改变，使肾血管痉挛、充血，导致肾小球毛细血管壁通透性增加，而暂时出现的蛋白尿。其特点是程度较轻，定性检查不超过（+），定量检查不超过（120～500mg/24h），持续时间较短，解除诱因后消失。

2. 病理性蛋白尿（pathological proteinuria） 指因肾脏或肾外疾病所致的蛋白尿，其病因较多，且多为持续性蛋白尿。

（1）肾小球性蛋白尿（glomerular proteinuria）：是最常见的一种蛋白尿，为炎症等原因导致肾小球滤过膜通透性增加或电荷屏障受损，血浆蛋白大量滤出超过肾小管重吸收能力所致的蛋白尿。其特点常表现为量多，组分以大中分子质量蛋白为主。见于原发性肾小球疾病如急性肾小球肾炎、急进性肾小球肾炎、隐匿性肾小球肾炎、慢性肾小球肾炎、肾病综合征和某些继发性肾小球疾病如糖尿病肾病及系统性红斑狼疮肾病等。

根据病变滤过膜损伤程度及蛋白尿的组分可将肾小球性蛋白尿分为两种：

1）选择性蛋白尿（selective proteinuria）：肾小球滤过膜损害较轻，以中分子量白蛋白为主，有少量小分子量蛋白，尿中无或很少大分子量蛋白质（IgG、IgA、IgM、C3），常见于微小病变型肾病。

2）非选择性蛋白尿（non-selective proteinuria）：肾小球滤过膜损害严重，尿内出现不同分子量的蛋白，尤其是 IgG、IgA、IgM、补体 C3 等大分子量蛋白，见于各类原发或继发性肾小球疾病。

蛋白尿选择性的判断，意义在于对肾脏病的诊断、治疗及预后评估，一般情况下非选择性蛋白尿治疗效果不佳，常提示预后不良。

（2）肾小管性蛋白尿（tubular proteinuria）：指肾小球滤过功能正常，但肾小管功能损害，导致近曲小管对低分子量蛋白质重吸收功能减退所产生的蛋白尿。常见于肾盂肾炎、间质性肾炎、中毒性肾病（如汞、镉、铋、庆大霉素、多黏菌素等）、肾移植术后及某些中药（如木通、马兜铃）过量等。

（3）混合性蛋白尿（mixed proteinuria）：指肾脏疾病同时累及肾小球和肾小管而产生的蛋白尿。其特点为蛋白量多，以大中分子为主，见于慢性肾小球肾炎后期累及肾小管、间质性肾炎后期累及肾小球及可同时累及肾小球和肾小管的全身性疾病（如糖尿病、系统性红斑狼疮等）。

（4）溢出性蛋白尿（overflow proteinuria）：指肾小球滤过与肾小管重吸收功能正常，但由于血浆中出现异常增多的低分子量蛋白质，超过肾小管重吸收能力，出现的蛋白尿。见于多发性骨髓瘤引起的轻链尿、血管内溶血引起的血红蛋白尿、大面积心肌梗死及挤压综合征引起的肌红蛋白尿。

（5）组织性蛋白尿（histic proteinuria）：指尿液生成过程中，由肾组织被破坏分解或肾小管代谢产生及炎症、药物刺激分泌的蛋白质。多为低分子量蛋白尿，以 T-H 糖蛋白为主要成分，见于肾盂肾炎、尿路肿瘤等。

（6）假性蛋白尿（false proteinuria）：肾以外泌尿系统疾病（膀胱炎、尿道炎或尿道出血等）产生的脓、血、黏液等成分或阴道分泌物混入导致尿蛋白定性试验阳性。

（二）尿糖

尿中是否出现葡萄糖取决于肾血流量、肾糖阈和血糖浓度。生理情况下，肾小球滤过液中葡萄糖浓度几乎与血浆相同，滤过液流经近曲小管时，葡萄糖全部被重吸收，因此正常人尿中几乎不含或仅含微量葡萄糖（0.56～5.0mmol/24h），定性试验为阴性。当肾糖阈降低或血糖升高超过肾糖阈（8.89mmol/L）时，尿糖定性试验为阳性，称为糖尿。所谓糖尿临床一般指葡萄糖尿（glucosuria）。

【参考区间】　定性：阴性；定量：0.56～5.0mmol/24h。

【临床意义】

1. 血糖增高性糖尿（hyperglycemic glycosuria）　血糖增高超出肾小管重吸收阈值，亦可同时伴有肾小管损伤而重吸收阈值降低。常见于：

（1）代谢性糖尿：由于机体内分泌失调，糖代谢功能紊乱。如糖尿病，当胰岛素分泌量不足时，葡萄糖在血液中浓度过高，超过肾糖阈，葡萄糖从尿中排出。尿糖检测是糖尿病诊断、鉴别诊断、疗效观察、疾病进展及预后判断的指标之一。

（2）内分泌性糖尿：甲状腺素、糖皮质激素、生长激素和胰高血糖素均可使血糖升高，当甲状腺、肾上腺髓质、腺垂体及胰腺等器官功能病变时，可引起该器官分泌功能异常，导致血糖升高，尿糖阳性。常见于甲状腺功能亢进、腺垂体功能亢进及胰腺炎等。

（3）摄入性糖尿：静脉大量输入或大量食入葡萄糖后，均可引起尿糖增高。

（4）应激性糖尿：中枢神经系统受到刺激，如情绪激动、紧张恐惧、发生脑血管意外等时，导致肾上腺素及胰高血糖素分泌增加，出现暂时性高血糖和一过性糖尿。

2. 血糖正常性糖尿（normoglycemic glycosuria）　血糖正常，而肾小管病变、损伤，对滤过液中葡萄糖重吸收能力降低，导致肾糖阈降低，也可称为肾性糖尿（renal glucosuria）。常见于慢性肾炎、间质性肾炎和肾病综合征等；也可见于妊娠期或哺乳期妇女由于细胞外液容量增加，肾滤过率增多而近曲小管重吸收能力受抑制，肾糖阈降低所致的葡萄糖尿。

3. 其他糖尿 ①非葡萄糖性糖尿：肾小管重吸收果糖、乳糖、半乳糖和核糖等的能力远低于葡萄糖，当上述糖类摄入过多或体内代谢紊乱生成过多时，可出现相应的糖尿。如哺乳期产生乳糖增多，可出现乳糖尿；因半乳糖激酶缺乏，食物中半乳糖无法转化为葡萄糖所致的半乳糖尿；因果糖激酶缺乏所致的果糖尿。②假性糖尿：尿中具有还原性的物质（维生素C、尿酸、葡萄糖醛酸或一些随尿液排出的药物如链霉素、异烟肼、阿司匹林、黄连、大黄等）可使班氏尿糖定性试剂出现阳性反应，出现的"糖尿"。实验室将这些还原性物质定义为该实验方法的干扰物质，临床需根据患者的实际情况进行分析加以排除。

（三）酮体

酮体（ketone bodies，KET）是 β-羟丁酸（占78%）、乙酰乙酸（占20%）和丙酮（占2%）的总称。酮体是体内脂肪代谢的中间产物，当体内葡萄糖分解代谢不足时，脂肪分解活跃，但氧化不完全，产生大量酮体，酮体产生速度超过机体组织利用速度时，血酮体升高（酮血症），酮体血浓度超出肾阈值即可出现在尿中，称为酮尿（ketonuria）。

【参考区间】 定性：阴性。

【临床意义】

1. 糖尿病性酮尿 糖尿病酮症酸中毒时常呈强阳性，酮尿是糖尿病性昏迷的前期指标。

2. 非糖尿病性酮尿 妊娠剧吐、高热、过度饥饿、禁食、腹泻等，因脂肪分解增强可出现尿酮体阳性；肝硬化、酒精性肝炎等因糖代谢障碍也可出现酮尿。

（四）尿胆红素与尿胆原

血浆中胆红素有3种：未结合胆红素（unconjugated bilirubin，UCB）、结合胆红素（conjugated bilirubin，CB）和 δ-胆红素。生理情况下 UCB 在血中与蛋白质结合不能通过肾小球滤过膜，血中 CB 含量很低，滤过量极低，因此尿胆红素在尿中使用常规方法为阴性。只有当血中 CB 增高，超过肾阈时，即可从尿液排出，尿胆红素试验为阳性。CB 排入肠道转化为尿胆原（urobilinogen），从粪便排出为粪胆原，大部分尿胆原在肠道被重吸收经肝脏转化为结合胆红素再排入肠道，小部分尿胆原从肾小球滤过和肾小管排出后即为尿中尿胆原，尿胆原在空气中氧化为尿胆素，尿胆红素、尿胆原和尿胆素三者共称"尿三胆"。

【参考区间】 尿胆红素定性：阴性；定量：≤2mg/L。

尿胆原定性：阴性或弱阳性；定量：≤10mg/L。

【临床意义】

1. 尿胆红素增高 见于肝细胞性黄疸及阻塞性黄疸；门脉周围炎、纤维化和药物引起的胆汁淤积；先天性高胆红素血症。

2. 尿胆原增高 肝细胞性黄疸尿胆原轻中度增高；溶血性黄疸尿胆原明显增高。尿胆原减少，见于阻塞性黄疸。

（五）血红蛋白

血红蛋白存在于红细胞中。正常人血浆中含有微量的血红蛋白，并与结合珠蛋白形成复合物，不能通过肾小球滤过膜，因此不能从尿中排出。病理情况下尿液中血红蛋白来源主要有两种：一种为血管内溶血，红细胞破坏，血红蛋白释放入血，若血红蛋白释放量过多，超出结合珠蛋白所能结合的量，血浆中会存在大量游离血红蛋白，于是血红蛋白可由肾小球滤过，随尿液排出。另一种为肾脏以及上尿道出血，红细胞在非等渗环境中发生溶血。倘若尿液中血红蛋白含量低，肉眼看不出尿液颜色变化，但采用化学方法检测出游离血红蛋白，称为隐血试验（occult blood）阳性。

【参考区间】　尿隐血试验：阴性。

【临床意义】

1. 肾前性溶血性疾病的辅助诊断　有助于血管内溶血性疾病诊断。引起血管内溶血的疾病：①大面积烧伤、剧烈运动、血管组织损伤导致的红细胞破坏、心脏瓣膜修复术后等；②疟原虫感染、各种病毒感染、链球菌败血症；③6-磷酸葡萄糖脱氢酶缺乏所致的红细胞膜缺陷，如蚕豆病、服用某些药物；④溶血尿毒综合征、血型不合输血、阵发性睡眠性血红蛋白尿症（PNH）、药物诱导半抗原（青霉素）所致自身免疫性溶血性贫血等。

2. 辅助诊断泌尿系统疾病　泌尿系统疾病引起出血导致隐血试验阳性。

（六）尿亚硝酸盐

正常尿液中存在适量硝酸盐。当泌尿道感染时，尿中某些细菌含有硝酸盐还原酶，可将硝酸盐还原为亚硝酸盐，此试验为阳性。感染检出率与细菌的种类有关，肠杆菌科细菌（大肠埃希菌、肺炎克雷伯菌、阴沟肠杆菌等）、部分非发酵菌（铜绿假单胞菌）可呈阳性反应；部分革兰阳性球菌（如粪链球菌）呈阴性反应。本试验阳性提示尿路感染的可能，阴性则不能排除尿路细菌（无硝酸盐还原酶细菌）感染。

（七）尿白细胞酯酶

白细胞酯酶是存在于人体粒细胞内的一种酶类，该酶检测对泌尿道感染有辅助诊断意义。但不能测定出尿液中的单核细胞和淋巴细胞，故不适于免疫性肾病、泌尿系结核、急性淋巴白血病和肾移植排异反应时淋巴细胞增多的情况，该试验具有一定局限性。

四、显微镜检测

显微镜检测是对尿液离心沉淀物中有形成分的分析。尿液有形成分（urine formed elements）指在光学显微镜下观察到的尿液有形物质，包括来自尿道脱落或排出的细胞、管型（cast）、结晶（crystal）以及泌尿道感染的微生物、寄生虫等。目前显微镜检测仍然是尿液有形成分检验的金标准。

尿液离心后显微镜检查方法是：新鲜尿液 10ml，400g 相对离心力，离心 5 分钟，取 0.2ml 沉渣镜检。①细胞：观察 10 个高倍视野（high power field，HPF），计数 10 个视野所见到的最低数～最高数。以白细胞为例，1+为 5～10 个/HP、2+为 10～15 个/HP、3+为 15～20 个/HP、4+表示＞20 个/HP。②管型：用高倍镜观察，鉴定管型类型，但计数 20 个低倍视野（low power field，LP）所见的平均值，如 2 个/LP，记录结果。③结晶：以每高倍镜视野所见数换算为半定量结果：1+为 1～4 个/HP、2+为 5～9 个/HP、3+为＞10 个/HP。

（一）细胞

尿液内常见细胞如下（图 4-4-1）：

1. 红细胞　正常尿中无红细胞，若离心尿沉渣每高倍视野均有 1～2 红细胞，即为异常。若红细胞≥3/HP，尿外观无血色者，称为镜下血尿（microscopic hematuria）。尿内含血量较多，外观呈淡红色、红色，甚或带有血凝块，称肉眼血尿（gross hematuria）。

【参考值】 玻片法：0～3/HP；定量：0～5/L。

【临床意义】 血尿常见于肾小球肾炎、尿路感染、肾结核、肾结石、狼疮性肾炎、紫癜性肾炎、血友病及泌尿系统肿瘤等。

2. 白细胞和脓细胞 新鲜尿中白细胞外形完整，无明显的退行性改变，胞核清楚，常分散存在，浆内颗粒清晰可见。尿中以中性粒细胞较多见，也可见到少量淋巴细胞、单核细胞、嗜酸性粒细胞。脓细胞外形不规则，结构模糊，胞质内充满粗大颗粒，核不清楚，细胞常聚集成团，为炎症过程中破坏或死亡的中性粒细胞。掌握尿内各类白细胞形态特征，有助于鉴别与白细胞类似的肾小管上皮细胞及其他小型泌尿道肿瘤细胞，对泌尿系统疾病诊断和疗效判断有重要意义。

【参考值】 玻片法：0～5/HP；定量：0～10/L。

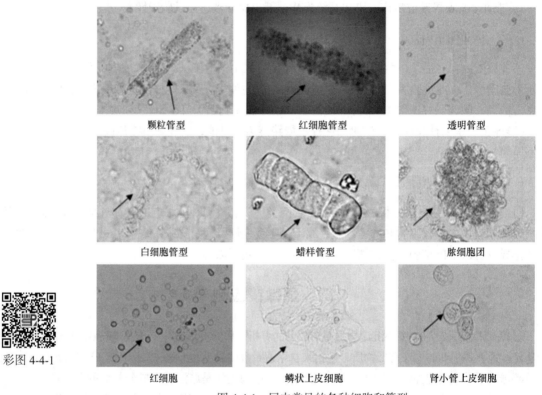

颗粒管型	红细胞管型	透明管型
白细胞管型	蜡样管型	脓细胞团
红细胞	鳞状上皮细胞	肾小管上皮细胞

彩图 4-4-1

图 4-4-1 尿内常见的各种细胞和管型

【临床意义】 白细胞或脓细胞增多：见于泌尿系统感染，如肾盂肾炎、肾结核、膀胱炎或尿道炎等。成年女性患生殖系统炎症时，因有阴道分泌物混入尿内，除有成团脓细胞外，还可见多量扁平上皮细胞。①中性粒细胞增多：见于急性泌尿系统炎症，如肾盂肾炎、膀胱炎、尿道炎和前列腺炎；②淋巴细胞、单核细胞增多：见于肾移植术后、抗癌药或抗生素应用后引起的间质性肾炎；③嗜酸性粒细胞增多：常见于变态反应性疾病等。

3. 吞噬细胞（phagocyte） 尿内吞噬细胞主要来源于中性粒细胞和组织细胞，其体积大于中性粒细胞，胞浆内可见较多吞噬物，如细菌、红细胞、脂滴、颗粒、精子、组织碎片等。尿内吞噬细胞多少与泌尿系统炎症程度相关，同时有白细胞增多，见于急性肾盂肾炎、尿道炎及膀胱炎等。

4. 上皮细胞　可见于：

（1）肾小管上皮细胞：也称肾上皮细胞，来自远曲和近曲肾小管。尿中出现此细胞常提示肾小管病变，成堆出现常提示肾小管急性坏死；肾移植术后约1周肾小管上皮细胞在尿中较多出现，随后逐渐恢复正常，提示情况稳定，如再度大量出现，伴有上皮细胞管型，常提示发生了移植排异反应；肾小管上皮细胞增多也见于急性间质性肾炎等。

（2）移行上皮细胞：①表层移行上皮细胞（大圆上皮细胞）：主要来自膀胱上皮表层、尿道和阴道上皮中层；②中层移行上皮细胞（尾形上皮细胞）：主要来自肾盂，有时来自输尿管。

正常尿中无或偶见移行上皮细胞，增多见于泌尿系统炎症；大圆上皮细胞见于膀胱炎，尾形上皮细胞见于肾盂肾炎、输尿管炎。

（3）扁平上皮细胞：也称为鳞状上皮细胞，来自尿道及阴道表层上皮，尿中大量出现或成片脱落，且伴有脓细胞、白细胞，见于尿道炎。女性患者如有大量扁平上皮细胞伴成堆中性粒细胞可能为白带污染。

（二）管型

管型（cast）是蛋白质、细胞或碎片在肾小管、集合管中凝固而成的圆柱形蛋白聚体。管型的形成条件：①蛋白尿存在；②肾小管具有浓缩和酸化尿液的功能；③具有可交替使用的肾单位，处于休息状态的肾单位尿液淤滞，有足够的时间形成管型。尿内各种常见管型形态如下（图4-4-1）：

1. 透明管型（hyaline cast）　为无色透明、内部结构均匀的圆柱状体，两端钝圆，偶尔含有少量颗粒。由于折光性低，需在暗视野下观察。正常人低倍镜下见不到或偶见；老年人在晨尿中可见。在运动、重体力劳动、利尿剂使用、麻醉、发热时可一过性出现；在肾病综合征、心力衰竭、慢性肾炎、恶性高血压时明显增多。

2. 颗粒管型（granular cast）　为肾实质病变崩解的细胞碎片、血浆蛋白及其他有形物凝聚于糖蛋白基质上而成，颗粒常超过1/3管型体积，健康人尿中无此管型，当剧烈运动、发热、脱水时，偶见颗粒管型。颗粒管型分为粗颗粒管型和细颗粒管型，粗颗粒管型见于慢性肾炎、肾盂肾炎或药物中毒等引起的肾小管损伤。大量细颗粒管型见于慢性肾炎、肾病综合征、急性肾小球肾炎后期。

3. 细胞管型　管型基质中含有细胞，细胞所占体积超过管型体积的1/3，称为细胞管型（cellular cast），细胞管型常提示肾实质损害活跃期。按其所含细胞可分为：

（1）肾小管上皮细胞管型（renal tubular epithelium cast）：各种原因所致的肾小管损伤时出现，见于急性肾小管坏死、急性间质性肾炎、肾病综合征、慢性肾小球肾炎肾淀粉样变性及重金属中毒（镉、汞、铋）等。

（2）红细胞管型（erythrocyte cast）：管型基质内呈淡黄褐色，嵌有红细胞，常与肾小球性血尿同时存在。当肾单位缺血梗死时，红细胞管型可发生变性，在尿中呈粗大棕色颗粒管型，也可因红细胞破坏溶解而形成红褐色的血液管型或均质化的血红蛋白管型。红细胞管型出现常提示肾小球疾病和肾单位出血，常见于急性肾小球肾炎，慢性肾炎急性发作、狼疮性肾炎、肾出血、肾小管坏死等。

（3）白细胞管型（leucocyte cast）：管型中充满白细胞或脓细胞且退化变性、坏死等。白细胞管型提示有肾脏的炎症感染，常见于急性肾盂肾炎、肾脓肿、间质性肾炎等。

4. 脂肪管型（fatty cast）　管型基质中含有脂肪小粒或脂肪变性的上皮细胞占整个管型的1/3以上，脂肪管型出现提示肾小管损伤、肾小管上皮细胞发生脂肪变性。常见于肾病综合征、亚急性或慢性肾小球肾炎及中毒性肾病。

5. 蜡样管型 由颗粒管型、细胞管型在肾小管中长期停留变性后形成。蜡样管型（waxy cast）多提示有严重的肾小管变性坏死，预后不良。见于慢性肾功能衰竭、慢性肾小球肾炎晚期、尿毒症、肾病综合征、肾淀粉样变性等。

6. 肾衰竭管型（renal failure cast） 也称宽大管型。由坏死脱落的上皮细胞碎片构成，主要在破损扩张的肾小管、集合管或乳头管内凝集而成。常见于急性肾功能衰竭多尿期，慢性肾功能衰竭患者如出现此管型，提示预后不良（表4-4-1）。

表 4-4-1　泌尿系统常见疾病的尿液特点

疾病	颜色	比重	蛋白定性	红细胞	白细胞	管型	蛋白尿性质
急性膀胱炎	淡黄或血色	1.010~1.020	−~+	少或多	多	无	无或偶然
急性肾盂肾炎	淡黄或血色	1.010~1.020	++~++++	少或多	多	白细胞管型	肾小管性
慢性肾盂肾炎	浅黄色	1.010~1.020	+~++	少	多	白细胞、粗颗粒管型	肾小管性，后期混合性
急性肾小球肾炎	较深黄或洗肉水样	1.020~1.030	+~++	多，变形红细胞为主	少	透明及细颗粒为主，可见红细胞及上皮细胞管型	肾小球性
慢性肾小球肾炎	淡黄	1.010~1.020	+~++++	少，变形红细胞为主	少	细、粗颗粒，偶见脂肪、蜡样管型	肾小球性，后期混合性
肾病综合征	淡黄	1.020~1.040	++~++++	少	少	脂肪、颗粒管型	肾小球性（选择性或非选择性）

7. 细菌管型（bacterial cast） 管型基质中含有大量细菌、真菌，见于感染性肾疾病。

8. 结晶管型（crystal cast） 管型基质中含盐类、药物等化学物质结晶。

（三）结晶体

尿液较浓缩、偏酸性，低温下出现盐类结晶无临床意义。结晶体（crystal）频繁出现于新鲜尿中并伴有较多红细胞应怀疑肾结石的可能。易在碱性尿中出现的结晶体有磷酸钙、碳酸钙和尿酸钙晶体等。易在酸性尿中出现的结晶体有尿酸、草酸钙、胆红素、酪氨酸、亮氨酸、胱氨酸、胆固醇、磺胺等。

因疾病或体内某些药物代谢异常出现的病理性结晶如下：

1. 胱氨酸结晶 六边形无色薄片样，是蛋白质分解产物，可溶于盐酸，见于肾结石、膀胱结石等。

2. 亮氨酸结晶 圆形或椭圆形同心圆结构，可溶于氢氧化钾，见于酸性尿液，是蛋白质分解产物，常与酪氨酸同时存在，见于急性重性肝炎、肝硬化、急性有机磷中毒、氯仿中毒。

3. 酪氨酸结晶 成束细针状或羽毛状，加热可溶解，见于酸性尿液，是蛋白质分解产物，见于急性重性肝炎、肝硬化、急性有机磷中毒、氯仿中毒。

4. 胆固醇结晶 缺角长方形或方形，似透明重叠玻璃样，可溶于氯仿、乙醚，见于肾淀粉样变、脂肪变性，偶见于肾盂肾炎、膀胱炎等。

5. 胆红素结晶 橘黄色呈束针状、颗粒状、圆片状，可溶于碱性液，见于急性重性肝炎、阻塞性黄疸、肝硬化、肝癌、有机磷中毒。

6. 药物结晶 常见磺胺类药物，如磺胺甲基异噁唑、磺胺嘧啶，伴有红细胞则提示药物性损伤。

（四）病原体

无菌操作取清洁中段尿，作尿液直接涂片镜检，或细菌定量培养，或形态染色鉴定，均是检查尿液病原体的方法。①细菌定量培养：清洁中段尿定量细菌培养≥10^5/ml 为阳性；<10^4/ml 为污染；10^4~10^5/ml 应结合临床判断。应注意尽量在应用抗生素前培养，为避免污染菌造成的错判，应以连续 3 天培养结果综合分析。②直接涂片镜检：无菌条件下每个油镜视野看见 1 个以上细菌为阳性。病原体检查阳性，有助于泌尿系统感染（如肾盂肾炎、膀胱炎等）的诊断；找到抗酸杆菌有助于肾结核的诊断。

五、尿液的其他检测

（一）尿红细胞形态

未经染色的正常红细胞为浅黄色双凹圆盘状，但受渗透压、酸碱度、体外放置时间和肾小球滤过膜通透性改变的影响而发生变化。如碱性尿中红细胞边缘不规则；高渗尿中红细胞呈表面带刺的桑椹状；低渗尿中红细胞吸水胀大，甚或可有血红蛋白逸出，呈大小不等的空环形，称红细胞淡影（blood shadow）。常见异形红细胞形态有：①小红细胞；②大红细胞；③皱缩红细胞；④棘型红细胞；⑤面包圈样红细胞；⑥影红细胞；⑦新月形红细胞；⑧锯齿状红细胞；⑨颗粒形红细胞；⑩不规则红细胞等。

用相差显微镜观察红细胞形态，临床可根据不同红细胞形态，分析血尿的来源，从而分辨肾小球源性血尿与非肾小球源性血尿。肾小球源性与非肾小球源性血尿的鉴别见表 4-4-2。

（1）肾小球源性血尿（glomerular hematuria）：红细胞通过病变的肾小球基膜裂孔时受到挤压，再经各段肾小管中不同 pH 值和渗透压变化的影响，使红细胞出现大小不一、形态异常及血红蛋白含量变化，即红细胞呈多形性改变（红细胞非均一性），血尿为"非均一性血尿"。

（2）非肾小球源性血尿（non glomerular hematuria）：肾小球以下部位和泌尿通路上的出血，多因毛细血管破裂引起出血，故红细胞形态可完全正常（红细胞均一性），血尿为"均一性血尿"。

表 4-4-2　肾小球源性与非肾小球源性血尿鉴别

血尿来源	正常形态红细胞	异常形态红细胞	血尿类型
非肾小球源	≥80%	≤20%	均一性血尿
肾小球源	≤20%	≥80%	非均一性血尿
肾小球和肾小管	>20%	<80%	混合性血尿

【临床意义】　尿红细胞形态，多形性红细胞>80%时，提示肾小球源性血尿，见于各类肾小球疾病，应进一步明确诊断；多形性红细胞<50%时，提示非肾小球源性血尿，见于肾盂肾炎、膀胱炎、结石及肿瘤等。

（二）1 小时细胞排泄率

准确收集患者 3 小时的尿液，立即进行细胞计数，所得细胞数按 1 小时折算。

【参考区间】

白细胞：男性$<7\times10^4/h$，女性$<14\times10^4/h$。

红细胞：男性$<3\times10^4/h$，女性$<4\times10^4/h$。

【临床意义】 尿红细胞增加：见于急、慢性肾炎；尿白细胞增加：见于泌尿系感染，如急慢性肾盂肾炎及急性膀胱炎。

（三）尿微量白蛋白检测

尿中白蛋白超过正常水平但低于常规方法可检出范围。当肾小球滤过膜损伤通透性增加，超出肾小管重吸收能力时，尿中白蛋白升高，用于了解尿中白蛋白早期微量变化。常用 24 小时尿白蛋白排泄总量，即尿白蛋白排泄率（urine albumin excretion rate，UAE）表示，也可用尿白蛋白/肌酐比值表示。

【参考区间】

免疫比浊法：尿白蛋白$<20mg/L$，UAE$<30mg/24h$ 尿（$<20\mu g/min$ 尿）。

尿白蛋白/肌酐比值：（1.27 ± 0.78）mg/mmol。

【临床意义】 主要用于早期肾损害的诊断。是糖尿病、高血压、系统性红斑狼疮等全身性疾病和原发性肾小球疾病早期肾损害的敏感指标。此外高血压、肥胖、高脂血症、剧烈运动与饮酒也可致微量白蛋白尿。

（四）尿特种蛋白

尿特种蛋白指尿 α_1 微球蛋白、β_2 微球蛋白、白蛋白、转铁蛋白、免疫球蛋白及补体 C3。正常情况下肾小球基底膜对大中分子蛋白（免疫球蛋白、补体 C3、白蛋白、转铁蛋白等）很难通过，对小分子蛋白（α_1 微球蛋白、β_2 微球蛋白）可自由通过，但几乎全部被肾小管重吸收，尿中极少。当肾小球病变时，因毛细血管壁增厚、变形、断裂、结构破坏，尿内可出现蛋白。检测尿特种蛋白主要是分析蛋白尿组分的性质，进行蛋白尿选择性和非选择性分析，从而有助于病情轻重、治疗效果及预后的判断。

【临床意义】

（1）微小病变性肾病和肾小管疾病如急性肾盂肾炎、中毒性肾病等，表现为选择性蛋白尿。

（2）肾小球损害：如各类肾小球肾炎、肾病综合征等，表现为非选择性蛋白尿。尿 IgM 增高，提示肾小球滤过膜损害严重、治疗效果及预后差。

（3）整个肾单位受损：如慢性肾小球肾炎晚期、严重间质性肾炎累及肾小球以及慢性肾衰竭等，常出现混合性蛋白尿。

（五）尿纤维蛋白降解产物

纤维蛋白原或纤维蛋白在纤溶酶作用下产生纤维蛋白降解产物（FDP）。肾小球病变时，由于局部凝血、微血栓形成，滤过膜通透性改变，尿中可出现 FDP。

【参考区间】 定性：FDP 阴性。

【临床意义】

（1）原发性肾小球疾病尿内出现 FDP 并有进行性升高，说明肾脏病变在进行性发展，预后较差；同时提示肾小球内有局部凝血等变化，是抗凝治疗的指征。

（2）尿 FDP 阳性还见于 DIC、原发性纤溶性疾病、肾肿瘤、泌尿系感染、肾移植排斥反应等。

（六）尿溶菌酶

溶菌酶（lysozyme）来自单核细胞和中性粒细胞，是一种能溶解某些细菌的酶类。可通过肾小球基底膜，几乎全部被肾小管重吸收。当肾小管损伤时，重吸收减少，尿溶菌酶升高。

【参考区间】　尿液：0～2mg/L。

【临床意义】

（1）肾小管重吸收功能的指标：炎症、中毒时升高。也是肾小管与肾小球病变的鉴别指标。

（2）预后判断：急性肾小管坏死时，尿溶菌酶持续升高，预后差；慢性肾小球肾炎、肾衰竭时升高，预后差。

六、尿液自动化仪器检查

尿液自动化分析仪具有操作快速、简单、检出灵敏度高、重复性好等优点。目前临床实验室检测常用的有尿液干化学自动分析仪和尿液沉渣分析仪，但就尿液沉渣有形成分形态学识别而言，显微镜镜检结果仍然是金标准。

1. 干化学尿液分析仪　是用干化学法检查尿中某些成分的自动化仪器，可同时检测酸碱度、比密、蛋白、葡萄糖、酮体、胆红素、尿胆原、隐血、红细胞、白细胞、维生素 C 等项目。但影响干化学尿液自动分析仪检测结果的因素较多，易出现假阴性或假阳性，因此本方法一般仅用作初诊筛查或健康体检的筛选试验。

2. 尿沉渣自动分析仪　综合应用流式细胞技术和电阻抗法，定量检测非离心尿中的有形成分。主要检测红细胞、白细胞、细菌、上皮细胞、管型、酵母菌、精子、结晶等，并做定量报告。

综合起来，尿液干化学分析、尿沉渣分析和尿液离心显微镜检查是临床常用的筛查手段，三者互为参照，互为补充，多项研究表明，三者方法各有优劣，应综合三者的检测特点，综合做出判断，而不能仅凭借某一种检测结果做出诊断。

第二节　粪　便　检　查

粪便是食物在消化道内经消化道消化吸收后剩余的最终产物。主要成分包括未被消化的食物残渣、已消化而未被吸收的食糜、大量肠道细菌、消化道分泌物、脱落的上皮细胞以及无机盐等。当消化道及消化器官出现异常时，均可引起粪便发生改变。粪便检测的价值是：①有助于了解消化系统器官的炎症、感染、出血、梗阻等；②协助分析肠道微生态，检测粪便有无致病菌；③消化道出血的鉴别诊断，消化道肿瘤的早期筛查。

（一）粪便标本的采集

（1）留取新鲜标本，置于干燥洁净有盖容器内，不可混有尿液、消毒液或其他物质。细菌学检测时应置于无菌容器内立即送检。

（2）一般检测留取指头大小新鲜粪便即可，孵化血吸虫毛蚴应留取全部粪便。

（3）采集标本时，应挑取脓血及黏液部分涂片检查。外观无异常的粪便应从表面、深部多点取样检查。

（4）检查阿米巴滋养体，应于排便后迅速取样，立即送检，并注意保温。

（5）检查蛲虫卵需用软黏透明纸拭子，在清晨排便前由肛周皱襞拭取标本立即镜检。

（6）化学法隐血试验，受食用动物血或肝脏、瘦肉、大量绿叶蔬菜以及铁剂影响，检测可出现假阳性，应注意避免。还应避免牙龈出血、鼻出血及月经血所引起的假阳性。

（7）无粪便又必须检查时，可经肛门指诊采集粪便标本。

（二）一般性状检测

首先应肉眼观察粪便标本，根据粪便性状常能作出初步判断。

1. 量 正常人大多每日排便 1 次，重量为 100～300g，随进食量、食物种类及消化器官功能状态而异。如食物以细粮及肉类为主者，粪质细腻而量少；进食粗粮而纤维含量又较多者，则粪便量较多。当胃肠、胰腺有病变或其功能紊乱时，则粪便次数及粪量可增多，也可减少。

2. 颜色 正常成人的粪便因含粪胆素而呈黄褐色成形软便，婴儿粪便可呈黄色或金黄色糊状便。饮食、药物或病理原因均可使粪便发生颜色改变。

3. 性状 正常粪便有少量黏液，与粪便混合不易察见。常见病理性粪便性状如下（表 4-4-3）：

（1）水样便或糊状便：由肠蠕动亢进或肠黏膜分泌过多引起，见于各种感染性和非感染性腹泻，如急性胃肠炎、甲状腺功能亢进症等。大量黄绿色稀汁样便并含有膜状物时，见于伪膜性肠炎。大量稀水样粪便，可见于艾滋病患者伴发肠道隐孢子虫感染。红豆汤样便，见于出血坏死性肠炎。

（2）柏油样便（tarry stool）：为黑色稀薄、黏稠、发亮的粪便，形似柏油。见于各种原因引起的上消化道出血。应与某些食物或药物引起的黑便鉴别。食用含铁食物（动物血、肝）或药物可使粪便呈黑色且隐血试验阳性；服用药用炭、铋剂后，也可出现黑便，但隐血试验阴性。

（3）黏液脓性及黏液脓血便：提示下消化道有病变，如痢疾、溃疡性结肠炎、结肠或直肠癌等。黏液、脓或血的多少，取决于炎症的类型及程度。黏液稀便见于肠壁受刺激或发炎时，如肠炎、急性血吸虫病等。阿米巴痢疾以血为主，呈暗红色稀果酱样；细菌性痢疾则以黏液及脓为主，脓中带血。

（4）鲜血便：见于下消化道出血，如痔疮、肛裂、直肠息肉及直肠癌等。鲜血于排便后滴落，常见于痔疮。鲜血附着于粪便表面，常见于其他疾病引起的下消化道出血。

（5）米泔水样便：粪便呈白色淘米水样，可含大量脱落肠黏膜。见于霍乱。

（6）白陶土样便：粪便呈灰白色。见于各种原因引起的阻塞性黄疸，也可见于服钡餐后、服硅酸铝后。

（7）细条样或扁平带状：因直肠或肛门狭窄所致，多见于直肠癌。

（8）冻状便：呈黏冻状、膜状或纽带状。见于肠易激综合征，也可见于慢性痢疾。

（9）乳凝块：乳儿粪便中有黄白色乳凝块，或呈蛋花汤样便，常见于婴儿消化不良、婴儿腹泻。

表 4-4-3 一般病理性粪便颜色及其相关临床意义

颜色	临床意义
红色	直肠息肉、结肠癌、痔疮及肛裂等
白陶土样	梗阻性黄疸。因粪便中胆汁减少或缺如，粪胆素生成减少甚至不产生使粪便呈灰白色
果酱色	阿米巴痢疾
黑色或柏油样	上消化道出血。血液在肠道内停留时间较长，血红蛋白内铁在胃酸和肠道细菌作用下与硫化物反应生成硫化铁，使粪便呈黑色柏油样，表明出血量已超过 60ml

4. 气味　正常粪便因含蛋白质分解产物，如吲哚、粪臭素、硫醇、硫化氢等而有臭味，肉食者味重，素食者味轻。慢性肠炎、胰腺疾病、直肠癌溃烂时粪便有恶臭。阿米巴痢疾粪便有血腥臭味。碳水化合物及脂肪消化或吸收不良时，粪便呈酸臭味。

5. 寄生虫体　蛔虫、蛲虫及绦虫节片等较大虫体，肉眼即可分辨；钩虫虫体常需将粪便冲洗过筛后，方可看到。服驱虫剂后排便，应检查粪便中有无虫体。驱绦虫后，应仔细寻找粪便中有无头节。

6. 结石　粪便中最常见且最重要的是胆石，其他还可见胰石、胃石和粪石等。结石常见于应用排石药物或碎石术后。

（三）显微镜检测

洁净玻片上加生理盐水，选择粪便的异常部分，或挑取不同部位的粪便做直接涂片检测。在涂片中如发现疑似原虫包囊，则加碘液或其他染色液进一步检测。显微镜下观察粪便中有形成分，有助于消化系统各种疾病的诊断。

1. 细胞

（1）白细胞：正常粪便中不见或偶见。白细胞增多见于肠道炎症，数量多少与炎症轻重及部位有关。小肠炎症时白细胞数量一般少于 15 个/HP；结肠炎症如细菌性痢疾时，可见大量白细胞及成堆的脓细胞；过敏性肠炎、肠道寄生虫病（阿米巴痢疾或钩虫病）时，可见较多嗜酸性粒细胞。

（2）红细胞：正常粪便中无红细胞。下消化道炎症（如细菌性痢疾、阿米巴痢疾、溃疡性结肠炎）、外伤、肿瘤及其他出血性疾病时，可见红细胞。细菌性痢疾时红细胞少于白细胞，常分散存在，形态多正常。阿米巴痢疾时粪便中以红细胞为主，成堆存在，并有破碎现象。

（3）巨噬细胞：为比中性粒细胞大的单核细胞，内有吞噬颗粒或细胞碎屑。粪便中出现巨噬细胞，常见于细菌性痢疾、急性出血性坏死性肠炎，偶见于溃疡性结肠炎。

（4）肠黏膜上皮细胞：正常粪便中不易发现。结肠炎、假膜性肠炎、坏死性肠炎等时，上皮细胞增多。

（5）肿瘤细胞：乙状结肠癌、直肠癌患者的血性粪便涂片染色，可发现癌细胞，但形态多不典型。

2. 食物残渣　正常粪便中的食物残渣为已消化的无定形细小颗粒，仅可偶见淀粉颗粒和脂肪小滴等。

（1）淀粉颗粒：为大小不等的圆形或椭圆形颗粒。腹泻者粪便中可见到淀粉颗粒，慢性胰腺炎、胰腺功能不全时增多。

（2）脂肪小滴：可呈大小不等球状颗粒，碘染色为橘红色、红色。若显微镜下脂肪球个数多于60/HPF，表明为脂肪泻（steatorrhea）。急性或慢性胰腺炎、胰头癌、消化不良综合征、肠蠕动亢进、腹泻等，粪便脂肪小滴增多。

（3）结缔组织：胃蛋白酶缺乏时，粪便中出现较多结缔组织。

（4）植物细胞及纤维：肠蠕动亢进、腹泻时，植物细胞及植物纤维增多。

3. 寄生虫和寄生虫卵　粪便检查是诊断肠道寄生虫病常用的病原学检查法。粪便中可见到寄生虫幼虫、成虫或节片，显微镜下可见蠕虫虫卵、原虫滋养体和包囊等，这些都是寄生虫感染的直接证据。粪便中常见人体寄生虫虫卵见图 4-4-2。

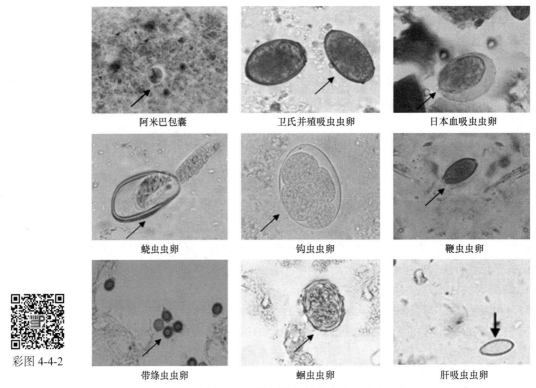

图 4-4-2　粪便中常见的人体寄生虫虫卵

（四）化学和免疫学检测

消化道少量出血时，红细胞被消化而分解破坏，由于肉眼及显微镜下均不能发现，故称为隐血（occult blood）。镜检不能发现，而必须用化学方法或免疫学方法检测，称为隐血试验（occult blood test，OBT）。化学法检测由于干扰因素多，临床应用受限。免疫法采用抗人血红蛋白抗体，不受动物血红蛋白干扰，试验前不需禁食肉类食物。目前实验室多采用双法联合检测，可相互补充验证，提高灵敏度和特异性。

【参考区间】　隐血试验阴性。

【临床意义】

1. 隐血试验阳性　见于消化道出血，如消化性溃疡、消化道恶性肿瘤、肠结核、钩虫病等。上消化道出血时化学法比免疫法阳性率高；下消化道出血时免疫法比化学法灵敏度高。

2. 隐血试验对鉴别消化道疾病出血有一定意义　消化性溃疡呈间断阳性，阳性率40%～70%，消化道恶性肿瘤（如胃癌、结肠癌）持续阳性，阳性率可达95%。

（五）细菌学检测

检查肠道致病菌的主要方法为粪便直接涂片镜检和细菌培养。正常粪便中细菌极多，约占粪便净重的 1/3。正常菌群主要是大肠埃希菌、厌氧菌和肠球菌，还可见产气杆菌、变形杆菌、铜绿假单胞菌。大量应用抗生素可引起肠道菌群紊乱，肠道菌群平衡失调。

1. 疑为霍乱弧菌　应做悬滴试验，可见鱼群穿梭样运动的弧菌。

2. 疑为肠结核　行粪便涂片抗酸染色查找抗酸杆菌，若能进行粪便培养则更有助于确诊。

3. 怀疑为假膜性肠炎（pseudomembranous enterocolitis）　粪便涂片镜检可见革兰阴性杆菌减少或消失，而念珠菌、葡萄球菌或厌氧性难辨梭状芽孢杆菌增多。随着检测技术的完善，目前实验室采用难辨梭状芽孢杆菌毒素检测，可明确难辨梭状芽孢杆菌感染是否存在。

肠道疾病与相应的粪便检查特征如表 4-4-4 所示。

表 4-4-4　粪便检查与常见肠道疾病

疾病	粪便性状	显微镜检测	细菌培养
消化不良	水样，蛋花汤样，有块状、片状	较多脂肪滴和黏液、淀粉颗粒，少量白细胞	无
细菌性食物中毒	水样，少量黏液	细胞较少，可见吞噬细胞	可培养出嗜盐菌、沙门菌、变形杆菌、葡萄球菌
肠道菌群失调	水样或糊状，可有假膜	球/杆菌增加或比例倒置，可见真菌孢子及假菌丝	可培养出葡萄球菌、艰难梭菌、白色念珠菌等
溃疡性结肠炎	脓血便或黏液	大量红细胞和白细胞、脓细胞，可见吞噬细胞	无
大肠癌	早期正常，后期有鲜血便、脓血便	红细胞和白细胞，可见肿瘤细胞	无

第三节　痰液检查

痰液（sputum）是肺泡、支气管和气管所产生的分泌物。正常人痰液很少，只有当呼吸道黏膜和肺泡受刺激时，分泌物增多，可有痰液咳出。痰液检查对某些呼吸系统疾病如肺结核、肺吸虫病、肺肿瘤、支气管扩张症及慢性支气管炎等的诊断、疗效观察和预后判断有一定价值。

（一）痰液标本采集

痰液的一般检查应收集新鲜痰，做细菌培养则应留取深咳晨痰。留痰前应先漱口，然后用力咳出气管深部痰液，注意避免混入唾液及鼻咽分泌物。做细胞学检测时，应收集上午 9～10 时的新鲜痰液，尽量送检含血的病理性痰液。做 24 小时痰量和分层检查时，病人须将痰收集于广口瓶内。昏迷患者可于清理口腔后，用负压吸引法吸痰。用纤维支气管镜检查，可直接从病灶处采集标本，质量最佳。

（二）一般性状检测

1. 量　以 24 小时为准，正常人无痰或仅有少量泡沫痰。呼吸道病变时痰量可增多，见于肺炎、慢性支气管炎等；大量痰液见于支气管扩张症、肺脓肿、肺结核等。肺脓肿或脓胸破入支气管腔时，痰量突然增多并呈脓性。

2. 颜色　正常为无色或灰白色。红色或棕红色痰，提示痰液中含有血液或血红蛋白，见于肺癌、肺结核、支气管扩张等；粉红色泡沫样痰见于急性肺水肿；铁锈色痰见于肺炎链球菌肺炎，是由于血红蛋白变性所致；黄痰见于呼吸道化脓性感染，如肺炎、支气管扩张症、肺脓肿等；黄绿色痰见于铜绿假单胞菌感染；咖啡色痰见于阿米巴肺脓肿。

3. 性状

（1）黏液性痰：灰白色黏稠痰，见于肺炎早期、支气管炎和支气管哮喘等。

（2）浆液性痰：稀薄而有泡沫，见于肺淤血、肺水肿。因液体由毛细血管渗入肺泡所致。

（3）脓性痰：痰液黄色混浊，见于呼吸系统化脓性感染，如支气管扩张症、肺脓肿及脓胸向肺组织溃破等。痰液静置后分为三层，上层为泡沫，中层为黏液，下层为脓细胞及坏死组织。

（4）血性痰：痰中混有血丝或血块。见于肺结核、支气管扩张、肺癌、肺吸虫病等。

4. 气味 正常痰液无特殊气味。痰液带有血腥气味，见于各种原因所致的呼吸道出血，如肺结核、肺癌等。肺脓肿、支气管扩张症痰液有恶臭，往往有厌氧菌感染。

5. 异物 某些病理过程，常导致痰中出现一些异物。

（1）支气管管型（bronchial cast）：是由纤维蛋白、黏液等在支气管内形成的灰白色树枝状体，如混有血红蛋白则呈红色或红棕色。在新咳出的痰内常呈卷曲状或呈球形或呈块状，如将其浮于盐水中则迅速展开成树枝状，见于纤维蛋白性支气管炎、肺炎链球菌性肺炎和累及支气管的白喉。

（2）Dittrich 痰栓：是肺组织坏死的崩解产物，形似干酪或豆腐渣样，多见于肺坏疽、肺结核患者。取 Dittrich 痰栓小块用做涂片，检查结核分枝杆菌阳性率较高。

（3）肺钙石（lung calculus）：可能为肺结核干酪样物质钙化形成，亦可由侵入肺内的异物钙化产生。

（4）库施曼螺旋体（Curshman）：由小支气管分泌的黏液形成。为淡黄色或灰白色富有弹性的丝状物，常卷曲成团，展开后呈螺旋状。常与夏科-莱登结晶、嗜酸性粒细胞同时出现。可见于支气管哮喘和某些慢性支气管炎。

（5）硫黄样颗粒（sulfur granule）：约粟粒大小，是放线菌的菌丝团，状若菊花，呈淡黄色或灰白色，形似硫黄，粗枝大叶，压片镜检可见密集的菌丝，通常见于肺放线菌病。

（三）显微镜检测

1. 直接涂片检测 直接涂片镜下观察有形成分的种类、数量及形态变化。

（1）白细胞：痰中中性粒细胞（或脓细胞）增多，见于呼吸道感染；嗜酸性粒细胞增多，见于支气管哮喘、肺吸虫病等；淋巴细胞增多见于肺结核。

（2）红细胞：呼吸道疾病及出血性疾病引起的气管、支气管和肺出血，痰中可见多量红细胞。

（3）上皮细胞：鳞状上皮细胞来自口腔，增多见于咽炎、急性喉炎；柱状上皮细胞增多，见于支气管炎、支气管哮喘等。

（4）肺泡巨噬细胞（pulmonary alveolar macrophage）：吞噬含铁血黄素的巨噬细胞，称含铁血黄素细胞，又称心力衰竭细胞，见于心功能不全引起的肺淤血。吞噬炭粒者称为炭末细胞，见于吸入大量烟尘者及炭末沉着症。

（5）夏科-雷登（Charcot-Leyden）结晶：无色透明两端尖的八面体，可能来自嗜酸性粒细胞，常见于支气管哮喘及肺吸虫病。

（6）寄生虫及虫卵：肺吸虫病痰中可查见肺吸虫卵；肺棘球蚴病痰中可发现棘球蚴；痰中找到溶组织阿米巴滋养体，可诊断阿米巴肺脓肿。

2. 染色涂片检测

（1）脱落细胞检测：连续多次用巴氏或 HE 染色法查找痰中脱落的癌细胞，有助于肺癌诊断。

（2）细菌学检测：一般细菌、真菌检查可用革兰染色，结核杆菌感染检查可用抗酸染色。

（四）病原体检测

呼吸道感染性疾病应进行细菌、真菌和支原体的培养。痰细菌真菌培养应连续 3 天留取深咳晨痰，并尽量在应用抗生素之前进行。

（五）常见呼吸系统疾病的痰液特点

1. 肺部感染性疾病 根据痰液性状可提示某些呼吸道感染性疾病。黄痰提示呼吸道化脓性感染

（如肺炎、肺脓肿等）；黄绿色痰见于铜绿假单胞菌感染。取痰液涂片革兰染色，可大致识别细菌感染种类。细菌培养可鉴定菌种，并通过药物敏感试验，指导临床用药。

2. 开放性肺结核　痰涂片抗酸染色发现分枝杆菌，则可诊断为开放性肺结核，不仅指导治疗，还有助于控制传染源。集菌法进行分枝杆菌培养可了解分枝杆菌的生长繁殖能力，还可做菌种鉴定和药物敏感试验。

3. 肺癌　痰脱落细胞检查方法简单，无痛苦，易被病人接受，阳性是确诊肺癌的组织学依据，也是诊断肺癌的方法之一。纤维支气管镜直接吸取支气管分泌物做细胞学检查或将冲洗液沉淀涂片检查也有助诊断。

4. 肺部寄生虫病　如肺吸虫、阿米巴肺脓肿等的诊断。

第四节　浆膜腔积液检查

人体的胸腔、腹腔、心包腔，统称为浆膜腔（serous cavity）。生理状态下浆膜腔内有少量液体起润滑作用，一般不易采集到。病理状态下浆膜腔内过多液体潴留，称为浆膜腔积液。检测浆膜腔积液的主要目的是：①寻找浆膜腔积液形成的原因；②明确浆膜腔积液的性质。明确积液的性质和成因在疾病诊断和治疗中具有十分重要的意义。

（一）分类和发生机制

1. 漏出液（transudate）　为非炎性积液。形成的主要原因有：①血浆胶体渗透压降低：常见于肝硬化、肾病综合征、重度营养不良等；②毛细血管内流体静压升高：常见于慢性充血性心力衰竭、静脉栓塞；③淋巴管阻塞：常见于肿瘤压迫或丝虫病等，此时积液可以是乳糜样的。

2. 渗出液（exudate）　为炎性积液。由炎症导致血管通透性增加，以致血液中大分子物质及各种细胞成分渗出血管壁而形成。渗出液形成主要原因有：①感染性：各种病原体（如化脓性细菌、分枝杆菌、病毒或支原体等）感染引起的浆膜腔积液；②非感染性：如外伤、化学性刺激（血液、尿素、胰液、胆汁和胃液），此外风湿性疾病、恶性肿瘤也可引起血管通透性增加而表现为渗出液。

（二）一般性状检测

无菌操作穿刺积液部位取得标本。为防止细胞变性、出现凝块或细菌破坏溶解等，应及时送检。标本分为两份，一份加3.8%枸橼酸钠抗凝；一份不加抗凝剂，以观察能否自凝。

1. 颜色　漏出液多为淡黄色。渗出液的颜色因病因不同而不同，如红色血性积液见于恶性肿瘤、结核性胸（腹）膜炎、出血性疾病、风湿性疾病、外伤等；淡黄色脓液见于化脓性细菌感染；绿色见于铜绿假单胞菌感染；乳白色乳糜液由胸导管或淋巴管阻塞引起。

2. 透明度　漏出液多清晰透明；渗出液因含有大量细胞和细菌而混浊。

3. 比密　漏出液比密多<1.015；渗出液含有较多蛋白质及细胞，比密多>1.018。

4. 凝固性　漏出液因纤维蛋白原含量少不易凝固；渗出液因含有纤维蛋白原及组织裂解产物等，常自行凝固或有凝块。

（三）化学检测

1. 黏蛋白定性试验（Rivalta 试验）　黏蛋白是一种酸性糖蛋白，由浆膜上皮细胞产生，炎症刺激等因素可使黏蛋白分泌量增多，在酸性条件下可析出而产生白色沉淀，即黏蛋白定性试验阳性。

渗出液中黏蛋白含量多，Rivalta 试验呈阳性反应；漏出液黏蛋白含量很少，多为阴性反应。

2. 蛋白定量试验 总蛋白定量是鉴别渗出液和漏出液最有价值的试验。漏出液蛋白总量常小于 25g/L，而渗出液的蛋白总量常在 30g/L 以上。蛋白质如在 25～30g/L，则需结合蛋白电泳检查确定其性质。

3. 葡萄糖检测 漏出液中葡萄糖含量与血糖相似；渗出液中葡萄糖含量常因细菌分解或炎症细胞的酵解而减少。化脓性浆膜腔积液中，葡萄糖含量明显减少甚至无糖。结核性、癌性及类风湿性浆膜腔积液，葡萄糖含量也减少。

4. 乳酸检测 浆膜腔积液中乳酸略高于血乳酸。感染性疾病时，因浆膜腔中细菌分解葡萄糖为乳酸，而使积液乳酸含量增高。乳酸测定有助于渗出液与漏出液的鉴别。当乳酸含量超过 10mmol/L 时，高度提示细菌感染。心力衰竭、风湿性疾病及恶性肿瘤引起的积液，乳酸含量可轻度增高。

5. 乳酸脱氢酶（LDH） 化脓性胸膜炎 LDH 活性显著升高，癌性积液中度增高，结核性积液略升高。

6. 腺苷脱氨酶（ADA） 结核性积液 ADA 活性增加明显，癌性次之，漏出液最低。

（四）显微镜检测

1. 细胞计数 ①红细胞计数：对渗出液与漏出液鉴别意义不大。当>100000×10⁶/L 时，考虑恶性肿瘤、肺栓塞、结核及穿刺损伤等。②白细胞计数：漏出液白细胞数常<100×10⁶/L；渗出液白细胞数常>500×10⁶/L。

2. 细胞分类 漏出液中细胞主要为淋巴细胞和间皮细胞。渗出液因病因不同而表现为细胞增多的种类不同：①以中性粒细胞为主，见于化脓性感染及结核性积液的早期；②以淋巴细胞为主，多见于慢性炎症，如结核、肿瘤、梅毒及结缔组织病引起的积液；③嗜酸性粒细胞增多，常见于过敏性疾病和寄生虫病所致的积液；④以间皮细胞及组织细胞增多为主，提示浆膜受刺激或受损；⑤狼疮性浆膜炎积液中偶见狼疮细胞；⑥以红细胞为主，多见于恶性肿瘤和结核等。

3. 脱落细胞检查 怀疑原发性或继发性恶性肿瘤时，应在浆膜腔积液中查找癌细胞，找到癌细胞是诊断恶性肿瘤的有力证据。

4. 寄生虫检查 阿米巴病的浆膜腔积液中，可以找到阿米巴滋养体。乳糜液离心后可检查有无微丝蚴。

（五）漏出液与渗出液鉴别

漏出液和渗出液的鉴别要点见表 4-4-5。

表 4-4-5 漏出液与渗出液的鉴别要点

项目	漏出液	渗出液
病因	非炎症所致	炎症、肿瘤或理化刺激
外观	淡黄、浆液性	黄色、脓性、血性、乳糜性等
透明度	透明或微混	多混浊
比重	<1.015	>1.018
凝固	不自凝	自凝
黏蛋白定性	阴性	阳性
蛋白定量（g/L）	<25	>30
葡萄糖定量	与血糖相近	常低于血糖水平

续表

项目	漏出液	渗出液
积液/血清 LDH 比值	<0.6	>0.6
LDH（U/L）	<200	>200
pH	>7.4	<7.2
细菌学检查	阴性	可找到致病菌
细胞学检查 白细胞计数（×10⁶/L）	少量，以淋巴细胞、间皮细胞为主<100	细胞数相对多，病因不同细胞种类不同>500
常见疾病	充血性心力衰竭、肝硬化、肾病伴低蛋白血症	细菌感染、原发性或转移性肿瘤

第五节　脑脊液检查

脑脊液（cerebrospinal fluid，CSF）是存在于脑室和蛛网膜下腔的一种无色透明液体，由脑室系统脉络丛产生。正常成人脑脊液容量为 120～180ml，平均 150ml，新生儿为 10～60ml。脑脊液主要功能包括：①保护大脑和脊髓避免震荡损伤；②调节颅内压力；③供给大脑、脊髓营养物质，运送代谢产物；④调节神经系统碱储量；⑤维持酸碱平衡等。

生理状态下，血液和脑脊液之间存在血脑屏障，对物质的通过具有选择性，并维持中枢神经系统内环境的相对稳定。中枢神经系统任何部位出现炎症、水肿、出血、肿瘤、外伤、缺血和阻塞等都可以引起血脑屏障通透性增高，使得脑脊液性状、成分及颅内压发生改变。因此脑脊液检查对神经系统疾病的诊断、病情观察及预后判断均有重要意义。

（一）适应证及标本采集

1. 适应证　见于以下情况：

（1）有脑膜刺激征需明确诊断者；

（2）疑有颅内出血者；

（3）疑有中枢神经系统恶性肿瘤者；

（4）有剧烈头痛、抽搐、瘫痪及昏迷等表现而原因未明者；

（5）中枢神经系统手术前的常规检查；

（6）中枢神经系统疾病需椎管内给药者。

2. 标本采集　一般通过腰椎穿刺术获得脑脊液标本，特殊情况下可采用小脑延髓池或脑室穿刺术。穿刺后先做压力测定，然后将脑脊液分别收集于 3 个无菌试管中，每管 1～2ml。第一管用于生化学及免疫学检验；第二管用于微生物学检验；第三管用于一般性状检测、显微镜检测以及分子核酸检测。如疑有恶性肿瘤，应另留一管做脱落细胞检查。收集脑脊液后应立即送检，一般不能超过 1 小时，以免放置过久细胞破坏、葡萄糖分解、病原菌破坏或溶解等，影响检查结果。

（二）一般性状检测

1. 颜色　正常脑脊液为无色透明液体。病理情况下脑脊液颜色改变如下：

（1）红色：主要见于穿刺损伤、蛛网膜下腔或脑室出血。穿刺损伤者第一管为血性，以后两管颜色逐渐变清，离心后上清液无色透明，红细胞沉于管底。蛛网膜下腔或脑室出血三管呈均匀血性，离心后上清液为淡红色或黄色。

（2）黄色：又称黄变症（xanthochromia），见于陈旧性蛛网膜下腔出血、脊髓肿瘤压迫引起的蛛网膜下腔梗阻。因脑脊液浓缩、血红蛋白破坏、蛋白量异常增高等引起脑脊液呈现黄色，见于结核性脑膜炎。也可见于血清中胆红素明显升高。

（3）米汤样：由白（脓）细胞增多引起，见于各种化脓性细菌感染引起的脑膜炎。

（4）微绿色：见于铜绿假单胞菌、肺炎链球菌等感染引起的脑膜炎。

（5）褐色或黑色：见于侵犯脑膜的中枢神经系统黑色素瘤。

2. 透明度　正常脑脊液清亮透明。病毒性脑膜炎、流行性乙型脑炎等，由于脑脊液中细胞轻度增加，脑脊液清亮透明或微浊。结核性脑膜炎时脑脊液细胞数中度增加，呈毛玻璃样。化脓性脑膜炎时脑脊液中细胞数明显增加，呈脓样混浊。

3. 凝固物　正常脑脊液不形成薄膜及凝块。当纤维蛋白原及细胞数增加时，可使脑脊液中出现凝固物。脑脊液静置 1～2 小时即可出现凝块或沉淀物，见于急性化脓性脑膜炎；脑脊液静置 12～24 小时后，表面薄膜形成，见于结核性脑膜炎，取此薄膜涂片检查结核杆菌阳性率高。脑脊液呈黄色胶冻状，见于脊髓肿瘤引起的蛛网膜下腔阻塞。

4. 压力　正常成人卧位时脑脊液压力为 80～180mmH$_2$O 或 40～50 滴/分，随呼吸波动在 10mmH$_2$O 之内；儿童压力为 40～100mmH$_2$O。若压力超过 200mmH$_2$O，为脑脊液压力增高，见于颅内占位性病变、颅内感染、急性脑卒中（脑出血）等。若脑脊液压力低于 70mmH$_2$O 为脑脊液压力减低，主要见于蛛网膜下腔阻塞、脱水、休克、脑脊液分泌减少、循环衰竭等。

（三）化学检测

1. 蛋白质检测　在生理状态下，由于血脑屏障的作用，脑脊液中蛋白含量甚微，约为血浆蛋白含量的 0.5%，主要为白蛋白。病理情况下可致脑脊液中蛋白质含量增加。测定脑脊液蛋白质有助于神经系统疾病的诊断。蛋白定量测定根据检测方法不同，所得到的结果有一定差距。年龄和穿刺部位也影响检测结果。

【参考区间】　蛋白定性试验（Pandy 试验）阴性。

蛋白定量试验（腰池）：成人 0.15～0.45g/L，儿童 0.20～0.40g/L。

【临床意义】　脑脊液中蛋白含量增加的原因及临床意义（表 4-4-6）见于下列情况：

（1）血脑屏障通透性增加：常见于颅内感染，如化脓性脑膜炎时蛋白显著增加，结核性脑膜炎时中度增加，病毒性脑膜炎时轻度增加；其他还见于颅内出血（蛛网膜下腔出血和脑出血等）、药物中毒（苯妥英钠、吩噻嗪中毒）、内分泌疾病或代谢性疾病（糖尿病性神经病变、甲状腺和甲状旁腺功能减退、尿毒症及脱水等）。

（2）脑脊液循环障碍：如脑部肿瘤或椎管内梗阻（脊髓肿瘤等）。

（3）鞘内免疫球蛋白合成增加及血脑屏障通透性增加：如吉兰-巴雷综合征（Guillain-Barre syndrome）、慢性炎症性脱髓鞘性多发性神经根病变、神经梅毒等。脑脊液蛋白-细胞分离现象：即脑脊液蛋白含量增高而细胞数正常或轻度增加的现象，见于吉兰-巴雷综合征、蛛网膜下腔梗阻等。

表 4-4-6　脑脊液蛋白质增多病因及临床意义

病变	原因及临床意义
脑组织炎症	脑膜和脉络丛毛细血管通透性增加，白蛋白增高，随后球蛋白和纤维蛋白增高
神经根病变	梗阻性脑积水、Guillain-Barre 综合征，多数患者有蛋白-细胞分离现象
椎管内梗阻	因椎管梗阻脑脊液循环障碍，血浆蛋白由脊髓静脉渗出，脑脊液蛋白质含量显著增高（可在 30～50g/L），如转移癌、脊髓肿瘤和粘连性蛛网膜炎等

2. 葡萄糖检测　正常情况下脑脊液葡萄糖浓度与血糖浓度关系恒定,属单一载体介导的小分子物质跨膜转运过程,脑脊液葡萄糖含量约为血糖的 60%,脑脊液中葡萄糖含量取决于血糖浓度、脑脊液糖酵解速度和血脑屏障通透性的影响。

【参考区间】　脑脊液葡萄糖 2.5～4.5mmol/L（腰池）。

【临床意义】

（1）脑脊液中葡萄糖含量降低:主要由于病原菌或破坏的细胞释出葡萄糖分解酶,使糖无氧酵解增加,或血糖向脑脊液转送障碍,导致脑脊液中糖降低。常见于化脓性脑膜炎,其脑脊液中葡萄糖含量可显著减少或缺如;结核性脑膜炎葡萄糖减少不如化脓性脑膜炎显著;病毒性脑膜炎葡萄糖含量多正常。

（2）脑脊液葡萄糖含量增高:①脑出血;②影响到脑干的急性外伤;③糖尿病,血糖控制效果不好;④某些病毒感染,如流行性乙型脑炎。

3. 氯化物检测　脑脊液中氯化物常随血浆中氯化物的改变而变化,由于正常脑脊液中蛋白质含量较少,为了维持脑脊液和血液渗透压平衡,脑脊液中氯化物含量常较血浆为高（约高 20%）,即 Donnan 平衡。此外,脑脊液氯化物浓度受血液 pH 值、血脑屏障通透性影响。

【参考区间】　120～130mmol/L（腰池）。

【临床意义】

（1）脑脊液氯化物含量降低:细菌性脑膜炎,特别是结核性脑膜炎,氯化物降低明显,可降至 102mmol/L 以下。其他中枢神经系统疾病,如病毒性脑膜炎、脑脓肿时氯化物多正常。严重呕吐、腹泻、水肿等造成血氯降低时,脑脊液中氯化物亦可减少。

（2）脑脊液氯化物含量增高:主要见于肾炎、尿毒症、慢性肾衰竭、呼吸性碱中毒等。

4. 酶学检测　正常脑脊液中含有多种酶,但含量低于血清,绝大多数血清酶不能通过血脑屏障。当炎症、肿瘤、脑血管疾病时,由于脑组织破坏,脑细胞内酶的溢出或血脑屏障通透性增加,使血清酶移向脑脊液,脑脊液中酶的活性增高。

（1）乳酸脱氢酶（lactic acid dehydrogenase,LDH）及其同工酶检测。

【参考区间】　成人 3～40U/L。

【临床意义】

1）鉴别细菌性脑膜炎与病毒性脑膜炎:细菌性脑膜炎脑脊液中的 LDH 活性多增高,同工酶以 LDH_4、LDH_5 为主;病毒性脑膜炎 LDH 活性多正常,同工酶以 LDH_1、LDH_2 为主。

2）鉴别颅脑外伤与脑血管疾病:颅脑外伤红细胞完整,脑脊液中 LDH 活性正常;脑血管疾病 LDH 活性多明显增高。

3）中枢神经系统恶性肿瘤与脱髓鞘病进展期,脑脊液中 LDH 活性增高,而缓解期下降。

（2）肌酸激酶（creatine kinase,CK）检测。

【参考区间】　脑脊液中 CK 同工酶全部是 CK-BB,其活性约为血浆的 1/50。

【临床意义】　化脓性脑膜炎 CK-BB 明显增高,其次为结核性脑膜炎、出血性脑血管病及颅脑肿瘤,病毒性脑膜炎 CK-BB 正常或轻度增高,据此有利于中枢神经系统细菌性与病毒性感染的鉴别。

（3）天门冬氨酸氨基转移酶（aspartate aminotransferase,AST）检测。

【参考区间】　5～20U/L,其活性约为血清的 1/4。

【临床意义】　同肌酸激酶检测。

（4）溶菌酶（lysozyme,LZM）检测。

正常脑脊液中含量极低。结核性脑膜炎时，脑脊液中 LZM 活性增高显著，可达正常 30 倍；化脓性脑膜炎、病毒性脑膜炎也可升高。

（5）腺苷脱氨酶（ADA） 检测。

【参考区间】 0～8U/L。

【临床意义】 结核性脑膜炎时 ADA 显著增高，用于结核性脑膜炎的诊断及与化脓性脑膜炎的鉴别诊断。

（四）显微镜检测

1. 细胞计数 正常脑脊液中无红细胞，仅有少量白细胞。

【参考区间】 成人（0～8）×10^6/L，儿童（0～15）×10^6/L。

2. 细胞分类 在高倍镜下分别计数单个核细胞（淋巴细胞及单核细胞）和多核细胞（中性粒细胞）。

【参考区间】

淋巴细胞：成人 40%～80%，新生儿 5%～35%。

单核细胞：成人 15%～45%，新生儿 50%～90%。

中性粒细胞：成人 0～6%，新生儿 0～8%。

【临床意义】 脑脊液中细胞增多见于：

（1）感染性脑膜炎：化脓性脑膜炎细胞数增加显著，白细胞总数常超过 1000×10^6/L，以中性粒细胞为主。结核性脑膜炎细胞中度增加，多不超过 500×10^6/L，中性粒细胞、淋巴细胞及浆细胞同时存在是本病的特征。新型隐球菌性脑膜炎细胞数轻中度增加，以淋巴细胞为主。病毒性脑炎细胞数轻度增加，以淋巴细胞为主。

（2）脑寄生虫病：脑脊液中细胞数升高，以嗜酸性粒细胞为主。

（3）脑膜白血病：脑脊液细胞数可正常或稍高，以淋巴细胞为主，可见白血病细胞。

（4）脑室、蛛网膜下腔出血：脑脊液内可见多量红细胞。

（五）细菌学及免疫学检测

1. 细菌学检测 用直接涂片法或离心沉淀后取沉淀物制成薄涂片。临床怀疑流行性脑脊髓膜炎或化脓性脑脊髓膜炎时，做革兰染色后镜检；如疑为结核性脑膜炎，做抗酸染色后镜检；如疑为新型隐球菌性脑膜炎则做墨汁染色，可见未染色的厚荚膜。必要时亦可用培养或动物接种法检测。

2. 免疫球蛋白检测 感染时免疫球蛋白合成量可明显增加，脑脊液中也可增加。

【参考值】 IgG 0.01～0.04g/L；IgA 0.001～0.006g/L；IgM 0.00011～0.00022g/L。

【临床意义】

（1）IgG 增加见于多发性硬化症、结核性脑膜炎和梅毒性脑膜炎等。

（2）IgA 增加见于各种脑膜炎及脑血管疾病。

（3）正常脑脊液 IgM 甚微，升高则提示近期中枢神经系统感染（如急性化脓性脑膜炎、急性病毒性脑膜炎）及多发性硬化症。

3. 结核性脑膜炎抗体检测 用 ELISA 法检测结核性脑膜炎患者血清及脑脊液中抗结核杆菌特异性 IgG 抗体，若脑脊液中抗体水平高于自身血清，提示结核性脑膜炎。用实时荧光定量 PCR 方法可检出脑脊液中微量结核杆菌，敏感性更高。

4. 乙型脑炎病毒抗原检测 用荧光素标记的特异性抗体检测细胞内乙型脑炎病毒抗原，有助于乙脑的早期诊断，但阳性率不高。

5. 单克隆抗体技术检测脑脊液中的癌细胞　脑脊液常规细胞学检查因癌细胞形态难以确定或假阴性时，采用单克隆抗体技术检测脑脊液中癌细胞，有助于癌性脑病的早期诊断及判定癌性细胞的组织来源。

6. 脑脊液蛋白电泳

【参考值】

前白蛋白 0.02~0.07；白蛋白 0.56~0.76；α_1 球蛋白 0.02~0.07；

α_2 球蛋白 0.04~0.12；β 球蛋白 0.08~0.18；γ 球蛋白 0.03~0.12。

【临床意义】

（1）前白蛋白增加：见于脑积水、脑萎缩及中枢神经系统变性疾病。

（2）白蛋白增加：见于脑血管病变、椎管阻塞及脑肿瘤等。

（3）α_1 和 α_2 球蛋白增加：见于急性化脓性脑膜炎、结核性脑膜炎急性期、脊髓灰质炎等。

（4）β 球蛋白增加：见于动脉硬化、脑血栓等脂肪代谢障碍性疾病；若同时伴有 α_1 球蛋白明显减少或消失，多见于中枢神经系统退行性病变，如小脑萎缩或脊髓变性等。

（5）γ 球蛋白增加：γ 球蛋白增高而总蛋白量正常，见于多发性硬化和神经梅毒；两者同时增高，见于慢性炎症和脑实质恶性肿瘤；寡克隆蛋白带出现是神经系统内部能合成 IgG 的标志，对多发性硬化的诊断有重要价值，也可见于急性感染性多发性神经炎、视神经炎。

7. 髓鞘碱性蛋白检测　髓鞘碱性蛋白（myelin basic protein，MBP）是中枢神经系统髓鞘的重要组成蛋白，约占髓鞘蛋白质总量的 30%。MBP 可反映中枢神经系统有无实质性损害，是髓鞘脱失的重要指标。外伤和神经系统疾病时，因神经组织细胞破坏及血脑屏障通透性增加导致脑脊液 MBP 增加。脑脊液 MBP 检测对判断多发性硬化的病情严重程度、病程、预后和指导治疗有重要意义。此外，重度新生儿缺氧缺血性脑病、脑积水患者，脑脊液 MBP 也显著增高。

8. Tau 蛋白检测

【参考区间】　诊断阿尔茨海默病的临界值为 375ng/L。

【临床意义】　Tau 蛋白是含量最高的微管相关蛋白。从早期到晚期阿尔茨海默病患者，脑脊液 Tau 蛋白水平均增高，是诊断阿尔茨海默病的重要生物学标志物。

（六）常见脑、脑膜疾病的脑脊液特点（表 4-4-7）

表 4-4-7　常见脑、脑膜疾病的脑脊液特点

疾病	压力（mmH$_2$O）	外观	蛋白质定性	蛋白质定量（g/L）	细胞数及分类（×10⁶/L）	葡萄糖（mmol/L）	氯化物（mmol/L）	细菌
正常	侧卧位 80~180	无色透明	−	0.15~0.45	0~8，多为淋巴细胞	2.5~4.5	120~130	−
化脓性脑膜炎	显著升高	混浊，脓性，静置后可有凝块	++~++++	显著增加	显著增加，中性粒细胞为主	明显减少	稍低	+
结核性脑膜炎	升高	微浊，毛玻璃样，置后有薄膜形成	++	增加	增加，早期以中性粒细胞为主，后期以淋巴细胞为主	减少	明显减少	抗酸染色可找到抗酸杆菌
病毒性脑炎或脑膜炎	稍升高	清晰或微浊	+	轻度增加	增加，早期中性粒细胞增多，后期以淋巴细胞为主	正常	正常	−
脑脓肿（未破裂）	升高	无色或黄色微浊	+	轻度增加	稍增加，淋巴细胞为主	正常	正常	−~+

续表

疾病	压力 （mmH₂O）	外观	蛋白质 定性	蛋白质定量 （g/L）	细胞数及分类 （×10⁶/L）	葡萄糖 （mmol/L）	氯化物 （mmol/L）	细菌
脑肿瘤	升高	无色或黄色	±～+	轻度增加	正常，或稍增加，以淋巴细胞为主	正常	正常	－
蛛网膜下腔出血	稍高	血性为主	+～++	轻度增加	增加，以红细胞为主	正常	正常	－

第六节 生殖系统及其他体液检查

一、阴道分泌物检测

阴道分泌物（vaginal discharge）是女性生殖系统分泌的液体，主要由宫颈腺体、前庭大腺、子宫内膜和阴道黏膜分泌物混合而成，也称为"白带"。阴道分泌物检测主要用于诊断女性生殖系统炎症、肿瘤及判断雌激素水平等。

（一）标本采集

采集阴道分泌物样本前 1 天应避免阴道灌洗、局部用药、盆浴、性交等。一般采用生理盐水浸湿的棉拭子，自阴道深部、后穹隆或宫颈管口等处采集分泌物，用生理盐水直接涂片，或用 95%乙醇固定后，检测阴道清洁度、肿瘤细胞、病原生物和化学检测。

（二）一般性状检测

1. 外观与性状 正常阴道分泌物为白色、无味、稀糊状，其量多少与雌激素水平高低和生殖器官充血程度有关。一般接近排卵期分泌物增多，清澈透明；排卵 2～3 天后分泌物量减少，浑浊浓稠；行经期、妊娠期分泌物增加。阴道分泌物外观与性状改变及其相应的临床意义见表 4-4-8。

表 4-4-8 阴道分泌物外观与性状改变临床意义

性状及颜色	临床意义
脓性黄色/黄绿色臭味	化脓性细菌感染、慢性宫颈炎、老年性阴道炎、宫腔积脓
凝乳状豆腐渣样	真菌性阴道炎
脓性泡沫状	滴虫性阴道炎
稀薄均匀奶油状恶臭味	加德纳菌等感染所致细菌性阴道病
分泌物带血	宫颈息肉、重度宫颈糜烂、老年性阴道炎、宫内节育器不良反应等
黄色水样	子宫黏膜下肌瘤、宫颈癌、宫体癌等
血性特殊气味	恶性肿瘤（宫颈癌和宫体癌）

阴道炎

2. 酸碱度 正常 pH 值 4.0～4.5。阴道分泌物 pH 值增高见于阴道炎*，由于病原微生物消耗糖原，阴道杆菌酵解糖原减少，导致 pH 值增高；也见于幼女和绝经期女性。

（三）阴道分泌物化学检测

阴道分泌物化学检查主要包括过氧化氢、白细胞酯酶、唾液酸酶的检测。此 3 项试验是通过氧化还原反应或是水解反应，出现颜色反应，根据呈色深浅判断含量或活性高低。

【参考区间】　过氧化氢试验：阴性。

白细胞酯酶：阴性；显微镜检查：粒细胞<15个/HP。

唾液酸酶：阴性。

【临床意义】

（1）过氧化氢是阴道乳酸杆菌标志物，反映阴道分泌物中乳酸杆菌的数量和功能。阴性表明乳酸杆菌多，阳性表明阴道环境可能处于病理或亚健康状态。但某些生理因素如雌激素减低、大量使用抗生素和阴道冲洗等均不利于乳酸杆菌生长，可影响检验结果。

（2）白细胞酯酶反映阴道分泌物中粒细胞的多少，阳性表明粒细胞>15个/HP，可能有阴道炎。

（3）唾液酸酶是加德纳菌、动弯杆菌等细菌分泌的特异性酶，唾液酸酶阳性可能与细菌性阴道病、生殖道肿瘤或其他炎症等有关。但有10%～20%的非妊娠正常妇女可出现阳性，故此试验存在一定假阳性概率。

（四）阴道分泌物有形成分检测

（1）阴道清洁度：采用阴道分泌物生理盐水直接涂片后高倍镜检查，根据所含白细胞（或脓细胞）、上皮细胞、杆菌、球菌的多少分成Ⅰ～Ⅳ度。其结果判断和分度标准见表4-4-9。

表 4-4-9　阴道清洁度分度

清洁度	球菌	杆菌	上皮细胞	白细胞（脓细胞）	临床意义
Ⅰ	无或少见	多量	大量	0～5个/HP	正常
Ⅱ	少量	中等	中等	5～15个/HP	基本正常
Ⅲ	多量	少量	少量	15～30个/HP	提示阴道炎
Ⅳ	大量	无	少量	>30个/HP	较重阴道炎

（2）滴虫检查：样本保温送检，采用阴道分泌物生理盐水直接涂片或染色镜检，阴道毛滴虫有端鞭毛、运动活跃、呈倒置梨形，发现滴虫是滴虫性阴道炎的诊断依据。

（3）真菌检查：阴道分泌物生理盐水直接涂片，可滴加10%KOH，镜下可见有芽生孢子和假菌丝，假菌丝与出芽细胞连接呈链状或分枝状。发现真菌是真菌性阴道炎的诊断依据。

（4）线索细胞检查：线索细胞（clue cell）为鳞状上皮细胞黏附有大量加德纳菌和厌氧菌，细胞核模糊不清，细胞边缘可呈锯齿状，胞浆有斑点和大量细小颗粒。发现线索细胞是细菌性阴道病的诊断依据。

（五）宫颈（阴道）脱落细胞学检测

子宫颈癌是妇科常见恶性肿瘤，发病率仅次于乳腺癌。脱落细胞绝大多数来自于子宫颈及阴道上皮细胞，宫颈（阴道）脱落细胞学检查传统采用刮片法、刷取法或吸取法制片。近年采用液基细胞学检查制备细胞学涂片，阴道分泌物涂片常用 hematoxylin-eosin（HE）和 Papanicolaou 染色检查。临床上主要用于诊断妇科恶性肿瘤、判断预后及了解卵巢的功能。

二、精液检测

精液（semen）是男性生殖系统的分泌物，由精子和精浆组成。睾丸曲细精管内的生精细胞在促性腺激素的作用下，最后发育成为成熟的精子，精子是男性的生殖细胞。精浆由男性副性腺

（精囊、前列腺、附睾、尿道球腺和尿道旁腺）分泌的混合液体组成，其中 70%为精囊分泌。精浆是精子生存的介质和能量来源，能保障精子的存活和生理运动功能正常。

（一）标本采集

采样前至少禁欲 3 天，但不超过 7 天。用清洁干燥广口塑料或玻璃小瓶收集精液，采样后立即送检，温度在 20℃～37℃。因精子生成的日间变化较大，不能单凭 1 次检测结果作出诊断。如出现一次异常检测结果，应间隔 7～14 天后再采集标本检测。

（二）一般性状检测

1. 量 正常一次排精量 3～5ml，一次射精量与射精频度有关。精液量过多或过少是不育的原因之一。已数日未射精而精液量少于 1.5ml 者，称为精液减少（oligospermia）。精液减少不利于精子通过阴道进入子宫和输卵管，但不能肯定为男性不育症的原因。精液量减少至 1～2 滴，甚至排不出，称为无精液症（aspermia）。常见于生殖系统结核、淋病和非特异性炎症等。一次射精的精液量超过 8ml，称为精液过多（polyspermia）。精液过多可导致精子数量相对减少而影响生育，常由于垂体促性腺激素分泌亢进、雄激素水平增高所致，也可见于长时间禁欲者。

2. 颜色和透明度 正常精液呈灰白色或乳白色，不透明，久未射精者可呈淡黄色，液化后为半透明样。精液呈鲜红色或暗红色，常见于生殖系统炎症、结核、肿瘤等，也可见于生殖系统损伤等。脓性精液呈黄色或棕色，常见于精囊炎、前列腺炎等。

3. 黏稠度和液化时间 刚射出的精液具有高度的黏稠性，呈胶冻样。30 分钟后自行液化。精液黏稠度减低似米汤，可见于先天性精囊缺如、精囊液流出受阻。液化时间延长或不液化常见于前列腺炎，因分泌纤溶酶减少所致。精液不液化，可抑制精子的活动力而影响生育。

4. 酸碱度 正常精液呈弱碱性，pH7.2～8.0。精液可中和阴道的酸性分泌物，以维持精子的活动力。pH 值降低可降低精子活动力，不利于生育，常见于输精管阻塞、先天性精囊缺如、慢性附睾炎等。

（三）显微镜检测

先在显微镜下观察有无精子，若无精子，将精液离心后再检测，若仍无精子，则称为无精子症（azoospermia）；若仅见少量精子，称为精子缺乏（spermacrasia）。无精子症和精子缺乏是男性不育的主要原因，常见于睾丸结核、淋病、先天性睾丸下降不全等，也可见于输精管结扎术 6 周后。

若精液中有精子则可以继续进行以下显微镜检查：

1. 精子活动率和活动力

（1）精子活动率（sperm motility rate）：是在显微镜下观察 100 个精子，计数有活动力精子的百分率。正常人活动精子在排精 30～40 分钟内活动率为 80%～90%，至少应＞60%，如果不活动精子＞50%，应通过伊红-苯胺黑染色检测精子膜的完整性，评价活精子占精子总数的百分率（精子存活率）。活的但不活动的精子过多提示可能存在精子鞭毛结构缺陷；高百分率的不活动精子提示可能存在附睾病变。

（2）精子活动力（sperm motility）：是精子向前运动的能力，即活动精子的质量。精子活动力分级如下：①活动力良好：精子运动活泼有力，呈直线向前游动；②活动力较好：活动尚可，但游动方向不定，有时有回旋；③活动力不良：精子运动迟缓，原地打转或抖动；④无活力（死精子）：精子完全无活动力，加温后仍不活动。精子活动力不良为男性不育症的主要原因之一，常见于精索静脉曲张、生殖系统感染及应用某些抗代谢药物、抗疟药、雌激素等。

2. 精子计数 正常成年男性精子计数为（60～150）×10⁹/L，受孕的最低限为精子计数

20×10^9/L，1 次射精精子总数 4 亿～6 亿。连续 3 次精子计数的结果均低于 20×10^9/L，称为少精子症（oligozoospermia），常见于精索静脉曲张、先天性或后天性睾丸疾病、理化因素损伤、输精管或精囊缺陷及内分泌疾病等。

3. 精子形态　正常精子外形似蝌蚪，由头部、体部和尾部组成，长 50～60μm。凡是精子头部、体部和尾部任何部位出现变化，都认为是异常精子（abnormal sperm）。精液中异常形态精子＞20% 为异常。生殖系统感染、外伤、高温、放射线、乙醇中毒、药物、工业废物、环境污染、激素失调以及精索静脉曲张、睾丸及附睾功能异常等，均可引起异常形态精子增多。

4. 细胞学检查　正常精液中可有少量白细胞（一般＜5 个/HP），上皮细胞和极少量红细胞。白细胞增多见于前列腺炎、精囊炎、附睾炎等。红细胞增多见于睾丸肿瘤、前列腺癌等，此时精液中还可见肿瘤细胞。

（四）病原生物学检测

男性生殖系统任何部位的感染，均可从精液中检测到病原微生物。精液细菌培养，可检出的病原菌有葡萄球菌、链球菌、淋病奈瑟菌、类白喉杆菌；应用免疫学方法可检出解脲支原体抗体。精液中病原微生物毒素严重影响精子的生成和精子的活动力，导致男性不育。

（五）计算机辅助精子分析与精子质量分析

精液常规分析多年来遵循传统手工方法，不同检验人员分析结果差异较大，对精子活动率、精子活动力及形态观察缺乏严格的量化标准。计算机辅助精子分析系统和精子质量分析仪 20 世纪 80～90 年代问世，填补了该项检测的空白，目前普遍应用于临床实验室常规分析。

计算机辅助精子分析系统是通过摄像与显微镜相接来跟踪确定单个精子细胞活动，将所得电子信号输入计算机，通过软件，根据精子大小、灰度、运动位移等参数对采集图像作动态分析的检验模式。

精子质量分析仪采用光电比色原理，即光束通过已液化精液样本时，精子运动引起吸光度变化，进而被转化为数字输出，转化参数为频率和振幅，频率和振幅变化越大，精子质量越好。

三、前列腺液检测

前列腺液是前列腺分泌的淡乳白色不透明液体，是精液的重要组成成分，占精液的 15%～30%，其主要成分为无机离子、酶类、免疫物质和有形成分等，其功能是维持精液 pH 值，参与精子能量代谢，抑制细菌生长及促进精液液化等。前列腺液检查主要用于前列腺炎及前列腺增生、结石、结核和肿瘤的辅助诊断，也可用于性传播疾病的诊断和疗效观察。

1. 标本采集　临床医师行前列腺按摩术后，采集标本于清洁玻片上送检。

2. 一般性状检测　正常成人经一次前列腺按摩可采集的前列腺液为数滴至 2ml，呈淡乳白色、半透明的稀薄液体，pH6.3～6.5。黄色脓性或混浊的前列腺液，见于前列腺炎；血性前列腺液，见于精囊炎、前列腺癌、前列腺结核和结石等。

3. 显微镜检测　在滴有前列腺液的载玻片上，非染色涂片直接高倍镜下观察白细胞、红细胞、卵磷脂小体，其次为上皮细胞、精子、淀粉样小体等。

（1）卵磷脂小体：为大小不一、圆形或圆卵形、有折光性的卵磷脂小体，均匀分布满视野。前列腺炎时，卵磷脂小体常减少、分布不均。炎症严重时，因巨噬细胞大量吞噬脂类，卵磷脂小体可消失。

（2）细胞：正常前列腺液中，平均红细胞＜5 个/HP、白细胞＜10 个/HP、上皮细胞少见。前列腺炎时，白细胞增多，成堆出现，甚至出现大量脓细胞，还可见大量上皮细胞、前列腺颗粒细胞。红细胞增多，常见于精囊炎、前列腺化脓性炎症、前列腺癌等病变，但应排除前列腺按摩过重导致的出血。前列腺癌时，如见到成堆出现的体积较大、分化不一、畸形的可疑细胞，应将涂片做瑞氏染色，以明确前列腺癌的诊断。

（3）淀粉样小体：为类圆形、微黄或褐色小体，约为白细胞的 10 倍，中心常含钙盐沉淀物，老年人较多出现，无临床意义。淀粉样小体如与胆固醇结合，可形成前列腺结石。

（4）精子：在按摩前列腺时，精囊受到挤压而排出精子，无临床意义。

（5）滴虫：在滴虫性前列腺炎时可检查到。

4. 病原生物学检测　直接涂片革兰染色以检查病原菌。前列腺、精囊腺感染时，检查出的致病菌以葡萄球菌最常见，其次是链球菌、大肠埃希菌和淋病奈瑟菌。抗酸染色有助于前列腺结核的诊断。如已确诊者，不宜进行前列腺按摩，以免引起感染扩散。直接涂片染色检查阳性率低，必要时可做细菌培养。

四、支气管肺泡灌洗液检测

纤维支气管镜

支气管肺泡灌洗液（bronchoalveolar lavage fluid，BALF）是用纤维支气管镜*对肺段、亚肺段进行灌洗后，采集到的肺泡表面液体，BALF 进行细胞学、病原生物学等检测对呼吸系统疾病尤其是下呼吸道疾病的诊断定位，病情观察、预后判断均有重要意义。

1. 样本采集　BALF 由临床医师行纤维支气管镜检查时采集。样本回收率不得小于 40%。

2. 有形成分分析

（1）细胞学检查

【参考区间】

正常 BALF 中有核细胞：（5~10）×10^6/L；肺泡吞噬细胞>90%；

淋巴细胞：1%~5%；中性粒细胞≤2%；嗜酸性粒细胞<1%；无癌细胞。

【临床意义】　淋巴细胞增多见于病毒性感染等；中性粒细胞增多见于细菌性感染；嗜酸性粒细胞增多见于支气管哮喘、嗜酸性粒细胞增高性肺炎等；检出癌细胞有利于肺部肿瘤的诊断。

（2）病原生物学检测：BALF 非病原性杂菌很少，因此涂片检查病原菌的意义较大，并且检出卡氏肺孢子虫、卫氏并殖吸虫阳性率较高，有重要临床意义。

五、关节腔积液检测

生理情况下关节腔分泌很少量滑膜液（synovial fluid，SF），起关节运动时润滑作用，也是关节软骨与关节盘进行物质交换的媒介。当关节损伤、炎症等病变时，滑膜液增多，称之为关节腔积液。关节腔积液检测结合其他检查，对关节及关节病变诊断和鉴别诊断有重要意义。

1. 一般性状检测　正常关节液为 0.1~0.3ml，无色清亮透明或淡黄色。在关节发生炎症、创伤感染时，关节腔液量增多，颜色和透明度可发生改变。红色多为创伤、恶性肿瘤、全身出血性疾病、血小板减少症、关节置换术后以及穿刺损伤出血；黄色脓性多为细菌感染；乳白色为结核性、痛风、丝虫病、类风湿关节炎等；绿色为铜绿假单胞菌感染。

关节腔液因含透明质酸而高度浓稠，因炎症刺激分泌增多，积液被稀释，且积液中中性粒细胞释放酶降解透明质酸，使积液黏稠度降低。

正常关节腔液不凝固，当炎症时，可形成凝块，并且凝块形成速度、大小与炎症程度相关。

2. 显微镜检测

（1）细胞计数及分类：正常关节腔液中无红细胞，白细胞极少，为（0.2～0.7）×10⁹/L；白细胞分类约65%为单核-巨噬细胞，10%为淋巴细胞，20%中性粒细胞，偶见软骨细胞和组织细胞。

【临床意义】　白细胞计数对诊断关节炎病变无特殊意义，但可初步区分炎症性与非炎症性积液。关节炎病时白细胞总数增高，化脓性关节炎的细胞总数往往超过 50×10⁹/L，急性痛风、风湿性关节炎的细胞数可达 20×10⁹/L。

（2）其他细胞检测：关节腔积液做瑞氏染色，镜检有无特殊形态的细胞：①类风湿细胞：为吞噬有抗原抗体复合物的多形核白细胞，见于类风湿关节炎，也见于化脓性关节炎等。②红斑狼疮细胞：为花瓣形细胞簇被巨噬细胞吞噬。不具有特异性，见于系统性红斑狼疮、药物性狼疮关节炎、类风湿关节炎。③Reiter 细胞（赖特细胞）：大巨噬细胞，含核碎片和整个白细胞的空泡，见于 Reiter 综合征、痛风等。

（3）病原生物学检测：关节腔是无菌环境，在排除污染情况下，如发现细菌均视为感染，如链球菌、革兰阴性杆菌、淋病奈瑟菌、抗酸杆菌等，但应用培养法或分子生物学方法加以鉴定。

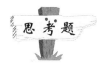

（参考答案见二维码）

病例分析：患者男性，18岁。主因乏力、颜面浮肿1周，头痛、血尿2天就诊。患者1周前"感冒"后出现颜面浮肿，晨起为著，伴尿量减少，全身乏力。2天前出现头痛、恶心，无呕吐，并发现尿呈红色，无尿频、尿痛而入院。患者3周前曾患"急性化脓性扁桃腺炎"，静脉输液"头孢菌素"后好转。体格检查：血压 145/95mmHg，颜面浮肿，结膜无苍白，颈软、无抵抗，双肺叩诊清音，心率96次/分，律齐，腹平软，无压痛，肝脾肋下未触及，双肾叩击痛，双下肢凹陷性水肿，病理反射未引出。

问题和思考：

（1）分析以上病史和体格检查资料，你认为可能的诊断是什么？

（2）患者需要进行哪些实验室检查才能做出诊断？

（3）如果检查患者尿红细胞，可能发现什么异常？为什么？

（洪燕英）

参考答案

第五章　临床常用生化检查

临床生物化学主要研究病理状态下机体的生物化学变化及相关代谢产物的改变；临床生物化学实验室检查主要检测能反映机体病理变化的特异化学标志物或特定成分，如生物大分子（蛋白质、糖类及脂类等分子）及无机离子（钾、钠、氯等）。临床生物化学实验室检查的自动化程度最高，涉及疾病最多，临床应用也最广，已迅速发展为实验诊断学不可或缺的重要分支。

第一节　心脏疾病的常用生化检查

实验室检查对冠心病、心肌梗死、心力衰竭及心内膜炎等心脏疾病的诊断有很大的临床价值。心肌受损后，心肌细胞内的结构蛋白和酶类分子释放入血，其含量变化可反映心肌细胞是否受损及受损程度，这些物质称心肌损伤标志物。临床常用心肌损伤标志物包括心肌酶、心肌蛋白等。

一、心肌酶检测

心肌酶即心肌损伤的酶学标志物，包括肌酸激酶、肌酸激酶同工酶、乳酸脱氢酶、天门冬氨酸氨基转移酶及丙氨酸氨基转移酶等，临床常用的检测指标主要是前两者。

（一）血清肌酸激酶

血清肌酸激酶（creatine kinase，CK）是一种能可逆性地催化肌酸和 ATP 生成磷酸肌酸和 ADP 的反应的酶，Mg^{2+} 是其激活剂。CK 主要存在于骨骼肌、心肌、脑、平滑肌等细胞的胞质和线粒体中，正常人血清中含量甚微，当上述组织细胞受损时，胞内 CK 释放入血而使血中 CK 含量增高。

【参考区间】　连续监测法（37℃）：男性 38～174U/L；女性 26～140U/L。

新生儿为成人的 3～5 倍，婴儿为成人的 3 倍，儿童和青少年相当于成人的上限。

【临床意义】　CK 是反映心肌和骨骼肌损伤敏感的酶学标志物。

（1）心脏疾病：①急性心肌梗死（acute myocardial infarction，AMI）：CK 是 AMI 诊断的敏感指标之一。发病后 4～10 小时开始增高，12～36 小时达高峰（可高达正常上限的 10～12 倍），72～96 小时后恢复正常，CK 升高的幅度与心肌损伤的程度基本一致。②病毒性心肌炎（viral myocarditis，VMC）：心肌细胞因病毒感染而受损，导致 CK 升高。

（2）其他疾病：①Duchenne 肌营养不良症：即假肥大型肌营养不良症，CK 极度增高，而后随病程延长逐步下降。②各种原因的骨骼肌损伤。

（二）血清肌酸激酶同工酶

CK 由 M 和 B 两个亚单位组成，组合成 CK-BB、CK-MM、CK-MB 三种同工酶。同工酶指催化相同的化学反应，但分子结构、理化性质和免疫性能等存在明显差异的一组酶。CK-BB 主要存在于脑、前列腺等器官，CK-MM 主要存在于骨骼和心肌，CK-MB 则主要存在于心肌。正常人血液中大部分是 CK-MM，少量 CK-MB，而 CK-BB 极少；而心肌损伤时，CK-MB 大量释放入血。

【参考区间】 CK-MB＜5%或＜10 U/L。

【临床意义】 CK-MB 是早期诊断 AMI 的敏感指标之一，比 CK 更敏感，更特异。发病后 3～8 小时开始增高，9～30 小时达高峰，48～72 小时后恢复正常。

二、心肌蛋白检测

心肌蛋白即心肌损伤的蛋白标志物，主要有心肌肌钙蛋白和肌红蛋白。

（一）心肌肌钙蛋白

心肌肌钙蛋白（cardiac troponin，cTn）又称肌原蛋白，是横纹肌的结构蛋白，通过影响钙的代谢调节肌肉的收缩，由三个亚基组成：cTn-T（结合亚基）、cTn-I（抑制亚基）和 cTn-C（钙结合亚基）。cTn 生理状态下存在于心肌细胞内，心肌细胞受损时，cTnT 与 cTnI 释放入血。cTnT 与 cTnI 是心肌细胞特有成分。

【参考区间】 cTnT：0.02～0.13μg/L；cTnI：＜0.2μg/L。

【临床意义】 cTnT 与 cTnI 是心肌损伤的特异而敏感的标志物；临床上逐渐成为首选标志物。

（1）心肌梗死：发病 3～6 小时，cTnT 与 cTnI 开始升高；10～24 小时达高峰；5～7 日 cTnI 恢复正常，10～15 日 cTnT 恢复正常。灵敏度及特异度均优于 CK 及 CK-MB，cTnT 持续时间最长，cTnI 特异度最高。心肌细胞损伤时，首先胞质游离少量 cTnT 与 cTnI 迅速释放入血，4 小时内即可升高，而后肌丝缓慢降解，导致 cTnT 与 cTnI 持续升高。

（2）不稳定型心绞痛：cTnT 与 cTnI 也可升高，提示心肌损伤存在。若有微小心肌损伤，只有检测 cTn 才能确诊。

（二）肌红蛋白

肌红蛋白（myoglobulin，Mb）是存在于骨骼肌和心肌细胞中的含亚铁的单链小分子色素蛋白，能结合和释放氧分子，有贮氧和输氧的功能。正常人血清中含量极少，由于分子量小，骨骼肌和心肌细胞损伤时，可立即释放入血。

【参考区间】 ＜70μg/L。

【临床意义】 Mb 是心肌损伤的早期标志物。

（1）心肌梗死：Mb 在 AMI 发病 1～3 小时开始升高；6～12 小时达高峰；18～30 小时恢复正常。特异度不及 cTnT 与 cTnI，但 Mb 是 AMI 重要的早期诊断指标。也可用于 AMI 的除外诊断。

（2）其他疾病：骨骼肌损伤、肌营养不良、多发性肌炎、肾衰及心衰等 Mb 亦升高。

（三）B 型利钠肽

NP 家族

利钠肽（B-type natriuretic peptide，NP）是机体组织细胞产生的神经激素，具有促进血管内液体的血管外转移、增加尿钠排泄的功能。B 型利钠肽（B natriuretic peptides，BNP）是 NP 家族*六个成员之一。当心室压力增高、容积增大时，受刺激的心肌细胞产生 134 个氨基酸的前

BNP 前体（pre-proBNP），随后形成 108 个氨基酸的 BNP 前体（pro-BNP），pro-BNP 裂解为无活性的 76 个氨基酸的氨基末端 BNP 前体（N-terminal pro-BNP，NT-pro BNP）和有活性的 32 个氨基酸的 BNP，并释放入血。

【参考区间】 <100ng/L。

【临床意义】 BNP 是心力衰竭的生物学标志物，是预测心衰有无及严重程度的准确指标。

（1）心脏疾病：BNP 升高见于心力衰竭、急性冠脉综合征等。对于心衰的早期诊断、危险分级、疗效监测和预后判断具有重要意义。心衰患者无论有无心衰症状，BNP 均升高，且与严重程度成正比。

（2）鉴别呼吸困难：BNP 在心源性呼吸困难升高，肺源性呼吸困难不升高。

（3）NT-proBNP 在心衰患者血液的水平较 BNP 高，对于心衰的诊断也具有重要意义。

第二节 肝脏疾病的常用生化检查

肝脏是人体内最大的腺体，有双重血液供应，肝动脉血以及门静脉血均进入肝血窦。肝脏功能强大，参与蛋白质、糖类、脂类、维生素、胆红素、激素及凝血因子等的代谢，同时还有分泌、排泄及生物转化等功能。肝脏疾病的生化检查俗称为肝功能检查，是临床最常用的实验室检查之一，对于肝脏疾病的诊断、鉴别诊断、病程监测、疗效观察及预后判断有重要意义，包括蛋白质代谢、血清酶、胆红素及胆汁酸代谢及脂质代谢检查等。

一、蛋白质代谢检测

肝脏是机体蛋白质代谢的主要器官，人血白蛋白、α_1 球蛋白、α_2 球蛋白及 β 球蛋白由肝细胞合成，而 γ 球蛋白由浆细胞合成。当肝实质细胞受损而间质细胞增生时，浆细胞作为间质细胞的一种，使 γ 球蛋白的生成增加。因而检测血清蛋白可了解肝脏功能。

（一）血清总蛋白、白蛋白与球蛋白比值

血清总蛋白（serum total protein，STP）包括人血白蛋白（albumin，A）和球蛋白（globulin，G）；白蛋白又称清蛋白；球蛋白分为 α_1、α_2、β 及 γ 球蛋白。90% 以上的血清总蛋白和全部的人血白蛋白由肝脏合成，因此，二者是反映肝功能的重要指标。当肝实质细胞受损而间质细胞增生时，肝库普弗受到刺激，使浆细胞合成 γ 球蛋白增多，使白蛋白减少而球蛋白增多，白蛋白与球蛋白比值（A/G）明显下降。

【参考区间】 血清总蛋白：60～80g/L；白蛋白：40～55g/L；球蛋白：20～30g/L；A/G：1.5～2.5∶1。

【临床意义】 血清总蛋白和 A/G 可反映肝功能的宏观水平，对于诊断慢性肝病更有价值。

（1）血清总蛋白与白蛋白升高：血液浓缩，如脱水；还可见于饮食营养十分丰富。

（2）血清总蛋白与白蛋白下降：血清总蛋白<60g/L 或白蛋白<25g/L 称为低蛋白血症（hypoproteinemia）。血清总蛋白降低常因白蛋白减少，常见于①摄入不足，如营养不良；②合成减少，如严重肝病；③丢失过多，如肾病综合征；④消耗增加，如各种慢性消耗性疾病。此外，由于各种原因导致的水潴留可导致其相对降低。

（3）血清球蛋白升高：血清球蛋白>35g/L 称为高球蛋白血症（hyperglobulinemia），以 γ 球蛋

白增高为主。血清总蛋白升高多伴有球蛋白增多，常见于：①慢性肝病，乃因肝间质细胞增生，浆细胞合成 γ 球蛋白增多而致；②M 蛋白血症，如多发性骨髓瘤，恶性增殖的浆细胞合成大量异常免疫球蛋白，使病理性单克隆 γ 球蛋白显著升高；③自身免疫性疾病，如系统性红斑狼疮，体内出现大量自身抗体而致。

（4）A/G 倒置：A 的减少和（或）G 的增加均可导致比值倒置；由于 A/G 比值综合了白蛋白和球蛋白两者的因素，故而是反映慢性肝病肝功能受损程度的敏感指标。肝脏强大的代偿能力以及白蛋白较长的半衰期，使血清总蛋白、白蛋白、球蛋白发生改变时，肝脏病变已达一定程度，故而对于诊断慢性肝病更有价值。

（二）血清蛋白电泳

在碱性环境中，血清蛋白均带负电荷，在电场中向阳极涌动。各种血清蛋白由于颗粒大小、等电点和所带电荷不同而在电场有不同的移动速度，分子量小、带负电荷多者向阳极泳动的速度快；反之则慢。血清蛋白电泳（serum protein electrophoresis，SPE）利用其涌动速度的差别将血清蛋白分为 5 条经典区带，从阳极开始，依次为白蛋白、α_1、α_2、β 及 γ 球蛋白。

【参考区间】　醋酸纤维素膜法：白蛋白：62%～71%；α_1 球蛋白：3%～4%；α_2 球蛋白：6%～10%；β 球蛋白：7%～11%；γ 球蛋白：9%～18%。

【临床意义】　SPE 主要用于蛋白紊乱血症的诊断，慢性肝病也会出现较特异的区带。

（1）肝脏疾病：①肝炎：病变较轻时，白蛋白可无变化，病情加重时白蛋白、α 及 β 球蛋白减少，γ 球蛋白增加；γ 球蛋白增加的程度与肝炎的严重程度相平行；γ 球蛋白长时间持续上升，是急性肝炎转为慢性肝炎的先兆。②肝硬化：白蛋白中度或高度减少，α 及 β 球蛋白也有降低倾向，而 γ 球蛋白增加显著，可见"β-γ"桥联。③肝癌：电泳结果类似于肝硬化，但 α_1、α_2 球蛋白可有增高，可在白蛋白与 α 球蛋白之间出现甲胎蛋白区带。

（2）M 蛋白[*]血症：多发性骨髓瘤时，白蛋白降低，病理性单克隆 γ 球蛋白显著升高，在 α_2 区、β 区或 γ 区可出现较深的 M 蛋白带。

M 蛋白

（3）肾病综合征：白蛋白及 γ 球蛋白由于肾小球滤过膜通透性增高而降低，α 及 β 球蛋白由于是脂蛋白的成分而升高。

（三）血氨

血氨（blood ammonia）指血液中游离的氨。体内氨主要源于氨基酸脱氨基作用，80%～90%的氨主要在肝中合成为尿素而解毒，故氨在肝脏中形成尿素是维持血氨正常的关键。正常人血液中有很少量的游离氨，当肝脏功能严重受损时血氨升高，而血氨对中枢神经系统有高度毒性，易致肝性脑病。

【参考区间】　谷氨酸脱氢酶法：11～35μmol/L。

【临床意义】　主要用于严重肝病的辅助诊断。

（1）血氨升高：①生理性升高：见于高蛋白饮食或剧烈运动后。②病理性升高：主要见于严重肝病，如重型肝炎、肝硬化、肝癌等，血氨升高是诊断肝性脑病的依据之一。此外，上消化道大出血时，因肠道内含氮物质剧增，血氨亦可升高。

（2）血氨降低：见于低蛋白饮食、贫血等。

二、血清酶检测

肝脏具有旺盛的代谢能力，含有丰富的酶类，可包括以下几类：①存在于肝细胞内，当肝细胞损伤时释放入血，使血清中酶活性升高，如丙氨酸氨基转移酶、天门冬氨酸氨基转移酶、乳酸脱氢酶、醛缩酶等。②由肝细胞合成的酶，肝病时，血清中酶活性降低，如胆碱酯酶、凝血酶。③经胆道排泄的酶，胆道阻塞时，血清中酶活性升高，如碱性磷酸酶、γ-谷氨酰转移酶等。

（一）血清氨基转移酶

氨基转移酶是一组催化氨基酸与α-酮酸之间的氨基转移反应的酶。用于肝功能检查的主要是丙氨酸氨基转移酶（alanine aminotransferase，ALT）和天门冬氨酸氨基转移酶（aspartate aminotransferase，AST）。ALT 催化 L-丙氨酸与 α-酮戊二酸之间的氨基转移反应，AST 催化 L-天门冬氨酸与 α-酮戊二酸之间的氨基转移反应。ALT 主要分布在肝脏，其次是骨骼肌、肾脏、心肌等组织中；AST 主要分布在心肌，其次是肝脏、骨骼肌和肾脏等组织中。在肝细胞中，ALT 主要存在于线粒体外，而约 80%AST 主要存在于线粒体内。ALT 与 AST 属于细胞内功能酶，正常时血清含量很低，但肝细胞受损时，肝细胞膜通透性增加，胞浆内酶释放入血，致使血清酶活性升高。

【参考区间】 连续监测法（37℃）：ALT<40U/L；AST<45U/L；ALT/AST≤1。

【临床意义】 ALT 是反映肝细胞损伤的最敏感的酶；AST 是反映肝细胞损伤程度的比较敏感的酶。

（1）转氨酶升高：①急性病毒性肝炎：ALT 与 AST 均升高，ALT/AST>1。急性重型肝炎，ALT 比 AST 升高更明显，若病情恶化，黄疸加重，酶活性反而降低，称为"胆酶分离"，提示肝细胞严重坏死，预后不良。②慢性病毒性肝炎：ALT 与 AST 正常或轻度升高，ALT/AST>1。③脂肪肝、肝癌：ALT 与 AST 正常或轻度升高，ALT/AST>1。④酒精性肝病时 AST 显著升高。⑤急性心肌梗死后 AST 增高。⑥其他：骨骼肌疾病、肺梗死、肾梗死、胰腺炎、休克及传染性单核细胞增多症等，转氨酶可轻度升高。

（2）ALT/AST 比值：可反映肝细胞损伤程度。①肝细胞中等损伤时，ALT 漏出率远大于 AST，且 ALT 血浆半衰期大于 AST，故 ALT 反映肝细胞损伤的灵敏度较 AST 为高。②肝细胞严重损伤时，线粒体膜亦损伤，线粒体内 AST 释放，血清中 AST/ALT 比值升高。

（二）碱性磷酸酶

碱性磷酸酶（alkaline phosphatase，ALP）是在碱性环境中水解磷酸酯产生磷酸的非特异度酶类。ALP 主要分布在肝脏、骨骼、肾、小肠及胎盘中。血清 ALP 主要源于肝脏和成骨细胞。ALP 经胆汁排入小肠。ALP 的检测常作为肝脏疾病的检查指标之一，在胆道阻塞时 ALP 排泄减少，亦可引起血清中 ALP 升高。

【参考区间】 连续监测法（30℃）：成人 40～110U/L，儿童<250U/L。

【临床意义】 ALP 是肝胆疾病及骨骼疾病的酶学指标，也是反映胆汁淤滞的酶学指标。

（1）生理性增加：见于儿童及妇女妊娠中晚期。

（2）病理性增加：①胆道阻塞：各种胆管阻塞性疾病时，ALP 明显升高，且与血清胆红素升高相平行。②肝脏疾病：如肝炎、肝硬化及肝癌等。③骨骼疾病：如纤维性骨炎、佝偻病、骨软化症、成骨细胞瘤及骨折愈合期等。

（3）黄疸的鉴别：梗阻性黄疸时，转氨酶升高，而 ALP 与胆红素显著升高；肝细胞性黄疸时，

ALP 与胆红素升高，而转氨酶显著升高。

（4）ALP 同工酶：有 ALP$_1$～ALP$_6$ 六种同工酶，分别分布于肝、骨、肾、小肠和胎盘中（表 4-5-1）。

表 4-5-1　ALP 同工酶性质与相关疾病

名称	类型	来源	增高时常见疾病
ALP$_1$	细胞膜组分+ALP$_2$	肝、毛细胆管	阻塞性黄疸、肝转移癌、肝脓肿
ALP$_2$	肝型	肝	肝炎、肝癌、肝硬化
ALP$_3$	骨型	骨骼	骨肉瘤、骨髓炎、甲状旁腺功能亢进
ALP$_4$	胎盘型	胎盘、癌组织	妊娠后期、癌肿
ALP$_5$	小肠型	小肠	肝硬化
ALP$_6$	IgG+ ALP$_2$	肝	溃疡性结肠炎

（三）γ-谷氨酰转移酶

γ-谷氨酰转移酶（γ-glutamyl transferase，GGT/γ-GT）是催化谷胱甘肽上 γ-谷氨酰基转移到另一个肽或另一个氨基酸上的酶。GGT 主要存在于细胞膜和微粒体上，参与谷胱甘肽的代谢。GGT 存在于血清及除肌肉以外的所有细胞中，但血清 GGT 主要来自肝胆系统。当肝内合成亢进或胆汁排出受阻时，血清 GGT 增高。

【参考区间】　连续监测法（37℃）：＜50 U/L。

【临床意义】　GGT 升高主要见于各种肝胆疾病，也可作为戒酒的监测指标。

（1）肝癌：由于肝癌细胞合成，使 GGT 明显升高。在 AFP 阴性的肝癌，GGT 阳性率可达 86.4%，故 GGT 与 AFP 联合检测有利于肝癌诊断。

（2）胆道阻塞：由于排出受阻，使 GGT 明显升高，并与 ALP、胆红素变化一致。如原发性胆汁性肝硬化、硬化性胆管炎等。

（3）酒精性肝病：嗜酒者及酒精性肝病 GGT 升高，戒酒后下降。

（4）肝炎肝硬化：若 GGT 持续升高，提示病变活动或病情恶化。

（5）其他疾病：如脂肪肝、胰腺炎、胰腺肿瘤、前列腺肿瘤等 GGT 亦可轻度增加。

（四）胆碱酯酶

胆碱酯酶（cholinesterase，CHE）是一类催化胆碱酯水解为胆碱和有机酸的酶，人体有乙酰胆碱酯酶和酯酰胆碱酯酶两种 CHE，临床检测的是后者。酯酰胆碱酯酶主要分布于血清，由肝细胞合成后分泌到血液中，含量稳定，有机磷对其活性有强烈的抑制作用。

【参考区间】　连续监测法（37℃）：5000～12000 U/L。

【临床意义】　CHE 是肝脏合成蛋白质功能的标志物，主要用于肝损伤和有机磷中毒的诊断。

（1）肝脏疾病：急慢性肝炎、肝硬化时，肝实质损伤，肝细胞功能受损，CHE 合成减少，血中 CHE 降低程度与白蛋白大致平行，并与肝功能受损的严重程度呈正相关。若 CHE 持续降低提示预后不良。脂肪肝时 CHE 升高可能由于降解减慢。

（2）有机磷中毒：有机磷农药与 CHE 活性中心结合，使 CHE 活性降低。有机磷中毒时，血 CHE 显著降低，与中毒的严重程度相关，临床症状一致。随中毒的严重程度而下降愈明显，但需结合病史和临床表现综合判断。

（五）单胺氧化酶

脯氨酰羟化酶

单胺氧化酶（monoaminoxidase，MAO）是一组催化单胺类化合物氧化脱氨的酶。MAO 广分布于肝、肾等多种器官组织，肝细胞 MAO 主要存在于线粒体中。MAO 能加速胶原纤维的交联，促进结缔组织的成熟。MAO 与脯氨酰羟化酶*（prolyl hydroxylase，PH）均为肝纤维化的酶学标志物。

【参考区间】 连续监测法（37℃）：0～3 U/L。

【临床意义】 MAO 反映肝纤维化进程，临床上主要用于诊断肝硬化。

（1）肝脏疾病：①肝硬化：重症肝硬化及伴肝硬化的肝癌时 MAO 活性明显增高，阳性率超过 80%，增高程度与肝纤维化程度呈正相关；但早期肝硬化 MAO 增高不明显。②肝炎：无论急性慢性肝炎，病情较轻时 MAO 多正常，病情加重，坏死肝细胞线粒体的 MAO 释放入血，或有纤维化发生，均可使 MAO 升高。③急性重型肝炎因有急性肝细胞坏死，使线粒体中的 MAO 入血，也可致 MAO 活性增高。

（2）其他疾病：甲状腺功能亢进、糖尿病、结缔组织病、慢性充血性心力衰竭时亦可见 MAO 活性增高，原因可能是这些器官含 MAO 或有各种原因导致的纤维化发生。

三、胆红素及胆汁酸代谢检测

胆红素及胆汁酸代谢功能检查是肝功能试验的重要内容。胆汁的主要成分是胆汁酸盐、胆红素和胆固醇，其中以胆汁酸盐含量最多。胆汁酸是胆汁中一大类胆烷酸的羟基衍生物的总称，为内源性有机阴离子；胆红素是各种含血红素蛋白（血红蛋白、肌红蛋白、过氧化氢酶、细胞色素等）中的血红素在体内的降解产物，其中 80%～85% 来自红细胞衰老破坏而释放的血红蛋白，其余 15%～20% 来自其他含血红素蛋白及骨髓无效造血而释放的血红蛋白。

（一）胆红素代谢检测

胆红素进入血液循环即与白蛋白结合，形成胆红素-白蛋白复合物，由于尚未与葡萄糖醛酸结合，称非结合胆红素。非结合胆红素随血运输，在肝细胞被迅速摄取，白蛋白解离，胆红素在葡萄糖醛酸基转移酶的作用下，与 2 分子葡萄糖醛酸结合生成双葡萄糖醛酸胆红素，称结合胆红素。结合胆红素逆浓度梯度被排泄到毛细胆管中，并随胆汁进入肠道，在肠道细菌的作用下，被逐步还原为胆素原，胆素原在肠道下段接触空气后生成胆素，随粪便排出。约 10%～20% 的胆素原被肠黏膜重吸收，再经门静脉入肝，大部分再以原形形式随胆汁排入肠道，构成肠肝循环。小部分经体循环进入肾脏，随尿排出，尿中的胆素原称尿胆原。胆红素代谢检查包括血清总胆红素、非结合胆红素、结合胆红素及尿胆原检查。

1. 血清胆红素 血清总胆红素（total bilirubin，TB）由结合胆红素（conjugated bilirubin，CB）与非结合胆红素（unconjugated bilirubin，UCB）组成。UCB 与 CB 的结构、特性互不相同。UCB 又称直接胆红素，可与重氮试剂直接反应而显色；并与白蛋白形成牢固复合物而不能通过肾小球滤过膜。CB 又称间接胆红素，不能与重氮试剂直接反应而显色；由于分子量小而能通过肾小球滤过膜。临床上一般检测 TB 与 CB，并由 "TB=UCB+CB" 计算 UCB。

【参考区间】 成人：血清 TB：3.4～17.1μmol/L；CB 0～3.4μmol/L；UCB：1.7～10.2μmol/L。

【临床意义】 胆红素对于黄疸的诊断、黄疸的病因分析以及黄疸的类型判断等均有重要价值

（表 4-5-2）。

（1）黄疸的诊断：血清 TB 大于 17.1μmol/L，但小于 34.2μmol/L 时为隐性黄疸或亚临床黄疸；TB 大于 34.2μmol/L 时为显性黄疸；TB 在 34.2～171μmol/L 之间为轻度黄疸；TB 在 171～342μmol/L 之间为中度黄疸；TB 大于 342μmol/L 为重度黄疸。

（2）黄疸的病因分析：①成人溶血性黄疸通常为轻度黄疸，血清 TB 常小于 85.5μmol/L，UCB 明显增高，见于输血反应、各种溶血性疾病、大面积烧伤及大血肿吸收等。②肝细胞性黄疸为轻、中度黄疸，血清 TB 常为 17.1～171μmol/L，见于各种肝实质损伤，如各种肝炎、肝硬化及中毒等。③梗阻性黄疸通常为中（不完全梗阻）、重度（完全梗阻）黄疸，血清 TB、CB 增高较前两者明显，见于各种胆道阻塞性疾病和肝内胆汁淤积。

（3）黄疸的类型判断：①溶血性黄疸时以 UCB 增高为主；②梗阻性黄疸时以 CB 增高为主；③肝细胞性黄疸时 CB 及 UCB 均增加。

表 4-5-2　正常人及常见黄疸的胆红素代谢检查

	血清（μmol/L）				尿液（μmol/L）	
	TB	CB	UCB	CB/TB	尿胆红素	尿胆原
正常人	3.4～17.1	0～3.4	1.7～10.2	0.2～0.4	（−）	0.84～4.2
溶血性黄疸	↑	↑	↑↑↑	0.2	（−）	↑↑↑
肝细胞黄疸	↑～↑↑	↑↑	↑↑	0.5	（+）～（++）	正常～↑
阻塞性黄疸	↑↑～↑↑↑↑	↑↑↑	↑	0.2～0.4	（++）～（+++）	（−）～↓

2. 尿胆原　见本篇第四章第一节尿液检查。

（二）胆汁酸代谢检查

人类胆汁酸主要以胆酸、鹅脱氧胆酸及脱氧胆酸为主。胆汁酸按来源可分为初级胆汁酸和次级胆汁酸；按是否与甘氨酸或牛磺酸结合可分为游离胆汁酸和结合胆汁酸。肝细胞以胆固醇为原料合成初级胆汁酸，羟化后与甘氨酸或牛磺酸结合，形成结合胆汁酸，正常胆汁中多为结合胆汁酸，排入肠道后，在细菌作用下水解脱去甘氨酸或牛磺酸形成游离胆汁酸，后者在肠道细菌的继续作用下，胆酸、鹅脱氧胆酸分别转变为脱氧胆酸、石胆酸，形成次级胆汁酸。95%的肠道内胆汁酸被重吸收回肝脏，肝细胞将其中的游离胆汁酸再合成为结合胆汁酸，连同新合成的结合胆汁酸一起随胆汁进入肠道，构成胆汁酸的肝肠循环，使有限的胆汁酸发挥最大限度的生理作用。血清总胆汁酸（total bile acid，TBA）是胆汁酸代谢检查常用指标。

【参考区间】　TBA：0～10μmol/L。

【临床意义】　血清 TBA 可反映肝细胞的合成、摄取和排泌功能。

（1）TBA 增高：进食后可一过性增高。病理性增高多见于：

1）肝细胞损害：TBA 增高是反映肝细胞损害的敏感指标。受损的肝细胞不能有效的摄取和排泌胆汁酸，使血 TBA 增高。见于各种肝炎、肝硬化、肝癌等，尤其是肝硬化。

2）胆道梗阻：如胆石症、胆道肿瘤等肝内、肝外胆管阻塞时胆汁酸排泄受阻。

3）门脉分流：肠道中次级胆汁酸经分流的门脉直接进入体循环。

（2）TBA 与肠道疾病：肠道疾病引起胆汁酸代谢异常时，可出现脂肪消化不良，出现水样腹泻乃至脂肪痢。

（3）TBA 与胆固醇结石：胆汁中胆汁酸、卵磷脂和胆固醇比例失调是胆固醇结石形成的重要原因。

四、脂类代谢检测

肝脏是血清脂类分子的主要合成部位，当肝细胞受损时，脂类代谢会发生异常，因此血清胆固醇、甘油三酯、脂蛋白是评价肝脏功能的重要手段。如严重肝病时，因肝细胞对酰基转移酶的合成和分泌功能降低，可使血中胆固醇及其他脂类减少。详见本章第五节。

第三节 肾脏疾病的常用生化检查

肾脏是排泄水分、代谢产物、毒物和药物，并保留人体所需物质，以维持体内水、电解质和酸碱平衡的重要器官。肾脏还有内分泌功能，如合成、分泌肾素和促红细胞生成素等。肾脏疾病的实验室检查包括肾脏功能检查、尿液检查、肾活组织穿刺细胞学检查等，对于肾脏疾病的预防、诊断、治疗、监测及预后判断具有重要意义。尿液检查详见本篇第四章第一节；肾活组织穿刺细胞学检查详见《病理学》相关内容。本节介绍的肾脏功能检查，主要是生化检查，包括肾小球功能及肾小管功能检测。

一、肾小球功能检测

肾小球的主要功能是滤过作用。反映肾小球滤过功能的客观指标主要是肾小球滤过率（glomerular filtration rate，GFR），GFR 指单位时间内两肾生成原尿的量。正常成人每分钟流经肾的血液量为 1200～1400ml，其中血浆滤过量为每分钟 600～800ml，每分钟产生的超滤液约 120～160ml。它通过尿液的生成与排泄，使人体的内环境保持相对稳定。为检测 GFR，临床设计了各种物质的清除率试验，如内生肌酐清除率试验等，此外，血清尿素检测、血清肌酐检测、血清胱抑素C 检测及血清尿酸检测也可反映肾小球滤过功能。

（一）血清尿素

血清尿毒和尿素氮

血清尿素（serum urea，SUr）是血中非蛋白氮的主要成分，约占 50%，其次还有氨基酸、尿酸、肌酐、肌酸以及氨等。尿素是蛋白质代谢的最终产物，90%的尿素经肾小球滤过而随尿排出，少量由肠道和皮肤丢失。当肾实质受损害时，GFR 降低，导致 SUr升高。由于习惯的原因，临床上常称 SUr 为血尿素氮[*]（blood urea nitrogen，BUN），但就本质而言，称 SUr 为 BUN 并不妥当。

【参考区间】 成人：2.9～8.2 mmol/L。

【临床意义】 SUr 反映肾小球滤过功能，但并不是敏感和特异的指标。

（1）肾脏疾病：肾小球滤过功能严重损害，SUr 持续升高。轻度肾功能受损时，SUr 可无变化，只有当肾功能下降 60%～70%时，SUr 才会升高，故 SUr 不是反映肾功能损害的早期指标。但 SUr增高的程度与尿毒症病情的严重性成正比，对尿毒症的诊断及预后估计有重要意义。依 SUr 可将肾衰竭分为；①肾衰竭代偿期，SUr 正常或轻度升高（＜9mmol/L）；②肾衰竭失代偿期，即氮质血症期，SUr 9～20mmol/L；③尿毒症期，SUr＞20 mmol/L。

（2）肾前性因素：①肾血流量不足：引起少尿，尿素从尿液排出减少，SUr 增高，见于脱水、心功能不全、休克、水肿、腹水等疾病。②体内蛋白质分解过盛：见于急性传染病、脓毒血症、上消化道出血、大面积烧伤、大手术后和甲状腺功能亢进症等。

（3）肾后性因素：尿路结石、前列腺肥大、泌尿生殖系统肿瘤等可引起尿路梗阻，造成肾小管内高压，尿素逆行扩散入血液，SUr 升高。

（二）血清肌酐

肌酐是肌酸的代谢产物。血清肌酐（serum creatinine，SCr）有外源性和内源性两类。外源性肌酐来自于瘦肉等蛋白性食物（约占 10%）；内源性肌酐的生成量相当恒定，如未剧烈运动，机体每 20g 肌肉每天代谢产生 1mg 肌酐。SCr 除少量由肾小管排泌外，主要由肾小球滤过至原尿中。在控制外源性肌酐摄入的情况下，SCr 浓度取决于肾小球的滤过能力，当肾实质受损害时，GFR 降低，导致 SCr 升高。

【参考区间】　男：57～111 μmol/L；女：41～81 μmol/L。

【临床意义】　SCr 反映肾小球滤过功能，灵敏度较低而特异度较高。

（1）肾小球滤过功能严重损害：由于肌酐清除比尿素快，故血 SCr 含量升高出现在尿素升高之后，只有当肾小球滤过功能下降至正常人的 1/3 时，SCr 才明显上升。故 SCr 比尿素更不敏感，但由于 SCr 不受高蛋白饮食等因素的影响，故比尿素特异。SCr 升高的程度与慢性肾衰竭呈正相关：①肾衰竭代偿期，SCr<178μmol/L；②肾衰竭失代偿期，SCr 浓度 178～445μmol/L；③肾衰竭期，SCr 显著升高，>445μmol/L。

（2）血尿氮和肌酐比值（SUr/SCr）：①器质性肾衰竭时，SUr 与 SCr 同时增高，SUr/SCr≤10∶1；②肾外因素引起的氮质血症时，SUr 快速上升，而 SCr 不相应上升，SUr/SCr>10∶1。

（三）内生肌酐清除率

单位时间内，肾脏把若干毫升血浆中的内生肌酐全部清除出去，称内生肌酐清除率（endogenous creatinine clearance rate，Ccr）。由于肌酐经肾小球滤过后，肾小管不再重吸收，亦很少排泌，故在严格控制饮食和不增加肌肉活动的情况下，Ccr 就大致等于 GFR。

$$Ccr = \frac{尿肌酐浓度 \times 尿量}{血肌酐浓度}（毫升/分钟）$$

试验前应连续 3 日低蛋白无肌酐饮食，避免剧烈运动。在第 4 天早晨 8 时将尿排干净，然后收集 24 小时尿液，防腐。在第 4 天任何时间内取血，同时检测血、尿肌酐浓度，并结合尿量，计算 Ccr。

每分钟排尿的能力与肾脏大小有关，而肾脏大小与体表面积成正比，为排除个体差异，可计算矫正清除率：矫正清除率 = 实际清除率×1.73m²（标准体表面积）/受试者的体表面积（m²）；受试者的体表面积（m²）=0.0061×身高（cm）+0.0128×体重（kg）−0.1529。

【参考区间】　成人：80～120ml/min（体表面积 1.73m²）。

【临床意义】　Ccr 是反映肾小球功能的敏感指标。

（1）Ccr 是判断肾小球损害的敏感指标：成人 Ccr<80ml/min 时，多数患者的 SUr、SCr 仍在正常范围，故 Ccr 能较早地反映肾小球滤过功能有无损害。

（2）Ccr 可判断肾小球损害的程度：①肾衰竭代偿期，Ccr=51～80ml/min；②肾衰竭失代偿期，Ccr=20～50ml/min；③肾衰竭期，Ccr=10～19ml/min；④尿毒症期（肾衰终末期），Ccr<10ml/min。

（3）指导治疗：Ccr<30～40ml/min，应限制蛋白摄入；≤30ml/min，噻嗪类利尿剂无效；≤10ml/min，对袢利尿剂无效，应考虑透析。

（四）血清胱抑素 C

胱抑素 C（cystatin C，CysC）是一种分子量为 13.3kD 的半胱氨酸蛋白酶抑制蛋白，机体所有有核细胞均可稳定表达，产量恒定。CysC 可自由通过肾小球滤过膜，原尿 CysC 几乎全部被近曲小管上皮细胞摄取，并全部被降解，不再回到血液循环中，肾小管也不分泌，故可理想地反映 GFR。

【参考区间】　0.59~1.03mg/L。

【临床意义】　血清 CysC 是反映肾小球滤过功能的可靠指标，灵敏度及特异度均优于 SUr 及 SCr，现推荐血清 CysC 为肾小球滤过功能的首选常规指标。此外，当肾小球功能正常，而肾小管功能受损时，尿 CysC 将升高。

（五）血清尿酸

尿酸（uric acid，UA）是嘌呤碱基代谢的最终产物。UA 主要由肝脏生成，主要由肾脏排泄，可自由滤过肾小球，也可经肾小管排泄。原尿中 90%UA 又被肾小管重吸收入血。因此血尿酸浓度受肾小球滤过功能与肾小管重吸收功能的双重影响。由于正常情况下尿酸的清除率甚低，约 11~15ml/min，肾小球滤过功能受损时，UA 比尿素和肌酐更易在血内潴留。

血清 UA 一部分与白蛋白结合，其余游离存在。绝大部分 UA 由肾脏排泄，排泄过程中，全部由肾小球滤过，在近端小管中 98%~100%被重吸收。肾损害早期，血清 UA 浓度首先增高，有助于早期诊断。

【参考区间】　男：208~428μmol/L；女：155~357μmol/L。

【临床意义】　临床上 UA 主要用于辅助诊断肾病、痛风和核酸代谢增高等疾病。

（1）肾脏疾病：由于 UA 清除率较低，肾小球受损时，血 UA 升高比 SUr 和 SCr 更早更显著，有利于肾小球疾病的早期诊断。由于血尿酸值受肾外因素影响较大，故其升高程度与肾功能损害程度不平行，分析结果时应予注意。

（2）痛风：本病系嘌呤代谢失常所致，血 UA 可达 800~1500μmol/L。

（3）核酸代谢增高：白血病与肿瘤时，白血病细胞和肿瘤细胞的增生周期快，核酸分解加强，致使内源性尿酸合成增加。多发性骨髓瘤、真性红细胞增多症等亦然。

（4）其他疾病：长期禁食、糖尿病、子痫、慢性铅中毒等，也可引起血 UA 增高。

（5）血 UA 与尿 UA：①血 UA 升高而尿 UA 降低，提示肾小球滤过功能损伤。②血 UA 降低而尿 UA 升高，提示肾小管功能损伤或竞争抑制。③血、尿 UA 均升高，提示核酸代谢旺盛。④血、尿 UA 均降低，提示 UA 合成减少，如重症肝病、嘌呤分解代谢障碍、长期应用糖皮质激素等。

二、肾小管功能检测

肾小管包括近端小管、髓袢和远端小管，主要功能是重吸收、分泌和排泄。

（一）血清及尿液 β₂-微球蛋白

β₂-微球蛋白（β₂-microglobulin，β₂-MG）是体内有核细胞产生的一种分子量为 11.8 kD 的小分子球蛋白，是细胞中完整人类白细胞抗原（HLA）分子的一部分。β₂-MG 广泛存在于血浆、尿、脑脊液、唾液及初乳中，正常人血 β₂-MG 浓度很低。β₂-MG 可自由通过肾小球，然后在近曲小管内几乎全部被重吸收并降解，仅微量从尿液排出。因 β₂-MG 在酸性尿中易分解，故应及时检测。

【参考区间】　血 β_2-MG：$1.0\sim2.0$mg/L；尿 β_2-MG：<0.3mg/L。

【临床意义】　血 β_2-MG 可反映肾小球功能，而血、尿 β_2-MG 联合检测可反映肾小管功能，是判断近端肾小管受损的敏感而特异的指标。

（1）反映肾小球功能：β_2-MG 是反映滤过功能的敏感指标。当肾小球滤过功能下降时，血 β_2-MG 升高比 SCr 敏感，且与年龄、性别、肌肉组织的多少等均无关。

（2）反映肾小管功能：若血 β_2-MG<5mg/L（阈值），而尿 β_2-MG 升高，提示肾小管受损，对 β_2-MG 的重吸收减少。

（3）其他疾病：当体内有炎症或肿瘤时，β_2-MG 合成增多，血、尿 β_2-MG 均增高。

（二）莫氏试验

在日常饮食起居条件下，检测 24 小时内日间每 2 小时尿液和夜间尿液的量和比重，以了解远端肾单位功能，称莫氏试验（Mosenthal's test），又称昼夜尿比密试验或莫氏浓缩稀释试验。正常人的肾单位能保持体内水液的平衡，在组织脱水时，血容量不足，使尿量减少，尿液比重上升，形成高渗尿，即尿液被浓缩。相反，在大量饮水后，尿量增加，尿液比重降低，形成低渗尿，即尿液被稀释。当肾脏病变损及肾小管和集合管，对水的重吸收功能减退，肾脏不能按机体对水分的需要而调节，则尿的浓缩和稀释发生改变，临床上表现为尿量与尿比重的明显异常。

【参考范围】　24 小时尿量：$1000\sim2000$ml；昼尿量/夜尿量：$(3\sim4)$：1；

12 小时夜尿量<750ml；尿液最高比重>1.018；

最高比重与最低比重之差>0.009。

【临床意义】　莫氏试验可反映远端肾小管功能，是评价肾脏浓缩稀释功能的良好指标。

（1）尿量少而比重高：肾前性少尿和肾性少尿（如急性肾小球肾炎）。原发性肾小球疾病时，肾小球滤过率降低，而肾小管重吸收功能相对正常，使尿量少而比重增加。

（2）尿量多而比重低：肾小管功能受损，如慢性肾小球肾炎、肾盂肾炎、间质性肾炎及高血压肾病。①慢性肾小球肾炎病变累及肾髓质时，可出现浓缩功能障碍，表现为尿量增多，尿液比重偏低。②慢性肾盂肾炎时，肾小管损害严重，患者常有多尿和尿液比重降低。

（3）等张尿：尿比重固定在 1.010 ± 0.003，肾小管浓缩稀释功能丧失。①慢性肾炎晚期等张尿，表明肾小管重吸收功能很差。②慢性肾盂肾炎晚期也可出现等张尿。

（三）尿渗量

渗量（osmolality，Osm）代表溶液中具有渗透活性的各种溶质微粒的总数量，而尿渗量（urine osmolality，Uosm）系指尿中具有渗透活性的各种溶质微粒总数量，与微粒大小及所带电荷无关，可反映溶质和水的相对排出速度。Uosm 和尿比重都能反映尿液中的溶质总浓度，但 Uosm 不受尿内葡萄糖和蛋白质等大分子物质的显著影响，故能更准确地反映肾小管的浓缩稀释功能。常用冰点渗透压计检测，结果以毫渗量（mOsm/ kgH$_2$O）表示。Posm 指血浆渗量。

【参考区间】　Uosm：$600\sim1000$ mOsm/kgH$_2$O；24 小时内最大范围 $40\sim1400$ mOsm/kg H$_2$O。

Posm：300mOsm/kgH$_2$O；24 小时内最大范围 $275\sim305$mOsm/kgH$_2$O。

Uosm/Posm 比值：$(3.0\sim4.7)$：1。

【临床意义】　Uosm 比尿比重更能反映肾脏浓缩功能。

（1）判断肾脏浓缩功能：禁水 8 小时后，Uosm<600 mOsm/kgH$_2$O，Uosm/Posm 比值$\leqslant1$，均表示肾脏浓缩功能障碍，见于慢性肾盂肾炎、多囊肾等审减值病变。Uosm 在 300 mOsm/kgH$_2$O 左

右，称等渗尿，提示肾浓缩功能严重减退；Uosm＜Posm，称低渗尿，提示肾浓缩功能丧失。

（2）鉴别少尿原因：肾前性少尿，尿量少而 Osm 高；肾性少尿，尿量少而 Osm 低。

（四）酚红排泄试验

酚红排泄试验（phenolsulfonphthalein excretion test）是通过酚红（phenolsulfonphthalein，PSP）检测肾小管排泄功能的试验。PSP 又称酚磺酞，是对人体无害的染料，经静脉注入后，大部分与血浆白蛋白结合，约 6%由肾小球排出，94%由近端小管上皮细胞主动排泌，且不被回吸收，故尿液中排出的 PSP 的量可作为判断近端肾小管排泄功能的指标。

【参考区间】　15 分钟排泄量＞25%；2 小时排泄量＞55%。

【临床意义】　反映近端肾小管的排泄功能。15 分钟的排泄量灵敏度较高。

（1）肾脏疾病：①急性肾小球肾炎，肾小管无明显病变，故 PSP 排泄率多正常；②慢性肾脏疾病，PSP 排泄率可降低，降低程度与病变程度平行。

（2）肾外因素致 PSP 排泄量减少：①休克、心功能不全等疾病因肾血流减少；显著水肿时 PSP 进入细胞外液，尿路梗阻或膀胱功能障碍时，因排尿困难而使 PSP 排出减慢，均可使 PSP 排泄率降低。②青霉素、保泰松、阿司匹林等与 PSP 有竞争性，可影响 PSP 排泄，使排泄量减少。

（3）肾外因素致 PSP 排泄量增高：①阻塞性肝胆疾病时，本应通过肝胆系统排出的 PSP 改道经肾脏排出；②严重低白蛋白血症，PSP 与白蛋白结合减少，导致 PSP 经肾小球过滤增加、排出速度加快、排泄量增高；③甲状腺功能亢进时，因血流加速，PSP 排泄量也加大。

第四节　胰腺疾病的常用生化检查

胰腺是人体第二大腺体，由外分泌腺和内分泌腺组成。外分泌腺分泌胰液，含各种消化酶，在消化过程中起主要作用；内分泌腺由胰岛组成，分泌各种激素。临床常见的胰腺疾病包括胰腺炎及胰腺癌等，胰腺癌的实验室检查主要是肿瘤标志物的检测，详见本篇第六章第四节，本节主要介绍胰腺炎的酶学检查。

一、淀粉酶检测

淀粉酶（amylase，AMY/AMS）全称 1，4-α-D-葡聚糖-葡聚糖水解酶，是催化多糖化合物 1，4-糖苷键水解的一组酶，能水解淀粉、糊精和糖原等，对食物中多糖类的化合物的消化起重要作用。血 AMY 主要来自胰腺和唾液腺。AMY 有两种同工酶：①胰腺淀粉酶（pancreatic amylase，P-AMY），源于胰腺；②唾液腺淀粉酶（salivary amylase，S-AMY），主要源于唾液腺，少量来自心脏、肝脏、肺脏等。AMY 易通过肾小球滤过膜，是尿中唯一可见的血清酶。胰腺有炎症或胰液排出受阻，P-AMY 从胰管管壁及胰泡逸出入血，并可出现于尿中。

【参考区间】　总 AMY（酶偶联法）：血清：＜220 U/L；尿液：＜1000 U/L。

P-AMY（免疫抑制+酶偶联法）：血清：＜115 U/L；尿液：＜800 U/L。

【临床意义】　AMY 是胰腺外分泌功能的辅助诊断指标，主要用于急性胰腺炎的诊断；P-AMY 的灵敏度和特异度均明显高于总 AMY。

（1）胰腺疾病：①急性胰腺炎：发病后 2～3 小时血清 AMY 开始升高（亦有 12 小时后升高者），12～24 小时达高峰，2～5 天后恢复正常。升高幅度与胰腺炎的发生概率呈正相关，而与严重程度无关。如持续升高达数周，常提示胰腺炎有反复或有并发症发生。尿 AMY 于起病后 12～24 小时开始升高，尿中 AMY 活性可高于血清中的一倍以上。尿 AMY 在 3～10 天后恢复到正常。当胰腺广泛坏死时，AMY 不再大量进入血中，血、尿 AMY 均可不增高。急性胰腺炎而伴有肾衰竭时，AMY 排泄受阻，尿 AMY 也可不升高。②慢性胰腺炎：血、尿 AMY 活性一般不增高，但如有急性发作则可有中等程度增高。③胰腺癌：尤其是胰头癌，由于胰管受阻，AMY 可升高。④胰腺外伤也可致 AMY 升高。

（2）其他疾病：①腮腺炎：血 AMY 升高，S-AMY 升高，但血脂肪酶正常。②急腹症：胆囊炎、胆石症、胃肠穿孔等，胰液排出受阻而使 AMY 升高，但增高程度不及急性胰腺炎明显。③吗啡、海洛因：能促使胆道括约肌收缩，内压上升，而使 AMY 升高。④肾脏疾病、巨淀粉酶血症：由于从肾小球排出受阻，可使血 AMY 升高而尿 AMY 降低。

（3）AMY 同工酶：急性胰腺炎和慢性胰腺炎急性发作时 P-AMY 增高；腮腺炎、肺癌、卵巢癌时 S-AMY 增高。

二、脂肪酶检测

脂肪酶（lipase，LIP/LPS）是一组催化长链脂肪酸甘油酯水解的酶。LIP 主要由胰腺分泌而入消化道。正常血液中，LIP 含量很少，且由肾小球滤过并由肾小管全部重吸收。当胰腺分泌亢进、胰腺受损或胰管梗阻时，LIP 可大量释放入血中，致使血清 LIP 水平升高。

【参考区间】　连续监测法（37℃）：0～220 U/L，随方法不同而异。
【临床意义】　LIP 主要用于急性胰腺炎的诊断。

（1）胰腺疾病：①急性胰腺炎：LIP 与 AMY 灵敏度相似，但血 LIP 比 AMY 升高明显、持续时间长，对就诊较晚的患者的诊断更有意义，联合检测灵敏度可达 95%。由于血 LIP 的组织来源比 AMY 少，故 LIP 的特异度更强。②慢性胰腺炎、胰腺癌、胰腺外伤时，LIP 变化与 AMY 类似。

（2）其他疾病：①腮腺炎：血 LIP 正常，但血 AMY 升高，S-AMY 升高。②急腹症：胆囊炎、胆石症、胃肠穿孔等，因排出受阻而使 LIP 升高，但升高幅度不大。③肾脏疾病：由于从肾小球排出受阻，可使血 LIP 升高。④巨淀粉酶血症：血 LIP 正常，而血 AMY 升高。

第五节　脂类代谢的常用生化检查

血液中的脂类成分简称血脂（blood lipids），由脂质和蛋白质两类物质组成。脂质包括胆固醇（cholesterol，C）、甘油三酯（triglyceride，TG）、磷脂（phospholipid，PL）、糖脂（glycolipid，GL）、胆固醇酯（cholesterol ester，CE）及脂肪酸（fatty acid，FA）等。脂质不溶于水，脂质与蛋白质结合形成脂蛋白而溶于水，这些与脂质结合的蛋白质称载脂蛋白（apolipoprotein，Apo）。脂类代谢检查主要包括血液中脂质、载脂蛋白及二者结合所形成的脂蛋白的检查。脂类分子必须采空腹血检查。

高脂血症（hyperlipidemia）是脂类代谢紊乱的常见临床表现，包括高胆固醇血症（hypercholesterolemia）、高甘油三酯血症（hypertriglyceridemia）或两者兼有的混合性高脂血症。脂质和脂蛋白检查有利于对脂类代谢紊乱性疾病进行诊断。

一、血清脂质检测

主要包括总胆固醇及甘油三酯等检测。

1. 血清总胆固醇（total cholesterol，TC） 包括游离胆固醇和胆固醇酯，胆固醇酯由胆固醇与脂肪酸在肝脏中合成。血液中的胆固醇10%～20%从食物中摄取，其余主要由肝和肾上腺等组织合成。胆固醇作为细胞膜的成分维持细胞的形态和功能，是类固醇激素和维生素 D 等的前体。胆固醇在肝脏中转化为胆汁酸，随胆汁排入肠道。血清 TC 受年龄、家族、性别、遗传、饮食、精神等多种因素影响。

【参考区间】 理想范围：<5.2mmol/L；

边缘升高：5.23～5.69 mmol/L；升高：≥5.72 mmol/L。

【临床意义】 临床上 TC 常作为动脉粥样硬化（atherosclerosis，AS）的预防、发病预测、疗效观察的参考指标。

（1）TC 升高：AS 的危险因素之一。高 TC 者冠心病（coronary heart disease，CHD）等心脑血管病的发生率较高。还见于家族性高胆固醇血症、甲减、糖尿病、肾病综合征、胆总管阻塞及长期高脂饮食等。

（2）TC 降低：见于重症肝脏疾病如急性重型肝炎、肝硬化等，还见于各种原因所致的严重贫血、甲状腺功能亢进症或重症营养不良等。

2. 血清甘油三酯（triglyceride，TG） 是甘油和三分子脂肪酸形成的酯，又称三酰甘油。TG构成脂肪组织，是机体恒定的功能来源，在血液中主要存在于乳糜微粒和极低密度脂蛋白中，直接参与胆固醇及胆周醇酯的合成及血栓形成。血清 TG 受年龄、性别、饮食、生活习惯等多种因素影响。

【参考区间】 理想范围：<1.7mmol/L；

边缘升高：1.7～2.25 mmol/L；升高：≥2.26 mmol/L。

【临床意义】 临床上 TG 作为 AS 性心脑血管病、糖尿病的独立危险因素。

（1）TG 增高：AS 的独立危险因素。常见于 CHD 等心脑血管病、原发性高脂血症、糖尿病、肥胖症、阻塞性黄疸、肾病综合征、甲状腺功能减退症及高脂饮食等。

（2）TG 降低：见于甲状腺功能亢进症、肾上腺皮质功能减退或肝功能严重低下等。

二、血清脂蛋白、载脂蛋白检测

血清脂蛋白（lipoprotein，LP）由脂类和载脂蛋白结合而成。血液中的脂类除游离脂肪酸与白蛋白结合外，其余均与球蛋白结合成 LP 复合物。LP 所含的脂类及载脂蛋白的量不同，其密度、颗粒大小、表面电荷、电泳行为及免疫性均有不同。超速离心法则按密度从低到高将 LP 分为乳糜微粒（CM）、极低密度脂蛋白（VLDL）、低密度脂蛋白（LDL）和高密度脂蛋白（HDL）。

（一）低密度脂蛋白

1. 低密度脂蛋白胆固醇 低密度脂蛋白（low density lipoprotein，LDL）是胆固醇的主要携带者，LDL 向组织及细胞内运送胆固醇，直接促进动脉粥样硬化症的形成。LDL 颗粒含脂类76%，蛋白质24%，基本是 Apo-B100，血浆 Apo-B 的 90%～95%存在于 LDL 颗粒。低密度脂蛋白胆固醇（LDL cholesterol，LDL-C）占血浆 TC 的 65%～75%。

【参考区间】　理想范围：<3.12mmoL/L;

边缘升高：3.15~3.61 mmoL/L；升高：>3.64mmoL/L。

【临床意义】　LDL-C 升高是 AS 的危险因素之一。由于 LDL 将肝脏合成的胆固醇转运至肝外组织，使血液中胆固醇增高，累积于动脉内膜下易导致 AS，故 LDL-C 升高与 CHD 发病呈正相关。LDL-C 又称为"坏胆固醇"。

2. 载脂蛋白 B（apolipoprotein B，Apo-B）　主要成分是 B 100，其次是 B48。Apo-B100 由肝脏合成，是 LDL 和 VLDL 的主要载脂蛋白；Apo-B48 在空肠合成，与 CM 输送有关。临床上主要检测 Apo-B100。

【参考范围】　男：（1.01±0.21）g/L；女：（1.07±0.23）g/L。

【临床意义】　由于 LDL 颗粒的蛋白质部分基本是 Apo-B，而且血浆 Apo-B 的 90%~95% 存在于 LDL 颗粒，故 Apo-B 与 LDL-C 的临床意义相仿。血清 Apo-B 水平与 CHD 发病呈正相关，故 Apo-B 升高是 AS 及 CHD 等疾病的危险因素。

（二）高密度脂蛋白

1. 高密度脂蛋白胆固醇　高密度脂蛋白（high density lipoprotein，HDL）是含蛋白质最多、体积最小、比重最大的脂蛋白，含脂质与蛋白质各 50%。HDL 将周围组织中的胆固醇逆向转运至肝脏并转化为胆汁酸而清除。高密度脂蛋白胆固醇（HDL cholesterol，HDL-C）间接反映 HDL 水平。

【参考区间】　HDL-C：1.03~2.07 mmol/L;

理想范围：>1.04mmol/L；降低：<0.91mmol/L。

【临床意义】　HDL 具有抗 AS 作用，与 CHD 发病呈负相关。HDL-C 降低，多见于心脑血管病、糖尿病、肝炎、肝硬化等。由于 HDL-C 能促进外周组织中的胆固醇的清除，故又称"好胆固醇"。

2. 载脂蛋白 A1（apolipoprotein A1，Apo-A1）　由肝脏和小肠合成，是 HDL 的主要载脂蛋白成分（占 90%），Apo-A1 可将组织细胞多余胆固醇转运至肝脏加以处理，对防止 AS 的发生发展有重要意义。

【参考区间】　男：（1.42±0.17）g/L；女：（1.45±0.14）g/L。

【临床意义】　Apo-A1 与 HDL-C 的临床意义相仿。血清 Apo-A1 水平与 CHD 发病呈负相关，故 Apo-A1 降低是 AS 及 CHD 等疾病的危险因素。

（三）脂蛋白（a）

脂蛋白（a）[lipoprotein（a），Lp（a）]是一种独立的血浆脂蛋白，密度介于 HDL 与 LDL 之间，结构与 LDL 相似，除含有脂质成分与 Apo-B 外，还含有与纤溶酶原结构相似 Apo（a），故 Lp（a）与纤溶酶原的结构高度同源，可抑制纤维蛋白水解并促进血栓形成，有促进 AS 作用。LP（a）主要由遗传因素决定，基本不受年龄、性别、饮食、营养及环境影响。个体 LP（a）相当恒定，个体间差异很大。

【参考区间】　0~300mg/L。

【临床意义】　LP（a）升高是 AS 的独立危险因素。

（1）LP（a）增高：见于 AS 性心脑血管病、急性时相反应（急性心肌梗死、外科手术等）、家族性高胆固醇血症、糖尿病、大动脉瘤及肝癌以外的癌症等。

（2）LP（a）减低：见于肝脏疾病、酗酒、摄入新霉素等药物后，乃因 LP（a）合成于肝。

第六节 血清电解质检查

体内存在的液体称体液。体液以细胞膜为界，分为细胞内液和细胞外液，细胞外液可分为血浆和细胞间液。电解质指体液中以溶解状态存在的带正、负电荷的离子。血液中重要的电解质有钾、钠、氯、钙、磷、镁、碳酸氢盐、磷酸盐、硫酸盐以及有机酸盐等。人体以精细的调控系统调节着细胞内外的水平衡、电解质平衡、酸碱平衡和渗透压平衡，以维持内环境稳定。电解质检查对于了解机体生理与病理状态下内环境的平衡与稳定状态十分重要。

一、血清钾、钠、氯离子检测

体内电解质钾离子（K^+）、钠离子（Na^+）与氯离子（Cl^-）平衡密切相关，血清钾、钠与氯的检测是临床了解电解质代谢紊乱与否的最常用的实验室检查。

（一）血清钾

血清钾是细胞内的主要阳离子，生理作用包括参与维持细胞新陈代谢，维持细胞内渗透压平衡，保证神经肌肉特别是心肌的正常应激性等。钾代谢平衡包括钾摄入和排出的平衡以及细胞内外液钾的平衡。人体内的钾完全从外界摄入，约 90%从尿排出，肾排钾受醛固酮、体液酸碱平衡等多种因素影响。人体内约 98%的钾存在于细胞内，细胞内液钾浓度约为细胞外液的 40 倍。细胞膜上的钠-钾泵是维持细胞内外钾浓度正常梯度的主要因素，胰岛素及肾上腺素增加 Na^+/K^+-ATP 酶活性，组织缺氧及酸中毒等抑制其活性。所以溶血会对结果影响较大。血清钾检测实为细胞外液钾离子的检测，但细胞内外钾离子处在动态平衡之中。

【参考区间】 3.5～5.3mmol/L。

【临床意义】 钾平衡紊乱包括高钾血症与低钾血症，肾功能、酸碱平衡、醛固酮和肾素等机体诸多因素影响钾平衡，导致一系列病理生理变化。

（1）血清钾增高：血钾>5.5mmol/L 称高钾血症（hyperkalemia），若>7.5mmol/L 易引起心律失常甚至骤停。①摄入过多：如输入库存血液、注射大量钾盐等。②排泄障碍：肾排钾减少，如急、慢性肾衰竭及肾上腺皮质功能减退等。③细胞内钾移出：严重溶血、组织损伤或缺氧，红细胞或组织内的钾大量释放入细胞外液。pH 值可迅速改变血钾水平，血浆 pH 降低 0.1，血钾约升高 0.6～0.8 mmol/L。

（2）血清钾降低：血钾<3.5 mmol/L 称低钾血症（hypokalemia），若<3.0 mmol/L，易引起心搏骤停。①摄入不足：如长期低钾饮食、禁食或厌食等。②丢失过多：如严重呕吐、腹泻；肾脏病；肾上腺皮质功能亢进或醛固酮增多症；长期应用排钾利尿剂；大量出汗等。③分布异常：如肾性水肿或大量输入无钾液体，使细胞外液稀释；大量应用胰岛素、碱中毒及甲亢等时，钾向细胞内大量转移。

（二）血清钠

血清钠是细胞外液的主要阳离子，人体钠约 44%分布在细胞外液，9%存在于细胞内液，其余分布在骨骼中。人体钠主要源于食物钠盐，95%的钠经肾排出，其余经消化道和皮肤排出。钠的主要功能是维持细胞外液容量、渗透压和酸碱平衡以及肌肉、神经正常应激性等。钠平衡主要通过肾调节。醛固酮、抗利尿激素等均可影响血钠水平。

【参考区间】 137～147mmol/L。

【临床意义】 钠平衡紊乱包括高钠血症和低钠血症，低钠血症临床常见，水、钠变化均可导致细胞外液钠浓度变化，故钠平衡紊乱常伴有水平衡紊乱。

（1）血清钠增高：血钠>150mmol/L 称高血钠症（hypernatremia），临床较少见。①输入过多：如输入钠盐溶液。②排泄减少：如肾上腺皮质功能亢进、原发性醛固酮增多症、脑外伤或急性脑血管病等。

（2）血清钠降低：血钠<130mmol/L 称低血钠症（hyponatremia），临床较常见。

1）摄入不足：如长期低钠饮食、饥饿等。

2）丢失过多：①胃肠道失钠：缺钠性脱水最常见原因。如严重呕吐、腹泻及幽门梗阻等；②肾性失钠：肾小管疾病使钠重吸收减少；肾上腺皮质功能不全使醛固酮分泌减少，肾小管重吸收钠减少；肾功能不全多尿期使水钠丢失过多；③皮肤失钠：大量出汗、大面积烧伤等。

3）细胞外液稀释：主要是水钠潴留，水多于钠。①肝硬化失代偿期；②肾衰竭少尿期；③抗利尿激素分泌过多；④细胞内液外渗：糖尿病时细胞外液高渗。

4）酸中毒：钠从细胞外液转移到细胞内。

（三）血清氯

血清氯是细胞外液主要的阴离子，细胞内的含量为细胞外的一半，红细胞内的氯化物主要是氯化钾，而血浆中的氯化物主要是氯化钠，血清氯化物与血清钠变化常呈平行关系。Cl^- 变化与 Na^+ 基本呈平行关系。机体通过膳食及食盐的形式摄入氯化钠，主要经肾排出，少量经消化道和皮肤丢失。生理作用主要是与钠离子相配合，调节机体水电解质平衡、渗透压平衡及酸碱平衡，并参与胃液中胃酸的生成等。

【参考区间】 96～108mmol/L。

【临床意义】 氯平衡紊乱包括高氯血症和低氯血症，低氯血症临床较常见，氯平衡紊乱多伴有相应的钠平衡紊乱。

（1）血清氯增高：血氯>110mmol/L 常称为高氯血症（hyperchloremia）。临床较少见。①摄入过多：过量补充 $NaCl$、$CaCl_2$、NH_4Cl 溶液。②高钠血症性脱水：腹泻、呕吐、出汗等导致血氯浓缩性升高。③排泄减少：肾病无尿者、充血性心力衰竭。④换气过度所致的呼吸性碱中毒：HCO_3^- 减少、血氯代偿性增高。⑤肾上腺皮质功能亢进，肾小管对 $NaCl$ 重吸收增加。

（2）血清氯降低：血氯<90mmol/L 常称为低氯血症（hypochloremia），临床较多见。

临床上低氯血症比较多见。低钠血症常伴低氯血症，但当大量损失胃液时，失氯为主而失钠很少；若大量丢失肠液时，则失钠甚多而失氯较少。①摄入不足：饥饿、低盐治疗等。②丢失过多：胃肠道丢失，如呕吐、腹泻；反复使用利尿剂，抑制氯的重吸收；肾上腺皮质功能减退，如阿狄森（Addison）病，肾小管吸收 Cl^- 不足；呼吸性酸中毒，肾为了增加 HCO_3^- 的重吸收，使 Cl^- 的重吸收减少。③其他：细胞外液稀释，如抗利尿激素分泌过多；代谢性酸中毒，Cl^- 向细胞内转移，如糖尿病酸中毒，血浆中部分 Cl^- 被有机酸阴离子取代。

二、血清钙、磷、镁离子检测

钙、磷和镁是重要的骨矿物质，与骨代谢密切相关，血清钙（Ca^{2+}）、磷（P）和镁（Mg^{2+}）有助于骨代谢疾病的诊断。

（一）血清钙

血清钙是人体含量最多的金属元素。99%存在于骨骼。钙主要来自于食物，随粪便和尿液排出体外。血钙含量仅为总钙的 0.1%，主要存在于血浆中，分为离子钙、蛋白结合钙及复合结合钙，但发挥极其重要的作用，包括血液凝固、维持神经肌肉应激性、维持心肌及传导系统兴奋性和节律性、激活磷酸化酶和移位酶等。血钙浓度受甲状旁腺激素、降钙素、1，25-（OH)$_2$-D$_3$ 等的影响。甲状旁腺激素能升高血钙、降低血磷，降钙素能降低血钙和血磷，1，25-（OH)$_2$-D$_3$ 能升高血钙和血磷。

【参考区间】 血清总钙：成人：2.11～2.52mmol/L；儿童：2.25～2.67mmol/L。

离子钙：1.10～1.34 mmol/L。

【临床意义】 临床上低钙血症较多见。

（1）血钙增高：血清总钙超过 2.52mmol/L，称为高钙血症（hypercalcemia）。临床较少见。①摄入过多。②溶骨作用增强：如甲状旁腺功能亢进、多发性骨髓瘤及肿瘤的骨转移等。③排出减少：肾功能受损。④钙吸收作用增加：如维生素 D 应用过多。

（2）血钙降低：血清总钙低于 2.25mmol/L，称为低钙血症（hypocalcemia），临床较多见。伴高血磷，见于甲状旁腺机能减退、慢性肾衰；伴低血磷或正常血磷，见于佝偻病、骨软化症等。①摄入不足：如长期低钙饮食等。②吸收不良：严重乳糜泻、急性胰腺炎时脂肪酸与钙结合成钙皂影响吸收；维生素 D 缺乏导致钙吸收障碍，如婴儿手足抽搐症。③甲状旁腺功能减退。

（二）血清磷

血清磷约80%以不溶解的磷酸钙存在于骨骼中，其余在软组织及细胞内，体液中较少。饮食中的磷在小肠内被吸收，以磷酸盐的形式经肾及肠排出。血液中的磷分为有机磷和无机磷，血清磷一般指无机磷。有机磷主要存在于细胞中，无机磷的90%为可扩散的磷酸盐，以 $HPO_4^{2-}/H_2PO_4^-$ 为缓冲对调节酸碱平衡，其余 10%与血浆蛋白结合。血磷浓度受甲状旁腺激素、降钙素及生长激素影响。甲状旁腺激素降低肾小管对磷的重吸收，而生长激素促进重吸收；降钙素抑制骨溶解。

【参考区间】 成人：0.96～1.62mmol/L；儿童：1.45～2.10 mmol/L。

【临床意义】 血磷不如血钙稳定，正常血磷与血钙有一定的浓度关系，即钙、磷浓度（mg/dL）乘积为 36～40。

（1）高磷血症（hyperphosphatemia）：①吸收增加：维生素 D 促进肠道吸收钙磷，血清钙磷均可升高；甲状旁腺功能减退症，肾小管对磷的重吸收增加。②排出减少：肾功能不全致磷酸盐排泄障碍，使血磷滞留。③磷从细胞内释出：如酸中毒、白血病、淋巴瘤及骨肿瘤等化疗后使磷释出。④多发性骨髓瘤、骨折愈合期等。

（2）低磷血症（hypophosphatemia）：①肠道吸收减少：维生素 D 缺乏症、肝硬化等，肠道吸收减少；乳糜泻，脂肪抑制钙磷吸收。②肾小管重吸收减少：甲状旁腺功能亢进症，肾小管对磷的重吸收减少；肾小管疾病等。③糖利用增加：糖代谢必须经过磷酸化作用，消耗大量无机磷酸盐，糖尿病时血磷与血糖负相关。

（三）血清镁

血清镁含量居体内阳离子的第四位，约 50%存在于骨骼，45%在细胞外液，细胞外液仅 5%。血镁有三种存在形式：离子镁约占 55%，蛋白结合镁约 30%，阴离子复合镁约 15%。食物中的镁主要在小肠吸收，主要在肾脏排泄，肾小球滤过的 Mg^{2+} 大部分被肾小管重吸收，仅 2%～5% 随尿排出。离子镁具有十分重要生理功能，可以降低神经肌肉的兴奋性；作为 300 种酶的辅助因子，广泛参与生命活动；与 ATP 结合，几乎参与所有代谢过程。

【参考区间】 成人：0.75～1.02mmol/L；儿童：0.5～0.9 mmol/L。

【临床意义】 镁代谢与钙磷代谢密切相关，临床上低镁血症较常见，且常伴有水和其他电解质紊乱。

（1）高镁血症（hypermagnesemia）：临床较少见。主要见于镁摄入过多、肾脏排出减少以及甲状旁腺功能减退等内分泌疾病。

（2）低镁血症（hypomagnesemia）：临床较多见，通常由于胃肠道或肾的丢失过多。①消化道丢失过多：如严重的呕吐、腹泻、脂肪泻（脂肪与镁结合而难吸收）、小肠切除等。②肾排出过多：肾盂肾炎、肾病综合征等可因肾小管对镁的重吸收能力降低引起低镁血症；急性肾功能不全多尿期可出现低镁血症；高度利尿时可造成尿镁排出增多；甲状腺功能亢进症、甲状旁腺功能亢进症时尿中排镁增加。③其他：糖尿病用胰岛素治疗时，镁向细胞内转移等情况；血液透析等。如大量使用利尿剂及肾炎多尿期，高钙血症使肾小管重吸收镁减少，甲状旁腺功能减退时肾小管重吸收减少，糖尿病、酒精中毒等亦可使镁排出增多。低镁血症与低钙血症症状相似，重症也可出现肌肉震颤、手足反射亢进等症状，应加以区分。

第七节 血气分析与酸碱平衡检查

血气即血液气体，指物理性溶解于血液中的氧（O_2）和二氧化碳（CO_2）；血气分析是用血气分析仪检测血液中的 O_2、CO_2 和 pH 值，并以此判断体内酸碱平衡的状况。血气和酸碱平衡对于维持机体内环境稳定、保证机体健康至关重要，血气分析指标对于危重患者的抢救和监护、对于呼吸衰竭和酸碱平衡紊乱的诊断和治疗不可缺少。

一、标本采集要求

1. 动脉血 血气分析以动脉血为宜。因为动脉血可真实反映机体的血气和酸碱平衡特征，而静脉血一般仅反映机体局部状况。采血部位常选用桡动脉、肱动脉、股动脉等。

2. 抗凝血 血气分析标本必须抗凝，常用肝素。

3. 隔绝空气 血气分析标本必须严格地隔绝空气，安静状态下采血。

4. 及时送检 标本采集后立即送检，若保存在 4℃环境中，不可超过 2 小时。

二、血气分析指标

血气分析仪可直接检测动脉血氧分压、动脉血二氧化碳分压、动脉血氢离子浓度，并计算其他多项指标。

1. 动脉血氧分压（arterial partial pressure of oxygen，PaO₂） 是指动脉血血浆中物理溶解的氧分子所产生的压力。血液中溶解的氧气量与 PaO_2 成正比。

【参考区间】 80～100mmHg（10.64～13.30kPa）。

【临床意义】 PaO_2 是机体缺氧的敏感指标。

（1）PaO_2 下降：见于肺部通气和换气功能障碍、通气血流比例失调、分流及弥散功能障碍等。PaO_2 低于 7.31kPa（55mmHg）即表示有呼吸衰竭，低于 4kPa（30mmHg）即有生命危险。

（2）PaO_2 升高：主要见于输 O_2 治疗过度，上升幅度与所用 O_2 的浓度有关。

2. 动脉血氧饱和度（arterial oxygen saturation，SaO_2） 表示动脉血氧与血红蛋白（Hb）结合的程度，即在一定的 PaO_2 存在下，与氧气结合的 Hb 量（HbO_2）占全部 Hb 的百分率。$SaO_2 = HbO_2$/全部 $Hb \times 100\%$ =（血氧含量–物理溶解氧）/血氧容量 $\times 100\%$。

【参考区间】 91.9%～99%。

【临床意义】 SaO_2 是了解 Hb 氧含量程度和 Hb 系统缓冲能力的指标。

SaO_2 主要取决于 PaO_2，当 PaO_2 降低时，SaO_2 也随之降低。SaO_2 可反映机体是否缺氧，但并不敏感，乃因氧解离曲线呈 S 形，在较轻度的缺氧时，尽管 PaO_2 已有明显下降，SaO_2 可无明显变化。氧解离曲线即氧合血红蛋白解离曲线，是 PaO_2 和 SaO_2 的相关性曲线，PaO_2 值为横坐标，SaO_2 为纵坐标。pH 值下降、$PaCO_2$ 增加、温度升高和红细胞内 2，3 二磷酸甘油酸增加，则曲线右移，即 HbO_2 易释放氧以保证细胞正常的有氧代谢，反之曲线左移，组织缺氧加重。

3. 氧饱和度 50% 时氧分压（oxygen half-saturation pressure of hemoglobin，P_{50}） 指血红蛋白 50% 氧饱和度时的氧分压数。正常人在体温 37℃、pH7.4、$PaCO_2$ 5.32kPa（40mmHg）时，P_{50} 等于 3.54kPa（26.6mmHg）。

【参考区间】 3.54kPa（26.6mmHg）。

【临床意义】 P_{50} 可反映血液输氧能力以及血红蛋白对氧的亲和力。

P_{50} 增加，提示氧解离曲线右移，氧与 Hb 亲和力降低，Hb 易释放氧；反之 Hb 不易释放氧。故 P_{50} 降低时，即使 SaO_2 较高，组织依然缺氧。

4. 动脉血氧含量（arterial blood oxygen content，CaO_2） 是指每升动脉血液中所含氧的总量或每 100ml 动脉血含氧的 mL 数。CaO_2 包括血红蛋白结合氧和物理溶解氧。

【参考区间】 8.55～9.45mmol/L（19～21ml/dL）。

【临床意义】 CaO_2 是反映动脉血携氧量的综合性指标。高原缺氧、慢性阻塞肺病缺氧的患者，CaO_2 随 PaO_2 降低而降低，但 Hb 正常或升高；贫血、CO 中毒、高铁血红蛋白血症的患者，虽 PaO_2 正常，而 CaO_2 随 Hb 的降低而降低。

5. 动脉血二氧化碳分压（arterial partial pressure of carbon dioxide，$PaCO_2$） 是指动脉血血浆中物理溶解的 CO_2 分子所产生的压力。CO_2 是有氧代谢的最终产物，经血液运输至肺排出。动脉血 $PaCO_2$ 与肺泡 $PaCO_2$ 基本相当。

【参考区间】 4.65～5.98kPa（35～45mmHg）。

【临床意义】 $PaCO_2$ 代表酸碱平衡失调中的呼吸因素，直接影响血液 pH。$PaCO_2$ 升高称高碳酸血症，见于呼吸性酸中毒、代谢性碱中毒等，提示肺泡通气量降低，如肺气肿、慢性支气管炎、肺心病等。$PaCO_2$ 大于 7.33 kPa 有抑制呼吸中枢的危险，是判断各型酸碱中毒的主要指标。$PaCO_2$ 降低称低碳酸血症，见于呼吸性碱中毒、代谢性酸中毒等，提示肺泡通气过度。

6. 血浆二氧化碳总量（total carbon dioxide，TCO_2） 指存在于血浆中的各种形式的 CO_2 的总和。TCO_2 大部分是 HCO_3^- 结合形式，少量为物理溶解形式，还有少量是以碳酸、蛋白质氨基甲酸酯及 CO_3^{2-} 等形式存在。TCO_2 在体内受呼吸及代谢两方面因素的影响，但主要受代谢因素影响。

【参考区间】 动脉血：3.2～4.27kPa（24～32mmHg）。

【临床意义】

（1）TCO_2 升高：见于代谢性酸中毒、呼吸性碱中毒等，提示 CO_2 滞留或体内 HCO_3^- 增多。

（2）TCO₂降低：见于代谢性碱中毒、呼吸性酸中毒等，提示 CO_2 或 HCO_3^- 减少。

7. 血浆二氧化碳结合力（carbon dioxide combining power，CO₂CP） 指来自 HCO_3^- 和 H_2CO_3 两者的 CO_2 总量。CO_2CP 受代谢和呼吸双重因素的影响。

【参考区间】　23～31mmol/L。

【临床意义】

（1）CO_2CP 升高：见于代谢性酸中毒、呼吸性碱中毒等，提示体内 HCO_3^- 增多。

（2）CO_2CP 降低：见于代谢性碱中毒、呼吸性酸中毒等，提示 HCO_3^- 减少。如无呼吸因素的影响，CO_2CP 则表示血中 HCO_3^- 的量。

8. pH 值 是表示体液氢离子的浓度的指标。血液 pH 值的主要决定因素是 HCO_3^- 与 H_2CO_3 的比值，两者任一改变均能影响 pH 值，而且互相间可进行代偿，如 HCO_3^- 与 H_2CO_3 同时按比例增高或下降，则 pH 值不变。

【参考区间】　动脉血 pH：7.35～7.45。

【临床意义】　pH 是判断酸碱失调中机体代偿程度的重要指标。

（1）pH＜7.35 为失代偿性酸中毒，提示存在酸血症；

（2）pH＞7.45 为失代偿性碱中毒，提示有碱血症；

（3）pH 值正常可有三种情况：①酸碱平衡正常；②酸碱平衡紊乱，但代偿良好；③混合性酸碱失衡，相互抵消。

9. 碳酸氢盐 指血浆中 HCO_3^- 含量。有实际碳酸氢盐（actual bicarbonate，AB）和标准碳酸氢盐（standard bicarbonate，SB）两个指标。AB 指在实际 $PaCO_2$、SaO_2 条件下测得的血浆 HCO_3^- 含量，受呼吸因素影响。SB 指在体温 37℃、$PaCO_2$ 为 5.32 kPa（40mmHg）、SaO_2 为 100%时的 HCO_3^- 含量，不受呼吸因素影响。

【参考区间】　动脉血：AB：21～28mmol/L；SB：21～25mmol/L。

【临床意义】　AB 与 SB 均反映酸碱平衡中的代谢性因素，SB 是准确反映代谢性酸碱平衡的指标，而 AB 尚在一定程度上受呼吸因素的影响。

（1）AB 与 SB 联合：①两者正常为酸碱平衡正常。②两者均升高为代谢性碱中毒失代偿。③两者均降低为代谢性酸中毒失代偿。

（2）AB 与 SB 差值：反映呼吸因素对血浆 HCO_3^- 影响的程度。①当呼吸性酸中毒时，AB＞SB；当呼吸性碱中毒时，AB＜SB；②代谢性酸中毒时，AB=SB＜正常值；代谢性碱中毒时，AB=SB＞正常值。

10. 缓冲碱与剩余碱 缓冲碱（buffer base，BB）是指血液中一切具有缓冲作用的碱性物质的总和，包括 HCO_3^-、HPO_4^{2-}、血红蛋白（Hb^-）和血浆蛋白（Pr^-）。HCO_3^- 是 BB 的主要成分，约占 50%（24/50）。碱过剩（base excess，BE）指在体温 37℃、$PaCO_2$ 为 5.32 kPa（40mmHg）、SaO_2 为 100%的标准条件下，将 1L 血液调至 pH 值为 7.4 时所需酸或碱的量（mmol）。需加酸者表示血中有多余的碱，BE 为正值；相反，需加碱者表明血中碱缺失，BE 为负值。

【参考区间】　BB：45～55mmol/L；动脉血 BE：－3～+3mmol/L。

【临床意义】　BB 反映机体对酸碱平衡紊乱时的总的缓冲能力，不受呼吸因素影响。BB 是反映代谢性因素的指标：BB 减少提示代谢性酸中毒，BB 增加提示代谢性碱中毒。

BE 表示全血或血浆中碱储备增加或减少的情况，只反映代谢性因素，临床意义与 SB 大致相同。

11. 阴离子间隙（anion gap，AG） 是指血浆中的未检测阴离子（UA）与未检测阳离子（UC）的差值（即 AG=UA－UC）。可通过常规检测的阳离子（Na^+）与常规检测的阴离子（Cl^- 和 HCO_3^-）

之差算出。

【参考区间】 10～14mmol/L。

【临床意义】 AG 用于鉴别不同类型的代谢性酸中毒。

（1）高 AG 代谢性酸中毒：以产生过多酸为特征，常见于乳酸酸中毒、尿毒症、酮症酸中毒。

（2）正常 AG 代谢性酸中毒：又称为高氯型酸中毒，可由 HCO_3^- 减少（如腹泻）、酸排泄衰竭（如肾小管酸中毒）或过多使用含氯的酸（如盐酸精氨酸）。

（3）低 AG 代谢性酸中毒：临床较少见，常表现为低蛋白血症。

三、酸碱平衡失调类型及其血气分析特点

（一）代谢性酸中毒

1. 概念 代谢性酸中毒指以 HCO_3^- 下降为原发改变而引起的一系列病理生理过程。

2. 血气分析特点 AB、SB、BB 下降，pH 接近或达到正常，BE 负值增大，$PaCO_2$ 下降。当机体不能代偿时，$PaCO_2$ 正常或增高，pH 下降。

3. 常见病因 ①机体产酸过多：糖尿病酮症酸中毒、过度饥饿、酒精中毒、严重损伤等；②碱性物质丢失过多：如严重腹泻、肠瘘等；③排酸障碍：如肾衰等。

（二）呼吸性酸中毒

1. 概念 呼吸性酸中毒指因呼吸功能障碍导致原发的血浆 $PaCO_2$ 升高所致 H^+ 浓度增加，pH 下降的病理生理过程。

2. 血气分析特点 急性呼吸性酸中毒时，$PaCO_2$ 增高，pH 下降，AB 正常或略升高、BE 基本正常。肾脏代偿时，$PaCO_2$ 每升高 1.0mmHg（0.133kPa），HCO_3^- 约可增加 0.07mmol/L；慢性呼吸性酸中毒时，$PaCO_2$ 增高，pH 正常或降低，AB 升高，AB＞SB，BE 正值增大。$PaCO_2$ 每升高 1.0mmHg（0.133kPa），HCO_3^- 经代偿后约可增加 0.3～0.4mmol/L（平均 0.35mmol/L）。但肾脏代偿有一定的限度，急性呼吸性酸中毒时，HCO_3^- 不超过 32mmol/L。慢性呼吸性酸中毒时 HCO_3^- 不超过 45mmol/L。

3. 常见病因 各种原因的通气不足。多见于呼吸系统疾病，如慢性阻塞性肺疾病、哮喘、肺心病、肺纤维化等。

（三）代谢性碱中毒

1. 概念 代谢性碱中毒指原发的血浆 HCO_3^- 升高而引起的一系列病理生理过程。

2. 血气分析特点 AB、SB、BB 增高，pH 接近正常，BE 正值增大，$PaCO_2$ 上升。机体失代偿时，$PaCO_2$ 反而降低或正常，pH 上升。

3. 常见病因 ①肾小管碳酸氢盐吸收阈值增大：如缺钾、低氯及容量不足性碱中毒；②肾碳酸氢盐产生增加：如使用排钾保钠性利尿药、盐皮质激素增加等。

（四）呼吸性碱中毒

1. 概念 呼吸性碱中毒指由于过度通气使血浆 $PaCO_2$ 下降引起的一系列病理生理过程。

2. 血气分析特点 $PaCO_2$ 下降，pH 正常或升高，AB 在急性呼吸性碱中毒时正常或轻度下降，慢性呼吸性碱中毒时下降明显，AB＞SB，BE 负值增大。肾脏代偿反应效率在急、慢性期不同。急

性呼吸性碱中毒时 $PaCO_2$ 每下降 0.133kPa（1.0mmHg），HCO_3^-减少 0.2mmol/L；慢性呼吸性碱中毒时 $PaCO_2$ 每下降 0.133kPa，HCO_3^-减少 0.5mmol/L，Cl^-内移，血清 Ca^{2+}降低。

3. 常见病因 ①中枢性过度换气：如缺氧刺激、精神过度紧张、脑外伤等；②外周性过度换气：呼吸机管理不当、胸外伤等。

（五）呼吸性酸中毒合并代谢性酸中毒

1. 概念 呼吸性酸中毒合并代谢性酸中毒是指急、慢性呼吸性酸中毒合并不适当的 HCO_3^-下降，或者代谢性酸中毒合并不适当的 $PaCO_2$ 增加所致呼吸性酸中毒合并代谢性酸中毒。

2. 血气分析特点 $PaCO_2$上升、正常或轻度下降，pH 明显降低，AB、SB、BB 减少、正常或轻度升高，BE 负值增大。

3. 常见病因 多见于慢性阻塞性肺疾病、肺心病等，CO_2潴留导致呼吸性酸中毒，缺氧、乳酸堆积可能导致代谢性酸中毒。

（六）呼吸性酸中毒合并代谢性碱中毒

1. 概念 呼吸性酸中毒合并代谢性碱中毒指急、慢性呼吸性酸中毒合并不适当的 HCO_3^-升高，或者代谢性碱中毒合并不适当的 $PaCO_2$ 增加所致呼吸性酸中毒合并代谢性碱中毒。

2. 血气分析特点 $PaCO_2$上升，pH 值升高、正常或下降，AB 明显增加，并超过预计代偿的限度；急性呼吸性酸中毒时 HCO_3^-的增加不超过 3~4mmol/L，BE 正值增大。

3. 常见病因 慢性阻塞性肺疾病时，CO_2潴留导致呼吸性酸中毒，而利尿不当、低血钾、低血氯可引起代谢性碱中毒。

（七）呼吸性碱中毒合并代谢性酸中毒

1. 概念 呼吸性碱中毒合并代谢性酸中毒指为呼吸性碱中毒伴有不适当的 HCO_3^-下降或代谢性酸中毒伴有不适当的 $PaCO_2$ 减少。

2. 血气分析特点 $PaCO_2$下降，AB、SB、BB 减少，BE 负值增大，pH 升高或大致正常。

3. 常见病因 各种引起肺泡通气量增加的疾病，如肺炎、肺间质性疾病、感染性发热等，可产生呼吸性碱中毒，而肾功能障碍、排酸减少可导致代谢性碱中毒。

（八）呼吸性碱中毒合并代谢性碱中毒

1. 概念 呼吸性碱中毒合并代谢性碱中毒是指血浆 HCO_3^-增加同时合并 $PaCO_2$ 减少。

2. 血气分析特点 $PaCO_2$下降、正常或轻度升高，pH 明显上升，AB 增加、正常或轻度下降，BE 正值增大。

3. 常见病因 临床较少见，预后很差，可见于肝硬化合并肝肺综合征。

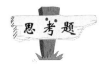

（参考答案见二维码）

1. 反映近端、远端肾小管功能的指标有哪些？

2. 血脂检查中，哪些指标变化是动脉粥样硬化的危险因素？

3. 病例分析：患者男性，51 岁，农民。主因上腹部疼痛伴恶心、呕吐 6 小时入院。患者于 6 小时前无明显诱因出现上腹部疼痛，呈持续性，向后背部及咽部放射，伴大汗，恶心，呕吐 3 次，为胃内容物，经休息不缓解而入院。自发病以来，精神欠佳，夜间休息差。既往体健。有吸烟史 30 年，1 包/日，间断饮酒。体格检查：T 36.0℃，P 50 次/分，R

23 次/分，BP 90/60mmHg，神清语利。两肺呼吸音清，未闻及干湿性啰音。心率 50 次/分，律齐，心音低钝，未闻及杂音。上腹部轻压痛，无反跳痛，肌紧张，肝脾未及。

实验室检查：血常规：WBC：$12.9×10^9$/L，N：88%，L：10%，M：2%。

cTnI：6.09 µg/L；cTnT：5.25µg/L；CK：874 U/L；CK-MB：200 U/L。

问题和思考：

（1）根据上述病史及实验室检查资料，该患者最可能的诊断是什么？

（2）为明确诊断，患者还需做哪些检查？

（梁文杰）

参考答案

第八节　血清铁及其代谢产物的检查

一、血清铁检测

血清铁（serum iron），即与转铁蛋白结合的铁，其含量不仅取决于血清中铁的含量，还受转铁蛋白的影响。血清铁检测适应于：①急性铁中毒。②转铁蛋白检测的参数。③铁吸收实验参数。

【参考区间】　男性：11～30µmol/L；女性：9～27µmol/L；儿童：9～22µmol/L。

【临床意义】　血清铁增高和减低的发生原因和机制见表4-5-3。

表4-5-3　血清铁异常的发生机制和原因

异常	发生机制	原因
血清铁增高	利用障碍	铁粒幼细胞贫血、再生障碍性贫血、铅中毒等
	释放增多	溶血性贫血、急性肝炎、慢性活动性肝炎等
	铁蛋白增多	白血病、含铁血黄素沉着症、反复输血等
	铁摄入过多	铁剂治疗过量时
血清铁减低	铁缺乏	缺铁性贫血
	慢性失血	月经过多、消化性溃疡、恶性肿瘤、慢性炎症等
	摄入不足	长期缺铁饮食、机体需铁增加时

二、血清转铁蛋白检测

转铁蛋白（transferrin，Tf）是血浆中一种能与 Fe^{3+} 结合的球蛋白，主要起转运铁的作用。体内仅有 1/3 的 Tf 呈铁饱和状态。每分子 Tf 可与 2 个 Fe^{3+} 结合并将铁转运到骨髓和其他需铁的组织。Tf 主要在肝脏中合成，所以 Tf 也可作为判断肝脏合成功能的指标。另外，Tf 也是一种急性时相反应蛋白。

【参考区间】　28.6～51.9µmol/L（2.5～4.3g/L）。

【临床意义】

（1）Tf增高：常见于妊娠期、应用口服避孕药、慢性失血及铁缺乏，特别是缺铁性贫血。

（2）Tf减低：常见于铁粒幼细胞性贫血、再生障碍性贫血；营养不良、重度烧伤、肾衰竭；遗传性转铁蛋白缺乏症；急性肝炎、慢性肝损伤及肝硬化等。

三、血清总铁结合力检测

正常情况下，血清铁仅能与 1/3 的 Tf 结合，2/3 的 Tf 未能与铁结合，未与铁结合的 Tf 称为未饱和铁结合力。每升血清中的 Tf 所能结合的最大铁量称为总铁结合力（total iron-binding capacity，TIBC），即为血清铁与未饱和铁结合力之和。

【参考区间】　男性：50～77μmol/L；女性：54～77μmol/L。

【临床意义】

（1）TIBC 增高：见于：

1）Tf 合成增加：如缺铁性贫血、红细胞增多症、妊娠后期。

2）Tf 释放增加：急性肝炎、亚急性重型肝炎等。

（2）TIBC 减低：见于：

1）Tf 合成减少：肝硬化、慢性肝损伤等。

2）Tf 丢失：肾病综合征。

3）铁缺乏：肝脏疾病、慢性炎症、消化性溃疡等。

四、血清转铁蛋白饱和度检测

血清转铁蛋白饱和度（transferrin saturation，Tfs）简称铁饱和度，可以反映达到饱和铁结合力的 Tf 所结合的铁量，以血清铁占 TIBC 的百分率表示。血清转铁蛋白饱和度检测适应于：①可疑的功能铁缺乏；②可疑的铁过度负荷。

【参考区间】　33%～55%。

【临床意义】

（1）Tfs 增高：常见于：

1）铁利用障碍：如再生障碍性贫血、铁粒幼细胞性贫血。

2）血色病（hemachromatosis）：Tfs 大于 70% 为诊断血色病的可靠指标。

（2）Tfs 减低：可见于：

1）缺铁或缺铁性贫血：Tfs 小于 15% 并结合病史即可诊断缺铁或缺铁性贫血，其准确性仅次于铁蛋白，但较 TIBC 和血清铁灵敏。

2）慢性感染性贫血。

五、血清铁蛋白检测

铁蛋白（serum ferritin，SF）是去铁蛋白（apoferritin）和铁核心 Fe^{3+} 形成的复合物，铁蛋白的铁核心 Fe^{3+} 具有强大的结合铁和贮备铁的能力，以维持体内铁的供应和血红蛋白相对稳定性。SF 是铁的贮存形式，其含量变化可作为判断是否缺铁或铁负荷过量的指标。

血清铁蛋白检测的适应证：①缺铁性贫血；②贮存铁缺乏；③长时间口服铁治疗的监测；④贫血的鉴别诊断；⑤缺铁易发人群的监测（孕妇、献血者、幼儿和血液透析病人）；⑥铁过度负荷；⑦长时间铁转移治疗的监测。

【参考区间】 男性：15～200μg/L；女性：12～150μg/L。

【临床意义】

（1）SF 增高：常见于：

1）体内贮存铁增加：原发性血色病、继发性铁负荷过大。

2）铁蛋白合成增加：炎症、肿瘤、白血病、甲状腺功能亢进症等。

3）贫血：溶血性贫血、再生障碍性贫血、恶性贫血（pernicious anemia）。

4）组织释放增加：肝坏死、慢性肝病等。

（2）SF 减低：可见于：

1）缺铁性贫血、大量失血、长期腹泻、营养不良等。

2）SF 低于 15μg/L 时即可诊断铁缺乏。SF 也可作为营养不良的流行病学调查指标。

3）若 SF 大于 100μg/L，即可排除缺铁。

六、红细胞内游离原卟啉检测

血红蛋白合成过程中，原卟啉与铁在铁络合酶的作用下形成血红素。当铁缺乏时，原卟啉与铁不能结合形成血红素，导致红细胞内的游离原卟啉（free erythrocyte protoporphyrin，FEP）增多，或在络合酶作用下形成锌原卟啉（zinc protoporphyrin，ZPP）。

【参考区间】 男性：0.56～1.00μmol/L；女性：0.68～1.32μmol/L。

【临床意义】

（1）FEP 增高：常见于缺铁性贫血、铁粒幼细胞性贫血、阵发性睡眠性血红蛋白尿以及铅中毒等。FEP/Hb 比值对诊断缺铁更灵敏。

（2）FEP 减低：常见于巨幼细胞性贫血、恶性贫血和血红蛋白病等。

缺铁性贫血为小细胞低色素贫血。临床上常需要与珠蛋白生成障碍性贫血、慢性病性贫血和铁粒幼细胞性贫血鉴别。几种小细胞低色素性贫血的鉴别见表 4-5-4。

表 4-5-4 小细胞低色素性贫血的鉴别

项目	缺铁性贫血	铁幼粒细胞贫血	珠蛋白生成障碍性贫血	慢性病性贫血
年龄	中青年	中老年	儿童	不定
性别	女性	不定	不定	不定
病因	缺铁	铁利用障碍	Hb 异常	缺铁或铁利用障碍
网织红细胞	正常或增高	正常或增高	正常或增高	正常
血清铁蛋白	减低	增高	增高	正常或增高
血清铁	减低	增高	增高	减低
总铁结合力	增高	正常或减低	正常	减低
转铁蛋白饱和度	减低	增高	增高	正常或减低
细胞外铁	减低	增高	增高	增高
贮存铁	减低	正常或增高	增高	增高
铁粒幼细胞	减低	环形铁粒幼细胞>15%	增高	减低
HbA$_2$	减低或正常	减低或正常	增高	减低

第九节 血糖及其代谢产物的检查

一、空腹血糖检测

空腹血糖（fasting blood glucose，FBG）是诊断糖代谢紊乱的最常用和最重要的指标。以空腹血浆葡萄糖（fasting plasma glucose，FPG）检测较为方便，且结果也最可靠。FBG 易受肝脏功能、内分泌激素、神经因素和抗凝剂等多种因素的影响，且不同的检测方法，其结果也不尽相同。血糖检测的适应证见表 4-5-5。

表 4-5-5 血糖检测的适应证

血糖状态	适应证
高糖血症	1. 糖尿病患者治疗检测
	2. 门诊或住院患者的糖尿病筛查
	3. 碳水化合物代谢评价（肥胖、孕妇、肢端肥大症、阿狄森病、全垂体功能减退、慢性肝病、急性胰腺炎、慢性胰腺病等）
低糖血症	1. 患者出现的低血糖相关症状
	2. 排除临床表现健康的低糖血症患者（胰岛素瘤除外）
	3. 糖尿病治疗时出现的低血糖症状
	4. 新生儿低糖血症的检测
	5. 儿童期先天性代谢障碍的相关线索

【参考区间】 葡萄糖氧化酶法：3.9～6.1mmol/L。
邻甲苯胺法：3.9～6.4mmol/L。

【临床意义】 血糖检测是目前诊断糖尿病的主要依据，也是判断糖尿病病情和控制程度的主要指标。

（1）FBG 增高：而又未达到诊断糖尿病标准时，称为空腹血糖受损（impaired fasting glucose，IFG）；FBG 增高超过 7.0mmol/L 时称为高糖血症（hyperglycemia）。

根据 FBG 水平将高糖血症分为 3 度。轻度增高：7.0～8.4 mmol/L 为；中度增高 8.4～10.1 mmol/L；重度增高大于 10.1 mmol/L。当 FBG 超过 9mmol/L（肾糖阈）时尿糖即可呈阳性。

1）生理性增高：餐后 1～2 小时、高糖饮食、剧烈运动、情绪激动、胃倾倒综合征等。

2）病理性增高：①各型糖尿病；②内分泌疾病：如甲状腺功能亢进症、巨人症、肢端肥大症、皮质醇增多症、嗜铬细胞瘤和胰高血糖素瘤等；③应激性因素：如颅内压增高、颅脑损伤、中枢神经系统感染、心肌梗死、大面积烧伤、急性脑血管病等；④药物影响：如噻嗪类利尿剂、口服避孕药、泼尼松等；⑤肝脏和胰腺疾病：如严重的肝病、坏死性胰腺炎、胰腺癌等；⑥其他：如高热、呕吐、腹泻、脱水、麻醉和缺氧等。

（2）FBG 减低：低于 3.9mmol/L 时为血糖减低，当 FBG 低于 2.8mmol/L 时称为低糖血症（hypoglycemia）。

1）生理性减低：饥饿、长期剧烈运动、妊娠期等。

2）病理性减低：①胰岛素过多：如胰岛素用量过大、口服降糖药、胰岛 β 细胞增生或肿瘤等；②对抗胰岛素的激素分泌不足：如肾上腺皮质激素、生长激素缺乏；③肝糖原贮存缺乏：如急性重型肝炎、急性肝炎、肝癌、肝淤血等；④急性乙醇中毒；⑤先天性糖原代谢酶缺乏：如Ⅰ、Ⅲ型糖原累积病（glycogen storage disease）等；⑥消耗性疾病，如严重营养不良、恶病质等；⑦非降糖药物影响：如磺胺药、水杨酸、吲哚美辛等；⑧特发性低血糖。

二、口服葡萄糖耐量试验

葡萄糖耐量试验（glucose tolerance test，GTT）是检测葡萄糖代谢功能的试验，主要用于检测症状或血糖升高不明显的可疑糖尿病患者。GTT 有静脉葡萄糖耐量试验（intravenous glucose tolerance test，IVGTT）、口服葡萄糖耐量试验（oral glucose tolerance test，OGTT）。现多采用 WHO 推荐的 75g 葡萄糖标准 OGTT，分别检测 FPG 和口服葡萄糖后 30 分钟、1 小时、2 小时、3 小时的血糖和尿糖。正常人口服一定量的葡萄糖后，暂时升高的血糖刺激了胰岛素分泌增加，使血糖在短时间内降至空腹水平，此为耐糖现象。当糖代谢紊乱时，口服一定量的葡萄糖后血糖急剧升高，或升高不明显，但短时间内不能降至空腹水平（或原来水平），此为糖耐量异常或糖耐量降低。

葡萄糖耐量试验的适应证：①无糖尿病症状，随机血糖或 FRG 异常及有一过性或持续性糖尿者；②无糖尿病症状，但有明显的糖尿病家族史；③有糖尿病症状，但 FBG 未达到诊断标准者；④妊娠期、甲状腺功能亢进、肝脏疾病时出现糖尿者；⑤分娩巨大胎儿或有巨大胎儿史的妇女；⑥原因不明的肾脏疾病或视网膜病变。

【参考区间】
（1）FPG 3.9～6.1mmol/L。
（2）口服葡萄糖后 30 分钟～1 小时，血糖达高峰（一般为 7.8～9.0mmol/L），峰值＜11.1mmol/L。
（3）2 小时血糖（2hPG）＜7.8mmol/L。
（4）3 小时血糖恢复至空腹水平。
（5）各检测时间点的尿糖均为阴性。

【临床意义】 OGTT 是一种葡萄糖负荷试验，用以了解机体对葡萄糖代谢的调节能力，是糖尿病和低糖血症的重要诊断性试验。临床上主要用于诊断糖尿病、判断糖耐量异常（impaired glucose tolerance，IGT）、鉴别尿糖和低糖血症，OGTT 还可用于胰岛素和 C-肽释放试验。

（1）诊断糖尿病：临床上有以下条件者，即可诊断糖尿病。
1）具有糖尿病症状，FPG＞7.0mmol/L。
2）OGTT 血糖峰值＞11.1mmol/L，OGTT 2hPG＞11.1mmol/L。
3）具有临床症状，随机血糖＞11.1mmol/L，且伴有尿糖阳性者。
临床症状不典型者，需要另 1 天重复检测确诊，但一般不主张做第 3 次 OGTT。

（2）判断 IGT：FPG＜7.0mmol/L，2hPG 为 7.8～11.1mmol/L，且血糖到达高峰的时间延长至 1 小时后，血糖恢复正常的时间延长至 2～3 小时以后，同时伴有尿糖阳性者为 IGT。IGT 长期随诊观察，约 1/3 能恢复正常，1/3 仍为 IGT，1/3 最终转为糖尿病。IGT 常见于 2 型糖尿病、肢端肥大症、甲状腺功能亢进症、肥胖症及皮质醇增多症等。

（3）平坦型糖耐量曲线（smooth OGTT curve）：FPG 降低，口服葡萄糖后血糖上升也不明显，2hPG 仍处于低水平状态。常见于胰岛 β 细胞瘤、肾上腺皮质功能亢进症、腺垂体功能减退症。也可见于胃排空延迟、小肠吸收不良等。

（4）储存延迟型糖耐量曲线（storage delay OGTT curve）：口服葡萄糖后血糖急剧升高，提早出现峰值，且大于 11.1mmol/L，而 2hPG 又低于空腹水平。常见于胃切除或严重肝损伤。由于胃切除后胃肠道迅速吸收葡萄糖或肝脏不能迅速摄取和处理葡萄糖而使血糖急剧增高，反应性引起胰岛素分泌增高，进一步导致肝外组织利用葡萄糖增多，而使 2hPG 明显降低。

（5）鉴别低血糖：见于下列各项：

1）功能性低血糖：FPG 正常，口服葡萄糖后出现高峰时间及峰值均正常，但 2～3 小时后出现低血糖，见于特发性低糖血症。

2）肝源性低血糖：FPG 低于正常，口服葡萄糖后血糖高峰提前并高于正常，但 2hPG 仍处于高水平，且尿糖阳性。常见于广泛性肝损伤、病毒性肝炎等。

临床诊断糖尿病及血糖异常增高的标准见表 4-5-6。

表 4-5-6　糖尿病及血糖异常增高的诊断标准

疾病或状态		静脉血浆	静脉全血	毛细血管全血
糖尿病	空腹	≥7.0	≥6.1	≥6.1
	服糖 2 小时	≥11.1	≥10.0	≥11.1
糖耐量异常	空腹	<7.0	<6.1	<6.1
空腹血糖过高	服糖 2 小时	7.8～11.1	6.7～10.0	7.8～11.1
	空腹	6.1～7.0	5.6～6.1	5.6～6.1
	服糖 2 小时	<7.8	<6.7	<7.8

注：血糖浓度 mmol/L。

三、血清胰岛素检测和胰岛素释放试验

糖尿病时，由于胰岛 β 细胞功能障碍和胰岛素生物学效应不足（胰岛素抵抗），而出现血糖增高和胰岛素降低的分离现象。在进行 OGTT 的同时，分别于空腹和口服葡萄糖后 30 分钟、1 小时、2 小时、3 小时检测血清胰岛素浓度的变化，称为胰岛素释放试验（insulin releasing test），借以了解胰岛 β 细胞基础功能状态和储备功能状态，间接了解血糖控制情况。

【参考区间】　空腹胰岛素：10～20mU/L。

释放试验：口服葡萄糖后胰岛素高峰在 30 分钟～1 小时，峰值为空腹胰岛素的 5～10 倍。2 小时胰岛素<30mU/L，3 小时后达到空腹水平。

【临床意义】　血清胰岛素检测和胰岛素释放试验主要用于糖尿病的分型诊断及低血糖的诊断与鉴别诊断。

（1）糖尿病：常见于以下情况：

1）1 型糖尿病：空腹胰岛素明显降低，口服葡萄糖后释放曲线低平。

2）2 型糖尿病：空腹胰岛素可正常、稍高或减低，口服葡萄糖后胰岛素呈延迟释放反应。

（2）胰岛 β 细胞瘤：出现高胰岛素血症，胰岛素呈高水平曲线，但血糖降低。

（3）其他：肥胖、肝功能损伤、肾功能不全、肢端肥大症、巨人症等血清胰岛素水平增高；腺垂体功能低下，肾上腺皮质功能不全，血清胰岛素减低等。

四、血清 C-肽检测

C-肽（C-peptide）是胰岛素原（proinsulin）在蛋白水解酶的作用下分裂而成的与胰岛素等分

子的肽类物。检测空腹 C-肽水平、C-肽释放试验可用于评价胰岛 β 细胞分泌功能和储备功能。

【参考区间】 空腹 C-肽：0.3～1.3nmol/L。

C-肽释放试验：口服葡萄糖后 30 分钟～1 小时出现高峰，其峰值为空腹 C-肽的 5～6 倍。

【临床意义】 C-肽检测常用于糖尿病的分型诊断，其意义与血清胰岛素一样，且 C-肽可以真实反映实际胰岛素水平，故也可以指导临床治疗中胰岛素用量的调整。

（1）C-肽水平增高：常见于：

1）胰岛 β 细胞瘤：空腹血清 C-肽增高、C-肽释放试验呈高水平曲线。

2）肝硬化：血清 C-肽增高，且 C-肽/胰岛素比值降低。

（2）C-肽水平减低：可见于：

1）空腹血清 C-肽降低：见于糖尿病。

2）C-肽释放试验：口服葡萄糖后 1 小时血清 C-肽水平降低，提示胰岛 β 细胞储备功能不足。释放曲线低平提示 1 型糖尿病；释放延迟或呈低水平见于 2 型糖尿病。

3）C-肽水平不升高，而胰岛素增高：提示为外源性高胰岛素血症，如胰岛素用量过多等。

五、糖化血红蛋白与糖化清蛋白检测

1. 糖化血红蛋白（glycosylated hemoglobin，GHb） 是在红细胞生存期间 HbA 与己糖（主要是葡萄糖）缓慢、连续的非酶促反应的产物。由于 HbA 所结合的成分不同，又分为 HbA_1a（与磷酰葡萄糖结合）、HbA_1b（与果糖结合）、HbA_1c（与葡萄糖结合），其中 HbA_1c 含量最高，占 60%～80%，是目前临床最常检测的部分。由于糖化过程非常缓慢，一旦生成不再解离，且不受血糖暂时性升高的影响。因此，GHb 对高血糖，特别是血糖和尿糖波动较大时有特殊诊断价值。

GHb 的检测适用于糖尿病碳水化合物代谢长期的回顾性监测，GHb 的检测的推荐频度取决于糖尿病种类和（或）治疗（表 4-5-7）。

表 4-5-7 糖尿病患者 HbA_1c 检测频率

糖尿病类型/治疗	推荐频度
1 型糖尿病，最小量或常规治疗	每年 3～4 次
1 型糖尿病	每月 1～2 次
加强治疗 2 型糖尿病	稳定的代谢条件下每年 2 次
糖尿病孕妇、妊娠期糖尿病	每 1～2 个月 1 次

【参考区间】 HbA_1c 4%～6%；HbA_1 5%～8%。

【临床意义】 GHb 水平取决于血糖水平、高血糖持续时间，其生成量与血糖浓度成正比。GHb 的代谢周期与红细胞的寿命基本一致，故 GHb 水平反映了近 2～3 个月的平均血糖水平。

（1）评价糖尿病控制程度：GHb 增高提示近 2～3 个月的糖尿病控制不良，GHb 愈高，血糖水平愈高，病情愈重。故 GHb 可作为糖尿病长期控制的良好观察指标。糖尿病控制良好者，2～3 个月检测 1 次，控制欠佳者 1～2 个月检测 1 次。妊娠期糖尿病、1 型糖尿病应每月检测 1 次，以便调整用药剂量。以 HbA1c＜7%为普通糖尿病患者的控制目标。

（2）筛检糖尿病：HbA_1＜8%，可排除糖尿病；HbA_1＞9%，预测糖尿病的准确性为 78%，灵敏度为 68%，特异性为 94%；HbA_1＞10%，预测糖尿病的准确性为 89%，灵敏度为 48%，特异性为 99%。

（3）预测血管并发症：由于 GHb 与氧的亲和力强，可导致组织缺氧，故长期 GHb 增高，可引起组织缺氧而发生血管并发症。HbA$_1$>10%，提示并发症严重，预后较差。

（4）鉴别高血糖：糖尿病高血糖的 GHb 水平增高，而应激性高血糖的 GHb 则正常。

2. 糖化清蛋白（glycated albumin，GA） 即糖化人血白蛋白。

糖化血清蛋白（glycosylated serum protein，GSP）是血液中的葡萄糖与人血蛋白质所发生的非酶促糖化反应形成的酮胺产物，其结构类似果糖胺（FMN），故常用果糖胺的检测来反应糖化血清蛋白。而血清蛋白质的主要成分白蛋白与葡萄糖结合即为糖化人血白蛋白。GSP 受血液中蛋白浓度、胆红素、乳糜等物质的影响，需要空腹采血，样品血清要求无溶血，无血脂。而 GA 只需要血清的白蛋白，为血清糖化白蛋白与人血白蛋白的百分比表示 GA 的水平，样品采集不需要空腹，与 GSP 相比结果更为可靠。

【参考区间】　GSP 四氮唑蓝（NBT）法：205~285μmol/L。

酮胺氧化酶法：122~236μmol/L。

GA 11%~16%。

【临床意义】

（1）由于人血白蛋白的半衰期约 20 天，因而 GSP 与 GA 的检测可以有效反映患者过去 2~3 周内的平均血糖水平，并且不受当时血糖浓度的影响，因而作为糖尿病患者血糖控制的良好指标。

（2）作为糖尿病近期内控制情况的一个灵敏指标，在短期内可以观察到治疗效果，与 GHb 相比更便于调整治疗方案。

第十节　内分泌激素的检查

一、甲状腺激素检测

甲状腺激素是由甲状腺合成、储藏和释放。甲状腺滤泡上皮细胞内的碘在过氧化物酶的作用下转变成活性的碘，其与甲状腺球蛋白上的酪氨酸合成一碘酪氨酸（MIT）和二碘酪氨酸（DIT）。2 个 DIT 偶联成甲状腺素（thyroxine），又称 3，5，3'，5'-四碘甲状腺原氨酸（3，5，3'，5'-tetraiodothyronine，T$_4$），1 个 DIT 和 1 个 MIT 偶联成三碘酪氨酸，也称 3，5，3'-三碘甲状腺原氨酸（3，5，3'-triiodothyronine，T$_3$）。

（一）四碘甲状腺原氨酸和游离四碘甲状腺原氨酸测定

T$_4$ 以结合型甲状腺素和游离型甲状腺素（free thyroxine，FT$_4$）的形式存在，T$_4$ 与 FT$_4$ 之和为总 T$_4$（TT$_4$）。生理情况下，99.5% 的 T$_4$ 与血清甲状腺素结合球蛋白（TBG）结合，而 FT$_4$ 含量极少。T$_4$ 不能进入外周组织细胞，只有转变为 FT$_4$ 后才能进入组织细胞发挥生理作用，故 FT$_4$ 较 T$_4$ 更有价值。

TT$_4$、FT$_4$ 检测的适应证：①疑为原发性甲状腺功能亢进症（甲亢）（hyperthyroidism）或甲状腺功能减退症（甲减）（hypothyroidism），作为 TSH 分析的补充；②甲亢治疗开始时（在治疗几周或几月后，THS 分泌受到抑制）；③疑为继发性甲亢；④在 T$_4$ 治疗中的随访控制。

【参考区间】　TT$_4$：65~155nmol/L；FT$_4$：10.3~25.7pmol/L。

【临床意义】

（1）TT$_4$：是判断甲状腺功能状态最基本的体外筛检指标。

1）TT4增高：TT4常受 TBG 含量的影响，高水平的 TBG 可使 TT4增高。TT4增高主要见于：甲亢、先天性甲状腺素结合球蛋白增多症、原发性胆汁性肝硬化、甲状腺激素不敏感综合征（thyroid hormone insensitivity syndrome）、妊娠，以及口服避孕药或雌激素等。另外，严重感染、心功能不全、肝脏疾病、肾脏疾病等也可使 TT4增高。

2）TT4减低：主要见于甲减、缺碘性甲状腺肿、慢性淋巴细胞性甲状腺炎（chronic lymphocytic thyroiditis）、低甲状腺素结合球蛋白血症等。另外，甲亢的治疗过程中、糖尿病酮症酸中毒、恶性肿瘤、心力衰竭等也可使 TT4减低。

（2）FT4：不受血浆 TBG 的影响，直接检测 FT4对了解甲状腺功能状态较 TT4更有意义。

1）FT4增高：对诊断甲亢的灵敏度明显优于 TT4。另外，FT4增高还可见于甲亢危象、甲状腺激素不敏感综合征、多结节性甲状腺肿等。

2）FT4减低：主要见于甲减，应用抗甲状腺药物、糖皮质激素、苯妥英钠、多巴胺等，也可见于肾病综合征等。

（二）三碘甲状腺原氨酸和游离三碘甲状腺原氨酸测定

T_4在肝脏和肾脏中经过脱碘后转变为 T_3（3，5，3′-三碘甲状腺原氨酸），T_3的含量是 T_4的 1/10，但其生理活性为 T_4的 3~4 倍。与 TBG 结合的结合型 T_3和游离型 T_3（free triiodothyronine，FT_3）之和为总 T_3（TT_3）。

TT_3、FT_3检测的适应证：①TT_4、FT_4浓度正常的 T_3甲状腺毒症的确定；②亚临床甲亢病人的确诊；③对原发性甲减严重程度的评估。

【参考区间】　TT_3：1.6~3.0nmol/L；FT_3：6.0~11.4pmol/L。

【临床意义】

（1）TT_3：检测异常可见于：

1）TT_3增高：①TT_3是诊断甲亢最灵敏的指标。甲亢时 TT_3可高出正常人 4 倍，而 TT_4仅为 2.5 倍。某些病人血清 TT_4增高前往往已有 TT_3增高，可作为甲亢复发的先兆。因此，TT_3具有判断甲亢有无复发的价值。②TT_3是诊断 T_3型甲亢的特异性指标。T_3增高而 T_4不增高是 T_3型甲亢的特点，见于功能亢进型甲状腺腺瘤、多发性甲状腺结节性肿大。

2）TT_3减低：甲减时 TT_3可减低，但由于甲状腺仍具有产生 T_3的能力，所以 T_3减低不明显，有时甚至轻度增高。因此，T_3不是诊断甲减的灵敏指标。另外，TT_3减低也可见于肢端肥大症、肝硬化、肾病综合征和使用雌激素等。

（2）FT_3：检测异常见于：

1）FT_3增高：FT_3对诊断甲亢非常灵敏，早期或具有复发前兆的 Graves 病的病人血清 FT_4处于临界值，而 FT_3已明显增高。T_3型甲亢时 T_3增高较 T_4明显，FT_4可正常，但 FT_3已明显增高。对于能触及 1 个或多个甲状腺结节的病人，常需要检测 FT_3水平来判断其甲状腺功能。FT_3增高还可见于甲亢危象、甲状腺激素不敏感综合征等。

2）FT_3减低：FT_3减低可见于低 T_3综合征（low T_3 syndrome）、慢性淋巴细胞性甲状腺炎晚期、应用糖皮质激素等。

（三）反三碘甲状腺原氨酸测定

反三碘甲状腺原氨酸（reverse triiodothyronine，rT_3）是 T_4在外周组织脱碘而生成。生理情况下，rT_3含量极少，其活性仅为 T_4的 10%，但也是反映甲状腺功能的一个指标。

【参考区间】　0.2～0.8nmol/L。

【临床意义】

（1）rT_3 增高：见于：

1）甲亢：rT_3 增高诊断甲亢的符合率为 100%。

2）非甲状腺疾病：如 AMI、肝硬化、尿毒症、糖尿病、脑血管病、心力衰竭等 rT_3 也增高。

3）药物影响：普萘洛尔、地塞米松、丙硫嘧啶等可致 rT_3 增高。当甲减应用甲状腺激素替代治疗时，rT_3、T_3 正常说明用药量合适；若 rT_3、T_3 增高，而 T_4 正常或偏高，提示用药量过大。

4）其他：老年人、TBG 增高者 rT_3 也增高。

（2）rT_3 减低：常见于：

1）甲减：甲减时 rT_3 明显减低，对轻型或亚临床型甲减诊断的准确性优于 T_3、T_4。

2）慢性淋巴细胞性甲状腺炎：rT_3 减低常提示甲减。

3）药物影响：应用抗甲状腺药物治疗时，rT_3 减低较 T_3 缓慢，当 rT_3、T_4 低于参考值时，提示用药过量。

（四）甲状腺素结合球蛋白测定

甲状腺素结合球蛋白（thyroxine-binding globulin，TBG）是一种由肝脏合成的酸性糖蛋白。

TBG 检测的适应证：①与 TSH 水平或临床症状不符的 TT_4、TT_3 浓度的评估；②TT_4、FT_4 之间不能解释的差异；③TT_4 显著升高或降低；④怀疑先天性 TBG 缺乏。

【参考区间】　15～34mg/L。

【临床意义】

（1）TBG 增高：可见于：

1）甲减：TBG 增高，但随着病情的好转，TBG 也逐渐恢复正常。

2）肝脏疾病：如肝硬化、病毒性肝炎等 TBG 显著增高，可能与肝脏间质细胞合成、分泌 TBG 增多有关。

3）其他：如 Graves 病、甲状腺癌、风湿病、先天性 TBG 增多症等 TBG 也增高。另外，应用雌激素、避孕药等也可见 TBG 增高。

（2）TBG 减低：常见于甲亢、遗传性 TBG 减少症、肢端肥大症、肾病综合征、恶性肿瘤、严重感染等。大量应用糖皮质激素和雄激素等 TBG 也可减低。

（五）三碘甲腺原氨酸摄取试验

生理情况下，TBG 上的甲状腺素结合位点只有一部分被 T_3、T_4 占据，在血清中加入过量的 $^{125}I\text{-}T_3$，$^{125}I\text{-}T_3$ 将与未被 T_3、T_4 结合的游离 TBG 结合，以红细胞或树脂摄取游离的 $^{125}I\text{-}T_3$ 后，计算 $^{125}I\text{-}T_3$ 摄取率，此即为三碘甲腺原氨酸摄取率（T_3 resin-uptakeratio，T_3RUR）。T_3RUR 可间接反映 TT_4 及 TBG 的浓度。

【参考区间】　25%～35%。

【临床意义】

（1）T_3RUR 增高：见于甲亢、非甲状腺疾病引起的 TBG 减低等。

（2）T_3RUR 减低：见于甲减、TBG 增高引起的 T_3、T_4 增高等。

二、甲状旁腺与调节钙、磷代谢激素检测

（一）甲状旁腺素测定

甲状旁腺素（parathormone，或 parathyroid hormone，PTH）是甲状旁腺主细胞分泌的一种含有 84 个氨基酸的直链肽类激素，其主要靶器官有肾脏、骨骼和肠道。PTH 的主要生理作用是拮抗降钙素、动员骨钙释放、加快磷酸盐的排泄和维生素 D 的活化等。

【参考区间】 免疫化学发光法：1～10pmol/L；

RIA：氨基酸活性端（N-terminal）230～630ng/L；

氨基酸无活性端（C-terminal）430～1860ng/L。

【临床意义】

（1）PTH 增高：是诊断甲状旁腺功能亢进症（hyperparathyroidism）的主要依据。若 PTH 增高，同时伴有高血钙和低血磷，则为原发性甲状旁腺功能亢进症，多见于维生素 D 缺乏、吸收不良综合征、肾衰竭等。PTH 增高也可见于肾癌、肺癌所致的异源甲状旁腺功能亢进等。

（2）PTH 减低：主要见于特发性甲状旁腺功能减退症（hypoparathyroidism）、甲状腺或甲状旁腺手术后等。

（二）降钙素测定

降钙素（calcitonin，CT）是由甲状腺 C 细胞分泌的多肽激素。CT 的主要作用是降低血钙和血磷，其主要靶器官是骨骼，对肾脏也有一定的作用。CT 的分泌受血钙浓度的调节，当血钙浓度增高时，CT 的分泌也增高。CT 与 PTH 对血钙的调节作用相反，共同维持着血钙浓度的相对稳定。

【参考区间】 ＜100ng/L；（95.9±26.0）ng/L。

【临床意义】

（1）CT 增高：是诊断甲状腺髓样癌（medullary thyroid carcinoma）的标志之一，对判断手术疗效及术后复发有重要价值。另外，CT 增高也可见于燕麦细胞型肺癌、结肠癌、乳腺癌、胰腺癌、前列腺癌、严重骨病和肾脏疾病等。

（2）CT 减低：主要见于甲状腺切除术后、重度甲状腺功能亢进症等。

三、肾上腺皮质激素检测

（一）尿 17-羟皮质类固醇测定

尿 17-羟皮质类固醇（17-hydroxycorticosteroid，17-OHCS）是肾上腺糖皮质激素及其代谢产物，其含量高低可以反映肾上腺皮质功能。由于糖皮质激素的分泌有昼夜节律性变化，因而用检测 24 小时尿中 17-OHCS 水平以显示肾上腺糖皮质激素的变化。

【参考区间】 男性：13.8～41.4μmol/24h；女性：11.0～27.6μmol/24h。

成年男性：（27.88±6.6）μmol/24h；

成年女性：（23.74±4.47）μmol/24h。

【临床意义】

1. 17-OHCS 增高：常见于肾上腺皮质功能亢进症，如库欣综合征（Cushing syndrome）、异源 ACTH 综合征、原发性色素性结节性肾上腺病（primary pigmented nodular adrenocortical disease,

PPNAD）以及原发性肾上腺皮质肿瘤等。另外，甲亢、肥胖症、女性男性化、腺垂体功能亢进等尿中 17-OHCS 也增高。

2. 17-OHCS 减低：常见于原发性肾上腺皮质功能减退症，如 Addi-son 病、腺垂体功能减退症等。甲状腺功能减退症、肝硬化等 17-OHCS 也可减低。

（二）尿 17-酮皮质类固醇测定

17-酮皮质类固醇（17-ketosteroids，17-KS）是雄激素代谢产物的总称。女性、儿童尿中 17-KS 主要来自肾上腺皮质，而男性 17-KS 约 2/3 来自肾上腺皮质，1/3 来自睾丸。因此，女性、儿童尿中 17-KS 含量反映了肾上腺皮质内分泌功能，而男性尿中 17-KS 含量则反映了肾上腺和睾丸的功能状态。

【参考区间】 男性：34.7～69.4μmol/24h；女性：17.5～52.5μmol/24h。

成年男性：28.5～61.8μmol/24h；

成年女性：20.8～52.1μmol/24h。

【临床意义】 17-KS 在反映肾上腺皮质功能方面不如 17-OHCS 敏感，但 11β-羟化酶、3β-羟化酶缺乏时，17-OHCS 多正常，而 17-KS 增高；当肾上腺腺癌伴有库欣综合征时，17-KS 较 17-OHCS 增高更明显。

（1）17-KS 增高：多见于肾上腺皮质功能亢进症、睾丸癌、腺垂体功能亢进、女性多毛症等。若 17-KS 明显增高，多提示肾上腺皮质肿瘤及异源性 ACTH 综合征等。

（2）17-KS 减低：多见于肾上腺皮质功能减退症、腺垂体功能减退、睾丸功能低下等。也可见于肝硬化、糖尿病等慢性消耗性疾病等。

（三）血清皮质醇和尿液游离皮质醇测定

皮质醇（cortisol）主要是由肾上腺皮质束状带及网状带细胞所分泌。皮质醇进入血液后，90%的皮质醇与皮质醇结合蛋白（cortisol binding globulin，CBG）及清蛋白结合，游离状态的皮质醇极少。血循环中 5%～10%的游离皮质醇（free cortisol，FC）从尿中排出。由于皮质醇的分泌有昼夜节律性变化，一般检测上午 8 时和午夜 2 时的血清皮质醇浓度表示其峰浓度和谷浓度。24 小时尿液游离皮质醇（24h urine free cortisol，24hUFC）则不受昼夜节律性影响，更能反映肾上腺皮质分泌功能。因此，常以血清皮质醇和 24hUFC 作为筛检肾上腺皮质功能异常的首选指标。

皮质醇检测的适应证：诊断皮质醇增多症或皮质醇缺乏；作为许多功能试验的一部分，鉴别皮质醇分泌增多或不足。

【参考区间】 血清皮质醇：上午 8 时，140～630nmol/L；午夜 2 时，55～165nmol/L；昼夜皮质醇浓度比值>2。

24hUFC：30～276nmol/24h。

【临床意义】

（1）血清皮质醇和 24hUFC 增高：常见于肾上腺皮质功能亢进症、双侧肾上腺皮质增生或肿瘤、异源 ACTH 综合征等，且其浓度增高失去了昼夜变化规律。如果 24h UFC 处于边缘增高水平，应进行低剂量地塞米松抑制试验，当 24hUFC<276nmol 时，可排除肾上腺皮质功能亢进症。另外，非肾上腺疾病，如慢性肝病、单纯性肥胖、应激状态、妊娠及雌激素治疗等，也可使其增高。

（2）血清皮质醇和 24hUFC 减低：见于肾上腺皮质功能减退症、腺垂体功能减退等可使血清皮质醇和 24hUFC 减低，但其存在节律性变化。另外，应用苯妥英钠、水杨酸等也可使其减低。

（四）血浆和尿液醛固酮测定

醛固酮（aldosterone，ALD）是肾上腺皮质球状带细胞所分泌的一种盐皮质激素，作用于肾脏远曲小管，具有保钠排钾、调节水电解质平衡的作用，ALD 浓度有昼夜变化规律，并受体位、饮食及肾素水平的影响。

醛固酮检测的适应证：①醛固酮增多症的诊断；②联合肾素与功能试验对醛固酮增多症进行诊断与鉴别诊断；③检测肾上腺皮质激素缺乏。

【参考区间】 血浆：

普通饮食：卧位（238.6±104.0）pmol/L，立位（418.9±245.0）pmol/L；

低钠饮食：卧位（646.6±333.4）pmol/L，立位（945.6±491.0）pmol/L。

尿液：普通饮食：9.4～35.2nmol/24h。

【临床意义】

（1）ALD 增高：见于：

1）因肾上腺皮质肿瘤或增生引起的原发性醛固酮增多症（primary aldosteronism，PA）。

2）由于有效血容量减低、肾血流量减少所致的继发性醛固酮增多症，如心力衰竭、肾病综合征、肝硬化腹水、高血压及长期低钠饮食等。

3）长期服用避孕药等也可使 ALD 增高。

（2）ALD 减低：见于：

1）肾上腺皮质功能减退症、垂体功能减退、高钠饮食、妊娠高血压综合征、原发性单一性醛固酮减少症等。

2）应用普萘洛尔、利血平、甲基多巴、甘草等也可使 ALD 减低。

四、肾上腺髓质激素检测

（一）尿液儿茶酚胺测定

儿茶酚胺（catecholamines，CA）是肾上腺嗜铬细胞分泌的肾上腺素（epinephrine，E）、去甲肾上腺素（norepinephrine，NE）和多巴胺（dopamine，DA）的总称。血液中的 CA 主要来源于交感神经和肾上腺髓质，检测 24 小时尿液 CA 含量不仅可以反映肾上腺髓质功能，也可以判断交感神经的兴奋性。

【参考区间】 71.0～229.5nmol/24h。

【临床意义】

嗜铬细胞瘤

（1）CA 增高：主要见于嗜铬细胞瘤*（pheochromocytoma），其增高程度可达正常人的 2～20 倍，但其发作期间 CA 多正常，应多次反复检测以明确诊断。另外，交感神经母细胞瘤、心肌梗死、高血压、甲亢、肾上腺髓质增生等 CA 也可增高。

（2）CA 减低：见于 Addison 病。

（二）尿液香草扁桃酸测定

香草扁桃酸（vanillylmandelic acid，VMA）是儿茶酚胺的代谢产物。体内 CA 的代谢产物中有

60%是 VMA，其性质较 CA 稳定，且 63%的 VMA 由尿液排出，故检测尿液 VMA 可以了解肾上腺髓质的分泌功能。由于 VMA 的分泌有昼夜节律性变化，因此，应收集 24 小时混合尿液用于检测VMA。

【参考区间】　5～45μmol/24h。

【临床意义】　VMA 主要用于观察肾上腺髓质和交感神经的功能。VMA 增高主要见于嗜铬细胞瘤的发作期、神经母细胞瘤和交感神经细胞瘤，以及肾上腺髓质增生等。

（三）血浆肾素测定

肾素（renin）也称为血管紧张素原酶，它是肾小球旁细胞合成分泌的一种蛋白水解酶，可催化血管紧张素原水解生成血管紧张素 I，后者再经血管紧张素 I 转化酶催化水解生成血管紧张素 II。血管紧张素 II 除直接产生多种效应外，还可促进肾上腺皮质释放醛固酮，此即肾素-血管紧张素-醛固酮系统。血浆肾素检测多以血管紧张素原为底物，检测肾素催化下生成血管紧张素 I 的速率代表其活性。血浆肾素检测多与醛固酮检测同时进行。

【参考区间】　普通饮食：成人立位采血 0.3～1.9ng/ml·h，卧位为 0.05～0.79ng/ml·h；低钠饮食：卧位采血为 1.14～6.13ng/ml·h。

【临床意义】

（1）血浆肾素降低而醛固酮升高：是诊断原发性醛固酮增多症极有价值的指标。但应用转化酶抑制剂治疗的高血压、心衰患者可出现相反的变化，即血浆肾素活性升高而醛固酮减少。若二者皆升高见于肾性高血压、水肿、心力衰竭、肾小球旁细胞肿瘤等。严重肾脏病变，二者均降低。

（2）指导高血压治疗：高血压依据血浆肾素水平可分为高肾素性、正常或低肾素性。对高肾素性高血压，选用转化酶抑制剂拮抗血浆肾素功能，可减少肾素分泌的 β 肾上腺素受体阻断剂，可有较好的降压效果；而单用可升高血浆肾素水平的血管扩张剂、钙通道阻滞剂等降压药，则可因此而减弱降压效果。

五、性腺激素检测

（一）血浆睾酮测定

睾酮（testosterone，T）是男性最重要的雄激素（androgen），脱氢异雄酮（dehydroepiandrosterone，DHEA，或 dehydroisoan-drosterone，DHIA）和雄烯二酮（androstenedione）是女性的主要雄性激素。血浆睾酮浓度可反映睾丸的分泌功能，血液循环中具有活性的游离睾酮仅为 2%。睾酮分泌具有昼夜节律性变化，上午 8 时为分泌高峰，因此，检测上午 8 时的睾酮浓度对评价男性睾丸分泌功能具有重要价值。

【参考区间】　男性：青春期：100～200ng/L；成人：300～1000μg/L。

女性：青春期：100～200ng/L；成人：200～800ng/L；绝经后：80～350ng/L。

【临床意义】

（1）睾酮增高：主要见于睾丸间质细胞瘤、男性性早熟（sexual precosity）、先天性肾上腺皮质增生症、肾上腺皮质功能亢进症、多囊卵巢综合征等。也可见于女性肥胖症、中晚期妊娠及应用雄激素等。

（2）睾酮减低：主要见于 Klinefelter 综合征（原发性小睾丸症）、睾丸不发育症（testicularagenesis）、Kallmann 综合征（嗅神经—性发育不全综合征）、男性 Turner 综合征等。也可见于睾丸炎症、肿瘤、外伤、放射性损伤等。

（二）血浆雌二醇测定

雌二醇（estradiol，E_2）是雌激素的主要成分，由睾丸、卵巢和胎盘分泌，或由雌激素转化而来。其生理功能是促进女性生殖器官的发育和副性征的出现，并维持正常状态。另外，E_2 对代谢也有明显的影响。

【参考区间】 男性：青春前：7.3~36.7pmol/L；成人：50~200pmol/L。

女性：青春期前：7.3~28.7pmol/L；卵泡期：94~433 pmol/L；

黄体期：499~1580pmol/L；排卵期：704~2200pmol/L；

绝经期：40~100pmol/L。

【临床意义】

（1）E_2 增高：常见于女性性早熟、男性女性化、卵巢肿瘤以及性腺母细胞瘤、垂体瘤等，也可见于肝硬化、妊娠期。男性随年龄增长，E_2 水平也逐渐增高。

（2）E_2 减低：常见于各种原因所致的原发性性腺功能减退，如卵巢发育不全，也可见于下丘脑和垂体病变所致的继发性性腺功能减退等。卵巢切除、青春期延迟、原发性或继发性闭经、绝经、口服避孕药等也可使 E_2 减低。

（三）血浆孕酮测定

孕酮（progesterone，P）是由黄体和卵巢所分泌，是类固醇激素合成的中间代谢产物。孕酮的生理作用是使经雌激素作用的、已处于增殖期的子宫内膜继续发育增殖、增厚肥大、松软和分泌黏液，为受精卵着床做准备，这对维持正常月经周期及正常妊娠有重要作用。

【参考区间】 卵泡期（早）：（0.7±0.1）μg/L；卵泡期（晚）：（0.4±0.1）μg/L；

排卵期：（1.6±0.2）μg/L；黄体期（早）：（11.6±1.5）μg/L；

黄体期（晚）：（5.7±1.1）μg/L。

【临床意义】

（1）孕酮增高：主要见于葡萄胎、妊娠高血压综合征、原发性高血压、卵巢肿瘤、多胎妊娠、先天性肾上腺皮质增生等。

（2）孕酮减低：常见于黄体功能不全、多囊卵巢综合征、胎儿发育迟缓、死胎、原发性或继发性闭经、无排卵性子宫功能性出血等。

六、垂体激素检测

（一）促甲状腺激素测定

促甲状腺激素（thyroid stimulating hormone，TSH）是腺垂体分泌的重要激素，其生理作用是刺激甲状腺细胞的发育、合成与分泌甲状腺激素。TSH 的分泌受促甲状腺素释放激素（thyrotropin releasing hormone，TRH）的兴奋性和生长抑素（somatostatin）的抑制性的影响，并受甲状腺素的负反馈调节。

TSH 检测的适应证：①原发性甲亢或甲减的一线检测；②对怀疑甲状腺激素耐受者，与 FT_4、T_3（FT_3）联合检测；③对继发性甲状腺功能障碍，与 FT_4 联合检测；④对先天性甲状腺功能减退的筛查；⑤在甲状腺替代或抑制疗法中，用 T_4 治疗的监测；⑥对高催乳素血症的评估；⑦对高胆固醇血症的评估。

【参考区间】　2～10mU/L；成人 0.4～5.0 mU/L。

【临床意义】　TSH 是诊断原发性和继发性甲状腺功能减退症的最重要的指标。目前认为，FT_3、FT_4 和 TSH 是评价甲状腺功能的首选指标。

（1）TSH 增高：常见于原发性甲减、异源 TSH 分泌综合征、垂体 TSH 不恰当分泌综合征（syndrome of inappropriate TSH secretion）、单纯性甲状腺肿、腺垂体功能亢进、甲状腺炎等，应用多巴胺拮抗剂、含碘药物等也可使 TSH 增高。另外，检测 TSH 水平可以作为甲减病人应用甲状腺素替代治疗的疗效观察指标。

（2）TSH 减低：常见于甲亢、继发性甲减（TRH 分泌不足）、腺垂体功能减退、皮质醇增多症、肢端肥大症等。过量应用糖皮质激素和抗甲状腺药物，也可使 TSH 减低。

（二）促肾上腺皮质激素测定

促肾上腺皮质激素（adrenocorticotropic hormone，ACTH）是腺垂体分泌的含有 39 个氨基酸的多肽激素，其生理作用是刺激肾上腺皮质增生、合成与分泌肾上腺皮质激素，对 ALD 和性腺激素的分泌也有促进作用。ACTH 的分泌受促肾上腺皮质激素释放激素（corticotropic releasing hormone，CRH）的调节，并受血清皮质醇浓度的反馈调节。另外，ACTH 分泌具有昼夜节律性变化，上午 6～8 时为分泌高峰，午夜 22～24 时为分泌低谷。

ACTH 检测的适应证：鉴别诊断皮质醇增多症；鉴别诊断肾上腺皮质功能减退；疑有异位 ACTH 分泌。

【参考区间】　上午 8 时：25～100ng/L；下午 6 时：10～80ng/L。

晨 8 时 10～55 ng/L，午夜 12 时＜10ng/L；两者比值＞2。

【临床意义】

（1）ACTH 增高：常见于原发性肾上腺皮质功能减退症、先天性肾上腺皮质增生、异源 ACTH 综合征、异源 CRH 肿瘤等。另外，检测 ACTH 还可作为异源 ACTH 综合征的疗效观察、预后判断及转归的指标。

（2）ACTH 减低：常见于腺垂体功能减退症、原发性肾上腺皮质功能亢进症、医源性皮质醇增多症等。

检测 ACTH 以及结合其他指标可用于鉴别肾上腺皮质功能亢进症和减退症（见表 4-5-8）。

表 4-5-8　肾上腺皮质功能亢进症和减退症的鉴别

疾病	尿 17-OHCS	尿 17-KS	血浆皮质醇	血浆 ACTH	检测结果分析
肾上腺皮质功能亢进					
下丘脑垂体性	↑↑	↑	↑	↑	强反应
肾上腺皮质腺瘤	↑↑	↑	↑	↓	无或弱反应
肾上腺皮质腺癌	↑↑↑	↑↑↑	↑↑↑	↓	无反应
异源性 ACTH 综合征	↑↑↑	↑↑↑	↑↑↑	↑↑↑	多无反应
肾上腺皮质功能减退					
原发性	↓	↓	↓	↑	无反应
继发性	↓	↓	↓	↓	延迟反应

（三）生长激素测定

生长激素（growth hormone，GH）释放受下丘脑的生长激素释放激素（growth hormone releasing hormone，GHRH）和生长激素释放抑制激素（growth hormone release inhibiting hormone，GHIH；又称为生长抑素，somatostatin，SS）的控制。由于 GH 分泌具有脉冲式节律，每 1～4 小时出现 1 次脉冲峰，睡眠后 GH 分泌增高，约在熟睡 1 小时后达高峰。因而宜在午夜采血检测 GH，且单项检测意义有限，应同时进行动态检测。

【参考区间】　儿童：<20μg/L；男性：<2μg/L；女性：<10μg/L。

【临床意义】

（1）GH 增高：最常见于垂体肿瘤所致的巨人症或肢端肥大症，也可见于异源 GHRH 或 GH 综合征。另外，外科手术、灼伤、低血糖症、糖尿病、肾衰竭等 GH 也增高。

（2）GH 减低：主要见于垂体性侏儒症、垂体功能减退症、遗传性 GH 缺乏症、继发性 GH 缺乏症等。另外，高血糖、皮质醇增多症、应用糖皮质激素也可使 GH 减低。

（四）抗利尿激素测定

抗利尿激素（antidiuretic hormone，ADH），或称为血管升压素（vasopressin，VP）是下丘脑的视上核神经元产生的一种含有 9 个氨基酸的多肽激素。其主要生理作用是促进肾远曲小管和集合管对水的重吸收，即具有抗利尿作用，从而调节有效血容量、渗透压及血压。

【参考区间】　1.4～5.6pmol/L。

【临床意义】

（1）ADH 增高：常见于腺垂体功能减退症、肾性尿崩症、脱水等，也可见于产生异源 ADH 的肺癌或其他肿瘤等。

（2）ADH 减低：常见于中枢性尿崩症、肾病综合征、输入大量等渗溶液、体液容量增加等，也可见于妊娠期尿崩症。

〔参考答案见二维码〕

1. 四碘甲状腺原氨酸测定的适应证有哪些？
2. 空腹血糖检测的正常范围及临床意义？

（叶　艳）

参考答案

第六章 临床常用免疫学检查

临床免疫学检查是指应用免疫学的理论与技术，研究疾病的病因、发展和转归，从而对疾病进行诊断与防治。免疫学检查常用于感染性疾病、自身免疫性疾病、变态反应性疾病、免疫缺陷病及肿瘤等疾病的诊断与疗效的监测。

第一节 免疫分子检查

一、免疫球蛋白检测

免疫球蛋白（immunoglobulin，Ig）是由浆细胞合成分泌的一类具有抗体活性的球蛋白，是机体特异性体液免疫反应的物质基础，存在于机体的血液、体液、外分泌液和某些细胞的膜上。Ig 的异常变化可反映机体的体液免疫功能状态，与临床表现相结合，有助于感染性疾病、免疫增生性疾病和免疫缺陷病等的鉴别诊断、疾病监控和预后。

免疫球蛋白因其功能和理化性质不同分为五类：

1. 免疫球蛋白 G（immunoglobulin G，IgG） 主要由脾脏和淋巴结中的浆细胞合成与分泌，约占血清中 Ig 的 75%，在机体免疫防御中起重要作用。是唯一能够通过胎盘（使新生儿自然获得免疫抗体）的 Ig。血清中 80% 的抗细菌、抗病毒、抗毒素抗体属于 IgG。

2. 免疫球蛋白 A（immunoglobulin A，IgA） 主要由肠系淋巴组织中的浆细胞产生具有抗细菌、抗病毒、抗毒素的作用，分为血清型 IgA 与分泌型 IgA（sIgA）两种。血清型 IgA 占血清中 Ig 的 10%～15%；sIgA 由呼吸道、消化道、泌尿生殖道的淋巴样组织大量合成，在外分泌液系统中发挥其重要的免疫"屏障"功能。

3. 免疫球蛋白 M（immunoglobulin M，IgM） 是分子量最大的 Ig，占血清中 Ig 的 5%～10%。IgM 是机体受抗原刺激后最先产生的抗体，其杀菌、溶菌、溶血、促吞噬及凝集作用比 IgG 高 500～1000 倍，在机体早期的免疫防御中占有重要地位。

4. 免疫球蛋白 D（immunoglobulin D，IgD） 在正常人血清中仅占 Ig 的 0.02%～1%，且极易被纤溶酶和（或）胰蛋白酶水解。已发现有些抗核抗体、抗基底膜抗体、抗甲状腺抗体和抗链球菌溶血素"O"抗体等属于 IgD。

5. 免疫球蛋白 E（immunoglobulin E，IgE） 主要由消化道、上呼吸道黏膜下的浆细胞分泌，在血清中是最少的一种抗体（0.002%）。IgE 在 I 型变态反应性疾病的发病中具有重要作用。

【**参考区间**】 免疫比浊法：

成人 IgG 7.0～16.6g/L；IgA 0.70～3.5g/L；IgM 0.5～2.6g/L。

双抗体夹心法：IgD 0.6～2.0mg/L；IgE 0.1～0.9mg/L。

【临床意义】

多发性骨髓瘤

（1）IgG 增高：是再次免疫应答的标志。常见于各种慢性感染、慢性肝病、胶原血管病、淋巴瘤以及自身免疫性疾病如系统性红斑狼疮（systemic lupus erythematosus, SLE）、类风湿关节炎等；单纯性 IgG 增高主要见于免疫增殖性疾病，如 IgG 型分泌型多发性骨髓瘤*（multiple myeloma，MM）等。

（2）IgG 降低：见于各种先天性和获得性体液免疫缺陷病、联合免疫缺陷病、重链病、轻链病、肾病综合征、病毒感染及服用免疫抑制剂的患者。还可见于代谢性疾病，如甲状腺功能亢进和肌营养不良也可有血 IgG 浓度降低。

（3）IgA 增高：见于 IgA 型 MM、SLE、类风湿性关节炎、肝硬化、湿疹和肾脏疾病等；在中毒性肝损伤时，IgA 浓度与炎症程度相关。

（4）IgA 降低：见于反复呼吸道感染、非 IgA 型 MM、重链病、轻链病、原发性和继发性免疫缺陷病、自身免疫性疾病和代谢性疾病（如甲状腺功能亢进、肌营养不良）等。

（5）IgM 增高：见于初期病毒性肝炎、肝硬化、类风湿关节炎、SLE 等。由于 IgM 是初次免疫应答中的 Ig，因此单纯 IgM 增加常提示为病原体引起的原发性感染。宫内感染可能引起 IgM 浓度急剧升高，若脐血中 IgM＞0.2g/L 时，表示有宫内感染。此外，在原发性巨球蛋白血症时，IgM 呈单克隆性明显增高。

（6）IgM 降低：见于 IgA 型 MM、先天性免疫缺陷症、免疫抑制疗法后、淋巴系统肿瘤、肾病综合征及代谢性疾病（如甲状腺功能亢进、肌营养不良）等。

（7）IgE 增高：见于 IgE 型 MM、重链病、肝脏病、结节病、类风湿关节炎、特异性皮炎、过敏性哮喘、过敏性鼻炎、间质性肺炎、荨麻疹、嗜酸性粒细胞增多症、疱疹样皮炎、寄生虫感染、支气管肺曲菌病等疾病。

（8）IgE 降低：见于先天性或获得性丙种球蛋白缺乏症、恶性肿瘤、长期用免疫抑制剂和共济失调性毛细血管扩张症等。

二、血清 M 蛋白检测

M 蛋白（M protein）又称单克隆免疫球蛋白，是一种单克隆 B 淋巴细胞异常增殖时产生的、具有相同结构和电泳迁移率的免疫球蛋白分子及其分子片段，一般不具有抗体活性。

【参考区间】 蛋白电泳法、免疫电泳法或免疫比浊法：阴性。

【临床意义】 血清中检测到 M 蛋白，提示患有单克隆免疫球蛋白增殖病，多见于多发性骨髓瘤（multiple myeloma）及巨球蛋白血症（macroglobulinemia）和恶性淋巴瘤（malignant lymphoma）等以 M 开头的疾病。也可见于重链病、非霍奇金淋巴瘤、良性 M 蛋白血症等。

三、血清补体检测

补体（complement，C）是存在于人和脊椎动物体液中的一组具有酶原活性的大分子糖蛋白。补体可被抗原-抗体复合物或其他因素激活，激活后可以表现出复杂的生物效应，作为抗体作用的补充，参与防御、免疫调控等正常免疫反应，也在某些疾病状态下参与对组织的免疫病理损伤。补体由 30 余种可溶性蛋白质与膜结合蛋白组成，故称为补体系统，包括 C1～C9、B、D、P 因子等。

（一）总补体溶血活性测定

总补体溶血活性（total hemolytic complement activity，CH_{50}）反映补体 C1～C9 的综合水平。补体系统能被溶血素致敏的绵羊红细胞所激活，导致补体的连锁性活化，引起致敏绵羊红细胞溶血。补体活性与溶血程度之间在一定范围内（20%～80%溶血率）呈正相关，故一般以 50%（即 CH_{50}）溶血作为终点。

【参考区间】 试管法：50～100kU/L。

【临床意义】 主要反映补体经典激活途径（C1～C9）的活化程度。

（1）CH_{50} 增高：见于各种急性炎症、组织损伤和某些恶性肿瘤，妊娠时亦可见升高。

（2）CH_{50} 减低：对疾病诊断更有意义，见于补体成分大量消耗，如血清病、链球菌感染后肾小球肾炎、系统性红斑狼疮、自身免疫性溶血性贫血、类风湿关节炎等；其次见于补体大量丢失，如外伤、手术和大失血的患者；还可见于补体合成不足，如肝硬化、慢性肝炎和重型肝炎等。

（二）血清补体 C3 测定

血清补体 C3 是一种由肝细胞合成的 β_2 球蛋白，是血清中含量最多的补体成分，参与补体激活的各种途径，因此可以反映补体的活化情况。

【参考区间】 免疫比浊法：成人 0.82～1.70g/L。

【临床意义】

（1）C3 增高：见于急性炎症、传染病早期、某些恶性肿瘤（以肝癌最明显）患者及排异反应。

（2）C3 减低：可作为肾脏病的鉴别诊断，急性肾小球肾炎患者（病程≤6 周）血清 C3 减少；链球菌感染的肾炎患者血清 C3 下降，而病毒性肾炎患者则 85%以上的病例血清 C3 含量正常，这有助于肾炎的病因鉴别；狼疮性肾炎患者血清 C3 减低，当治疗后病情转为稳定时 C3 含量又恢复正常。

（三）血清补体 C4 测定

血清补体 C4 是一种多功能 β_1-球蛋白，由肝脏、巨噬细胞合成，在补体活化、促进吞噬、防止免疫复合物沉着和中和病毒等方面发挥作用。

【参考区间】 免疫比浊法：成人 0.15～0.49g/L。

【临床意义】

（1）C4 增高：见于急性风湿热、结节性动脉周围炎、皮肌炎、心肌梗死、组织损伤等。

（2）C4 降低：见于系统性红斑狼疮、自身免疫性肝炎、类风湿性关节炎、狼疮性肾病、1 型糖尿病、胰腺癌等。

（四）补体旁路 B 因子测定

补体旁路 B 因子（factor B，BF）是一种不耐热的 β 球蛋白，是补体旁路活化途径中的一个重要成分，又称 C3 激活剂前体。

【参考区间】 单向免疫扩散法：0.10～0.40g/L。

【临床意义】 增高见于某些自身免疫性疾病、肾病综合征、慢性肾炎、恶性肿瘤；减低见于肝病、急性肾小球肾炎、自身免疫性溶血性贫血。

四、细胞因子检测

细胞因子（cytokine，CK）是以活化的免疫细胞为主合成与分泌的具有多种生物学效应的小分子多肽，其主要功能是调节细胞生理功能、参与免疫应答和组织修复。目前常用的检测项目有：

（一）白细胞介素-2 测定

白细胞介素-2（interleukin -2，IL-2）是由活化的 T 细胞、NK 细胞产生，可促进 T、B 淋巴细胞增殖分化，增强吞噬细胞功能，对机体抗肿瘤、抗病毒感染起重要作用。

【参考区间】　掺入法：5～15kU/L。

【临床意义】

（1）IL-2 增高：见于自身免疫性疾病、再生障碍性贫血、多发性骨髓瘤等。

（2）IL-2 降低：见于免疫缺陷病、恶性肿瘤、1 型糖尿病等。

（二）白细胞介素-6 测定

白细胞介素-6（IL-6）由单核-巨噬细胞、T 细胞和内皮细胞产生的细胞因子，在机体的免疫应答、骨髓造血及炎症反应中均起重要作用。

【参考区间】　血清或血浆中<10ng/L。

【临床意义】　IL-6 升高见于：①多克隆 B 淋巴细胞激活或自身免疫性疾病：类风湿关节炎、艾滋病、SLE、Reiter 综合征、硬皮病、酒精性肝硬化、膜性增生性肾小球性肾炎、银屑病；②淋巴细胞系肿瘤：多发性骨髓瘤、淋巴瘤、霍奇金病、Kaposi 肉瘤、心脏黏液瘤、宫颈癌；③其他：烧伤、急性感染、移植排斥反应。

（三）白细胞介素-8 测定

白细胞介素-8（IL-8）由单核-巨噬细胞、成纤维细胞、上皮细胞和内皮细胞等多种细胞产生，其主要生物活性是激活中性粒细胞。

【参考区间】　血浆中<10ng/L。

【临床意义】　IL-8 升高见于：慢性斑状牛皮癣患者的鳞屑中、类风湿关节炎和麻风患者的关节滑液中、自发性肺纤维化和急性呼吸窘迫综合征患者支气管灌洗液中。另外，IL-8 还与败血症休克、内毒素血症、输血溶血反应等密切相关。

（四）干扰素测定

干扰素（interferon，IFN）是宿主细胞受病毒感染后产生的一种非特异性防御因子，其具有抗病毒、抗肿瘤、免疫调节作用。

【参考区间】　ELISA 法：1～4kU/L。

【临床意义】

（1）IFN 增高：见于自身免疫性疾病、急性病毒感染、恶性肿瘤早期、再生障碍性贫血等。

（2）IFN 降低：见于乙型肝炎及乙肝病毒携带者、活动性类风湿性关节炎等。

（五）肿瘤坏死因子测定

肿瘤坏死因子（tumor necrosis factor，TNF）是由 T 淋巴细胞及单核细胞等产生的能引起肿瘤组织出血坏死的细胞因子，并能参与免疫调节，具有抗感染效应。

【参考区间】 ELISA 法：（4.3±2.8）μg/L。

【临床意义】 TNF 具有抗肿瘤作用，可杀伤和破坏肿瘤细胞；能抑制病毒复制和杀伤病毒感染细胞；有炎症介质作用，能阻止内毒素导致休克。

第二节 免疫细胞检查

淋巴细胞是构成机体免疫系统的主要细胞群体，按其异质性分为 T 细胞、B 细胞和 NK 细胞（natural killer cell）等细胞群，T 细胞与 B 细胞又分别有若干亚群，并各有其特异的表面标志和功能。临床上各种免疫性疾病均可出现不同群淋巴细胞数量和功能的变化，对它们进行检查可用以判断机体的细胞免疫功能。

一、T 细胞亚群检测

T 细胞是由一群功能不同的异质性淋巴细胞，其细胞膜表面分子具有不同的抗原（CD 分子）。比较明确地表达在 T 细胞表面的 CD 分子*有 CD3（所有成熟的 T 细胞表达）、CD4（辅助性 T 细胞表达）、CD8（抑制、杀伤性 T 细胞表达）等。应用这些细胞的单克隆抗体与 T 细胞表面抗原结合后，再与荧光标记二抗（兔或羊抗鼠 IgG）反应（免疫荧光法），再用荧光激活细胞分离仪（FACS）进行分析，计数 CD 阳性细胞的百分率。

CD 分子

【参考区间】 免疫荧光法（IFA）：

CD3：（63.1±10.8）%；CD4（TH）：（42.8±9.5）%；

CD8（TS）：（19.6±5.9）%；CD4/CD8＝（2.2±0.7）/1。

【临床意义】

（1）CD3 降低：见于自身免疫性疾病，如系统性红斑狼疮（SLE）、类风湿性关节炎等。

（2）CD4 降低：遗传性免疫缺陷病、免疫抑制剂应用者、恶性肿瘤等。

（3）CD8 降低：见于自身免疫性疾病、变态反应性疾病等。

（4）CD4/CD8 比值降低：见于艾滋病。

（5）CD4/CD8 比值增高：见于恶性肿瘤、自身免疫性疾病、变态反应、病毒感染等。患者做器官移植手术后 CD4/CD8 比值增高，提示发生排斥反应。

二、B 细胞表面标志物检测

用 CD19、CD20、CD21、CD22 等单克隆抗体，在一定条件下分别与 B 淋巴细胞表面分化抗原结合，通过流式细胞法进行检测，分别算出 CD19、CD20、CD21、CD22 阳性细胞百分率。CD19 为全部 B 淋巴细胞共有的表面标志，B 淋巴细胞活化后不消失，因此是最重要的 B 淋巴细胞标记分子。

【参考区间】 流式细胞法：CD19 细胞（11.74±3.73）%。

【临床意义】 CD19 比率增高见于 B 淋巴细胞性恶性肿瘤；降低见于体液免疫缺陷。

三、自然杀伤细胞活性检测

自然杀伤细胞（natural killer cell，NK）是一类大颗粒淋巴细胞，其表面无抗原识别受体，但能直接杀伤效应靶细胞，如肿瘤细胞、病毒感染细胞和胞内寄生菌感染等。因此，NK 细胞具有抗肿瘤、抗感染和免疫调节等功能。此外，NK 细胞亦可参与移植物排斥反应、自身免疫病和超敏反应的发生。

【参考区间】 NK 细胞活性（自然杀伤率）：47.6%～76.8%。

【临床意义】 NK 细胞活性是反映机体免疫功能的一项重要指标，在机体早期抗肿瘤和抗感染免疫中发挥重要作用。

（1）NK 细胞活性升高：常见于病毒感染的早期、Down 综合征、接受器官移植、骨髓移植的患者等。还可见于使用干扰素及干扰素诱导物等免疫增强剂治疗的患者。

（2）NK 细胞活性降低：常见于恶性肿瘤、重症联合免疫缺陷病、艾滋病和免疫抑制剂使用者等。也见于妊娠、酒精性肝硬化、慢性肝炎等。

（3）肿瘤疗效观察及预后评价：结肠癌、鼻咽癌等实物瘤患者机体免疫功能受损，NK 细胞活性下降，经治疗后 NK 细胞活性上升，提示治疗有效。

（4）免疫调节功能：NK 细胞可释放 IFN-γ、TNF-β 和 GM-CSF 等细胞因子，对机体免疫功能进行调节，增强机体早期抗感染能力和免疫监视作用。

第三节 自身抗体检查

由各种原因造成的机体 B 细胞针对自身组织成分产生的抗体，称为自身抗体（autoantibodies）。正常人体内存在自身抗体，但滴度很低。自身抗体浓度增高与某些特定的疾病相关联。当自身抗体和（或）自身致敏淋巴细胞攻击自身靶抗原细胞和组织，使其产生病理改变和功能障碍时，即形成自身免疫性疾病（autoimmune disease，AID）。自身抗体的检查，对自身免疫病的诊断、疗效观察均具有重要意义。

一、抗核抗体检测

抗核抗体（anti-nuclear antibody，ANA）是以细胞的核成分为靶抗原的自身抗体的总称，无器官及种族特异性。依其与细胞核不同抗原成分起反应而分为抗核蛋白抗体、抗双链 DNA 抗体、抗单链 DNA 抗体、抗可溶性核成分抗体及抗核仁抗体。每种抗原均可产生相应对抗体，故形成了抗核抗体的多样性和复杂性，用免疫荧光法检测时形成不同的图像，是鉴别诊断的基础。

（一）抗核抗体测定

【参考区间】 IFA 法为阴性，血清滴度 < 1∶40。

【临床意义】

（1）ANA 阳性：主要见于系统性红斑狼疮（SLE）。未经治疗的 SLE 患者，ANA 阳性率可达 96%（滴度在 1∶128～1∶2048），但特异性较差。约有 6% 的正常人可呈弱阳性反应。

（2）类风湿关节炎、系统性硬化病、皮肌炎、干燥综合征、慢性肝炎等也可出现阳性反应，但滴度均较低。

（3）根据细胞核着染后的荧光类型，ANA 可分为 4 种：①均质型（弥漫型）：全部细胞核呈均匀荧光，与抗 dsDNA 和抗组蛋白抗体有关，多见于 SLE 及硬皮病、皮肌炎等；②膜型（周边型）：核边缘处荧光较强呈轮状，对应的抗体为抗 dsDNA 抗体，见于 SLE 活动期；③斑点型（颗粒型）：核内呈斑块状或点块状荧光，抗体类型为可提取性核抗原（ENA）抗体，见于硬皮病及肢端动脉痉挛病；④核仁型：仅核仁处发荧光，抗体类型为 RNA，见于硬皮病及干燥综合征。

（二）抗双链 DNA 抗体测定

抗双链 DNA 抗体（double stranded DNA antibody，dsDNA）的靶抗原是细胞核中的 DNA 的双股螺旋结构，这种抗体是 SLE 的活动性标志，尤其是 SLE 合并狼疮性肾炎时。常用间接荧光抗体法（IFAT）测定。

【参考区间】　定性：阴性

【临床意义】　抗 dsDNA 抗体对 SLE 的特异性较高，活动期阳性率达 70%～90%。其他疾病，如类风湿关节炎、慢性肝炎、干燥综合征等亦可出现阳性。

（三）可提取性核抗原抗体谱测定

核内可提取的核抗原（extractable nuclear antigen，ENA）由多种分子质量不同的多肽构成，即 Sm、核糖体、Scl-70、Jo-1、SS-B、SS-A 和核糖核蛋白（ribonucleoprotein，RNP）等。主要包括抗 RNP 抗体和抗酸性核蛋白（Smith，Sm）抗体。采用免疫印迹试验可以对这些自身抗体进行检测，用以诊断自身免疫性疾病。

【参考区间】　免疫印迹试验（IBT）：阴性。

【临床意义】

（1）抗 Sm 抗体阳性：为 SLE 所特有，特异性达 99%，但敏感度低（20%）；抗 Sm 抗体阳性的 SLE 患者，内脏病变发病率较高，对治疗反应性差。

（2）抗 RNP 抗体阳性：主要见于混合性结缔组织病，亦见于 SLE、进行性系统性硬化病、皮肌炎、重叠综合征等。抗 RNP 抗体阳性的 SLE 患者，肾脏损害一般较轻。

（四）狼疮细胞检测

狼疮（lupus erythematosus，LE）因子是一种重要的抗核蛋白抗体，多为 IgG。LE 因子与轻微损伤的白细胞上抗原决定簇作用时，使细胞核膨胀、核染色质结构不清、嗜碱性减弱，形成一种淡紫红色的均质体，即 LE 小体。在补体作用下，LE 小体被正常的中性分叶核粒细胞所吞噬，形成 LE 细胞。有时还可见到游离的 LE 小体周围有中性分叶核粒细胞围绕形成花簇细胞现象。

【参考区间】　定性：阴性。

【临床意义】　未经治疗的系统性红斑狼疮（SLE）患者 LE 细胞阳性率 50%～80%。急性期或活动期阳性率较高，激素治疗后阳性率降低。LE 细胞阳性亦可见于类风湿关节炎、系统性硬化病、皮肌炎、慢性肝炎等疾病。

二、抗组织细胞抗体检测

（一）抗肾小球基底膜抗体测定

肾小球毛细血管自管腔向外依次由内皮细胞、肾小球基底膜（glomerular basement membrane，GBM）和上皮细胞足突构成。GBM 是由肾小球毛细血管内外透明层及中间致密层构成的网状结构，以糖蛋白为主体。肺泡基底膜与 GBM 化学成分相似，且两者具有交叉抗原性。自身抗原存在于GBM、肺、晶状体、耳蜗、脑及睾丸中，其抗体为：抗肾小球基底膜抗体（anti-GBM antibody）。

【参考区间】 定性：阴性。

【临床意义】 抗 GBM 抗体是抗基底膜抗体型肾小球肾炎的特异抗体，包括活动性的经典型的抗肾小球基底膜病（anti-GBM disease），抗肾小球基底膜抗体几乎 100%阳性。阳性还见于：急进型肾小球肾炎、免疫复合物型肾小球肾炎等。抗 GBM 抗体阳性的患者约 50%病变局限于肾脏，另50%有肾脏和肺部病变，仅有肺部病变者非常少见。

（二）抗甲状腺球蛋白抗体测定

甲状腺球蛋白（thyroid globulin，TG）是由甲状腺滤泡细胞合成的一种糖蛋白，抗 TG 抗体（anti-thyroglobulin antibody，ATG）主要是 IgG。

【参考区间】 间接血凝法：滴度≤1：32。

ELISA 和 RIA 法：阴性。

【临床意义】 血清 ATG 是诊断甲状腺自身免疫性疾病的一个特异性指标。ATG 阳性多见于慢性淋巴细胞性甲状腺炎及甲状腺功能亢进，较少见于甲状腺癌。亚急性甲状腺炎、重症肌无力、肝脏疾病、风湿性血管病、糖尿病等也可出现阳性。ATG 阳性亦可见于 40 岁以上的妇女。

（三）抗平滑肌抗体测定

抗平滑肌抗体（anti-smooth muscle antibody，ASMA）是一种主要存在于狼疮性肝炎患者血清中的一种自身抗体。

【参考区间】 间接荧光抗体法为阴性，滴度<1：10。

【临床意义】 ASMA 阳性主要见于自身免疫性肝炎（如狼疮性肝炎）、原发性胆汁性肝硬化、急性病毒性肝炎等。药物性肝炎、肝硬化、肝癌时 ASMA 亦可阳性。

（四）抗胰岛细胞抗体测定

抗胰岛细胞抗体（anti-pancreatic islet cell antibodies，APICA）属器官特异性抗体，靶抗原包括：唾液神经节苷脂、胰岛素、谷氨酸脱羧酶（GAD）、分子量 37000～40000 的类胰酶片段、神经内分泌细胞颗粒中的分子量 38000 和 52000 蛋白。上述中的胰岛素、GAD 和分子量 38000 蛋白 3 种抗原能引起 T 淋巴细胞反应，在疾病的发病中有一定意义。ICA 抗原为胰岛细胞质成分或微粒体组分，主要为 IgG 类，是胰岛细胞中 β 细胞损伤的标志。

【参考区间】 定性：阴性（健康正常人该抗体阳性检出率在 1.8%～4.1%）。

【临床意义】 高效价 APICA 与胰岛 β 细胞功能破坏有关。在免疫介导 1 型糖尿病中阳性率最高，可作为免疫介导 1 型糖尿病早期诊断指标。而特发性 1 型糖尿病各种 β 细胞自身抗体始终阴性。新发生的免疫介导 1 型糖尿病患者 APICA 阳性率可达 90%以上，而 2 型糖尿病（T2DM）患者出现APICA 阳性，提示 T1DM 发生的可能。APICA 阳性还预示着家族成员患病的危险性大。

（五）抗精子抗体测定

男性体内的血睾屏障可使精子与免疫系统隔离，但当此屏障因疾病或创伤而受损时，精子或其可溶性抗原逸出，可导致机体产生抗精子抗体（anti-spermatozoa antibody，ASA）从而抑制精子产生，造成男性不育。女性生殖道具有酶系统，能降解进入的精子抗原，使其不能到达免疫系统。此种酶系统的缺陷可使精子抗原保持完整而刺激同种抗精子抗体产生，10%～30%原因不明的女性不孕症可能由 ASA 所致。

【参考区间】　测定 ASA 的方法很多，但各有利弊，目前都不能完全满足临床快速诊断的要求。

【临床意义】　ASA 的检出率因采用检测方法不同，结果也不一致。通常不育者血清中 ASA 检出率在 10%～30%。尤其是梗阻性无精症病人，ASA 阳性率可高达 60%。ASA 的出现以及滴度升高是造成免疫性不育、不孕的根本原因。

三、其他自身抗体检测

（一）类风湿因子测定

类风湿因子（rheumatoid factor，RF）是抗人 IgG 分子 Fc 片段上抗原决定簇的特异抗体，无种族特异性，有 IgG、IgA、IgM、IgD、IgE 5 型。主要存在于类风湿关节炎患者的血清和关节液中，易与变性的 IgG 的 Fc 段结合，形成抗原-抗体复合物。用乳胶凝集试验测出的主要是 IgM 型。

【参考区间】　乳胶凝集试验：阴性；血清稀释度<1∶10。

【临床意义】　未经治疗的类风湿关节炎患者，RF 阳性率为 80%，且滴度常>1∶160。临床上动态观察滴度变化，可作为病变活动及药物治疗后疗效的评价。SLE、硬皮病、皮肌炎等风湿性疾病，及感染性疾病如传染性单核细胞增多症、感染性心内膜炎、结核病等，RF 也可阳性，但其滴度均较低。约有 1%～4%的正常人可呈弱阳性反应，尤以 75 岁以上的老年人多见。

（二）抗 DNA 抗体测定

抗脱氧核糖核酸（DNA）抗体（anti-DNA antibody，抗-DNA）包括抗双链 DNA 抗体（ds-DNA）和抗单链 DNA 抗体（ss-DNA），其中抗 ds-DNA 抗体单靶细胞是细胞核中的 DNA 双螺旋结构，有重要的临床诊断意义。

【参考区间】　定性：阴性

【临床意义】　抗 ds-DNA 抗体阳性是系统性红斑狼疮（SLE）的重要诊断指标，有 70%～90%的 SLE 活动期患者呈阳性。此外少数风湿患者也可呈阳性。

（三）抗线粒体抗体测定

抗线粒体抗体（anti-mitochondria antibody，AMA）是一组以线粒体内、外膜为靶抗原的自身抗体，主要是 IgG。首先发现于原发性胆汁性肝硬化患者血清中，无器官特异性、也无种族特异性。AMA 的检测主要用于肝脏自身免疫病的诊断。

【参考区间】　IFA 法为阴性（血清滴度<1∶10）；正常人群阳性率<10%。

【临床意义】　原发性胆汁性肝硬化无症状患者 AMA 阳性率为 90.5%，有症状患者为 92.5%。但是，胆总管阻塞和肝外胆管阻塞为阴性。其他肝病如肝硬化、慢性肝炎、药物性肝损伤的阳性率也在 20%～30%。

第四节　肿瘤标志物检查

肿瘤标志物*（tumor marker，TM）是指由肿瘤细胞产生，存在于血液、细胞、组织或体液中，反映肿瘤存在和生长情况的一类物质（主要包括蛋白质类、激素、糖类、酶类和多胺等）。包括肿

肿瘤标志物

瘤特异抗原和肿瘤相关抗原。目前发现的 TM 有 100 多种，临床常用的有 20 多种。TM 在肿瘤普查、辅助诊断、疗效观察和预后判断中有重要意义，同时因为是肿瘤相关抗原，其检测结果并非完全特异性，因此利用 TM 进行诊断、鉴别诊断和疗效判断时，要结合临床表现和其他辅助检查，综合分析判断。

一、蛋白质类肿瘤标志物检测

（一）血清甲胎蛋白测定

甲种胎儿球蛋白简称甲胎蛋白（alpha fetoprotein，AFP）是在胎儿早期由肝脏合成的一种糖蛋白，正常人出生后 AFP 合成被抑制，AFP 检测呈阴性。当干细胞和生殖腺胚胎组织发生恶性病变时，相关基因被重新激活，细胞重新合成 AFP，血中 AFP 明显升高。

【参考区间】 定性试验：阴性；定量（ELISA 法）：<25μg/L。

【临床意义】

（1）AFP 增高主要见于原发性肝细胞癌，其诊断阈值为>300μg/L，其阳性率为 75%~80%，约 10%~20%的原发性肝细胞癌患者 AFP 可呈阴性。

（2）生殖腺胚胎癌（睾丸癌、卵巢癌、畸胎癌等）、胃癌、胰腺癌，AFP 可增高。

（3）病毒性肝炎、肝硬化、妊娠等，AFP 可有不同程度增高，一般为 20~200μg/L。

（二）血清癌胚抗原测定

癌胚抗原（carcinoembryonic antigen，CEA）是胎儿早期合成的蛋白复合物，妊娠 6 个月后含量减少，出生后含量极低。部分恶性肿瘤患者血清中 CEA 含量明显增高，对肿瘤的诊断、预后、复发判断有一定价值。

【参考区间】 定性试验：阴性；定量（ELISA 法）：<15μg/L。

【临床意义】

（1）CEA 明显增高见于胰腺癌、结肠癌、乳腺癌、肺癌患者，常超过 60μg/L，其中 90%胰腺癌患者检测 CEA 增高。

（2）动态观察病情，当病情好转时 CEA 下降，而病情加重时 CEA 增高。

（3）胰腺炎、结肠炎、肝脏疾病、肺气肿、支气管哮喘发作 CEA 轻度增高。

（4）胃液和唾液中 CEA 增高，对胃癌诊断有参考价值。

（三）鳞状上皮细胞癌抗原测定

鳞状上皮细胞癌抗原（squamous cell carcinoma antigen，SCC）是从子宫颈鳞状上皮细胞癌（简称鳞癌）组织中分离出的糖蛋白，是一种特异性很好的鳞癌肿瘤标志物。

【参考区间】 RIA、CLIA 法：≤1.5μg/L。

【临床意义】 血清中 SCC 水平升高，见于鳞癌，如子宫颈癌、肺癌、头颈部癌；肝炎。其浓度随病情加重而增高，可监测这些肿瘤的疗效、复发、转移及评价预后。增高也可见于肝硬化、肺炎、结核病等。

（四）组织多肽抗原测定

组织多肽抗原（tissue polypeptide antigen，TPA）由 B1、B2 和 C 三个亚基组成，其活性主要在

B1。TPA 主要存在于胎盘和大部分肿瘤组织中，TPA 的存在与肿瘤发生部位、组织类型均无相关性。血清中 TPA 增高主要用于辅助诊断迅速增殖的恶性肿瘤，且在恶性肿瘤的疗效观察上敏感性较高。

【参考区间】 RIA 法：血清＜130U/L。

【临床意义】 恶性肿瘤患者血清 TPA 水平均可显著升高，与肿瘤发生部位和组织类型无相关性；多见于膀胱转移细胞癌，其次见于前列腺癌、乳腺癌及消化道恶性肿瘤等。恶性肿瘤经治疗好转后，TPA 水平降低；若 TPA 再次增高，提示有肿瘤复发。TPA 与 CEA 同时检测可有利于恶性与非恶性乳腺病的鉴别诊断。急性肝炎、胰腺炎、肺炎及妊娠后期等血清中 TPA 亦可升高。

（五）前列腺特异抗原测定

前列腺特异抗原（prostate specific antigen，PSA）是由前列腺腺泡和导管的上皮细胞分泌的一种单链糖蛋白，参与精液的液化过程。PSA 是目前最重要也是最精确的肿瘤标记物。用于前列腺良性与恶性疾病诊断与鉴别诊断及前列腺癌患者术后随访的重要指标。

【参考区间】 RIA 法和 CLIA 法：血清总 PSA（t-PSA）＜4.0μg/L；游离的 PSA（f-PSA）＜0.8μg/L；f-PSA/t-PSA 比值＞0.25。

【临床意义】

（1）PSA 是高度的前列腺组织特异抗原，血清 t-PSA 升高＞4.0μg/L 时，诊断前列腺癌的阳性率在 50%～80%。

（2）当 f-PSA/t-PSA 比值＜10%提示前列腺癌，当 f-PSA/t-PSA 比值＞25%提示前列腺增生，其特异性达 90%，准确性＞80%。

（3）手术后 t-PSA 降至正常，若再次升高，应考虑肿瘤的复发与转移。约有 5%的前列腺癌患者，t-PSA 在正常范围，但前列腺酸性磷酸酶（PAP）升高。

（六）异常凝血酶原测定

在维生素 K 缺乏时，肝细胞合成生素 K 依赖维的凝血因子（Ⅱ、Ⅶ、Ⅸ、Ⅹ）障碍，只能合成无凝血功能的异常凝血酶原（abnormal prothrombin，APT）。肝细胞癌时，生成大量的 APT。APT 测定是反应肝细胞癌的一种标志物。

【参考区间】 ＜20μg/L。

【临床意义】

（1）APT 增高，见于 90%以上的肝细胞癌，均值可高达 900μg/L。40%～50%转移性肝癌也见 APT 升高，但其均值较低。

（2）甲胎蛋白（AFP）水平较低的肝细胞癌，APT 往往升高。因此同时检测 AFP 和 APT 能将低 AFP 型肝癌的诊断率由 48%提高到 68%。APT 轻度升高还见于慢性肝炎和维生素 K 缺乏症等，此时补充维生素 K 后可以纠正。

二、糖脂类肿瘤标志物检测

（一）癌抗原 15-3 测定

癌抗原 15-3（cancer antigen 15-3，CA15-3）是一种乳腺癌相关抗原，属糖蛋白，在乳腺癌患者的血清中明显升高。

【参考区间】 RIA 法和化学发光免疫分析法（CLIA）：血清＜25 000U/L。

【临床意义】 CA15-3 阳性对乳腺癌有重要的辅助诊断作用，但其特异性有限。乳腺癌时，30%～

50%的患者可见 CA15-3 明显升高，但早期乳腺癌时，其阳性仅为 20%～30%左右。它常用于观察乳腺癌治疗后有无复发及监测乳腺癌的转移。在转移性卵巢癌、结肠癌时超过 10 万 U/L，支气管癌和妊娠时其血清水平也可见不同程度的增高。

（二）癌抗原 125 测定

癌抗原 125（cancer antigen l25，CA125）为一种糖蛋白性肿瘤相关抗原，是上皮性卵巢癌和子宫内膜癌的相关抗原。

【参考区间】 RIA 和 ELISA：男性及 50 岁以上女性<2.5 万 U/L；20～40 岁女性<4.0 万 U/L（RIA）。

【临床意义】 CA125 增高对诊断卵巢癌有较大临床价值，其阳性率可达 97%，同时对观察治疗效果和判断复发较为灵敏。其他癌症，如宫颈癌、乳腺癌、胰腺癌、胆道癌、肝癌、胃癌、大肠癌、肺癌等也可出现阳性。

（三）癌抗原 19-9 测定

癌抗原 19-9（cancer antigen 19-9，CA19-9）是胃肠道肿瘤相关抗原，与胰腺癌、胆囊癌、结肠癌和胃癌等密切相关。

【参考区间】 RIA、CLIA、ELISA：<37000U/L（血清）。

【临床意义】 CA19-9 对胰腺癌有较高的敏感度及特异性（胰腺癌早期，当特异性为 95%时，敏感性可达 80%～90%）。连续监测 CA19-9 对病情进展、手术疗效、预后估价及复发的早期发现都有重要价值。此外，对消化道良恶性疾病鉴别诊断（如胰腺癌与胰腺炎、胃癌与胃溃疡）也有一定价值。

（四）癌抗原 50 测定

癌抗原 50（cancer antigen50，CA50）是缺乏器官特异性的广谱性肿瘤糖类相关抗原。与 CA19-9 有一定的交叉抗原性，临床可用于胰腺癌的辅助诊断。

【参考区间】 免疫放射度量分析（IRMA）、CLIA：<20000U/L（血清）。

【临床意义】 CA50 增高主要见于胰腺癌（阳性率 87%），其次见于胆（道）囊癌、原发性肝癌、卵巢癌、结肠癌、乳腺癌、子宫癌等。在慢性肝病、胰腺炎、胆管病时，CA50 也升高。

（五）癌抗原 72-4 测定

癌抗原 72-4（cancer antigen 72-4，CA72-4）是一种肿瘤相关糖蛋白抗原，是胃肠道和卵巢肿瘤的标志物。对诊断胃癌的特异性优于 CA19-9 和 CEA。

【参考区间】 CLIA、RIA、EuSA：<6.7μg/L（血清）。

【临床意义】 CA72-4 增高主要见于卵巢癌（阳性率 67%），其次可见于大肠癌、胃癌、乳腺癌和胰腺癌。与 CA125 联合检测，可提高卵巢癌的检出率。与 CEA 联合检测，可以提高诊断胃癌的敏感性和特异性。

三、酶类肿瘤标志物检测

（一）前列腺酸性磷酸酶测定

前列腺酸性磷酸酶（prostatic acid phosphatase，PAP）是由成熟的前列腺上皮细胞合成及分泌的糖蛋白。经前列腺管道进入精囊，由尿道排出。前列腺癌时，癌细胞产生的 PAP 由于腺体导管破坏，直接被吸收入血循环。

【参考区间】 RIA、CLIA 法：≤2.0μg/L。

【临床意义】 血清 PAP 浓度明显增高见于前列腺癌，其升高程度与癌瘤发展基本呈平行关系。前列腺肥大、前列腺炎时，血清 PAP 也可升高。

（二）α-L-岩藻糖苷酶测定

α-L-岩藻糖苷酶（α-L-fucosidase，AFU）广泛存在于人体组织细胞、血液和体液中。原发性肝癌患者血清 AFU 显著升高，是原发性肝癌的标志物之一。

【参考区间】 ELISA 法和分光光度连续检测法：234～414μmol/L。

【临床意义】 血清 AFU 增高主要用于原发性肝癌的诊断（阳性率 81.2%），与 AFP 联合检测可提高原发性肝癌诊断阳性率（93.1%）；增高还见于转移性肝癌、肺癌、乳腺癌、卵巢癌、子宫癌以及肝硬化、慢性肝炎、消化道出血等。

（三）神经元特异性烯醇化酶测定

神经元特异性烯醇化酶（neuron-specific enolase，NSE）是神经元和神经内分泌细胞所特有的一种酸性蛋白酶，是小细胞肺癌（SCLC）敏感最特异的肿瘤标志物。

【参考区间】 RIA、ELISA 法：<15μg/L（血清）。正常红细胞中含 NSE，标本溶血影响检测结果。

【临床意义】 NSE 增高见于小细胞肺癌、神经母细胞瘤、神经内分泌细胞肿瘤（如嗜铬细胞瘤、胰岛细胞瘤、黑色素瘤）等。用神经元特异性烯醇化酶监测小细胞肺癌的复发，比临床确定复发要早 4～12 周。

四、激素类肿瘤标志物检测

（一）人绒毛膜促性腺激素测定

人绒毛膜促性腺激素（human chorionic gonadotropin，HCG）是由胎盘的滋养层细胞分泌的一种糖蛋白。是检测早孕的重要指标，正常妇女受孕后 9～13 天 HCG 即明显升高，8～10 周达到高峰，然后缓慢下降，并维持在较高水平，直到足月分娩，胎儿娩出后 2 周降到正常水平。

【参考区间】 RIA、CLIA 法：男：5.0U/L；女：绝经前为 7.0U/L，绝经后为 10.0U/L。

【临床意义】

（1）HCG 增高：见于葡萄胎，绒毛膜上皮细胞癌，可高达 100 万 U/L；也可见于精原细胞瘤、畸胎瘤。还见于异位 HCG 分泌肿瘤（如胃癌、胰腺癌、肺癌、结肠癌、肝癌、卵巢癌、消化系统类癌等）。脑脊液中 HCG 增高，提示上述肿瘤有中枢神经系统转移。

（2）HCG 降低：见于流产，异位妊娠等。

（二）降钙素测定

降钙素（calcitonin，CT）是由甲状腺的滤泡旁细胞（C 细胞）分泌的多肽激素。主要功能是降低血钙和血磷，主要靶器官是骨骼，对肾脏也有一定的作用。CT 的分泌受血钙浓度的调节，当血钙浓度增高时，CT 的分泌也增高。CT 与甲状旁腺激素（PTH）对血钙的调节作用相反，共同维持着血钙浓度的相对稳定。

【参考区间】 RIA：男性为 0～14ng/L；女性为 0～28ng/L。

【临床意义】

（1）CT 增高：对起源于滤泡旁细胞的甲状腺髓样癌的诊断、判断手术疗效和观察术后复发等有重要意义。也见于恶性肿瘤，如燕麦细胞癌、肺癌、胰腺癌、子宫癌、前列腺癌等。某些异位内分泌综合征、严重骨病、肾脏疾病、嗜铬细胞瘤等。

（2）CT 减低：见于甲状腺手术切除、重度甲状腺功能亢进等。

五、肿瘤标志物检测项目的选择

同一种肿瘤可含多种标志物，而一种标志物可在多种肿瘤中出现。选择特异标志物或最佳组合有利于提高肿瘤诊断的阳性率（表 4-6-1）。动态检测有利于良性和恶性肿瘤的鉴别，也有利于复发、转移和预后判断。

表 4-6-1　肿瘤标志物的选择

标志物 （肿瘤）	AFP	CEA	PSA	PAP	NSE	hcG	CA19-9	CA50	CAl25	CAl5-3	CA72-4	CA242	TPA	SCC	AFU
原发性肝癌	a														a
胃癌		b					c				a				
食管癌		c												c	
结肠癌		a					b					c			
胰腺癌		c					a	b				b			
胆道癌							a	b							
小细胞肺癌					a										
非小细胞肺癌		b												c	
绒毛膜上皮细 　胞癌						a									
前列腺癌			a	a											
干细胞肿瘤	a					a									
卵巢癌									a		b				
乳腺癌		b								a					
膀胱癌													b		
宫颈癌		c												b	
耳鼻喉肿瘤		c												b	

注：a 为首选指标；b 为补充指标；c 为次补充指标

第五节　感染免疫检查

一、细菌感染免疫检测

（一）血清抗链球菌溶血素"O"试验

链球菌溶血素"O"（streptolysin "O"）是 A 群链球菌产生的一种外毒素，能溶解红细胞，并对机体多种细胞有毒性作用。人体感染溶血性链球菌后，血清中可出现大量抗链球菌溶血素 O（ASO）抗体。检测抗"O"可作为链球菌感染后变态反应性疾病（风湿热、肾小球肾炎）的辅助诊断。

【参考区间】　乳胶凝集法（LAT）：ASO＜500U。

【临床意义】

（1）ASO 升高见于：A 群溶血性链球菌感染及与感染有关的免疫反应疾病，如感染性心内膜炎、扁桃腺炎、风湿热、链球菌感染后急性肾小球肾炎等。A 群溶血性链球菌感染后，刺激机体产生的相应抗体。感染 1 周后开始升高，4~6 周达高峰。临床上，柯萨奇 B 病毒、高胆固醇血症、溶血、肝炎、肾病综合征等疾病、类风湿关节炎均可呈现非特异性的抗"O"增高。

（2）ASO 假阴性见于：①免疫反应低：ASO 产生少或不产生，此时应检查与溶血性链球菌感染有关的其他抗体，如抗透明质酸酶、抗链激酶等；②免疫抑制：如感染早期就应用大量抗生素或糖皮质激素，这种情况下，其他抗体也多不升高。

（二）伤寒与副伤寒的免疫学检测

伤寒沙门菌属于沙门菌的 D 群，副伤寒甲、乙、丙沙门菌分别属于沙门菌属中的 A、B、C 群，均为革兰阴性杆菌。伤寒杆菌有菌体抗原"O"、鞭毛抗原"H"，刺激机体分别产生"O"抗体和"H"抗体。副伤寒甲和副伤寒乙也有菌体"O"抗原，可刺激机体产生"O"抗体。副伤寒甲、乙、丙分别有鞭毛"A""B""C"抗原，刺激机体分别产生"A""B""C"抗体。

1. 肥达反应（Widal reaction，WR）　是利用伤寒和副伤寒沙门菌液为已知抗原，检测病人血清中有无相应抗体的一种凝集试验。将被检血清倍比稀释后，在生理盐水介质中进行凝集价测定。稀释倍数越大，提示血清抗体浓度越高。

【参考区间】　伤寒"O"凝集价<1∶80；伤寒"H"凝集价<1∶160。

副伤寒 A、B、C 凝集价<1∶80。

【临床意义】

（1）"O"凝集价>1∶80、"H"凝集价>1∶160，有助于诊断伤寒。

（2）"O"凝集价>1∶80，"A"凝集价>1∶80，有助于诊断副伤寒 A；"O"凝集价>1∶80，"B"凝集价>1∶80，有助于诊断副伤寒 B；"C"凝集价>1∶80，有助于诊断副伤寒 C。

（3）"O"凝集价>1∶80，其他者低于 1∶80，见于伤寒类疾病的早期。在病程中逐周复查，若抗体效价依次递增或恢复期较急性期升高 4 倍或以上，则有诊断意义。

（4）发病早期已大量应用抗生素或免疫抑制剂，或免疫反应降低时，肥达反应可出现假阴性。

2. 酶联免疫吸附试验（enzyme-linked immunosorbent assay，ELISA）　基本方法是将已知的抗原或抗体吸附在固相载体（聚苯乙烯微量反应板）表面，使酶标记的抗原抗体反应在固相表面进行，用洗涤法将液相中的游离成分洗除。常用的 ELISA 法有双抗体夹心法（检测大分子抗原）和间接法（测定特异抗体）。检测伤寒杆菌刺激机体产生的早期抗体 IgM，有助于伤寒早期诊断。检测伤寒沙门菌表面抗原刺激机体产生的 Vi（virulence）抗体，有助于检出伤寒带菌者。

【参考区间】　ELISA：IgM 抗体为阴性或滴度<1∶20；Vi 抗体滴度<1∶20。

【临床意义】　IgM 抗体滴度>1∶20，见于伤寒发病 1 周后，有助于早期诊断，敏感性超过肥达反应。Vi 抗体滴度>1∶20，有助于诊断伤寒慢性带菌者。Vi 抗体效价平稳下降，提示带菌状态消除。

3. 胶乳凝集试验（latex agglutination test，LAT）　用直接 LAT 可检测血清有无伤寒沙门菌"Vi""H""O"抗原，为伤寒感染直接证据，且有助于早期诊断。

【参考区间】　定性：阴性。

【临床意义】

（1）本试验敏感性高，超过肥达反应和特异性 IgM 型抗体试验。

（2）伤寒早期，尿中也有特异性抗原，故可借尿液胶乳凝集试验阳性而作出诊断。

（3）本试验对诊断那些未能产生抗体的伤寒病人尤其有帮助。

（三）流行性脑脊髓膜炎的免疫学检测

流行性脑脊髓膜炎（简称流脑）是由脑膜炎奈瑟菌引起的急性化脓性脑膜炎。对病人脑脊液、急性期血清和尿中脑膜炎双球菌群特异抗原和抗体进行测定，有助流脑的临床诊断。

【参考区间】 抗体检测：阴性（间接血凝试验和 ELISA 法）。

抗原检测：阴性（对流免疫电泳法、乳胶凝集试验、RIA 和 ELISA）。

【临床意义】 检测脑膜炎奈瑟菌抗原，对流脑有确诊价值。感染 1 周后，抗体逐渐增高，2 个月后逐渐下降；接受疫苗接种者，高抗体效价可持续 1 年以上。

（四）结核分枝杆菌抗体和 DNA 测定

机体感染结核分枝杆菌后，体内可产生结核特异性抗体（tubercle bacillus antibody，TB-Ab）。

【参考区间】 胶体金或 ELISA：TB-Ab 阴性。PCR 法：结核分枝杆菌 DNA 阴性。

【临床意义】 机体感染结核分枝杆菌后，TB-Ab 阳性率为 80%～90%，其灵敏度和特异性可达 90%。PCR 检测 DNA 特异性更强，灵敏度更高，但应防止污染引起的假阳性。

（五）幽门螺杆菌抗体测定

【参考区间】 金标免疫斑点法：阴性。

【临床意义】 幽门螺杆菌抗体阳性主要见于胃、十二指肠幽门螺杆菌感染，如胃炎、消化性溃疡等，其敏感性大于 90%，特异性为 85%；也可见于胃癌。

（六）布氏杆菌病凝集试验

待测血清中抗布氏杆菌抗体与乳胶试剂相遇，发生抗原-抗体反应，出现肉眼可见的凝集反应。

【参考区间】 间接血凝法：阴性或滴度<1：25。

【临床意义】 凝集效价明显升高或动态上升有助于布什杆菌病的诊断。

二、病毒感染免疫检测

（一）汉坦病毒抗体 IgM 测定

汉坦病毒（Hanta virus，HTV）是肾综合征出血热的病原体。抗-HTV IgM 是感染 HTV 后出现于患者血清中的一种特异性抗体。

【参考区间】 ELISA 法：阴性。

【临床意义】 人体感染 HTV 2～3 天后，即可在血清中检出抗-HTV IgM，7～10 天达高峰，其后开始下降。检测抗-HTV IgM 有助于肾综合征出血热的早期诊断。

（二）流行性乙型脑炎病毒抗体 IgM 测定

流行性乙型脑炎病毒（EPBV）是披膜病毒科黄病毒属中的一种 RNA 病毒。人感染 EPBV 后，早期可产生特异性 IgM 抗体。

【参考区间】 ELISA 法：阴性。

【临床意义】　急性乙型脑炎患者，血清中特异性 IgM 抗体于发病后第 3～4 天出现，两周达高峰。检测特异性 IgM 抗体有助于乙型脑炎的早期诊断。

（三）柯萨奇病毒抗体和 RNA 测定

【参考区间】　间接血凝试验、IFA 法或 ELISA：IgM 和 IgG 均为阴性。

PCR 法：RNA 阴性。

【临床意义】　IgM 阳性提示正在感染，IgG 阳性提示既往感染，RNA 阳性的诊断意义更大。

（四）轮状病毒抗体和 RNA 测定

普通轮状病毒（A 组）主要侵犯婴幼儿，成人腹泻轮状病毒（B 组）则可引起青壮年胃肠炎的暴发流行。

【参考区间】　PCR 法：RNA 阴性。

胶乳凝集试验或 ELISA 法：抗原阴性。

金标免疫斑点法或 ELISA 法：IgM 和 IgG 阴性。

【临床意义】　约 50%的婴幼儿腹泻是由轮状病毒引起。IgM 阳性提示现症感染，IgG 阳性提示既往感染，检测 RNA 具有特异性。

（五）麻疹病毒抗体测定

【参考区间】　ELISA 法：阴性。

【临床意义】　一般在麻疹病发病后 5 天，特异性抗体 IgM 即可出现阳性，其检测有助于早期快速诊断。检测麻疹病毒特异性 IgG 抗体可了解机体有无免疫力，并对麻疹减毒活疫苗的免疫效果进行考核。

（六）脊髓灰质炎病毒抗体测定

脊髓灰质炎病毒（poliovirus）可引起脊髓灰质炎。该病毒有 3 个血清型。机体感染该病毒后数天，血清依次出现 IgM、IgG。IgG 为中和抗体，能阻止病毒向中枢神经系统扩散并将病毒清除，对同型病毒有免疫力，在体内持续时间较长。

【参考区间】　中和试验、补体结合试验、ELISA 法：阴性。

【临床意义】　双份血清 IgG 抗体升高 4 倍以上或特异性 IgM 阳性对脊髓灰质炎病毒感染有诊断价值。

（七）严重急性呼吸综合征病毒抗体和 RNA 测定

严重急性呼吸综合征（severe acute respiratory syndrome，SARS）是由 SARS 冠状病毒引起的急性呼吸道传染病。

【参考区间】　ELISA 检测抗体：阴性。

反转录聚合酶链反应（RT-PCR）检测 RNA：阴性。

【临床意义】　SARS 病毒抗体阳性，提示现在正感染或曾感染过 SARS 病毒。RT-PCR 测定病毒 RNA，对早期诊断有重要意义，阳性表示已感染了 SARS 病毒，有传染性。

（八）新型冠状病毒感染相关检测

新型冠状病毒（2019-nCoV）是 2019 年新发现的冠状病毒，引发的疾病为新型冠状病毒感染，世界卫生组织名为 "2019 冠状病毒病"（Corona Virus Disease 2019，COVID-19）。对 2019-nCoV

感染的检测包括病毒核酸检测、抗体检测和抗原检测。

【参考区间】

1. 病毒核酸检测 RT-PCR 检测 RNA：阴性。

2. 抗体检测 胶体金免疫层析法、ELISA 检测血液中 IgM 和 IgG 抗体：阴性。

3. 抗原检测 ELISA：阴性。

【临床意义】

（1）核酸检测具有早期诊断、灵敏度和特异性高等特点，是确诊 2019-nCoV 感染的"金标准"。病毒感染后鼻/咽拭子采样，在发病早期即可被检测到。病毒核酸检测如为阳性，说明患者正处于感染期，可直接确诊为感染病例。

（2）感染后 7～14 天内，患者体内免疫系统开始先后产生应对 2019-nCoV 的 IgM 和 IgG 抗体，可作为辅助手段确诊感染。IgM 抗体增高提示近期急性感染，IgG 抗体增高提示既往感染或接种过疫苗。联合使用血清抗体检测与核酸检测，有助于提高疾病的检出率。

（3）抗原检测的是 2019-nCoV 的组成蛋白，可从鼻/咽拭子、痰液、血清、血浆等标本中检测病毒抗原。如为阳性，说明患者体内含有病毒的组成成分，正处于感染期，特异性高，可直接确诊为感染病例。但抗原检测需要更高的敏感性，当取样中所含病毒数量较少或没有取到病原体，可造成假阴性而漏检。

三、寄生虫感染免疫检测

（一）日本血吸虫抗体测定

【参考区间】 ELISA 和胶乳凝集法（LAT）：IgE 为 0～150IU/L，IgG、IgM 为阴性。环卵沉淀法：阴性。

【临床意义】 环卵沉淀法的敏感性高（94.1%～100%），假阳性率较低，可为临床诊断、考核治疗效果、监测疫情等提供可靠依据。IgE、IgM 阳性提示病程处于早期，是早期诊断的指标；IgG 阳性提示疾病已是恢复期，曾有过血吸虫感染，可持续数年。

（二）囊虫抗体测定

【参考区间】 ELISA 法：血清<1∶64 为阴性；脑脊液<1∶8 为阴性。间接血凝法：血清<1∶128 为阴性；脑脊液<1∶8 为阴性。

【临床意义】 IgG 阳性见于囊虫病，其中脑囊虫病占 60%～80%。此外，可用作流行病学调查。

（三）疟原虫抗体和抗原测定

【参考区间】 IFA 和 ELISA 法：抗体阴性。免疫印迹法：抗原阴性。

【临床意义】 抗体阳性提示近期有疟原虫感染，但是疟原虫抗体检测阴性不足以否定疟疾，应做抗原检测或涂片法找疟原虫。

四、性传播疾病免疫检测

（一）梅毒螺旋体抗体测定

梅毒是由苍白螺旋体感染引起的一种性传播性疾病。其病原体感染人体后产生梅毒螺旋体抗体

（treponema pallidum antibody），包括特异性抗体和非特异性抗体（反应素）。

【参考区间】　反应素定性试验：快速血浆反应素试验（RPR）、不加热血清反应素试验（USR）、美国性病研究实验室试验（VDRL）均为阴性。

特异性抗体确诊试验：梅毒螺旋体血凝试验（TPTA）和荧光螺旋体抗体吸附试验（FTA-ABS）均为阴性。

【临床意义】　定性试验用于梅毒的初筛，特异性抗体试验阳性可确诊。

（二）淋球菌血清学及 DNA 测定

【参考区间】　协同凝集试验：阴性。

PCR 定量试验：阴性。

【临床意义】　协同凝集试验特异性强、敏感性高且操作简便。PCR 可做确诊试验。

（三）人类获得性免疫缺陷病毒抗体及 RNA 测定

艾滋病是由人类获得性免疫缺陷病毒（human immunodeficiency virus，HIV）引起的获得性免疫缺陷综合征（acquired immunodeficiency syndrome，AIDS）。

【参考区间】　筛选试验：ELISA 法和快速蛋白印迹法（RWB）检测 HIV 抗体为阴性。

确诊试验：蛋白印迹法（WB）和 RT-PCR 法检测 HIV-RNA 为阴性。

【临床意义】　筛选试验敏感性高但特异性差，常有假阳性。确诊试验有利于 AIDS 的确诊和早期诊断。

五、TORCH 感染免疫检测

TORCH 是一组病原微生物的英文名称缩写，T 即弓形虫（toxoplasma gondii），O 即其他病原微生物（others），R 即风疹病毒（rubella virus），C 即巨细胞病毒（cytomegalovirus，CMV），H 即单纯疱疹病毒（herpes simplex virus，HSV）。这是一组可通过宫内感染直接影响胎儿发育，并引起相似临床症状和体征如围产期感染、流产、死胎、早产、先天性畸形和智力障碍等的感染因素。TORCH 感染的抗体检查已作为孕期检查的常规项目。

1. 弓形虫抗体测定　弓形虫感染是一种人畜共患疾病，广泛分布于世界各地。弓形虫抗体有 IgM 和 IgG 两型。

【参考区间】　IFA、ELISA 法：阴性。

【临床意义】　IgM 型抗体阳性提示现症感染；IgG 型抗体阳性一般提示既往感染。

2. 风疹病毒抗体测定　风疹是由风疹病毒引起的，对儿童来说，是一种症状较轻的出疹性疾病。但孕妇若在妊娠头 3 个月内感染风疹病毒，易引起胎儿畸形。因此，对早孕妇女进行风疹病毒特异性 IgM、IgG 抗体监测有重要意义。

【参考区间】　ELISA 法：阴性。

【临床意义】　风疹病毒 IgM 抗体阳性，提示有近期感染，必要时应终止妊娠。风疹病毒 IgG 抗体阳性，表示机体已受过风疹病毒感染，具有免疫力。

3. 巨细胞病毒抗体测定　巨细胞病毒属人类疱疹病毒科。围生期感染巨细胞病毒是引起胎儿畸形的主要原因之一，还可引起早产、胎儿宫内发育迟缓等。

【参考区间】　ELISA 法：阴性。

【临床意义】 抗-CMV 测定，双份血清抗体水平呈 4 倍或 4 倍以上增长时，有诊断意义。特异性抗-CMVIgM 阳性，为 CMV 近期感染的指标。

4. 单纯疱疹病毒抗体测定 单纯疱疹病毒属疱疹病毒科，有 HSV-Ⅰ和 HSV-Ⅱ两型。HSV 原发感染后，机体最先出现 IgM，随后出现 IgA 及 IgG，抗体能防止病毒播散，但不能阻止复发。

【参考区间】 间接血凝试验、ELISA 法：阴性。

【临床意义】 检出特异性 IgM 阳性或双份血清特异性 IgG 抗体效价上升 4 倍或 4 倍以上，提示 HSV 近期感染。本试验不能区分 HSV-Ⅰ型与 HSV-Ⅱ型。

第六节 其他免疫检查

一、循环免疫复合物检测

循环免疫复合物（circulating immunocomplex，CIC）是一类在抗原量稍过剩血液中，形成的中等大小的可溶性免疫复合物（沉降系数 8.8～19S），它既不能被吞噬细胞清除，又不能通过肾小球滤孔排出、可较长时间游离于血液和其他体液中，当血管壁通透性增加时，此类免疫复合物可随血流沉积在某些部位的毛细血管壁或嵌合在肾小球基底膜上，激活补体导致免疫复合物沉积的发生。测定 CIC 对免疫复合物疾病的诊断、疗效观察、预后判断，均有重要意义。

【参考区间】 聚乙二醇（PEG）沉淀试验：血清浊度＜8.3。

速率散射比浊法：血清浓度 0～1.5μg/ml。

【临床意义】 CIC 检测对于判定疾病的活动性、治疗效果、预后以及探讨发病原因有重要意义。阳性见于自身免疫性疾病（如全身性红斑狼疮、类风湿性关节炎、结节性多动脉炎等），膜增殖性肾炎，急性链球菌感染后肾炎，传染病（如慢性乙型肝炎、登革热、疟疾、麻风等）以及肿瘤患者。

二、冷球蛋白检测

冷球蛋白（cryoglobulin，CG）是血清中的一种异常免疫球蛋白。该蛋白在 4℃不溶解，在 30℃易于聚合，加温后（37℃）又可溶解。

【参考区间】 阴性或低于 80mg/L。

【临床意义】 冷球蛋白阳性见于骨髓瘤、原发性巨球蛋白血症、慢性淋巴细胞白血病；亦见于类风湿关节炎、系统性红斑狼疮等自身免疫性疾病，传染性单核细胞增多症、恶性肿瘤等。

三、C 反应蛋白检测

C 反应蛋白（C-reactive protein，CRP）是一种能与肺炎链球菌荚膜 C 多糖体起沉淀反应的急性时相蛋白质。CRP 由肝脏产生，能激活补体、促进吞噬并具有免疫调节作用。

【参考区间】 定性试验：阴性；免疫扩散法：正常人血清中＜10mg/L。

【临床意义】 CRP 在炎症开始数小时（小于 12 小时）就升高，48 小时即可达峰值，随着病变消退、组织、结构和功能的恢复降至正常水平。此反应不受放疗、化疗、皮质激素治疗的影响。临床可用于评估疾病活动性和疗效监测：CRP 升高的程度反映炎症组织的大小或活动性，在急性炎症和感染时，CRP 与疾病活动性有良好的相关性。CRP 值为 10～50mg/L 表示轻度炎症、CRP 值升为 100mg/L 左右表示较严重的疾病、CRP 值大于 100mg/L 表示严重的疾病过程并常表示细菌感染的存在。CRP 的测定，可用于在许多急性感染缺少微生物学诊断时，作为最有效使用抗生素治疗的依据；在 CRP 下降至正常时，可停止抗生素治疗。

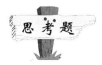

〔参考答案见二维码〕

患者女性，42 岁。因面部红斑，间断发热 1 年，关节痛伴乏力 1 个月入院。1 年前患者出现面部红斑，呈蝶状，日晒后加重，并有间断发热，体温在 37.6～38.4℃ 之间，无发冷、寒战。1 月前，患者出现全身关节痛，明显乏力，口腔糜烂，头发脱落等不适入院。既往体健。体格检查：T37.8℃，面部蝶形红斑，头发稀疏、脱落、无光泽，口腔黏膜溃疡。心率 96 次/分，律齐，腹平、软，肝肋下 3cm 可触及，下肢无浮肿。

实验室检查：尿常规：尿蛋白（++）。血液免疫学检查：抗核抗体 1∶160，均质型；抗双链 DNA 抗体阳性；补体 C3 0.40g/L、C4 0.10g/L。

问题和思考：

（1）患者最可能的诊断是什么？为什么？

（2）根据该患者血补体的结果，分析补体检测的临床意义。

（闫平慧）

参考答案

第七章　临床常见病原体检查

第一节　概　述

临床病原体检查的目的是从感染性疾病患者中快速准确地检出病原体，及早明确诊断，尽快给予治疗，通过体外抗病原体的药物敏感试验为临床合理用药提供依据，以及控制感染、防止感染继续扩散等内容。同时，可检测患者的抗体情况，以作为判定机体免疫力的指标。

临床病原体检查除了实验室的能力和效率外，都有着共同的检查原则：①标本的采样及运送的质量；②通过直接染色镜检，检出特异性抗原或其他病原体成分；③借助分子生物学方法检测病原体核酸；④利用免疫学方法检测机体的免疫产物；⑤对病原体进行分离鉴定。在此基础上，结合临床资料可快速作出初步诊断，积极参与临床抗病原体药物的选择，指导和监控病原体的治疗方案，避免耐药菌株的产生和耐药性的传播。

一、标本的采集和运送

标本的正确采集、储存和运送是直接关系检测结果的基本要素。任一环节处理不当，都可能引起误差和错误，影响最后的检测结果。采集标本前，必须根据病原体所致感染性疾病的病程来确定标本采集的时间、部位和种类。所有标本的采集和运送应遵循无菌操作、防止污染的原则下认真进行。标本采集后应立即送实验室检测，必要时应采取适宜的方式进行储存后运送。要视所有标本为传染品，对具有高度危险性的标本要有明显标志或特别注明。

（一）血液标本

正常人的血液是无菌的，对血液感染的患者，采样以无菌法由肘静脉穿刺，成人每次 20～30ml，婴儿和儿童 1～5ml。最好能在床边接种或置于盛有抗凝剂多聚茴香脑磺酸钠（SPS）的无菌瓶中送检。一般在发热初期、发热前 2 小时或高峰期采集，而已用过抗菌药物治疗者，则在下次用药前采集。若 24 小时内多次采血标本，应选择不同部位采集，可提高血培养阳性检出率。每份标本均应同时做需氧菌和厌氧菌培养。

（二）尿液标本

外尿道寄居有正常菌群，故采集尿液时更应注意无菌操作。严格清洗外阴后再收集中段尿标本约 10～20ml 于灭菌容器内。对于厌氧菌的培养，采用膀胱穿刺法收集、无菌厌氧小瓶运送。排尿困难者可导尿，一般插入导尿管后将尿留弃 15ml 后再留取培养标本，但应避免多次导尿所致尿路感染。尿液中注意不要加入防腐剂。

（三）粪便标本

正常人粪便中含有大量细菌，粪便检查要在混有大量正常肠道菌的情况下检出病原菌。取含脓、血或黏液的粪便置于清洁容器中送检，标本不能混入污染物如尿液、消毒剂等。排便困难者或婴儿可用直肠拭子采集，标本拭子置于有保存液的试管内送检。

（四）呼吸道标本

标本的采集可采用鼻咽拭子、鼻咽洗液、收集痰液及通过支气管镜等方法。鼻咽拭子和鼻咽灌洗液可供鼻病毒、呼吸道合胞病毒、肺炎衣原体、溶血性链球菌等的病原学诊断。痰液标本以晨痰为佳，采集后应立即送检，一般不超过 2 小时，若不能及时处理，可选择培养基运送和保存标本。上呼吸道标本存在正常菌群，在病原学诊断时需加以注意。

（五）脑脊液标本

脑脊液正常是无菌的，引起脑膜炎的病原体脑膜炎奈瑟菌、肺炎链球菌、流感嗜血杆菌等抵抗力弱，故采集的脑脊液应立即保温送检或床边接种，一般不超过 2 小时。胸水、腹水和心包积液等因标本含菌量少应采集较足量标本送检以保证检出率。

（六）泌尿生殖道标本

包括子宫颈分泌物、阴道分泌物、尿道分泌物、前列腺液的采集，根据不同疾病的特征及检验项目而采集不同标本。除淋病奈瑟菌保温送检外，所有标本收集后于 4℃保存直至培养，如超过 24 小时，标本应冻存于−70℃。

（七）脓肿、创口、篓和坏疽标本

以无菌盐水或 75%乙醇洗去表面渗液。送检标本培养首先考虑组织或液体，其次才是拭子。损伤基底部和脓肿壁最有培养价值。开放性脓肿的采集，应尽量抽吸脓肿，或用拭子抹取深部分泌物送检。封闭性脓肿，以无菌干燥注射器穿刺抽取标本。疑为厌氧菌感染者，取脓液后立即排净注射器内空气，针头插入无菌橡皮塞送检，否则标本接触空气导致厌氧菌死亡而降低临床分离率。

（八）血清标本

用于检测患者特异性抗体效价以辅助诊断感染性疾病。采集血液置无菌试管中，自然凝固血块收缩后吸取血清，56℃加热 30 分钟以灭活补体成分。灭活血清保存于−20℃。

二、标本质量的评估标准

送检的所有标本均应进行纸质或电子登记，并记录接收时间。实验室必须遵循一套严格的标本接收和拒收准则，以保证为临床诊断治疗提供准确的信息。

（1）标本必须注明姓名、年龄、性别、采集日期、临床诊断、检验项目等基本信息，并有病程及治疗情况的说明。无标签的标本，不接收。

（2）仔细核对标本采集日期和送检日期。延误的标本，一般情况下不接收。通常用于细菌学检验的标本的存放不要超过 24 小时。而病毒检测的标本可于 4℃存放 2~3 天。联系临床对于非侵害性方式获取的标本（如尿、痰、咽拭子等标本）要求重新采集送检。对于侵害性操作获取的标本（穿刺液、体液或组织）需与采集此标本的医生商量之后，方可接收检测，并要在报告上注明情况，将其记录存档。

（3）检查送检容器是否完整，有无破损或渗漏等情况，若有则不予接收。告知送检者并要求重新送检。

（4）标本储存、运送方式不当，不予接收。特别应注意厌氧培养标本的送检方式，及某些对环境温度敏感的病原体的送检方式，联系送检者，告知实验要求，说明其不同之处。要求其再送检符合实验要求的标本。

（5）明显被污染的标本不予接收。

（6）标本量明显不足的标本，不予接收。标本量不够会导致假阴性结果。如标本不易取得，量少的标本要在采集后的 15～30 分钟内送检。

（7）同一天申请做同一实验的重复送检标本（血培养除外），不予接收。与送检者联系并说明标本重复不予处理。在报告单上予以注明。

（8）对于烈性传染病标本的采集和运送应严格执行相关规定，要有完善的防护措施，按规定包裹及冷藏，附有详细的采样及送检纪录，由专人护送。

此外，也有例外的情况。即使标本质量不符合要求也必须要做检测。如取材特别困难、储存运送条件简陋等，但要予以说明，并与临床沟通。

三、病原体检测常用方法

感染性疾病的诊断、治疗、预防和控制依赖于病原体检查。临床常用的检测方法有：

（一）直接显微镜检测

病原体的直接显微镜检测是病原体检验中极为重要的基本方法之一。标本直接涂片，经染色或不染色，在显微镜下检测病原体。

1. 不染色标本直接镜检　通常用于检查病原体的动力及运动状况。常用的方法有悬滴法、压滴法和毛细管法，在不染色状态下借助暗视野显微镜或相差显微镜观察病原菌的生长、运动方式、螺旋体的形态和运动。可用于诊断梅毒密螺旋体苍白亚种、钩端螺旋体、弯曲杆菌等。

2. 染色法标本检测　是将标本直接涂片、干燥、固定后染色，或经离心浓缩集菌涂片染色，置光学显微镜下观察细菌的形态、染色性和特殊结构，并可根据染色反应性对细菌加以分类鉴定。

3. 荧光显微镜检测　效率高，敏感性高。标本经荧光染色后直接检出某些病原微生物，主要用于抗酸杆菌如结核分枝杆菌、麻风分枝杆菌等检查和真菌检查。如结合标记免疫技术（荧光抗体）可检查相应的抗原，用形态学和免疫学相结合的方法可特异性地检测某些病原微生物的存在。

4. 免疫电镜检测　对某些病毒感染有确诊的价值，如婴幼儿急性胃肠炎腹泻粪便电镜下查见车轮状的双层衣壳病毒颗粒即可诊断为轮状病毒引起的胃肠炎。

（二）病原体特异性抗原检测

用已知抗体检测患者血清及其他体液中的病原体抗原成分。包括免疫荧光技术、酶免疫技术、化学发光技术等。这些方法敏感性、特异性高，方便快捷，适用于多种感染性疾病的早期快速诊断，其诊断价值因标本不同而异。因抗原检测结果不受治疗药物的影响，在疾病早期诊断、治疗、预防控制方面日益收到关注。

（三）病原体核酸检测

病原体核酸检测不仅适用于目前尚不能分离培养或很难分离培养的微生物，而且适用于检测核酸变异的病原微生物。基因芯片技术和探针标记技术成为解决病原微生物变异问题的可能途径。它们不仅能对病毒进行基因分型，还能检测病毒可能的耐药基因区域，预测其发生耐药的可能性和耐药程度。随着分子生物学技术的不断发展，检测试剂盒的标准化和商品化，操作更简便易行，基因芯片技术和探针标记技术无疑将会成为感染性疾病快速诊断的重要手段之一。

（四）病原体的分离培养和鉴定

1. 细菌感染性疾病病原体的分离培养　分离培养是微生物学检测中确诊的关键步骤。根据临床症状、体征和镜下检查特征作出病原学初步诊断，选用最合适的培养方法，主要是选择适当的培养基、接种前的标本处理和确定孵育条件，然后根据菌落性状和细菌的形态、染色性，检测细菌生化反应结果和血清学实验、动物接种实验（白喉杆菌），对分离菌作出鉴定，也可借助于微量鉴定系统快速简便鉴定分离菌。在鉴定细菌的同时，需做抗生素药物敏感试验。

2. 不能人工培养的病原体感染性疾病　将标本接种易感动物、鸡胚或行细胞培养。接种动物后，可根据动物感染范围、动物发病情况及潜伏期，初步推测为某种病原体。接种于鸡胚的病毒，根据不同接种途径的敏感性及所形成的特殊病灶，有助于初步鉴定。细胞培养的病毒，可依据细胞病变的特点或红细胞吸附、干扰现象、血凝性质等缩小病毒的鉴定范围，最后用血清学方法作最后鉴定。

（五）血清学检测

用已知病原体的抗原检测患者血清中相应抗体以诊断感染性疾病。人体感染病原体后经过一定时间产生特异性抗体，这种抗体在体内可维持数月或更长时间，因而检测抗体不仅可用于现症诊断，而且还是疾病追溯性调查的一种方法。

血清学诊断对于某些病原体不能培养或难以培养的疾病，可以提供诊断的依据，但是，抗体检出最早也需在感染 4～5 天以后，一般在病程 2 周后效价才逐渐增高，因而它不适于疾病的早期诊断。血清学诊断试验的价值常用敏感性、特异性和预测值来评价。临床医生必须合理选择试验项目达到确诊某一疾病、排除某一疾病或监测疾病治疗的效果。

第二节　临床感染常见病原体检查

感染性疾病（infectious diseases）指病原微生物或寄生虫所引起的传染性疾病和非传染性疾病。由于抗生素的滥用，人群机体免疫力的改变，当今感染性疾病的特点已经发生了一定的变化。因此，了解现代感染性疾病的流行病学，对于完善感染性疾病的实验室诊断，指导临床合理应用抗病原体药物，及时控制感染性疾病的流行具有重要意义。

（一）细菌感染

细菌感染性疾病的诊断，一般均需进行细菌学诊断以明确病因。细菌检查项目包括：①显微镜检查；②分离培养；③鉴定技术；④细菌毒素、核酸检测；⑤抗体检测。上述多种检查手段中，分离培养是最重要的确诊方法。根据细菌形态、菌落特点、生化反应、血清学鉴定、动物接种等可综合鉴定病原菌。现在一些微量自动化鉴定系统因其快速、方便已被广泛应用于临床。

（二）病毒感染

病毒是只能在活细胞内以复制方式进行增殖的非细胞型微生物，不能体外人工培养。病毒感染的实验室检查包括：①显微镜检查；②病毒分离与鉴定；③病毒核酸与抗原检测；④抗体检测。

病毒分离鉴定和血清学诊断一般周期较长，近年来利用核酸杂交技术和 PCR 技术检测标本中病毒核酸，或用免疫荧光标记技术、化学发光技术检测组织细胞内的病毒抗原和胞外游离病毒抗原是一种快速的早期诊断手段，并明显优于显微镜早期诊断手段。

（三）真菌感染

真菌是以腐生或寄生方式摄取养料的真核细胞型微生物。真菌感染的实验室检查包括：直接检测、培养检测、免疫学试验和动物试验。各种真菌具有不同典型的菌落形态、孢子及菌丝，因此形态学检查是检测真菌的重要手段。

基因组核酸电泳核型分析技术、随机引物扩增 DNA 多态性（RAPD）技术、荧光定量 PCR 技术、rDNA 序列测序、核酸杂交技术等是近年来发展起来的可快速诊断真菌感染的新型手段，但这些方法自身还存在一些局限性，且不能帮助判断检测的阳性结果是感染还是定植，在检测过程中易出现假阳性和假阴性等，因此，其结果判读需要结合临床全面分析。

（四）寄生虫感染

寄生虫侵入宿主后，可在宿主体内寄生、发育而导致感染。寄生虫实验室检查是诊断寄生虫病的主要依据，实验室检查包括病原学检查、免疫学检查和其他实验室常规检查。由于每种寄生虫都以某个特定生活阶段通过一定生活方式排离宿主，以求得转换宿主个体而延续宗系。因而从患者的血液、组织液、排泄物、分泌物或活体组织中检查不同生活阶段的寄生虫，是检测寄生虫感染最可靠的方法。

目前免疫学方法检测寄生虫在临床上广泛应用，除了经典的凝集试验、沉淀试验、补体结合试验等外，近几年建立的酶联免疫吸附试验、免疫酶染色试验、酶联免疫印迹试验、免疫荧光法等使试验的敏感性和特异性大大提高。近年来，利用 DNA 探针技术和 PCR 技术对寄生虫病的诊断或寄生虫分类的检测，因其具有高敏感性等优点，已在临床广泛应用。

（五）其他病原体感染

1. 支原体感染检测　支原体因缺乏细胞壁，呈高度多形性，革兰氏染色不易着色，直接显微镜检测无临床意义。分离培养是支原体感染的确诊依据。不同种支原体在培养基中生长速度不一，如解脲脲原体和人型支原体生长较快，利用培养后所见的典型菌落形态可作出初步鉴定，再以特异性抗血清作生物抑制试验（GIT）或代谢抑制试验（MIT）可进一步确诊。DNA 探针技术和荧光定量 PCR 技术目前已用于临床实验室的检测。

2. 螺旋体感染检测　螺旋体是一群细长、柔软、运动活泼、呈螺旋状的微生物。将标本置于暗视野显微镜下检查运动活泼、具有特殊形态的螺旋体是诊断的重要依据。除钩端螺旋体外，其他螺旋体如梅毒螺旋体、伯氏疏螺旋体、回归热螺旋体等尚不能人工培养，因而，血清学诊断广泛应用于临床试验检测。显微镜凝集试验、间接凝集试验、酶联免疫吸附试验检测患者血清中的特异性抗体是常用的血清方法。梅毒螺旋体检测常使用简易玻片沉淀试验（VDRL）或快速血浆反应素环状卡片试验（RPR）对梅毒患者血清进行过筛试验，如阳性时再用荧光密螺旋体抗体吸附试验

（FTA-ABS）或抗梅毒螺旋体微量血凝试验（MHA-TP）作确诊试验。目前，PCR 检测可快速检测出螺旋体特异核酸片段，已逐步成为常用的检测方法。

3. 立克次体感染检测 立克次体是一类仅在宿主细胞内繁殖的原核细胞型微生物（除罗沙利马体外）。实验室检查包括：免疫荧光技术、PCR 技术、核酸探针杂交等。取血液或组织进行立氏立克次体血清学试验，分离培养和鉴定，通过荧光染色从皮肤或其他组织中找到病原体有助于确定诊断。外斐反应为非特异性血清学诊断试验，用于斑疹伤寒、斑点热和恙虫病的确诊。特异性血清学试验有免疫荧光试验、酶联免疫吸附试验和补体结合试验等。

4. 衣原体感染检测 衣原体是在光镜下可以观察到的细胞内微生物，仅部分引起人类发病。直接显微镜检查细胞质内的典型包涵体对衣原体感染诊断有参考价值。目前应用较多的是荧光标记单克隆抗体的直接荧光抗体法，可快速确定系何种血清型衣原体感染。DNA 探针技术和荧光定量 PCR 技术目前已经应用于衣原体疾病的诊断、流行病学调查和无症状衣原体携带者的诊断。衣原体的分离培养与病毒培养一样，还可采用动物接种和细胞培养法。

第三节 病毒性肝炎检查

病毒性肝炎的病原体目前已明确的有五种：甲型肝炎病毒（HAV）、乙型肝炎病毒（HBV）、丙型肝炎病毒（HCV）、丁型肝炎病毒（HDV）、戊型肝炎病毒（HEV）。肝炎病毒标志物主要包括各型肝炎病毒相关抗原、抗体及核酸。

目前常用的检测方法有：针对抗原或抗体的酶联免疫法（EIA，ELISA）、放射免疫法（RIA）、血细胞凝集法（RPHA，PHA）；针对核酸的斑点杂交法、聚合酶链反应法（PCR）等。

一、甲型肝炎病毒标志物检测

HAV 是直径为 27~32nm 的 20 面体颗粒，为嗜肝 RNA 病毒，通过粪-口途径传播。HAV 感染后，先在肠上皮细胞增殖，后入血达肝细胞引起急性肝炎。HAV 常在转氨酶升高前 5~6 天就存在于患者的血液和粪便中。

临床检测的病毒标志物有甲型肝炎病毒抗原 HAVAg、甲型肝炎病毒抗体（IgM、IgA 和 IgG）及 HAV-RNA。

（一）甲型肝炎病毒抗原测定

【参考区间】 ELISA 法：检测血清 HAV 颗粒为阴性；

放射免疫（RIA）法或免疫电镜（IEM）法：检测粪便 HAV 颗粒为阴性。

【临床意义】 HAVAg 阳性：见于 70.6%~87.5% 的甲肝患者。HAVAg 于发病前 2 周可从粪中排出，其发病第一周粪便的阳性率为 42.9%，1~2 周为 18.3%，2 周后消失，粪便中 HAV 或 HAV 抗原颗粒的检测可作为急性感染的证据。

（二）甲型肝炎病毒抗体测定

机体感染 HAV 后，可产生 IgM、IgA 和 IgG 抗体。HAV-IgM 是病毒衣壳蛋白抗体，HAV-IgA 是肠道黏膜分泌的局部抗体，HAV-IgG 在病愈后可长期存在。

【参考区间】 ELISA 法：抗 HAV-IgM 和抗 HAV-IgA 均为阴性。

抗 HAV-IgG 阳性可见于甲肝感染后的人群。

【临床意义】

（1）抗 HAV-IgM 阳性：甲肝患者抗 HAV-IgM 的阳性率，在发病后 2 周为 100%，1 个月为 76.5%，3 个月为 23.5%，6 个月为 5.9%，12 个月时可为阴性。所以，抗 HAV-IgM 阳性说明机体正在感染 HAV，它是早期诊断甲肝的特异性指标。

（2）抗 HAV-IgA 阳性：甲肝早期和急性期，由粪便中测得抗 HAV-IgA 呈阳性反应，是早期诊断甲肝的指标之一。

（3）抗 HAV-IgG 阳性：出现于恢复期且持久存在，是获得免疫力的标志，提示既往感染，可作为流行病学调查和接种疫苗效果的指标。

（三）HAV-RNA 测定

【参考区间】 逆转录聚合酶链反应（RT-PCR）法为阴性。

【临床意义】 HAV-RNA 阳性：对诊断，特别对早期诊断具有特异性。可检测粪便排毒情况和污染的水源与食物，有利于及时监测与预防甲型肝炎。可作基因分型研究。

二、乙型肝炎病毒标志物检测

乙型肝炎病毒（HBV）是嗜肝 DNA 病毒，属于包膜病毒。HBV 主要通过血液传播。也可由性接触传播、母婴传播和唾液传播。HBsAg 是 HBV 的外壳，它不含 DNA，故 HBsAg 具有抗原性，不具传染性。

（一）乙肝六项检测

传统乙型肝炎病毒标志物检测常为五项联合检测，俗称"乙肝二对半检测"，包括 HBsAg、抗-HBs、HBeAg、抗-HBe、抗-HBc。随着科学发展，HBcAg 也被加入检测范围。

【参考区间】 各项指标 ELISA 法为阴性（S/CO≤2.1；S/CO：样品与对照的光密度比值）；放射免疫分析（RIA）法为阴性。

【临床意义】

（1）HBsAg：阳性是感染 HBV 的标志，其多少与 HBV 的生成量相平行。HBsAg 阳性见于急性乙肝的潜伏期，发病时达高峰；如果发病后 3 个月不转阴，则易发展成慢性乙型肝炎或肝硬化。如肝功能正常仅 HBsAg 阳性可能是非活动性 HBsAg 携带者或肝功能已恢复正常而 HBsAg 尚未转阴者。

（2）抗-HBs：一般在发病后 3～6 个月才出现，可持续多年。是一种保护性抗体，可阻止 HBV 穿过肝细胞膜。抗-HBs 阳性提示机体对乙肝病毒有一定程度的免疫力，见于注射过乙型肝炎疫苗或曾感染过 HBV 者。

（3）HBcAg：存在于 Dane 颗粒核心和受感染的肝细胞核内，在肝细胞核内复制再释放到肝细胞浆中。HBsAg 在肝细胞浆中形成，它将 HBcAg 包被后形成完整的 HBV 释放入血，所以一般情况下血液中不易检测到游离的 HBcAg，只能将 HBV 颗粒开壳后检测。HBcAg 阳性提示患者血清中有感染性的 HBV 存在，其含量越高，表示复制越活跃，传染性强，预后较差。约有 78% 的阳性病例病情恶化。

（4）抗-HBc：是 HBcAg 的抗体，它不是中和抗体，而是反映肝细胞收到 HBV 侵害的可靠指标，主要有 IgM、IgG 两型。

目前常用的方法是检测抗-HBc，也可分别检测抗-HBc 的 IgM、IgG。

抗-HBc 检出率比 HBsAg 更敏感，可作为 HBsAg 阴性的 HBV 感染的敏感指标。抗-HBc 在乙型肝炎中检出率平均为 78.8%，在慢性肝炎和肝癌中的检出率分别为 97.8% 和 81.8%，在 HBsAg 携带者中多为阳性，在 HBsAg 阴性者中仍有 6% 的阳性率。此外，抗-HBc 检测也可用作乙型肝炎疫苗和血液制品的安全性鉴定和献血员的筛选。

1）抗-HBc IgM：是机体感染 HBV 后在血液中出现最早的特异性抗体，但持续时间短，病愈后 6～18 个月即可消失。抗-HBc IgM 阳性，支持急性乙型肝炎的诊断，并提示 HBV 在体内持续复制。对于 HBsAg 已经消失而抗-HBs 尚未出现的乙肝患者，抗-HBc IgM 阳性可作为弥补乙型肝炎早期诊断指标。慢性乙型肝炎患者或携带者，只要体内有 HBV 复制，抗-HBc IgM 也常呈阳性。

2）抗-HBc IgG：是机体感染 HBV 后 1 个月开始升高，能反映抗-HBc 总抗体的情况。其阳性高滴度，提示患有乙型肝炎且 HBV 正在复制；其阳性低滴度，则是 HBV 既往感染的指标，在流行病学调查中有重要意义。

（5）HBeAg：阳性提示乙型肝炎处于活动期，HBV 大量复制，传染性强，HBeAg 的多少与 HBV 的复制率成正比。HBeAg 持续阳性，表明肝细胞损害较重，且可转为慢性乙型肝炎或肝硬化。

（6）抗-HBe：是非保护性抗体，它不能抑制 HBV 的增殖。抗-HBe 阳性多见于 HBeAg 转阴的患者，提示 HBV 大部分被消除或抑制，HBV 复制生成减少，是传染性降低的表现。

乙型肝炎病毒标志物检测结果与分析见表 4-7-1。

表 4-7-1　乙型肝炎病毒标志物检测结果与分析

HBsAg	抗 HBs	HBeAg	抗 HBe	抗 HBc	抗 HBc-IgM	检测结果分析
+	−	+	−	−	−	急性 HBV 感染早期、HBV 复制活跃
+	−	+	−	+	+	急性或慢性 HB，HBV 复制活跃
+	−	−	−	+	+	急性或慢性 HB，HBV 复制减弱
+	−	−	+	+	+	急性或慢性 HB，HBV 复制减弱
+	−	−	+	+	−	HBV 复制停止
−	−	−	−	+	+	可能 HBV 处于平静携带中
−	−	−	−	+	−	既往 HBV 感染，未产生抗 HBs
−	−	−	+	+	+	抗 HBs 出现前阶段，HBV 低度复制
−	−	−	+	+	−	HBV 感染恢复阶段
−	+	−	+	+	−	HBV 感染恢复阶段
+	+	+	−	+	−	不同亚型（变异型）HBV 再感染
+	+	−	−	+	−	HBV-DNA 处于整合状态
−	+	−	−	−	−	病后或接种 HB 疫苗后获得性免疫
−	−	+	−	+	−	HBsAg 变异的结果
+	+	+	−	−	−	HBsAg、HBeAg 变异

（二）乙型肝炎病毒表面抗原蛋白前 S_1 和前 S_1 抗体测定

乙型肝炎病毒表面抗原蛋白前 S_1 抗原位于病毒颗粒的表面，在感染早期紧接着 HBsAg 出现于血液中，在急性期很快转阴，提示病毒清除、病情好转。如持续阳性，则提示慢性感染化。前 S_1 抗体是保护性抗体。

【参考区间】　ELISA 法或 RIA 法：Pre-S_1 为阴性；抗 Pre-S_1 为阴性。

【临床意义】　前 S_1 抗原可识别肝细胞表面特异性的病毒受体，是非常重要的传染性指标。同

时血清前 S_1 抗原的存在与病毒复制的关系密切。作为病毒复制指标较 HBeAg 敏感,可以反映 HBeAg 阴性乙肝患者体内的病毒活动状况,避免由于 HBeAg 阴性造成的误诊和漏检,对"二对半"检测起重要的补充作用。前 S_1 抗原转阴越早、前 S_1 抗体转阳越早,患者病程越短、预后越好。

(三)乙型肝炎病毒表面抗原蛋白前 S_2 和前 S_2 抗体测定

乙型肝炎病毒表面抗原蛋白前 S_2 是 HBV 表面蛋白成分,为 HBV 侵入肝细胞的主要结构成分;乙型肝炎病毒表面抗原蛋白前 S_2 抗体是 HBV 的中和抗体。

【参考区间】 ELISA 法或 R1A 法:Pre-S_2 为阴性;抗 Pre-S_2 为阴性。

【临床意义】 Pre-S_2 可作为判断 HBV 复制的指标,其阳性提示 HBV 复制异常活跃,有传染性。抗 Pre-S_2 阳性见于乙肝急性期及恢复早期,发挥保护性抗体作用,提示 HBV 已被清除,预后较好。抗 Pre-S_2 还可作为乙肝疫苗免疫效果的参考指标。

(四)乙型肝炎病毒 DNA 测定

乙型肝炎病毒 DNA(HBV-DNA)呈双股环形,是 HBV 的基因物质,也是乙型肝炎的直接诊断证据。

【参考区间】 实时荧光定量 PCR 法为阴性。

【临床意义】 HBV-DNA 阳性是诊断乙型肝炎的佐证,表明 HBV 复制极有传染性。也用于监测应用 HBsAg 疫苗后垂直传播的阻断效果,若 HBV-DNA 阳性表明疫苗阻断效果不佳。

(五)乙型肝炎病毒 YMDD 变异测定

YMDD(酪氨酸-蛋氨酸-天门冬氨酸-天门冬氨酸)位点是 HBV 逆转录酶的活性部分,属高度保守序列。在 HBV 的逆转录过程中,YMDD 位点中的 YM 能与模板核苷酸末端的糖基相作用,影响寡核苷酸与模板链的结合。

【参考区间】 实时荧光定量 PCR 法、基因芯片分析测序方法:该位点序列为酪氨酸-蛋氨酸-天门冬氨酸-天门冬氨酸。

【临床意义】 YMDD 是 HBV 逆转录酶发挥催化活性所必需的关键结构。目前临床上广泛使用的胞苷类似物拉米夫定(lamivudine)等抗 HBV 药物,作用靶位主要是 HBV 逆转录酶,通过与底物 dNTP 竞争结合以抑制 HBV 的逆转录和复制。当病毒 YMDD 中 M 突变为异亮氨酸(I)或缬氨酸(V),就可能引起 HBV 该类药物的药效丧失,从而产生耐药性。YMDD 检测结果为临床抗 HBV 治疗用药提供了实验室诊断依据。

三、丙型肝炎病毒标志物检测

丙型肝炎病毒(hepatitis C virus,HCV)单股正链 RNA 病毒,其基因组为一线状正股 RNA,全长 9500bp;编码结构蛋白与核心蛋白。HCV 主要在宿主的肝细胞内内复制,引起的丙型肝炎虽较乙型肝炎轻,但更易转变为慢性。丙型肝炎抗体是有传染性的指标,不是保护性抗体。临床上诊断 HCV 感染的主要标志物为 HCV-RNA、抗-HCV IgM 和抗-HCV IgG 检测。

(一)丙型肝炎病毒 RNA 测定

【参考区间】 斑点杂交试验、RT-PCR 法:HCV-RNA 均为阴性。

【临床意义】　HCV 感染后 1～2 周即可在血中检出 HCV-RNA，有助于 HCV 感染的早期诊断。其阳性是 HCV 感染最直接、最灵敏和特异的指标，提示 HCV 复制活跃，传染性强。HCV-RNA 转阴提示 HCV 复制受抑，预后较好。连续观察 HCV-RNA，结合抗-HCV 的动态变化，可作为丙肝的预后判断和干扰素等药物疗效的评价指标。此外检测 HCV-RNA，对研究丙型肝炎发病机理和传播途径也有重要价值。

（二）丙型肝炎病毒抗体 IgM 测定

【参考区间】　ELISA 法、化学发光法：均为阴性。

【临床意义】　主要用于早期诊断急性丙型肝炎，急性期 IgM 抗体阳性率略高于 IgG 抗体。抗-HCV IgM 抗体一般在发病的 2～4 天出现，7～15 天达高峰，持续时间一般为 1～3 个月。6 个月内不能转阴者常可作为转为慢性丙型肝炎的指标。抗-HCV IgM 阳性是判断 HCV 传染性的指标。

（三）丙型肝炎病毒抗体 IgG 测定

【参考区间】　ELISA 法：阴性；化学发光法：均为阴性。

【临床意义】　丙型肝炎病毒抗体 IgG（抗-HCV IgG）的出现晚于抗-HCV IgM，阳性表明已有 HCV 感染，不能作为感染的早期指标。输血后肝炎有 80%～90% 的患者抗-HCV IgG 阳性。经常接受血制品（血浆、全血）治疗的患者可以合并 HCV 的感染，易使病变转为慢性、肝硬化或肝癌。

四、丁型肝炎病毒标志物检测

丁型肝炎病毒（hepatitis D virus，HDV）HDV 是目前已知的动物病毒中唯一具有负单链共价闭环 RNA 基因组病毒缺陷病毒，须有 HBV 或其他嗜肝病毒的辅助才能复制和传播。其外壳为 HBsAg，内部含 HDVAg 和 HDV 基因组。

（一）丁型肝炎病毒抗原测定

【参考区间】　IFA、RIA 法和 ELISA 法：均为阴性。

【临床意义】　丁型肝炎病毒抗原（HDVAg）出现较早，但仅持续短（1～2 周），由于检测不及时，往往呈阴性反应。HDVAg 与 HBsAg 同时阳性，表示丁型和乙型肝炎病毒同时感染（联合感染），患者可迅速发展为慢性或急性重症肝炎。慢性 HDV 感染，由于有持续而高滴度的抗-HDV，HDVAg 多以免疫复合物形式存在，ELISA 法很难检出。

（二）丁型肝炎病毒抗体测定

丁型肝炎病毒抗体分为抗-HDV IgG 和抗-HDV IgM 两型。

【参考区间】　IFA、RIA 和 ELISA 法：均为阴性。

【临床意义】

（1）抗-HDV IgG 阳性：只能在 HBsAg 阳性的血清中测得，是诊断丁型肝炎的可靠指标，即使 HDV 感染终止后仍可保持多年。

（2）抗-HDV IgM 阳性：出现较早，一般持续 2～20 周，可用于丁型肝炎早期诊断。HDV 和 HBV 联合感染时，抗-HDV IgM 一过性升高；重叠感染（在慢性乙型肝炎患者或慢性 HBV 携带时被感染 HDV）时，抗-HDV IgM 持续升高。

（三）丁型肝炎病毒 RNA 测定

【参考区间】 RT-PCR 法：为阴性。

【临床意义】 丁型肝炎病毒 RNA（HDV-RNA）阳性可明确诊断为丁型肝炎。

五、戊型肝炎病毒标志物检测

戊型肝炎病毒（hepatitis E Virus，HEV）是平均直径 27～34nm 的球形 RNA 病毒，通过粪-口途径传播。目前戊型肝炎的诊断主要是用 RT-PCR 法检测血清 HEV RNA 和用 ELISA 法检测血清抗-HEV IgG 和抗-HEV IgM。

（一）戊型肝炎病毒抗体测定

【参考区间】 RIA 和 ELISA 法：均为阴性。

【临床意义】

（1）抗-HEV IgM 阳性：95% 的急性期患者呈阳性反应，黄疸后 26 天阳性率为 73%，1～4 个月为 50%，6～7 个月为 6%，8 个月后全部消失。抗-HEV IgM 的持续时间较短，可作为急性感染的诊断指标。

（2）抗-HEV IgG 阳性：凡戊型肝炎恢复期抗-HEV IgG 效价超过或等于急性期 4 倍者，提示 HEV 新近感染，有临床诊断意义。

（二）戊型肝炎病毒 RNA 测定

【参考区间】 RT-PCR 法：阴性。

【临床意义】 应用 RT-PCR 检出患者血清、胆汁和粪便中的 HEV RNA，是诊断继续戊型肝炎特异性最好的方法，急性期血清中 HEV RNA 的检出率可达 70%，可协助临床早期诊断感染。此外，对抗体检测结果进行确证，判断患者排毒期限，分子流行病学研究等也具有重要意义。

第四节　性传播疾病病原体检查

性传播疾病（sexually transmitted disease，STD）简称性病，是一类能通过各种性行为或类似性行为而传播，主要侵犯皮肤、性器官和全身脏器损害的疾病。性传播疾病病原体的检测对于性传播疾病监测、诊断或血液筛查，控制性传播疾病的流行，确保优生优育等尤为重要。

（一）获得性免疫缺陷症病原体检测

获得性免疫缺陷症（AIDS）又称艾滋病，是由人类免疫缺陷病毒（HIV）引起的获得性免疫缺陷综合征。HIV 感染传播的模式主要有三种：性传播（包括同性和异性之间）；经血传播；母婴传播。

【参考区间】 筛选试验：ELISA 和快速蛋白印迹法（RWB）：HIV 抗体均为阴性。

确诊试验：蛋白印迹法（WB）和 RT-RNA 法：HIV-RNA 均为阴性。

【临床意义】 筛选试验敏感性高，特异性差，常有假阳性。确诊试验有利于 AIDS 的确诊。临床上 HIV 抗体阳性，又具有体重减轻 10% 以上、持续 1 个月发热达 38℃以上、持续腹泻 1 个月以上、卡氏肺囊虫肺炎、卡波西肉瘤、明显真菌或其他条件致病菌感染任何一项者，可诊断艾滋病。

（二）梅毒病原体检测

梅毒（syphilis）是由梅毒螺旋体引起的疾病，病原体感染机体后即可产生梅毒螺旋体抗体，包括特异性抗体和非特异性抗体（反应素）。反应素检测为定性试验，特异性抗体检测有助于梅毒的确诊。主要的传播途径是性接触和先天感染。

【参考区间】　反应素定性试验：快速血浆反应素试验（RPR）、不加热血清反应素试验（USR）、美国性病研究实验室试验（VDRL）均为阴性。

特异性抗体确诊试验：梅毒螺旋体血凝试验（TPTA）、荧光螺旋体抗体吸附试验（FTA-ABS）均为阴性。

【临床意义】

（1）定性试验：用于梅毒的初筛，一期梅毒阳性率约为 70%，二期梅毒阳性率达 100%，三期梅毒阳性率较低。因上述试验的抗原为非特异性，所以一些非梅毒疾病如系统性红斑狼疮、类风湿性关节炎、硬皮病、麻风等可出现假阳性。

（2）在定性试验阳性的前提下，特异性抗体试验阳性即可确诊。

（三）淋病病原体检测

淋病（gonorrhea）是由淋病奈瑟菌（Neisseria gonorrhoeae）引起的泌尿生殖系统的急性或慢性化脓性感染，是发病率最高的性传播疾病。主要通过不洁性交传播，患淋病的孕妇胎膜破裂，可感染羊膜腔及胎儿。

生殖道分泌物涂片见到多形核粒细胞内革兰阴性卵圆形或肾形成对排列双球菌对男性患者可做出诊断，对女性患者须培养阳性才可作出诊断。

（四）非淋菌尿道炎病原体检测

非淋菌尿道炎（non-gonococcal urethritis，NGU）是由淋菌以外的其他病原体，主要是沙眼衣原体、解脲支原体等通过性接触所引起的尿道炎症。

沙眼衣原体应用抗原检测、细胞培养和核酸检测；支原体可通过培养来进行检测。

（五）生殖器疱疹病原体检测

生殖器疱疹（genital herpes）主要是由单纯疱疹病毒-Ⅱ（HSV-Ⅱ），少数由单纯疱疹病毒-I（HSV-I）所引起的一种性传播疾病，表现为生殖器部位的成群小水痘，破溃形成糜烂、溃疡。初发症状较重，易复发。孕妇感染后可引起流产或死胎；新生儿感染后症状严重，病死率非常高。

病毒抗原直接检测和查找多核巨细胞、胞核内嗜酸性包涵体或用直接免疫荧光技术检测病变组织中的 HSV 抗原为主要检查方法。HSV 抗体检测也是临床广为采用的方法，抗体 IgM 的检出可确诊，但不易区分原发感染或复发感染。

（六）尖锐湿疣病原体检测

尖锐湿疣（condyloma acuminatum）是由生殖器人乳头瘤病毒引起的皮肤黏膜良性新生物，主要通过日常生活用品如内裤、浴巾、浴盆而传染，与生殖器肿瘤的发生有密切关系。

潜伏期感染局部皮肤黏膜外观正常，醋酸白试验阴性，分子生物学方法可检出 HPV；亚临床感染表现为肉眼不能分辨的皮损，醋酸白试验阳性或具有典型组织病理学表现。病理学诊断可作为确定诊断。

（七）软下疳病原体检测

软下疳（chancroid）由杜克雷嗜血杆菌感染而引起，潜伏期 3~7 天。病损主要发生于性接触中组织易损伤的部位。

直接涂片可见革兰阴性杆菌；细菌培养阳性可确诊，也可应用免疫荧光快速检测等方法。

第五节　医院感染常见病原体检查

医院感染（nosocomial infection；hospital infection）又称医院内感染或医院获得性感染（hospital acquired infection），是指住院患者在医院内获得的感染，包括在住院期间发生的感染和在医院内获得但出院后才发病的感染，但不包括入院前已存在的感染或入院时已处于潜伏期的感染。医院感染可分为外源性感染（系指由患者本身以外的微生物引起的感染），内源性感染（系指由患者本身携带的微生物引起的感染）。随着医疗技术的发展，器官移植术的推广，化疗、糖皮质激素、抗生素等的广泛使用，使医院感染成为当今医学领域中的重要问题。

一、流 行 病 学

（一）病原学

细菌、病毒、真菌、立克次体和原虫等均可引起医院感染。目前，细菌是引起医院感染的主要病原体，以革兰阴性杆菌为主（60%以上），尤其是肠道杆菌科细菌。嗜肺军团菌和其他军团菌属引起的肺部感染则是医院内获得性肺炎的重要病原体之一（3%~10%）。除了各种细菌外，还有病毒（肝炎病毒、流感病毒、疱疹病毒）等、真菌类、弓形虫和肺孢子虫。

根据病原菌的来源部位，居首位的病原菌在呼吸道、烧伤部位为铜绿假单胞菌；泌尿道、表浅切口、菌血症为大肠埃希菌；胃肠道为真菌；深部切口、皮肤软组织为金黄色葡萄球菌；血管相关为表皮葡萄球菌。

（二）感染源

医院环境中的任何物体都可能成为感染源，包括体表或体内携带病原微生物的患者、携带者、医务工作者、医院环境及未彻底消毒灭菌的医疗器械、血液制品等。医院感染的病原体大多数为人体正常菌群或条件致病菌，免疫力低下的住院患者是医院感染的高危易感人群，同时，住院期间接受不同种类药物治疗和某些治疗措施为病原体感染创造了入侵和繁殖条件。

二、医院感染病原体检测项目和临床应用

（一）涂片镜检

常用于呼吸道感染的痰标本，操作简便、结果快速，可取得最早期初步病原学诊断。尿涂片镜检主要用于淋病奈瑟菌、分枝杆菌和念珠菌感染等。

（二）分离培养鉴定法

该法操作简单，结果直观，特异性高，同时可作药物敏感试验指导临床用药。可用于细菌、真菌、病毒、寄生虫检测。

1. 尿路感染　需作定量接种，当中段尿培养浓度高于 $10^4CFU/ml$ 单种条件致病菌或女性脓尿症状患者浓度为 $10^3\sim10^4CFU/ml$ 的单种条件致病菌可认为是感染菌。通过直接插导管采集尿液或耻骨上穿刺膀胱的尿液，所分离的细菌均应考虑为感染菌。当患者已用抗菌药物或经导尿管采集，多次尿培养为单一同种菌，细菌浓度虽未达到上述界限，也可认为是感染的病原菌。

2. 手术切口感染　宜采用四区划线接种半定量培养，感染菌与污染或定植菌的鉴别要点除细菌种类外，细菌浓度是重要的参考因素。分离到常见的化脓性细菌可认为是感染菌；较高浓度（半定量 2+以上）的革兰阴性杆菌、皮肤常居菌也可认为是感染病原菌。

3. 粪便培养　分离出绝对致病菌，如霍乱弧菌、伤寒*和副伤寒沙门菌等即可认为是感染菌；分离出的嗜盐弧菌、肠炎沙门菌、致病性大肠埃希菌也具有诊断意义。具有较长时间抗生素应用史，粪便中有假膜性特异性改变患者分离出金黄色葡萄球菌、念珠菌等要判为感染菌。

伤寒的发病机理

4. 血培养　分离的细菌（排除采样时的皮肤菌群污染）可认为是血液感染的病原体，单次血培养不易区分污染菌或感染菌，建议对疑似医院感染菌血症至少采血两次，两次培养均为同种皮肤正常菌群可认为是感染菌。静脉导管相关感染的培养分离是用无菌技术剪下体内段静脉导管 5cm，置于血平板上往返滚动涂布接种，血平板上生长有 5 个或 5 个以上菌落的细菌可认为是感染菌。

三、医院环境中细菌污染和消毒灭菌效果的监测

污染的环境是引起医院感染的危险因素，必须定期进行监测。空气中细菌污染的监测采用空气采样器或沉降法采样，计算 $1m^2$ 空气中的细菌数；物体表面细菌污染可采用棉拭子或压印法采集，计算出单位表面积上的菌落数；医务人员手部细菌可用棉拭子或 Rodac 平皿压印法检查，计算出每平方厘米的细菌数。并且不得检出乙型溶血性链球菌、金黄色葡萄球菌及其他致病性微生物。在可疑污染情况下应进行相应指标的检测。

消毒灭菌的效果监测包括对高压蒸汽灭菌效果、紫外线杀菌效果和化学消毒剂的监测。前两者的灭菌效果监测常采用生物学指标检查，分别利用嗜热脂肪芽孢杆菌和枯草芽孢杆菌黑色变种分别作为高压蒸汽灭菌效果和紫外线杀菌效果的监测指标。化学消毒剂的监测包括消毒剂使用过程中污染细菌的监测和消毒剂应用效果的监测，目的是了解使用过程中消毒剂的细菌污染程度和消毒剂的最小杀菌深度、杀菌率和杀菌指数。

第六节　病原体耐药性检查

抗菌药物的广泛使用，有效地控制了细菌感染；同时在抗菌药物的选择压力下，细菌发生突变而产生耐药性，以致抗菌药对细菌的敏感性不断降低。在使用抗菌药物进行前，必须对抗菌药物的敏感性和细菌的耐药性进行检测，以便正确选用抗菌药物，有效地控制感染。因此，了解耐药发生机制和耐药性监测，熟悉常见耐药菌株的耐药特点，是临床医学生的一个重要任务。

一、耐药性及其发生机制

（一）耐药病原体

目前临床感染的病原微生物以革兰阴性菌居多，主要是铜绿假单胞菌、大肠埃希菌、克雷伯菌

和肠杆菌属细菌等。革兰阳性菌引起的感染约占三成，以葡萄球菌（金黄色葡萄球菌和血浆凝固酶阴性的葡萄球菌）和肠球菌为主。不仅细菌可产生耐药，病毒也出现了耐药病毒株，导致抗病毒治疗逃逸现象发生。

（二）耐药机制

对某种抗菌药物敏感的细菌变成对该药物耐受的变异称为耐药性变异。细菌的耐药性变异已成为当今医学的重要问题。细菌耐药性的获得可以通过细菌染色体耐药基因的突变、耐药质粒的转移和转座子的插入，使细菌产生一些酶类（灭活酶或钝化酶）和多肽类物质，主要有以下几种机制导致细菌耐药：①细菌产生灭活抗菌药的各种酶；②细菌改变药物作用的靶位；③细菌限制抗菌药的进入和对药物的主动外排；④细菌生物膜的形成。细菌的多种耐药机制可协同作用，导致多耐药菌株的出现。

二、检测项目、结果及临床应用

常用的检测细菌是否对药物耐药的方法有定性检测的纸片扩散法、定量检测的稀释法和 E 试验法。对某些特定耐药菌株的检测除药物敏感试验外还要附加特殊的酶检测试验、基因检测等方法。

（一）药物敏感试验

1. 纸片扩散法（disk diffusion method） 是由 Kirby 和 Bauer 建立的，故又称 K-B 法。将含有定量抗菌药物的药敏纸片贴在接种有测试菌的 MH 琼脂平板上，在 35℃培养的过程中，用游标卡尺量取纸片周围透明抑菌圈的直径，直径越大越敏感，反之越耐药。

纸片扩散法的优点是结果直观、易于理解。但此法无定量结果，在同是敏感和耐药的情况下不能确切反映程度上的差别。对于慢生长菌和扩散慢的药物纸片法不适用。

2. 稀释法 直接检测的是抗菌药物的最小抑菌浓度（minimal inhibitory concentration，MIC），又称 MIC 测定。有肉汤稀释法和琼脂稀释法两类。MIC 测定是药敏试验的金标准方法，其结果准确可靠。

3. E 试验 是结合稀释法和扩散法原理和特点而设计的一种操作简便（如同扩散法）、精确检测 MIC（如同稀释法）的一种方法。不仅可用于一般细菌的 MIC 测定，对于一些慢生长菌和真菌也适用。缺点是成本较贵，目前尚未在临床广泛使用。

4. 耐药筛选试验 是以单一药物、单一浓度检测细菌的耐药性，临床常用于对耐甲氧西林葡萄球菌、耐万古霉素肠球菌，对庆大霉素或链霉素高水平耐药的肠球菌。

5. 折点敏感试验 是仅用特定抗生素浓度（敏感、中介或耐药折点 MIC）而不使用检测 MIC 时所用系列抗生素浓度测试细菌对药物的敏感性。当选择区分中介和耐药折点值药物浓度时，若两种抗药物浓度培养基均生长，可判断为耐药；如在 2 种药物浓度均不生长则为敏感；仅在较低药物浓度培养基中生长提示为中介。

（二）耐药菌监测试验

1. 耐甲氧西林葡萄球菌（MRS）的筛选检测 包括耐甲氧西林金黄色葡萄球菌（MRSA）和耐甲氧西林凝固酶阴性葡萄球菌（MRSCoN），是目前导致医院感染的重要病原菌。此类葡萄球菌具有多重耐药性，即对全部 β-内酰胺类抗菌药物，包括青霉素族和头孢菌素族以及临床常用的其他多种抗菌药物均耐药。因此，此类葡萄球菌的早期检出和确定具有重要临床意义。检出方法用添加有 4%NaCl 和 6μg 苯唑西林/ml 培养基的 M-H 琼脂进行筛选检测。测试菌的准备和接种方法同纸片扩散法药敏试验，用 1μl 接种环接种或棉拭点种，接种菌量为 10^4CFU/点。35℃孵育 24h，有菌落生长者即为 MRS。同时以标准菌株金葡菌 ATCC29213、金葡菌 ATCC38591 以及已知为阳性的 MRS 菌株作质控菌株。

2. 直接 β-内酰胺酶试验 多采用色原法检测。β-内酰胺酶能裂解青霉素族和头孢菌素族抗生素的基本结构 β-内酰胺环，从而使其丧失抗菌活性。直接 β-内酰胺酶试验阳性提示该细菌对所有对青霉素酶不稳定的青霉素耐药。

3. 超广谱 β-内酰胺酶检测 超广谱 β-内酰胺酶由革兰阴性杆菌产生，其活性可被 β-内酰胺酶抑制剂抑制。临床上广泛应用微生物学法，包括双纸片扩散法、三相试验和 E 试验等，其中双纸片协同试验操作简便、结果可靠、成本不高，是临床上较常开展的项目。将待测菌液适量均匀涂布 M-H 平板，贴上阿莫西林/克拉维酸纸片和三代头孢菌素纸片（纸片相距 30mm），35℃孵育 16～18 小时后观察结果，若三代头孢菌素纸片在朝向阿莫西林/克拉维酸纸片方向有抑菌圈扩大现象即为阳性结果，提示该菌产 ESBL。

（三）病原体耐药基因的检测

细菌的耐药表型通常由其耐药基因所决定，耐药基因型的产生主要有：①获得具有耐药表型的外源性基因；②细菌自身基因的突变而引起表现型的改变。

细菌耐药基因的检测正在由研究实验室走向临床实验室。采用分子生物学方法检测病原菌耐药基因的临床意义在于：①可比培养法更早检测出病原菌的耐药性，尤其适用于检测生长缓慢病原菌（如结核分枝杆菌），有利于临床早期合理选药治疗。②耐药基因的检出对病原菌的耐药性具有确诊意义，特别是当病原菌对某一抗菌药物的耐药表型呈现"敏感"或边缘耐药时，如 mecA 基因的检出可确证对苯唑西林表现为边缘耐药的 MRSA。③特定耐药菌的流行病学研究，对于医院感染病人群中耐药株的调查，基因方法更加准确可靠。④可作为金标准对新的敏感性试验方法进行评估。

细菌耐药基因检测方法有，PCR 法、PCR-RFLP 分析、PCR-SSCP 分析、生物芯片技术和自动测序技术。目前已有检测肠球菌的链霉素耐药基因、万古霉素耐药基因和对庆大霉素高耐药基因、葡萄球菌的苯唑西林耐药基因、肺炎链球菌的 β-内酰胺类抗生素、临床常见病原体检测耐药基因、革兰阴性杆菌的 β-内酰胺类抗生素耐药基因，以及检测结核分枝杆菌对利福平等抗结核药物耐药性的商品化耐药基因检测试剂盒，相信随着方法的不断完善及标准化，病原菌耐药基因的直接检测将是未来病原菌耐药性检测的主导方法。

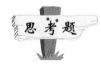

〔参考答案见二维码〕

1. 医院内感染的概念？
2. 乙肝六项检测的项目有哪些？各有什么临床意义？

（武学润）

参考答案

第八章 基因检测

第一节 基因检测的概念及研究进展

基因检测是指利用分子生物学的技术方法，直接检测 DNA 或 RNA 的结构或表达量的变化，从而对疾病作出诊断的方法。被检测的基因既可是外源性基因（如侵入机体的病毒、细菌、支原体等病原微生物的基因），也可以是内源性基因（如癌基因、抑癌基因或突变的基因等）。随着分子生物学技术的日新月异，基因检测已逐步从实验室研究步入到临床应用阶段，目前它广泛适用于遗传性疾病、感染性疾病、肿瘤的诊断以及靶向药物疗效预测、个体化治疗、产前诊断、亲子鉴定等领域。

基因检测的优势如下：

1. 特异性强 以特定基因为目标，直接检测导致疾病发生的基因变化，不仅可以用于疾病的诊断，而且可以检测出致病基因的携带者，以及一些疾病的易感者。

2. 灵敏度高 采用的分子杂交技术和聚合酶链反应（polymerase chain reaction，PCR）技术具有扩增和信号放大作用，用微量检测样品即可进行诊断。

3. 早期诊断 可在疾病出现临床表现之前作出诊断，适用于胎儿的产前诊断，也适用于特定人群的大规模普查和筛检。

4. 取材方便 检测样品获取便利，一般不受组织或时相限制。

检验医学旨在为临床提供精密准确的实验数据，但往往是在疾病发生一定时间后才有所改变。而基因检测技术不仅特异、灵敏，而且可在未发病之前作出诊断和预测。由于其具有这些特有的优势，而正逐渐成为常规临床实验室的应用技术，这将为检验医学的发展提供巨大的机遇与挑战。本节简单介绍近期基因检测技术的发展及其在临床应用方面的进展。

一、以核酸分子杂交为基础的检测技术的发展及其应用

两条同源核酸分子（DNA 或 RNA）可以在碱基互补的原则下形成异质双链，这一过程被称为分子杂交（molecular hybridization），是遗传物质最重要的化学特征之一。以基因分子杂交为基础的技术如下：

（一）原位杂交技术的发展与临床应用

原位杂交（in situ hybridization，ISH）技术应用标记的特异性探针与组织或细胞内的核酸杂交，进而检测标记物发出的杂交信号，以实现核酸的定位和定量测定。目前荧光标记的原位杂交技术（fluorescent in situ hybridization，FISH）是应用最广泛的分子杂交技术。FISH 技术通过荧光标记探针，可以可视化的检测细胞或组织中特定基因的数量及其定位，其在临床诊疗中的应用主要集中在

产前诊断、血液系统肿瘤、感染性疾病及实体肿瘤的诊断和药物靶向性治疗等领域。

（二）基因芯片技术的发展与临床应用

基因芯片是 DNA 杂交探针技术与半导体工业技术相结合的结晶。该技术系指将大量探针分子固定于支持物上，与带荧光标记的 DNA 样品分子进行杂交，通过检测每个探针分子的杂交信号强度实现微量、高通量地获取样品基因分子的数量和序列信息。

目前临床实验室基因芯片的应用取得较大的进展，主要应用的范围包括：病原体的快速检测、亚型分析及耐药性检测，肿瘤的分类、分期与筛查，遗传性疾病的诊断与筛查，自身免疫性疾病的诊断等。

二、以核酸扩增为基础的检测技术的发展及其应用

核酸扩增技术可以实现对靶序列的快速体外扩增，用于对核酸的定性和定量检测，其中 PCR 技术是首个建立起来的核酸扩增技术。近年来，核酸扩增技术发展迅速，除了已在临床广泛应用的经典实时荧光定量 PCR 技术外，等温扩增技术、数字 PCR 技术等的应用加快了扩增速度，实现了对靶序列的绝对定量。

三、以 DNA/RNA 测序技术为基础的分子诊断技术的发展和应用

DNA 的序列分析是基因检测的金标准，各种遗传疾病，病毒或细菌的感染与变异，肿瘤及多基因疾病的诊断与预测，基于基因水平的个性化用药方案制定，最终均可以借助基因测序平台得以实现。

此外，高通量的测序技术也使大规模基因表达谱研究、细胞转录产物 RNA 表达的研究获得了极大的推动。在临床应用方面，目前已应用 DNA/RNA 测序技术检测胎儿的基因异常用于产前诊断。

第二节　基因检测的实验室常用技术

基因检测主要采用核酸分子杂交、PCR 和 DNA 测序等技术，以下简要介绍这些技术的原理及其应用。

一、核酸分子杂交

（一）核酸分子杂交技术的原理

用已知序列的核酸片段，即探针，检测待检样品中是否存在与其互补的核酸分子，也可以检测互补核酸分子在组织中的分布或细胞中的定位。为了便于对杂交结果进行观察，一般把探针予以末端或链内标记，常用的标记物有放射性核素、生物素或荧光素等。根据实验需要，也可以把待检样品中的核酸予以标记，而探针不予标记。

目前应用的核酸杂交技术大多为固相杂交，是指把进行杂交反应的核酸一方先固定在固体支持物上，另一方游离在液体中，通常游离方被标记，常用的固体支持物有硝酸纤维素膜、尼龙膜和微

孔板等。

（二）核酸分子杂交技术的类别及应用

根据检测对象和操作方法的不同，核酸杂交技术可分为以下类型：

1. Southern 印迹法（Southern blotting） 又称为 DNA 印迹法，由英国科学家 Southern EM 于 1975 年创建，并以其名字命名。其原理是将获取的基因组 DNA，用限制性核酸内切酶切割后根据分子量大小进行电泳分离，然后把电泳凝胶中的 DNA 条带变性后转印和固定到硝酸纤维素膜上，与杂交液中标记的探针进行杂交，最后对杂交信号的阳性 DNA 条带进行分析。

Southern 印迹法主要用于基因组 DNA 的分析，进行疾病的限制性片段长度多态性的连锁分析、基因缺失诊断等。但由于操作相对烦琐，需要的 DNA 量较大，在取材量受限的疾病诊断中已被其他方法（如 PCR 等）所取代。

2. Northern 印迹法（Northern blotting） 又称 RNA 印迹法，是指将提取的总 RNA 或 mRNA，变性电泳后从凝胶中转印到硝酸纤维素膜上，然后进行杂交反应，其操作程序与 Southern 印迹法相似。

Northern 印迹法主要用于检测某一组织或细胞中某种已知 mRNA 的表达情况，尽管敏感性低于逆转录 PCR 法，但特异性强，假阳性率低，所以仍被广泛应用。

3. 斑点印迹（dot blotting）杂交 简称斑点杂交，将待检的核酸样品点在硝酸纤维素膜上，固定、变性后与标记的探针进行结合反应，显影或显色后可检测出杂交信号的强度，通过与对照样品比较可以确定所测核酸量的相对水平。

斑点杂交主要用来检测细胞基因拷贝数的变化或者 mRNA 含量的变化。它的操作简便，提取的核酸不须经电泳和转印，直接点在支持膜上。其优点是在同一张支持膜上可以点多份样品，便于较大规模地检测和筛选。其缺点是容易出现假阳性，需要设立严格对照。

4. 原位杂交（ISH） 是指把组织或细胞样品适当处理，使其通透性增强，探针易进入细胞内与核酸杂交，实现细胞内定位的核酸检测。其中 FISH 技术目前应用最为广泛，其将荧光素标记的 DNA 片段与染色体或细胞间期染色质杂交，用于基因定位研究，或用于检测特定基因片段是否有缺失、扩增或重排，在肿瘤的诊断、预后和治疗监控，病原体感染的检测等方面具有重要意义。

5. 等位基因特异性寡核苷酸杂交法（allele-specific oligonucleotide hybridization，ASOH） 根据已知基因突变位点的碱基序列，设计和制备与野生型或者突变型基因序列互补的两种探针，分别与被检者的 DNA 分子进行杂交，野生型探针只与野生型序列杂交，突变型探针只与突变型序列杂交，根据样品与两种探针结合信号的强弱，可以检测出是否存在基因突变，还可判断出被检者是这种突变基因的纯合子或者杂合子。这个方法对杂交条件要求严格，以避免出现假阳性或假阴性结果。

6. DNA 芯片（DNA chip）技术 多种已知序列的 DNA 探针排列在一定面积的固体支持物上，可以同时对样品中多种种类的核酸进行检测和分析，这种技术亦称为 DNA 微点阵（DNA microarray）技术。

DNA 芯片可用于基因组单核苷酸多态性（SNP）分析、细胞中基因表达谱的分析、遗传性疾病的分析、病原微生物的大规模检测、高通量药物筛选及产前筛查和诊断。目前国内外已有多种针对感染性疾病、肿瘤和遗传性疾病基因芯片应用于临床。

二、聚合酶链反应技术

聚合酶链反应（PCR）可以实现 DNA 片段的体外扩增，具有灵敏度高、特异性强、产率高、重复性好以及快速简便等不可替代的优点，已成为分子生物学研究中应用最为广泛的方法，并在其基础上产生了多种衍生 PCR 技术，并且成为基因检测的主要技术之一。

（一）PCR 技术原理

在试管内模拟生物体内 DNA 复制的过程，以 DNA 分子为模板，在 DNA 聚合酶的催化下合成特异 DNA 片段。

PCR 实验反应体系的基本组成成分包括：模板 DNA、特异性引物、DNA 聚合酶、四种 dNTP（dATP、dCTP、dGTP、dTTP）及含有 Mg^{2+} 的缓冲液等。

PCR 的基本反应步骤包括：①变性（denaturation）：即 DNA 解链形成两条单链，分别作为扩增的模板。②退火（annealing）：即 DNA 复性，使引物与互补的单链模板 DNA 杂交结合。③延伸（extension）：即遵循碱基互补配对的原则，催化以引物为起点的 DNA 新生链按 5'→3'方向延伸合成，形成新的 DNA 双链。

上述三个步骤为一次反应循环，1 个分子的 DNA 被复制为 2 个分子，新合成的 DNA 分子又作为下一轮反应的模板。重复多次反应循环（一般 25～30 次）后，理论是，可得到 2^n 个拷贝产物，即可使目的 DNA 片段的拷贝数扩增 100 万倍以上。

在基因检测时，通常是利用序列特异性引物扩增特定的基因片段，PCR 技术的灵敏度极高，很容易出现假阳性结果，所以在实验中要严格遵守基因扩增检测实验室的各项管理办法，注意避免样品间扩增产物的相互污染，并优化反应条件，减少非特异性产物的扩增。

（二）常用的 PCR 及其衍生技术

PCR 已成为基因检测最常用技术之一，并且往往与核酸分子杂交、限制性酶切鉴定等方法联合应用。

1. DNA 的微量分析 PCR 灵敏度高，模板 DNA 要求量低，是 DNA 微量分析的最好办法。在实际工作中，一滴血液、一根毛发样品中少数细胞的 DNA 即可满足 PCR 检测的需要，因此使 PCR 在基因检测方面得到广泛应用。

2. 逆转录-PCR（reverse transcription-PCR，RT-PCR） 以 RNA 为模板生成 cDNA，再对 cDNA 进行 PCR 扩增，用于 mRNA 的检测和分析，主要包括 RNA 病毒载量的检测（如 HCV、HIV）、疾病 RNA 表达谱的研究等。

3. 巢式 PCR（nested PCR） 也称套式 PCR，第一次 PCR 结束后，以其扩增产物为模板，换用一对内侧引物进行第二次扩增。由于模板和引物的改变，降低了非特异产物连续扩增的可能性，使 PCR 实验结果的可靠性和灵敏度大为提高，主要用于目的基因片段含量低常规 PCR 无法检测时，在病毒感染、肿瘤基因检测方面具有一定的价值。

4. 多重 PCR（multiplex PCR） 是指在反应体系中加入多对引物进行 PCR，同时扩增一份 DNA 样品中的不同序列区域，每对引物所扩增的产物长度不同，根据电泳结果中不同长度片段的存在与否，判断是否存在某些基因片段的缺失或长度改变。多重 PCR 操作比核酸分子杂交简单和省时，一次反应可以检测多个目的基因片段。临床上可用于病原体的分型或鉴定，多个基因突变位点的检测等。

5. 等位基因特异性 PCR（allele-specific PCR，AS-PCR） 针对等位基因的序列差异区域设计引物，使引物的 3′端与等位基因序列的差异碱基对应，使之仅能与突变型或者野生型互补，从而只能扩增出突变型或者野生型基因。

6. 原位 PCR（in situ PCR）　由 PCR 技术与原位杂交技术相结合而形成。先通过 PCR 对切片样品上的组织细胞或染色体上的靶序列进行扩增，使其拷贝数增加，再用原位杂交的方法检测，以实现对靶分子的定位及定量分析。原位 PCR 的灵敏度比原位杂交高两个数量级，可用于 DNA 和 RNA（RT-PCR）的检测。

7. 实时荧光定量 PCR 技术（real time quantitative PCR，RT Q-PCR）　在反应体系中加入荧光基团，通过监测荧光信号，对 PCR 扩增过程进行实时监控。主要包括荧光染料技术、荧光探针技术和数字 PCR 技术。广泛应用于基因表达研究、病原体检测等诸多领域。

（三）PCR 技术检测点突变

1. PCR-限制性片段长度多态性　突变位点位于限制性核酸内切酶的识别位点上，如果用相关的限制性核酸内切酶切割基因组 DNA，就会产生长度不同的片段，称为限制性片段长度多态性（restriction fragment length polymorphism，RFLP）。可在突变位点的两侧设计引物，扩增后获得的 PCR 产物中则包含了该突变位点，用相应的限制性内切酶切割，检测 PCR 产物是否被分解成不同长度的片段，以鉴定是否存在突变位点。

2. PCR-单链构象多态性　单链构象多态性（single-strand conformation polymorphism，SSCP）是一种简便的检测核酸序列中点突变的技术。单个或多个碱基突变可能影响单链核酸分子的构象，PCR 产物在非变性聚丙烯酰胺凝胶电泳时，不同构象的核酸分子常表现出不同的迁移率，电泳新生条带的出现反映了突变分子的存在。

3. PCR-等位基因特异性寡核苷酸　等位基因特异性寡核苷酸（allele specific oligonucleotide，ASO）以杂交技术为基础，分别设计特异的野生型和突变型寡核苷酸探针，PCR 扩增产物转膜后只与完全互补的探针结合，通过检测杂交信号判断是否存在点突变。

三、核酸序列分析技术

核酸序列分析，又称为核酸测序技术（DNA sequencing technology）。第一代测序技术是由 Sanger 发明的双脱氧链终止法，以此为基础，新一代的测序技术发展迅速，目前已实现自动化和商品化，使用接头进行高通量的并行 PCR 和测序反应，同时结合微流体技术，直接对 DNA 片段进行测序，用计算机进行大规模的数据分析，操作更加简便，测序时间大大缩短，提供的信息密度大幅增加。测序技术仍在不断的发展和完善，对单分子 DNA 进行非 PCR 测序的新一代测序技术应运而生，实现了对单个分子的独立分析，使数据产生通量进一步提升，且有望降低成本。

测序技术是基因诊断最准确可靠的方法，已广泛应用于科研和临床工作中，如肿瘤学、遗传学、免疫学、病原微生物学等多个医学和生物学领域，在精准医学的背景下，发挥着不可替代的砥柱作用。

第三节　基因检测在临床中的应用价值

近十多年来，基因检测已逐步由实验室研究进入临床应用阶段，应用范围主要包括遗传病、感染性疾病和肿瘤等诊断及药物个体化治疗等多个领域。

一、遗传病的基因检测

基因检测不仅用于诊断遗传病患者，更多是用于检测有遗传病风险的胎儿。在妊娠早期对胎儿进行产前诊断，对遗传病的防治和优生优育有重要的实际意义。

（一）血红蛋白病

因血红蛋白结构变异（异常血红蛋白病）或血红蛋白合成障碍（珠蛋白生成障碍性贫血）造成的溶血性贫血及相关疾病统称为血红蛋白病。

1. 异常血红蛋白病

（1）镰状细胞性贫血（HbS 病）：是由于血红蛋白结构改变，致红细胞形态由双凹圆盘状变为镰状，弹性丧失，对于直径小于红细胞的毛细血管无法通过，造成微循环阻塞，使心、肾、肺严重受损。其分子机制为 β 珠蛋白基因中第 6 位密码子的 GAG（谷氨酸）变为 GTG（缬氨酸），氨基酸序列改变，形成镰状血红蛋白（HbS），使其结构发生改变。

（2）Hb D Punjab 病：是我国新疆地区常见的一种异常血红蛋白病，这种异常血红蛋白的纯合子可以发生轻度贫血和脾大，杂合子状态不发生贫血。其分子机制是血红蛋白 β 链第 121 位密码子由 GAA（谷氨酸）突变为 CAA（谷氨酰胺）。这些单个碱基的替代分别涉及限制性内切酶 *Mst II* 位点（CCTNAGG）和 *EcoR I* 位点（GAATTC）的改变，因而可采用 PCR-RFLP、PCR-ASO 等多种方法简便快速地作出鉴定。

2. 珠蛋白生成障碍性贫血

（1）α 珠蛋白生成障碍性贫血：是由 α 珠蛋白基因缺陷所致的常染色体显性遗传病。其基因异常包括基因缺失型和非缺失型两类，缺失型主要为 16 号染色体 α 珠蛋白基因簇不等位交换致其中一条染色体上仅存一个 α 珠蛋白基因，转录水平大大下降使 α 珠蛋白生成减少。基因突变主要包括点突变、移码突变、无义突变、终止密码子突变等，使 α 珠蛋白链无法正常合成。可采用 PCR、Southern 印迹杂交、SSCP 等多种方法进行突变筛查和诊断。另外，α 地中海贫血的共同特点是 α 珠蛋白 mRNA 含量减少，因此测定患者红细胞中珠蛋白 mRNA 的水平，是地中海贫血基因诊断的另一有效方法。RT-PCR 具有灵敏、快速和简便等优点，可以准确地测定 α 地中海贫血病人的 mRNA 的相对含量和绝对含量。

（2）β 珠蛋白生成障碍性贫血：是由 β 珠蛋白基因缺陷所致的常染色体隐性遗传病。其分子机制是 11 号染色体上的 β 珠蛋白基因突变所致，以点突变为主，亦可见插入突变和移码突变，迄今世界范围内 90%以上的 β 地中海贫血基因已被鉴定。可采用 PCR-斑点印迹杂交技术、PCR-ASO、PCR-RFLP、基因芯片等分子生物学技术进行分子诊断和基因分型。

应用 PCR-ASO 探针的前提是必须弄清楚本民族、本地区的 β 地中海贫血突变类型的频率和分布。近年来资料表明，导致中国人 β 地中海贫血的突变类型有 6 种，即 β 珠蛋白基因第 41/42 密码子的移码突变、第 2 内含子第 654 位核苷酸的取代、第 17 密码子的无义突变、启动区－28 位核苷酸的碱基取代、第 71/72 密码子的移码突变以及第 1 内含子的第 5 位核苷酸的取代。

PCR-RFLP 连锁分析法适用于 β 地中海贫血高危胎儿的产前诊断。已知在 β 珠蛋白基因的 5'端有一限制性内切酶 *HgiA I* 的多态性位点。通过 PCR 扩增包括这一限制性酶位点在内的 110bp 的 β 珠蛋白基因片段，然后用 *HgiA I* 消化，具有多态性位点的扩增 DNA 可以被切割 65bp 和 45bp 两种片段，然后在家系中进行 RFLP 连锁分析，即可对 β 地中海贫血危险胎儿进行产前诊断。

（二）苯酮尿症

苯酮尿症（phenylketonuria，PKU）是苯丙氨酸羟化酶（phenylalanine hydroxylase，PAH）缺陷所

致的一种常染色体隐性遗传性氨基酸代谢病。其代谢缺陷使苯丙氨酸不能转变为酪氨酸，而从另一代谢途径脱去氨基而生成苯丙酮酸。苯丙酮酸的堆积对神经有毒性，使患儿的智力发育出现障碍，实验室检测发现血中苯丙氨酸含量增高，尿中排出大量的苯丙酮酸、苯丙氨酸和苯乙酸等。其分子机制为 PAH 基因点突变，应用 PCR-SSCP、PCR-ASO 等方法可以有效地检出 PAH 基因的点突变。

二、感染性疾病的基因检测

对于感染性疾病，基因检测不仅可以检出正在体内复制的病原体，也能检出处于潜伏期的病原体。对于那些不易体外培养的细菌（如产毒性大肠杆菌、结核杆菌等），不能在实验室安全培养的病原体（如立克次氏体等），进行病毒（如 HBV、HCV、HIV、HPV 等）核酸测定判断病毒是否复制、基因分型、指导临床用药和疗效监测，更适合采用基因检测的方法。此外，基因检测和分析有助于研究病原体的变异趋势，指导暴发流行的预测，在预防医学中具有重要意义。

（一）肝炎病毒的基因检测

1. 乙型肝炎病毒的基因检测

（1）乙型肝炎病毒（hepatitis B virus，HBV）DNA 检测：是判断 HBV 是否复制及是否具有传染性的直接证据。可采用 PCR（RT Q-PCR 等）和斑点印迹杂交技术等方法进行 HBV DNA 的定量和定性测定。根据 HBV DNA 载量的动态变化，可为临床用药方案的选择和疗效监测提供依据。

（2）HBV 基因分型：HBV 分为 A、B、C、D、E、F、G、H8 种基因型，不同基因型病毒的复制活跃程度存在差异，表现为不同的临床特征，且与预后密切相关，可采用 PCR-RFLP、PCR-ASO、基因芯片等方法进行鉴定。

（3）HBV 耐药性分析：临床上使用核苷类似物治疗的过程中，可诱发基因变异，而产生耐药现象。基因变异常发生在逆转录酶编码区，采用测序、PCR-RFLP、基因芯片等技术可以检测耐药基因突变位点，初步判断耐药性强弱，指导临床合理选择抗病毒药物。

2. 丙型肝炎病毒的基因检测

（1）丙型肝炎病毒（hepatitis C virus，HCV）RNA 检测：与 HBV 不同，HCV 的遗传物质为RNA，因此检测时需采用 RT-PCR 的方法。HCV RNA 定量测定对判断病毒复制、判断疗效和预后具有一定价值。

（2）HCV 基因分型：可分为 HCV1～6 六个基因型。不同基因型致疾病的严重程度、传播方式、传统抗病毒治疗疗效不同。检测方法与 HBV 基因分型类似。

3. 新型冠状病毒的基因检测

自 2019 年底，新型冠状病毒（2019-nCoV）感染在世界范围内流行，成为全球性重大的公共卫生事件。疫情开始初期，面对未知的病毒，测序技术是准确获取病毒核酸序列的快速有效的方法。在已知病毒核酸序列的情况下，通过实时荧光定量 PCR 技术对鼻咽拭子、痰和下呼吸道分泌物、血液、粪便、尿液等标本中的病毒进行体外扩增，检测患者体内病毒载量，是疾病诊断和疫情常态化下大规模人群筛查的重要手段。

（二）细菌感染的基因检测

对感染性疾病不用分离培养病原体，在血清抗体出现前和生化改变前的感染早期就可及时检测到细菌基因，尤其对于不易培养或培养缓慢的病原菌可采用 PCR 技术、探针杂交技术、基因型芯片等方法检测细菌核酸，如结核分枝杆菌、淋病奈瑟菌等，以确定是否存在病原菌感染、感染的数量及其种类。细菌耐药性的产生是临床上关注的主要问题，是合理选择抗生素的关键依据。通过基因检测的多种方法可判断各种病原菌产生耐药性的分子机制：如染色体和质粒的相关基因变异等从而指导和监测临床用药。

三、癌基因和抑癌基因检测

肿瘤发生和发展是一个体内外多因素影响细胞基因改变的多步骤过程。癌基因的结构和表达异常及抑癌基因的改变是肿瘤发生的主要原因。基因检测除用于肿瘤的早期诊断外，还可对肿瘤进行分类、预后判断，指导个体化治疗，也可用于肿瘤高危人群的筛选。

1. 肺癌　研究表明肺癌发生时有多个染色体的缺失、易位，*ras*、*myc*、*erb* 和 *src* 家族癌基因的扩增、突变，以及抑癌基因 *Rb*、*p53* 的缺失、突变等。应用 PCR-ASO、PCR-SSCP 和测序的方法检测癌基因和抑癌基因突变或缺失等，可在基因水平诊断肺癌。肺癌患者往往存在 *ras*、*myc*、*erb* 和 *src* 癌基因的过表达，因而可应用 Northern 印迹和 RT Q-PCR 等方法对肺癌患者进行 RNA 检测与分析。

2. 乳腺癌　乳腺癌的癌基因 *neu* 与乳腺癌的预后紧密相关，其明显扩增的乳腺癌患者术后复发和转移率高，因而 *neu* 可作为判断乳腺癌预后的一项重要指标。

四、分子靶向药物的疗效预测

分子靶向治疗发展迅速，为肿瘤治疗提供了新的治疗方法和手段，取得了良好的临床疗效。由于靶向治疗药物作用的标靶为肿瘤细胞中特定靶分子，有较高的选择性，在临床应用中其效果存在很大的个体差异。通过检测患者肿瘤标本或外周血标本（循环肿瘤细胞或循环肿瘤DNA）中的某些标志物如表皮生长因子受体*（*EGFR*）、*KRAS*、*HER2*、*PI3K*、*BRAF*、*c-kit* 等基因改变的状态来预测患者对靶向药物的敏感性，以达到最佳的治疗效果，为临床合理选择和应用分子靶向治疗药物，实现个体化治疗提供帮助。常见的靶向药物疗效预测的基因检测见表 4-8-1。

EGFR 基因突变靶向治疗

表 4-8-1　常见的靶向药物相关基因靶点和临床意义

药物名称	相关靶基因	基因位点	临床意义
吉非替尼 埃罗替尼	*EGFR* 基因突变	18、19、20、21 外显子	野生型患者疗效差；突变型患者，尤其是 Exon19 缺失型和 Exon21 突变型患者疗效较好；Exon20 如果 790 密码子发生突变，可能出现继发性耐药
	KRAS 基因突变	12、13、61 密码子	野生型患者疗效较好；突变型患者疗效较差
西妥昔单抗 帕尼单抗	*KRAS* 基因突变	12、13、61 密码子	野生型患者疗效较好；突变型患者疗效较差
	BRAF 基因突变	466、600、616 密码子	野生型患者疗效较好；突变型患者疗效较差
	PI3KCA 基因突变	19、20 外显子	野生型患者疗效较好；突变型患者疗效较差
伊马替尼	*c-kit* 基因突变	9、11、13、17 外显子	野生型可能出现原发性耐药；突变性疗效较好；Exon11 突变患者有效率最高，Exon9 突变患者有效率次之
	PDGFRA 基因突变	12、18 外显子	野生型患者疗效较差；突变型疗效较好，但 Exon18 中存在 D842V 突变的患者可能出现原发性耐药
索拉菲尼	*PDGFR* mRNA 表达	PDGFR	高表达患者生存率明显提高
舒尼替尼	*VEGFR*1/2 mRNA 表达	VEGFR1/2	高表达患者生存率明显提高

续表

药物名称	相关靶基因	基因位点	临床意义
贝伐单抗	*VEGF*mRNA 表达	VEGF	高表达患者生存率明显提高
	*VEGFR*1/2 mRNA 表达	VEGFR1/2	高表达患者生存率明显提高
单妥珠单抗	*HER2* 基因扩增	Her2	*HER2* 基因高表达疗效好，低表达疗效差
拉帕替尼	*PI3KCA* 基因突变	9、20 外显子	野生型患者疗效较好；突变性患者疗效较差

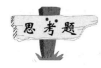

〔**参考答案见二维码**〕

病例分析：患者女性，49 岁。因大便次数增多、带血 3 个月就诊。患者 3 月前无明显诱因，出现排便次数增多，3～6 次/日，不成形，便中有血，同时有中、下腹痛，伴乏力，无腹胀、恶心、呕吐。发病后，进食可，体重下降约 4kg。既往体健。体格检查：T 37.2℃，BP 120/80mmHg。一般状况稍差，皮肤苍白、无黄染，浅表淋巴结未及肿大，结膜苍白。心肺未见异常。腹平、软，肝脾未及，右下腹可触及一约 4cm×8cm 包块，质较硬，轻压痛，边界不清，肠鸣音 3～5 次/分，直肠指诊未及异常。

实验室检查：血常规 WBC $4.6×10^9$/L，Hb 86g/L；粪便潜血（+）；血液检查：CEA 52ng/mL。

问题和思考：

（1）该患者最可能的诊断及诊断依据是什么？

（2）如果对该患者进行个体化治疗，尚需完善哪些基因检测项目？

（杨 硕 蒋 茹）

参考答案

第五篇
器械检查

器械检查 PPT　　　器械检查思维导图

第一章　心电图检查

第一节　心电图的基本知识

心脏在每次机械性收缩之前，心肌细胞首先发生电激动，即电激动触发其收缩反应。正常情况下，心脏的电活动始于窦房结，在兴奋心房的同时经结间束传导至房室结（激动在此延搁 0.05～0.10s），然后经希氏束、左右束支、浦肯野纤维顺序传导，直至兴奋心室肌。其所产生的微小生物电流可经人体组织传导到体表，如将测量电极放置在人体表面的一定部位，连接一个装有放大和描记装置的心电图机，即可把每一心动周期的电位变化描绘成连续的曲线，这就是心电图（electrocardiogram，ECG）。心电图能反映心肌电生理特性的自律性、传导性和兴奋性，而与心肌的收缩性无直接关系。

一、心电图各波段的组成和命名

一般每个心动周期包括四个波（P 波、QRS 波群、T 波和 U 波），三个段（PR 段、ST 段和 TP 段），两个间期（PR 间期和 QT 间期）及一个 J 点（即 QRS 波群终末部与 ST 段起始部的交接点）（图 5-1-1）。

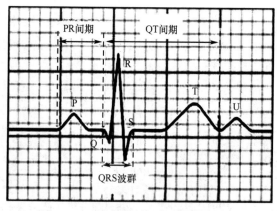

图 5-1-1　心电图各波、段及间期示意图

P 波：是心房除极波，反映左、右心房除极过程中的电位和时间变化。

PR 段：主要反映心房复极及电激动在房室交界区及希氏束、束支所产生的微弱电位变化，一般呈零电位而显示为等电位线（基线）。

PR 间期：自 P 波的起点至 QRS 波群的起点，反映激动从窦房结发出后经心房、房室结、希氏束、束支及浦肯野纤维网所需要的时间。

QRS 波群：为左、右心室除极波的总称，反映左、右心室除极过程中的电位和时间变化。

ST 段：从 QRS 波群终点至 T 波起点的一段平线，反映心室早期缓慢复极的电位和时间变化。

T 波：为心室复极波，反映心室晚期快速复极的电位和时间变化。

QT 间期：从 QRS 波群的起点至 T 波终点，代表左、右心室除极与复极全过程的时间。

U 波：为 T 波后的一个小波，产生机制未明。一般认为代表心室肌的后继电位，亦有人推测可能与浦肯野纤维网的复极有关。

二、心电图的导联体系

（一）心电产生原理[*]

心肌细胞内、外各种离子的浓度有很大差别，心肌细胞内的阳离子主要是 K^+，阴离子主要是蛋白质阴离子（A^-）；心肌细胞外液的阳离子主要为 Na^+、Ca^{2+}，阴离子主要为 Cl^-。心肌细胞能产生电活动，主要是因为细胞膜内、外不断出现电位差，即膜电位变化。膜电位是心肌细胞内、外离子活动的表现。在心肌细胞的除极与复极过程中，离子跨膜流动，造成细胞内、外的电位变化。

心电产生原理

1. 静息电位　心肌细胞处于静息状态时，膜外带正电荷，膜内带有同等数量的负电荷，此时若将微电极刺入心肌细胞内，则可测得膜内电压约为 -90mV。静息状态下细胞膜内外的电位差，称为静息电位（resting potential）。这种以细胞膜为界，膜外呈正电位、膜内呈负电位，并稳定于一定数值的静息电位状态，称为极化状态（polarization）。极化状态时静息电位之所以能维持恒定，有赖于心肌细胞的代谢活动、细胞内外离子浓度不同以及细胞膜对各种离子具有不同的通透性。静息电位的维持主要是钾通道开放，K^+ 外流的结果。

2. 动作电位　当心肌细胞受外来刺激或内在变化而兴奋时，在静息电位基础上所发生的快速的、可扩布性的电位波动，称为动作电位（action potential）。

3. 除极过程　当心室肌细胞膜上的某一点受到刺激时，该处细胞膜上的快钠通道开放，Na^+ 的快速内流使膜内电位从原有的 -90mV 急剧上升至 +20～+30mV，此时，膜外变为负电位，膜内变为正电位。这种极化状态的消除直至逆转的过程称为除极（depolarization），也叫去极化。

4. 复极过程　发生除极后，细胞膜重新恢复对 K^+、Na^+ 的通透性，膜电位恢复到原来的极化状态，这一过程称为复极（repolarization）。

5. 除极与复极过程的电偶学说　电偶是两个电量相等、符号相反、相距很近的电荷所组成的一个总体。正电荷叫电偶的电源，负电荷叫电偶的电穴。

单个心肌细胞膜外任意两点之间除极与复极过程中的电位变化有如下规律：心肌细胞保持静息状态时，细胞膜外任何两点之间的电位都相等，无电位差，因而无电流产生。当心肌细胞膜的某一点受到阈上刺激时，此点对各种离子的通透性发生改变，引起膜内外离子的流动（主要是 Na^+ 内流），除极开始。已除极部分膜外带负电荷，邻近尚未除极的部分仍带正电荷，二者组成电偶，产生了电位差，正电荷从电源（未除极部分）流向电穴（已除极部分），使电源部分也开始除极从而成为它前方尚未除极部分的电穴。除极如此向前推进，直至整个细胞全部除极完毕，膜外电位差消失，电位曲线回到等电位线。

心肌细胞的复极程序为先除极部位先复极。已复极部分的膜外重新获得正电荷，其电位高于邻近尚未复极部分，二者组成新的电偶，产生电流，电流由已复极部分流向尚未复极部分，如此向前推进。由于复极过程进行缓慢，电位较低，故形成的波较宽、低而圆钝。复极完毕，曲线又重新恢复到等电位线。

由此可见，心肌细胞的除极与复极过程都是一系列的电偶沿着细胞膜移动的结果，除极与复极的方向即是电偶移动的方向，二者相同。所不同的是，除极时，电源在前、电穴在后；而复极时则是电穴在前、电源在后。因而单个心肌细胞的复极波与除极波的方向是相反的（图 5-1-2）。

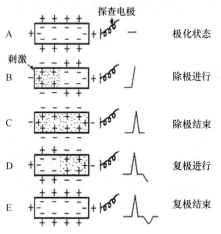

图 5-1-2　心肌细胞的除极和复极过程

（二）心电图的导联体系

人体是一个良导体，心脏电活动所产生的电位变化可以传导至身体的任何部位。因此，将两个电极放置在人体表面的任意两点，并分别用导线与心电图机相连接，即能记录出心电变化的曲线。但为了确定一个标准的心电图波形，以便不同病人或同一病人不同时间心电图的比较，就必须规定统一的安放电极的位置及其与心电图机的连接线路。这种记录心电图的电路连接方式，称为心电图的导联（lead）。

1. 常规导联　目前被广泛采用的是由 Einthoven 首创于 20 世纪初并沿用至今的国际通用导联体系，称为常规 12 导联体系。

（1）标准导联：标准导联（standard leads）是双极肢体导联，反映两个肢体之间的电位差。包括Ⅰ、Ⅱ、Ⅲ导联（图 5-1-3）。

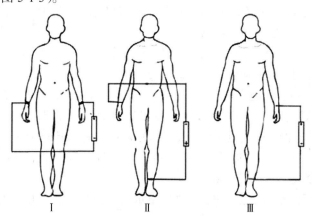

图 5-1-3　标准导联的连接方式

Ⅰ导联：心电图机的正极接左上肢，负极接右上肢。
Ⅱ导联：心电图机的正极接左下肢，负极接右上肢。
Ⅲ导联：心电图机的正极接左下肢，负极接左上肢。

（2）加压单极肢体导联：标准导联只是反映体表某两点（探查电极）之间的电位差，而不能反映某一点的实际电位变化。如果把心电图机的负极接在零电位（无关电极）上，探查电极（exploring electrode）接于人体的任何一点，并使波的振幅（电压）增大，这种连接方式即为加压单极肢体导联（augmented unipolar limb leads）（图 5-1-4）。

加压单极右上肢导联（aVR）：探查电极置于右上肢并与心电图机正极相连，无关电极与心电图机负极相连。

加压单极左上肢导联（aVL）：探查电极置于左上肢并与心电图机正极相连，无关电极与心电图机负极相连。

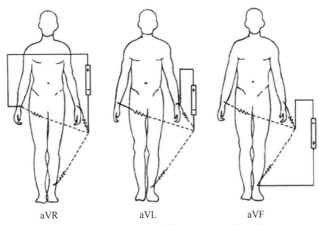

图 5-1-4 加压单极肢体导联的连接方式

加压单极左下肢导联（aVF）：探查电极置于左下肢并与心电图机正极相连，无关电极与心电图机负极相连。

标准导联Ⅰ、Ⅱ、Ⅲ和加压单极肢体导联 aVR、aVL、aVF，统称为肢体导联（limb leads）。其中 aVR 导联主要反映右心室的电位变化，其余导联主要反映左心室的电位变化。

（3）胸导联：胸导联（chest leads）也属单极导联，心电图机的负极与无关电极连接，正极与放置在胸壁一定位置的探查电极相连。这种导联方式使探查电极距心脏很近，因此心电图波形振幅较大。胸导联探查电极安放位置与主要作用如下（图 5-1-5）：

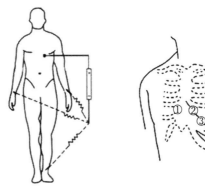

图 5-1-5 胸导联的连接方式及探查电极的位置

V_1 导联：胸骨右缘第 4 肋间，主要反映右心室的电位变化。

V_2 导联：胸骨左缘第 4 肋间，作用与 V_1 相同。

V_3 导联：V_2 与 V_4 连线的中点，反映室间隔及其附近的左、右心室的电位变化。

V_4 导联：左锁骨中线与第 5 肋间相交处，主要反映左心室的电位变化，作用与 V_3 相同。

V_5 导联：左腋前线 V_4 水平处，主要反映左心室的电位变化。

V_6 导联：左腋中线 V_4 水平处，作用与 V_5 相同。

某些情况下，还需附加某些选用的胸导联，以弥补常规胸导联的不足。如：常需选用 V_{3R}～V_{6R} 导联（探查电极置于右胸部与 V_3～V_6 对称处）诊断右心病变，常选用 V_7（左腋后线 V_4 水平处）、V_8（左肩胛线 V_4 水平处）和 V_9（左脊旁线 V_4 水平处）导联诊断后壁心肌梗死。有时可选用 V_E（胸骨剑突处）、S_5（胸骨右缘第 5 肋间）导联诊断下壁心肌梗死。

2. 特殊导联

（1）食管导联：将金属探查电极置于食管内的导联方式称为食管导联（esophageal lead）。食管导联心电图能清楚显示窦性 P 波与异位 P′波，故有助于鉴别复杂的心律失常，如鉴别房性早搏伴心室内差异性传导与室性早搏，鉴别宽 QRS 室上性心动过速与室性心动过速等。

（2）心腔内导联：将顶端带有电极的导管经静脉插入心房或心室的导联方式为心腔内导联。心腔内导联可在不同部位记录到具有特征性的单极心电图，即心腔内心电图。心腔内心电图有助于导管电极起搏治疗的定位、复杂心律失常的鉴别以及心脏电生理研究。

（3）希氏束电图导联：采用带多电极的心导管，经静脉插至右心房三尖瓣附近，经适当心电放大及频率过滤，并用较快的纸速，可记录到反映房室束兴奋过程的图形，即希氏束电图（His bundle electrogram，HBE）。希氏束电图主要用于：①房室传导阻滞的定位，确定心室激动源于房室交界区抑或心室；②诊断预激综合征；③诊断其他疑难心律失常。

（4）动态心电图导联：动态心电图（ambulatory electrocardiogram，AECG）是指可以在自然活动状态下连续长时间（24 小时甚至更长时间）描记的心电图，又称之为 Holter 监测系统。能记录心电活动信息，如报告心搏总数、异常心律的类型及次数、最快与最慢心率以及 ST-T 改变，并可根据需要查找某一时刻的心电图改变，将异常心电图与患者当时的活动情况或症状对照分析，有效地弥补了常规心电图仅能作短时、静态记录的不足。

（三）导联轴

某一导联正、负电极之间的连线，称为该导联的导联轴（lead axis）。导联轴的方向，就是从该导联的负极指向正极的方向。

1. 肢导联轴　根据 Einthoven 提出的等边三角形学说，假定人体是一个大而均匀的容积导体，右上肢、左上肢和左下肢为等距离的 3 个点，而且这 3 个点与心脏的距离也相等，连接这 3 个点即成为额面上的一个等边三角形，其 3 条边就代表 3 个标准导联（Ⅰ、Ⅱ、Ⅲ）的导联轴。再从三角形的中心点 0（相当于心电偶中心，即零电位点或中心电端）画 3 条分别垂直于 3 条边的直线，则将 3 个导联轴都平分为二：Ⅰ 导联轴左侧为正，右侧为负；Ⅱ、Ⅲ 导联轴下方为正，上方为负。

在同一等边三角形内也可作 3 条分别垂直于 3 个边的对角线来代表 3 个加压单极肢导联的导联轴。aVR 导联轴右上方为正，aVL 导联轴左上方为正，aVF 导联轴下方为正（图 5-1-6）。

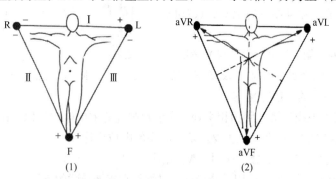

图 5-1-6　加压单极肢导联的导联轴

以上 6 个肢体导联的导联轴都位于人体额面，为了更清楚地表明其相互之间的方向关系，将 3 个标准导联（Ⅰ、Ⅱ、Ⅲ）的导联轴平行移动，使之与 aVR、aVL、aVF 的导联轴一并通过三角形的中心 0 点，就构成了额面六轴系统（six axis system of frontal plane），亦常简称为六轴系统（hexaxial system）（图 5-1-7）。此坐标系统采用 ±180° 的角度标志，左侧为 0°，顺钟向为正，逆钟向为负。每一导联轴从中心 0 点处分为正、负两半（正极段以实线表示，负极段以虚线表示），相邻两轴之间的夹角均为 30°。

2. 胸导联轴　胸导联各探查电极所放置的部位基本上在心脏的同一水平面（即横面）上，按上述方法也可画出各胸导联的导联轴，即横面六轴系统（six axis system of transverse plane），近探查电极侧为正，以实线表示，另一侧为负，用虚线表示。V_2 与 V_6 之间的夹角为 90°，V_1、V_2、V_4、V_5、V_6 各轴之间的夹角均为 30°，V_3 平分 V_2 与 V_4 的夹角（图 5-1-8）。

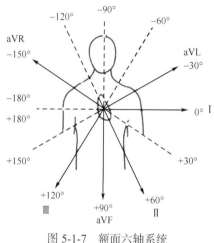

图 5-1-7　额面六轴系统

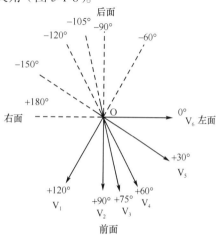

图 5-1-8　胸导联的导联轴

常规心电图导联中，6 个肢体导联反映心脏在额面（上下、左右方位）的电位变化，而 6 个胸前导联则反映心脏在横面（左右、前后方位）的电位变化。导联轴的用途就在于它可以使我们运用几何学投影的原理来确定心电向量*在各导联产生电位变化的规律。

心电向量

第二节　心电图的测量和正常数据

一、心电图测量

心电图记录纸是由纵线和横线交织而成的正方形小格（边长为 1mm）组成。纸上的横向距离代表时间，用以计算各波和各间期的时间长短。常规心电图的纸速为 25mm/s，所以每小格（1mm）代表 0.04s。纸上的纵向距离代表电压，用以计算各波振幅的高度和深度。当输入定标电压为 1mV 使曲线移位 10mm 时，每小格（1mm）代表 0.1mV。在描记时有时纸速也可调节为 50mm/s，则每小格代表 0.02s。发现波形过大，还可将定标电压调整为 1mV 等于 5mm，此时每小格则代表 0.2mV（图 5-1-9）。

（一）各波段振幅的测量

1. 各波振幅（电压）　测量向上的波应自等电位线（基线）的上缘垂直量到波的顶点；测量向下的波应自等电位线的下缘垂直量到波的底端。若为双向 P 波，电压数值是上下振幅的绝对值之和。

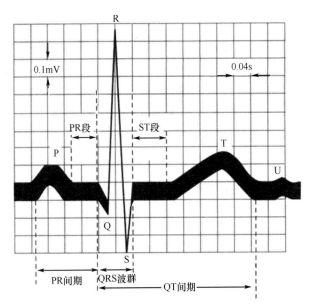

图 5-1-9 心电图各波段、间期的测量

2. ST 段移位 测量 ST 段抬高的程度应自等电位线上缘垂直量至 ST 段上缘，测量 ST 段下移的程度应自等电位线的下缘垂直量至 ST 段的下缘。ST 段移位测量，应选择基线较平直的导联，一般应与 TP 段相比较，如因心动过速等原因 TP 段不明显时，可与 PR 段或 QRS 波群起点相比较。斜行向上的 ST 段，以 J 点作为判断 ST 移位的依据；斜行向下的 ST 段，则应在 J 点后 0.08s 处进行测量。

（二）各波段时间的测量

1. 各波时间 选择波形比较清晰的导联，从波的起始部的内缘量到终末部的内缘。若为双向 P 波，应测量该波两个方向总的时间。

2. 室壁激动时间（ventricular activation time，VAT） 又称 R 峰时间（R peak time），是从 QRS 波群的起点量到 R 波顶点与等电位线的垂直线之间的距离。如 R 波有切迹或有 R′波，则以最后的 R′波顶点为准。一般只测 V_1 和 V_5 导联。VAT 代表心室肌激动时，激动自电极下局部心肌的心内膜面到达心外膜面所需的时间。

3. 间期 PR 间期的测量，应选择有明显 P 波和 R 波（或 Q 波）的导联（一般选 II 导联），自 P 波起点量至 QRS 波群的起点。QT 间期的测量，应选择 T 波较清晰、QT 间期最长的导联，从 QRS 波群的起点量至 T 波的终点。若心律不规则时，取 3～4 个 QT 间期的平均值。

以上为采用单导联心电图仪记录时的测量方法。若采用 12 导联同步心电图仪记录，各波时间和间期的测量有如下规定：测量 P 波和 QRS 波群时间，应从 12 导联同步心电图中最早的 P 波起点测量至最晚的 P 波终点，以及从最早的 QRS 波群起点测量至最晚的 QRS 波群终点。测量 PR 间期，应从 12 导联同步心电图中最早的 P 波起点测量至最早的 QRS 波群起点。测量 QT 间期，应从 12 导联同步心电图中最早的 QRS 波群起点测量至最晚的 T 波终点。其余同上。

（三）心率的计算

测量 PP 或 RR 间距，以秒（s）为单位，用以除 60，即为心率。若有心律不齐者，则需连续测量 5～10 个 RR 或 PP 间距，取其平均值，然后算出心率，即：

心率（次/分钟）=60/RR（或 PP）间距平均值（s）

也可采用查表法或使用专门的心率尺直接读出相应的心率数。

（四）心电轴的测定

心室除极过程中的全部瞬间综合向量，进一步综合而成的总向量（平均心电向量），称为 QRS 平均心电轴，简称为心电轴（cardiac electric axis）。心电轴可以概括地说明心室除极的平均电力方向与总趋势。临床心电图学所说的心电轴通常指额面 QRS 环的平均心电轴，其表示方法是以额面 QRS 总向量（心电轴）与 I 导联轴正侧段（规定为 0°）所构成的夹角的度数来标记心电轴的方向。

1. 测定方法

（1）目测法：一般根据 I 导联与Ⅲ导联 QRS 波群的主波方向，可估测心电轴的大致方位。若 I 、Ⅲ导联 QRS 主波均向上，说明心电轴不偏；若 I 导联的主波向上，Ⅲ导联的主波向下，为电轴左偏；若 I 导联的主波向下，Ⅲ导联的主波向上，则为电轴右偏（图 5-1-10）。

（2）振幅法：分别测算出 I 、Ⅲ导联 QRS 波群振幅的代数和（R 波为正，Q 与 S 波为负），然后将其标记于六轴系统中 I 、Ⅲ导联轴的相应位置，并由此分别作出与 I 、Ⅲ导联轴的垂直线，两垂直线相交点与电偶中心点的连线即为所求之心电轴。测出该连线与 I 导联轴正侧段的夹角即为心电轴的度数（图 5-1-11）。

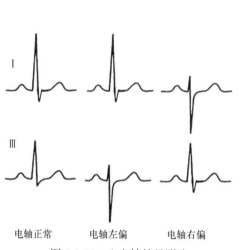

图 5-1-10 心电轴的目测法

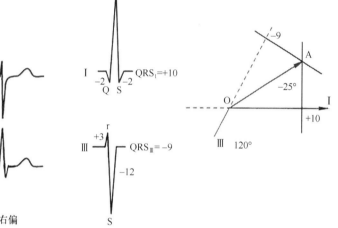

图 5-1-11 振幅法测定心电轴

（3）查表法：根据计算出来的 I 、Ⅲ导联 QRS 振幅的代数和直接查表，即可得出心电轴的度数，此法为临床广泛使用。

2. 临床意义 心电轴的偏移，一般与心脏在胸腔内的解剖位置、两侧心室的重量比、激动在心室内的传导状态以及年龄、体型等因素有关（图 5-1-12）。

（1）心电轴在-30°～+90°之间，表示电轴不偏。

（2）心电轴在-30°～-90°之间，表示心电轴左偏，见于左心室肥大、左前分支传导阻滞，也可见于右心室起源的室速等。

（3）心电轴在+90°～+180°之间，表示心电轴右偏，可见于右心室肥大、左后分支传导阻滞，也可见于左心室起源的室速、广泛心肌梗死等。

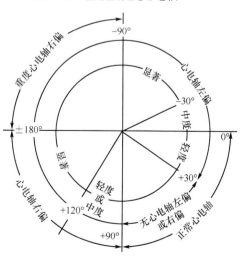

图 5-1-12 心电轴的正常范围与偏移

（4）心电轴位于–90°～±180°之间，过去称为电轴极度右偏，现在称为不确定电轴（indeterminate axis）。近年来受到关注，认为有重大临床应用价值，高度提示心电图异常。窦性心律伴不确定电轴，可见于冠心病心肌梗死、肺心病及先天性心脏病。宽 QRS 波的心动过速及单次出现的宽 QRS 波伴不确定电轴时，提示宽 QRS 波起源于心室，可用于宽 QRS 心动过速及心房颤动伴宽 QRS 波的鉴别诊断。

（5）心电轴+30°～–30°，不一定是病态，可见于妊娠、肥胖、腹水、横位心脏和轻度左心室肥大等。心电轴+90°～+120°，不一定是病态，也可见于正常婴幼儿、垂位心脏、肺气肿和轻度右心室肥大等。

二、正常心电图各波形特点及正常值

（一）P 波

1. 形态　在多数导联光滑呈钝圆形，偶可有轻微切迹，但双峰间距＜0.04s（图 5-1-13）。

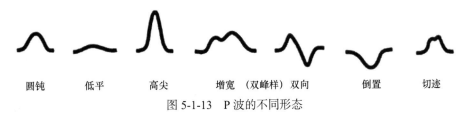

圆钝　　　低平　　　高尖　　　增宽（双峰样）双向　　　倒置　　　切迹

图 5-1-13　P 波的不同形态

2. 方向　窦性 P 波（sinus P wave）在Ⅰ、Ⅱ、aVF 导联直立，aVR 导联倒置，其余导联可以直立、低平、双向或倒置。

3. 时间　正常 P 波时间≤0.11s。如＞0.11s，且切迹双峰间距≥0.04s，表示左心房肥大或心房内传导阻滞。

4. 电压　P 波肢体导联电压＜0.25mV，胸导联＜0.20mV。如 P 波电压在肢导联≥0.25mV，胸导联≥0.20mV，提示右心房肥大。P 波低平一般无意义。

（二）Ta 波

Ta 波是心房的复极波，电压较 P 波显著为小，方向与 P 波相反。由于电位很低，时间上又与 QRS 波群及 ST 段重叠，故一般不易察觉。仅在房室传导阻滞、心房肥大等情况下方可见到。

（三）PR 间期

PR 间期又称房室传导时间（atrioventricular conduction time），代表从心房开始激动到心室激动开始的一段时间。成人心率在正常范围时，PR 间期为 0.12～0.20s。PR 间期随心率及年龄而异，年龄小或心率快时 PR 间期较短，反之则较长。

PR 间期超过正常最高值，称为 PR 间期延长，见于一度房室传导阻滞；PR 间期＜0.12s，称为 PR 间期缩短，见于预激综合征或房室交界性心律。

（四）QRS 波群

1. 命名原则　QRS 波群中第一个向上的波命名为 R 波，R 波之前向下的波称为 Q 波，R 波之后向下的波称为 S 波，S 波之后再向上的波称为 R'波，R'波之后再向下的波称为 S'波。大于 0.5mV 的波用大写字母，小于 0.5mV 的波用小写字母表示（图 5-1-14）。

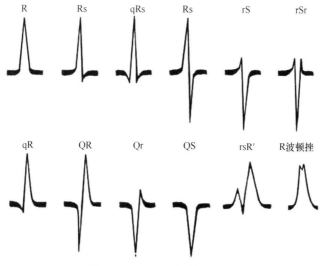

图 5-1-14　QRS 波群的命名

2. 时间　正常成人 QRS 波群时间为 0.06～0.10s，正常成人，$VAT_{V_1}<0.03s$，$VAT_{V_5}<0.05s$。QRS 波群时间与 VAT 延长，见于心室肥大、心室内传导阻滞及预激综合征。

3. 形态与电压

（1）胸导联：V_1、V_2 导联多呈 rS 型，R/S＜1，$R_{V_1}<1.0mV$，超过此值常提示右心室肥大。V_5、V_6 导联以 R 波为主（可呈 qR、Rs、qRs 或 R 型），R/S＞1，$R_{V_5}<2.5mV$，超过此值常提示左心室肥大。V_3、V_4 导联呈 RS 型，R/S 接近于 1，称为过渡区图形。正常成人胸导联自 V_1 至 V_5，R 波逐渐增大，而 S 波逐渐变小。若过渡区图形（RS 型）出现于 V_5、V_6 导联，且 R/S 比例仍向右递减，提示心脏沿长轴发生顺钟向转位（从心尖往上看）（图 5-1-15），此时右心室向前、向左旋转，可见于右心室肥大；若过渡区图形出现于 V_1、V_2 导联，且 R/S 比例仍向左递增，提示心脏沿长轴发生逆钟向转位，此时左心室向前、向右旋转，可见于左心室肥大。转位图形亦可见于正常人（图 5-1-16）。

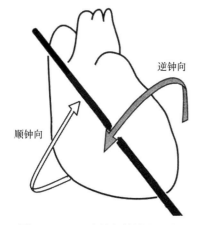

图 5-1-15　心脏沿长轴转位示意图

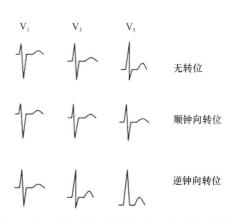

图 5-1-16　心脏转位时胸导联心电图改变示意图

（2）肢体导联：aVR 导联的 QRS 波群主波向下，可呈 Qr、rS、rSr'或 QS 型，$R_{aVR}<0.5mV$，

超过常提示右心室肥大。aVL 和 aVF 导联 QRS 波群形态多变，可呈 qR、qRs 或 Rs 型，也可呈 rS 型，$R_{aVL}<1.2mV$，$R_{aVF}<2.0mV$，如超过此值，常提示左心室肥大。II 导联常表现为 QRS 波群主波向上，I、III 导联上 QRS 波群形态则随 QRS 平均电轴而变化。

若 6 个肢体导联中每个 QRS 波群正向波与负向波电压的绝对值之和均小于 0.5mV，或（和）每个胸导联的 QRS 波群电压的绝对值之和均小于 1.0mV，称为低电压（low voltage）。常见于肺气肿、心包积液、全身水肿、心肌梗死、心肌炎、心肌病、缩窄性心包炎、胸腔积液、气胸等，也可见于少数正常人。个别导联的 QRS 波群振幅小并无病理意义。

（3）Q 波：正常人除 aVR 导联可呈 Qr 或 QS 型外，其他导联 Q 波的振幅不得超过同导联 R 波的 1/4，时间不得超过 0.04s，而且无切迹。正常时，V_1、V_2 导联不应有 q 波，但可呈 QS 型，V_3 导联极少有 q 波，V_5、V_6 导联常可见正常范围内的 q 波。

（五）J 点

J 点是 QRS 波群终末部与 ST 段起始部的交接点，J 点大多在等电位线上，但常随 ST 段偏移而发生移位。有时可因心室除极尚未完全结束而部分心肌已开始复极，致使 J 点上移。还可因心动速等原因，使心房复极与心室除极同时进行，导致心房复极波（Ta 波）重叠于 QRS 波群后段而引起 J 点下移。

（六）ST 段

正常 ST 段多为一等电位线，有时可有轻度偏移。但在任何导联 ST 段下移不应超过 0.05mV。ST 段上抬在 $V_1 \sim V_3$ 导联不超过 0.3mV，其他导联均不超过 0.1mV。ST 段下移超过正常范围常是心肌缺血、心肌损害的征象，也可见于低血钾、洋地黄作用、心室肥厚及室内传导阻滞等。ST 段抬高可见于急性心肌梗死、急性心包炎、变异型心绞痛等（图 5-1-17）。

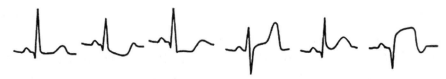

| 正常ST段 | 下斜型压低 | 水平型压低 | 正常抬高 | 弓背向下抬高 | 弓背向上抬高 |

图 5-1-17　ST 段改变的各种形态

（七）T 波

1. 形态　正常 T 波的是一个不对称的宽大而光滑的波，其前支较长，后支较短（图 5-1-18）。

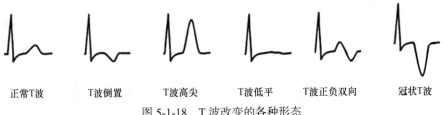

| 正常T波 | T波倒置 | T波高尖 | T波低平 | T波正负双向 | 冠状T波 |

图 5-1-18　T 波改变的各种形态

2. 方向　正常情况下，T 波的方向大多与 QRS 波群的主波方向一致，即 aVR 导联倒置，I、II、$V_4 \sim V_6$ 导联直立，其余导联的 T 波可直立、双向或倒置。但若 V_1 导联 T 波直立，则 V_2、V_3

导联 T 波就不应倒置。

3. 电压　在以 R 波为主的导联中，T 波不应低于同导联 R 波的 1/10。胸导联的 T 波有时可高达 1.2～1.5mV（V_2～V_4），但 V_1 导联的 T 波一般不应超过 0.4mV。若胸导联上 T 波均直立，V_5 的 T 波不应低于 V_1 的 T 波。

在以 R 波为主的导联中，T 波低平、双向或倒置常见于心肌缺血、心肌损害、低血钾或洋地黄作用、心室肥厚及束支传导阻滞等。T 波轻度增高无临床特异性，若显著增高则见于急性心肌梗死早期与高血钾。

（八）QT 间期

QT 间期代表心室除极与复极所需要的总时间。QT 间期的长短与心率的快慢有密切关系。心率在 60～100 次/分钟时，QT 间期的正常范围应在 0.32～0.44s 之间。心率越快，QT 间期越短，反之则越长。女性的 QT 间期略较男性为长。由于 QT 间期受心率影响大，故临床常用校正的 QT 间期（QTc），通常采用修改的 Bazett 公式计算：$QTc=Q\text{-}T/\sqrt{R-R}$。式中 QT 为实测的 QT 间期，RR 以秒（s）为单位。正常 QTc 的最高值为 0.44s，超过此限即为延长。

QT 间期延长有较重要的意义，常见于心肌缺血、心肌损害、心室肥大、心室内传导阻滞、低血钙、低血钾及胺碘酮、奎尼丁等药物影响。QT 间期显著延长可出现严重心律失常。QT 间期缩短可见于高血钙和洋地黄效应等。

（九）U 波

U 波是 T 波后出现的一个振幅很小的波，其方向与 T 波方向大体一致，电压低于同导联的 T 波。一般以胸导联（尤其 V_3）较清楚。

U 波>0.2mV，就应怀疑升高，当 U>T/2 时则肯定为升高。U 波明显升高见于血钾过低，U 波倒置见于高血压性心脏病或冠心病心肌缺血等。

三、小儿心电图特点

（一）心率

小儿心率较成人快，窦性心律不齐较多见。由于小儿心率较快，窦性心动过速、窦性心动过缓的标准与成人不同（表 5-1-1）。

表 5-1-1　小儿不同年龄心率异常标准

	1 岁以下	1～3 岁	3～6 岁	6 岁以上
窦速	>150	>130	>120	>100
窦缓	<110	<90	<80	<60

（二）P 波

小儿 P 波时间较成人短，电压低，波形不一。

1. 时限　2 岁以下不超过 0.08s，儿童不超过 0.09s。

2. 振幅　各导联一般不超过 0.25mV。

3. 形态 圆钝形, Ⅰ、Ⅱ、aVF、$V_3 \sim V_6$ 均为直立, aVR 倒置。

(三) PR 间期

小儿 PR 间期正常为 0.08~0.18s。小儿心率较成人快, 10 岁后大致为成人水平。PR 间期较成人短, 7 岁后趋于稳定 (0.10~0.17s), 小儿的 QTc 较成人略长。

(四) QRS 波群

1. 时限 0.04~0.10s。

2. 振幅

(1) $R_{II}+R_{III}<4.5mV$, $R_I +S_{III}<3.0mV$, $R_{aVR}<0.5\ mV$, $R_{aVL}<2.0\ mV$, $R_{aVF}<2.5\ mV$。

(2) 3 岁以下 $R_{V1}<1.5\ mV$, 3 岁以上 $R_{V1}<1.0\ mV$。

(3) $R_{V5}<3.0\ mV$。

(4) V_1 的 R/S 比值: 1 岁以下<5.0, 1~3 岁<2.5, 3~5 岁<2.0, 5~12 岁<1.5, 12 岁以上<1.0。

3. 形态 婴幼儿常呈右室占优势的 QRS 图形特征。I 导联有深 S 波; V_{3R} 导联多呈高 R 波, V_5、V_6 导联常出现深 S 波。R 波电压随年龄而增加, 以后高于成人, Q 波较成人深, 3 个月以内婴儿缺乏 q 波。新生儿期心电轴>+90°, 以后与成人相同。

Q 波: Ⅰ 不多见, V_{3R}、V_1、V_2 导联一般不应出现, Ⅱ、Ⅲ、aVF、V_5 可有 Q 波, aVR 可呈 QS 或 Qr, Q 波时限一般不超过 0.04s, 儿童期 Q 波电压一般<1/4R。

R 波: R 波振幅较高大, 尤其是胸导联, V_1 (V_{3R}) 呈高 R 波, V_5、V_6 出现深 S 波, 随年龄的增长, R_{V1} 减小 R_{V5} 增大。右胸导联或 aVR 导联较常见到 R'波或挫折、顿挫。

(五) ST 段

ST 段有不同程度的偏移。

四、老年人心电图特点

随着年龄的增长, 老年人的心率逐渐减慢, 发生各种心律失常的几率增加, 归纳如下: ①心电图各时相延长, 心率较慢; ②P 波电压增高, P_{V1} 终末电势增大, 且出现率增加; ③心电轴向左(额面)、后(横面)方偏移; ④Ⅰ 及 aVL 导联 R 波电压增高, Ⅱ、Ⅲ、aVF、V_5 及 V_6 导联 R 波电压降低; ⑤T 波电压普遍降低。

第三节　心房、心室肥大

一、心 房 肥 大

心房肥大多表现为心房的扩大而较少出现心房肌肥厚。心房扩大引起心房肌纤维增长变粗以及结间束牵拉和损伤发生功能改变, 使整个心房肌除极综合向量增大、除极时间延长及方向发生变化。心电图上主要表现为 P 波振幅、时间及形态的改变。

左、右心房的除极过程形成 P 波。正常 P 波的前 1/3 反映右房除极, 中 1/3 为左、右心房同时除极, 后 1/3 反映左房除极。在 V_1 导联与左房除极相关的终末负向部分, 其深度(mm)

与宽度（s）的乘积，称为 P 波终末电势（P terminal electromotive force，Ptf），正常时其绝对值≤0.024mm·s。

（一）右心房肥大

右心房肥大时，起始 P 波除极向量增大，时间延长，但由于其与左心房除极时间相重叠，故整个 P 波的时间多不延长，而主要表现为 P 波电压的增高（图 5-1-19）。

心电图改变：①P 波高尖，电压≥0.25mV，在 Ⅱ、Ⅲ、aVF 导联最突出；②V$_1$ 导联上，P 波前部高尖，电压≥0.15mV。

上述 P 波改变常见于肺源性心脏病、肺动脉瓣狭窄等，故称为"肺型 P 波（pulmonary P wave）"。此外还可见于房间隔缺损、三尖瓣病变等。

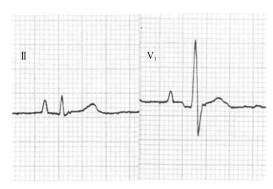

图 5-1-19　右心房肥大的 P 波改变示意图

（二）左心房肥大

左心房肥大时，P 波终末除极向量增大，时间延长。因左房除极在后，其时间延长则整个 P 波增宽并形成显著双峰，其后半部电压亦可增大（图 5-1-20）。

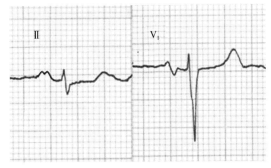

图 5-1-20　左心房肥大的 P 波改变示意图

心电图改变：①P 波增宽，>0.11s，常呈前低后高的双峰型，双峰间距≥0.04s，在 Ⅰ、Ⅱ、aVL 导联较明显；②V$_1$ 导联上，Ptf 绝对值≥0.04mm·s，即 P 波终末部的负向波变深、变宽。

上述 P 波改变常见于二尖瓣狭窄，故称为"二尖瓣型 P 波（mitral P wave）"。此外亦可见于冠心病、高血压病、慢性左心功能不全等。

（三）双房肥大

左房与右房均发生肥大时，心电图上可见到既异常高大，又明显增宽呈双峰型的 P 波。

心电图改变：①P 波增宽，≥0.12s，电压≥0.25mV；②V$_1$ 导联上，P 波高大双相。常见于风湿性心脏病及某些先天性心脏病、扩张型心肌病等。

二、心 室 肥 大

（一）左心室肥大

正常情况下，左心室的位置偏于心脏的左后下方，且左室壁的心肌明显厚于右心室，故左、右两心室的综合心电向量表现为左室占优势的特征。当左室肥大时，这种优势显得更加突出，引起面向左室的导联 R 波振幅增加，面向右室的导联出现深的 S 波（图 5-1-21）。

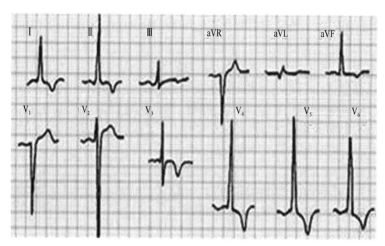

图 5-1-21　左心室肥大

心电图表现为：①左室电压增高的表现：胸导联 $R_{V5}>2.5mV$ 或 $R_{V5}+S_{V1}>3.5mV$（女性）～4.0mV（男性）；肢导联 $R_{I}>1.5mV$；$R_{aVL}>1.2mV$ 或 $R_{I}+S_{III}>2.5mV$；$R_{aVF}>2.0mV$；②心电轴左偏；③QRS 波群时间延长：达 0.10～0.11s，左室室壁激动时间（VAT_{V5}）>0.05s；④在 V_5 等以 R 波为主的导联中，ST 段下移>0.05mV，T 波低平、双向或倒置。

上述条件中以左室电压增高为诊断左心室肥大的基本条件，其他 3 项为辅助条件。符合基本条件，再加上一项辅助条件，诊断可基本确立。

左心室肥大常见于高血压性心脏病、二尖瓣关闭不全、主动脉瓣狭窄或关闭不全、冠心病、心肌病等。同时有左心室高电压及 ST-T 显著改变者，称为左心室肥大伴劳损。

仅有左室电压增高的表现而无其他任何阳性指标者，称为左室高电压。可见于左室肥大，也可见于青年人或久经体力锻炼者，需结合临床其他资料进行综合分析。

（二）右心室肥大

正常情况下，右心室壁厚度仅为左心室壁的 1/3 左右，轻度右心室肥大时左室向量仍占据优势，只有右室明显增大达到一定程度才能使整个心室的综合向量指向右前方，即由正常左心室占优势的情况转变为右心室占优势，从而使 QRS 波群的形态与电压发生相应改变（图 5-1-22）。

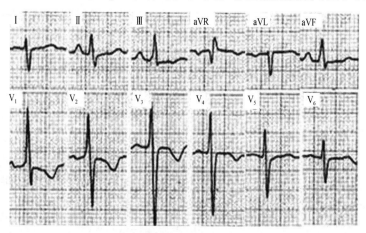

图 5-1-22　右心室肥大

心电图表现为：①QRS 波群电压改变：$R_{V_1}>1.0mV$，$R_{V_1}+S_{V_5}>1.2mV$，$R_{aVR}>0.5mV$；②QRS 波群形态改变：V_1 的 $R/S>1$，V_5 的 $R/S<1$，aVR 的 $R/Q>1$ 或 $R/S>1$，V_1 或 V_{3R} 的 QRS 波群呈 RS、rSR′、R 或 qR 型；③心电轴右偏，尤其是 $>+110°$；④V_1 导联的 $VAT>0.03s$，但 QRS 波群时间并不延长；⑤V_1 或 V_{3R} 等右胸导联 ST 段下移 $>0.05mV$，T 波低平、双向或倒置。

上述指标中，QRS 波群电压增高和形态改变，以及电轴右偏是诊断右心室肥大的可靠条件，其他各项仅具参考意义。各项改变的阳性指标出现越多，超出正常范围越明显，诊断的可靠性则越大。心电图对诊断明显的右心室肥大准确性较好，但敏感性较差。

右心室肥大常见于慢性肺源性心脏病、风湿性心脏病（如二尖瓣狭窄等）和先天性心脏病（如房间隔缺损、室间隔缺损及肺动脉瓣狭窄等）。正常婴幼儿因右室优势可表现为类似的心电图波形。

（三）双侧心室肥大

当左、右心室同时肥大时，在心电图上的表现是：①在胸导联同时出现左、右心室肥大的心电图图形；②在胸导联中出现左室肥大图形的基础上具备以下条件之一：R_{V_1} 电压明显增高；心电轴右偏；V_1 的 $R/S>1$，aVR 的 $R/Q>1$ 或 V_5 的 $R/S<1$；$VAT_{V_1}>0.03s$；③在诊断右室肥大的基础上，同时有 R_{V_5} 明显增高或 $VAT_{V_5}>0.05s$、心电轴左偏。

双侧心室肥大还有另外两种情况，一种是大致正常心电图。这是因为左、右心室向量的同时增加而又相互抵消所致，此时应结合临床进行判断；另一种是一侧心室肥大的图形。此时只表现为占优势的一侧心室肥大，左室肥大图形较右室肥大图形多见。

双侧心室肥大多见于风湿性心脏病二尖瓣狭窄伴关闭不全、二尖瓣及主动脉瓣联合瓣膜病、某些先天性心脏病（如室间隔缺损、动脉导管未闭）、心肌病等。

第四节　心肌梗死与心肌缺血

一、心肌梗死

急性心肌梗死（acute myocardial infarction，AMI）是冠心病*的严重类型。冠状动脉粥样硬化斑块破裂，诱发急性血栓形成是急性心肌梗死发生的主要病理基础，冠状动脉闭塞导致持久而严重的心肌急性缺血而引起不同程度的心肌坏死。当冠状动脉某一支突然发生阻塞时，相应区域的心肌相继发生缺血、损伤直至不可逆转的坏死，从而引起　冠心病分型心电图上的一系列相应改变。急性心肌梗死发生时，除典型的临床症状外，心电图的特征性改变及其演变规律常是确定诊断、估计病情的重要依据。

根据心肌梗死时有无 ST 段抬高将心肌梗死分为 ST 段抬高型心肌梗死和非 ST 段抬高型心肌梗死。

（一）ST 段抬高型心肌梗死

发生心肌梗死后，随着时间推移，在心电图上可先后出现缺血、损伤和坏死 3 种类型的图形改变。而当冠状动脉的一个较大分支突然发生闭塞致某一区域发生梗死时，由中心的坏死区、坏死区周围的严重损伤区至最外周的缺血区可同时有上述 3 种图形改变。临床上，以上 3 种类型的心电图改变常综合反映在面对梗死室壁的导联上，构成具有急性心肌梗死特征的心电图图形。而在背离梗死区的导联上，则表现为大致相反的图形：R 波增高而无异常 Q 波，T 波高大直立，一般称为"对应性改变"。

1. 基本图形

（1）缺血型 T 波改变：冠状动脉的突然闭塞首先引起该处心肌缺血。由于能量供应骤减，细胞内 K^+ 丢失转移，使心肌复极延迟。通常缺血最早出现于心内膜下肌层，此时心肌复极仍从心外膜面开始，但由于复极延迟，致使电位差较正常时增大，从而形成较正常增高的两肢对称的直立 T 波（巨大高耸 T 波），常在冠状动脉阻塞的早期（发病后数分钟至数小时）出现。当缺血发展至心外膜下肌层时，该处心肌复极延迟，致使复极程序反常，由心内膜面向心外膜面进行，因而在心外膜面记录到两肢对称的尖深的倒置 T 波，一般称为"冠状 T 波"（coronary T wave）（图 5-1-23）。

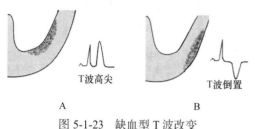

图 5-1-23　缺血型 T 波改变

A. 心内膜下心肌缺血；B. 心外膜下心肌缺血

（2）损伤型 ST 段移位：随着缺血时间延长及程度加重，心肌损伤的图形出现，主要表现为面向损伤心肌的导联 ST 段抬高，明显抬高时呈弓背向上或穹隆型，甚至可形成单向曲线。关于损伤型 ST 段移位的机制，目前有两种解释。

"损伤电流说"：当心肌发生严重损害时，该处心肌细胞膜极化能力减弱，静息跨膜电位大大降低，而未受损的心肌细胞却仍具有正常极化能力，所以在静息期，受损部位的电位较正常心肌为低，正电荷从高电位处向低电位处流动，于是在两部分心肌之间产生了电流（称为"损伤电流"）。将探查电极放于损伤侧，测得负电位，即描出低于正常等电位线（即零电位线）的 TP 段。当心室除极完毕时，损伤部位与正常部位均处于负电位状态，二者之间不再有电位差存在（即静息期产生的损伤电流暂时消失），心电图基线又返回等电位线（即描得相当于正常等电位线高度的 ST 段）。待到复极之后，再次出现损伤电流，基线（TP 段）再次下降。由于阅读心电图时，习惯上是以 TP 段为基线，因此上述情况便被称作 ST 段上抬。

"除极受阻说"：当部分心肌受损害时，产生保护性除极受阻，即大部分正常心肌除极呈负电位时，受损部位不除极仍为正电位，二者之间出现电位差，产生与受损区同向的 ST 向量，致使心电图上受损区相应导联 ST 段上抬（图 5-1-24）。

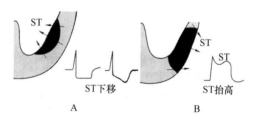

图 5-1-24　损伤型 ST 段移位

A. 心内膜下心肌损伤；B. 透壁性或心外膜下心肌损伤

（3）坏死型 Q 波改变：持续更久的缺血使心肌细胞在损伤的基础上进一步发生变性、坏死，已坏死的心肌不能恢复为极化状态，不再除极与产生动作电流，而坏死区周围正常心肌仍照常除极，故心室的除极综合向量背离梗死区。由于心肌梗死主要发生在左心室内膜面，大部分心肌的除极在起始 0.04s 之前完成，所以坏死型的图形改变主要表现为面对梗死区的导联上 Q 波异常加深增宽（宽度≥0.04s，深度≥R/4），R 波振幅降低，甚至 R 波消失而呈 QS 型。

上述心肌梗死的 3 种基本图形中，缺血型 T 波改变较为常见，但对心肌梗死的诊断特异性较差；损伤型 ST 段抬高对急性心肌梗死诊断的特异性较强，但亦可见于变异型心绞痛等情况；典型的异常 Q 波是诊断心肌梗死较为可靠的依据，然而亦非心肌梗死所独有。只有以上 3 种基本图形同时出现并具有以下所述的演变规律，才是急性心肌梗死的特征性改变。

2. 心电图演变及分期

ST 段抬高型心肌梗死的心电图图形除了具有特征性的改变之外，其演变也具有一定的规律性。随访观察心电图的演变过程，对心肌梗死的诊断及其病情的估计具有重要意义。根据心电图图形的典型演变过程可将心肌梗死分为以下 4 期：

（1）进展期：见于急性心肌梗死发生后数分钟或数小时内。表现为 T 波高耸或 ST 段斜行上升，不出现异常 Q 波。这种改变很短暂。此期是再灌注治疗的最佳时期，如治疗及时，有可能避免发展为急性心肌梗死或使梗死范围缩小（图 5-1-25）。

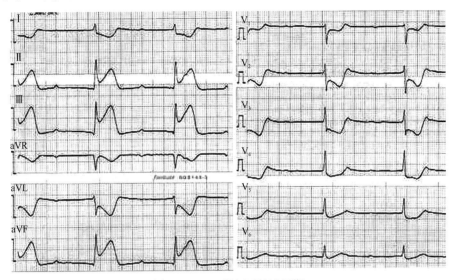

图 5-1-25　心肌梗死的进展期

（2）急性期：此期开始于梗死后数小时或数日，可持续 1 周，ST 段逐渐升高呈弓背型，并可与 T 波融合成单向曲线，此时可出现异常 Q 波，继而 ST 段逐渐下降至等电位线，直立 T 波开始倒置并逐渐加深。此期坏死型 Q 波、损伤型 ST 段抬高和缺血型 T 波倒置可同时并存（图 5-1-26）。

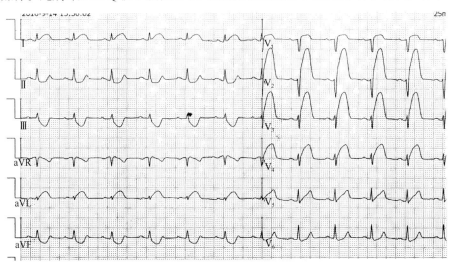

图 5-1-26　心肌梗死的急性期

（3）愈合期：出现于梗死后 7 天至 28 天，抬高的 ST 段已基本恢复至基线，坏死型 Q 波持续存在。此期主要演变为缺血型倒置 T 波的动态变化：逐渐加深，又逐渐变浅，直到恢复正常或趋于恒定不变（持续倒置或低平）（图 5-1-27）。

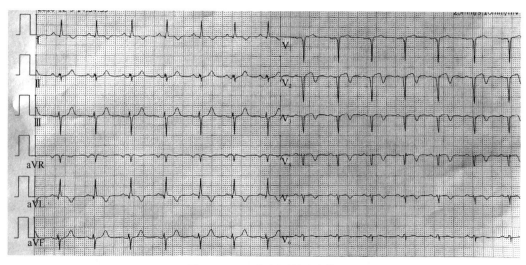

图 5-1-27　心肌梗死的愈合期

（4）陈旧期：常出现于梗死发生 3～6 个月之后或更久，ST 段与 T 波不再变化，常遗留坏死型 Q 波。随着瘢痕组织的缩小和周围心肌的代偿性肥大，Q 波数年后可能缩小，小范围梗死的图形改变可能变得不典型甚至消失。

急性心肌梗死发生后，观察及时、充分，方可见到以上典型演变过程。近年来在临床上所开展的溶栓或介入治疗，可明显缩短急性心肌梗死的病程，并可使其心电图表现不再呈现上述典型演变过程。

3. 定位诊断　发生心肌梗死的部位多与冠状动脉分支的供血区域相关，以左冠状动脉前降支发生阻塞的机会最多（引起左室前壁、心尖及室间隔前 2/3 部心肌梗死）；其次为右冠状动脉（引起左室后下壁、室间隔后 1/3 部及右心室心肌梗死）和左冠状动脉回旋支（引起左室侧壁，或累及左室后壁和室间隔后部心肌梗死）。临床上，单纯右心室游离壁梗死很少见。其原因：①右冠状动脉粥样硬化的发生率低于左冠状动脉；②右心室工作负荷小，血液供应受心肌节律性收缩与舒张的影响小；③右心室壁薄，血液供应容易直接从心腔内得到补充。

根据心肌梗死的特征性图形出现在哪些导联，可以确定心肌梗死发生的部位。确定梗死部位后尚可估计梗死范围的大小，出现的导联越多，表示梗死的范围越广泛。梗死可有各种不同的组合，如广泛前壁和侧壁梗死时，V_1～V_5、（V_6）、I、aVL 导联出现梗死图形；后下壁梗死时，II、III、aVF、V_7～V_9 导联出现梗死图形（表 5-1-2）。

表 5-1-2　心肌梗死的心电图定位

心肌梗死部位	对应心电图定位的导联
前间壁	V_1　V_2　V_3
前壁	V_3　V_4　V_5
前侧壁	V_5　V_6　I　aVL
广泛前壁	V_1　V_2　V_3　V_4　V_5　V_6（I）（aVL）
下壁	II　III　aVF
正后壁	V_7　V_8　V_9
高侧壁	I　aVL
右室壁	V_{3R}　V_{4R}　V_{5R}

注："（　）"表示可能有特征性改变

4. 右心室梗死（right ventricular infarction）　较左心室梗死少见，常规的十二导联心电图又往往不能提供右心室梗死的依据。由于右心室供血亦源于右冠状动脉，故右心室梗死几乎均合并左室下、后壁梗死，孤立的右心室游离壁梗死极为少见。因此对急性下壁或下后壁心肌梗死应常规做 $V_{3R}\sim V_{6R}$ 导联检查（目前主张，凡是怀疑心肌梗死的病人，都应该常规作 18 个导联的心电图），其中任一导联 ST 段抬高 >0.1mV 均提示右心室梗死，尤以 V_{4R} 导联更有价值。出现 ST 段抬高的导联越多，诊断右心室梗死的特异性越高。如果 V_1 导联 ST 段抬高而 V_2 导联 ST 段不抬高或压低，也提示右心室梗死。同时应注意发现临床右心功能不全的体征与血流动力学障碍。

（二）非 ST 段抬高型心肌梗死

ST 段抬高型心肌梗死以外的心肌梗死称为非 ST 段抬高心肌梗死（non-ST segment elevated myocardial infarction，NSTEMI）。此类心肌梗死有持续 30 分钟以上的胸痛，心肌损伤标记物升高，心电图仅有 ST-T 演变过程。较多见于多支冠状动脉病变。

二、心 肌 缺 血

心肌缺血（myocardial ischemia）绝大多数由冠状动脉粥样硬化引起，也可因冠状动脉痉挛所致。心肌缺血在临床上表现为心绞痛和无症状性慢性冠状动脉供血不足。

（一）心绞痛

心绞痛为心肌暂时性缺血所引起的突发的胸骨后或心前区压榨性疼痛，常牵涉到左上肢，可持续数分钟。心绞痛发作间歇期的心电图大多数在正常范围内，部分可有轻度 ST-T 改变。心绞痛发作时，可出现明显的、并有相当特征性的急性心肌缺血心电图改变。但亦有少数患者在心绞痛发作时心电图可以正常或仅有轻度 ST-T 改变。根据心绞痛的临床和心电图特点可分为典型心绞痛和变异型心绞痛。

1. 典型心绞痛　发作时心电图表现为面对缺血区的导联上出现 ST 段水平型或下斜型压低 ≥0.1mV 和（或）T 波倒置。心电图呈持续 ST 段压低 ≥0.05mV 和（或）T 波低平、双向或倒置者，心绞痛发作时多表现为 ST-T 改变加重（图 5-1-28）。

2. 变异型心绞痛　常于休息、安静时发作，多有明显周期性，心绞痛时间长而程度较重。心电图特点为：ST 段抬高，常伴 T 波高耸，对应导联则表现为 ST 段压低。约半数发作时伴有一过性心律失常，以室性早搏及房室传导阻滞较多见。有相当部分的病例以后在 ST 段上抬的部位发生心肌梗死。

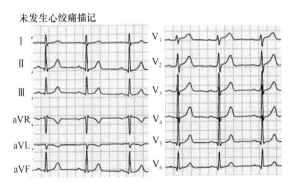

未发生心绞痛描记

心绞痛发作时描记

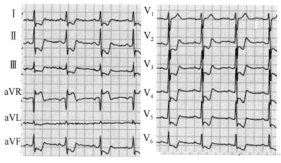

图 5-1-28 心绞痛发作时的心电图表现

（二）慢性冠状动脉供血不足

慢性冠状动脉供血不足可以是急性冠状动脉供血不足的后遗结果，或由于冠状动脉粥样硬化直接导致心肌慢性缺血。临床表现可隐蔽或者无症状，在静息状态下的心电图约有 2/3 呈现 ST-T 异常改变（图 5-1-29）。

1. ST 段压低　除 aVR 导联外，其他导联的 ST 段压低。ST 段压低有缺血型及近似缺血型两种，以缺血型最有诊断意义。

缺血型 ST 段压低有以下特征：①压低的 ST 段可呈水平型或下垂型（ST 段与通过 R 波顶点的垂线所成的交角≥90°），也可呈弓背型；②ST 段压低的幅度≥0.05mV。

ST 段与 R 波顶点垂线的交角≤80°时，ST 段的压低，称为 J 点下移。

2. T 波改变　主要表现为低平、双向（尤其是先负后正）或倒置。心内膜部分心肌缺血可出现高大 T 波；心外膜部分心肌缺血时出现对称性倒置 T 波，呈现"冠状 T 波"特点时诊断较有把握。此类 T 波改变并有以下特点：常能定位；有动态变化；有对应导联的变化，如 T 波在 Ⅰ、aVL 导联低平或倒置，在 Ⅱ、Ⅲ、aVF 导联则直立。

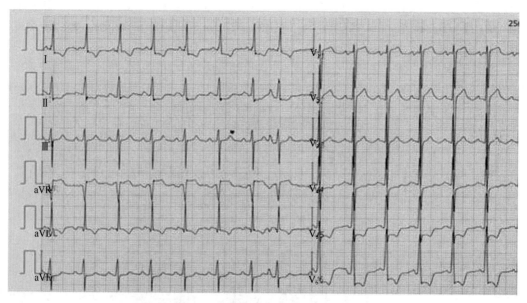

图 5-1-29　慢性冠状动脉供血不足

必须注意，上述心电图 ST-T 改变是非特异性的，且易变，须追踪观察，前后对比。同时应结合患者年龄、血压、血脂、血糖及其他辅助检查资料，全面分析，并排除其他原因所致的 ST-T 类似改变，方能考虑"冠状动脉供血不足"的诊断。除冠心病外，其他心血管疾病如心肌病、心肌炎、瓣膜病等均可能出现类似 ST-T 改变，电解质紊乱、药物影响及自主神经调节障碍也可引起非特异性 ST-T 改变。

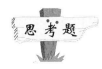

（参考答案见二维码）

1. 病例分析：患者女性，30 岁，因咯血 1 小时就诊。1 小时前在提重物上五楼时觉胸闷、呼吸困难，伴大汗，随即咯出鲜红色血液。既往童年时有关节游走性疼痛史。体格检查：血压 100/70mmHg，端坐位，口唇及颜面紫绀，双肺满布湿性啰音，心界不大，心率 110 次/分，律齐，心尖部可闻及舒张期隆隆样杂音，P2＞A2。心电图：窦性心动过速，P 波双峰样，时限 0.14 秒。

问题和思考：

（1）患者的诊断是什么？

（2）心电图表现是否正常，有何临床意义？

2. 病例分析：患者男性，56 岁，因发作性胸骨后疼痛 6 小时就诊。6 小时前在情绪激动时突发胸骨后压榨样疼痛，为持续性，向左肩部放射，伴大汗、濒死感，呕吐胃内容物一次。既往有高血压病史和长期大量吸烟史。体格检查：T36.5℃，P72 次/分，R18 次/分，BP160/100mmHg，神清，痛苦面容，口唇无紫绀，颈静脉无怒张，双肺无啰音，心界不大，心率 72 次/分，律齐，各瓣膜听诊区未闻及杂音，肝脾不大，双下肢无水肿。心电图：窦性心律，Ⅱ、Ⅲ、aVF 导联 QRS 波群呈 QR 型，ST 段弓背向上抬高 0.6mV。

问题和思考：

（1）该患者的诊断是什么？为什么？

（2）还应做哪些实验室检查？

（王　虹）

参考答案

第五节　心律失常

正常人的心脏激动起搏点位于窦房结，称之为窦性心律，按正常传导系统，即窦房结、经窦房交界处传向结间束与房间束激动心房，引起心房收缩，再沿房室结、希氏束、左右束支、浦肯野纤维下传激动心室，引起心室收缩。

当心脏激动的起源部位、频率、节律，激动传导的顺序、路径、速度、方向，其中任意一项发生异常，都称之为心律失常（cardiac arrhythmia）。具体表现为：①激动起源异常，可分为两类，一类为窦房结起搏点本身激动的程序与规律异常，另一类为心脏激动全部或部分起源于窦房结以外的部位，称为异位节律，异位节律又分为主动性和被动性；②激动的传导异常，最多见的一类为传导阻滞，包括传导延缓或传导中断；另一类为激动传导通过房室之间的附加异常旁路，使心肌某一部分提前激动，属传导途径异常；③激动起源异常和激动传导异常同时存在，相互作用，此可引起复杂的心律失常表现（图 5-1-30）。

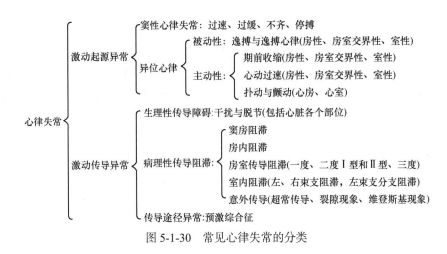

图 5-1-30　常见心律失常的分类

一、窦性心律及窦性心律失常

（一）窦性心律

起源于窦房结的心律，称为窦性心律（sinus rhythm）。属于正常心脏节律。由于心电图机描记不出窦房结的激动电位，所以心电图是以 P 波的形态特点来表明窦房结的活动。窦性心律心电图特点如下（图 5-1-31）：①P 波规则出现，频率 60～100 次/分钟；②P 波在Ⅰ、Ⅱ、aVF、V₄～V₆ 导联直立，aVR 导联倒置；③PR 间期≥0.12s；④PP 间距之差小于 0.12s（同一导联的心电图上最短的与最长的 PP 间距之差）。

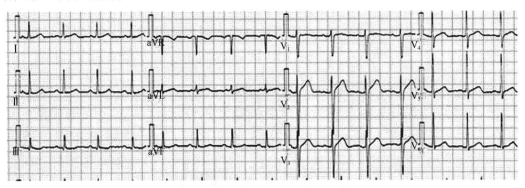

图 5-1-31　正常窦性心电图

（二）窦性心动过速

传统上认为成人窦性心律的频率＞100 次/分时，称为窦性心动过速（sinus tachycardia）（图 5-1-32）。

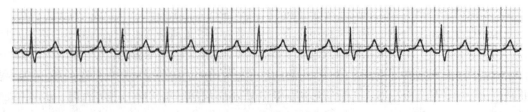

图 5-1-32　窦性心动过速

1. 心电图特点

（1）P 波规律出现，在 I 、II 、aVF、V₄～V₆ 导联直立，aVR 导联倒置。

（2）P 波频率多在 100～160 次/分之间（PP 或 RR 间期<0.60s）。

（3）可伴有继发性 ST-T 改变。

2. 临床意义

（1）生理性：正常人在运动、精神紧张、饮茶、饮酒时可出现。

（2）病理性：常见于发热、甲状腺功能亢进症、贫血、失血、心肌炎、心力衰竭等。

（3）药物性：阿托品、肾上腺素类等药物作用。

（三）窦性心动过缓

传统上认为成人窦性心律的频率<60 次/分时，称为窦性心动过缓（sinus bradycardia）（图 5-1-33 ）。

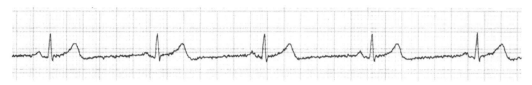

图 5-1-33　窦性心动过缓

1. 心电图特点

（1）P 波规律出现，在 I 、II 、aVF、V₄～V₆ 导联直立，aVR 导联倒置。

（2）P 波频率多在 60 次/分以下（PP 或 RR 间期>1.0s），通常不低于 40 次/分。

2. 临床意义

（1）生理性：约 15% 的正常人静息心率可低于 60 次/分，尤其是男性，老年人及运动员心率可以相对较缓。

（2）病理性：常见于窦房结功能障碍、颅内压增高、阻塞性黄疸、甲状腺功能减退症等。

（3）药物性：β 受体阻滞剂、洋地黄类、钙通道拮抗剂、胺碘酮等药物作用。

（四）窦性心律不齐

窦性心律的起源未变，但节律不整齐，称为窦性心律不齐（sinus arrhythmia）。常与窦性心动过缓同时存在（图 5-1-34 ）。

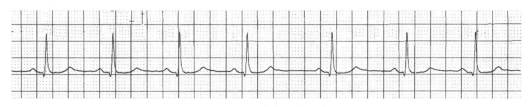

图 5-1-34　窦性心律不齐

1. 心电图特点

（1）P 波在 I 、II 、aVF、V₄～V₆ 导联直立，aVR 导联倒置。

（2）在一次记录的心电图中，最长的 PP 间期与最短的 PP 间期之差>0.12s。

2. 临床意义

（1）生理性：如果窦性心律在吸气时频率加快，呼气时减慢，屏住呼吸时心律不齐消失，称呼吸性窦性心律不齐，多见于青少年、自主神经功能紊乱者，一般无临床意义。

（2）病理性：如果屏住呼吸后窦性心律不齐仍然存在，称为非呼吸性窦性心律不齐，多见于器质性心脏病患者。

（五）窦性停搏

亦称窦性静止（sinus standstill），指在一段时间内窦房结停止发放激动，导致心房和心室活动相应暂停的现象（图 5-1-35）。

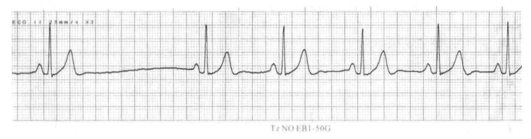

图 5-1-35　窦性停搏

1. 心电图特点

（1）在 PP 间期规则的心电图记录中，突然出现一个或者多个显著延长的 PP 间距。

（2）长 PP 间期与基本的窦性 PP 间距之间无整倍数关系。

（3）窦性停搏后可出现房室交界性逸搏或室性逸搏。长时间的窦性停搏若无逸搏出现，可致长时间心脏停顿。

2. 临床意义　可由迷走神经张力过高、洋地黄与胺碘酮等药物作用、高血钾、心肌炎、心肌病、冠心病等引起。是病态窦房结综合征（sick sinus syndrome，SSS）的主要表现之一；当出现心脏停顿时，患者可出现头昏、晕厥等阿-斯综合征[*]

阿-斯综合征　（Adams-Stokes syndrome）发作。

（六）病态窦房结综合征[*]

病态窦房结综合征（sick sinus syndrome，SSS），简称病窦综合征，或 3S 综合征。指窦房结及其周围组织病变导致冲动形成和（或）传导障碍，产生多种心律失常，并引起重要器官急、慢性供血不足表现的临床综合征。心电图表现：①持续而显著的窦性心动过缓：心率＜50 次/分，且不易

被阿托品等药物纠正；常伴有窦性停搏或窦房阻滞。②心动过缓-心动过速综合征（bradycardia-tachycardia syndrome）：又称慢-快综合征，指在显著窦性心动过缓的同时，常伴有房性快速性心律失常（房速、房颤、房扑等）（图 5-1-36）。③双结病变：若病

病态窦房结综合征　变同时累及房室交界区可出现窦房结阻滞与房室结阻滞并存，或发生窦性停搏时长时间无交界性逸搏出现。

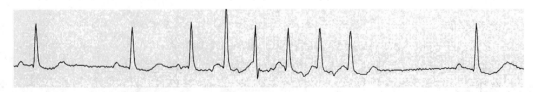

图 5-1-36　慢-快综合征

二、期 前 收 缩

期前收缩（premature contraction）是指起源于窦房结以外的异位起搏点提前发出的激动，所引起的一次（或两次）心脏搏动，又称过早搏动（premature beat），简称早搏，是临床上最常见的心律失常，常发生在窦性心律中，也可见于房颤或其他异位心律的基础上。按起源部位的不同，可分为室性、房性、房室交界性，以室性期前收缩最常见，房性期前收缩次之。根据期前收缩发送的频率可分为偶发（≤5 次/分）和频发（≥6 次/分）两种。

期前收缩的产生机制包括：①折返激动；②触发活动；③异位起搏点的兴奋性增高。

描述期前收缩心电图特征时常用到下列术语：

（1）联律间期（coupling interval）：指异位搏动与其前窦性搏动之间的时距，折返途径与激动的传导速度等可影响联律间期长短。房性期前收缩的联律间期应从异位 P 波起点测量至其前窦性 P 波起点，而室性期前收缩的联律间期应从异位搏动的 QRS 起点测量至其前窦性 QRS 起点。

（2）代偿间歇（compensatory pause）：指期前出现的异位搏动代替了一个正常窦性搏动，其后出现一个较正常心动周期为长的间歇。由于房性异位激动，常易逆传侵入窦房结，使其提前释放激动，引起窦房结节律重整，因此房性期前收缩大多为不完全性代偿间歇。而交界性和室性期前收缩，距窦房结较远，不易侵入窦房结，故往往表现为完全性代偿间歇。

（3）类代偿间歇：指在基础心律为心房颤动时，期前收缩后面较长的间歇称为类代偿间歇。

（4）间位性期前收缩：又称插入性期前收缩，指夹在两个相邻正常窦性搏动之间的期前收缩，其后无代偿间歇。

（5）单源性期前收缩：指期前收缩来自同一异位起搏点或有固定的折返径路，其形态、联律间期相同。

（6）多源性期前收缩：指在同一导联中出现 2 种或 2 种以上形态及联律间期互不相同的异位搏动。如联律间期固定，而形态各异，则称为多形性期前收缩，其临床意义与多源性期前收缩相似。

（7）频发性期前收缩：依据出现的频度可人为地分为偶发和频发性期前收缩。常见的二联律（bigeminy）与三联律（trigeminy）就是一种有规律的频发性期前收缩。前者指期前收缩与窦性心搏交替出现；后者指每 2 个窦性心搏后出现 1 次期前收缩。

期前收缩产生的原因，常见于：

（1）功能性：可见于正常人、自主神经功能紊乱者、精神紧张、劳累、吸烟、饮酒等。

（2）器质性：如风湿性心脏病、冠状动脉粥样硬化性心脏病、肺源性心脏病、心肌病、二尖瓣脱垂等患者。

（3）药物性：应用洋地黄、奎尼丁、三环抗抑郁药等。

（4）其他：甲状腺功能亢进症、电解质紊乱（如低血钾）、缺氧、手术、麻醉、心脏的直接机械刺激（如心导管检查）。

（一）室性期前收缩

起源于希氏束分叉以下的异位起搏点所引起的期前收缩，称为室性期前收缩（premature ventricular contraction）（图 5-1-37）。

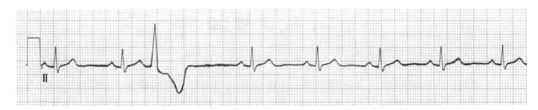

图 5-1-37　室性期前收缩

心电图特点：

（1）提前出现的 QRS 波形态宽大畸形，时限通常＞0.12s，T 波方向多与 QRS 的主波方向相反。

（2）提前出现的 QRS 波前无相关的 P 波或 P′波。室性异位激动很少能传到心房，如偶然逆传到心房，逆行 P 波（P′）位于 QRS 波群之后。

（3）有完全性代偿间歇，即期前收缩前后的两个窦性 P 波间距等于正常 PP 间距的两倍。但有时在心律较慢时，可能在相邻的两个窦性激动之间插入一个室性期前收缩，称为间位性（或插入性）室性期前收缩。此时不再有代偿间歇。

室性期前收缩在心室内的除极顺序与正常明显不同，且在心室内传导缓慢，故 QRS 波形宽大畸形。由于除极异常，导致复极障碍，故 ST 段与 T 波呈继发性改变，T 波与主波方向相反。

R on T 现象

若同一导联中室性期前收缩的联律间期不等，应注意观察各异位搏动间的距离是否存在某一最小公倍数，或是否存在室性融合波，可考虑为并行收缩型期前收缩（parasystolic premature complexes），提示心脏内还存在一个或多个异位起搏点，与主导心律同时存在并控制心室。

若室性期前收缩恰好落在前一窦性心搏的易损期（T 波定点及其附近），称之为"R on T"*型室性期前收缩，它与多源性期前收缩，均易引发阵发性室性心动过速或心室颤动（图 5-1-38）。

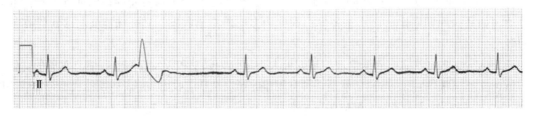

图 5-1-38　"R on T"型室性期前收缩

（二）房性期前收缩

起源于窦房结以外的心房内任何部位的期前收缩，称为房性期前收缩（premature atrial contraction）（图 5-1-39）。

心电图特点：

（1）提前出现的异位 P′波，其形态与窦性 P 波不同。

（2）提前出现的 P′波有三种房室传导方式：①正常下传：表现为 P′波后紧随的室上性 QRS 波群，P′-R 间期≥0.12s。但有时房性期前收缩明显提前发生，激动落在房室结的相对不应期内，可出现房室传导延缓，此时 P′R 间期延长可超过 0.20s；②伴室内差异性传导下传：若提前的房性冲动传到房室交界区后，心室一侧束支尚未脱离不应期，而另一侧束支已脱离不应期，冲动只能沿已脱离不应期的束支下传，引起 QRS 波群形态异常增宽呈束支阻滞图形（右束支阻滞多见）；③不下传：若提前的冲动落在房室交界区或心室的绝对不应期内，可使 P′波后没有 QRS 波群，此为未下传的房性期前收缩（图 5-1-40），也称阻滞型房性期前收缩。

（3）代偿间歇多不完全，即过早搏动前后两个窦性 P 波的间距小于正常 PP 间距的两倍。

若同一导联中房性期前收缩的 P'波形态不一，联律间期不等，称为多源性房性期前收缩，一般是心房颤动的先兆。

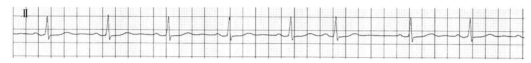

图 5-1-39 房性期前收缩

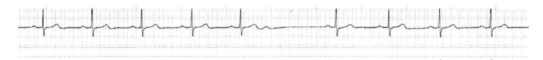

图 5-1-40 未下传的房性期前收缩

（三）交界性期前收缩

起源于房室交界区（房室结与希氏束）的期前收缩，称为交界性期前收缩（premature junctional contraction）（图 5-1-41）。

心电图特点：

（1）提前出现的室上性 QRS 波群，形态与窦性 QRS 波相同。

（2）提前出现的 QRS 波群之前、之中或之后可见逆行 P'波（Ⅱ、Ⅲ、aVF、导联倒置，aVR 导联直立），其中之前者 P'R 间期<0.12s，之后者 RP'间期<0.20s，这与期前收缩的前传和逆传速度有关。冲动逆传到达心房早于下传到心室，则 P'在 QRS 之前；冲动先下传到心室，则 P'在 QRS 波群之后；冲动同时传导心房与心室，心房、心室同时除极，则 P'波可被 QRS 波群掩盖而不可见。

（3）大多为完全性代偿间歇。房室交界区的激动虽能逆传至心房，但往往不能侵入窦结，窦房结不能被提早除极，仍按原来的节律发出冲动，故代偿间歇多数完全。

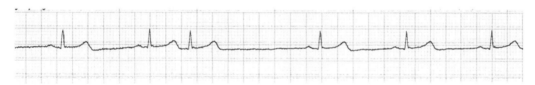

图 5-1-41 交界性期前收缩

三、异位性心动过速

异位性心动过速（ectopic tachycardia）指异位节律点兴奋性增高或折返激动*引起的快速异位心律，也有一小部分心动过速与触发活动有关。根据异位节律点发生的部位，可分为室上性及室性心动过速。

折返激动

（一）阵发性室上性心动过速

室上性心动过速指起源于心室以上或途径不局限于心室的一切快速心律。通常所指的室上性心动过速不包括快速性窦性心律失常、房颤及房扑，其特指房性心动过速与交界性心动过速。如不伴有束支阻滞或旁路前传时，室上性心动过速的 QRS 波均为窄 QRS，其时限一般≤0.10s。

心房及房室交界区自律性增高可引起房性和交界性心动过速，但临床心脏电生理研究已证实，这仅占室上性心动过速发生机制中很小的一部分，而折返激动是室上性心动过速的主要发生机制，折返机制的共同点是期前收缩可诱发也可终止心动过速，其心动过速的特点为突发突止，此类室上性心动过速通常被特称为阵发性室上性心动过速（paroxysmal supraventricular tachycardia，PSVT）。室上性心动过速的折返可以是房室折返、房室结折返、房内折返。其中临床上最常见的房室结双径路引发的房室结折返性心动过速（atrial-ventricular nodal reentry tachycardia，AVNRT）及旁路引发的房室折返性心动过速（atrioventricular reentrant tachycardia，AVRT）（见本章心室预激），此两者约占室上性心动过速的 90%（图 5-1-42）。

1. 心电图特点

（1）心动过速发作时，QRS 波频率大多数为 150～250 次/分。

（2）节律通常绝对规则。

（3）QRS 波形基本正常（伴心室内差异性传导时 QRS 波形增宽）。

（4）ST-T 可无变化，也可呈继发性 ST 段下移和 T 波倒置。

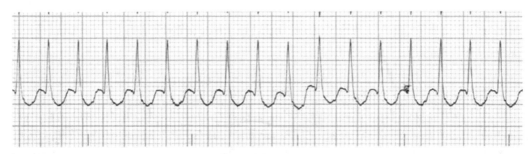

图 5-1-42　阵发性室上性心动过速

室上性心动过速在心电图上如能确定房性 P′波存在，且 P′R 间期≥0.12s，则可称其为房性心动过速（atrial tachycardia），其相当于连续 3 次或 3 次以上的房性期前收缩。若同一导联中，异位 P′波呈多种形态（≥3 种），P′R 间期≥0.12s，且多变，心房率>100 次/分。称为紊乱性房性心动过速。有时伴有不同程度的房室传导阻滞，则称为多源性紊乱性心动过速，其常由多源房性期前收缩发展而来，并为心房颤动的前奏，可见于肺源性心脏病和洋地黄中毒。交界性心动过速的逆行 P 波可出现于 QSR 波群之前（PR 间期<0.12s），或 QRS 之后（RP′间期<0.20s），或隐藏于 QRS 中而不可见。

2. 临床意义

（1）AVNRT、AVRT 常见于心脏无器质性病变患者，多由情绪波动、精神紧张、过度疲劳、吸烟、饮酒等而诱发。

（2）自律性增高引起的心动过速：多见于器质性心脏病患者，例如风湿性心脏病、冠心病、慢性肺源性心脏病、甲状腺功能亢进症等，也常见于急性感染、缺氧、低血钾和洋地黄中毒。

（二）室性心动过速

指发生在希氏束分叉以下，连续 3 个或 3 个以上室性期前收缩出现的快速（频率>100 次/分）异位心律称为室性心动过速（ventricular tachycardia，VT），简称室速。室性心动过速的发生机制与心室自律性增高、折返激动、后去极及触发活动有关（图 5-1-43）。

1. 心电图特点

（1）相当于一系列连续很快的室性期前收缩（连续 3 次或 3 次以上），频率多在 100～250 次/分，R-R 大致相等，可略有不齐。

（2）QRS 波群宽大畸形，时限＞0.12s，T 波方向与 QRS 主波方向相反。

（3）有时可见房室分离。

（4）偶可见心室夺获与室性融合波*。

心室夺获或
室性融合波

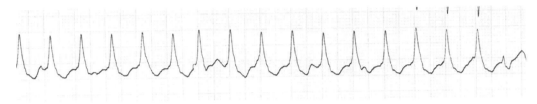

图 5-1-43　室性心动过速

室性心动过速时，异位起搏点的频率较窦性频率快，窦性激动下传到心室常遇到心室的不应期，使窦房结只能控制心房而心室则由室性异位起搏点控制，形成房室分离（atrioventricular dissociation）。此时可发现窦性 P 波，但其频率较 QRS 波群的频率明显缓慢，P 波与 QRS 波群之间无固定关系。若能确定此房室分离现象，可明确室性心动过速的诊断。但在实际心电图上，可能因 P 波被 QRS 波群掩盖而不易发现。

当室性心动过速持续时间＜30s 时，且能自发终止者称为非持续性室速（nonsustained ventricular tachycardia）；当其发作＞30s，或虽未到 30s 但已导致严重血流动力学障碍（意识丧失），需药物或电复律方能终止者，称为持续性室速（sustained ventricular tachycardia）。QRS 波形单一者称为单形性室速（monomorphic ventricular tachycardia）；QRS 波形呈多种形态者，称为多形性室速（polymorphic ventricular tachycardia）。多形性室速中有一种特殊类型，其 QRS 波群围绕基线上下扭转，伴有 QT 间期延长，称为尖端扭转型室速（torsade de pointes，TDP），临床上应予重视，常表现为反复发作阿-斯综合征，其治疗与一般室速不同。

2. 临床意义

（1）室性心动过速绝大多数发生于器质性心脏病患者，最常见于冠心病，也可见于其他心脏病、代谢障碍、药物毒性及先天性 QT 间期延长综合征等，偶可见于无心脏病者。

（2）室性心动过速频率超过 160～200 次/分、持续性室速、多形性室速、有基础器质性心脏病（尤其是心力衰竭）、室速发作时伴严重血流动力学障碍、QT 间期延长者，均提示病情严重，预后较差。当室性心动过速诱发室颤时，可危及患者生命。

四、扑动与颤动

扑动与颤动是指发生于心房或心室的比异位性心动过速频率更快速的主动性异位心律。房扑波快而规则，颤动波更快且不规则。据起源的部位的不同，可分为心房扑动、心房颤动、心室扑动和心室颤动。扑动与颤动发生的主要电生理基础为心肌兴奋性增高，不应期缩短，同时存在一定的传导障碍，形成环形激动与多发微折返激动。

（一）心房扑动

心房扑动（atrial flutter，AF），简称房扑，其多数呈阵发性，也可呈持续性，心房扑动不如心房颤动稳定，可转变为窦性心律，如持续1周以上，则常可转变为心房颤动。典型房扑其发生机制为房内大折返环路激动（图5-1-44）。

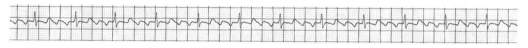

图 5-1-44　心房扑动

1. 心电图特点

（1）P波消失，代之以间距匀齐、波形一致、呈锯齿状的连续心房扑动波（F波），F波间无等电位线，其频率约250～350次/分，在Ⅱ、Ⅲ、aVF导联上明显。

（2）心室律可规则，也可不规则，这与房室传导比例的固定与否有关。当比例固定时，心室律规则，以2：1或4：1多见；当其传导比例不固定时，心室律不规则。

（3）QRS波群形态和时限一般正常，有时也可因室内差异性传导而使QRS波群宽大畸形。

2. 临床意义　心房扑动大多数见于心脏有显著病变者，如冠心病、风湿性心脏瓣膜病、高血压性心脏病、甲状腺功能亢进症等，少见于无器质性心脏病者，也常见于房颤患者用奎尼丁、胺碘酮或普鲁卡因治疗过程中。

（二）心房颤动

心房颤动（atrial fibrillation，AF），简称房颤，是一种快速而不规则的房性心律失常，可呈阵发性也可呈持续性，常与房扑同时存在，并可互相转变，是临床上非常常见的心律失常。发生房颤的机制较复杂，多数可能由数量不等的杂乱的微折返环所致，一部分能是局灶触发机制（起源于肺静脉）（图5-1-45）。

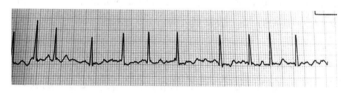

图 5-1-45　心房颤动

1. 心电图特点

（1）P波消失，代之以一系列大小不等、间距不均、形态各异的心房颤动波（f波），其频率为350～600次/分，通常在V_1导联最清楚，其次为Ⅱ、Ⅲ、aVF导联。f波之间无等电位线，按f波形态，可将心房颤动分为，粗颤（f波振幅≥0.1mV）与细颤（f波振幅<0.1 mV）。

（2）RR间距绝对不匀齐，即心室率完全不规则。

（3）QRS波形正常，当伴有室内差异性传导时，QRS波形增宽、畸形。

2. 临床意义

（1）心房颤动多见于器质性心脏病，最常见于风湿性心瓣膜病，其中以二尖瓣狭窄占首位，亦可见于高血压性心脏病、冠心病、甲状腺功能亢进症、慢性缩窄性心包炎、洋地黄中毒等。

（2）少数病例长时间内有阵发性或持续性房颤而无器质性心脏病的证据，临床称为孤立性心房颤动。

心房颤动的危害在于：①心室搏动极不匀齐而引起心悸、乏力等症状；②心房失去协调一致的收缩，可使心室充盈度及心输出量明显减少，可诱发或加重心力衰竭；③长期的心房颤动还可导致心房内附壁血栓形成，血栓脱落往往造成动脉栓塞尤其是脑栓塞。

（三）心室扑动与心室颤动

心室扑动（ventricular flutter，VF），简称室扑，是心室快速、规则而微弱的无效收缩，往往是心室颤动的前奏。心室颤动（ventricular fibrillation，Vf），简称室颤，是快速、不规则、不同步的心室收缩，是室性快速异位心律最后、最严重的阶段，往往是心脏停搏前的短暂征象，为猝死常见的原因。室扑与室颤均是最严重的致死性心律失常，可导致心脏丧失泵血功能，常使患者迅即出现意识丧失、心音及大动脉搏动消失、血压测不到、全身抽搐、呼吸停止，临床一旦出现就需紧急抢救，抢救不及时则迅速死亡（图 5-1-46）。

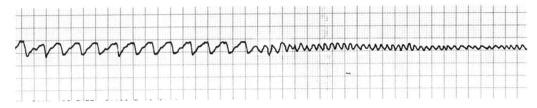

图 5-1-46　心室扑动与心室颤动

1. 心室扑动心电图特点

（1）QRS-T 波群完全消失，代之以连续、快速而相对规则的大振幅的正弦曲线样波形，不能将 QRS 波与 ST 段及 T 波区分。

（2）心室率在 250～300 次/分。

2. 心室颤动心电图特点

（1）QRS-T 波群完全消失，代之以形状不一、大小不等、极不规则的低小波，其宽度形态及振幅变异大。

（2）心室率为 250～500 次/分，通常超过 300 次/分。

最初的颤动波常较粗大，以后逐渐变小，如抢救无效最终将变为等电位线，提示心脏电活动停止。

3. 临床意义

（1）心室扑动时，心脏已基本失去泵血功能，心室颤动时心脏泵血功能完全丧失。

（2）心室扑动与心室颤动常见于严重冠心病尤其是急性冠脉综合征，及其他器质性心脏病，也可见于触电、药物中毒、严重酸碱平衡失调和电解质紊乱等。

（3）各种器质性心脏病及其他疾病临终前循环衰竭所致的心室颤动，称为继发性室颤，一般难以逆转，但突然意外地发生于无循环衰竭基础的原发性室颤，经及时的积极抢救则可能恢复。

五、传 导 异 常

心脏传导异常包括病理性传导阻滞、生理性干扰脱节及传导途径异常。

（一）传导阻滞

心脏任何部位的心肌不应期延长所引起的激动传导延缓或阻断，称为心脏传导阻滞（heart

block）。传导阻滞按发生情况，分为永久性、暂时性、交替性及渐进性；按发生部位的不同，分为窦房阻滞（sinoatrial block）、房内阻滞（intra-atrial block）、房室阻滞（atrioventricular block，AVB）和室内阻滞（intraventricular block）；按阻滞程度可分为一度（传导延缓）、二度（部分激动传导发生中断）和三度（传导完全中断）。传导阻滞病因可以是传导系统的器质性损害，也可以是迷走神经张力增高引起的功能性抑制或是药物作用及位相性影响。

1. 窦房阻滞（sinoatrial block）　因常规心电图不能直接描记出窦房结的电位，故一度窦房阻滞不能被观察到。而三度窦房阻滞难与窦性停搏相鉴别。只有二度窦房阻滞出现心房和心室漏搏（P-QRS-T 均脱漏）时才能诊断。

（1）二度 I 型窦房阻滞：又称文氏型阻滞，窦房传导逐渐延长，直至一次窦性激动不能传入心房，心电图表现为 PP 间距逐渐缩短，于出现漏搏后 PP 间距又突然延长，该长 PP 间期短于基本 PP 间期的两倍。此应与窦性心律不齐相鉴别，检查时需患者屏住呼吸以排除呼吸对心律的影响（图 5-1-47）。

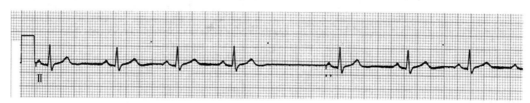

图 5-1-47　二度 I 型窦房阻滞

（2）二度 II 型窦房阻滞：指窦房结的激动向心房传导突然中断，在规律的窦性 PP 间距中突然出现一个长间歇，这一长间歇恰等于正常窦性 PP 间距的倍数（图 5-1-48）。

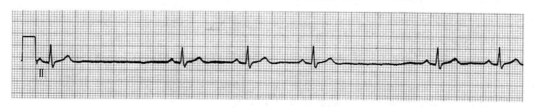

图 5-1-48　二度 II 型窦房阻滞

2. 房内阻滞（intra-atrial block）　心房内有前、中、后三条结间束连接窦房结与房室结，同时也激动心房。连接右房与左房主要为上房间束（系前结间束的房间支，又称 Bachmann 束）和下房间束。房内阻滞一般不产生心律不齐，以不完全性房内阻滞多见，主要是上房间束传导障碍。心电图表现为 P 波增宽≥0.12s，出现双峰，切迹间距≥0.04s，要注意与左房肥大相鉴别。完全性房内传导阻滞少见，其产生原因是局部心房肌周围形成传入、传出阻滞，引起心房分离。心电图表现为：在正常窦性 P 波之外，还可见与其无关的异位 P′波或心房颤动波或心房扑动波，自成节律。

3. 房室阻滞（atrioventricular block，AVB）　房室传导阻滞是临床上常见的心脏传导阻滞，可发生在不同水平：在房内的结间束（尤其是前结间束）传导延缓即可引起 PR 间期延长；房室结和希氏束（常统称为房室交界区）是常见的发生传导阻滞的部位；若左、右束支或三支（右束支及左束支的前、后分支）同时出现传导阻滞，也归于房室传导阻滞。传导阻滞部位愈低，潜在节律点的稳定性愈差，危险性也就愈大。准确地判断房室传导阻滞发生的部位需要借助于希氏束（His bundle）电图。房室传导阻滞多数是由器质性心脏病所致，少数可见于迷走神经张力增高的正常人。

（1）一度房室传导阻滞：指因房室传导系统某部位的相对不应期延长，导致激动在房室间的传导延缓，但每次心房激动均能下传心室（图 5-1-49）。

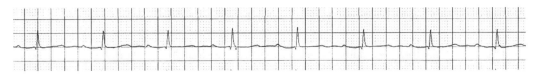

图 5-1-49　一度房室传导阻滞

心电图特点：

1）窦性 P 波规律出现，每个 P 波之后均有 QRS 波；

2）PR 间期延长：PR 间期≥0.21s（老年人＞0.22s）；或 PR 间期超出相应年龄和心率的最高值；或在心率未变的情况下 PR 间期较前一次的心电图延长 0.04s 以上。

临床意义：一度房室传导阻滞多发生于器质性心脏病、药物作用、电解质紊乱等，偶可见于正常人。

（2）二度房室传导阻滞：指房室传导系统相对不应期与绝对不应期延长，造成房室间传导的延缓与中断，称为二度房室传导阻滞。在心电图上表现为部分 P 波后 QRS 波群的脱漏现象。通常用房室传导比率来表示阻滞程度的轻重，如 3∶2 房室传导，表示 3 次心房激动只有 2 次传入心室，有 1 次未能下传。有时把 3∶1 或更高程度的二度房室传导阻滞（4∶1、5∶1、6∶1 等）称为高度房室传导阻滞，其阻滞程度介于二度和三度之间。也有学者把绝大部分 P 波被阻滞而仅个别或极少 P 波能下传心室的二度房室传导阻滞，称为几乎完全性房室传导阻滞。根据心电图 P 波脱漏的不同表现，通常将二度房室传导阻滞分为 I 型与 II 型，其中 I 型较常见。

1）二度 I 型房室传导阻滞：又称莫氏（Mobitz）I 型或文氏型传导阻滞，大多数发生于房室结或希氏束近端，其产生机理为房室传导组织绝对（有效）不应期与相对不应期均延长，但绝对不应期延长较轻，表现为 P 波规律出现，PR 间期逐渐延长（通常每次延长的绝对增加值多呈递减），直到 1 个 P 波后脱漏 1 个 QRS 波群，漏搏后房室传导阻滞得到一定改善，PR 间期又趋缩短，之后又逐渐延长，如此周而复始地出现，称为文氏现象（wenckebach phenomenon）。通常以 P 波数与 P 波下传数的比例来表示房室阻滞的程度，例如 4∶3 传导表示 4 个 P 波中有 3 个 P 波下传心室，而只有 1 个 P 波不能下传（图 5-1-50）。

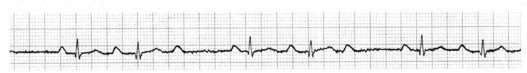

图 5-1-50　二度 I 型房室传导阻滞

心电图特点：①窦性 P 波规则出现；②PR 间期逐渐延长，RR 间期逐渐缩短，直至出现一次心室漏搏，其后 PR 间期又恢复为最短，再逐渐延长，直至再次出现心室漏搏。此现象周而复始，形成文氏周期。房室传导比例常为 3∶2、4∶3 等；③心室漏搏所致的最长 RR 间期，短于任何两个最短的 RR 间期之和。

临床意义：二度 I 型房室传导阻滞可见于正常人，由迷走神经张力增高所致，预后较好。也可见于心肌炎、下壁心肌梗死等。

2）二度 II 型房室传导阻滞：又称莫氏（称 Mobitz）II 型房室传导阻滞，此型房室传导系统的阻滞部位较低，大多在房室束分叉以下，房室传导系统绝对不应期延长，但相对不应期正常（少数延长），出现 PR 间期恒定而周期性 QRS 波脱漏（图 5-1-51）。

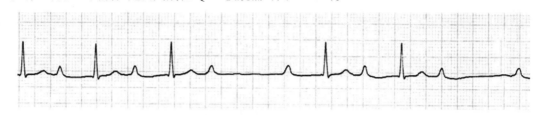

图 5-1-51　二度Ⅱ型房室传导阻滞

心电图特点：①窦性 P 波规则出现；②PR 间期恒定（多正常，也可延长）；③QRS 波群呈周期性或不定期性地成比例脱漏，如 3：2、4：3 等。

临床意义：二度Ⅱ型房室传导阻滞多为病理性，见于前壁心肌梗死、心肌病等，易发展为三度房室传导阻滞，预后较差。

固定的 2：1 房室传导阻滞是二度房室传导阻滞的一个特殊类型，无法根据 PR 间期的变化来区分Ⅰ型或Ⅱ型。

（3）三度房室传导阻滞：又称完全性房室传导阻滞，指房室传导组织的绝对不应期极度延长，致所有室上性激动都落在此绝对不应期内而不能下传心室。来自房室交界区以上的激动完全不能通过阻滞部位，心房与心室分别由两个起搏点控制，心房由窦房结或房性异位起搏点控制，心室则由房室交界区或心室的潜在起搏点控制（图 5-1-52）。

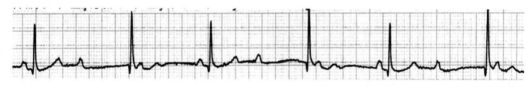

图 5-1-52　三度房室传导阻滞

心电图特点：

1）房室分离：当心房由窦房结控制时，可见 P 波规则出现，但 P 波与 QRS 波无固定关系，P 波频率大于 QRS 波频率，P 波与 QRS 波各自独立，互不相关，呈现完全性房室分离（complete atrioventricular dissociation）。

2）逸搏心律：当房室交界区以上的激动完全不能通过阻滞部位时，阻滞部位以下的潜在起搏点就会发放冲动。当阻滞发生在房室结或希氏束上端时，QRS 波群形态正常，频率 40～60 次/分，为交界性逸搏心律；如阻滞发生在希氏束下端或束支水平，则 QRS 波群宽大畸形，频率在 20～40 次/分，为室性逸搏心律。

临床意义：三度房室传导阻滞多见于器质性心脏疾病，阻滞部位越低，潜在起搏点的稳定性越差，风险越大。

4. 室内传导阻滞（intraventricular block）　指室上性激动下传心室，在心室内的传导出现异常，引起 QRS 波形态和（或）时限异常，包括右束支阻滞（right bundle branch block，RBBB）、左束支阻滞（left bundle branch block，LBBB）和左束支分支阻滞。一侧束支阻滞时，激动从健侧心室跨越室间隔后再缓慢地激动阻滞一侧的心室，在时间上可延长。

（1）右束支传导阻滞：右束支细长，由单侧冠状动脉分支供血，故容易受损，在临床上右束支传导阻滞较多见。当右束支传导阻滞时，心室激动仍始于室间隔中部，自左向右传导，沿左束支传到左心室，最后缓慢地通过心室肌传导激动右室（图 5-1-53）。

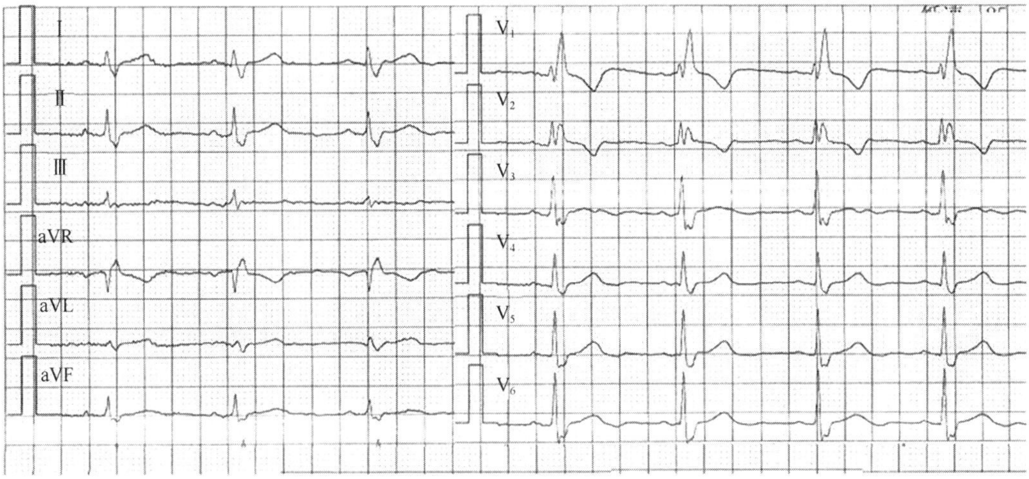

图 5-1-53 完全性右束支传导阻滞

完全性右束支传导阻滞心电图特点：①V_1 导联 QRS 波呈 rSR'型，R'＞r；V_5、V_6 导联呈 qRs 型或 Rs 型，S 波宽钝；②Ⅰ导联有终末宽钝 S 波，aVR 导联有终末宽钝的 R 波；③QRS 波群时限≥0.12s；④继发性 ST-T 改变：T 波与 QRS 波主波方向相反；⑤发生右束支传导阻滞后，原发性 ST-T 改变部分或完全被掩盖。

若有以上相似的图形，但 QRS 波群时间＜0.12s 者，则为不完全性右束支传导阻滞。

临床意义：右束支传导阻滞可见于正常人，但更常见于器质性心脏病患者。①儿童发生的右束支传导阻滞，常见于结构性心脏病；②急性冠状动脉综合征并发右束支传导阻滞，提示心肌损伤或坏死面积大，预后差；③右束支与左束支传导阻滞并存，可导致阻滞型心室停搏；④各种大手术后突发的右束支传导阻滞，应高度警惕急性肺栓塞；⑤应用抗心律失常药物后发生的右束支传导阻滞，提示药物毒性反应；⑥法洛四联症根治术后发生的右束支传导阻滞是常见的并发症。

（2）左束支传导阻滞：左束支自房室束分出后，又分为两个较大的分支（左前分支和左后分支）及一个不太恒定的间隔支。左束支粗而短，由双侧冠状动脉分支供血，不易发生传导阻滞。如有发生，大多为器质性病变所致。左束支阻滞时，激动沿右束支下传至右室前乳头肌根部才开始向不同方面扩布，引起心室除极顺序从开始就发生一系列改变。由于初始室间隔除极变为右向左方向除极，导致Ⅰ、V_5、V_6 导联正常室间隔除极波（q 波）消失；左室除极不是通过普肯野纤维激动，而是通过心室肌缓慢传导激动，故心室除极时间明显延长；心室除极向量主要向左后，其 QRS 向量中部及终末部除极过程缓慢，使 QRS 主波（R 或 S 波）增宽、粗钝或有切迹（图 5-1-54）。

完全性左束支阻滞的心电图特点：①QRS 波群时间≥0.12s，QRS 心电轴可有不同程度的左偏；②V_1、V_2 导联呈 rS 波（其 r 波极小，S 波明显加深增宽）或呈宽而深的 QS 波；Ⅰ、aVL、V_5、V_6 导联 R 波增宽、顶峰粗钝或有切迹；③Ⅰ、V_5、V_6 导联 q 波一般消失；④V_5、V_6 导联 R 峰时间＞0.06s；⑤ST-T 方向与 QRS 主波方向相反。

如 QRS 波群时间＜0.12s，为不完全性左束支阻滞，其图形有时与左室肥大心电图表现十分相似，需要鉴别诊断。当左束支阻滞合并心肌梗死时，常掩盖梗死的图形特征，给诊断带来困难。

（3）左前分支传导阻滞（left anterior fascicular block，LAFB）：左前分支主要支配左心室左前上方，分支细长，易发生传导障碍。左前分支阻滞时，QRS 波群主向量指向左上方。

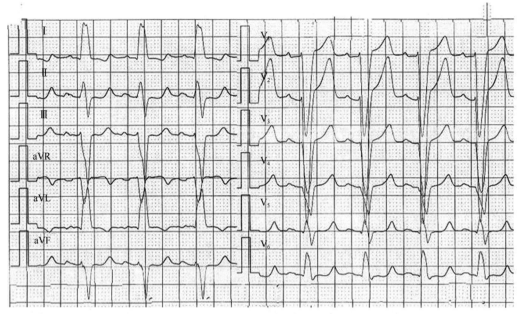

图 5-1-54　完全性左束支传导阻滞

心电图特点：①心电轴显著左偏≥−45°；②Ⅰ、aVL 导联呈 qR 型，Ⅱ、Ⅲ、aVF 导联 QRS 波呈 rS 型，$S_Ⅲ>S_Ⅱ$，$R_{aVL}>R_Ⅰ$；③QRS 波群≤0.11s（图 5-1-55）。

临床意义：常见原因有冠心病、高血压、心肌病、先心病等。少数人也可无器质性心脏病。

（4）左后分支传导阻滞（1eft posterior fascicular block，LPFB）：左后分支向下向后分布于左心室的隔面，分支较粗，较少发生传导阻滞。左后分支阻滞时，QRS 波群主向量指向右下方。

心电图特点：①心电轴右偏一般在+90°～+180°，但超过+120°有较肯定的诊断价值；②Ⅰ、aVL 导联 QRS 波群呈 rS 型，Ⅲ、aVF 导联呈 qR 型，且 q 波时限<0.025s；Ⅲ导联 R 波大于Ⅱ导联 R 波；③QRS 时间<0.12S（图 5-1-56）。

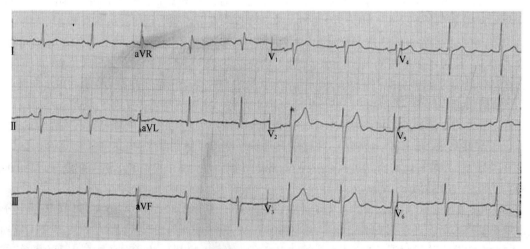

图 5-1-55　左前分支传导阻滞

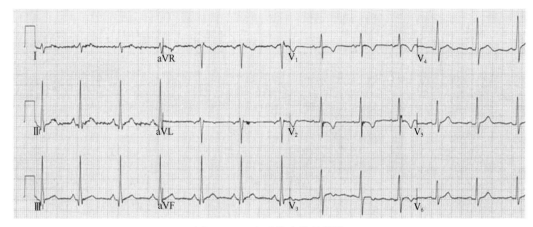

图 5-1-56　左后分支传导阻滞

临床意义：左后分支阻滞比较少见，一旦发生往往提示心肌损害，常见疾病有冠心病尤其是心肌梗死、高血压等。值得注意的是，临床上诊断左后分支阻滞时应首先排除引起心电轴右偏的其他原因。

（二）干扰与脱节

正常的心肌细胞在一次兴奋后有较长的不应期，因而对于两个相近的激动，前一次激动产生的不应期会影响后面激动的形成和传导，这种现象称为干扰。当心脏两个不同起搏点并行地产生激动，引起一系列干扰，称为干扰性房室脱节（interference atrioventricular dissociation）。干扰所致心电图的许多变化特征（如传导延迟、中断、房室脱节等）都与传导阻滞图形相似，必须与病理性传导阻滞相区别。干扰是一种生理现象，常可使心律失常分析变得更加复杂。干扰现象可以发生在心脏的各个部位，最常见的部位是房室交界区。房性期前收缩的代偿间歇不完全（窦房结内干扰），房性期前收缩本身的 P′R 间期延长，间位性期前收缩或室性期前收缩后的窦性 PR 间期延长等，均属干扰现象。

（三）传导途径异常

预激综合征（pre-excitation syndrome）属传导途径异常。预激是指冲动经正常房室传导系统以外的先天性房室附加通路（简称旁路）下传的一种异常房室传导现象，属于捷径传导。预激的附加传导径路组织学已经证实，可分为以下 3 类：①房室旁道（Kent 束）：大多位于左、右两侧房室沟或间隔旁，直接连接心房肌和心室肌。此种最为常见。②房结旁道（James 束）：连接心房与房室结下部或希氏束的纤维束。③结室、束室连接（Mahaim 纤维）：连接房室结下部、希氏束或束支近端至室间隔肌部的纤维束。不同患者可有不同的旁道，同一患者亦可有多条旁道。

预激综合征有以下类型：

1. WPW 综合征（Wolff-Parkinson-While syndrome）又称经典型预激综合征，属显性房室旁路。其解剖学基础为房室环存在直接连接心房与心室的一束纤维（Kent 束）。窦房结激动或心房激动可经传导很快的旁路纤维下传预先激动部分心室肌，同时经正常房室结途径下传激动其他部分心室肌（图 5-1-57）。

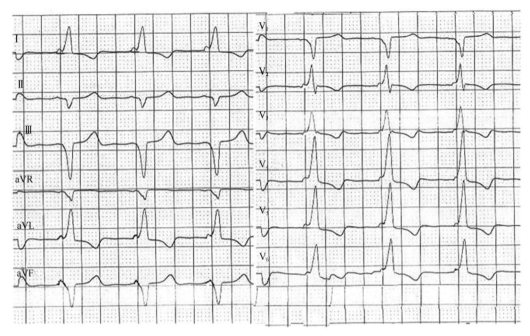

图 5-1-57　WPW 综合征的心电图

心电图特点：①PR 间期缩短<0.12s，有时窦性 P 波常与预激波融合，以致 PR 段消失；②QRS 增宽≥0.12s，QRS 起始部有预激波（delta 波）；需要注意，心电图 delta 波的大小、QRS 波的宽度及 ST-T 改变的程度与预激成分的多少有关，少数预激患者 QRS 波的时间可<0.12s；③PJ 间期正常<0.27s；④出现继发性 ST-T 改变。

根据心电图上预激波和 QRS 波主波的方向将经典预激分为：

（1）A 型预激：预激波和 QRS 波群主波在 $V_1 \sim V_3$ 导联和 $V_4 \sim V_6$ 导联上均向上。

（2）B 型预激：预激波和 QRS 波群主波在 $V_1 \sim V_3$ 导联向下、$V_4 \sim V_6$ 导联上向上。

部分患者的房室旁路没有前向传导功能，仅有逆向传导功能，心电图上 PR 间期正常，QRS 起始部无预激波，但可反复发作房室折返性心动过速（AVRT），此类旁路称之为隐匿性旁路。

2. LGL 综合征（Lown-Ganong-Levine syndrome）　又称短 PR 综合征。目前 LGL 综合征的解剖生理有两种观点：①存在绕过房室结传导的旁路纤维 James 束；②房室结较小发育不全，或房室结内存在一条传导异常快的通道引起房室结加速传导，其后激动沿希氏束-普肯野纤维系统正常下传。

心电图特点为：PR 间期<0.12s，QRS 波群起始部无预激波。

3. Mahaim 型预激　Mahaim 纤维具有类房室结样特征，传导缓慢，呈递减性传导，是一种特殊的房室旁路。此类旁路只有前传功能，没有逆传功能。

心电图特点：①PR 间期≥0.12s；②QRS 波群起始部可见预激波，但预激波较小；③可以引发宽 QRS 波心动过速并呈左束支阻滞图形。

六、逸搏与逸搏心律

当高位节律点出现停搏或节律明显减慢时，或者因传导障碍而不能下传时，又或其他原因造成长的间歇时，作为一种保护性措施，低位起搏点就会发出一个或一连串的冲动，激动心房或心室。

仅发生 1～2 个称为逸搏，连续 3 个以上称为逸搏心律（escape rhythm）。按发生的部位分为房性、房室交界性和室性逸搏。其 QRS 波群的形态特点与各相应的期前收缩相似，两者的差别是期前收缩属提前发生，为主动节律，而逸搏则在长间歇后出现，属被动节律。临床上以房室交界性逸搏最为多见，室性逸搏次之，房性逸搏较少见。

1. 交界性逸搏 是最常见的逸搏心律，多见于窦性停搏及三度房室阻滞。心电图特点为：长间歇后出现一个 QRS 波群，QRS 呈室上性，其形态与窦性 QRS 波群相同或略有差别。连续出现≥3 次的交界性逸搏称交界性逸搏心律，逸搏频率为 40～60 次/分，节律规则（图 5-1-58）。

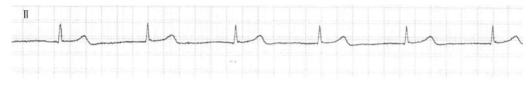

图 5-1-58 交界性逸搏

2. 室性逸搏 多见于双结（窦房结及房室结）病变或发生于束支水平的三度房室阻滞。心电图特点为：长间歇后出现一个 QRS 波群，其 QRS 波群宽大畸形。连续出现≥3 次的室性逸搏称室性逸搏心律，频率 20～40 次/分，节律缓慢而规则，亦可不规则（图 5-1-59）。

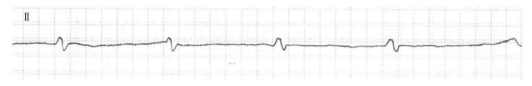

图 5-1-59 室性逸搏

第六节 电解质紊乱与药物影响

一、电解质紊乱

（一）高钾血症

血清钾浓度高于 5.5mmol/L 时，称为高钾血症（hyperkalemia）。血钾过高导致心肌去极缓慢，心肌自律性降低，兴奋性先升高后降低，激动传导延缓，复极过程缩短。心电图主要表现有：①出现"帐篷状"T 波（T 波高尖，双支对称，基底部变窄）；②P 波及 R 波振幅降低、S 波增深、时限延长；③ST 段下降≥0.05mV；④可出现房室传导阻滞、室内传导阻滞、窦性停搏、室速、室扑、室颤及心脏停搏等。当严重高血钾时，则出现所谓的"窦室传导"，即冲动仍由窦房结产生，但心房肌因高血钾影响，传导受到抑制，激动则由房内特殊传导纤维直接激动心室（图 5-1-60）。

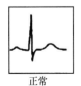 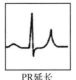 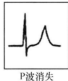 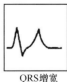

正常	T波高尖	ST段压低	PR延长 P波增宽低平	P波消失	QRS增宽 与T波融合

图 5-1-60 高钾血症心电图表现

（二）低钾血症

血清钾浓度低于 3.5mmol/L 时，称为低钾血症（hypokalemia）。典型心电图改变为：①ST 段压低，T 波低平或倒置以及 u 波增高（u 波＞0.1mV 或 u/T＞1 或 T-u 融合、双峰）；②QT 间期一般正常或轻度延长，表现为 QT-u 间期延长；③明显的低血钾可使 QRS 波群时间延长，P 波振幅增高；④可引起房性心动过速、室性异位搏动和室性心动过速、室内传导阻滞、房室传导阻滞等各种心律失常（图 5-1-61）。

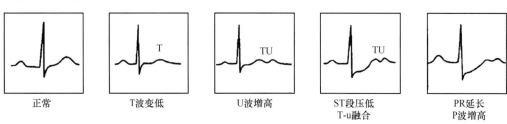

| 正常 | T波变低 | U波增高 | ST段压低
T-u融合 | PR延长
P波增高 |

图 5-1-61　低钾血症心电图表现

（三）高钙血症和低钙血症

血清钙浓度高于 2.75mmol/L 时，称为高钙血症（hypercalcemia）；血清钙浓度低于 2.25mmol/L 时，称为低钙血症（hypocalcemia）。血钙过高使心室肌细胞动作电位 2 位相时间缩短，而血钙过低使心室肌细胞动作电位 2 位相时间延长。高钙血症心电图主要改变为：ST 段缩短或消失，QT 间期缩短，严重者可发生窦性停搏、窦房阻滞、室早和室速。低钙血症心电图主要改变为：ST 段平坦延长、QT 间期延长和 T 波平坦或倒置。

二、药物对心电图的影响

洋地黄类药物是治疗心力衰竭和某些室上性异位心律的重要药物。洋地黄对心电图的影响可分为治疗剂量时所致的洋地黄效应和中毒时所致的心律失常两类表现。

（一）洋地黄效应

应用治疗量的洋地黄后，洋地黄可加速心室肌的复极化作用，引起特征性心电图表现：①ST 段下垂型压低；②T 波低平、双向或倒置，双向 T 波往往是初始部分倒置，终末部分直立变窄，ST-T 呈"鱼钩型"；③QT 间期缩短。上述心电图表现常为已经接受洋地黄治疗的标志，即所谓洋地黄效应（图 5-1-62）。

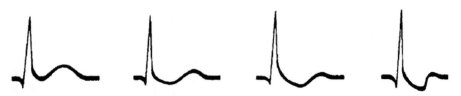

图 5-1-62　洋地黄效应的心电图表现

（二）洋地黄中毒

临床最常见的洋地黄毒性反应是心律失常。常见的心律失常有：频发性（二联律或三联律）及多源性室性期前收缩，严重时可出现室性心动过速（特别是双向性心动过速），甚至室颤。交界性心动过速伴房室脱节、房性心动过速伴不同比例的房室传导阻滞也是常见的洋地黄中毒表现。此外还可出现房室传导阻滞，当出现二度或三度房室传导阻滞时，则是洋地黄严重中毒表现。另外也可发生窦性静止或窦房阻滞、心房扑动、心房颤动等。

第七节　动态心电图与心电图运动负荷试验

一、动态心电图

动态心电图（ambulatory electrocardiography，AECG）是指可以在自然活动状态下连续长时间描记的心电图。1961 年美国学者 Holter 首先将其应用于临床，故又称为 Holter 检测系统。动态心电图可以提供被检者 24 小时的动态心电活动信息，已成为临床上广泛使用的无创性心血管病诊断手段之一。

（一）导联选择

目前多采用双极导联，电极一般均固定在躯体胸部。导联的选择应根据不同的检测目的而定，常用导联及电极放置部位如下：

1. CM_5 导联　正极置于左腋前线、平第 5 肋间处（即 V_5 位置），负极置于右锁骨下窝中 1/3 处。该导联对检出缺血性 ST 段下移最为敏感，且记录到的 QRS 波振幅最高，是常规使用的导联。

2. CM_1 导联　正极置于胸骨右缘第 4 肋间（即 V_1 位置）或胸骨上，负极置于左锁骨下窝中 1/3 处。该导联可清楚地显示 P 波，分析心律失常时常用此导联。

3. M_{aVF} 导联　正极置于左腋前线肋缘，负极置于左锁骨下窝内 1/3 处。该导联主要用于检测左室下壁的心肌缺血改变。

4. CM_2 或 CM_3 导联　正极置于 V_2 或 V_3 的位置，负极置于右锁骨下窝中 1/3 处。怀疑患者有变异性心绞痛（冠状动脉痉挛）时，宜联合选用 CM_3 和 M_{aVF} 导联。

5. 无关电极　一般置于右胸第 5 肋间腋前线或胸骨下段中部。

6. 12 导联动态心电图系统　电极放置部位同运动负荷试验。

（二）临床应用

动态心电图可以获得被检者日常生活状态下连续 24 小时甚至更长时间的心电图资料，因此常可检测到常规心电图检查不易发现的一过性异常心电图改变。还可以结合分析被检者的生活日志，了解患者的症状，活动状态及服用药物等与心电图变化之间的关系。其临床应用如下：

1. 心律失常的定性和定量诊断　初步判断心悸、气促、头昏、晕厥、胸痛等症状的发生是否与心律失常有关。

2. 心肌缺血的诊断和评价　对不适宜做运动试验者,在休息或情绪激动时有心脏症状者以及怀疑有心绞痛者，该检查是最简便的无创诊断方法。

3. 心脏病患者的预后评价　器质性心脏病患者的室性早搏，是发生心脏性猝死的独立预测指标，对这类患者进行动态心电图检查，可对病情和预后做出有价值的评价。

心脏起搏器

4. 心肌缺血及心律失常药物疗效的评价

5. 心脏病患者日常生活能力的评定　对患者的日常活动、运动方式及运动量和情绪活动等诱发的心肌缺血和（或）心律失常进行检测和评价，并给出适当的预防性治疗。

6. 选择安装心脏起搏器*的适应证及起搏器的功能评定

7. 流行病学调查

二、心电图运动负荷试验

心电图运动负荷试验的生理和病理基础

心电图运动负荷试验*（ECG exercise test）是发现早期冠心病的一种检测方法，虽然与冠状动脉造影结果对比有一定比例的假阳性与假阴性，但由于其方法简便实用、无创伤、安全，一直被公认为是一项重要的临床心血管疾病检查手段。

（一）运动负荷量的确定

踏车运动试验

运动负荷量分为极量与亚极量两档。极量是指心率达到自己的生理极限的负荷量。这种极限运动量一般多采用统计所得的各年龄组的预计最大心率为指标。最大心率粗略计算法为：220 一年龄数；亚极量是指心率达到 85%～90% 最大心率的负荷量，在临床上大多采用亚极量负荷试验。例如，60 岁的被检者最大心率为：220–60=160 次/分钟，亚极量负荷试验的心率应为：160×85%=136 次/分钟。

（二）心电图运动试验方法

平板运动试验

目前采用踏车运动试验*和平板运动试验*两种方法。

运动试验前应描记被检者卧位和立位 12 导联心电图并测量血压作为对照。运动中通过监视器对心率、心律及 ST-T 改变进行监测，并按预定的方案每 3 分钟记录心电图和测量血压一次。在达到预期亚极量负荷后，使预期最大心率保持 1～2 分钟再终止运动。运动终止后，每 2 分钟记录 1 次心电图，一般至少观察 6 分钟。如果 6 分钟后 ST 段缺血性改变仍未恢复到运动前图形，应继续观察至恢复。

（三）适应证与禁忌证

1. 适应证　①有胸痛症状需要与冠心病心绞痛相鉴别，或静息心电图正常而疑有冠心病者；②冠心病患者进行药物或手术治疗后效果观察；③估计心功能或进行劳动力鉴定。

2. 禁忌证　①不稳定型心绞痛；②急性心肌梗死或心肌梗死合并室壁瘤；③严重心律失常；④重度心功能不全；⑤急性心肌炎、高度主动脉瓣狭窄及其他急性或严重疾病。

（四）运动终止标准

患者在运动过程中，如果出现下述情况时，应终止试验：①达到预期目标心率；②出现严重心绞痛；③心电图出现 S-T 段水平型或下垂型下移>0.lmV；④出现严重心律失常（室性早搏二联律、"R on T" 型室性早搏、多源性室性早搏、短阵室速等）；⑤收缩压较运动前下降 10mmHg，或运动中收缩压剧升，超过 210mmHg；运动中心率下降者；⑥出现头晕眼花、面色苍白、呼吸困难、发绀、步态不稳、运动失调。

（五）运动试验的阳性标准

目前国内外比较公认的阳性标准为：①运动中出现典型心绞痛或血压下降；②运动中或运动后心电图出现 ST 段缺血型压低≥0.1mV，持续 1 分钟以上；如运动前原有 ST 段下降者，运动后应在原有基础上再压低 0.lmV 且持续 1 分钟以上。

第八节　心电图的分析方法和临床应用

一、心电图分析方法和步骤

1. 检查心电图的操作及作图　将各导联按 Ⅰ、Ⅱ、Ⅲ、aVR、aVL、aVF 及 $V_1 \sim V_6$ 的顺序排列，首先检查各导联心电图标记有无错误，导联有无接错，定准电压是否正确，有无个别导联电压减半或加倍，纸速如何，有无基线不稳、伪差和交流电干扰等。

2. 查找 P 波　根据 P 波的有无、方向与形态、顺序及其与 QRS 波群的关系，确定基本心律是窦性心律还或异位心律，通常 P 波在 Ⅱ、V_1 导联最清楚。

3. 选择适当的导联，测定 PP 或 RR 间距，计算心房率或心室率。在每一个 P 波后面均有 QRS 波群者，心房率等于心室率，只要计算心室率即可。而有明显心律不齐，心房率与心室率不相等者，则应分别计算心房率与心室率。

4. 观测各导联 P、QRS、T 及 U 波的电压、形态、方向等以及 S-T 段有无移位。

5. 观察 Ⅰ、Ⅲ导联，测量 QRS 平均心电轴。观察 QRS 波形在胸导联的形态，确定有无心脏顺钟向或逆钟向转位。

6. 测量 PR 间期和 QT 间期　测量 PR 间期应注意，在快速心律或 PR 间期延长的病例中，P波常受前面一个心动周期 T 波干扰，应仔细核对。没有 PR 间期的（如心房颤动或房室分离），PR间期一栏可以不填写。PR 间期有规律性改变的（如文氏现象）可以将最短的与最长的注明。测量 QT 间期应注意勿将异常明显的 U 波误计在 T 波内。优势各个导联 T 波平坦或者很低小，不易看清其终点，应加以说明。

7. 综合心电图所见，再结合被检者的年龄、性别、病史、体征、临床诊断、用药情况以及过去心电图检测资料等，判断心电图是否正常，做出心电图诊断。根据临床和心电图的需要，可延长、重复描记，或加做某些导联，如疑有右室肥大或右室心肌梗死时应加作 $V_{3R} \sim V_{5R}$ 导联；怀疑后壁心肌梗死应加作 $V_7 \sim V_9$ 导联。胸痛时描记心电图发现有 ST-T 异常改变者，一定要在短期内重复描记心电图，以便证实是否为急性心绞痛发作所致等。

8. 熟悉梯形图的使用　梯形图（ladder-shaped diagram）以图解的方式描绘激动的发生及传导过程，是一种生动简明的分析复杂心律失常的方法。其方法是：在心电图下方画数条横线分别代表窦房结（S）、窦房交界（S-A）、心房（A）、房室交界区（A-V）和心室（V），另配以适当的符号来分别表示激动的起源、激动的传导等。例如加黑圆点表示激动的起源，直线表示传导，"⊥"表示传导受阻等。梯形图常用来分析各波群之间的关系和互相影响，简明易懂（图 5-1-63）。

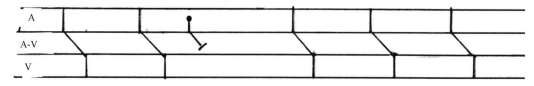

图 5-1-63　房性期前收缩未下传的梯形图

二、心电图的临床应用

1. 对各种心律失常和传导障碍的诊断分析具有肯定价值，到目前为止尚没有任何其他方法能替代心电图在这方面的作用。不仅可以确诊体格检查中有所发现者，还可确诊体格检查无法发现者。

2. 诊断心肌梗死及急性冠状动脉供血不足，能估计心肌梗死的部位、范围、演变及分期；对急性心肌缺血可反映其有无、部位及持续时间。

3. 协助诊断心肌损伤、心肌炎及心肌病。

4. 判定有无心房、心室肥大，从而协助某些心脏病的病因学诊断。例如风湿性、肺源性、高血压性和先天性心脏病等。

5. 协助诊断心包疾病，如急性及慢性心包炎。

6. 观察某些药物对心肌的影响，包括治疗心血管疾病的药物（如洋地黄、抗心律失常药物）及可能对心肌有损害的药物。

7. 协助诊断电解质紊乱（如血钾、血钙的过高或过低），对临床治疗具有重要的参考价值。

8. 心电图已广泛应用于各种危重病人的抢救、手术麻醉、用药观察、航天、登山运动的心电监测等。

9. 心电图作为一种电信号的时间标记，又是作其他一些检查所必不可少的，如描记超声心动图、心音图、阻抗血流图等进行心功能测定和心脏电生理研究时，常需与心电图同步描记，以利于确定时相。

〔参考答案见二维码〕

　　1. 很多临床实习生认为恶性心律失常是房颤、室颤等，正确吗？什么是恶性心律失常？

　　2. 病例分析：患者范某，女性，85 岁。因胸闷、气短、心悸 1 年余，加重伴不能平卧 1 周入院。患者 1 年前出现活动后，如上楼梯时胸闷、气短、心悸，休息后可缓解，未曾诊治。此后症状间断出现，并逐渐加重，轻微活动即感胸闷、心悸，无咳嗽。1 周前受凉后上述症状加重，出现喘促、咳嗽、咯泡沫痰，夜间不能平卧，腹胀，双下肢水肿，尿少。既往 5 年前患"心肌梗死"。体格检查：T36.6℃，P87 次/分，R21 次/分，BP130/85mmHg，半卧位，口唇紫绀，颈静脉怒张，双肺呼吸音弱，肺底可闻及湿性啰音，心界向左下扩大，心尖搏动最强点位于第 5 肋间左锁骨中线外 1cm，心率 112 次/分，心律绝对不齐，S_1 强弱不等，各瓣膜听诊区未闻及杂音，$P_2 > A_2$，腹平软，肝肋下 3cm，双下肢凹陷性水肿。实验室检查：血常规、电解质、心肌损伤标记物无异常。心电图如下所示（图 5-1-64）：

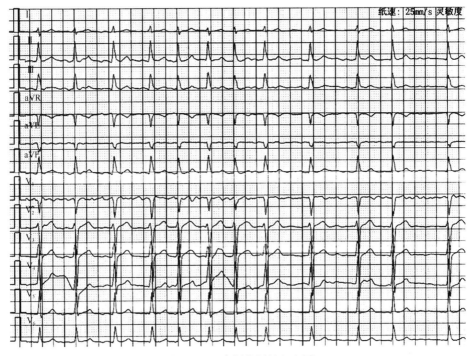

图 5-1-64 病例分析的心电图

问题和思考：

（1）根据心电图所示，考虑患者为哪种心律失常？

（2）根据症状、体征，考虑该患者本次发病可能的诊断是什么？为什么？

（3）为明确诊断，该患者还需完善哪些检查？

（刘维琴）

参考答案

第二章　肺功能检查

肺功能检查是运用呼吸生理知识和现代检查技术探索人体呼吸系统功能状态的检查。临床上常用的肺功能检查包括肺量计检查、肺容量检查、支气管激发试验、支气管舒张试验、肺弥散功能检查、气道阻力检查及运动心肺功能检查等。肺功能检查是临床上对胸和肺疾病诊断、严重程度、治疗效果和预后评估的重要检查手段，目前已广泛应用于医学、流行病学、潜水及航天医学等领域。

本章只简要地介绍肺功能检查中通气功能检查、换气功能检查、气道反应性测定（支气管激发试验、支气管舒张试验）、小气道功能检查等常用检查项目。

肺功能检查的适应证：①鉴别呼吸困难的病因、鉴别慢性咳嗽的原因；②诊断支气管哮喘、慢性阻塞性肺疾病；③评价肺功能损害的性质和类型以及严重程度，判断预后；④胸腹部手术及其他手术的术前评估，评估胸部手术后肺功能的变化；⑤评定药物或其他治疗方法的疗效；⑥职业性肺疾病劳动力鉴定；⑦鉴别气道阻塞的类型等。

肺功能检查的禁忌证：①近 3 个月患心肌梗死、脑卒中、休克，近 4 周严重心功能不全、严重心律失常、不稳定性心绞痛、未控制的高血压、主动脉瘤；②大咯血、气胸及呼吸道传染性疾病；③癫痫发作需要药物治疗；④严重甲状腺功能亢进；⑤不能配合肺功能检查的患者等。

肺功能检查的注意事项：尽管肺功能检查中并发症的发生率非常低，但是医护人员仍需引起重视，在肺功能检查之前应详细询问受试者的病史，了解受试者的用药情况，判断肺功能检查的适应证，排除禁忌证，以避免或减少不良事件的发生。

第一节　通气功能检查

肺通气功能检查是呼吸功能检查中最基本的检查项目，分为肺容量检查和通气功能检查。

一、肺容量检查

肺容量是指肺内气体的含量，即包含呼吸道和肺泡的总容量，反映了外呼吸的空间。肺容量是肺通气和换气功能的基础，具有重要的临床意义。呼吸过程中，随着呼吸肌肉运动、胸廓扩张和回缩，肺容量随之发生变化。肺容量与性别、年龄和体表面积有关。肺容量大小对气体交换有一定影响。

肺容量指标可包括 4 个基础肺容积，即潮气容积（VT）、补呼气容积（ERV）、补吸气容积（IRV）、和残气容积（RV）。基础肺容积的组合则构成 4 个常用的肺容量，即深吸气量（IC）、肺活量（VC）、功能残气量（FRC）和肺总量（TLC）。其中残气容积和肺总量需先测出功能残气量后通过计算得出（图 5-2-1）。

测定方法：将测试环境校准为生理条件，即正常体温（37℃）、标准大气压 760mmHg）、饱和水蒸气状态（body temperature pressure saturated，BTPS）并用定标筒校正肺量计。肺量计校正后嘱被检者取坐位，上鼻夹，含口器与肺量计相连，平静呼吸 5 次后测定肺活量。

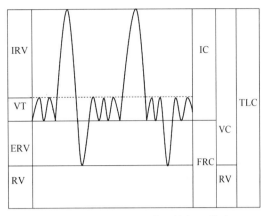

图 5-2-1　肺容量的组成及其相互关系

1. 潮气容积（tidal volume，VT）　指在平静呼吸的基础上，每次吸入或呼出的气量。

【参考区间】　正常成人约 500ml。

【临床意义】　VT 受吸气肌功能的影响，尤其是膈肌的运动，呼吸肌功能不全时 VT 降低。

2. 补呼气容积（expiratory reserve volume，ERV）　指平静呼气末再尽最大力量呼气所能呼出的最大气量。

【参考区间】　正常成人：男性约（1609±492）ml；女性约（1126±338）ml。

【临床意义】　ERV 受呼气肌功能的影响，呼吸肌功能减退时 ERV 减少。

3. 补吸气容积（inspiratory reserve volume，IRV）　指平静吸气末再尽最大力量吸气所能吸入的最大气量。

【参考区间】　正常成人：男性约 2160ml；女性约 1400ml。

【临床意义】　IRV 受吸气肌功能的影响，呼吸肌功能减退时 IRV 减少。

4. 残气容积（residual volume，RV）　指补呼气后肺内剩余的气量，是保证一部分肺泡处于开放状态，以利于机体继续进行气体交换（弥散呼吸）。

【参考区间】　正常成人：男性约（1615±397）ml；女性约（1245±336）ml。

【临床意义】　临床上残气容积（RV）常以其占肺总量（TLC）百分比（即 RV/TLC）作为判断指标。正常情况下，RV/TLC≤35%，当 RV/TLC>40%提示肺内充气过度，见于肺气肿、支气管哮喘发作等。RV 减少，见于急性呼吸窘迫综合征（ARDS）及限制性通气功能障碍疾病。

5. 深吸气量（inspiratory capacity，IC）　指平静呼气末用力吸气所能吸入的最大气量，即潮气容积加补吸气容积（IC=VT+IRV）。

【参考区间】　正常成人：男性约（2617±548）ml；女性约（1970±381）ml。

【临床意义】　正常情况下，IC 应占肺活量的 2/3 或者 4/5。当呼吸功能不全时 IC 减少，限制性通气功能障碍与阻塞性通气功能障碍时 IC 也可减少。

6. 肺活量（vital capacity，VC）　指尽力吸气后缓慢而又完全呼出的最大气量。即深吸气量加补呼气容积（IC+ERV）或潮气容积加补吸气容积加补呼气容积（VT+IRV+ERV）。右肺肺活量占全肺活量的 55%。

测定方法：分为一期肺活量和分期肺活量。一期肺活量是指深吸气末尽力呼气所呼出的全部气量（即深吸气量加补呼气量，IC+ERV），又称为一次慢呼气肺活量。分期肺活量是将相隔若干次平静呼吸所分别测定的深吸气量加补呼气量（图 5-2-2）。

【参考区间】　正常成人：男性约（4217±690）ml；女性约（3105±452）ml。

【临床意义】　正常人 VC 实测值应不低于预计值的 80%，其中 60%～79%为轻度降低、40%～59%为中度降低、<40%为重度降低。VC 下降提示有限制性通气功能障碍，如胸廓、胸壁、胸膜的病变，以及肺实质病变致肺顺应性下降。VC 下降也可见于严重的阻塞性通气功能障碍、呼吸肌

功能障碍，如胸廓畸形、广泛胸膜增厚、大量胸腔积液、气胸、慢性阻塞性肺疾病、支气管哮喘、膈肌麻痹等疾病。

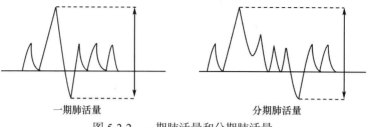

一期肺活量   分期肺活量

图 5-2-2 一期肺活量和分期肺活量

7. 功能残气量（functional residual capacity，FRC） 指平静呼气后肺内所含气量。即残气容积加补呼气容积（RV＋ERV）。FRC、RV 均不能由肺量计直接测得，需应用气体（氦气或氮气）分析方法间接测定。

（1）密封式氦稀释法：包括重复呼吸法和一口气法两种，其中前者多用。重复呼吸法：首先在空气冲洗后的肺量筒内充入定量氦与空气混合气（10%）。嘱被检者在坐位情况下平静呼吸，至功能残气位时重复呼吸 7～10 分钟，使肺内与肺量计内气体充分混合，达到氦浓度平衡后再持续 1 分钟，至平均呼气末达到测定终点。休息 20 分钟后重复 1 次，要求 2 次容积差＜5%，然后根据初始氦浓度、平均后的氦浓度与已知的肺量计容积计算出 FRC。

（2）氮稀释法：包括密闭式与开放式重复呼吸法和开放式氮稀释法三种，其中前者多用。密闭式氮稀释法：首先在冲洗后的肺量筒内冲入纯氧 5000ml。嘱被检者取坐位，重复呼吸 7 分钟，使肺量计内的氧与肺内氮充分混合达到平衡，再取肺量计中气样测定氮浓度，计算 FRC。

【**参考区间**】 正常成人：男性约（3112±611）ml；女性约（2348±479）ml。

【**临床意义**】 FRC 反映胸廓弹性回缩和肺弹性回缩力之间的关系。

正常情况下这两种力量相等而互相抵消，FRC 约占 TLC 的 40%。在生理上起着稳定肺泡气体分压作用，减少了同期间歇对肺泡内气体交换的影响。FRC 增加见于肺弹性减退性疾病如阻塞性肺气肿、气道阻塞性疾病如支气管哮喘等。FRC 减少见于肺组织病变如肺炎、肺不张、肺水肿、肺间质性病变，以及胸廓、肺限制性疾病，如胸廓畸形、大量腹水、腹部巨大肿瘤、气胸、大量胸腔积液、广泛胸膜病变等。长期从事体力劳动者和体育运动员的 FRC 增大属于正常范围。

8. 肺总量（total lung capacity，TLC） 指深吸气后肺内所含有的气体总量。即肺活量加残气容积（VC+RV）。

【**参考区间**】 正常成人：男性约 5020ml；女性约 3460ml。

【**临床意义**】 TLC 减少见于广泛肺部疾病，如肺水肿、胸腔积液、气胸、肺间质性疾病、肺不张、肺叶切除术后等。在肺气肿时，TLC 可正常或增加，主要取决于残气容积和肺活量的增减情况。

肺功能的参考区间受多种因素影响，如年龄、身高、体重、性别、种族、体力活动或工种、生存环境、吸烟等，不同国家或同一国家不同区域的正常值均有差异，因此推荐根据肺功能室的地理位置相应区域选取预计值方程。应尽量选取相似人群的参考值方程。如选用国外参考值，应加用矫正系数。

二、肺通气功能检查

肺通气功能又称为动态肺容量，是指在单位时间内随呼吸运动出入肺的气量和流速。

（一）肺通气量

1. 每分钟静息通气量（minute ventilation，VE）　指静息状态下每分钟吸入或呼出肺内的气量。由潮气容积（VT）乘以每分钟呼吸次数（RR/min）而测得。

【**参考区间**】　正常成人：男性约（6663±200）ml；女性约（4217±160）ml。

【**临床意义**】　VE 大于 10L/min，提示通气过度，可造成呼吸性碱中毒；VE<3L/min，提示通气不足，可造成呼吸性酸中毒。平静呼吸的潮气容积中，约 25%来自肋间肌的收缩，75%依赖膈肌运动完成。故潮气容积的大小不仅与性别、年龄、身高、体表面积有关，且受胸廓与膈肌运动的影响。

检测方法：嘱被检者安静卧床休息 15 分钟平静呼吸后，将已调试好的肺量计与之相接进行测定。重复呼吸 2 分钟，同时记录呼吸曲线与自动氧耗量。选择呼吸曲线平稳、基线呈水平状态、氧摄取曲线均匀的 1 分钟，计算 VE，并经 BTPS 校正。

2. 最大自主通气量（maximal voluntary ventilation，MVV）　指单位时间内用最大的速度和幅度重复最大自主呼吸所得到的通气量，通常单位时间取 1 分钟。可用来评估肺组织弹性、气道阻力、胸廓弹性和呼吸肌的力量，是临床上常用于通气功能障碍、通气功能储备能力考核的指标。

（1）测量方法：分密闭式与开放式两种。开放式只适用于大规模筛查用。密闭式测定方法要求被检者取立位、上鼻夹、含口器与肺量计相连，平静呼吸 4～5 次后以最大呼吸幅度、最大呼吸速度持续呼吸 12 秒或 15 秒，要求其间的呼吸次数达 10～15 次。休息 10 分钟后再重复一次。

注意事项：①测定过程中，技术人员应对被检者发出及时的指令与持续的辅导与鼓励，争取被检者的配合；②测定前必须询问有无禁忌证，严重心肺疾病和咯血患者不宜作此项检测；③部分患者可出现过度通气造成的不适，如头晕、手指麻木等，在检查过程中需严密监测受试者的变化，必要时延长重复测试的间隔。

（2）计算方法：选择呼吸速度与幅度基本一致的持续达 12 秒（或 15 秒）的曲线段，将 12 秒吸入或呼出气量乘以 5 得出每分钟最大通气量（15 秒的测定结果则乘以 4）。要求两次测得的结果差异<8%，且应取其中最大值作为实测值，实测值低于预计值的 80%则提示 MVV 降低。

【**参考区间**】　正常成人：男性约（104±2.71）L/min；女性约（82.5±2.17）L/min。

【**临床意义**】

1）MVV 降低：见于阻塞性通气功能障碍，如阻塞性肺气肿；限制性通气功能障碍，如胸廓、胸膜、大面积肺实变、弥漫性肺间质疾病；呼吸肌功能不全。

2）通气储备能力考核指标，常用于胸部手术术前判断肺功能状态，预计肺合并症发生风险的预测指标以及职业病劳动能力鉴定的指标。通气储量计算公式如下：

$$通气储量\% = \frac{最大通气量 - 静息通气量}{最大通气量} \times 100\%$$

MVV95%以上为正常，<86%提示通气功能储备不佳，<70%提示通气功能严重损害，（60%～70%）为气急阈。

3. 肺泡通气量（alveolar ventilation，VA）　指在静息状态下每分钟吸入气量中能达到呼吸性细支气管及肺泡进行气体交换的有效通气量。潮气容积为 500ml，存留在呼吸性细支气管以上气道中的气体，不参与气体交换，称为解剖无效腔（即死腔气），约 150ml。已进入肺泡的气量可因局部肺泡毛细血管血流不足，不能进行气体交换，则形成肺泡无效腔。解剖无效腔加上肺泡无效腔，合称生理无效腔（dead space ventilation，VD）。肺泡通气量 VA＝（VT−VD）×RR。

【参考区间】 正常人生理无效腔与解剖无效腔基本相等。

【临床意义】 生理无效腔增大，肺泡通气量必然下降。VA 反映了有效通气量，每分通气量减少或无效腔比例增大均可引起 VA 降低。肺泡通气量不足时，动脉血气分析检查可见氧分压下降，二氧化碳分压升高，主要见于严重的肺气肿、呼吸中枢病变（延髓病变）等。

（二）用力肺活量

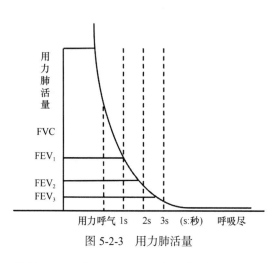

图 5-2-3 用力肺活量

用力肺活量（forced vital capacity，FVC）指深吸气至肺总量位后以最大力量及最快速度所能呼出的全部气量。正常人 FVC=VC。FVC 由于不受时间限制，故对阻塞性通气障碍的诊断作用有限。因此，肺功能检测时常更侧重一些由 FVC 衍变出来的单位时间呼气流速指标，常用的有第 1 秒钟用力呼气容积、最大呼气中段流量、呼气峰值流量（图 5-2-3）。

1. 第 1 秒用力呼气容积（forced expiratory volume in one second，$FEV_{1.0}$） 指最大吸气至 TLC 位后，开始呼气第 1 秒钟之内的快速呼出量。正常人 3 秒内可将肺活量全部呼出，第 1、2、3 秒所呼出气量各占 FVC 的百分率正常分别为 83%、96%、99%。常以 $FEV_{1.0}$ 占 FVC 或 VC 的百分（$FEV_{1.0}$/FVC%，或 $FEV_{1.0}$/VC%）表示，简称一秒率。

测定方法：仪器预先准备，要求肺量计筒容积大于 7L，积聚时间至少达 10 秒，流量 12L/s 时的阻力为 1.5cmH₂O/（L·s）。嘱被检者取立位，与肺量计连接后做最大吸气至肺总量位，屏气 1 秒钟后以最大力量、最快速度呼气至残气量位，持续、均匀、快速呼尽，重复 2 次。然后选择最佳曲线进行计算。

【参考区间】 $FEV_{1.0}$/FVC% 为 80%，$FEV_{3.0}$/FVC% 为 99%。

【临床意义】 $FEV_{1.0}$/FVC%＜70% 提示阻塞性通气功能障碍，见于慢性阻塞性肺疾病和支气管哮喘发作期。限制性通气功能障碍时，$FEV_{1.0}$/FVC% 正常甚至增加。

2. 最大呼气中段流量（maximal mid-expiratory flow，MMEF） 是根据用力肺活量曲线而计算得出用力呼出 25%～75% 平均流量。

测定方法：将用力肺活量起、止两点间平均分为四等份，用力呼出中期 50% 肺活量所需的时间，称为最大呼气中段时间（mid-expiratory time，MET）。中期 50% 肺活量除以最大呼气中段时间，称为最大呼气中段流量，即 MMEF= 0.5FVC/MET。

【参考区间】 正常成人：男性约（3452±1160）ml/s；女性约（2836±946）ml/s。

【临床意义】 MMEF 主要取决于 FVC 非用力依赖部分，即呼气流量随用力程度达到一定限度后，尽管继续用力，但流量固定不变，与用力无关。MMEF 主要受小气道直径影响，比 $FEV_{1.0}$/FVC% 能更早反映小气道阻塞情况，因此 MMEF 可作为评价早期小气道阻塞的指标。MMEF 下降反映小气道阻塞，见于慢性阻塞性肺疾病。

（三）通气功能检查临床应用

临床上通气功能测定是肺功能测定的基本内容，是一系列肺功能检查中的初筛项目。根据上述各项指标，可对通气功能作出初步判断、判断肺功能状况和通气功能障碍类型。

1. 通气功能障碍的常见类型及其肺功能特点 以上通气功能检查主要反映大气道（内径大于2.0mm）通气的状况。通气功能障碍一般分为阻塞性、限制性、混合性3种类型（表5-2-1），其中阻塞性通气功能障碍的特点以流速降低为主，限制性通气功能障碍以肺容量减少为主。

表 5-2-1　三种类型的通气功能障碍的通气功能指标比较

	FVC	$FEV_{1.0}/FVC$	$FEV_{1.0}$	RV	TLC
阻塞性	正常或下降	下降	下降	上升	上升
限制性	下降	正常或上升	正常或下降	下降或正常	下降
混合性	下降	下降	明显下降	不定	不定

2. 肺通气功能障碍的程度（表5-2-2）。

表 5-2-2　肺通气功能障碍分级

严重程度	$FEV_{1.0}$占预计值（%）
轻度	≥70
中度	60~69
中重度	50~59
重度	35~49
极重度	<35

3. 支气管舒张试验 通过给予支气管舒张药物的治疗，观察阻塞气道的舒缓反应的方法，称为支气管舒张试验。

（1）适应证：①有合并气道阻塞的疾病，如支气管哮喘、慢性阻塞性肺疾病、弥漫性泛细支气管炎、过敏性肺泡炎等；②有气道阻塞征象，需排除非可逆性气道阻塞，如上气道阻塞。

（2）禁忌证：①对已知支气管舒张剂过敏者，禁用该类舒张剂；②患有严重心功能不全者慎用β_2-受体激动剂；③有青光眼、前列腺肥大排尿困难者慎用胆碱能受体拮抗剂。

（3）注意事项：为避免舒张药物对试验结果的影响，舒张试验前应停用影响试验结果的药物及避免相关的影响因素。

（4）试验方法：首先测定被检者的基础肺功能（$FEV_{1.0}$、FVC），然后吸入支气管舒张剂，再复查用药后肺功能。

【参考区间】 $FEV_{1.0}$和（或）FVC用药后较用药前增加≥12%，且绝对值≥200ml，则为支气管舒张试验阳性。当一次支气管舒张试验出现阴性结果时，并不表示气道阻塞一定是不可逆的或支气管舒张剂治疗无效，需仔细分析原因，必要时重复检查。

【临床意义】 慢性阻塞性肺疾病的诊断及严重程度分级；支气管哮喘的诊断；评价某种支气管舒张药物的疗效，以指导用药。

4. 支气管激发试验 指通过化学、物理、生物等人工刺激，使支气管平滑肌收缩，并通过肺功能检查指标的变化来判定支气管是否缩窄及其程度的方法，是检测气道高反应性最常用、最准确的临床检查。支气管激发试验有助于哮喘的诊断及鉴别诊断；判断哮喘的严重程度；分析哮喘的治疗效果；研究气道疾病的发病机制。

（1）适应证：①临床上疑诊哮喘；②慢性咳嗽查因；③反复发作的胸闷、呼吸困难查因；④评估哮喘的治疗效果；⑤变应性鼻炎；⑥其他需要评价气道反应性的疾病。

（2）禁忌证：①对吸入诱发剂明确过敏者；②妊娠、哺乳期妇女；③不能解释的荨麻疹；④曾有过致死性哮喘发作、哮喘发作或急性加重期。

（3）注意事项：为防止和减少药物影响，试验前应停止使用支气管舒张剂 2～3 天。

（4）试验方法：激发试验有手捏式雾化吸入法、定量雾化吸入法、2 分钟潮气呼吸法和 5 次呼吸法。操作步骤：①首先测定被检者的基础肺功能：$FEV_{1.0}$、呼气峰值流量（PEF）和比气道传导率（sGaw），以 $FEV_{1.0}$ 最常用；②吸入生理盐水重复检测肺功能；③由低浓度到高浓度（剂量）按不同方法吸入激发剂，每个浓度吸入后分别测定 $FEV_{1.0}$，直至吸药后 $FEV_{1.0}$ 较基础值下降≥20%或吸入药物达到规定的最高浓度时或出现明显不适；④结束试验，吸入适量支气管舒张剂。气道反应性检查过程中可能出现因气道痉挛引起的咳嗽、气促、喘鸣等症状，有些患者可能会出现声嘶、咽痛、头痛等症状，这些症状多数经休息 15 到 30 分钟后可自行缓解。若出现支气管激发试验阳性且伴明显气促、呼吸困难，此时应吸入支气管舒张剂以缓解症状。

【参考区间】 定性：支气管激发试验阳性：$FEV_{1.0}$、PEF 较基础值下降≥20%或 sGaw 下降≥35%；

定量：根据累计激发剂量（PD）或激发浓度（PC）来定量判断气道反应性。PD_{20}-$FEV_{1.0}$ 为使 $FEV_{1.0}$ 较基础值下降 20%的累积激发剂量，PC_{02}-$FEV_{1.0}$ 为使 $FEV_{1.0}$ 较基础值下降 20%的累积激发浓度。依据 PD_{20}-$FEV_{1.0}$ 和（或）PC_{20}-$FEV_{1.0}$ 可对气道反应性的严重程度进行分级。

【临床意义】 支气管激发试验阴性者可考虑排除哮喘。但阳性者并不一定就是哮喘，其他疾病，如慢性支气管炎、变应性鼻炎、支气管扩张症及长期吸烟者，也可能出现气道高反应性，表现为支气管激发试验阳性，需结合临床及其他检查进行判断。

第二节　换气功能检查

外呼吸进入肺泡内的氧通过肺泡毛细血管进入血液循环，与此同时血液中的二氧化碳通过弥散排到肺泡，这个过程即"换气"过程，也称为"内呼吸"。肺换气功能与气体在肺内分布状态、通气量、血流量、通气/血流比值及气体的弥散等因素有密切的关系。

（一）气体分布

气体交换的基本单位是肺泡，但正常人肺内气体分布（gas distribution）不均匀，存在着区域性差异，这与气道阻力、肺顺应性、胸腔内压的变化有关。但当有阻塞性气道病变时，肺泡通气不足，则导致气体分布明显不均匀，通气不足的肺泡区域的通气/血流比值下降，导致静-动脉样分流效应，引起低氧血症。

吸入气体分布不均匀，常由不均匀的气流阻力与不均匀的顺应性引起。不均匀的气流阻力见于支气管痉挛或受压引起的气道局部阻塞；不均匀的顺应性见于肺淤血、肺纤维化、肺气肿、肺水肿、胸腔积液等。

（二）通气/血流比值

有效的肺泡气体交换要求肺泡通气量和肺血流量不但充足，而且要求肺泡通气量和肺血流量（即通气/血流比值 ventilation/perfusion，V/Q）二者在数量上比例适当。V/Q 的测定方法较多，大多是通过动脉血气分析项目来计算相关指标进行推断，如测定肺泡-动脉氧分压差（P（A-a）O_2），如增大，可见于 V/Q 比例严重失调。

【参考区间】　健康人肺泡通气量约每分钟 4L，肺血流量约每分钟 5L，V/Q 比值为 0.8。

【临床意义】

（1）V/Q 大于 0.8 说明肺泡无效腔气增多：临床上可见于肺动脉栓塞等。

（2）V/Q 小于 0.8 提示有无效血流灌注：导致静-动脉样分流效应，见于支气管痉挛与阻塞、阻塞性肺不张、肺炎、肺水肿、急性呼吸窘迫综合征（ARDS）等。

（3）V/Q 比值严重失调：导致换气功能障碍，引起缺氧，常无二氧化碳潴留。

（三）弥散功能

反映弥散功能的指标称为肺弥散量（pulmonary diffusing capacity，D_L）。肺弥散量是指肺泡膜两侧气体分压差在 1mmHg 的条件下，每分钟透过肺泡膜的气体量(ml)。肺的气体弥散主要是 O_2 和 CO_2 的弥散，一般不存在 CO_2 弥散障碍。直接计算 O_2 的弥散量，方法复杂，而 CO 与血红蛋白的结合力比 O_2 大 210 倍，故 CO 成为临床上测定肺弥散功能*的理想气体。

肺弥散功能检查的适应证与禁忌证

测定方法：有一口气呼吸法、恒定状态法、重复呼吸法等。临床上最常用一口气呼吸法测定肺一氧化碳弥散功能（D_LCO single-breath method，DL CO-sb）。

【参考区间】　正常成人：

男性（18.23～38.41）ml/mmHg·min；女性（20.85～23.9）ml/mmHg·min。

【临床意义】　肺弥散量受年龄、性别、身高、体重、吸烟、血红蛋白、运动、体位等因素影响，一般男性大于女性、成人大于儿童、卧位大于立位、运动时大于静息时。若肺弥散量低于正常预计值的 80%，则提示有弥散功能障碍。

（1）D_L 降低：见于：①弥散距离增加，如间质性肺疾病、肺水肿；②肺泡破坏引起肺毛细血管床减少，如肺水肿、肺叶切除；③肺血管病，如肺动脉高压、肺栓塞等；④贫血等引起血红蛋白下降。

（2）D_L 升高：见于肺毛细血管流量增加，如世居高原、运动、肥胖、平卧体位等。

第三节　小气道功能检查

小气道是指在吸气状态下，内径≤2mm 的细支气管（相当于第 6 级支气管分支以下），是许多慢性阻塞性肺疾病早期容易受累的部位。由于小气道总的横断面积大（达 100cm² 以上），因此气流阻力小（占气道总阻力的 20%以下）。当其发生病变时临床上可无症状和体征，普通的肺功能检测也无异常改变。当其病变出现临床症状和大气道阻力增加时，则病变已较重。小气道功能检查能早期发现小气道疾病，从而有助于慢性阻塞性肺疾病的早期诊断。

（一）闭合容积和闭合总量

闭合容积（closing volume，CV）指从平静呼气至残气位时，肺低垂部位小气道开始闭合时所能继续呼出的气体量。小气道开始闭合时的肺内存留气量，则称为闭合总量（closing capacity，CC），闭合容积加残气容积为闭合总量。CV 与 CC 是反映小气道功能的重要指标。

【参考区间】　正常成人：CV（闭合气量）/VC（肺活量）%和 CC（闭合总量）/TLC（肺总量）%随年龄增加而增加：30 岁为 13%；40 岁为 16%；50 岁为 20%；CC/TLC%<45%。

【临床意义】　小气道有病变时，低垂部小气道可提前闭合于功能残气位，因而 CV 与 CC 增大。

慢性阻塞性肺疾病、吸烟、大气污染等往往是引起小气道疾病的常见原因。

（二）最大呼气流量-容积曲线

最大呼气流量-容积曲线（maximal expiratory flow volume curve，MEFV），也称 V-V 曲线，是反映小气道功能的指标。

【临床意义】 一般以 50%VC 和 25%VC 时的呼气瞬时流量（Vmax50 和 Vmax25）作为检测小气道阻塞的指标。Vmax50 和 Vmax25 受性别、年龄、身高的影响。如两项指标的实测值与预计值之比小于 70%，且 Vmax50/Vmax25＜2.5，则提示小气道功能障碍。

（三）频率依赖性肺顺应性

肺顺应性是指单位压力改变时所引起肺的容积变化，反映肺组织的弹性。肺顺应性分为静态肺顺应性与动态肺顺应性两种。正常人的肺顺应性不受呼吸频率影响，故静态肺顺应性与动态肺顺应性基本一致。但小气道有病变时，随着呼吸频率加快，肺顺应性下降，此现象为频率依赖性肺顺应性（frequency dependence of dynamic compliance，FDC）。目前认为 FDC 是检测小气道疾病最敏感的指标。

检测时，常分别检测每分钟 20 次呼吸频率时的肺顺应性（C_{ldyn20}）与每分钟 60 次呼吸频率时的肺顺应性（C_{ldyn60}）。正常人 $C_{ldyn60}/C_{ldyn20} \geq 0.75$，如＜0.75 则反映小气道病变。

（参考答案见二维码）

1. 肺功能检查的适应证和禁忌证有哪些？
2. 通气功能障碍的常见类型及其肺功能特点？
3. 换气功能检查包括哪些检查内容？

（隋博文）

参考答案

第三章 内 镜 检 查

内镜（endoscopy）是医师将一光学仪器通过人体天然孔道（鼻腔、口腔、尿道、阴道等）或体表切口送入人体内特定部位，通过物理成像的原理，借以观察人体内部情况，帮助进行临床诊断或治疗的一种现代诊疗技术。

最早的内镜是 1869 年由德国医生 Kussmaul 研制而成的胃镜。在近 150 年的发展历程中，经历了硬管式内镜、光学纤维（软管式）内镜和电子内镜三个阶段，内镜制作越来越精细，患者受到的痛苦越来越小。计算机、图文技术的应用，令其图像质量越来越好。配合细胞刷、活检钳的使用及病理检查，使内镜的诊断准确性显著提高。内镜的功能从最初的单纯检查、辅助诊断，发展到目前的镜下治疗。内镜的应用范围也从消化道扩展到呼吸系统、泌尿系统、生殖系统、胸腹腔病变和关节病变的诊断、治疗。目前，内镜按其功能不同，可分为以下几类：

（1）消化道内镜：食管镜、胃镜、十二指肠镜、小肠镜、结肠镜及直肠镜。

（2）呼吸系统内镜：喉镜、支气管镜、胸腔镜、纵隔镜。

（3）腹腔镜。

（4）胆道内镜。

（5）泌尿系内镜：膀胱镜、输尿管镜、肾镜。

（6）妇科内镜：阴道镜、宫腔镜。

（7）血管内腔镜。

（8）关节腔镜。

另外，还出现了胶囊内镜、超声内镜等，随着内镜技术的快速发展，形成了一个崭新的诊治领域，称为内镜学（endoscopicology）。

第一节　上消化道内镜

上消化道内镜包括了食管镜、胃镜、十二指肠镜，是食管、胃、十二指肠疾病最常用和最准确的检查方法，主要用于食管、胃、十二指肠及胆胰病变的检查，是应用最早、发展最快的内镜检查。

一、适　应　证

食管、胃、十二指肠疾病诊断不明者，可进行此项检查。主要适应证如下：

（1）存在原因不明的吞咽困难，胸骨后疼痛、烧灼感，上腹部疼痛、不适、饱胀，食欲下降等上消化道症状患者。

（2）不明原因的上消化道出血。早期检查不仅可获病因诊断，还可同时进行镜下止血。

（3）食管、胃黏膜病变和疑有肿瘤，X 线钡餐检查不能确诊或不能解释者。

（4）需要定期随访观察的食管、胃、十二指肠病变（如：消化性溃疡、术后胃反流性食管炎等）。

（5）手术后随访或药物治疗前后疗效对比观察。

（6）需进行内镜下治疗的病变（如：镜下止血、异物取出、食管静脉曲张硬化剂注射与套扎、食管狭窄的扩张治疗、支架置入、上消化道息肉摘除及早期恶性肿瘤的内镜下切除等）。

二、禁 忌 证

（1）严重心、肺疾患或重要器官功能衰竭无法耐受内镜检查者。如心肌梗死急性期、心力衰竭、严重心律失常、哮喘发作期、严重呼吸功能不全、肝性脑病等。

（2）上消化道大出血生命体征不稳定者。

（3）休克、昏迷等危重状态者。

（4）精神不正常不能配合检查者。

（5）各种原因引起的内镜插入困难者。如咽部急性炎症者、口腔及上消化道腐蚀性炎症急性期、严重胸廓畸形等。

（6）主动脉瘤患者。

（7）疑有食管、胃、十二指肠穿孔急性期的患者。

（8）传染性疾病患者。开放性肺结核、病毒性肝炎等活动期不宜进行检查。

多数情况下，上消化道内镜检查的禁忌证是相对的。必要时，可在给予病人相应治疗药物及监护等情况下进行检查。如：对有心、脑、肺部疾患或有心功能不全、心律失常，应详细了解患者病情并作出判断，术前应用药物治疗，并在术中予心电、血压、血氧饱和度监测，准备好抢救药品以保证安全；传染性疾病患者，使用专用胃镜，并严格消毒情况下进行检查；对不能配合检查的精神病患者，可在专科医师或麻醉医师协助下完成检查。

三、术 前 准 备

（一）患者的告知及知情同意

（1）将内镜检查过程中可能出现的问题向患者提供口头或书面交流指导，可以提高其对操作的耐受性。

（2）所有患者在接受检查前须书面告知相关风险，并签署知情同意书。

（3）检查过程须有家属全程陪同，以便于在不良事件发生时能及时进行医患沟通。

（二）术前准备

（1）术前常规检测肝功能、乙肝、丙肝病毒标志物、梅毒螺旋体抗体、HIV 抗体，以防交叉感染。

（2）检查前患者应禁食 8 小时以上。胃排空延缓者需禁食更长时间，幽门梗阻者，检查前应予洗胃，以使视野清晰。

（3）核对患者姓名、性别、年龄，询问病史，查看相关检查结果，与患者沟通、解释，消除患者恐惧心理，以取得患者的配合。

（4）有高血压，冠心病及心律失常者，术前应测血压、心电图检查，如有禁忌证应暂缓检查。

（5）告知患者检查前应去除活动义齿，解开领扣，放松腰带，做深呼吸配合检查。

（6）一般无须使用镇静剂。过分紧张者可肌注或静注地西泮 5～10mg。内镜下治疗时，为减少胃蠕动，可于术前 10 分钟肌内注射山莨菪碱 10mg 或阿托品 0.5mg。

（7）可口服去泡剂二甲硅油，去除胃、十二指肠黏膜表面泡沫，使视野更加清晰。

（8）检查胃镜及配件，确保仪器正常运行。检查电源、光源、通气、送水阀及吸引装置，操纵部调节钮角度、监视器屏幕影像系统等。

（9）内镜室应备有心电监护设备、氧气及急救药品。

四、并　发　症

1. 一般并发症　较常见的有咽痛、喉头痉挛、腮腺肿大、下颌关节脱位、食管贲门黏膜撕裂等。

2. 严重并发症

（1）心搏骤停、心肌梗死：多因插镜时刺激迷走神经兴奋或低氧血症所致。一旦发生，立即停止检查，积极抢救。

（2）消化道穿孔：导致消化道穿孔常见原因为术者进镜操作粗暴，盲目插镜，或患者消化道黏膜由于病变过于薄弱，或胃镜下治疗如内镜下黏膜下剥离术（endoscopic submucosal dissection，ESD）、经口内镜肌切开术（peroral endoscopic myotomy，POEM）等。

（3）吸入性肺炎：多因呕吐物由气管进入肺部所致。

（4）低氧血症：多由于内镜压迫呼吸道引起通气障碍或患者憋气所致。停止检查后给予吸氧可迅速好转。

五、术　后　处　理

（1）术后出现胸背部或上腹部剧痛，应行 X 线摄片除外食管、胃肠穿孔。

（2）检查后 1～2 小时才能进食，当日进温凉流质或半流质饮食。

（3）检查后如有咽部疼痛不适或声嘶，可局部对症用药。

（4）镇静或麻醉患者，须在复苏室复苏，无不良反应才可离院。

（5）检查后嘱患者若有剧烈腹痛、黑便、呕吐，即来就诊。

六、临　床　意　义

上消化道内镜除可对食管、胃、十二指肠黏膜表面作直接肉眼观察外，还可同时作黏膜病理活组织检查，也用于急性上消化道大出血的诊断与治疗。可应用色素内镜、放大内镜、共聚焦内镜等使病变部位与周围结构对比增强，轮廓更加清晰，显示消化道黏膜的腺管开口和微细血管等细微结构变化，获取更准确样本，从而提高消化道早期肿瘤检出率。常见上消化道疾病的内镜表现如下：

1. 慢性胃炎

（1）慢性非萎缩性胃炎：黏膜红斑、出血，可呈点状、斑片状或条状分布，呈局限性或弥漫性分布；伴或不伴黏膜充血、水肿。

（2）慢性萎缩性胃炎：黏膜苍白或红白相间的花斑状（以白为主），黏膜萎缩变薄，黏膜皱襞变浅甚至消失，部分黏膜血管显露。伴局灶性增生时，局部黏膜可呈粗颗粒状或小结节状。

消化性溃疡

2. 消化性溃疡* 可位于食管、胃、十二指肠等部位，以胃窦部多见。内镜下可分为活动期、愈合期和瘢痕期。

（1）活动期：溃疡呈圆形或椭圆形凹陷，直径多小于 2cm，底部覆以白苔或血痂，多伴周围黏膜充血、水肿。

（2）愈合期：溃疡缩小、变浅，表面薄白苔，边缘光滑整齐，周围充血水肿减轻或消失，可见红色栅状再生上皮，溃疡边缘可见黏膜皱襞向中央集中。

（3）瘢痕期：溃疡消失被再生上皮覆盖，黏膜皱襞呈放射状集中。

3. 肿瘤 我国食管癌、胃癌发病率较高，胃镜是最佳的早期诊断方法。根据癌组织在胃壁的浸润深度不同，将胃癌分为早期胃癌和进展期胃癌。

（1）早期胃癌：指病变仅累及黏膜或黏膜下层者。表现为微小的隆起或凹陷、红斑等，结合染色胃镜、放大胃镜、超声胃镜等技术，取组织活检，作出病理诊断。

（2）进展期胃癌：指病变浸润超过黏膜下层者。内镜下分为隆起型、溃疡型、浸润型。

第二节 下消化道内镜

下消化道内镜包括结肠镜（乙状结肠镜、全结肠镜）和小肠镜，以结肠镜应用较多，可达回盲部至末端回肠，可了解部分小肠和全结肠病变，在此介绍结肠镜检查。

一、适 应 证

（1）不明原因便血或持续大便潜血阳性者。

（2）有大便习惯改变，或有腹痛、腹部肿块、消瘦、贫血等征象，怀疑有结、直肠及末端回肠病变者。

（3）钡剂灌肠、乙状结肠镜检查结肠有狭窄、溃疡、息肉、癌肿、憩室等病变，需进一步确诊者。

（4）转移性癌、血清肿瘤标志物升高（CEA、CA19-9 等），需寻找原发病灶者。

（5）溃疡性结肠炎、Crohn 病等肠道病变的诊断及随访观察。

（6）结肠癌术前确诊、术后随访，息肉摘除术后随访。

（7）结肠癌前病变的监控、大肠癌高危人群普查。

（8）需内镜下介入治疗者：包括镜下止血、息肉电凝切除、结肠早癌镜下治疗、整复肠扭转和肠套叠、扩张肠狭窄及支架置入解除肠梗阻等治疗。

二、禁 忌 证

（1）严重心肺功能不全、休克、腹主动脉瘤、急性腹膜炎、肠穿孔等。

（2）直肠、肛管狭窄及急性炎症者。

（3）急性重症肠炎患者，如重症溃疡性结肠炎活动期，急性细菌性痢疾等。

（4）腹盆腔内广泛粘连者。

（5）妊娠期妇女，不合作的病人、昏迷或肠道准备不良的病人。

（6）高热、衰弱、剧烈腹痛和血流动力学不稳定者。

三、术 前 准 备

（一）患者的告知及知情同意

同上消化道内镜检查。

（二）术前准备

（1）术前常规查肝功能、乙肝、丙肝病毒标志物、梅毒螺旋体抗体、HIV 抗体，以防交叉感染。

（2）饮食：检查前 1～2 日进少渣半流质饮食，检查当晨禁食。

（3）肠道清洁：肠道准备是结肠镜检查成功的前提。可于检查前 3 小时嘱病人饮主要含氯化钠的平衡电解质液 3000～4000ml，或以磷酸缓冲液为主要成分的缓冲液导泻，也可用 20%甘露醇 500ml 加入葡萄糖盐水 1000ml 中混合口服。

（4）阅读结肠镜申请单，简要询问病史，做必要体检，查看有关检查结果，了解检查的指征，是否有禁忌证。

（5）术前用药：于术前 5～10 分钟用山莨菪碱 10mg 肌注，以减少肠蠕动。对情绪紧张者可肌注地西泮 5～10mg 和（或）哌替啶 50mg。

（6）检查室应备有监护设备及抢救药物，以备不时之需。

（7）检查结肠镜及配件：同胃镜准备。

四、并 发 症

（1）肠穿孔：肠镜检查后出现剧烈腹痛、腹胀、肝浊音界消失，应立即作腹部透视，如有膈下游离气体即为肠穿孔，应立即内镜处理或外科手术。

（2）肠出血：可能因插镜损伤、活检过深或电凝止血不足引起，操作中应予注意。

（3）肠系膜裂伤：较罕见，多见于操作粗暴。有腹腔内粘连时易造成肠系膜裂伤。少量出血可保守治疗，大量出血时应剖腹探查，并做相应外科处理。

（4）心脑血管意外：由于检查时过度牵拉刺激了迷走神经引起反射性心律失常，甚至心搏骤停。一旦发生，立即停止检查，积极抢救。

五、术 后 处 理

（1）检查结束后，尽量抽气以减轻腹胀。嘱患者稍事休息，观察患者有无腹胀、腹痛、腹部压痛，若无异常，15～30 分钟后可离院。

（2）做息肉切除及止血治疗者，应留院观察数日，必要时应用抗生素数天。

（3）活检或术中出血较多者，除镜下止血外，需随诊或观察，必要时予以止血药物。

六、临 床 意 义

常见结肠疾病的结肠镜表现：

（1）溃疡性结肠炎：镜下见黏膜广泛充血、水肿、糜烂或浅表溃疡，表面有脓苔和渗出物，形态多样，黏膜粗糙，拭之易出血，常伴炎性息肉形成。

（2）Crohn 病：镜下见跳跃式分布的纵行或匐行性溃疡，附近常有多发大小不等的炎性息肉，溃疡周围黏膜正常或呈鹅卵石样增生，伴肠壁增厚及肠腔狭窄。

（3）结肠良性肿瘤：以隆起型多见，病变大小、形态、表面颜色不一，可有蒂、亚蒂或无蒂，部分表现为匐匐状。

（4）结肠恶性肿瘤：肠癌诊断标准以肠镜加病理组织学检查为依据。息肉型最多见，依次为溃疡型和浸润型。息肉样癌可有蒂、亚蒂或无蒂，表面发红，凸凹不平，多有糜烂或溃疡。

第三节 支 气 管 镜

支气管镜在临床广泛应用于支气管、肺和胸腔疾病的诊断和治疗。尤其在支气管肺癌的早期诊断及肺部疾病的鉴别诊断中起到非常重要的作用。支气管镜管径细，可弯曲，易插入段支气管和亚段支气管，可在直视下作活检或刷检，亦可作支气管灌洗（bronchial lavage，BL）和支气管肺泡灌洗（bronchoalveolar lavage，BAL），行细胞学或液性成分检查，有助于肺部疾病的诊断、鉴别诊断和治疗。

支气管镜先后经历了传统硬质支气管镜、纤维支气管镜和现代电子支气管镜、超声支气管镜共用的三个历史阶段。目前，电子支气管镜已成为气管、肺和胸腔疾病诊断、治疗和急救的重要手段。近几年超声支气管镜问世，对于观察显示病变部位大小、肿瘤浸润深度、病灶血管结构及引导支气管壁针吸活检术有重要意义。

一、适 应 证

（1）不明原因的慢性咳嗽：支气管镜对于诊断支气管内膜结核、异物吸入及支气管良、恶性肿瘤等具有重要价值。

（2）不明原因的咯血或痰中带血：尤其是 40 岁以上的患者，持续 1 周以上的咯血或痰中带血。支气管镜检查有助于明确出血部位和出血原因。

（3）不明原因的局限性哮鸣音：支气管镜有助于查明气道阻塞的原因、部位及性质。

（4）不明原因的声音嘶哑：可能因喉返神经受累引起的声带麻痹和气道内新生物等所致。

（5）痰中发现癌细胞或可疑癌细胞者。

（6）X 线胸片和（或）CT 检查提示肺不张、肺部结节或块影、阻塞性肺炎、肺部弥漫性病变、肺门和（或）纵隔淋巴结肿大、气管支气管狭窄以及原因未明的胸腔积液等异常改变者。

（7）肺部手术前检查，对指导手术切除部位、范围及估计预后有参考价值。

（8）胸部外伤、怀疑有气管支气管裂伤或断裂，支气管镜检查常可明确诊断。

（9）肺或支气管感染性疾病（包括免疫抑制患者支气管肺部感染）的病因学诊断，如通过气管吸引、保护性标本刷或 BAL 获取标本进行培养等。

（10）机械通气时的气道管理。

（11）疑有气管、支气管癌患者的确诊。

二、禁　忌　证

（1）颈椎畸形或气管狭窄者。

（2）对麻醉药物过敏及不能配合检查者。

（3）活动性大咯血。若必须要行支气管镜检查时，应在建立人工气道后进行，以降低窒息发生的风险。

（4）严重的高血压及心律失常者。

（5）新近发生的心肌梗死或有不稳定心绞痛发作史者。

（6）严重心、肺功能不全。

（7）不能纠正的出血倾向，如凝血功能严重障碍、尿毒症及严重的肺动脉高压等。

（8）严重的上腔静脉阻塞综合征，因纤维支气管镜检查易导致喉头水肿和严重的出血。

（9）疑有主动脉瘤者。

（10）多发性肺大疱。

（11）全身情况极度衰竭。

支气管镜检查开展至今，已积累了丰富的经验，其禁忌证范围亦日趋缩小，或仅属于相对禁忌。在上述情况下行支气管镜检查发生并发症的风险显著高于一般人群，应慎重权衡利弊后再决定是否进行检查。

三、术　前　准　备

（一）患者的告知及知情同意

同上消化道内镜检查。

（二）术前准备

（1）检查前需要详细询问患者病史，测量血压及进行心、肺功能检查。

（2）每位患者必须拍摄 X 线正、侧位胸片，必要时行胸部 CT 检查，以确定病变部位。

（3）支气管镜检查前 4 小时开始禁食，检查前 2 小时开始禁饮。

（4）需要静脉应用镇静剂者应在给药前建立静脉通道，并保留至术后恢复期结束。

（5）阿托品在检查前无须常规应用。

（6）对于拟行经支气管活检的患者，应在检查前检测血小板计数、凝血酶原时间和部分凝血活酶时间。

（三）特殊患者的处理

（1）对疑有慢性阻塞性肺疾病（COPD）的患者应测定肺功能。若肺功能重度下降（$FEV_1<$ 40% 预计值和（或）$SaO_2<93\%$），应测定动脉血气。

（2）COPD 及哮喘患者在支气管镜检查前应预防性使用支气管舒张剂。

（3）吸氧和（或）静脉应用镇静剂可能会升高动脉血 CO_2 浓度，因此对于支气管镜检查前动脉血 CO_2 浓度已升高者，应避免静脉应用镇静剂，且在氧疗时应格外小心。

（4）心肌梗死后 6 周内应尽量避免支气管镜检查。

（5）脾切除、安装有人工心脏瓣膜或有心内膜炎病史的患者，应预防性使用抗生素。

（6）有出血危险的患者，即使不行经支气管活检，仅行普通支气管镜检查，也应在术前常规检测血小板计数和（或）凝血酶原时间（PT）。

（7）对于拟行活检的患者，若一直口服抗凝剂，检查前应至少停用 3 天，或用小剂量维生素 K 拮抗。

（8）极少数情况下，当患者必须持续使用抗凝剂时，应使用肝素抗凝，并将其 PT 国际标准化比（international normalized ratio，INR）降至 2.5 以下。

（四）支气管镜检查的镇静和麻醉

（1）如无禁忌证，提倡给予被检者镇静剂，如短效苯二氮卓类镇静药，咪达唑仑，具体用法：

1）60 岁以下患者的初始剂量为 2.5mg，在操作开始前 5～10 分钟给药，药物约在注射后的 2 分钟起效；

2）给药宜采用滴注的方法，静脉注射咪达唑仑应缓慢，约为 1mg/30 s；

3）如果操作时间长，必要时可追加 1mg，但总量不宜超过 5mg；

4）年龄超过 60 岁的患者、衰弱及慢性病患者药量应酌减。对这些患者初始剂量应减为 1～1.5mg，也在操作前 5～10 分钟给药；根据需要可追加 0.5～1mg，但总量不宜超过 3.5mg。

（2）行鼻部麻醉时，2%利多卡因凝胶的效果优于利多卡因喷雾。

（3）行咽喉部麻醉时，2%～4%利多卡因雾化吸入。

（4）经支气管镜注入利多卡因时，应尽量减少其用量。成人利多卡因的总用量应限制在 8.2mg/kg。对于老年患者、肝功能或心功能损害的患者，使用时可适当减量。

四、并 发 症

（1）出血：术中或术后可表现为鼻出血或痰中带血，一般量少，能自行止血，不必处理。出血量大时可局部止血或全身止血药物治疗。

（2）支气管或喉头痉挛。

（3）发热及肺部感染：阻塞性肺疾病患者及支气管肺泡灌洗后的患者，易继发肺部感染。

（4）低氧血症。

（5）有结核播散，肿瘤气管、支气管内种植转移的风险。

（6）气胸或纵隔气肿：在支气管或肺活检后，极少数患者可出现气胸或纵隔气肿。

五、术 后 处 理

（1）部分患者（特别是肺功能损害和使用镇静剂后的患者）在支气管镜检查后，仍需要持续吸氧一段时间。

（2）一般应在 2 小时后才可进食、水，以免因咽喉仍处于麻醉状态而致误吸。

（3）对于行 BL、BAL 的患者，应在活检 1 小时后进行胸部影像学检查，以排除气胸。

（4）应通过口头及书面形式告知已行 BL、BAL 的患者，离开医院后仍有发生气胸的可能。

（5）对使用镇静剂的患者，应口头及书面建议其 24 小时内不要驾车、签署法律文件或操作机械设备。

（6）使用镇静剂的门诊患者，最好有人陪伴回家。对于老年人或行 BL、BAL 的高危患者，当日应有人在家中陪夜。

（7）部分患者在支气管镜检查后，肺巨噬细胞释放的某些炎性介质可致患者出现一过性发热，通常不需要进行特别处理，但需与术后感染进行鉴别。

六、临 床 意 义

1. 协助疾病诊断

（1）支气管肺癌[*]：纤维支气管镜检查可大大提高支气管肺癌诊断阳性率，尤其对于管内增殖型及管壁浸润型。并可在直视下取组织活检，获得组织学诊断，大大提高了其诊断的正确率。对中央型支气管肺癌的诊断率最高。镜下可见菜花样、结节样新生物，管壁黏膜表面粗糙或呈颗粒状突起，管壁僵硬，除之易出血，癌瘤表面有深陷的溃疡，气管受压隆起变形，支气管缩窄变形，分叶嵴扭曲或移位等。

支气管肺癌

（2）咯血：对胸片正常的咯血病人，通过纤维支气管镜检查可确定出血的部位、明确病变性质，并可清除血块、局部止血。

（3）肺部感染性病变：通过纤维支气管镜冲洗液、痰液可进行细菌、结核杆菌的培养，为肺部感染性疾病提供病原学诊断依据。

2. 协助疾病的治疗

（1）呼吸衰竭的救治：各种原因导致的呼吸衰竭，因黏稠的分泌物阻塞气道时，可利用纤维支气管镜通过气管的内径口或气管切开的气管套管口直接插镜进行吸痰，常可取得良好效果。

（2）取异物。

（3）肺部感染性疾病的治疗：对于有大量分泌物的肺脓肿、支气管扩张等，可通过纤维支气管镜吸引分泌物，并进行局部给药治疗。

（4）大气道狭窄：部分炎症、肿瘤导致的大气道狭窄可在纤维支气管镜下进行的介入治疗，如球囊扩张、支架放置、微波等。

第四节　腹 腔 镜

腹腔镜是一种带有微型摄像头的器械，它使用冷光源提供照明，将腹腔镜镜头（直径为 3～10mm）通过腹壁切口插入腹腔内，运用数字摄像技术使腹腔镜镜头拍摄到的图像通过光导纤维传导至信号处理系统，并且实时显示在专用监视器上，医生通过对监视器屏幕上所显示患者器官不同角度的图像分析，对腹腔内病变进行诊断和治疗。

腹腔镜手术就是利用腹腔镜及其相关器械进行的手术。腹腔镜的优点：

（1）患者创伤很小，出血少，疼痛轻，恢复快；

（2）对周围组织的损伤降低，术后发生粘连的机会变小；

（3）住院时间短，费用少；

（4）多角度"视察"，效果直观：腔镜可在不牵动脏器的前提下从不同角度和方向检查，甚至可以看到一些很深的位置，达到直观检查的效果，解决了腹膜后间隙手术中无腔隙、解剖定位及标记不清的难题。

一、适 应 证

（1）诊断方面：可用于腹部外伤的诊断，外科急腹症、慢性腹痛的诊断，腹部肿瘤的诊断及分期，腹腔内病变的组织活检等。

（2）治疗方面：腹腔镜手术可用于肝叶切除、胆囊切除、胆管切开取石、胆管癌切除、脾切除、肾切除、肾囊肿去顶减压术、子宫肌瘤切除、卵巢囊肿切除、盆腔粘连分解、输卵管通液、胃穿孔缝合修补、胃高位迷走神经切断、阑尾切除、左（或右）半结肠切除、直肠癌根治、疝修补等方面。

二、禁 忌 证

（1）严重心、肺、肝、肾功能不全者。

（2）严重出凝血功能障碍者。

（3）腹腔、盆腔巨大肿瘤：腹腔、盆腔肿瘤巨大，导致腹腔、盆腔可供手术操作空间受限，且肿块妨碍视野，在建立气腹或穿刺时可能引起肿块破裂。

（4）弥漫性腹膜炎伴肠梗阻：由于肠段明显扩张，气腹针或套管针穿刺时易造成肠穿孔的危险。

（5）腹部疝或横膈疝：人工气腹的压力可将腹腔内容物压入疝孔，引起腹部疝的嵌顿。腹腔内容物经膈疝进入胸腔，可影响心肺功能。

（6）严重的腹腔、盆腔粘连：多次手术如肠道手术、多发性子宫肌瘤剥出术等造成重要脏器或组织周围致密、广泛粘连，如输尿管、肠曲的粘连，在分离粘连过程中造成重要脏器或组织的损伤。

三、术 前 准 备

（一）患者的告知及知情同意

同上消化道内镜检查。

（二）术前准备

（1）术前详细了解患者病史，主要包括心肺功能，有无药物过敏史及凝血功能障碍等。

（2）术前常规检测血生化全项、乙肝、丙肝病毒标志物、梅毒螺旋体抗体、HIV 抗体及出凝血功能；术前腹部超声检查、腹部 CT 检查等。

（3）术前备皮，嘱患者术前洗澡，清洁脐孔。

（4）手术前一天晚餐以清淡、易消化饮食为主；保证充足睡眠，必要时使用镇静药物。

（5）术前禁食 6 小时。

（6）严格无菌操作。

（7）患者仰卧位，全麻下进行手术。

四、并　发　症

（1）人工气腹相关并发症：皮下气肿、气胸、气栓及二氧化碳吸收引起的异常等。

（2）穿刺并发症：脏器损伤、血管损伤等。

（3）器械相关并发症：电热损伤等。

（4）手术相关并发症：出血、切口感染等。

（5）其他并发症：麻醉并发症、切开疝等。

五、术　后　处　理

（1）术后去枕平卧6小时，头侧向一边，以防呕吐物阻塞呼吸道。

（2）每半小时为病人翻身一次，按摩其腰和腿部，以促进血液循环。

（3）术6小时后，应让病人进少量流质软食（如稀米汤、面汤等，禁食甜牛奶、豆奶粉等），以防出现肠胀气，术后第2天，病人可进半流质食物（如米粥、汤面条、蒸蛋糕等），而后逐渐恢复普食。

（4）手术当日液体输完即可拔掉导尿管，鼓励病人下床活动。

（5）手术一周后即可去掉腹部敷料，可淋浴，并逐渐恢复正常活动。

六、临　床　意　义

（1）诊断性腹腔镜：不明原因腹痛的病因诊断；腹盆腔肿瘤的定位、定性及分期诊断；腹盆腔病变治疗后复查；帮助明确生殖器官畸形等。

（2）治疗性腹腔镜：胆囊切除术、阑尾切除术、消化道穿孔修补术、粘连分解术等。

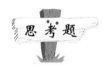

〔**参考答案见二维码**〕

　　1. 上消化道内镜检查的适应证和禁忌证是什么？

　　2. 支气管镜的并发症有哪些？

（李　潇）

参考答案

第六篇
病历与诊断思维方法

病历与诊断思维方法PPT　　　病历与诊断思维方法思维导图

第一章 病历书写

病历（medical record）是医务人员在医疗活动过程中形成的文字、符号、图表、影像、切片等医疗资料的总和，包括门（急）诊病历和住院病历。病历书写是医务人员通过问诊、体格检查、辅助检查、诊断与鉴别诊断、治疗、护理等医疗活动获得有关资料，并进行归纳、分析、整理形成医疗活动记录的行为。病历既是医院管理、医疗质量和业务水平的反映，也是临床和信息管理的基础资料，同时也是医疗服务质量评价、医疗保险赔付参考的主要依据。病历还是一份具有法律效力的医疗档案，是涉及医疗纠纷和诉讼的重要依据，病历书写中应特别重视相关的法律问题，如落实病历书写者的责任、反映患者的选择权和知情权、病历内容的真实性、完整性和连续性、相关证据的收集等。近几年来，我国卫生部对病历书写做出严格的要求与规范，严禁涂改、伪造、隐匿、销毁或抢夺病历资料。患者也有权复印或复制门诊病历、住院病历、体温单、医嘱单、检验报告、医学影像资料、病理资料、特殊检查同意书、手术同意书、手术及麻醉记录单、护理记录等。因此，书写完整而规范的病历是每个临床医师必须掌握的一项基本功，各级医师必须以高度负责的精神和实事求是的科学态度来对待，努力学习和刻苦练习，认真地写好每份病历。

第一节 病历书写的基本要求

一、内容真实，书写及时

病历必须真实地反映病情和诊疗经过，不能虚构和臆想。这不仅关系到病历质量，而且也反映出医师的品德和作风。内容的真实来源于详细认真的问诊，全面细致的体格检查，客观辩证的分析，以及正确科学的判断。

（1）病历书写内容应客观、真实、准确、完整、重点突出、层次分明。

（2）书写病历应注意要按各种文件完成时间的要求及时记录。门诊病历即时书写，急诊病历在接诊同时或处置完成后及时书写。入院记录应于次日上级医师查房前完成，最迟须在患者入院后24小时内完成。危重患者的病历应及时完成，因抢救危急患者未能及时书写病历的，应在抢救结束后6小时内据实补记，并注明抢救完成时间和补记时间。大批收容时，由主任医师酌情规定完成病历的时间。

（3）各项记录应注明年、月、日，急诊、抢救等记录应注明至时、分，采用24小时制和国际记录方式。如2016年8月6日下午3点5分，可写成2016-08-06，15：05（月、日、时、分为单位数时，应在数字前加0）。

二、格式规范，项目完整

病历具有规范的格式，临床医师必须按其规定格式进行书写。例如：门（急）诊病历记录分为初诊病历记录和复诊病历记录，有其特定的格式。入院记录格式分为传统式入院记录和表格式入院记录两种，二者记录的格式和项目基本上一致。前者系统而完整，经多年实践证明对于资料储存和人才培训都很有用；后者简便、省时，有利于计算机的管理以及病历的规范化（格式附后）。

（1）各种表格栏内必须逐项认真填写，无内容者画"/"或"—"。

（2）每张记录用纸都要完整填写眉栏（患者姓名、住院号、科别、床号）及页码，以避免与其他患者混淆。

（3）度量衡单位一律采用中华人民共和国法定计量单位。书写内容要完整，项目应填全，不可遗漏。

（4）各种检查报告单应分门别类按日期顺序整理好归入病历。

三、用词恰当，表述准确

要运用规范的汉字和汉语书写病历，要使用通用的医学术语和词汇，力求精练、准确，语句通顺、标点正确。

（1）规范使用汉字，按《新华字典》为准，不得自行杜撰。避免错别字。双位以上的数字一律用阿拉伯数字书写，一位数字一律用汉字。

（2）病历书写应当使用中文和医学术语。通用的外文缩写和无正式中文译名的症状、体征、疾病名称、药物名称可以使用外文。但为避免不必要的纠纷，除如"CT"等已为众所周知的外文缩写外，建议在诸如各类知情同意书*、病危（重）通知书、医患沟通记录、出院记录等需告知患方有关诊断或诊疗方案的医疗文书中，仍应使用中文书写。

（3）疾病诊断、手术、各种治疗操作的名称书写和编码应符合《国际疾病分类》（ICD-10、ICD-9-CM-3）的规范要求。所用译名暂以《英汉医学词汇》（人民卫生出版社）为准，疾病名称及个别名词如尚无妥善译名者，可用原文或拉丁文。患者述及的既往所患疾病名称和手术名称应加引号。

知情同意书

四、字迹工整，签名清晰

病历书写字迹要清晰、工整，不可潦草，以便于他人阅读。凡作记录或上级医师修改后，必须注明日期和时间，并由相应医务人员签署全名，以示负责。

（1）病历书写应当使用蓝黑墨水、碳素墨水书写，需复写的资料可用蓝或黑色油水的圆珠笔书写。计算机打印的病历（电子病历）应当符合病历保存的要求。

（2）各项记录书写结束时应在右下角签全名，字迹应清楚易认。

（3）某些医疗活动需要的"知情同意书"应有患者或其授权人（法定代理人）签名。

五、审阅严格，修改规范

上级医务人员有审查修改下级医务人员所书写病历的责任。修改不等于涂改，应按照修改标准进行，我国卫生部已对病历书写作出严格要求与规范，严禁涂改病历资料。

（1）实习医务人员、试用期医务人员（毕业后第一年）书写的病历，应当由本医疗机构注册的医务人员审阅、修改并签名，审查修改应保持原记录清楚可辨，并注明修改时间。修改病历应在72小时内完成。上级医务人员审核签名应在署名医务人员的左侧，并以斜线相隔。

（2）进修医务人员应当由接收进修的医疗机构根据其胜任本专业工作的实际情况认定后书写病历。

（3）病历书写过程中，若出现错字、错句，应当用双横线画在错字、错句上，保留原记录清楚可辨，并注明修改时间，由修改人签名。不得采用刀刮、胶粘、涂黑、剪贴等方法抹去原来的字迹。

六、法律意识，尊重权利

在病历书写中应注意体现患者的知情权和选择权。医务人员应当将治疗方案、治疗目的、检查和治疗中可能发生的不良后果以及可能出现的风险和预处理方案如实告知患者或家属，并在病历中详细记载，由患者或其授权人（法定代理人）签字确认，以保护患者的知情权。诊疗过程中应用新的治疗方法、输血、麻醉、手术等多种治疗手段，治疗中可能发生的不良后果，均需与患者或其授权人（法定代理人）充分沟通，并将沟通的结果记录在案，患者对诊疗方法自主决定应签字确认，充分体现患者自主选择权。在充分尊重患者权利，贯彻"以人为本"的人文理念的同时，医务人员也保留了相关的医疗证据，以保护医患双方的合法权益。以下按照相关规定作具体说明：

（1）对按照有关规定须取得患者书面同意方可进行的医疗活动（如特殊检查、特殊治疗、手术、实验性临床医疗等），应当由患者本人签署同意书。患者不具备完全民事行为能力时，应当由其法定代理人签字；患者因病无法签字时，应当由其授权的人员签字；为抢救患者，在法定代理人或被授权人无法及时签字的情况下，可由医疗机构负责人或者被授权的负责人签字。

（2）因实施保护性医疗措施不宜向患者说明疾病情况的，应当将有关情况告知患者近亲属，由患者近亲属签署知情同意书，并及时记录。患者无近亲属的或者患者近亲属无法签署同意书的，由患者的法定代理人或者关系人签署同意书。

（3）医疗美容应由患者本人或其监护人签字同意。

第二节　病历书写的格式与内容

一、住 院 病 历

住院病历是指患者入院后，由病房医师以及其他相关医务人员书写的各种医疗记录，是最完整的病历档案。内容包括住院病案首页、入院记录、病程记录、体温单、医嘱单、辅助检查报告单、医学影像检查资料、病理资料、麻醉同意书、手术同意书、输血治疗知情同意书、特殊检查（特殊治疗）同意书、病危（重）通知书等，根据具体情况选择记录。住院病历记录应尽可能完整，在实际工作中，可根据具体情况作适当增减。因相同疾病再次住院则书写再入院记录。入院记录、再次或多次入院记录应当于患者入院后 24 小时内完成；24 小时内入出院记录应当于患者出院后 24 小时内完成，24 小时内入院死亡记录应当于患者死亡后 24 小时内完成。危、急、重症患者病历应及时完成。临床各级医师必须熟练掌握住院病历书写的格式、基本要求及内容。

（一）入院记录的格式和内容

1. 一般项目 包括姓名、性别、年龄、婚姻状况、民族、职业、出生地、住址、工作单位、入院日期、记录日期、病史陈述者（应注明与患者的关系）。须逐项填写，不可空缺。

2. 病史

（1）主诉：指促使患者就诊的主要症状（或体征）及持续时间。主诉多于一项则按发生的先后次序列出，并记录每个症状的持续时间。主诉要简明精炼，一般为 1~2 句，20 个字左右。在一些特殊情况下，疾病已明确诊断，住院目的是为进行某项特殊治疗（手术、化疗）者可用病名，如淋巴瘤患者入院定期化疗。一些无症状（体征）的实验室检查异常也可直接描述，如发现血小板升高 1 个月。

（2）现病史：是指患者本次疾病的发生、发展、演变和诊治经过等方面全病程的详细情况，应当按时间顺序书写。现病史是住院病历书写的重点内容，应结合问诊内容，经整理分析后，围绕主诉进行描写，主要内容应包括：①发病情况：发病的时间、地点、起病缓急、前驱症状、可能的原因或诱因。②主要症状特点：主要症状的部位、性质、持续时间、程度以及加重或缓解的因素。③伴随症状：伴随症状出现的时间、特点及其演变过程，各伴随症状之间，特别是与主要症状之间的相互关系，与本病鉴别诊断有关的阳性及重要阴性资料。④病情进展情况：主要症状的变化以及新近出现的症状。⑤诊治经过：何时、何处就诊，作过何种检查，诊断何病，经过何种治疗，所用药物名称、剂量及效果。对患者提供的药名、诊断和手术名称须加引号以示区别。⑥一般情况：患者发病后的精神状态、食欲、大小便、体力、睡眠、体重等情况。⑦目前未愈仍需治疗的伴发疾病，可在现病史后另起一段以记录。

（3）既往史：指患者过去的健康和疾病情况。内容包括：既往一般健康状况、疾病史、预防接种史、传染病史、手术外伤史、输血史、食物或药物过敏史等。

系统回顾：

呼吸系统：咳嗽、咳痰、胸痛、咯血、呼吸困难、发热、盗汗、与肺结核患者密切接触史等。

循环系统：心悸、气急、咯血、发绀、心前区痛、晕厥、水肿及高血压、动脉硬化、心脏疾病、风湿热病史等。

消化系统：吞咽困难、反酸、嗳气、恶心呕吐、食欲减退、腹胀、腹痛、便秘、腹泻、呕血、黑便、便血、黄疸等。

泌尿生殖系统：尿频、尿急、尿痛、排尿不畅或淋沥、尿色（洗肉水样或酱油色），清浊度，水肿，肾毒性药物应用史，铅、汞化学毒物接触或中毒史，下疳、淋病、梅毒等性传播疾病史，阴部瘙痒、阴部溃烂等。

造血系统：头晕、乏力、眼花、皮肤苍白、皮肤或黏膜瘀点、紫癜、血肿，反复鼻出血，牙龈出血，骨骼痛，淋巴结及肝、脾大，化学药品、工业毒物、放射性物质接触史等。

内分泌系统及代谢：食欲异常、怕热、多汗、畏寒、多饮、多尿、肌肉震颤、头痛、视力障碍、性格及智力改变、体重、皮肤、毛发和第二性征改变史等。

神经精神系统：头痛、呕吐、眩晕、晕厥、失眠或嗜睡、意识障碍、痉挛、瘫痪、视力障碍、感觉及运动异常、性格改变、记忆力和智力减退等。

肌肉骨骼系统：关节肿痛、运动障碍、肢体麻木、痉挛、萎缩、瘫痪史等。

（4）个人史：患者的出生地及长期居留地，生活习惯及有无嗜好（烟、酒、常用药品、麻醉毒品）及其用量和年限，职业和工作条件及有无工业毒物、粉尘、放射性物质接触史，有无冶游史。

（5）婚姻史：患者婚姻状况、结婚年龄、配偶健康状况、夫妻关系、性生活情况、子女状况等。

（6）月经及生育史：女性患者月经史应记录初潮年龄、月经周期、行经期天数、末次月经时间（或闭经年龄）等情况。记录格式为：

$$初潮年龄\frac{行经期天数}{月经周期天数}末次月经时间（或闭经年龄）$$

此外，还需记录经血的量和颜色、经期症状、白带等情况。

生育史按下列顺序写明：足月分娩数-早产数-流产或人流数-存活数。并记录计划生育措施。

（7）家族史：直系亲属的健康状况，是否患有与患者同样的疾病；如已死亡，应记录死亡原因及年龄。家族成员有无家族性遗传性疾病、传染病等情况。

3. 体格检查　应当按照系统循序进行书写。内容包括生命体征（体温、脉搏、呼吸、血压），一般情况，皮肤、黏膜，全身浅表淋巴结，头部及其器官，颈部，胸部（胸廓、肺部、心脏、血管），腹部（肝、脾等），肛门、直肠，外生殖器，脊柱，四肢，神经系统等。专科体格检查情况应当根据专科需要记录专科特殊情况。具体记录的内容及格式如下：

生命体征：体温、脉搏、呼吸、血压。

一般状况：发育（正常、异常），营养（良好、中等、不良、肥胖），意识（清楚、嗜睡、昏睡、昏迷、模糊、谵妄等），面容与表情（润泽、急性病容、慢性病容、特殊面容），体位（自动、被动、强迫），步态（正常、慌张、醉酒、蹒跚、偏瘫等），语言情况（清晰、流利、吟诗样、失语等），检查能否合作。

皮肤、黏膜：颜色（正常、苍白、潮红、发绀、黄染、色素沉着），温度，湿度，弹性，有无水肿（凹陷性、非凹陷性及部位、程度），皮疹（丘疹、斑疹、斑丘疹、玫瑰疹、荨麻疹），皮下出血（瘀点、紫癜、瘀斑、血肿），皮下结节、肿块、蜘蛛痣、肝掌、溃疡和瘢痕，毛发的生长及分布。

淋巴结：全身或局部浅表淋巴结有无肿大及肿大的部位、大小、数目、压痛、质地、移动性，局部皮肤有无红肿、波动、瘘管、瘢痕等。

头部及其器官

头颅：大小、形态、运动、压痛、肿块、头发（分布、量、色泽）。

眼：眉毛（脱落、稀疏），睫毛（倒睫），眼睑（水肿、下垂、运动），眼球（突出、凹陷、运动、震颤、斜视），结膜（充血、苍白、水肿、出血、滤泡），巩膜（黄染），角膜（白斑、云翳、软化、溃疡、血管增生、瘢痕、色素环），瞳孔（大小、形态、对称性、对光反射、调节与聚合反射）。

耳：有无畸形、分泌物、乳突压痛，听力情况。

鼻：有无畸形、鼻翼扇动、出血、分泌物、阻塞；鼻中隔有无偏曲或穿孔；鼻旁窦有无压痛等。

口腔：气味，口唇（颜色、畸形、皲裂、疱疹、溃疡），牙齿（龋齿、缺牙、义齿、残根，注明位置），牙龈（色泽、肿胀、溢脓、溃疡、出血、铅线），舌（形态、舌质、舌苔、溃疡、运动、震颤、偏斜），口腔黏膜（溃疡、白斑、色素沉着、腮腺管开口、麻疹斑等），扁桃体（肿大、充血、分泌物、假膜），咽（色泽、反射、分泌物、悬雍垂位置），喉（发音清晰、嘶哑等）。

腮腺：大小、质地、压痛。

颈部：是否对称，颈部皮肤及肿块，有无强直、颈静脉怒张、肝-颈静脉反流征、颈动脉或颈静脉异常搏动，气管位置，甲状腺（大小、质地、压痛、结节、震颤、血管杂音）。

胸部

胸廓：是否对称，有无畸形、局部隆起、凹陷、压痛，胸壁有无静脉曲张、皮下气肿等，乳房（大小，有无红肿、压痛、肿块、乳头分泌物等）。

肺脏

视诊：呼吸运动（两侧对比），呼吸类型，呼吸频率、节律、深度，肋间隙增宽或变窄。

触诊：呼吸活动度，语颤（两侧对比），胸膜摩擦感，皮下捻发感。

叩诊：叩诊音（清音、过清音、浊音、实音、鼓音及其部位），肺上界、肺下界及肺下界移动度。

听诊：呼吸音（性质、强弱、异常呼吸音及其部位），有无干、湿啰音和胸膜摩擦音，语音传导情况（增强、减弱、消失）。

心脏

视诊：心前区是否隆起，心尖搏动或心脏搏动的位置、范围及强度。

触诊：心尖搏动的位置、强度，有无震颤（部位、时相）、心包摩擦感。

叩诊：心脏左、右浊音界，可用左、右 Ⅱ、Ⅲ、Ⅳ、Ⅴ 肋间处心浊音界距前正中线的距离（cm）表示，并注明左锁骨中线距前正中线的距离（表 6-1-1）。

表 6-1-1 心脏相对浊音界记录表

右（cm）	肋间	左（cm）
	Ⅱ	
	Ⅲ	
	Ⅳ	
	Ⅴ	

注：左锁骨中线距前正中线的距离为（　　　）cm

听诊：心率，心律，心音（增强、减弱、分裂，P_2 与 A_2 的比较），额外心音（奔马律、开瓣音、喀嚓音等），杂音（部位、时期、性质、强度、传导方向等），有无心包摩擦音。

血管

桡动脉：脉率，节律，搏动强度，动脉壁弹性和紧张度，有无奇脉和交替脉等。左、右桡动脉脉搏比较。

周围血管征：有无颈动脉异常搏动、毛细血管搏动征、水冲脉、枪击音、Duroziez 双重杂音等。

腹部

视诊：形状（对称、平坦、膨隆、凹陷），呼吸运动状况，有无皮疹、色素沉着、瘢痕、条纹，脐的情况，有无疝、静脉曲张（及其血流方向）、胃肠型、蠕动波、上腹部搏动。腹围测量（有腹水或腹部包块时）。

触诊：腹壁紧张度，有无压痛、反跳痛、液波震颤、包块（部位、大小、形态、质地、压痛、搏动、移动度、表面及边缘情况）。

肝脏：大小（右叶以右锁骨中线肋下缘、左叶以剑突下至肝下缘多少厘米表示），质地，表面及边缘情况，有无压痛、搏动。

胆囊：大小，形态，压痛，有无墨菲征。

脾脏：大小，质地，表面及边缘情况，有无压痛及摩擦感。

肾脏：大小、形状、质地、移动度、压痛，有无肾及输尿管点压痛。

膀胱：膨胀、有无压痛等情况。

叩诊：肝、脾浊音界，有无肝区叩击痛、移动性浊音、高度鼓音、肾区叩击痛等。

听诊：肠鸣音（正常、增强、减弱或消失），有无振水音、摩擦音、血管杂音，并记录其部位及性质等。

肛门、直肠　视病情需要检查。有无痔、肛裂、肛瘘、脱肛。直肠指诊有无狭窄、出血、包块、压痛、前列腺肿大及压痛。

外生殖器　根据病情需要做相应的检查。

男性：有无发育畸形、包茎、鞘膜积液，睾丸、附睾、精索状况。

女性：检查时必须有女医护人员在场，必要时请妇产科医师检查。包括外生殖器（阴毛、大小阴唇、阴蒂、阴阜）和内生殖器（阴道、子宫、输卵管、卵巢）。

脊柱：有无畸形（侧凸、后凸、前凸），活动度、压痛和叩击痛等。

四肢：有无畸形、杵状指（趾）、静脉曲张、骨折，关节有无红肿、疼痛、压痛、积液、脱臼、活动度受限、强直、畸形，有无水肿、肌肉萎缩、肌张力增强，肢体瘫痪，记录肌力。

神经系统

生理反射：浅反射（角膜反射、腹壁反射、提睾反射），深反射（肱二头肌反射、肱三头肌反射、桡骨骨膜反射、膝腱反射、跟腱反射）。

病理反射：Babinski 征、Oppenheim 征、Gordon 征、Chaddock 征、Gonda 征、Hoffmann 征。

脑膜刺激征：颈强直、Kernig 征、Brudzinski 征。

必要时做运动、感觉及神经系统其他特殊检查。

专科情况：外科、耳鼻喉科、眼科、口腔科、妇产科、介入放射科、神经精神等专科须写"外科情况""妇科检查"等等，主要记录与本专科有关的体征，前面体格检查中的相应项目不必重复书写，只写"见××科情况"。

4. 辅助检查　记录入院前所作的与本次疾病相关的主要实验室和器械检查及其结果。应分类按检查日期顺序记录检查结果。如系在其他医疗机构所作的检查，应注明该医疗机构名称及检查号。

5. 病历摘要　简明扼要、高度概述病史要点、体格检查、实验室及其他检查的重要阳性结果和具有鉴别意义的阴性结果，为诊断和鉴别诊断提供依据。字数以不超过 300 字为宜。

6. 诊断　诊断名称应确切，分清主次，顺序排列，主要疾病在前，次要疾病在后，并发症列于有关主病之后，伴发病排列在最后。第一诊断必须与主诉和现病史吻合或一致。诊断应尽可能地包括病因诊断、病理解剖诊断和病理生理诊断。对一时难以肯定诊断的疾病，可在病名后加"?"。一时既查不清病因，又难以判定在形态和功能方面改变的疾病，可暂以某症状待诊或待查作为诊断，并应在其后注明一两个可能性较大或待排除疾病的病名，如"血尿待查，肾结核?"。在临床诊疗过程中，诊断包含初步诊断和修正诊断。

初步诊断

指经治医师根据患者入院时情况，综合分析所作出的诊断。入院时的诊断一律写"初步诊断"，如初步诊断为多项时，应当主次分明。对待查病例应列出可能性较大的诊断。初步诊断写在入院记录末页中线右侧。

修正诊断（包含入院时遗漏的补充诊断）

凡以症状待诊的诊断以及初步诊断不完善或不符合的诊断，上级医师在诊疗过程中应作出"修正诊断"，修正诊断可打印新的一页"修正诊断"，并注明修正日期，随着诊疗活动的进展，医师对之前的诊断可以进行修正和补充，可表述为"第一次修正诊断""第二次修正诊断"等。写在入院记录末页中线左侧，注明日期，修正医师签名。

住院过程中增加新诊断或转入科对转出科原诊断的修正，不宜在入院记录上作增补或修正，只在转入记录、出院记录、病案首页上书写，同时于病程记录中写明其依据。

7. 签名 病历书写者在初步诊断的右下角签全名，字迹必须端正清楚。上级医师审核签名应在署名医师的左侧，并以斜线相隔。

（二）再次或多次入院记录

患者因同一种疾病再次或多次住入同一医疗机构时书写的记录。住院时，应在病历上注明本次为第几次住院，并记述以下内容：

（1）如因旧病复发再次住院，需将过去病历摘要及上次出院后至本次入院前的病情与治疗经过详细记入现病史中，但重点描述本次发病情况。

（2）如因新发疾病再次住院，则需按入院记录的要求书写，并将过去的住院诊断列入既往史中。

（3）既往史、个人史、家族史可以从略，只补充新的情况，但须注明"参阅前病历"及前次病历的住院号。

（三）24小时内入出院记录或24小时内入院死亡记录

（1）入院不足24小时出院的患者，可以书写24小时内入出院记录。记录包括：姓名、性别、年龄、婚姻、民族、职业、出生地、工作单位、住址、病史陈述者（应注明与患者的关系）、入院时间、记录日期、主诉、入院情况（简要的病史及体检）、入院诊断、诊治经过、出院时间、出院情况、出院诊断、出院医嘱、医师签全名等。

（2）入院不足24小时死亡的患者，可以书写24小时内入院死亡记录。记录包括：姓名、性别、年龄、婚姻、民族、职业、出生地、工作单位、住址、病史陈述者（应注明与患者的关系）、入院时间、记录日期、主诉、入院情况（简要的病史及体检）、入院诊断、诊治经过（抢救经过）、死亡时间、死亡原因、死亡诊断、医师签全名等。

（四）病程记录

病程记录是指继入院记录之后，经治医师对患者病情和诊疗过程所进行的连续性记录。病程记录要真实及时，要有分析判断和计划总结，并注意全面系统、重点突出、前后连贯。病程记录应反映诊疗的过程和健康问题的管理，条理清晰、组织严谨的病程记录可以反映经治医师的诊疗水平和职业道德。

（1）首次病程记录：由经治医师或值班医师在患者入院8小时内完成。内容包括病史、体格检查、实验室及其他检查、初步诊断、诊断依据以及鉴别诊断和诊疗计划（提出具体的检查及治疗措施安排）。

（2）日常病程记录：由经治医师书写，也可以由实习医务人员或试用期医务人员书写，但应有经治医师签名。内容包括患者的病情变化情况、重要的辅助检查结果及临床意义、上级医师查房意见、会诊意见、医师分析讨论意见、原诊断修改的理由、新诊断确立的依据、所采取的诊疗措施及效果、医嘱更改及理由、向患者及其亲属告知的重要事项等。病程记录要真实及时，要有分析判断和计划总结，并注意全面系统、重点突出、前后连贯。对病危患者应根据病情变化随时书写病程记录，每天至少记录一次病程记录，记录时间应当具体到分钟。对病重患者，至少2天记录一次病程记录。对病情稳定的患者，至少 3 天记录一次病程记录。

（3）上级医师查房记录：系指上级医师在查房时对患者病史和体征的补充，对诊断、鉴别诊断、当前治疗措施疗效的分析及下一步诊疗意见等的记录，属于病程记录的重要内容，代表上级医师及本医院的医疗水平。三级查房（主任、主治、住院医师）记录是卫生部规定的必做项目，下级医师应在查房后及时完成，在病程记录中要明确标记，并另起一行。书写中应注意：①书写上级医师查房记录时，应在记录日期后，注明上级医师的姓名及职称；②下级医师应如实记录上级医师的查房情况，尽量避免写"上级医师同意诊断、治疗"等无实质内容的记录。记录内容应包括对病史和体征的补充、诊断依据、鉴别诊断的分析和诊疗计划；③主治医师首次查房的记录至少应于患者入院48 小时内完成；主治医师常规查房记录间隔时间视病情和诊疗情况确定；对疑难、危重抢救病例必须及时有科主任或具有副主任医师以上专业技术任职资格医师查房的记录；④上级医师的查房记录必须由该查房医师审阅并签名。

（4）疑难病例讨论记录：是指由科主任或具有副主任医师以上专业技术任职资格的医师主持、召集有关医务人员对确诊困难或疗效不确切病例讨论的记录。内容包括日期、主持人、参加人员姓名及专业技术职务、具体讨论意见及主持人小结意见等。

（5）会诊记录：是指患者在住院期间需要其他科室或者其他医疗机构协助诊疗时，分别由申请医师和会诊医师书写的记录。会诊记录应另页书写。内容包括申请会诊记录和会诊意见记录。申请会诊记录应当简要载明患者病情及诊疗情况、申请会诊的理由和目的，申请会诊医师签名等。常规会诊意见记录应当由会诊医师在会诊申请发出后 48 小时内完成，急会诊时会诊医师应当在会诊申请发出后 10 分钟内到场，并在会诊结束后即刻完成会诊记录。会诊记录内容包括会诊意见、会诊医师所在的科别或者医疗机构名称、会诊时间及会诊医师签名等。申请会诊医师应在病程记录中记录会诊意见及其执行情况。

（6）交（接）班记录：交（接）班记录系指患者经治医师发生变更，交班医师和接班医师分别对患者病情及诊疗情况进行简要总结的记录。交班记录应当在交班前由交班医师书写完成；接班记录应当由接班医师于接班后 24 小时内完成。

1）交班记录紧接病程记录书写，接班记录紧接交班记录书写，不另立专页，但需在横行适中位置标明"交班记录"或"接班记录"字样。

2）交班记录应简明扼要地记录患者的主要病情、诊治经过、手术患者的手术方式和术中发现，计划进行而尚未实施的诊疗操作、特殊检查和手术，患者目前的病情和存在问题，今后的诊疗计划等。

3）接班记录应在复习病历及有关资料的基础上，再重点询问病史和体格检查，力求简明扼要，避免过多重复，着重书写今后的诊断、治疗的具体计划和注意事项。

4）对入院 3 天内的病例可不书写"交班记录"，但接班医师应在接班后 24 小时内书写较详细的病程记录。

（7）转科记录：系指患者住院期间需转科时，经转入科室会诊并同意接收后，由转出科室和转入科室经治医师分别书写的记录。包括转出记录和转入记录。转科记录不另立专页，宜在横行适中位置标明"转出记录"或"转入记录"。如医院有转入和转出记录专页，则按专页记录。

1）转出记录应由转出科室经治医师在患者转出科室前书写完成（紧急情况下除外）。转出记录的内容包括入院日期、转出日期，患者姓名、性别、年龄，病历摘要，入院诊断，诊疗经过，目前情况，目前诊断，转科目的，提请接收科室注意的事项，转出记录须经主治医师审签。

2）转入记录由转入科室医师于患者转入后 24 小时内完成。转入记录内容包括入院日期，转入日期，患者姓名、性别、年龄，转入前病情，转入原因，转入本科后的问诊、体检及重要检查结果，转入后的诊断及治疗计划。

（8）阶段小结：对长期住院患者，由经治医师每月所作的病情及诊疗情况的总结。内容包括入院日期、小结日期，患者姓名、性别、年龄、主诉、入院情况、入院诊断、诊疗经过、目前情况、目前诊断、诊疗计划、医师签名等。

交（接）班记录、转科记录可代替阶段小结。

（9）有创诊疗操作记录：患者在住院期间需要行有创诊疗操作（如心包穿刺、腹腔穿刺等）时，医师需向患者或其法定代理人说明操作的名称及操作中和操作后可能发生的并发症及意外情况，患者或其法定代理人签字同意后开始实施操作。医师在操作完成后即刻书写，内容包括操作名称、操作时间、操作步骤、结果及患者一般情况，记录过程是否顺利、有无不良反应、术后注意事项及是否向患者说明，操作医师签名。

（10）术前小结：指患者手术前，经治医师对患者病情的总结。主要包括病史摘要、术前诊断、手术指征、拟施手术名称、术式、日期、拟施麻醉方式、注意事项，并记录手术者术前查看患者相关情况等。

（11）术前讨论记录：指针对病情较重、手术难度较大及新开展的手术的患者，手术前在科主任或具有副主任医师以上专业技术任职资格的医师主持下，对其拟实施手术方式和术中可能出现的问题及应对措施所作的讨论记录。内容主要是术前准备情况、手术指征、手术方案、可能出现的意外及防范措施、参加人员姓名及专业技术职务、具体讨论意见及主持人小结意见、讨论日期、记录者签名等。

（12）麻醉术前访视记录：指麻醉医师在麻醉实施前对患者拟施麻醉进行风险评估的记录。麻醉术前访视记录可另立单页，也可在病程中记录。内容包括患者姓名、性别、年龄、科别、床号、住院号，患者一般情况、简要病史、与麻醉相关的辅助检查结果、拟行手术方式、拟行麻醉方式、麻醉适应证及麻醉中需注意的问题、术前麻醉医嘱、麻醉医师签字并填写日期。

（13）麻醉记录：是指麻醉医师在麻醉实施中书写的麻醉经过及处理措施的记录。麻醉记录应当专页书写。内容包括患者一般情况、术前特殊情况、麻醉前用药、术前诊断、术中诊断、手术方式及日期、麻醉方式、麻醉诱导及各项操作开始及结束时间、麻醉期间用药名称、方式及剂量、麻醉期间特殊或突发情况和处理经过、手术起止时间、麻醉效果及麻醉医师签名等。

（14）手术记录：是指手术者书写的反映手术一般情况、手术经过、术中发现及处理等情况的特殊记录，应当在术后 24 小时内完成。特殊情况下由第一助手书写时，必须由手术者审签。手术记录应当专页书写。如系表格式专页，则按表格项目认真填写。记录内容应包括一般项目（患者姓名、性别、年龄、科别、床号、住院号）、手术日期、术前诊断、术中诊断、手术名称、手术者及助手姓名、麻醉方法、手术经过、术中出现的情况及处理等。

1）术时患者体位，皮肤消毒方法，无菌巾的铺盖，切口部位、方向、长度、解剖层次及止血方式。

2）探查情况及主要病变部位、大小、与邻近脏器或组织的关系；肿瘤应记录有无转移、淋巴结肿大等情况。如与临床诊断不符合时，更应详细记录。

3）手术的理由、方式及步骤，应包括离断、切除病变组织或脏器的名称及范围；修补、重建组织与脏器的名称；吻合口大小及缝合方法；缝线名称及粗细号数；引流材料的名称、数目和放置部位；吸引物的性质及数量。手术方式及步骤必要时可绘图说明。

4）术毕敷料及器械的清点情况。

5）送检化验。培养、病理标本的名称及病理标本的肉眼所见情况。

6）术中患者耐受情况，失血量、输血量、术中用药、特殊处理和抢救情况。

7）术中麻醉情况，麻醉效果是否满意等。

（15）手术安全核查记录：是指由手术医师、麻醉医师和巡回护士三方，在麻醉实施前、手术开始前和患者离室前，共同对患者身份、手术部位、手术方式、麻醉及手术风险、手术使用物品清点等内容进行核对的记录，输血的患者还应对血型、用血量进行核对。应由手术医师、麻醉医师和巡回护士三方核对、确认并签字。

（16）手术清点记录：是指巡回护士对手术患者术中所用器械、敷料、血液等的记录，应当在手术结束后即时完成。手术清点记录应当另页书写，内容包括患者姓名、住院号、手术日期、手术名称、术中所用各种器械和敷料数量的清点核对、输血患者的血型及用血量核对、巡回护士和手术器械护士签名等。

（17）术后首次病程记录：由手术者或第一助手医师在患者术后即时完成的病程记录。记录内容包括手术时间、术中诊断、麻醉方式、手术方式、手术简要经过、术后处理措施、术后需严密观察注意的事项等。

手术后病程记录应连续记录3天，以后按病程记录规定及视病情要求进行记录。

伤口愈合情况及拆线日期等应在术后病程记录中反映。

（18）麻醉术后访视记录：指麻醉实施后，由麻醉医师对术后患者麻醉恢复情况进行访视的记录。麻醉术后访视记录可另立单页，也可在病程中记录。内容包括患者姓名、性别、年龄、科别、床号、住院号，患者一般情况、麻醉恢复情况、清醒时间、术后医嘱、是否拔除气管插管等，如有特殊情况应详细记录，麻醉医师签字并填写日期。

（19）抢救记录：对病情危重患者实施抢救时作的记录。因抢救急危患者，未能及时书写病历的，有关医务人员应当在抢救结束后6小时内据实补记，并加以说明。主要内容包括病情变化时间和情况、抢救时间（应当具体到分钟）、抢救措施、参加抢救的医务人员姓名及职称。

（20）死亡记录：是指经治医师对死亡患者住院期间诊疗和抢救经过的记录，应当在患者死亡后24小时内完成。死亡记录另立专页，并在横行适中位置标明"死亡记录"。死亡记录由经治医师书写，科主任或具有副主任医师以上专业技术任职资格的医师审签。内容包括入院日期、死亡时间、入院情况、入院诊断、诊疗经过（重点记录病情演变、抢救经过）、死亡原因、死亡诊断等。记录死亡时间应当具体到分钟。

（21）死亡病例讨论记录：是指在患者死亡一周内，由科主任或具有副主任医师以上专业技术职务任职资格的医师主持，对死亡病例进行分析讨论意见的记录。记录格式应在横行列出"死亡讨论记录"标题。内容包括讨论日期、地点、主持人和参加人的姓名、专业技术职务、具体讨论意见、主持人总结、记录者签名等。

（22）出院记录：为经治医师对患者住院期间诊疗情况的总结，应在患者出院后24小时内完成。包括患者一般项目、入院日期、出院日期、入院情况、入院诊断、诊疗经过、出院情况、出院诊断、出院医嘱、医师签名等。

（23）病重（病危）患者护理记录：由护士根据医嘱和病情观察对病重（病危）患者住院期间护理过程所作的客观记录。病重（病危）患者护理记录应当根据相应专科的护理特点去写。内容包括患者姓名、性别、年龄、科别、床号、住院号、页码、记录日期和时间、出入液量、体温、脉搏、呼吸、血压等病情观察、护理措施和效果、护士签名等。记录时间应当具体到分钟。

（五）知情同意书的种类和书写内容

根据《中华人民共和国执业医师法》《医疗机构管理条例》《医疗事故处理条例》和《医疗美容服务管理办法》，凡在临床诊治过程中，需行手术治疗、特殊检查、特殊治疗、实验性临床医疗和医疗美容的患者，应对其履行告知义务，并详尽填写同意书。

经治医师必须亲自使用通俗语言向患者或其授权人、法定代理人告知患者的病情、医疗措施、目的、名称、可能出现的并发症及医疗风险等，并及时解答其咨询。同意书必须经患者或其授权人、法定代理人签字，医师签全名。同意书一式两份，医患双方各执一份。医疗机构应将其归入病历中保存。由患者授权人或其法定代理人签字的，应提供授权人的授权委托书、身份证明及被委托人的身份证明，并提供身份证明的复印件。其授权委托书及身份证明的复印件随同同意书归档。

（1）手术同意书：是经治医师在手术前，向患者告知拟施手术的相关情况，并由患者签署是否同意手术的医疗文书。内容包括术前诊断、手术名称、术中或术后可能出现的并发症、手术风险、患者签署意见并签名、经治医师和术者签名等。

（2）麻醉同意书：是麻醉医师在麻醉前，向患者告知拟施麻醉的相关情况，并由患者签署是否同意麻醉意见的医疗文书。内容包括患者姓名、性别、年龄、科别、床号、住院号、术前诊断、拟行手术方式、拟行麻醉方式，患者基础疾病及可能对麻醉产生影响的特殊情况，麻醉中拟行的有创操作和监测，麻醉风险、可能发生的并发症及意外情况，患者签署意见并签名、麻醉医师签名并填写日期。

（3）输血治疗知情同意书：指输血前，经治医师向患者告知输血的相关情况，并由患者签署是否同意输血的医疗文书。内容包括患者姓名、性别、年龄、科别、床号、住院号、诊断、输血指征、拟输血成分、输血前有关检查结果、输血风险及可能产生的不良后果、患者签署意见并签名、医师签名并填写日期。

（4）特殊检查、特殊治疗同意书：指在进行特殊检查、特殊治疗前，经治医师向患者告之特殊检查、特殊治疗的相关情况，并由患者签署是否同意检查、治疗的医疗文书。内容包括特殊检查、特殊治疗项目名称、目的、可能出现的并发症及风险、患者签署意见并签名、医师签名等。

（5）病危（重）通知书：是指因患者病情危重时，由经治医师或值班医师向患者家属告知病情，并由患方签名的医疗文书。内容包括患者姓名、性别、年龄、科别，目前诊断及病情危重情况，患方签名，医师签名并填写日期。一式两份，一份交患方保存，另一份归病历中保存。

（六）住院病历的其他内容

（1）医嘱单：医嘱是指医师在医疗活动中下达的医学指令，分为长期医嘱单和临时医嘱单。长期医嘱单内容包括患者姓名、科别、床号、住院号、页码、起始日期和时间、长期医嘱内容、停止日期和时间、医师签名、执行时间、执行护士签名。临时医嘱单内容包括患者姓名、科别、床号、住院号、页码、医嘱时间、临时医嘱内容、医师签名、执行时间、执行护士签名等。医嘱内容及起始、停止时间应当由医师书写。医嘱内容应当准确、清楚，每项医嘱应当只包含一个内容，并注明下达时间。医嘱不得涂改。需要取消时，应当使用红色墨水标注"取消"字样并签名。

一般情况下，医师不得下达口头医嘱。因抢救急危患者需要下达口头医嘱时，护士应当复诵一遍。抢救结束后，医师应当即刻据实补记医嘱。

（2）辅助检查报告单：是指患者住院期间所做各项检验、检查结果的记录。内容包括患者姓名、性别、年龄、住院号、检验项目、检查结果、报告日期、报告人员签名或者印章等。

（3）体温单：体温单为表格式，以护士填写为主。内容包括患者姓名、科别、床号、入院日期、住院号、日期、手术后天数、体温、脉搏、呼吸、血压、大便次数、出入液量、体重、住院周数等。

二、门（急）诊病历

门（急）诊病历是患者在门（急）诊就诊时，由接诊医师即时书写完成的病历记录。所有门诊病历必须在接诊时完成。门（急）诊病历内容包括门（急）诊病历首页、门（急）诊手册封面、病历记录、化验单（检验报告）、医学影像检查资料等。

（一）门诊首诊病历

（1）病历首页（门诊手册封面）：内容包括患者姓名、性别、年龄、民族、婚姻、职业、单位、住址，由挂号室或患者填写。X 线号、心电图及其他特殊检查号、药物过敏情况等项目，由接诊医师填写。对于儿科患者、意识障碍患者、创伤患者及精神病患者就诊，须写明陪伴者姓名及与患者的关系，必要时写明陪伴者工作单位、住址和联系电话。

（2）病历内容：简明扼要，重点突出，字迹清楚、整洁，不得涂改。主要包括：①一般项目：就诊日期（根据病情记录具体时间）、科别。②主诉：患者就诊的主要症状及持续时间。③现病史：患者本次就诊的主要病史。④既往史：记录与本病有关的各系统的疾患。⑤体格检查：主要是与主诉相关的常规查体项目。⑥诊断：已明确诊断的要写出中文诊断全称，不能明确诊断的，可在病名后加用"？"或写"××原因待查"。⑦处理意见：包括各种检查项目、治疗措施，处方应有药物名称、总剂量及用法。⑧医师签名：最后医师签署全名。⑨法定传染病，应注明疫情报告情况。

（3）各种检查：申请单、化验单应认真填写，并将检查项目及结果记录于病历中。

（4）其他：患者需作有创性检查或手术治疗者，应嘱其在知情同意书上签名，向患者或家属交代过的病情相关事项均须记录在案。

（二）门诊复诊病历

复诊病历记录书写内容应当包括就诊时间、科别、主诉、病史、必要的体格检查和辅助检查结果、诊断、治疗处理意见和医师签名等。

（1）上次诊治后的病情变化和治疗反应，不可用"病情同前"字样。

（2）体格检查：着重记录原来阳性体征的变化和新的阳性体征发现。

（3）需补充的实验室或器械检查项目。

（4）3 次不能确诊的患者，接诊医师应请上级医师会诊，上级医师应写明会诊意见及会诊时间并签名。

（5）诊断：对上次已确诊的患者，如诊断无变化，可不再写诊断。

（6）处理措施要求同初诊。

（7）持通用门诊病历变更就诊医院、就诊科别或与前次不同病种的复诊患者，应视作初诊患者并按初诊病历要求书写病历。

（8）医师签全名。

（三）急诊留观病历

急诊留观病历是急诊患者留院观察期间的记录，重点记录观察期间病情变化和诊疗措施，记录应简明扼要，并注明患者去向。

（四）门（急）诊抢救病历

抢救危重患者时，应当书写抢救记录。门（急）诊抢救记录书写内容及要求按照住院病历抢救记录书写内容及要求执行。

三、表格式入院记录

表格式入院记录主要对主诉和现病史以外的内容进行表格化书写，项目内容完整，且记录简便、省时，有利于资料储存和病历的规范化管理。

表格式入院记录应根据表格式病历规范和病历表格印制规范要求，结合本专科病种特点和要求，选派高年资临床专家负责研究设计，经院长批准，报省级卫生行政部门备案审批后使用。表格式入院记录的内容和格式与前述入院记录相同。表格式入院记录由住院医师及以上技术职称的医师书写。实习医师书写病历的目的主要是掌握病历的书写方法，熟悉病历书写规范与要求，故应书写完整病历，而不是表格式入院记录。表格式入院记录参考格式如下：

表格式入院记录

门诊号_____
住院号_____

姓名	性别	年龄	职业	民族	婚姻
出生地	工作单位		现住址		电话
入院日期 年 月 日	记录日期	年 月 日 时	病史叙述者		

病　史

主诉
现病史
既往史　既往健康状况：良好　一般　较差
　　　　既往疾病和传染病史：
　　　　预防接种史：
　　　　过敏史：无　有（过敏原：　临床表现：　　）
　　　　外伤史和手术史：
　　　　长期用药史：
　　　　输血史：
系统回顾（有打√，无打○。阳性病史应在下面空行内书写发病时间、表现及简要诊疗经过）
　　　　呼吸系统：咳嗽　咳痰　咯血　哮喘　胸痛　呼吸困难
　　　　循环系统：心悸　活动后气促　下肢水肿　胸痛　高血压　晕厥
　　　　消化系统：食欲减退　吞咽困难　反酸嗳气　恶心呕吐　腹胀　腹痛　便秘　腹泻　呕血　黑便　便血　黄疸
　　　　泌尿生殖系统：水肿　腰痛　尿频　尿急　尿痛　排尿困难　血尿　尿量及尿色异常　夜尿增多

阴部瘙痒　阴部溃烂

造血系统：皮肤苍白　乏力　头晕　眼花　牙龈出血　鼻出血　皮下出血　骨痛

淋巴结及肝、脾大

内分泌系统与代谢：食欲异常　怕热　多汗　畏寒　多饮　多尿　双手震颤　性格及智力改变

显著肥胖　明显消瘦　毛发增多　毛发脱落　色素沉着　性功能异常　闭经

神经精神系统：头痛　呕吐　眩晕　晕厥　记忆力减退　视力障碍　失眠　意识障碍　颤动　抽搐

瘫痪　运动异常　感觉异常

肌肉骨骼系统：关节疼痛　关节红肿　关节变形　肌肉痛　肌肉萎缩　活动受限　骨折　脱臼

个人史　出生地：

地方病地区居住情况：

从事何种工作：

精神创伤史：

冶游性病史：

嗜烟：无　有（约＿＿＿年，平均＿＿＿支/日。戒烟（未　已）约＿＿＿年）

嗜酒：无　偶有　经常（约＿＿＿年，平均＿＿＿两/日）

其他：

婚姻史　婚姻情况：　　　　　配偶健康状况：　　　　　夫妻关系：

月经史　初潮　岁　每次持续　天　周期　天　经量（少　一般　多）末次月经日期　绝经年龄　岁

痛经（无　有）经期（规则　不规则）

生育史　妊娠＿＿＿次　顺产＿＿＿胎　剖宫产＿＿＿胎　流产＿＿＿胎　早产＿＿＿胎　死产＿＿＿胎

难产及病情：（有　无）子＿＿＿个　女＿＿＿个

家族史（注意与患者现病相关的疾病及传染病、遗传病）

父：健在　　　患病（）　　　已故　　　死因

母：健在　　　患病（）　　　已故　　　死因

兄弟姐妹：　　　　　　　　子女及其他：

体 格 检 查

生命体征　体温　℃　脉搏　次/分　呼吸　次/分　血压　/　mmHg　体重

一般状况　发育：正常　不良　超常　营养：良好　中等　不良　恶病质　肥胖　体重指数

面容：无病容　急性病容　慢性病容　其他：表情：自如　痛苦　忧虑　恐惧　淡漠

兴奋　体位：自主　被动　强迫（）步态：正常　不正常（）

神志：清楚　嗜睡　昏睡　昏迷　模糊　谵妄

皮肤黏膜　色泽：正常　潮红　苍白　发绀　黄染　色素沉着

皮疹：无　有（类型及分布　　　）

皮下出血：无　有（类型及分布　　　）

毛发分布：正常　多毛　稀疏　脱落（部位　　　）

温度与湿度：正常　冷　热　干燥　潮湿　弹性：正常　减退

水肿：无　有（部位及程度　　　）

肝掌：无　有

蜘蛛痣：无　有　（部位　　　数目　　　）

其他：

淋巴结 浅表淋巴结：无肿大　肿大（部位及特征　　）

头部 头颅：

　　　大小：正常　大　小（头围）畸形：无　有（尖颅　方颅　变形颅）压痛　包块　凹陷
　　　（部位　）其他异常：

　　　眼：

　　　眉毛：稀疏（无　有）脱落（无　有）

　　　眼睑：正常　水肿　下垂　挛缩　倒睫

　　　结膜：正常　苍白　充血　水肿　出血　滤泡

　　　角膜：正常　异常（左　右）巩膜：黄染（无　有）

　　　眼球：正常　凸出　凹陷　震颤　运动障碍（左　右）

　　　瞳孔：等大　正圆　不等　左_____mm，右_____mm

　　　对光反射：正常　迟钝（左　右）消失（左　右　）

　　　近视力：视力表（左　　右　）　阅读视力（左　　右　）

　　　其他：

　　　耳：

　　　耳郭：正常　畸形　耳前瘘管　其他：（左　右　）

　　　外耳道分泌物：无　有（左　右　性质　）

　　　乳突压痛：无　有（左　右）听力粗试障碍：无　有　（左　右　）

　　　鼻：

　　　外形：正常　异常（）其他异常：无　有（）

　　　鼻旁窦压痛：无　有（部位：　）

　　　口腔：

　　　口唇：红润　发绀　苍白　疱疹　皲裂　口腔黏膜：正常　异常（）

　　　舌：正常　异常（舌苔　　伸舌震颤　　向左、右偏斜）

　　　齿龈：正常　异常（肿胀　溢脓　出血　色素沉着　铅线）

　　　齿列：齐　缺齿＋　龋齿＋　义齿＋

　　　扁桃体：无肿大　肿大（左Ⅰ°、Ⅱ°、Ⅲ°，右Ⅰ°、Ⅱ°、Ⅲ°，有无脓性分泌物）

　　　咽：正常　异常（）

　　　声音：正常　嘶哑

颈部 抵抗感：无　有　　　气管：居中　偏移（向左　　向右　）

　　　颈静脉：正常　充盈　怒张　　肝-颈静脉反流征：阴性　　阳性

　　　颈动脉搏动：正常　增强　减弱（左　　右　）

　　　甲状腺：无肿大　肿大（特征：）

胸部 胸廓：正常　异常（桶状胸　扁平胸　鸡胸　漏斗胸）

　　　膨隆或凹陷（左　右　）心前区膨隆（无　有）胸骨叩痛（无　有）

　　　乳房：正常对称　异常：左　右（男乳女化　包块　压痛　乳头分泌物）

肺脏 视诊：

　　　肋间隙：正常　增宽　变窄（部位：）

　　　呼吸运动：正常　异常：左　右　双侧（增强　减弱　）

　　　呼吸节律：齐　不齐（）

触诊：

呼吸运动：正常　异常：左　右　双侧（增强　　减弱　　）

语颤：正常　异常：左　右（增强　减弱　消失）

　　胸膜摩擦感：无　有（部位：）

　　皮下捻发感：无　有（部位：）

　　叩诊：

叩诊音：清音　异常（浊音　实音　过清音　鼓音　部位）

　　肺下界：肩胛线：右_____肋，左_____肋

　　移动度：右_____cm，左_____cm

　　听诊：

呼吸节律：规整　不规整

　　呼吸音：正常　异常（性质、部位描写：）

　　啰音：无　有（鼾音　哨笛音　粗　中　细湿啰音　捻发音　性质、部位描写：）

　　语音传导：正常　异常：减弱　消失　增强（部位：　）

　　胸膜摩擦音：无　有（部位：）

心脏　视诊：

　　心前区隆起：无　有

　　心尖搏动位置：正常　异常（肋间　距左锁骨中线内外　cm）

　　心尖搏动：正常　未见　减弱　增强　弥散

　　心前区异常搏动：无　有（部位：　）

　　触诊：

　　心尖搏动：正常　增强　抬举感　触不清

　　心前区异常搏动：无　有（部位：　）

　　　　震颤：无　有（部位：　时期：　）

　　　　心包摩擦感：无　有

　　叩诊：

　　相对浊音界：正常　缩小　扩大

心脏相对浊音界

右侧（cm）	肋间	左侧（cm）
	II	
	III	
	IV	
	V	

注：左锁骨中线距前正中线（　　）cm

听诊：

心率：次/分　　心律：齐　不齐　绝对不齐

　　心音：S_1（正常　增强　减弱　分裂）S_2（正常　增强　减弱　分裂）

　　S_3（无　有）S_4（无　有）　A_2　　P_2

额外心音：无　有（）

杂音：无　有（部位　时间　性质　强度　传导　与运动、体位和呼吸的关系）

心包摩擦音：（无　　有）

周围血管　正常　异常（枪击音　杜氏双重音　水冲脉　毛细血管搏动　脉搏短绌　奇脉　交替脉）

　　　　　其他：

腹部　视诊：

外形：正常　异常（膨隆　蛙腹　舟状腹　尖腹　　腹围　　cm）

　　　腹式呼吸：（存在　消失）脐：正常　异常（　　）

腹壁静脉曲张：无　有（血流方向）

胃肠型与蠕动波：无　有（部位：）

　　　皮疹：无　有（　）腹纹：　手术瘢痕：　疝：　其他异常：

　　　触诊：

腹壁紧张度：柔软　松弛　腹肌紧张（部位：）

压痛：无　有（部位：　　　）

　　　反跳痛：无　有（部位：　　　）

　　　液波震颤：阴性　阳性

　　　腹部包块：无　有（部位：　　　特征描述：　）

　　　肝：未触及　可触及：肋下　　cm　　剑突下　　cm　　特征：

　　　胆囊：未触及　可触及（大小　　cm　压痛：无　有　Murphy 征　）

　　　脾：未触及　可触及：肋下　　cm　特征：

　　　肾：未触及　可触及：大小　　质地　　压痛　　移动度

　　　输尿管压痛点：无　有（部位：）

　　　叩诊：

　　　肝浊音界：存在　缩小　消失　肝上界位于右锁骨中线_____肋间

　　　移动性浊音：阴性　阳性　　肾区叩痛：无　有（左　右）

　　　听诊：

　　　肠鸣音（正常　亢进　　减弱　　消失）振水音（无　　有）

　　　血管杂音：无　有（部位：）

肛门直肠　正常　　异常：

生殖器　正常　　异常：

骨骼肌肉　脊柱弯曲度：正常　畸形（侧凸　　前凸　　后凸）

　　　　　脊柱：正常　压痛　叩痛（部位：　　　）

　　　　　脊柱活动度：正常　受限（部位：　　　）

　　　　　四肢：正常　异常（畸形　关节红肿　关节强直　肌肉压痛　肌肉萎缩）

　　　　　Lasegue 征：阴性　阳性（左　右　）

　　　　　下肢静脉曲张：无　有（部位及特征：　）

　　　　　杵状指/趾：无　有（部位及特征：　）

神经系统　腹壁反射（正常、减弱↓、消失○）肌张力（正常、亢进↑、减弱↓）

　　　　　肌力（　级）肢体瘫痪：无　有（左　右　上　下）

　　　　　肱二头肌反射：左（正常↓○↑）右（正常↓○↑）

　　　　　膝腱反射：左（正常↓○↑）右（正常↓○↑）

　　　　　跟腱反射：左（正常↓○↑）右（正常↓○↑）

Babinski 征（左　　右）Hoffmann 征（左　　右）Oppenheim 征（左　　右）

Kernig 征（左　　右　）Brudzinski 征（　）

其他：

专科情况

实验室及其他检查结果

（重要的化验、心电图、影像及其他相关检查）

病 历 摘 要

入院诊断

病历记录者

病历审阅者

记录日期

四、病历书写举例

入 院 记 录

姓　　名：张某	性　　别：女
年　　龄：41 岁	婚　　姻：已婚
出 生 地：河南省伊川县	职　　业：农民
民　　族：汉族	现 住 址：郑州市 XX 路 15 号
入院时间：2016-05-12　15：10	病史陈述者：患者本人及其家属
记录时间：2016-05-12　15：39	

主　诉：反复胸闷、心悸 5 年余，加重伴活动后气喘 3 天。

现病史：患者 5 年多前（2011 年 4 月）无明显诱因出现胸闷、心悸，活动时加重，休息后缓解，自认为劳累所致，未引起重视。1 年前（2015 年 5 月）因劳动后上述症状出现，持续 2 周未缓解，就诊于当地县人民医院，行胸部 CT、心电图、心脏彩超等相关检查（未见报告单，具体检查结果不详），诊断为"风湿性心脏病二尖瓣狭窄、心力衰竭"，给予"地高辛片""氨茶碱针""利尿药"等治疗（具体用法、用量不详）3 周，胸闷、心悸症状明显改善后出院。其后上述症状间断出现，发病时患者自行口服呋塞米片（40 mg，日 1 次）及螺内酯片（100 mg，日 1 次），约 3～5 天症状缓解后停药。3 天前因受寒上述症状再次出现并明显加重，伴活动后气喘、咳嗽、夜间不能平卧、腹胀，患者为进一步治疗遂到我院就诊。门诊检查超声心动图：左心房增大；二尖瓣增厚，回声增强；瓣叶交界处相互粘连、融合，二尖瓣口面积 1.4cm^2。二尖瓣前叶 M 型曲线双峰消失，呈城垛样改变；二尖瓣前、后瓣叶呈同向运动；舒张期二尖瓣口平均压差为 11mmHg。胸部正位片：心影向左增大。心电图：房颤伴快速心室率，122 次/分，电轴右偏。实验室检查：脑钠肽：2315pg/ml。门诊以"风湿性心脏病二尖瓣狭窄、心房颤动、慢性心力衰竭（急性加重期）"收住院。自发病以来，患者精神较差，食量减少，口干渴，睡眠差，大便尚可，尿量减少。

既往史：患者平素体质较差，20 年前有游走性关节疼痛病史。否认冠心病、脑血管疾病史。否认高血压、糖尿病病史。否认肝炎、结核病史。无手术史、外伤史、输血史。否认食物、药物过敏史。预防接种史不详。

系统回顾：

呼吸系统：无咳嗽、咳痰。无咯血、盗汗，无哮喘、呼吸困难。

循环系统：除现病史外，否认高血压、冠心病、肺心病病史，无水肿、晕厥及胸痛史。

消化系统：无腹痛腹泻、呕血黑便、便血便秘、黄染及皮肤瘙痒、腹胀史。

泌尿生殖系统：无尿频、尿急、尿痛、腰痛、血尿、水肿、外阴瘙痒、阴部溃烂史。

内分泌代谢系统：无怕热、多汗、畏寒、乏力、食欲异常、烦渴、多饮、消瘦、肥胖史。

血液系统：无皮肤苍白、头晕、乏力、鼻出血、牙龈出血、皮下出血、骨骼疼痛史。

神经系统：无头痛、头晕、晕厥、记忆力下降、失眠、抽搐、瘫痪、感觉异常、意识障碍史。

运动系统：20 年前有双膝关节及踝关节游走性疼痛、肿胀，1 年后自行缓解。其余关节无肿胀、疼痛，无肌肉萎缩、肌肉疼痛史。

个人史：生于河南省伊川县，久居本地，常年耕种农作物。否认疫区生活史或疫水接触史，无毒物、粉尘、放射性物质接触史，无烟酒嗜好，否认冶游史。

婚育史：22 岁结婚，育 1 子 1 女，配偶及子女均体健。

月经史：$13\dfrac{4\sim6}{28\sim31}$ 2016 年 5 月 4 日。经血量中等，偶有血块，暗紫色，无痛经史。

家族史：父亲 62 岁时死于脑出血，母亲健在。有兄弟 2 人，身体均健康。家族中无相关类似疾病，无先天性疾病或家族遗传倾向疾病。

体 格 检 查

T 38.1℃　　　P 102 次/分　　　R 28 次/分　　　BP 115/75mmHg。

一般情况：发育正常，营养中等，二尖瓣面容，端坐位，精神差，轮椅推入病房，神清合作。

皮肤黏膜：皮肤黏膜无黄染，未见皮疹、出血点、蜘蛛痣、肝掌。

淋巴结：全身浅表淋巴结无肿大。

头部：头颅无畸形、压痛、包块。头发色黑、分布均匀。

眼：眼睑无水肿，结膜无充血，未见出血点及滤泡。巩膜无黄染，角膜透明，双侧瞳孔等大等圆，对光反射灵敏。

耳：听力正常，外耳道未见分泌物，乳突无压痛。

鼻：无鼻翼扇动，鼻旁窦区无压痛。鼻腔通畅，无流涕或出血。

口腔：口唇发绀，牙齿排列整齐，牙龈无红肿、溢脓，咽部充血，双侧扁桃体 II 度肿大。

颈部：两侧对称，无颈项强直，颈静脉怒张，肝-颈静脉反流征（＋），颈动脉无异常搏动。气管居中，甲状腺无肿大。

胸部：胸廓对称无畸形，呼吸规则，胸壁未见浅静脉充盈。

肺脏

视诊：双侧呼吸动度对称。

触诊：两侧呼吸运动一致，触觉语颤两侧下部均减弱，无胸膜摩擦感。

叩诊：双肺清音，肺下界位于右锁骨中线上第 6 肋，左右腋中线第 8 肋，左右肩胛线第 10 肋，肺下界移动范围约 4cm。

听诊：双肺呼吸音稍粗糙，下部可闻及细湿啰音，以右侧为主，两侧肺下部听觉语音减弱，未闻及胸膜摩擦音。

心脏

视诊：心前区无隆起，心尖搏动弥散。

触诊：心尖搏动位于第 5 肋间左锁骨中线外侧 0.5cm 处，范围直径约 3cm，心尖部可触及舒张期震颤，未触及心包摩擦感。

叩诊：心腰部饱满，心界呈梨形，心脏相对浊音界如下（表6-1-2）。

表 6-1-2　患者的心脏相对浊音界

右（cm）	肋间隙	左（cm）
2	Ⅱ	3
3	Ⅲ	5
4	Ⅳ	6.5
	Ⅴ	8.5

注：左锁骨中线距前正中线的距离为 8.0cm

听诊：心率 124 次/分，节律绝对不齐，心音强弱不等，可闻及舒张期中期隆隆样杂音，$P_2 > A_2$，未闻及心包摩擦音。

周围血管征：无毛细血管搏动征、水冲脉及枪击音，颈动脉无明显搏动。

腹部

视诊：腹平坦，无腹壁静脉曲张，未见胃肠型或蠕动波。

触诊：腹软，无压痛，全腹未触及包块。肝肋下 2cm，剑突下 3cm，质稍韧，轻触痛。胆囊未触及，墨菲征（－）。脾未触及，麦氏点无压痛，无液波震颤。

叩诊：腹部叩诊呈鼓音，肝上界在右锁骨中线第 5 肋间，下界位于右肋下 2cm 处。移动性浊音（－），胆囊区、双肾区无叩击痛。

听诊：肠鸣音正常存在，无振水音及血管杂音。

外生殖器及肛门：无瘢痕及溃疡，无脱肛及痔核。

脊柱及四肢：脊柱无畸形，关节活动正常。无杵状指、趾。双下肢有轻度凹陷性水肿。

神经系统：生理反射存在，病理反射未引出。

实验室及其他检查

血常规：RBC 4.1×10^{12}/L，HB 123g/L；WBC 12.34×10^9/L，N 0.79、L 0.20；PLT 165×10^9/L。

脑钠肽：2315pg/ml。电解质：钾 4.89mmol/L，钠 137 mmol/L，氯 98 mmol/L。

胸部正位片：心影向左增大。

超声心动图：左心房增大；二尖瓣增厚，回声增强；瓣叶交界处相互粘连、融合，二尖瓣口面积 $1.4cm^2$。二尖瓣前叶 M 型曲线双峰消失，呈城垛样改变；二尖瓣前、后瓣叶呈同向运动；舒张期二尖瓣口平均压差为 11mmHg。

心电图：房颤伴快速心室率，122 次/分，电轴右偏。

摘　要

患者张某，女性，41 岁。反复胸闷、心悸 5 年余，加重伴活动后气喘 3 天。5 年多前患者出现心悸、胸闷，劳动时加重，休息后缓解，曾就诊于当地县人民医院，诊断为"风湿性心脏病二尖瓣狭窄、心功能不全"，给予对症支持治疗，胸闷、心悸症状明显好转。出院后上述症状间断发作，每于发作时口服呋塞米片与螺内酯片约 3～5 天，症状缓解后停药。3 天前因受寒而出现上述症状明显加重，伴活动后气喘、咳嗽、腹胀、夜间不能平卧，遂来我院就诊。入院查体：T 38.1℃，P102 次/分，R 28 次/分，BP115/75mmHg。二尖瓣面容，端坐位，口唇轻度发绀，咽部充血，双侧扁桃体 Ⅱ 度肿大。颈静脉怒张，肝-颈静脉反流征（＋）。双肺呼吸音略粗糙，于下部可闻及细湿啰音，以右侧为主，两侧下部听觉语音减弱。心尖部触及舒张期震颤，叩诊心界呈梨形，心率 124 次/分，节律绝对不齐，心音强弱不等，心尖部可闻及舒张中期隆隆样杂音，无周围血管征。腹软，肝肋下 2cm，剑突下 3cm，质稍韧，轻触痛，脾未触及。双下肢有轻度凹陷性水肿。血常规：WBC 12.34×10^9/L，N 0.79、L 0.20。脑钠肽：2315pg/ml。电解质：钾 4.89mmol/L，钠 137 mmol/L，氯 98 mmol/L。胸部正位片：心影向左增大。超声心动图：左心房增大；二尖瓣增厚，回声增强；瓣叶交界处相互粘连、融合，二尖瓣口面积 $1.4cm^2$。二尖瓣前叶 M 型曲线双峰消失，呈城垛样改变；二尖瓣前、后瓣叶呈同向运动；舒张期二尖瓣口平均压差为 11mmHg。心电图：房颤伴快速心室率，122 次/分，电轴右偏。

  初步诊断：1. 风湿性心脏瓣膜病
         二尖瓣狭窄、左心房增大
         心律失常（快速房颤）
         慢性心力衰竭（急性加重期），NYHA* IV级
      2. 急性扁桃腺炎

NYHA 分级

医师：关某（签名）

第三节 电子病历

  传统的书写病历、纸质版的表格式病历作为病例资料库，其信息采集、传递存储和管理利用都存在着许多局限性。有了信息处理和智能化服务功能的计算机信息系统技术，医院可以创建电子病历系统，从而提高医疗效率和管理效能。以电子病历为核心的医院信息化*建设是公立医院改革的重要内容之一。

医院信息化

一、电子病历的概念

  电子病历系统（electronic medical record system，EMRS）是医疗机构内部提供信息处理和智能化服务功能，用以支持电子病历的计算机信息系统；而电子病历（electronic medical record，EMR）则是指医务人员在医疗活动过程中使用医疗机构的电子病历系统，形成的文字、符号、图表、影像、切片等医疗数据化信息，并能实现采集、存储、管理、传输、访问和在线帮助的医疗记录。电子病历系统既包括应用于门（急）诊、病房的临床信息系统，也包括检验、病理、影像、心电等医技科室的信息系统。使用文字处理软件编辑、存储、打印的病历文档仍属纸质病历，不属于电子病历。电子病历能做到信息集成、信息共享、信息智能化，节约时间与资源，易于保存，大大提高临床工作质量和效率，同时也便于医疗管理、远程网上会诊、患者自我健康管理。电子病历在医疗中作为主要的信息源，提供超越纸质病历的服务，满足医疗、法律和管理需求，已逐步取代纸质病历。

二、电子病历的功能

  （1）让病历书写者按照《病历书写基本规范》格式及内容"写出"病历，随后可以打印出完整病历，并保留文本以供他用。系统设置了一些录入、编辑及支持功能，使"写作"更方便，还可以

提供临床实验病例及教学病例标识、查阅相关知识库等。

（2）电子病历系统可为患者建立个人信息数据库（包括姓名、性别、出生年月、民族、婚姻、职业、工作单位、住址、有效身份证件号码、社会保障号码或医疗保险号码、联系电话等）授予唯一标识号码并确保与患者的医疗记录相对应。

（3）可对医嘱下达、传递及执行进行管理，并能校正医嘱使之完整合理；提供药物、耗材、诊疗项目等字典及分类检索、编码检索、关键字检索等功能，供用户录入医嘱使用；对药品应用的管理功能；对医嘱的医保政策符合性进行自动检查和提示的功能等。

（4）检验报告的管理功能，特别是危急结果提示功能、影像展现及测量功能等。

（5）展现功能，如以趋势图展现患者的生命体征、历次检查结果等。

（6）电子病历系统的扩展功能，如特定疾病病例信息上报、区域医疗信息系统对接功能、与居民电子健康档案信息系统对接功能等。

（7）电子病历系统可为病历质量监控、医疗卫生服务信息及数据统计分析和医疗保险费用审核提供技术支持，包括手术分级管理、临床路径管理、单病种质量控制、医疗费用分类查询、平均住院日、术前平均住院日、床位使用率、合理用药监控、药物占总收入比例的医疗质量管理与控制指标的统计，利用系统优势建立医疗质量考核体系，提高工作效率，规范诊疗行为，保证医疗质量，提高医院管理水平。

三、电子病历的书写与管理

（1）电子病历的书写按照卫生部《病历书写基本规范》执行，使用卫生部统一制定的项目名称、格式和内容，不得擅自变更。

（2）电子病历系统为操作人员提供专有的身份识别手段，并设置有相应权限，操作人员对本人身份识别的使用负责。医务人员采用身份识别登录电子病历系统进行操作并确认后，系统限制医务人员电子签名。实习医务人员、试用期医务人员记录的病历，应经过在本医疗机构合法执业的医务人员审阅、修改并予电子签名确认。医务人员修改时，电子病历系统应进行身份识别、保存历次修改痕迹、标记准确的修改时间和修改人信息。

（3）门（急）诊电子病历记录经接诊医师录入确认即为归档，归档后不得修改。

（4）住院病历在患者出院时经上级医师审核后归档。归档后的电子病历由电子病历管理部门统一管理，必要时可打印纸质版本，打印的纸质版本需统一规格、字体、格式等。

（5）电子病历系统应当具有严格的复制管理功能。同一患者的相同信息可以复制，复制内容必须校对，不同患者的信息不得复制。

（6）电子病历系统应当满足国家信息安全等级保护制度与标准。严禁篡改、伪造、隐匿、抢夺、窃取和毁坏电子病历。

（7）患者诊疗活动过程中产生的非文字资料，如 CT、磁共振、超声等医学影像信息、心电图、录音、影像等，应纳入电子病历系统管理，确保随时调阅，内容完整。对于目前还不能电子化的知情同意书、植入材料条码等医疗信息资料，可采取措施使之信息化后纳入电子病历并留存原件。

电子病历系统还处于不断改进完善的过程之中，卫生部根据《中华人民共和国执业医师法》《医疗机构管理条例》《病历书写基本规范》《电子病历基本规范（试行）》和《电子病历基本架构与数据标准（试行）》等法律、法规和规范性文件，制定并发布了《电子病历系统功能规范（试行）》，为电子病历系统的规范、应用和发展提供了重要的指导依据。

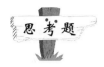

（参考答案见二维码）

1. 病历书写的基本要求是什么？

2. 病例分析：患者男性，58岁，与人争执时发生心前区疼痛并牵涉到左肩臂1小时，舌下含化速效救心丸和硝酸甘油均不缓解，来院就诊。起病后无眩晕、恶心呕吐和心悸。有高血压病史12年。半年前体检发现血糖、血脂增高，未治疗。烟龄30余年，每天吸烟2包。其父因"心脏病"去世。查体：T 36℃，P 98次/分，R 22次/分，BP 160/100mmHg，神清，面色苍白，多汗，查体合作。双肺呼吸音清晰。心率98次/分，律齐，$A_2 > P_2$，各瓣膜听诊区未闻及杂音。腹平软，无压痛与反跳痛，肝、脾肋下未触及。四肢冷，下肢无水肿。病理反射未引出。实验室及其他检查：WBC 13.6×10^9/L，中性粒细胞0.78，淋巴细胞0.20，血沉50mm（1小时末）。心电图：Ⅱ、Ⅲ、aVF导联S-T段弓背向上抬高超过0.3mV，RV_5 3.5mV，电轴左偏。6小时后抽血查CK-MB为15%。

问题和思考：

（1）根据以上资料，请归纳主诉及相关病史。

（2）提出初步诊断及主要诊断依据。

（3）为明确诊断，还需要补充问诊哪些内容？

3. 病例分析：患者男性，64岁，退休在家。8年前体检发现血糖、血脂增高，未治疗。其母因"肺病"去世。6年前发现血压升高，血压最高170～180/90～100mmHg，服用贝那普利（10mg，日1次），氨氯地平（5mg，日1次）控制血压，平素未监测血压。烟龄约40年，每天吸烟1包。5年前劳累后出现胸闷、气短，不伴胸痛，活动后加重，偶伴夜间阵发性呼吸困难，未引起重视。20多天前患者受凉感冒后，出现发热、咳嗽、咳白黏痰，胸闷、憋气，活动后更甚，夜间不能平卧，夜间阵发性呼吸困难发作2～3次/夜，伴双下肢水肿。体格检查：T 38℃，P 88次/分，R 26次/分，BP 170/100mmHg，神清，查体合作，双下肺可闻及细小湿啰音。心界扩大，心率102次/分，律不齐，$A_2 > P_2$，各瓣膜区未闻及病理性杂音。腹软，无压痛，肝、脾肋下未触及，双下肢轻度凹陷性水肿。实验室及其他检查：血常规：WBC 12.8×10^9/L，中性粒细胞0.79，淋巴细胞0.16。C反应蛋白160mg/L。血脂与血糖：甘油三酯4.2 mmol/L、血糖15.4 mmol/L。

问题和思考：

（1）根据以上资料，归纳主诉及相关病史，完成病历摘要的书写。

（2）提出初步诊断及主要诊断依据。

（3）为明确诊断，还需要补充哪些实验室及辅助检查？

（孙士玲）

参考答案

第二章　诊断疾病的步骤与临床思维方法

　　诊断是医师通过诊察获得各种临床资料，经过整理评价，推理判断，做出符合被检者客观实际的结论。临床思维方法是指医师在临床实践过程中收集和评价资料以及作出诊断和处理判断的逻辑推理方法。诊断疾病过程中的临床思维就是将疾病的一般规律应用到判断特定个体所患疾病的思维过程。诊断疾病是医师最重要最基本的临床实践活动，正确的诊断是防治疾病的重要依据和前提，医师不仅要有系统广博的医学知识和娴熟的诊疗技术，还必须有严谨、科学的临床思维方法。

第一节　诊断疾病的步骤

　　确定诊断的过程，实质上就是医师认识疾病，透过疾病的表面现象去探求疾病本质的过程。这个过程需要三个重要的步骤，即调查研究、搜集资料，综合分析、提出诊断，反复实践、验证诊断。这三个步骤环环相扣，相辅相成。

一、调查研究、搜集资料

　　包括病史采集、体格检查、实验室及器械检查等，这些都是搜集资料的重要手段。临床资料是建立诊断的依据。

（一）搜集资料的原则

　　（1）客观性：问诊、体格检查、实验室及辅助检查必须实事求是、客观真实。切忌先入为主、主观臆测，只注意合乎自己主观愿望的资料。若对客观事实随意取舍，问诊及体格检查方法错误，实验室及辅助检查的时机或准备不恰当，或结果判断有误，都会影响临床资料的真实性，从而导致诊断失误。

　　（2）全面性：临床资料不仅要客观，而且要全面完整。病史应能反映疾病发生发展及演变的全过程，各项病史资料均应齐全。体格检查要全面细致，不能遗漏任何部位和任何一项有意义的线索。应有的实验室及辅助检查也不能遗漏。

　　（3）系统性：问诊要条理清晰，重点突出。医师应当以主诉为线索，按照顺序逐一全面深入的问诊，并不断考虑分析患者所述症状之间内在的联系及其发展。体格检查从一般检查开始，依次头、颈、胸、腹、肛门直肠、生殖器、脊柱、四肢和神经系统，逐一全面而系统地检查，并注意各种体征的病理意义及其内在联系。实验室及辅助检查不是撒网式的，而是有针对性、符合逻辑的。

（二）搜集资料的内容

（1）病史：完整而详尽的病史资料可提供重要的诊断线索，有些疾病单靠问诊就可初步确立诊断，如上呼吸道感染、心绞痛、疟疾、过敏性紫癜、癫痫等。而且病史能为进一步的检查提供线索与依据。采集病史并非单纯询问，而应边问边想。厘清疾病的动态变化、演变规律、个体特征，如转移性右下腹痛提示急性阑尾炎；慢性、周期性、节律性上腹痛提示消化性溃疡等。合理分析症状所反映的病理与病理生理改变，如呼气性呼吸困难提示下呼吸道有阻塞性病变；劳累性呼吸困难提示心肺功能不全。病史是最基础的临床资料。疾病的发生发展与演变规律，症状的特征，症状之间的关系，相关的各种病史，对疾病的诊断有重要的意义。

（2）体格检查：体格检查不仅可以验证病史采集中已获取的临床资料，更重要的是可以发现患者疾病过程中客观存在的异常表现，即体征，这是临床医师确立正确诊断及进行鉴别诊断的客观依据之一。体格检查结合问诊可解决大多数诊断问题。如既往有风湿热病史，近来出现心悸气促的患者，体格检查发现心尖部舒张中晚期递增型隆隆样杂音，则马上可确立风湿性心脏病、二尖瓣狭窄、左心衰竭的诊断。体格检查要做到全面系统，重点突出，既要关注那些支持诊断的阳性体征，也要重视对诊断或鉴别诊断有重要意义的阴性表现。临床医师必须熟悉各系统常见疾病的相关体征，做到边查边想，反复加以核实验证。

（3）实验室及辅助检查：在获得病史和体格检查资料的基础上，考虑可利用的实验室及辅助检查。合理选择必要的实验室及辅助检查，可使临床诊断更准确可靠。各种检查的选择要有目的，切忌撒网式检查。应避免单纯依赖实验室检查或辅助检查结果来诊断疾病，解释实验室及辅助检查结果时一定要结合其他临床资料。在选择检查项目及评价检查结果时应考虑：①检查的意义；②检查的时机；③检查的特异性、准确性与灵敏度；④影响因素及个体差异；⑤成本与效果分析；⑥检查的安全性等。

二、综合分析、提出诊断

从接诊患者起，临床医师就开始根据所获得的临床资料进行全面综合的分析，形成初步的诊断。一般来说，形成诊断的方式有三种：①直接诊断；②肯定或排除诊断；③鉴别诊断。

有些单纯的疾病，病情简单、直观，根据临床表现就能直接提示诊断，如急性胃炎、支气管哮喘等。但许多复杂的疾病，由于疾病临床表现复杂多样，要完全反映疾病的本质就必须将所得的临床资料进行归纳整理、分析总结，对疾病的主要临床表现及特征、疾病的演变规律、治疗效果等有清晰明确的认识，抓住主要临床表现这一主线进行推理判断、提出诊断与鉴别诊断。

（一）归纳整理、分析评价

在调查研究、搜集资料的临床实践中，对疾病的认识还停留在感性认识阶段，因为这些资料往往比较零乱，缺乏关联性和系统性，有些甚至不真实、不客观。必须对这些临床资料进行归纳整理，去粗取精、去伪存真、由表及里、由局部到整体，使临床资料更具有真实性、系统性和完整性。分析评价临床资料时必须考虑：①检查结果的灵敏度、准确性与特异性；②检查结果的误差大小；③检查结果对鉴别被检者有无某种疾病的价值大小；④检查结果的影响因素及个体差异；⑤检查结果与其他临床资料是否相符合，如何解释。

（二）推理判断、提出诊断

在对各种临床资料进行整理、分析和评价以后，结合医师掌握的临床经验和医学知识，将可能性较大的几个疾病排列出来，逐一进行鉴别，形成初步诊断。这是一个临床思维过程，我们可以通过思维推理来认识疾病。临床诊断常用的思维推理有以下几种。

CFU-E

1. 演绎推理 演绎诊断是医师以某一种疾病的"诊断标准"为依据，找出新病例的临床征象，看看是否符合这一疾病的诊断标准。假如患者临床表现基本符合这一疾病的诊断标准，即可初步考虑该疾病。例如：真性红细胞增多症的主要诊断指标：①红细胞量大于正常平均值的 25%，或血红蛋白量男＞185g/L，女＞165g/L；②无继发性红细胞增多的原因存在，动脉血 pO_2≥92%；③脾大；④骨髓细胞有非 pH 染色体或非 BCR-ABL 融合基因的克隆性遗传异常；⑤有内源性 CFU-E*，即不加促红细胞生成素，CFU-E 可自发生。次要诊断指标：①血小板＞$400×10^9$/L；②白细胞＞$12×10^9$/L；③骨髓活检示全髓细胞增生，以红系和巨核系增生为主；④血清促红细胞生成素偏低。当存在主要诊断标准①+②+任一条其他主要诊断标准或主要诊断标准①+②+任两条次要诊断指标时即可诊断真性红细胞增多症。

由于疾病的复杂性以及认识疾病的过程要受医学理论知识、科学技术、时间等诸多主客观因素的影响和制约，不可能对每个疾病都提出完整、准确的诊断标准，所以演绎诊断在临床应用上存在着一定的局限性。

2. 归纳推理 是从个别和特殊的事物推导出一般性或普遍性结论的推理方法。是从个别到一般的认识过程，如各种急性腹膜炎，无论是肝脾破裂、胃肠穿孔引起，还是急性胰腺炎、阑尾炎等所致，都有压痛、反跳痛、腹肌紧张这一组临床表现，故出现压痛、反跳痛、腹肌紧张的急腹症患者可诊断有急性腹膜炎。由于临床上的归纳推理一般只能是不完全归纳推理，故其结论有不同程度的偶然性。

3. 类比推理 临床上类比推理常用于鉴别诊断。它根据两个或两个以上疾病在临床上有某些相同或相似之处，但也有不同之处，经过比较、鉴别他们之间的差别，尤其是特征性的差别，推论而确立诊断。医师在诊断疾病过程中，可以将新接诊的病例与曾经诊治过的有类似点的病例进行比较，找出它们之间的相似处，从而对新病例做出诊断。例如，医师在长期临床工作中对一些常见、多发病已非常熟悉，并建立了相关的"临床诊断模板"，如果再遇到类似病例，往往经验再现，会很快对新病例做出诊断。类比必须是疾病本质的类比，绝不只是表面现象的类比。由于有同病异症、异病同症的现象，因此，类比诊断不适合用于一些不典型的病例。

4. 拟诊循证 临床上诊断常常是一过程，首先根据搜集的临床资料获得疾病的一些信息与诊断线索，根据信息与线索得出一较可靠的印象（拟诊），然后按拟诊的疾病再进一步去寻找更多的诊断依据来肯定或否定拟诊的疾病。如发热、乏力、出血、淋巴结肿大患者，拟诊白血病，应首先检查血细胞分析及白细胞形态分析寻找白血病细胞，然后进一步行骨髓穿刺检查及染色体检查等寻找诊断依据。

（三）具体病例临床诊断思维程序

对于具体病例的诊断，以下临床思维程序有助于提高诊断水平。

（1）从解剖的观点，有何结构异常？

（2）从生理的观点，有何功能改变？

（3）从病理生理的观点，提出病理变化和发病机制的可能性。

（4）考虑几个可能的致病原因。

（5）考虑病情的轻重，勿放过严重情况。

（6）提出 1～2 个特殊的假说。

（7）检验该假说的真伪，权衡支持与不支持的症状体征。

（8）寻找特殊的症状体征组合，进行鉴别诊断。

（9）缩小诊断范围，考虑诊断的最大可能性。

（10）提出进一步检查及处理措施。

三、反复实践、验证诊断

由于疾病的复杂性和医师认识能力的限制，对疾病的诊断常不是一次就能完成的，诊断是否正确还需在临床实践中加以验证。这些临床实践包括：①给予对应的治疗或进行诊断性治疗，但诊断性治疗常是在病情不容等待，或无其他检查措施可选择时才采用的方法，且必须是特异性强、疗效确切、治疗终点和观察评价指标明确的疗法（如硝酸甘油缓解劳累性心绞痛）；②观察治疗反应及病情演变；③相关资料的复查、核实、验证；④选择必要的进一步检查；⑤查阅有关文献，开展会诊讨论。如果疾病的演变、治疗反应，进一步的检查结果符合拟诊疾病的客观规律，则证明诊断是正确的。否则诊断是错误的或不全面的，必须进一步调查、评价、分析，修正诊断。

第二节 临床思维方法

正确的临床思维有助于正确的诊治疾病。临床思维方法是医师认识疾病、判断疾病和治疗疾病等临床实践过程中采用的一种逻辑推理方法，贯穿于疾病诊治的全过程。

一、临床思维要素

临床思维的两大要素是临床实践与科学思维。没有临床实践，科学思维是无源之水、无本之木；而没有科学思维指导的临床实践则是盲目的。

1. 临床实践 是临床医师获取第一手诊断资料的重要过程。主要是床旁接触患者，通过问诊、体格检查、实验室及器械检查观察病情，搜集临床资料，发现问题，分析问题，解决问题。

2. 科学思维 临床医师进行临床实践时，要在科学思维的指导下，将搜集的临床资料及患者病情进行分析、推理、判断，由感性认识上升到理性认识，确立疾病的诊断。这一过程是任何先进的仪器设备都不能代替的思维活动，对诊断有非常重要的意义。但科学思维不是孤立的，临床资料越翔实，临床经验越丰富，医学知识越广博，则思维更正确，更能作出准确的诊断。

二、临床思维哲学

1. 现象与本质 疾病的临床表现，属事物的现象，疾病的病理及病理生理改变，属事物的本质，这就是疾病的现象与本质的关系。诊断疾病时,应思外揣内,透过现象看本质,如心脏杂音是血流产生湍流的表现,而血流出现湍流是心脏产生杂音的基础。如何透过临床表现去认识疾病的本质,这要求我们必须掌握各种症状、体征及各项检查结果与疾病病理及病理生理之间的联系,这是诊断疾病最基本的哲学思想。

2. 主要表现与次要表现　临床许多疾病的临床表现和过程往往比较复杂,临床资料也较多,涉及身体多脏器或多系统。在纷繁复杂的临床表现中必须分清哪些是主要的,哪些是次要的;哪些是原发的、哪些是继发的;哪些是直接的、哪些是间接的。临床医师必须厘清各种临床表现之间的关系。反映疾病本质的是主要表现,缺乏这些资料则临床诊断不能成立,次要表现虽然不能作为疾病的主要诊断依据,但可为临床诊断提供旁证。

3. 共性与个性　共性是不同疾病出现的相同表现;而个性是不同疾病的同一表现又各有其临床特点。如支气管扩张、肺结核及二尖瓣狭窄都可能出现同一症状:咯血,咯血为这些疾病的共性。支气管扩张常是咯血量较大而骤然停止伴反复发热、咳吐脓臭痰为特征;肺结核常为痰中带血伴长期低热、盗汗为特征;二尖瓣狭窄则可有中等的咯血量伴心悸、呼吸困难、二尖瓣面容等为特征。这些不同疾病的咯血特点就是上述诸病的个性。抓共性进行全面考虑可以避免漏诊;抓个性有利于鉴别诊断从而减少误诊。

4. 典型与不典型　典型与不典型是相对而言的,所谓典型表现只是因为较常见,临床医师比较熟悉,不典型表现只是由于相对特殊少见而已。造成疾病临床表现不典型的因素有:①患者的因素:如婴幼儿、年老体弱、机体反应能力、个体差异等。②疾病的因素:如疾病的早期或晚期、多种疾病的干扰影响。③医师的医学知识水平。④治疗及药物的干扰。⑤身体解剖器官变异。⑥地域、季节、环境等因素。

5. 局部与整体　人体各系统、器官功能既相对独立,又密切相关,既相互配合,又相互制约。局部病变可以影响整体,整体病变也可突出地表现在某一局部,这就是局部和整体的关系。例如,扁桃体炎为一局部病变,却常常引起发热、寒战、白细胞升高、血沉加快等全身性表现。慢性粒细胞白血病是造血干细胞克隆增生性疾病,却可突出地表现为脾脏肿大。局部的症状、体征可以是全身性疾病表现的一部分,而全身性表现又常由局部病变所引起。诊断时切忌片面地、孤立地对待各种表现,一定要关注疾病过程中局部和整体的内在联系。要能从纷繁复杂的临床表现中抓住本质。

三、临床诊断思维原则

在疾病诊断过程中,根据科学与医学伦理学原理,医师必须遵循以下临床诊断思维的基本原则,以远离思维误区,提高诊断的正确率。

罕见病

疾病谱

1. 实事求是原则　实事求是原则是临床医师诊断疾病的最基本原则。它要求从客观实际出发,尊重客观规律,不要主观臆断。有些资料可能不符合某些疾病的一般规律,但也不能随意取舍,应考虑患者的个体差异以及一些疾病的特殊性,绝不能牵强附会地将其纳入自己理解的框架中,以满足不切实际的所谓的诊断要求;更不能不顾客观事实或歪曲客观事实,武断坚持己见。

2. 一元论原则　当疾病有多种临床表现时,抓住主要表现,尽可能以一种疾病去解释多种临床表现,若患者的临床表现确实不能用一种疾病解释时,可再考虑有其他疾病的可能性。

3. 优先考虑常见病、多发病原则　疾病的发病率及疾病谱*随不同年代、不同地区而变化，但在同一时期、同一地区相对稳定。当几种疾病的可能性都存在时，要首先考虑常见病、多发病，再考虑少见病、罕见病*。同样的道理，应考虑当时当地流行和发生的传染病与地方病。这一原则符合概率分布的基本原理，有其数学、逻辑学依据。在临床上可以大大减少诊断失误的机会。

4. 优先考虑器质性疾病的原则　当器质性疾病与功能性疾病的鉴别存在困难时，应优先考虑器质性疾病。在没有充分依据可排除器质性疾病前，不要轻易做出功能性疾病的诊断，以免导致延诊、漏诊或误诊，失去治疗机会，给患者带来不可弥补的损失。有时器质性疾病可能存在一些功能性疾病的症状，甚至与功能性疾病并存，此时也应重点考虑器质性疾病的诊断。但应实事求是，警惕不要把功能性疾病误诊为器质性疾病。

5. 优先考虑可治愈性疾病的原则　当诊断不明确，可治愈性疾病和不可治愈性疾病的诊断均有可能性时，基于医学伦理学的原则，应首先考虑可治愈性疾病，以便及时地给予恰当治疗，最大限度地减少诊断过程的周折，减轻患者的负担和痛苦。但这并不意味可以忽略不可治或预后不良疾病的诊断。

6. 简化思维程序原则　医师在获得临床资料后，根据临床经验与医学知识，抓住疾病的主要表现及规律特点，形成一定的诊断意向，逐一对照、逐一排除，在最小范围内选择最大可能的诊断，以给患者最及时的处理。这一原则有利于迅速建立诊断，对急危重症患者的救治有重要意义。

7. 以患者为整体原则　人是一个整体，人与社会、自然是一个整体。生物-心理-社会医学模式要求医师考虑疾病的影响因素除病因、病理生理等生物学因素外，还应考虑年龄、性别、家庭、文化程度、心理状态、生活环境、工作情况、宗教信仰等因素。要避免见病不见人的现象。只有这样，患者才能得到及时恰当的诊治。

第三节　循证医学与临床诊断

循证医学（evidence-based medicine，EBM）意为"遵循证据的医学"，是遵循现代最佳医学研究的证据（成果），将其应用于临床对患者进行科学诊治决策的一门学科。EBM兴起于20世纪90年代，它是一种全新的医学实践模式和医学方法学，"遵循科学证据"是这一新学科的核心思想。运用循证医学、循证思维指导临床诊断是临床医学发展的必然趋势。

一、循证医学的基本概念

首任牛津大学循证医学中心主任David Sackett和牛津大学卫生科学研究院首任院长Muir Gray于1996年在《英国医学杂志》上对循证医学下的定义是："循证医学是有意识地、明确地、审慎地利用现有最好的证据制定关于个体患者的诊治方案。实施循证医学意味着医师要参酌最好的研究证据、临床经验和患者的意见。"这一概念全面诠释了循证医学的内涵，倡导临床医师在诊疗疾病时既重视个人经验又强调采用现有的、最好的研究证据，同时还要尊重患者个人意愿，三要素缺一不可。循证医学的核心思想就是将最佳临床证据、专业知识与经验和患者的具体情况这三大要素紧密结合在一起为患者制定最佳医疗决策，旨在得到更敏感和更可靠的诊断方法，更有效和更安全的治疗方案。

二、循证医学与传统医学的区别

目前，随着 21 世纪科技的进步、环境的改变等因素的影响，临床医学面临多种挑战，医学模式的改变、疾病谱的变化、多因素疾病、各种全新诊疗手段的问世等等，使得临床医师在诊治疾病中会遇到很多新的问题。如面对同一疾病，不同国家、不同地域、不同医院的医师甚至同一医院的不同医师，可能会有不同的诊疗观点，使得诊疗程序不甚规范，诊疗方法与手段多种多样，因此自然也就会出现不同的诊疗效果。事实上，这正是传统医学诊疗疾病的弊病所在。传统医学多注重的是临床经验，诊疗疾病时多以曾经所学的医学理论为基础，依据非实验性的个人临床经验，以及遵从上级、高年资医师的意见或参考来自教科书的知识来认识疾病，诊断疾病。但由于现代信息科学、生物医学的高速发展，知识不断"更新换代"，仍沿用传统经验医学理念来认识疾病自然比较局限，这使得临床医师无法选择最切实有效的诊疗方法。而循证医学则要求临床医师遵循证据、选择证据，强调"最佳证据"，且"证据"是采用目前科学的标准，进行了严格的分析与评价得出的结论，并被确认为是真实的、有临床重要意义的、适用于临床实践的、现代最佳科学证据。随着科学发展，证据将不断被充实、论证、更新，且永居前沿。循证医学还充分体现了"以人为本、患者至上"的原则，使患者在接受临床诊疗过程中，充分体现自身的价值取向和愿望。这样，医患关系和谐融洽，在诊疗中易取得共识，形成统一联盟，使患者获得当前最好的诊疗效果。

三、循证医学在疾病诊疗中的作用

目前，一些疾病的防治指南陆续颁布，使临床医师诊疗疾病时有证可查，有据可依，突出体现了循证医学在临床疾病诊疗中的重要作用。常用的防治指南有：中国慢性乙肝防治指南、高血压防治指南、中国成人血脂异常防治指南、中国脑血管病防治指南、冠心病防治指南等等。其中最佳典范之一是高血压防治指南的出台：1997 年美国颁布了高血压防治的第 6 次报告，1999 年世界卫生组织/国际高血压联盟（WHO/ISH）发表了高血压防治指南，同年中国的高血压防治指南也正式颁布，2005 年、2010 年中国高血压防治指南进行了修订。2014 年为适应高血压基层管理的需求再次修订指南，并更名为《中国高血压基层管理指南》。这些指南提出了高血压分类和诊断的新标准，强调了危险因素在高血压防治中的重要意义，建议根据各种危险因素、靶器官损害以及伴发的相关疾病对高血压患者作危险分层，并根据危险分层采取不同的治疗方法和治疗步骤；提出了目标血压的概念，并要求根据患者的状况，将血压降至目标血压水平或以下。依据《中国高血压防治指南（2010）》及《中国高血压基层管理指南（2014 年修订版）》的建议，结合 2013 年欧洲高血压指南，综合我国基层高血压患者的具体现状，制订了《2015 年高血压合理用药指南》，提出了基层高血压患者降压治疗的基本药物应用原则。2018 年《中国高血压防治指南》再次修订，将控制血压治疗向控制心血管危险的综合治疗深入推进。这些高血压防治指南的颁布从根本上改变了高血压诊断、防治中的传统观念，开创了人类与高血压这一最常见心血管疾病作斗争的新纪元，这是循证医学在高血压领域应用的典型成果。运用循证医学诊断疾病，重要的作用是科学规范了疾病的诊断程序、诊疗方法和手段，缩小了不同地域、不同医院医师之间诊断疾病的差异，同时还能拉近医患距离、改善医患关系，从而全面提高诊疗效果。

四、循证医学诊断疾病的基本要求

临床医学已开始迅速从经验医学向循证医学转变，并已成为临床医学发展的趋势和主流。临床医师必须尽快转变临床思维方法，建立起在循证医学基础之上的现代临床思维模式。证据是循证医学的基石，遵循证据是循证医学的本质。故临床医师在诊断疾病时要学会正确运用循证医学的方法，从病史采集和体格检查开始，逐步地认真广泛地搜集能反映患者真实病情的各种资料，全面仔细分析，努力发现问题，带着问题有目的地进行寻找检索现有的最佳证据，进一步评价研究该证据的真实性和适用性，结合患者的具体情况，恰当运用所获得的证据，并且关注运用之后的效果评价以指导疾病的诊断。此外，要以"患者为中心"，充分了解其价值观和世界观，尊重患者的意愿和选择，构建相互理解、相互信任、互相依从的医患关系，从而使循证医学的科学决策得以实现，并可望获得最佳的诊疗效果。

运用循证医学指导临床实践，对全面提高诊疗水平意义深远。因而要求每一位临床医师应将循证医学作为终身学习的内容，真正领悟循证医学的精髓，不断丰富和更新知识，学会通过多种途径搜集科学证据，以积累和更新医学信息，完善自己的医学知识结构。在临床实践中强化循证理念，培养循证思维，根据证据来决策每一位患者具体的诊疗方案，以最佳的诊疗手段，争取最好的诊疗效果。

第四节　常见漏诊与误诊的原因

疾病的复杂性、多样性和医师实践与认识的局限性往往使诊断偏离疾病的本质，走入误区，造成诊断失误，表现为误诊、漏诊、病因判断错误、疾病性质判断错误以及延误诊断等。这个问题目前已成为医务界、法律界、社会舆论以及患者群体共同关注的问题，是摆在每一位医务人员面前的一个重要课题。医学本身是一门经验科学，经验的积累需要一个过程、需要一定的时间。一位医师在其成长的道路上可能要经历许许多多的挫折和失败，包括漏诊、误诊和误治的教训。为了避免和减少漏诊、误诊的发生，应认真分析原因，吸取前人的经验和教训。漏诊、误诊的原因既有主观因素，也有客观因素。

1. 主观因素　主观因素是临床出现漏诊、误诊的常见原因。主要包括：①诊断疾病时未遵循"循证医学"原则。②临床经验欠缺，业务水平低，理论基础差，对疾病缺乏感性认识，不能全面分析病情。如临床观察和检查中遗漏关键征象，不加分析地依赖检验结果或对检验结果解释错误。③临床基本功不扎实，体格检查不全面、不系统，没有及时发现有诊断意义的症状和体征。临床资料不客观、不完整、不确切，无重点，缺乏系统性、动态性，难以成为诊断依据。④责任心不强，工作马马虎虎，粗枝大叶。⑤主观臆断，思维片面，忽视了某些症状、体征和实验室及其他检查结果的临床意义。⑥没有及时进行必要的复查，没有及时总结、分析病情发展情况和治疗反应情况。⑦没有及时请示上级医师查看患者，没有及时请相关科室医师会诊等。

2. 客观因素　客观因素是临床出现漏诊、误诊又一常见的原因。主要包括：①疾病本身的因素：如患者主要临床表现未出现或已错过；部分患者的临床特征不典型，鉴别要点不明显；一些疾病的病理变化过于复杂，临床医师在短时间内不能充分理清；一些疾病在临床上很罕见、新的疾病或疾病新的临床表现，临床医师缺乏认识与经验。②患者的因素：如患者本身智障、昏迷，临床医师无法正常采集病史；患者提供的病史不确切，有遗漏或个别情况下有意隐瞒了真实的病史；患者自用了一些药物，干预了疾病过程等。③环境因素及医疗条件：有些医院医疗条件差，检查设备陈旧简陋，不能及时为临床医师提供准确的辅助检查结果等。

第五节　临床诊断的内容

一、诊 断 内 容

诊断是制订治疗方案的依据，应反映疾病的本质与全貌，应体现疾病的病因、性质、部位、病理形态、功能状态以及患者的全面健康状况。具体诊断内容包括：病因诊断、病理解剖诊断、病理生理诊断、并发症诊断和伴发疾病诊断。

1. 病因诊断　病因诊断依据疾病的致病原因确定，体现疾病的性质，最能反映疾病的发生、发展、转归和预后，对疾病的治疗和预防都有决定性的意义。如风湿性心瓣膜病、病毒性心肌炎、结核性腹膜炎、遗传性球形红细胞增多症、病毒性肝炎、有机磷中毒、过敏性鼻炎等。有些疾病的病因目前还不十分明确，临床诊断时只能用"原发"来表示，如原发性血小板减少性紫癜、原发性高血压、原发性痛风等。

2. 病理解剖诊断　体现病理形态特点，反映病变部位、范围、性质以及组织结构的改变，列在第二位。如二尖瓣关闭不全、前壁心肌梗死、胃溃疡、肺纤维化、肝硬化、肾小球肾炎等。

3. 病理生理诊断　病理生理诊断是疾病引起的机体功能变化，如心功能不全、心律失常、肝性脑病、肾衰竭等。它不仅是机体和脏器功能判断所必需的，而且也可由此作出预后判断和劳动力的鉴定。

4. 疾病的分型与分期　不少疾病有不同的分型与分期，其治疗及预后各不相同，诊断中亦应予以明确。如钩端螺旋体病有流感伤寒型、黄疸出血型、肺出血型、脑膜脑炎型等不同临床类型；传染性肝炎可分甲、乙、丙、丁、戊、己、庚等多种类型；肝硬化有肝功能代偿期与失代偿期。疾病的分型和分期可对治疗抉择及预后判断起指导作用。

5. 并发症诊断　并发症是指原发疾病的进一步发展或是在原发病的基础上产生和导致机体脏器的进一步损害。虽然与主要疾病性质不同，但在发病机制上有密切联系。如胃溃疡并发上消化道出血、急性心肌梗死并发乳头肌功能不全、风湿性心瓣膜病并发脑栓塞等。

6. 伴发疾病诊断　伴发疾病是指与主要诊断的疾病同时存在、但在发病机制上又不相关的疾病，伴发病对机体和主要疾病可能产生影响，如糖尿病患者同时有龋齿、肺结核患者同时有腰椎病等。

临床实践中由于疾病的复杂性，医师认识的有限性，以及客观条件的限制，有时疾病暂时难以作出完整的诊断。未查明病因的，应根据疾病的病理和（或）功能改变，作出病理解剖诊断和（或）病理生理诊断，如肝纤维化、胸腔积液、肾衰竭。对于一时查不清病因，也难以作出病理解剖和病理生理诊断的疾病，可以用主诉的原因待诊或待查作为临时诊断，如"腹痛原因待诊""发热原因待查"等。对于待诊病例应尽可能根据临床资料的分析和综合，提出一些诊断的可能性，按可能性大小排列，反映诊断的倾向性，如甲状腺肿大原因待诊：①甲状腺功能亢进症；②甲状腺肿瘤待排除。并应选择进一步的检查与治疗，尽可能在规定时间内明确诊断。如果没有提出诊断的倾向性，仅仅一个症状的待诊等于未作诊断。

临床综合诊断传统上应写在病历记录末页的右下方。诊断之后要有医师签名，以示负责。

二、诊断书写要求

1. 病名要规范准确　疾病诊断的病名书写要规范、准确、完整，不要省略修饰词和限定词，疾病的部位要写具体，避免出现笼统的诊断。如泌尿系感染、肺炎、心肌梗死都属笼统的诊断，书写时都应尽量避免。人类所有的病伤名目繁多，诊断书写要按照世界卫生组织编写的《国际疾病分类》

标准的最新版本执行。

2. 选择好第一诊断　当患者存在一种以上的疾病时，需选择对患者健康危害最大、花费医疗精力最多、住院时间最长的疾病作为病例首页的主要诊断；将导致死亡的疾病作为第一诊断。

3. 诊断要完整　诊断应尽可能体现疾病的病因、性质、部位、病理形态、功能状态以及患者的全面健康状况。与主诉和现病症完全无关的疾病也应记录，以示其存在。

4. 注意诊断顺序　一般是主要的、急性的、原发的、本科的疾病排列在前；次要的、慢性的、继发的、其他科的疾病列在后面。

三、临床诊断举例

例一　诊断：1. 风湿性心脏瓣膜病　　　　　　　（病因诊断）

二尖瓣狭窄　　　　　　　　　　（病理解剖诊断）

心房颤动　　　　　　　　　　　（病理生理诊断）

心力衰竭

心功能Ⅲ级

2. 左心房附壁血栓　　　　　　（并发症诊断）

3. 肾结石　　　　　　　　　　（伴发疾病诊断）

例二　诊断：1. 冠状动脉粥样硬化性心脏病　　　（病因诊断）

急性下壁心肌梗死　　　　　　　（病理解剖诊断）

室性早搏　　　　　　　　　　　（病理生理诊断）

心功能Ⅱ级

2. 慢性胃炎　　　　　　　　　（伴发疾病诊断）

〔**参考答案见二维码**〕

1. 对于具体病例，临床诊断思维的程序是什么？

2. 病例分析：患者男性，49 岁。有"肝炎"病史 18 年，腹胀、纳差、肝区不适 2 年。体格检查：慢性病容，巩膜轻度黄染，颈部可见蜘蛛痣。腹部稍膨隆，可见静脉显露，肝肋下未触及，脾肋下约 2.5cm，移动性浊音（＋）。实验室检查：HBsAg（＋），HBsAb（－），HBeAg（－），HBeAb（＋），HBcAb（＋），ALT55U/L（参考值 0～40 U/L），AST75U/L（参考值 0～40 U/L），血清总蛋白 65g/L，人血白蛋白 25g/L。腹水检查：清亮，淡黄色，比重 1.015，Rivalta 试验（－），细胞数 50×10^6/L，主要为淋巴和间皮细胞。

问题和思考：

（1）结合临床资料，分析实验室检查的临床意义，提出初步诊断和诊断依据。

（2）为明确诊断，还需要补充哪些实验室及辅助检查？

（3）应与哪些疾病相鉴别？

（4）该患者腹水的性质是什么？

（孙士玲）

参考答案

参 考 文 献

病历书写基本规范. 2010. 卫生部卫医政发〔2010〕11 号.

蔡柏蔷, 李龙芸. 2011. 协和呼吸病学 (第 2 版). 北京: 中国协和医科大学出版社.

陈灏珠, 林果为. 2019. 实用内科学 (第 16 版). 北京: 人民卫生出版社.

陈文彬, 潘祥林. 2011. 诊断学 (第 7 版). 北京: 人民卫生出版社.

成人支气管扩张症诊治专家共识编写组. 2012. 成人支气管扩张症诊治专家共识. 中华结核和呼吸杂志, 35 (7): 485-492.

成战鹰, 王肖龙. 2016. 诊断学基础 (第 2 版). 北京: 人民卫生出版社.

戴万亨, 张永涛. 2012. 诊断学 (第 9 版). 北京: 中国中医药出版社.

电子病历书写基本规范 (试行). 2010. 卫生部卫医政发〔2010〕24 号.

葛均波, 徐永健. 2013. 内科学 (第 8 版). 北京: 人民卫生出版社.

呼吸困难诊断、评估与处理的专家共识组. 2014. 呼吸困难诊断、评估与处理的专家共识. 中华内科杂志, 53 (4): 337-341.

胡维铭, 王维治. 2011. 神经内科主治医师 1000 问 (第 4 版). 北京: 中国协和医科大学出版社.

蒋茹. 2017. 诊断学. 北京: 科学出版社.

尚红, 王毓三, 申子瑜. 2015. 全国临床检验操作规程 (第 4 版). 北京: 人民卫生出版社.

沈洪兵, 齐秀英. 2013. 流行病学 (第 8 版). 北京: 人民卫生出版社.

唐维新. 2016. 病历书写规范. 南京: 东南大学出版社.

田军茹. 2015. 眩晕诊治. 北京: 人民卫生出版社.

万学红, 陈红, 吴汉妮等. 2015. 临床诊断学 (第 3 版). 北京: 人民卫生出版社.

万学红, 卢雪峰. 2013. 诊断学 (第 8 版). 北京: 人民卫生出版社.

王德生, 金立德, 张守信. 2006. 眩晕诊断与治疗手册. 北京: 科学出版社.

王吉云译. 2010. 晕厥的评估和治疗临床实践手册 (翻译版). 北京: 人民卫生出版社.

王吉云. 2010. 晕厥临床案例解析. 马志敏译. 北京: 人民卫生出版社.

王建中, 张曼. 2019. 实验诊断学 (第 4 版). 北京: 北京大学医学出版社.

王维治. 2009. 临床神经病学定位. 王化冰主译. 北京: 人民卫生出版社.

吴子明, 刘博. 2009. 实用眩晕诊疗手册. 北京: 科学出版社.

胸痛规范化评估与诊断共识专家组. 2014. 胸痛规范化评估与诊断中国专家共识. 中华心血管病杂志, 42 (8): 627-632.

詹华奎. 2021. 诊断学 (第 11 版). 北京: 中国中医药出版社.

诊断性可弯曲支气管镜应用指南. 2008. 中华结核和呼吸杂志, 31 (1): 14-17.

中华医学会呼吸病学分会肺功能专业组. 2014. 肺功能检查指南(第一部分)——概述及一般要求. 中华结核和呼吸杂志, 37: 402-405.

中华医学会呼吸病学分会肺功能专业组. 2014. 肺功能检查指南(第二部分)——肺量计检查. 中华结核和呼吸杂志, 37: 481-486.

中华医学会呼吸病学分会肺功能专业组. 2014. 肺功能检查指南(第三部分)——组织胺和乙酰甲胆碱支气管激发试验. 中华结核和呼吸杂志, 37: 566-571.

中华医学会呼吸病学分会肺功能专业组. 2014. 肺功能检查指南(第四部分)——支气管舒张试验. 中华结核和呼吸杂志, 37: 655-658.

中华医学会呼吸病学分会肺功能专业组. 2015. 肺功能检查指南——肺弥散功能检查. 中华结核和呼吸杂志，38：164-169.

中华医学会呼吸病学分会肺功能专业组. 2015. 肺功能检查指南——肺容量检查. 中华结核和呼吸杂志，38：255-260.

中华医学会呼吸病学会哮喘学组. 2016. 咳嗽的诊断与治疗指南. 中华结核和呼吸杂志，39（5）：323-340.

周毅. 2012. 诊断学. 北京：北京大学医学出版社.

Adolfo M. Bronstein，Thomas Lempert. 2012. 眩晕和头晕：实用入门手册. 赵钢等译. 北京：华夏出版社.

Caroline Schnakers，Steven Laureys. 2015. 昏迷和意识障碍. 何江弘、徐如祥译. 武汉：湖北科学技术出版社.

Dennis L. Kasper，Anthony S. Fauci，Stephen Hauser. 2015. Harrison's Principles of Internal Medicine 19ed. New Work：McGraw-Hill Education/Medical.

Geraint Fuller. 2005. 轻松神经系统检查（第 3 版）. 袁云译. 北京：北京大学医学出版社.

Karen L. Roos. 2015. 神经急症. 李永秋等译. 天津：天津科技翻译出版公司.

Linda Wison-Pauweis，Elizbeth J. Akesson. 2009. 脑神经基础与临床（第 2 版）. 崔益群，韩璎译. 北京：人民卫生出版社.

Mark H. Swartz. 2010. Textbook of Physical Diagnosis：History and Examination 6th ed. Philadelphia：Saunders.

Maxine A. Papadakis，Stephen J. McPhee. 2013. Current Medical Diagnosis &Treatment 52nd ed. New York：McGraw-Hill.

Randolph W. Evans，Ninan T. Mathew. 2007. 头痛诊疗手册（第 2 版）. 于生元主译. 北京：科学出版社.

Szirmai I.，Kamondi A.，Aranyi ZS.，Kovacs T. 2007. 神经系统检查. 吴寿岭，杜艳英译. 北京：北京大学医学出版社.

附录　临床常用诊断技术

附录1　胸膜腔穿刺术

胸膜腔穿刺术（thoracentesis）是对胸腔积液患者积液性质的检查，是为大量胸腔积液或积气患者减轻压迫症状而抽取积液、气体，或通过穿刺途径进行胸腔内给药的一种诊疗技术（附录图1）。

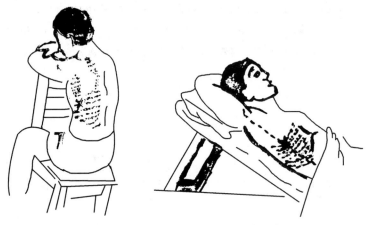

附录图1　胸腔穿刺术体位及穿刺部位示意图

左图：坐位；右图：半卧位

（一）适应证

（1）用于诊断：对于发病原因未明的胸腔积液，可作诊断性穿刺，作胸水涂片、培养、细胞学和生化学检查以明确病因，并可了解肺部情况。

（2）用于治疗：通过抽液、抽气或胸腔减压治疗单侧或双侧胸腔大量积液、积气产生的压迫、呼吸困难等症状；向胸腔内注射药物（肿瘤药或促进胸膜粘连药物等）。

（二）禁忌证

（1）体质衰弱、病情危重难以耐受穿刺术者。

（2）对麻醉药过敏者。

（3）有凝血功能障碍，严重出血倾向的患者，在未纠正前不宜穿刺。

（4）有精神疾病或不配合者。

（5）疑为胸腔包虫病患者，穿刺可引起感染扩散，不宜穿刺。

（6）穿刺部位或附近有感染者。

（三）穿刺操作方法

术前详细了解患者的病史，参阅患者胸部 X 线或 CT 片，进行必要的体格检查和实验室检查，如血常规、血小板计数、出血时间、活化部分凝血活酶时间、凝血酶原时间等。

（1）体位：患者取坐位，面向背椅，两前臂置于椅背上，前额伏于前臂上。不能起床的患者可取半坐位，患者前臂上举抱于枕部。嘱患者平静呼吸，切忌咳嗽。

（2）选择穿刺点：选在胸部叩诊实音最明显部位，积液较多时一般取肩胛线或腋后线第 7～8 肋间；有时也取腋中线第 6～7 肋间或腋前线第 5 肋间为穿刺点。穿刺点用标记笔在皮肤上标记。如积液为包裹性，穿刺点可结合 X 线或超声检查确定。

（3）常规消毒皮肤：以穿刺点为中心进行消毒，直径约 15cm，消毒 2 次。

（4）打开一次性使用胸腔穿刺包，戴无菌手套，覆盖消毒洞巾，检查胸腔穿刺包内物品，检查胸穿针与抽液用注射器连接是否合适，连接后是否通畅，同时检查是否有漏气情况。

（5）术者用 5ml 注射器抽取 2% 利多卡因 2～3ml，在穿刺部位由表皮至胸膜壁层进行局部浸润麻醉。如穿刺点为肩胛线或腋后线，肋间沿下位肋骨上缘进麻醉针；穿刺点位于腋中线或腋前线，则取两肋之间进针。

（6）将胸穿针与抽液用注射器连接，检查两者之间的开关，保证闭合紧密不漏气。术者以一手食指与中指固定穿刺部位皮肤，另一只手持穿刺针沿麻醉处缓缓刺入，当针锋抵抗感突然消失时，打开注射器的开关，进行抽液。助手用止血钳（或胸穿包的备用钳）协助固定穿刺针，以防刺入过深损伤肺组织。注射器抽满后，关闭开关，排出液体至引流袋内，记下抽液量。

（7）抽液结束：拔出穿刺针，局部消毒，覆盖无菌纱布，稍用力压迫片刻，用胶布固定。

（8）术后处理：术后嘱患者卧位或半卧位休息半小时，测血压并观察有无病情变化；根据临床需要填写检验单，分送标本；清洁器械及操作场所；做好穿刺记录。

（四）注意事项

（1）操作前应向患者说明穿刺目的，消除顾虑，同时签好知情同意书；对精神紧张者，可于术前半小时给地西泮 10mg 或可待因 0.03g 以镇静止痛。

（2）操作中应密切观察患者的反应，如发生头晕、面色苍白、出汗、心悸、胸部压迫感或剧痛、晕厥等胸膜过敏反应，或出现连续性咳嗽、气短、咳泡沫痰等现象时，立即停止抽液，并皮下注射 0.1% 肾上腺素 0.3～0.5ml，或进行其他对症处理。

（3）一次抽液不应过多、过快。诊断性抽液 50～100ml 即可。减压抽液，首次不超过 600ml，以后每次不超过 1000ml。如为脓胸，每次尽量抽尽。疑有化脓性感染时，助手用无菌试管留取标本，行涂片革兰氏染色镜检、细菌培养及药敏试验。检查瘤细胞，至少需要 100ml，并应立即送检，以免细胞自溶。

（4）严格无菌操作，避免医源性感染。

（5）操作中要始终保持胸膜负压，防止空气进入胸腔。

（6）应避免在第 9 肋间以下穿刺，以免穿透膈肌损伤腹腔脏器。

（7）操作前、后检查患者生命体征，操作后嘱患者卧位休息 30 分钟。

（8）对于恶性胸腔积液，可注射抗肿瘤药物或硬化剂诱发化学性胸膜炎，促使脏层与壁层胸膜粘连，闭合胸腔，防止积液重新积聚。具体操作：于抽液 500～1200ml 后，将药物（如米诺环素 500mg）加生理盐水 20～30ml 稀释后注入。推入药物后回抽胸液，再推入，反复 2～3 次后，嘱患者卧床 2～4 小时，并不断变换体位，使药物在胸腔内均匀涂布。如注入的药物刺激性强，可致胸痛，应在药物前给予布桂嗪或哌替啶等镇痛剂。

（五）并发症和处理原则

（1）气胸：发生率 3%~20%。产生原因一种为气体从外界进入，如接头漏气、更换穿刺针或三通活栓使用不当等。这种情况一般不需处理，预后良好；另一种为穿刺过程中误伤脏层胸膜和肺脏所致。无症状者应严密观察，摄片随访。如有症状，则需行胸腔闭式引流术。

（2）出血、血胸：穿刺时针刺伤可引起肺内、胸腔内或胸壁出血。少量出血多见于胸壁皮下出血，一般无须处理。如损伤肋间动脉可引起较大量出血，形成胸膜腔积血，需立即止血，抽出胸腔内积血。

（3）膈肌及肝脏等腹腔脏器损伤：穿刺部位过低可引起膈肌、肝脏等腹腔脏器损伤，应避免在第9肋间以下穿刺。

（4）胸膜反应：部分患者穿刺过程中出现头昏、面色苍白、出汗、心悸、胸部压迫感或剧痛、昏厥等症状，称为胸膜反应。多见于精神紧张患者，为血管迷走神经反射增强所致。此时应停止穿刺，嘱患者平卧、吸氧，必要时皮下注射肾上腺素 0.5mg。

（5）胸腔内感染：是一种严重的并发症，主要见于反复多次胸腔穿刺者。为操作者无菌观念不强，操作过程中引起胸膜腔感染所致。一旦发生应全身使用抗菌药物，并进行胸腔局部处理，必要时外科处理。

（6）复张性肺水肿：多见于长期的胸腔积液（积气）患者大量抽液（气）后，由于抽液（气）过快，肺组织快速复张引起单侧肺水肿，患者出现不同程度的低氧血症和低血压。复张性肺水肿大多发生于肺复张后即刻或1小时内，一般不超过24小时。患者表现为剧烈咳嗽、呼吸困难、胸痛、烦躁、心悸等，继而出现咳大量白色或粉红色泡沫痰，有时伴发热、恶心及呕吐，甚至出现休克及昏迷。处理措施包括纠正低氧血症，稳定血流动力学，必要时给予机械通气。

附录 2　心包穿刺术

心包穿刺术（pericardiocentesis）常用于判断心包积液的性质和病因，抽液可以缓解心包填塞所造成的压迫；化脓性心包炎时穿刺用于排脓、腔内给药。

（一）适应证

（1）判定心包积液的性质与病因。

（2）大量心包积液，有心包填塞时，穿刺抽液以减轻症状。

（3）化脓性心包炎时可穿刺排脓、注药。

（二）穿刺操作方法

（1）术前作普鲁卡因皮试，向患者说明穿刺目的，消除紧张情绪，必要时给予镇静剂。

（2）患者取半卧位，检查生命体征及心率，并作记录。

（3）穿刺部位：

1）剑突下与左肋缘相交的夹角处；

2）左侧第五肋间，心浊音界内侧1~2cm处。

（4）常规皮肤消毒，打开穿刺包及无菌手套，助手需协助医师穿刺。

（5）术者铺孔巾，局麻后，持穿刺针并用血管钳夹紧胶管按选定部位及所需方向缓慢推进。当刺入心包腔时，感到阻力突然消失，并有心脏搏动感，即固定针头，助手协助抽液。

（6）抽液完毕，若需注入药物，将事先准备好的药物注入后拔出穿刺针，局部盖以纱布，用胶布固定。

（三）注意事项

（1）严格掌握适应证：此术有一定危险性，应由有经验医师操作或指导，并应在心电图监护下进行穿刺，较为安全。

（2）术前须进行心脏超声检查，确定液平段大小与穿刺部位，选液平段最大、距体表最近点作为穿刺部位，或在超声显像指导下进行穿刺抽液更为准确、安全。

（3）术前应向患者作好解释，消除顾虑，并嘱其在穿刺过程中切勿咳嗽或深呼吸。术前半小时可服安定 10mg 与可待因 0.03g。

（4）麻醉要完善，以免因疼痛引起神经源性休克。

（5）抽液量第一次不宜超过 100～200ml，以后再抽渐增到 300～500ml。抽液速度要慢，过快、过多，使大量血液回心可导致肺水肿。

（6）如抽出鲜血，立即停止抽吸，并严密观察有无心包填塞出现。

（7）取下空针前夹闭橡皮管，以防空气进入。

（8）术中、术后均需密切观察生命体征的变化。

附录 3　腹膜腔穿刺术

腹膜腔穿刺术（abdominocentesis）是穿刺针直接从腹前壁刺入腹膜腔的一项诊疗技术。

（一）适应证

（1）明确腹腔积液的性质，找出病原，协助诊断。

（2）适量抽出腹水，以减轻患者腹腔内的压力，缓解腹胀、胸闷、气急，呼吸困难等症状，减少静脉回流阻力，改善血液循环。

（3）向腹膜腔内注入药物。

（4）疑有内出血，如脾破裂、异位妊娠等。

（5）诊断性（如腹部创伤时）或治疗性（如重症急性胰腺炎时）腹腔灌洗。

（二）禁忌证

（1）广泛腹膜粘连者。

（2）有肝性脑病先兆、包虫病及巨大卵巢囊肿者。

（3）大量腹水伴有严重电解质紊乱者禁忌大量放腹水。

（4）精神异常或不能配合者。

（5）妊娠中后期。

（三）穿刺操作方法

（1）穿刺前排空小便，以免穿刺时损伤膀胱。腹穿一般无特殊不良反应。

（2）穿刺时根据患者情况采取适当体位，如坐位、半坐卧位、平卧位、侧卧位，根据体位选择适宜穿刺点。

（3）一次放液量过多可导致水盐代谢紊乱及诱发肝性脑病，因此要慎重。大量放液后需束以多头腹带，以防腹压骤降，内脏血管扩张而引起休克。放液前后遵医嘱测体重、量腹围，以便观察病情变化。

（4）在操作过程中若患者感头晕、恶心、心悸、呼吸困难，应及时告知医护人员，以便及时处理。

（5）部位选择

1）下腹部正中旁穿刺点：脐与耻骨联合上缘间连线的中点上方 1cm、偏左或右 1～2cm，此处无重要器官，穿刺较安全。此处无重要脏器且容易愈合。

2）左下腹部穿刺点：脐与左髂前上棘连线的中 1/3 与外 1/3 交界处，放腹水时通常选用此穿刺点，此处可避免损伤腹壁下动脉，肠管较游离不易损伤。

3）侧卧位穿刺点：脐平面与腋前线或腋中线交点处。此处穿刺多适于腹膜腔内少量积液的诊断性穿刺。

（6）穿刺层次

1）下腹部正中旁穿刺点层次：皮肤、浅筋膜、腹白线或腹直肌内缘（如旁开 2cm，也有可能涉及到腹直肌鞘前层、腹直肌）、腹横筋膜、腹膜外脂肪、壁腹膜，进入腹膜腔。

2）左下腹部及侧卧位穿刺点层次：皮肤、浅筋膜、腹外斜肌、腹内斜肌、腹横肌、腹横筋膜、腹膜外脂肪、壁腹膜，进入腹膜腔。

（7）穿刺术

1）用碘伏以穿刺部位为中心自内向外进行皮肤消毒，消毒直径约 15cm，消毒 2 次。打开腹穿包扎带，戴无菌手套，助手打开腹穿包，术者铺无菌孔巾，检查腹腔穿刺包物品是否齐全：8 或 9 号带有乳胶管的腹腔穿刺针、小镊子、止血钳、输液夹子、纱布、孔巾。

2）术者以 5ml 注射器抽取麻药 2ml，自皮肤至腹膜壁层以 2%利多卡因作局部麻醉。麻醉皮肤局部应有皮丘，注药前应回抽，观察无血液、腹水后，方可推注麻醉药。

3）术者左手固定穿刺部皮肤，右手持针经麻醉处垂直刺入腹壁，待针锋抵抗感突然消失时，示针尖已穿过腹膜壁层，助手戴手套后，用消毒血管钳协助固定针头，术者抽取腹水，并留样送检。诊断性穿刺，可直接用 20ml 或 50ml 注射器及适当针头进行。大量放液时，可用 8 号或 9 号针头，并于针座接一橡皮管，以输液夹子调整速度，将腹水引入容器中。记录抽液量并送检化验。

4）术后处理：抽液完毕，拔出穿刺针，穿刺点用碘伏消毒后，覆盖无菌纱布，稍用力压迫穿刺部位数分钟，用胶布固定，测量腹围、脉搏、血压、检查腹部体征，嘱患者卧床休息，观察术后反应，书写穿刺记录。

5）进针技术与失误防范：对诊断性穿刺及腹膜腔内药物注射，选好穿刺点后，穿刺针垂直刺入即可。但对腹水量多者的放液，穿刺针自穿刺点斜行方向刺入皮下，然后再使穿刺针与腹壁呈垂直方向刺入腹膜腔，以防腹水自穿刺点滑出。左下腹穿刺点不可偏内，避开腹壁下血管，但又不可过于偏外，以免伤及旋髂深血管。进针速度不宜过快，以免刺破漂浮在腹水中的乙状结肠、空肠和回肠。术前嘱患者排尿，以防损伤膀胱。进针深度视患者具体情况而定。放腹水速度不宜过快，每次量不宜过大。初次放腹水者，一般不要超过 3000ml（但有腹水浓缩回输设备者不限此量），并在 2 小时以上的时间内缓慢放出，放液中逐渐紧缩已置于腹部的多头腹带。注意观察患者的面色、呼吸、脉搏及血压变化，必要时停止放液并及时处理。术后卧床休息 24 小时，以免引起穿刺伤口腹水外渗。

（四）注意事项

（1）术中密切观察患者，如有头晕、心悸、恶心、气短、脉搏增快及面色苍白等，应立即停止操作，并进行适当处理。

（2）放液不宜过快、过多，肝硬化患者一次放液一般不超过 3000ml，过多放液可诱发肝性脑病和电解质紊乱。放液过程中要注意腹水的颜色变化。

（3）放腹水时若流出不畅，可将穿刺针稍作移动或稍变换体位。

（4）术后嘱患者平卧，并使穿刺孔位于上方以免腹水继续漏出；对腹水量较多者，为防止漏出，在穿刺时即应注意勿使自皮肤到腹膜壁层的针眼位于一条直线上，方法是当针尖通过皮肤到达皮下后，即在另一手协助下，稍向周围移动一下穿刺针头，然后再向腹腔刺入。如遇穿刺孔继续有腹水渗漏时，可用蝶形胶布或火棉胶粘贴。大量放液后，需束以多头腹带，以防腹压骤降；内脏血管扩张引起血压下降或休克。

（5）注意无菌操作，以防止腹腔感染。

（6）放液前后均应测量腹围、脉搏、血压、检查腹部体征，以观察病情变化。

（7）腹水为血性者于取得标本后，应停止抽吸或放液。

附录 4 腰椎穿刺术

腰椎穿刺术（lumbar puncture）是用腰穿针经腰椎间隙刺入椎管的操作技术（附录图 2）。

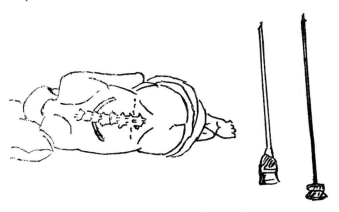

附录图 2 腰椎穿刺术体位示意图

（一）适应证

（1）中枢神经系统炎症性疾病的诊断与鉴别诊断：包括化脓性脑膜炎、结核性脑膜炎、病毒性脑膜炎、霉菌性脑膜炎、乙型脑炎等。

（2）脑血管疾病的诊断与鉴别诊断：包括脑出血、脑梗死、蛛网膜下腔出血等。

（3）肿瘤性疾病的诊断与治疗：用于诊断脑膜白血病，并通过腰椎穿刺鞘内注射化疗药物治疗脑膜白血病。

（4）测定颅内压力和了解蛛网膜下腔是否阻塞等。

（5）椎管内给药。

（二）禁忌证

（1）可疑颅内压明显升高、脑疝者。

（2）可疑后颅内占位病变；有颅底骨折脑脊液漏者。

（3）穿刺部位皮肤明显感染；穿刺部位腰椎有畸形或骨质破坏。

（4）硬膜外脓肿。

（5）垂危或处于休克期患者。

（6）有严重的凝血功能障碍患者，如血友病患者等。

（三）穿刺操作方法

通常取弯腰侧卧位，自腰 2 至骶 1（以腰 3～4 为主）椎间隙穿刺。局部常规消毒及麻醉后，戴橡皮手套，用 20 号穿刺针（小儿用 21～22 号）沿棘突方向缓慢刺入，成人进针约 4～6cm（小儿约 3～4cm）时，即可穿破硬脊膜而达蛛网膜下腔，抽出针芯流出脑脊液，测压，若颅内压低于 2.94kPa（300mm 水柱）时，缓慢放液后（不超过 2～3ml），再放入针芯拔出穿刺针。穿刺点稍加压止血，敷以消毒纱布并用胶布固定。术后平卧 4～6 小时。若测颅内压超过 2.94kPa（300mm 水柱）时则不宜放液，仅取测压管内的脑脊液送细胞计数及蛋白定量即可。

（1）体位：嘱患者侧卧于硬板床上，背部与床面垂直，头向前胸部屈曲，两手抱膝紧贴腹部，使躯干呈弓形；或由助手在术者对面用一手抱住患者头部，另一手挽住双下肢腘窝处并用力抱紧，使脊柱尽量后凸以增宽椎间隙，便于进针。

（2）确定穿刺点：以髂嵴连线与后正中线的交会处为穿刺点，一般取第 3～4 腰椎棘突间隙，有时也可在上一或下一腰椎间隙进行。

（3）消毒及麻醉：常规消毒皮肤后戴无菌手套与铺孔巾，用 2%利多卡因自皮肤到椎间韧带逐层作局部浸润麻醉。

（4）穿刺方法：术者用左手固定穿刺点皮肤，右手持穿刺针以垂直背部的方向缓慢刺入，成人进针深度约为 4～6cm，儿童则为 2～4cm。当针头穿过韧带与硬脑膜时，可感到阻力突然消失有落空感。此时可将针芯慢慢抽出（以防脑脊液迅速流出，造成脑疝），即可见脑脊液流出。

（5）脑脊液压力检测：在放液前先接上测压管测量压力。正常侧卧位脑脊液压力为 0.69～1.764kPa 或 40～50 滴/分钟。欲了解蛛网膜下腔有无阻塞，可做 Queckenstedt 试验，即在测定初压后，由助手先压迫一侧颈静脉约 10 秒，然后再压另一侧，最后同时按压双侧颈静脉；正常时压颈静脉后，脑脊液压力立即迅速升高一倍左右，解除压迫后 10～20 秒，迅速降至原来水平，称为梗阻试验阴性，示蛛网膜下腔通畅。若压迫颈静脉后，不能使脑脊液压力升高，则为梗阻试验阳性，示蛛网膜下腔完全阻塞；若施压后压力缓慢上升，放松后又缓慢下降，示有不完全阻塞。凡颅内压增高者，禁做此试验。

（6）脑脊液送检：撤去测压管，收集脑脊液 2～5ml 送检；如需作培养时，应用无菌操作法留标本。

（7）穿刺术结束：将针芯插入后一起拔出穿刺针，覆盖消毒纱布，用胶布固定。嘱患者去枕俯卧（如有困难则平卧）4～6 小时，以免引起术后低颅压头痛。

（四）并发症防治

（1）低颅压综合征：指侧卧位脑脊液压力在 0.58～0.78kPa（60～80mm 水柱）以下，较为常见。多因穿刺针过粗，穿刺技术不熟练或术后起床过早，使脑脊液自脊膜穿刺孔不断外流所致患者于坐起后头痛明显加剧，严重者伴有恶心呕吐或眩晕、昏厥，平卧或头低位时症状即可减轻或缓解。少数尚可出现意识障碍、精神症状、脑膜刺激征等，约持续一至数日。如已发生，可静滴 5%葡萄盐水 500～1000ml，1～2 次/日，数日可治愈。

（2）脑疝形成：在颅内压增高（如后颅凹和颞叶占位性病变）时，当腰穿放液过多过快时，可在穿刺当时或术后数小时内发生脑疝，故应严加注意和预防。必要时，可在穿刺前先快速静脉输入 20%甘露醇液 250ml 等脱水剂后，以细针穿刺，缓慢滴出数滴脑脊液进行化验检查。如果出现，应立即采取相应抢救措施，如静脉注射 20%甘露醇 200～400ml 和高渗利尿脱水剂等，并严密监护。

（3）原有脊髓、脊神经根症状的突然加重：多见于脊髓压迫症，因腰穿放液后由于压力的改变，导致椎管内脊髓、神经根、脑脊液和病变之间的压力平衡改变所致。可使根性疼痛、截瘫及大小便障碍等症状加重，在高颈段脊髓压迫症则可发生呼吸困难与骤停,上述症状不严重者,可先向椎管注入生理盐水 30～50ml,疗效不佳时应请外科考虑手术处理。

此外,并发症中,还可因穿刺不当发生颅内感染和马尾部的神经根损伤等,较少见。

（五）注意事项

（1）严格掌握禁忌证:凡疑有颅内压升高者必须先做眼底检查,如有明显视乳头水肿或有脑疝先兆者,禁忌穿刺。凡患者处于休克、衰竭或濒危状态以及局部皮肤有炎症、颅后窝有占位性病变者均禁忌穿刺。

（2）穿刺时患者如出现呼吸、脉搏、面色异常等症状时,应立即停止操作,并作相应处理。

（3）鞘内给药时,应先放出等量脑脊液,然后再等量注入药液。

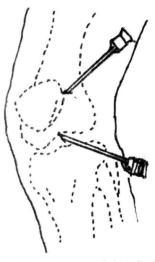

附录图 3　膝关节腔穿刺示意图

附录 5　膝关节腔穿刺术

膝关节腔穿刺术（knee joint cavity paracentesis）常用于检查关节腔内积液的性质,或抽液后向关节腔内注药的诊断和治疗膝关节病变的诊疗技术（附录图 3）。

（一）适应证

（1）诊断性穿刺:抽取关节内液体进行化验检查、细菌培养或动物接种。

（2）治疗性穿刺:抽出关节内液体并同时注入治疗药物。

（3）特殊检查性穿刺:注入造影剂或空气后拍摄 X 光片。

（二）禁忌证

有出血倾向的患者。

（三）穿刺操作方法

（1）患者仰卧于手术台上,两下肢伸直。

（2）穿刺部位按常规进行皮肤消毒,医师戴无菌手套,铺消毒孔巾,用 2% 利多卡因作局部麻醉。

（3）用 20ml 或 50ml 注射器连接 7～9 号注射针头。一般于髌骨外上方,由股四头肌腱外侧向内下刺入关节囊;或于髌骨下方,由髌韧带旁向后穿刺达关节囊。如积液不多,穿刺前可将髌骨尽量推向穿刺的一侧,以确定髌骨和股骨髁间的间隙。当穿刺针进入关节腔时,术者可感到阻力消失,并可见关节液流入注射器。如关节内液体较少而欲尽量抽吸积液时,可由助手按压关节周围,以便积液集中于穿刺针处。

（4）抽液完毕后,如需注入药物,则应另换无菌注射器。

（5）术后用消毒纱布覆盖穿刺部位,再用胶布固定。

（四）注意事项

（1）穿刺器械及手术操作均需严格消毒,以防无菌的关节腔积液发生继发感染。

（2）穿刺应在距关节腔最近的皮肤表面处穿刺,但不要损伤周围重要的血管和神经。

（3）动作要轻柔，避免损伤关节软骨。

（4）如关节腔积液过多，于抽吸后应适当加压固定。

附录6　骨髓穿刺术

骨髓穿刺术（bone marrow puncture）是采取骨髓液的一种常用诊断技术（附录图4），骨髓的检查内容包括细胞学、细菌学或寄生虫（如疟原虫、杜氏利什曼原虫等）。

（一）适应证

（1）不明原因的红细胞、白细胞、血小板数量增多或减少或形态学异常。

（2）不明原因发热的诊断与鉴别诊断。

（3）临床怀疑白血病或白血病治疗过程中的病情观察。

（4）骨髓腔注药治疗白血病；可作骨髓干细胞培养或骨髓移植。

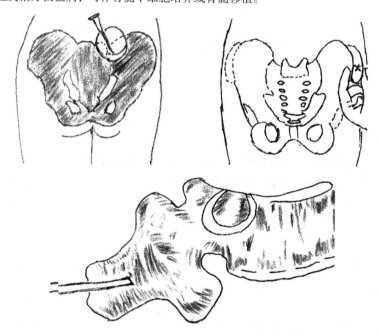

附录图4　骨髓穿刺部位示意图

左上图：髂后上棘；右上图：髂前上棘；下图：腰椎棘突

（二）禁忌证

（1）严重出血的血友病患者禁忌做骨髓穿刺。

（2）有出血倾向或凝血时间明显延长者不宜做骨髓穿刺，为明确诊断疾病需要做时，穿刺后必须局部压迫止血5～10分钟，并密切观察出血情况，及时处理。

（3）晚期妊娠的妇女慎做骨髓穿刺，小儿及不合作者不宜做胸骨穿刺。

（三）穿刺操作方法

（1）穿刺部位选择：①髂后上棘：位于骶椎两侧、臀部上方骨性突出部位，此处骨皮质较薄，骨髓腔大，容易刺入。穿刺在身后，患者看不见而不易害怕，为首选；②髂前上棘：常取髂前上棘后上方1～2cm处作为穿刺点，此处骨面较平，容易固定，操作方便安全，无危险；③腰椎棘突：位于腰椎棘突突出处，一般取3、4腰椎棘突为穿刺点；④胸骨柄：此处骨髓含量丰富，当上述部位穿刺失败时，可作胸骨柄穿刺，但此处骨质较薄，其后有心房及大血管，严防穿透发生危险。

（2）体位：胸骨及髂前上棘穿刺时取仰卧位，前者还需用枕头垫于背后，以使胸部稍突出。髂后上棘穿刺时应取侧卧位。腰椎棘突穿刺时取坐位或侧卧位。

（3）常规消毒皮肤，戴无菌手套、铺消毒洞巾，用2%利多卡因作局部浸润麻醉直至骨膜。

（4）将骨髓穿刺针固定器固定在适当长度上（髂骨穿刺约1.5cm，肥胖者可适当延长，胸骨柄穿刺约1.0cm），以左手拇、食指固定穿刺部位皮肤，右手持针于骨面垂直刺入（若为胸骨柄穿刺，穿刺针与骨面成30°～40°角斜行刺入），当穿刺针接触到骨质后则左右旋转，缓缓钻刺骨质，当感到阻力消失，且穿刺针已固定在骨内时，表示已进入骨髓腔。

（5）用干燥的20ml注射器，将内栓退出1cm，拔出针芯，接上注射器，用适当力度缓慢抽吸，可见少量红色骨髓液进入注射器内，骨髓液抽吸以0.1～0.2ml为宜，取下注射器，将骨髓液推于玻片上，由助手迅速制作涂片5～6张，送检细胞形态学及细胞化学染色检查。

（6）如需作骨髓培养，再接上注射器，抽吸骨髓液2～3ml注入培养液内。

（7）如未能抽得骨髓液，可能是针腔被皮肤、皮下组织或骨片填塞，也可能是进针太深或太浅，针尖未在髓腔内，此时应重新插上针芯，稍加旋转或再钻入少许或再退出少许，拔出针芯，如见针芯上带有血迹，再行抽吸可望获得骨髓液。

（8）抽吸完毕，插入针芯，轻微转动拔出穿刺针，随将消毒纱布盖在针孔上，稍加按压，用胶布加压固定。

（四）注意事项

（1）穿刺针进入骨质后避免摆动过大，以免折断。

（2）胸骨柄穿刺不可垂直进针，不可用力过猛，以防穿透内侧骨板。

（3）抽吸骨髓液时，逐渐加大负压，作细胞形态学检查时，抽吸量不宜过多，否则使骨髓液稀释，但也不宜过少。

（4）抽取骨髓和涂片要迅速，以免凝固。需同时作周围血涂片，以作对照。

（5）多次干抽时应进行骨髓活检。

（6）注射器与穿刺针必须干燥，以免发生溶血。

（7）术前应进行凝血时间、血小板计数等检查。

（8）术后应嘱患者静卧休息，同时做好标记并送检骨髓片，清洁穿刺场所，做好穿刺记录。

（9）骨髓穿刺成功的指标是：抽吸时患者有短暂的痛感，骨髓液中可见黄色的骨髓小粒或油珠，涂片检查时有骨髓特有的细胞，如巨核细胞和浆细胞等。

（10）一次穿刺失败时需重新穿刺，若穿刺针管内染有血迹，则应更换穿刺针再穿，否则可导致所取骨髓液凝固，影响检查结果的准确性。

附录7　肝脏穿刺术

通过肝脏穿刺吸取活体组织行病理学组织学检查，来协助肝脏疾病的诊断称为肝脏穿刺活体组织检查术，简称肝活检（liver biopsy）（附录图5）。

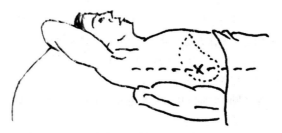

附录图 5　肝脏穿刺术体位和穿刺部位示意图

（一）适应证

（1）肝功能检查异常，性质不明者。

（2）不明原因的肝大，门脉高压或黄疸。

（3）肝脏实质性占位的鉴别。

（4）代谢性肝病如脂肪肝、淀粉样变性、血色病等疾病的诊断。

（5）原因不明的发热怀疑为恶性组织细胞病者。

（二）禁忌证

（1）用临床常规检查方法已可达到目的者。

（2）有出血倾向的患者，如血友病、海绵状肝血管病、凝血时间延长、血小板减少达 $80 \times 10^9/L$ 以下者。

（3）大量腹水或重度黄疸者。

（4）严重贫血或一般情况差者。

（5）肝性脑病患者。

（6）严重肝外阻塞性黄疸伴胆囊肿大者。

（7）肝缩小或肝浊音界叩不清者。

（8）疑为肝包虫病或肝血管瘤者。

（9）严重心、肺、肾疾病或其功能衰竭者。

（10）右侧脓胸、膈下脓肿、胸腔积液或其他脏器有急性疾患者，穿刺处局部感染者。

（11）严重高血压（收缩压＞180mmHg）者。

（12）儿童、老年人及不能配合的患者。

（三）穿刺操作方法

1. 快速穿刺术

（1）术前先进行血小板计数、出血时间、凝血酶原时间测定，如有异常，应肌注维生素 K110mg，每日一次，3 天后复查，如仍不正常，不应强行穿刺。同时应测定血型以备用。疑有肺气肿者应行 X 线胸片检查，术前 B 超定位，确定穿刺方向和深度。

（2）穿刺时，患者取仰卧位，身体右侧靠床沿，并将右臂上举于脑后，左背垫一薄枕。

（3）穿刺点一般取右侧腋前线第 8、9 肋间，腋中线第 9、10 肋间肝实音处穿刺。疑诊肝癌者，宜选较突出的结节处再用 B 超定位下穿刺。

（4）常规消毒局部皮肤铺巾，用 5% 利多卡因由穿刺点的肋骨上缘的皮肤至肝包膜进行局部浸润麻醉。

（5）备好肝脏快速穿刺针（针长 7cm，针径 1.2mm 或 1.6mm），针内装有长约 2～3cm 实心带小针帽的钢针芯活塞，空气和水可以通过，但可阻止吸进针内之肝组织进入注射器，将穿刺针连接于 10ml 注射器，吸入无菌生理盐水 3～5ml。

（6）术前先用皮肤穿刺锥在穿刺点皮肤上刺孔，再持穿刺针由刺孔进入，并沿肋骨上缘与胸壁垂直方向刺入 0.5～1cm，然后将注射器内生理盐水推出 0.5～1ml，以冲出针内可能存留的皮肤与皮下组织，防止针头堵塞。

（7）在穿入肝脏前，将注射器抽成 5～6ml 空气负压，并嘱患者于深呼气末屏气（术前应让患者练习）。在患者屏气同时，术者双手持针按 B 超所定方向和深度将穿刺针迅速刺入肝内并立即拔出，深度不超过 6.0cm。

（8）拔针后盖上无菌纱布，立即用手按压创面 5～10 分钟，待无出血后用 2% 碘酊消毒，无菌纱布覆盖，再以胶布固定，用小沙袋压迫，并以多头腹带束紧。

（9）推动注射器用生理盐水从针内冲出肝组织条于弯盘中，用针尖挑出肝组织置于 4% 甲醛小瓶中固定送病理检查。

（10）穿刺后每隔 15～30 分钟测呼吸、血压、脉搏一次，连续观察 4 小时，无出血可去除沙袋，再 1～2 小时测呼吸、血压、脉搏一次，观察 4 小时，卧床休息 24 小时。

2. B 超引导下细针穿刺术

（1）B 超定位穿刺点，消毒、铺巾，局部浸润麻醉。

（2）用手术刀尖将穿刺点皮肤处刺破一小口，将无菌穿刺探头再次确定进针点和穿刺途径，稍稍侧动探头，当病灶显示最清晰，穿刺引导线正好通过活检部位时立即固定探头。

（3）先将带针芯穿刺针从探头引导器穿刺腹壁，于肝包膜前停针，嘱患者于深呼气末屏气，迅速将穿刺针沿引导线刺入肝脏病灶边缘，拔出穿刺针针芯，将穿刺针与 10ml 空注射器紧密连接，迅速将穿刺针推入病灶内 2～3cm，用 5～6ml 空气负压抽吸病灶组织后拔出穿刺针。

（四）注意事项

（1）术前检测血小板计数，出血时间、凝血酶原时间、血型。

（2）穿刺前进行胸部 X 线、肝脏 B 超检查，测呼吸、血压、脉搏。

（3）术前应向患者做好解释，嘱患者在穿刺过程中切勿咳嗽，并训练深呼气末屏气的动作。

（4）术前 1 小时服地西泮 10mg。

（5）术后密切观察有无出血、胆汁渗漏、气胸、其他脏器损伤和感染的征象。

（张　瑜）